Asamura's Operative Thoracic Surgery
淺村・呼吸器外科手術

慶應義塾大学医学部 外科学（呼吸器）教授

淺村 尚生

著

金原出版株式会社

表紙について

　　表紙の美しい（一般人にとってはややグロテスクな）肺解剖図は，私がパリの古本，稀覯本のお店で見付けたものだ。ロンドンやパリの街角にはそのような書店がたくさんあって，19世紀から20世紀初頭のエッチングや，古い図鑑に再彩色した絵を扱っている。ストックの束の中でも異彩を放っていて目にとまり買ってきたもので，長い間私の自宅の部屋に飾られていた。最近こういう緻密な絵はほとんど見掛けなくなってしまった。表紙全体の配色は，私の母校である慶應カラー "blue red and blue" にしていただいた。

発刊に寄せて

Mr. Peter Goldstraw

Dr. Valerie Rusch

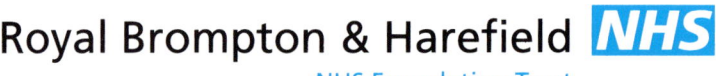

Royal Brompton Hospital
Sydney Street
London
SW3 6NP

Asamura's Operative Thoracic Surgery.

Dr. Asamura, I would like to congratulate you, and your publishers, Kanehara and Company Ltd, on the successful production of this textbook. The operative techniques applied in Thoracic Surgery are many and varied. Most of the standard techniques were developed in an era when the challenge was represented by tuberculosis and pleuro-pulmonary sepsis. Adapted to deal with the lung cancer epidemic, these techniques have been supplemented by the inclusion of minimally invasive approaches, extended resections for locally advanced tumours and complex procedures to deal with complications and to allow re-do surgery. Editors attempting to cover all of these techniques have usually divided the work amongst many authors, each covering a limited area of this vast topic. A large number of internationally renowned contributors, whilst impressive, could result in widely differing approaches to related topics, influenced by differences in culture, training and the professional environment in which each author practiced. In modern times, I can think of no one who has taken on the massive task of covering the whole of the operative techniques in thoracic surgery as a single author. This approach has required an enormous amount of work on your part but will ensure a uniform and consistent philosophy in the operative approach to the whole gamut of thoracic disease. The extensive illustrations will considerably assist the student in their quest to understand complex surgical procedures prior to entering the operating theatre.

I know that this important work will prove successful and the textbook will become a vital reference work for students of our speciality at all levels of experience. It is my hope that the book will be made available to a wider audience by translation into other languages.

My congratulations and best wishes.

Peter Goldstraw,

Honorary Consultant in Thoracic Surgery, Royal Brompton Hospital, London.
Professor of Thoracic Surgery, National Heart and Lung Institute, Imperial College, London.
President Elect, International Association for the Study of Lung Cancer.

発刊に寄せて（訳文）

　淺村先生，このテキストが無事に出版されましたことに，先生と金原出版株式会社にお祝いを申し上げます。呼吸器外科の手術手技は多種多様です。標準手技の多くは，肺炎と胸膜・肺敗血症の手術が主であった時代に開発されたものです。肺癌を扱う場合はこうした標準手技に加えて，低侵襲アプローチ，局所進行腫瘍の拡大切除，合併症への対応や再手術を考慮する複雑な手技が行われてきました。こうした手技をすべて取り上げる場合，従来は多くの執筆者に依頼し，各人がこの広大な主題の一分野を担当するのが通常でした。国際的名声を馳せる寄稿者が多く参加し素晴らしいのですが，各人の文化，訓練，また実際の施設環境の相違によりアプローチが大きく異なってしまうことがあります。現在，呼吸器外科の手術手技全体を扱うという壮大な作業を，単著で引き受けた人を私は誰も思い当たりません。これは膨大な作業を要する方法ではありますが，呼吸器疾患の全域にわたる術式に対する考え方を統一，一貫させることができます。多くの図版は，学生が実際手術室に入る前に複雑な手術手順を理解するのに大いに役立つでしょう。

　この重要な著作が成功を収め，呼吸器外科を学ぶものにとって経験段階にかかわらず不可欠な参考文献となると私は確信しています。本書が他言語にも翻訳され，より多くの読者が利用可能となることを望みます。

　お祝いを申し上げますとともに，ご成功をお祈り申し上げます。

ピーター・ゴールドストロー
王立ブロンプトン病院
胸部外科名誉コンサルタント

Mr. Peter Goldstraw
LondonのRoyal Brompton病院で長く胸部外科部長を務められた。ヨーロッパを代表する外科医で，特にIASLCではTNM委員会の委員長としてStaging Projectを推進して第7版の改訂に活躍された。強いリーダーシップで，IASLCのPresident-electとして今後も活躍される予定である。

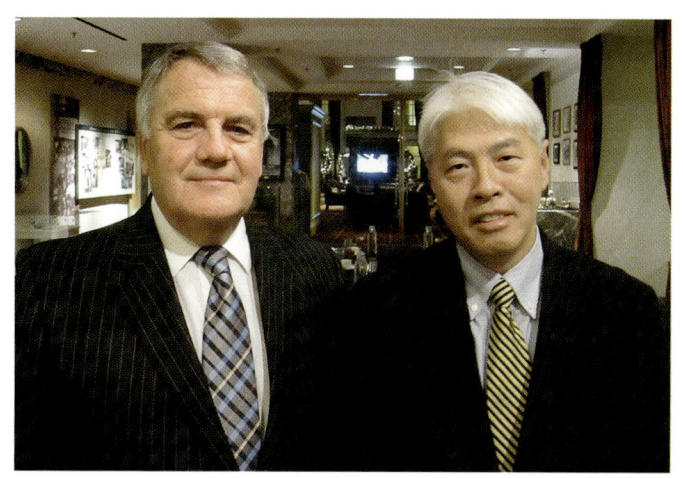

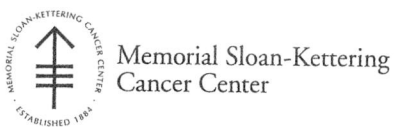

Valerie W. Rusch, MD
Chief of Thoracic Surgery
Miner Family Chair in Intrathoracic Cancer

Dear Dr. Asamura,

It is a pleasure and a privilege to provide a forward for your textbook on thoracic surgical technique. Faced with a rapid expansion in the knowledge and management options for thoracic diseases, surgeons can easily lose sight of the importance of learning the "craft" of thoracic surgery. Yet the quality of postoperative outcomes and the well being of our patients depend directly not only on knowledge and clinical judgment but also on the mastery of surgical technique. The craft of surgery is passed from generation to generation of surgeons through the apprenticeship of residency training and through learning from our colleagues in practice. Each of us owes a debt to our surgical teachers who have passed on the "tricks of the trade". Optimal positioning of the patient, correct selection of incisions and intraoperative technical details of dissection are all key ingredients to achieving successful surgical outcomes. Yet, many times these details are not fully discussed in surgical texts.

It is often said that those who do not know history are doomed to repeat it. In surgery, this axiom emphasizes of the critical importance of senior surgeons passing on to less experienced colleagues the fine technical details that lead to a successful operation and the pitfalls that should be avoided. I applaud the dedication that you have shown in painstakingly recording your surgical technique in a beautifully illustrated text. Thoracic surgical trainees and your colleagues will surely all benefit from the detailed manner in which you have recorded your vast surgical experience. This is truly a wonderful legacy.

With best regards

Valerie W. Rusch, M.D.
Chief, Thoracic Service
Memorial Sloan-Kettering Cancer Center
New York, New York

1275 York Avenue | New York, NY 10065

www.mskcc.org

NCI-designated Comprehensive Cancer Center

発刊に寄せて（訳文）

淺村先生

　呼吸器外科手技に関する先生のテキストに巻頭言を寄稿することができ，喜ばしくまた光栄に思います．呼吸器疾患に関する知識や管理法が急速に拡大する中，外科医は呼吸器外科の「技能」を学ぶ重要性を見失いがちです．しかし，患者の術後転帰と健康状態は，知識と臨床判断のみならず外科手技の習熟に直接依存するものです．外科技術は研修医としてのトレーニングを通じて，また外科どうしで学び合う形で，世代から世代へと受け継がれていきます．外科医はすべて，「秘訣」を教えてくれた先輩医に恩義があります．最適な患者体位，切開部位の正しい選択，切除の術中手技の詳細はみな，良好な手術結果を達成するための重要な要素です．しかし通常，外科テキストではこのような詳細は往々にして十分に論じられていません．

　歴史を忘れる者はそれを繰り返す羽目になると，よくいわれます．外科手術において，この格言が強調するのは，熟練医が未熟な後輩に，手術の成功につながる細かい技術的詳細や避けるべき落とし穴を伝えることが非常に重要であるということです．ご自身の外科手技を丹念に記録し，図版つきの素晴らしい教本にまとめあげた先生の献身的努力を称賛いたします．先生の膨大な手術経験の詳細な記録は必ず呼吸器外科の研修医や同輩の役に立つことと確信しています．実に外科手技の資産とすべき素晴らしい一冊です．

敬　具

ヴァレリー・W・ルッシュ
メモリアル・スローンケタリングがんセンター
胸部外科部長

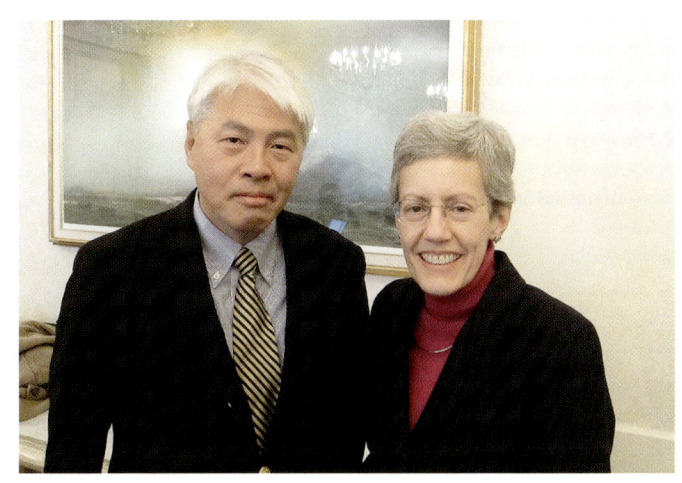

Dr. Valerie Rusch
New Yorkにあるアメリカ（世界）最高峰のがんセンターであるMemorial Sloan-Kettering Cancer Centerの胸部外科部長で，アメリカでも数少ない女性胸部外科医のお一人でもある．真摯な勉強家で，小柄な体格に似合わず，手術と研究に分刻みの予定をこなされている．リンパ節マップの改訂でも中心的役割を果たされた．稀覯本の収集がご趣味である．

序

小人之学也，入乎耳出乎口　　　［荀子］
小人（しょうじん）の学は耳より入りて口より出づ

　「徳のない人の学問は，耳から入り，すぐに口から出る，聞いたことをすぐに人に語って聞かせる，浅薄な学問だ」という意味だそうである。ある新聞の金言名言という記事で読んで，とても感心してしまい，本書の冒頭に引用した。

　本書は，私が身に付けた呼吸器外科手術手技の総決算である。私自身が経験の中から一つひとつ積み上げてきた技術を，本音で紹介しようとしたものである。本書の内容が，冒頭に掲げた荀子のいう"小人の学"に相当するか否かは，読者の判断にお任せするしかないであろう。私の本書執筆の狙いの一つは，多少の偏見や思い込みがあったとしても，それをも含めて私が身に付けた技術を，これから呼吸器外科を生涯の職業として選択しようというやる気のある若い先生たちに，ぜひとも伝えておこうということである。それで，本書のすべてを私一人で執筆しようと決心した。国立がんセンターは，ある意味とても恵まれた臨床と研究の場であって，わが国では最も症例数に恵まれてきた。そのため私は，同世代はもちろん，かなり上の世代の先生までを含めても，最も数多い手術経験をさせていただいたと思う。私が先輩達から受け継ぎ，培ってきた技術を紹介して，これから将来のある呼吸器外科医に役立ててもらうことも，私の使命であると感じるようになった。国立がんセンターでレジデントを教育するといっても限りがあるからである。

　音楽は，私の人生の極めて大きな部分を占める。医学部を卒業した時点では，確かに音楽に関する知識のほうが医学の知識より多かったと思う（今はさすがに逆転したと思うのだが）。一昨年，子供のバイオリンを買い換えるため，バイオリン製作技術に関する本をかなりいろいろと読み込んだ（それで，ロンドンでとても満足のいく楽器を求めることができた）。おそらくご存知の方もいるだろうが，バイオリンの製作技術は，16～17世紀頃忽然とこの世に姿を現し，瞬く間に最高水準に到達した。現在でもグァルネリ，ストラディヴァリらクレモナの名匠の楽器がなお頂点にあり，その価格は現在高いもので5億円を優に超える。通常の科学技術であるならば，300年もあれば技術革新の末にとてつもなく進歩を遂げているはずである。現在なお，300年前の鎌で稲刈りをしている農家はいないであろうし，飛行機も300年前には飛んでいなかった。ところが，バイオリン製作では今もストラディヴァリの楽器はお手本であり，採寸のモデルとされている。これがバイオリン製作の摩訶不思議なところなのである。クレモナの巨匠以降バイオリン製作技術が停滞したのは，一つには当時の徒弟制度にあったようである。グァルネリもストラディヴァ

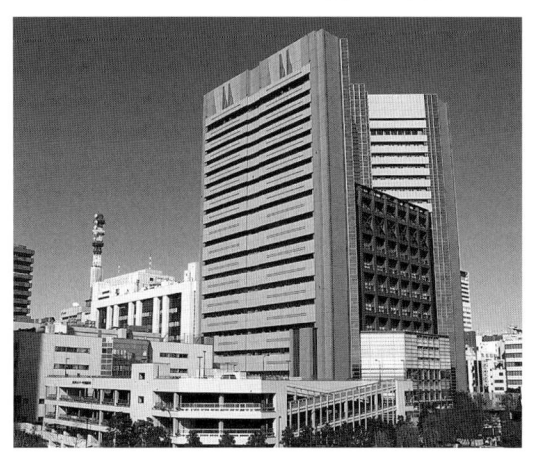

新生した"独立行政法人　国立がん研究センター中央病院"

リも，決してバイオリン製作の手引き書など書かなかったし，さまざまな実験的な試みの成果を広く公表することもなかったのである．結局名手が死に絶えたら，技術も死に絶えてしまったのである．ニスの配合も秘中の秘で，現在でもその詳細は不明な部分があるという．

　一方，外科の技術は，そもそもそれを秘匿する必要がない．私は決してストラディヴァリではないが，自分が呼吸器外科手術について身に付け学んだことを，もう一度反芻して，理論付けあるいは理屈付けを行ってこれを整理し，これを紹介することで，お役に立てるのではないかと思う．本書はそのような試みである．バイオリンの銘器が今なお通用するのにはもうひとつの理由があり，それは当時すでに楽器製作の技術が理論的に妥当で完成度が高かったということである．長続きする技術とは必ずそのようなものである．外科の技術についてみてみると，業者の宣伝にのっていろいろなものが登場するけれども，実用性や理論性に問題があるものはすぐに淘汰されて消えていく．例えば，フィブリングルー製剤によるエアリークの防止法などがそれであって，あまり一般化しなかったのではないだろうか？　私としては，長続きする技術を書き留めたつもりである．

　もう一つ私達が認識すべきことは，わが国の外科の技術水準の高さについてである．外科技術の水準を客観的に評価する物差しは存在しないが，わかる人間がみれば自然とわかるものである．私の経験で申し上げれば，わが国の技術水準は大変高く，大いに自負してよいものであると思う．国立がんセンターを訪れる多くの外科医から，当然お世辞半分ではあってもそのような評価をいただき嬉しく思っている．そのような技術を，少しでも書き留めておきたいと思ったのである．日本の明治期の目覚ましい興隆や敗戦後の経済復興を支えたものは，明らかに日本人の教育水準の高さ，勤勉さ，技術の発展改良を尊ぶ気性であったに相違ない．

　私の父は職業軍人である海軍士官であったが（海兵70期，海軍大尉），彼が終戦直前に従事した作戦などには瞠目せざるを得ない．ドイツが降伏すると大西洋にあるアメリカ艦船は，パナマ運河を経由して一挙に太平洋へ回航するから，これは戦局を左右する重要な事態であった．当時の連合艦隊司令部（実は慶應義塾大学日吉校舎の地下にあった）は，これを阻止するためにパナマ運河を破壊する作戦を立てたのである．そのためには敵にみつからずに長駆太平洋を横断し（そのためにはシュノーケルによる長時間潜行が可能で航続距離の長い潜水艦が必要），アメリカ本土近海で浮上した後，爆撃機をカタパルトから発進させて運河を破壊し，さらにこれを洋上で収容して帰途につく必要があった．すなわち，航空機を搭載でき，しかも航続距離の長い超大型潜水艦（イ-401潜水艦）と，翼を折りたためる高性能の戦闘爆撃機（"晴嵐"）の両者を開発する必要があった．この"晴嵐"と命名された美しい飛行機は（現在ワシントンのスミソニアン博物館に収蔵），太平洋戦争末期に造られたが，すでに流線型の美しい機体をもっていて，次代のジェット戦闘機の出現を想

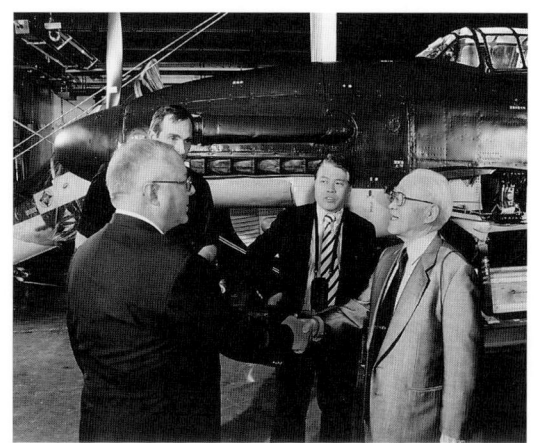

ワシントンのスミソニアン航空宇宙博物館で
リストアのほぼ完成した日本海軍の"晴嵐"を前に，私の父親，私，博物館関係者．父にとっては戦後57年ぶりの再会であったろう．ここには歴史上の名機が一堂に集められている．

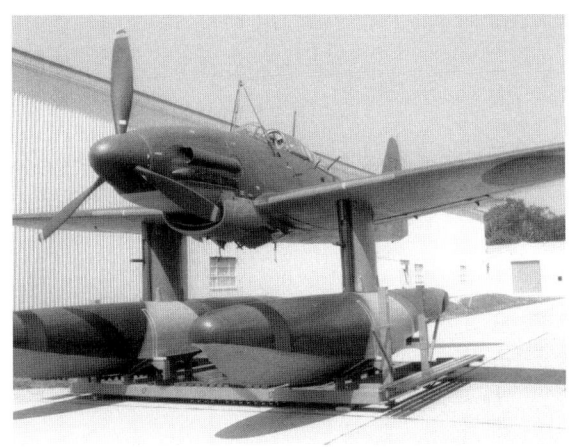

**太平洋戦争末期に開発された"晴嵐"
（正式名称は，愛知M6A1）**

フロートをもった戦闘爆撃機でイ-400型の潜水空母に搭載するために開発された。現在，ワシントンのスミソニアン航空宇宙博物館に収蔵されている。

起させるものである。また，この潜水空母のコンセプトは，大陸間弾道ミサイルを搭載するミサイル原子力潜水艦のコンセプトモデルとなったとされている。結局，戦局の逼迫から攻撃目標をウルシー環礁に変更して出撃中，終戦を迎えるという数奇な運命を辿る（吉村昭著，「深海の使者」に詳しい）。私の父は，この航空作戦部隊（第631航空隊）の飛行隊長として航空部門の責任者であった。このような技術力，作戦力を当時の帝国海軍がもっていたことなど，日本ではあまり広くは知られていないが，こういった技術力や作戦力こそが戦後日本の復興を可能にしたのであり，当時においても瞠目すべき水準のものであった。日本人は，これらを誇りとすべきであるのに，奇妙なことにアメリカがこれを認め，"晴嵐"はアメリカ軍が本土に持ち帰った後，スミソニアン航空宇宙博物館が接収し，時間と金をかけて修復して記念すべき名機として博物館に展示した。一方，巨大潜水空母は，戦後ソ連の手に渡ることを怖れてハワイへ回航され，機能性能の十分な調査後，ハワイ沖で爆沈されている（最近その位置が明らかになった）。

　これら当時の日本の軍事技術は，非常に高い水準に到達していて，ある意味アメリカにおいて正当な評価を受けている。現在の外科技術も同様であるに相違ない。アメリカに比べると，胸腔鏡手術や低侵襲手術の取り組みは，10年は先行していたと思う（私は彼らが始めた頃にやめてしまったが…）。私は，日本語ではあるが本書を海外の知己を得た外科医にも配り，われわれ日本の技術について理解を深めてもらおうと考えている。

　アメリカについて，一つだけ余談を紹介しておこう。"晴嵐"をリストアしたスミソニアン博物館は，どうやらその航空部隊の指揮官がまだ日本で存命中であるという情報を得たらしく，私の父を見つけ出し，公開前に父と私をワシントンに招待してくれたのである（こういうところがアメリカの美点である）。実際にその飛行機を操縦していた父から，リストアのディテイルが正しかったか否か，聞きたかったらしい。小さなセレモニーがあったが，80歳を超えた父は，日本人ではなくアメリカ人に大変な尊敬をもって迎えられ，スミソニアンの会報にも紹介された。こういう点，アメリカ人は良いものを大変フェアに良いものとして評価する習慣をもっていて，これは尊敬に値する。日本ではあり得ないことだ。ワシントンを訪れたら，ダレス空港近くにある新しいパビリオンを訪ねてほしい。広島を爆撃したB29"エノラゲイ"のすぐ近くに"晴嵐"はある。

　さらに備忘のために書いておくと，国立がんセンター中央病

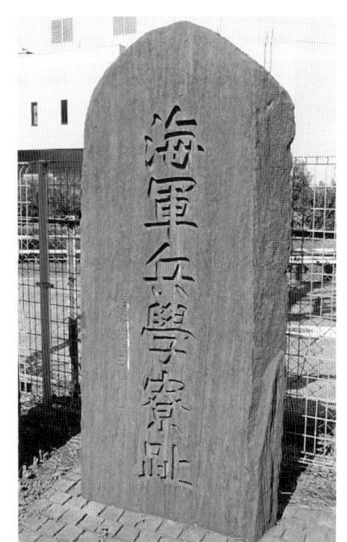

国立がんセンター内に残る碑
"海軍兵學寮趾 子爵海軍大将 斎藤實"と読める。

院のある築地の地は、実は海軍兵学校（今は海上自衛隊幹部候補生学校）が広島県江田島に移るまで、海軍兵学寮として多くの明治期の海軍士官を育てた場所であり、斎藤實海軍大将が揮毫した立派な石碑が今もキャンパス内に残っている。山本権兵衛もこの地で学び、新橋の料亭に通ったことなどは、江藤淳著の「海は甦る」に詳しい。

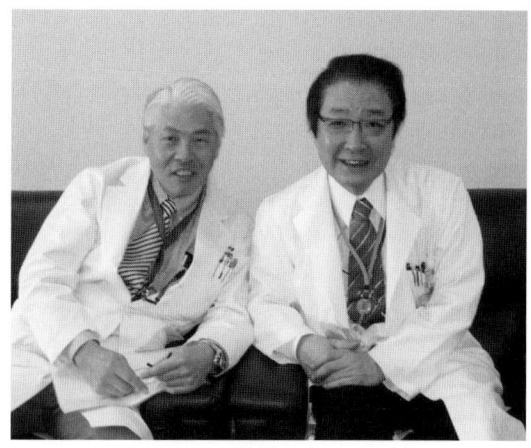

独立行政法人国立がん研究センター　嘉山孝正理事長（右）と私

本書執筆の背景

国立がんセンターは、2010年4月に独立行政法人となり、"国立がん研究センター"として生まれ変わった。まさに、新生という言葉がふさわしい。新しく理事長に就任された嘉山孝正先生は、極めて短い時間で旧国立がんセンターの問題点を看破され、強いリーダーシップを発揮されて機構改革や人事改革を行い、また新たなわが国の癌医療の在り方について提言を発信している。職員のやる気、センターの雰囲気は大きく変化し、1年前とは比較にならない。

嘉山新理事長の下で改革は突然始まり、2010年6月には早くも新しい人事体制が組まれた。着任以来、彼が実態を把握するのに要した時間は、わずか1カ月少しであったと思われ、その対応の早さには驚かされた。そして、夏までには、人事の入れ替えを含めた手術室の運営方法を改め、見違えるように円滑化して、手術がやりやすい環境が整えられた。大体、呼吸器外科の手術は、麻酔科と協調しなければ良い手術などできないのである。本当に有り難いことだと思っている。さらに、整備不足であった医療安全管理体制も一新されて、厳格で公正なものに替えられた。新理事長のあまりに迅速な指示に少々対応しきれない部分もあるが、この1年のセンターの著しい改善と職員のやる気の復活をみれば、彼の打ち出す方向性が極めて正しいことが示されているといえよう。

私が本書を執筆していた時期とは、新生がんセンターがスタートする直前の混乱期であった。もともと、50歳を過ぎたら手術書を書き上げようと思っていて、2度ほど試みては挫折した経緯があったので、このがんセンターの混乱期を期して、私は一気に執筆を行ったのである。ある意味では、この混乱が私をして執筆の時間をもたらしめたともいえるのかもしれない。

本書の特徴

本書を執筆するにあたって私が考えていたコンセプトは次のようなものであり、本書を読んでいただくにあたって、読者にご理解いただきたいものである。

(1) 本書は、私が呼吸器外科医として今まで蓄積した外科手技の実際のノウハウを、自分の言葉で解説した手術書であり、自分の言葉で書く必要性から、全範囲を私一人で執筆することにした。分担執筆の場合には、どうしても定型的な執筆スタイルを踏襲しなければならず、通り一遍の解説になってしまいがちである。それでは私の意図を実現することができない。すなわち、私の"本音"の手技をご紹介しよう、というのが私の意図である。

(2) 手術手技の理論的背景を重視して執筆したつもりである。とはいっても化学療法の領域とは

異なり，一応の理屈はあっても，今流行の"エビデンス"のレベルは決して高いものではない。これは外科手術という特性上仕方のないことであり，まさに外科の"アート"の部分である。

(3) オリジナルのイラストレーションを500葉以上作成して視覚的な理解を助けた。これは本当に骨の折れる作業で，まず私がスケッチをしてそれをイラストレーターの川本満氏に手術画として仕上げてもらうという手順をとった。私の過酷な要求にもかかわらず，快く修正に応じていただいたことには，深く感謝申し上げるところである。ただそれでも，外科医として，もう少し何とか改良したいというイラストも少なからず存在する。ただ，1枚のイラストに拘泥して完全を期していると（例えば1カ月2枚のペース），500枚描くのに20年以上かかることがわかったので，あまりに細かいことはこだわらないことにした。川本氏のイラストの出来は総合的に素晴らしいものであると思う。

(4) あえて失敗談などをも交えて解説し，手技の本質に迫るようにした。本書には，私や私の周囲の人の失敗談も紹介されている。もともと私は，手術書には成功談しか紹介されていないのが不思議であった。手術書通りにやってうまくいかないことがあるのは当然であるから，私は失敗経験を書いたほうがよいと思ったのである。参考にしていただきたい。

(5) 従来の手術書では，ほとんど取り上げられなかった合併症などに対するリカバリー手術（出血の対処法など），小手術，特に手技の難しい再手術なども解説した。実際の日常診療では，このようなところで苦労することが多く，比較的少人数で診療している呼吸器外科では，いざという時周囲に相談できる相手もいないことが多い。そのような際に，少しでも参考になればと思い，これらの小項目を充実させた。

(6) 私は，今後も本書の本文のみならずイラストにも改訂を加えながら，本書をわが国の呼吸器外科医のお役に立つものに育てていきたいと思っている。であるから，内容に対する疑問や修正すべき点についてのご指摘を心より歓迎申し上げる。もしも幸いにも，本書が呼吸器外科医の支持を得て重版が可能となった時には，それらの修正を積み上げて，より完成度の高いものを目指していきたいと思っている。

本書の執筆を可能にしてくれたのは，私の師，同僚，一緒に苦労してくれたレジデント卒業生達である。私の呼吸器外科手術の師は，何といっても故成毛韶夫先生と杏林大学の呉屋朝幸教授のお二人であり，外科医としての師は，伊勢慶應病院の植田正昭元院長といえる。この三先生がいなければ，本書は完成できなかったと思う。静岡がんセンターの近藤晴彦先生，神奈川がんセンターの中山治彦先生，順天堂大学の鈴木健司先生，そして今私とともに働いてくれている渡辺俊一先生は，まさに同志であり，私の現在の技術は，これらの先生達とともに苦労して作り上げたものである。私一人の作品ではない。一方，国立がんセンターには，外科以外にも優秀な先生達がおられ，この先生達からの薫陶は，何事にも変えられない貴重なものであった。病理では，下里幸雄先生が肺癌病理の基本と論文の書き方を教えてくださり，学位取得の指導をしてくださった。亀谷徹元北里大学医学部長は，神経内分泌腫瘍の研究で私の後ろ盾となってくださったし，私の20年以上に及ぶ室内楽仲間でもある（亀谷ピアノ，淺村チェロ）。故池田茂人先生からは気管支鏡の手ほどきを受けた。西條長宏先生からは臨床試験の基礎にある科学的な考え方を学ばせていただいた。病理の，野口雅之（筑波大学教授），松野吉宏（北海道大学教授）の両先生には，今も教えていただくことが多い。ご両人とも日本を代表する信頼のできる優秀な外科病理医であ

る。国立がんセンターのレジデントの卒業生も，各地で頑張ってくれているのは頼もしいことである。レジデント在任中のパフォーマンスは，やはり個人それぞれではあったが，私の叱責によく耐えて頑張ってくれたと思う。今後も，戻った施設で自分なりの努力を続けてほしいと思っている。ただ，私を論破して撃破しようという気骨ある若い先生がなかなか現れないのが残念でならない。現在の新生国立がん研究センター中央病院では，淺村，渡辺以外に，櫻井裕幸先生，河内利賢先生が頑張ってくれている。今後われわれは，新人を補充してさらなる陣容の強化を図りたいと思っており，全国の若い先生方の応募をお待ちしている。

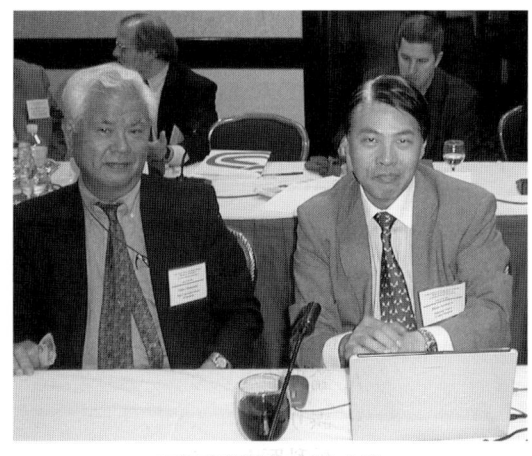

下里幸雄先生（左）と私
NCIで開かれた小型肺腺癌の会議で（ワシントンDC，2002年）

　最後に，単著でほぼ呼吸器外科の全範囲をカバーする手術書を作るという無謀な企てを了としてくださった金原出版（川井弘光社長）には，心から感謝申し上げたい。原稿については，編集部の佐々木瞳嬢と制作部の野村久雄氏の並々ならぬ理解と忍耐が不可欠であり，東京郊外に住まれるイラストレーターの川本満氏との間で何度となくやりとりしてくれた。そして，川本氏も忍耐強く私の修正要求に応じてくださったことには，感謝の言葉もない。これらの皆さんに改めて深甚なる謝意を表するものである。そして，今までの私の研究者としての多忙な国際的な活動を理解して助けてくれた家族にも深く感謝している。

　私は，この文章を7時間遅れでミュンヘンを出発した成田に向かう機上で書いている。リスボンで開かれた神経内分泌腫瘍の学会からの帰途であったが，私は彼の地で東北関東地方を襲った巨大な地震を知って慄然とした。出発の大幅な遅れも地震のためであった。そもそも，ヨーロッパの西の果てから地震直後に帰国できるのかもわからず不安であったが，実際に被災されて家や家族を失われた方々の悲痛なお気持ちとは比べようもない。多くの人命が一瞬に失われた事実を直視するにつけ，人間の存在そのものの脆さ，儚さを実感せざるを得ない。心からご冥福をお祈り申し上げ，生きている私としては，日本の行く末（子供達の未来）がどうなるのか不安で一杯であるが，何としてもこの本を世に送り出す使命を感じたのである。

2011年3月12日　機上にて

淺　村　尚　生

目 次

序 章

1. 私の呼吸器外科手術のルーツ 3
2. 外科医の心構え 7
   A. 論理的な思考解析過程をもつ 7
   B. 誤りを受け入れて修正する謙虚さと柔軟性をもつ 7
   C. 外科医として患者への仁義を果たす 8
   D. 常に状況を悪いほうに考える 9
   E. 次はないと思え 10
   F. 自分が知らないことは虚心坦懐に学ぶ 10
   G. よく勉強する 10
3. 呼吸器外科チームの在り方 12
   A. 富士山型と八ヶ岳型の診療体制 12
   B. 診療の方針 13

I. 総論：呼吸器外科基本手技の総合的な理解

I-1. 呼吸器外科手術における開胸法と体位 17
   A. 国立がんセンターにおける開胸術の変遷史 17
   B. "後側方開胸基本線" 19
   C. 後側方小開胸法―通常の肺切除術で私が用いる開胸法 22
   D. 前方開胸法―開胸基本線にのらない開胸法 25
   E. 小開胸法 28
   F. 開胸における体位の取り方 30
   G. 閉胸について 35

I-2. 低侵襲手術に関する私の基本的な考え方 37
   A. 私の胸腔鏡手術経験 37
   B. 胸腔鏡手術の特性 39
   C. 小開胸手術の特性 41
   D. 私の現在の手術スタイル 42

I-3. 呼吸器外科基本手技のエレメント 43
   1. 気管支に用いる基本手技 43
      A. 気管支の"構造"（肺外気管支と肺内気管支）...... 43
      B. 気管支断端の創傷治癒："治癒しにくい理由" 44

C. 気管支の剝離法 ……………………………………………………………… 44
　　　D. 気管支断端閉鎖の基本―いわゆる Sweet 方向といわゆる Overholt 方向― …… 46
　　　E. 気管支断端の被覆 …………………………………………………………… 48

2. 肺血管に用いる基本手技 …………………………………………………… 52
　　　A. 肺血管に関する解剖学的考察 ……………………………………………… 52
　　　B. 血管壁の取扱い方 …………………………………………………………… 52
　　　C. 肺血管剝離のための道具：電気メスかハサミか？ ……………………… 55
　　　D. 肺血管の剝離法 ……………………………………………………………… 55
　　　E. 肺血管の切離 ………………………………………………………………… 57
　　　F. 止血のめどが立たない肺動脈の剝離はやってはいけない ……………… 59
　　　G. 胸腔鏡下肺葉切除術と肺動脈の剝離法 …………………………………… 60
　　　H. 出血への対処 ………………………………………………………………… 60
　　　I. 重篤な出血 …………………………………………………………………… 61

3. 肺実質に用いる基本手技 …………………………………………………… 63
　　　A. 肺実質, 臓側胸膜損傷の修復・補修 ……………………………………… 63
　　　B. 匍匐前進法 …………………………………………………………………… 65
　　　C. 厄介な肺（気腫性肺）への対応 …………………………………………… 66

4. 呼吸器外科手術のための手術器具 ………………………………………… 70
　　　A. 呼吸器外科手術の器具の組合せ …………………………………………… 70
　　　B. 小開胸手術でぜひとも必要な器具類 ……………………………………… 73
　　　C. いざという時に備えておかなければならないもの ……………………… 75
　　　D. 必要な時に備えておきたい器具類 ………………………………………… 75
　　　E. ステープラー考 ……………………………………………………………… 75

5. 胸腔ドレーン ………………………………………………………………… 82
　　　A. 胸腔ドレーンの目的 ………………………………………………………… 82
　　　B. ドレーンの入れ方 …………………………………………………………… 82
　　　C. 抜管の基準 …………………………………………………………………… 83
　　　D. ドレーン挿入中の管理 ……………………………………………………… 84
　　　E. 抜管の手技 …………………………………………………………………… 85

6. 今日の呼吸器外科で必要とされる基本手技 ……………………………… 86
　　　A. 胸腔内手術と胸腔外手術 …………………………………………………… 86
　　　B. 深部でも通用する運針 ……………………………………………………… 88
　　　C. 結紮方法（器械結紮）の工夫 ……………………………………………… 89

7-1. 高度な呼吸器外科の基本手技―心嚢内血管処理 ……………………… 95
　　　A. 心嚢内血管処理が必要な時 ………………………………………………… 95
　　　B. 心嚢の解剖-心嚢の折れ返りの構造 ……………………………………… 96
　　　C. 心嚢内血管処理のテクニック ……………………………………………… 97

7-2. 高度な呼吸器外科の基本手技―癒着剝離術 …………………………… 109
　　　A. 癒着剝離を行う手順 ………………………………………………………… 109
　　　B. 癒着剝離の範囲：全面的か部分的か？ …………………………………… 109
　　　C. 横隔膜付近の癒着剝離 ……………………………………………………… 112
　　　D. 胸膜癒着の剝離法の実際 …………………………………………………… 112

Ⅱ. 各論：呼吸器外科手術手技

Ⅱ-1. 肺葉切除術 Lobectomy ······ 117
- A. 肺葉切除術の基本的な考え方 ······ 117
- B. 肺葉切除術の特性 ······ 118

1. 右上葉切除術 ······ 120
- A. 解剖学的な考察 ······ 120
- B. 手術手順 ······ 120

2. 右中葉切除術 ······ 131
- A. 解剖学的な考察 ······ 131
- B. 手術手順 ······ 131
- C. 手順に関する考察 ······ 138

3. 右下葉切除術 ······ 140
- A. 解剖学的な考察 ······ 140
- B. 手術手順 ······ 141
- C. 上下・中下葉間の分葉不全に対する対処 ······ 149

4. 左上葉切除術 ······ 151
- A. 解剖学的な考察 ······ 151
- B. 手術手順 ······ 152
- C. 手順に関する考察 ······ 158

5. 左下葉切除術 ······ 165
- A. 解剖学的な考察 ······ 165
- B. 手術手順 ······ 165
- C. 上下葉間の分葉不全に対する対処 ······ 170

6. 右上中葉切除術 ······ 172
- A. 解剖学的な考察 ······ 172
- B. 手術手順 ······ 173

7. 右中下葉切除術 ······ 174
- A. 解剖学的な考察 ······ 174
- B. 手術手順 ······ 174
- C. 手順に関する考察 ······ 176

Ⅱ-2. 肺全摘術 Pneumonectomy ······ 177
- A. 肺全摘術の基本的な考え方 ······ 177
- B. 肺全摘術の特性 ······ 177
- C. 肺全摘術のテクニカルな特徴 ······ 178

1. 右肺全摘術 ······ 179
- A. 解剖学的な考察 ······ 179
- B. 手術手順 ······ 180

2. 左肺全摘術 ······ 190
- A. 解剖学的な考察 ······ 190

　　　　B. 手術手順 ··· 191

II-3. 肺楔状切除術あるいは肺部分切除術　Wedge resection ·· 200
　　　　A. 肺楔状切除術の基本的な考え方 ··· 200
　　　　B. 楔状切除術のテクニカルな特徴 ··· 200
　　　　C. 手術手順 ··· 203

II-4. 肺区域切除術　Segmentectomy ·· 207
　　　　A. 区域切除術の基本的な考え方 ··· 207
　　　　B. 区域切除術の特性 ··· 209
　　　　C. 区域切除術における肺実質の離断方法 ··· 212
　　　　D. 区域切除術の適応の考え方 ··· 214
　　　　E. 肺癌における根治術としての区域切除術
　　　　　　―"テクニックマニア"に陥らないしっかりした考え方をもとう ························· 215
1. S6区域切除術 ·· 217
　　　　A. 解剖学的な考察 ··· 217
　　　　B. 手術手順 ··· 217
2. 左上区域切除術（簡便型区域切除術） ··· 224
　　　　A. 解剖学的な考察 ··· 224
　　　　B. 手術手順 ··· 224
3. 左舌区域切除術（簡便型区域切除術） ··· 228
　　　　A. 解剖学的な考察 ··· 228
　　　　B. 手術手順 ··· 228
　　　　C. 左上下葉間に分葉不全がある時の上区域切除術，舌区域切除術に関する考察 ······· 231
4. 右上葉S3区域切除術（古典的区域切除術） ··· 235
　　　　A. 解剖学的な考察 ··· 235
　　　　B. 手術手順 ··· 235
　　　　C. 縦隔型肺動脈のある場合の上区域切除術 ··· 241

II-5. 肺門・縦隔リンパ節郭清術
　　　　Hilar/mediastinal lymph node dissection ··· 242
　　　　A. リンパ節郭清とは？ ··· 242
　　　　B. リンパ節マップ：歴史とIASLCマップの作成 ·· 244
　　　　C. IASLCマップの特徴 ·· 250
　　　　D. 選択的縦隔郭清ということ ··· 250
　　　　E. 縦隔郭清手技 ··· 252

II-6. 気管支形成術　Bronchoplastic procedures ·· 266
　　　　A. 気管支形成術の基本的な考え方 ··· 266
　　　　B. 気管支形成術の考察 ··· 266
　　　　C. 気管支形成術における気管支の切断部位の決定 ··· 267
　　　　D. 粘膜下縫合と全層縫合 ··· 268

        E. 一括結紮と順次結紮 ……………………………………………………… 269
        F. 気管支形成術の吻合糸 …………………………………………………… 272
        G. 口径差の調整 ……………………………………………………………… 272
        H. 吻合部被覆の意義 ………………………………………………………… 273
    1. 右スリーブ上葉切除術 …………………………………………………………… 274
        A. 解剖学的な考察 …………………………………………………………… 274
        B. 手術手順 …………………………………………………………………… 274
    2. 右楔状スリーブ上葉切除術 ……………………………………………………… 284
        A. 解剖学的な考察 …………………………………………………………… 284
        B. 吻合手技 …………………………………………………………………… 284
    3. 左スリーブ上葉切除術 …………………………………………………………… 288
        A. 解剖学的な考察 …………………………………………………………… 288
        B. 手術手順 …………………………………………………………………… 288
    4. 右スリーブ肺全摘術 ……………………………………………………………… 295
        A. 解剖学的な考察 …………………………………………………………… 295
        B. 手術手順 …………………………………………………………………… 295
    5. 左スリーブ肺全摘術に関するコメント ………………………………………… 305

II-7. 気管管状切除術・吻合術　Tracheal resection/anastomosis …………… 307
        A. 気管の局所解剖 …………………………………………………………… 307
        B. 気管へのアプローチ法の選択 …………………………………………… 308
        C. 吻合テクニックの実際 …………………………………………………… 309

II-8. 血管形成術のいろいろ　Angioplasty ……………………………………… 312
        A. 肺動脈欠損部の縫合閉鎖 ………………………………………………… 312
        B. 肺動脈欠損部のパッチ閉鎖法 …………………………………………… 312
        C. 肺動脈-肺動脈の端々吻合 ……………………………………………… 318
        D. 腕頭静脈-人工血管の端々吻合 ………………………………………… 321
        E. 手順の実際 ………………………………………………………………… 321

II-9. 他臓器の切除を含む拡大切除術　Extended resections ………………… 329
        A. 拡大切除術の基本的な考え方：是か非か？ …………………………… 329
    1. 胸壁合併切除術 …………………………………………………………………… 331
        A. 胸壁の切除と再建 ………………………………………………………… 331
        B. 手術手順 …………………………………………………………………… 332
    2. 心膜合併切除術 …………………………………………………………………… 342
        A. 解剖学的な考察 …………………………………………………………… 342
        B. 手術手技 …………………………………………………………………… 342
    3. 左房合併切除術 …………………………………………………………………… 345
        A. 症　例（1） ……………………………………………………………… 345
        B. 症　例（2） ……………………………………………………………… 346
        C. 手術手順 …………………………………………………………………… 349

II-10. 肺尖部胸壁浸潤癌の切除術
Surgery for superior sulcus tumor (SST) ··············· 351
1. "Superior sulcus tumor (SST)" についての歴史的な理解：
   肺尖部胸壁浸潤癌の臨床病理学的特性 ·············· 351
2. Superior sulcus はどこか？ ·············· 353
3. SST に対する基本的な治療方針 ·············· 358
4. 後方浸潤を主体とする SST の切除術 ·············· 360
   A. 皮切とアプローチ ·············· 360
   B. 手順考 ·············· 360
   C. 手術手技の実際 ·············· 363
5. 前方浸潤を主体とする SST の切除術 ·············· 374
   A. 皮切とアプローチ ·············· 374
   B. 切除法の実際 ·············· 375

II-11. 胸膜肺全摘術 Pleuropneumonectomy ·············· 391
   A. 胸膜肺全摘術の基本的な考え方 ·············· 391
   B. 胸膜肺全摘術の特性 ·············· 391
   C. 右胸膜肺全摘術の手術手順 ·············· 393

II-12. 呼吸器外科で必須とされる小手術 Minor procedures ·············· 403
1. 縦隔鏡検査 ·············· 403
   A. 縦隔鏡の目的 ·············· 403
   B. 麻酔と体位 ·············· 405
   C. 手術手順 ·············· 405
2. 心嚢ドレナージ術 ·············· 410
   A. 心嚢ドレナージの考え方 ·············· 410
   B. 剣状突起下の解剖：心嚢との関係 ·············· 411
   C. 剣状突起下アプローチによる心嚢ドレナージ術の手技 ·············· 411
3. 胸膜癒着術（タルク撒布術） ·············· 416
   A. 胸膜癒着術の適応 ·············· 416
   B. 癒着剤について ·············· 416
   C. 胸膜癒着術の実際 ·············· 417

II-13. 合併症に対するリカバリー手術 Surgery for complications ·············· 419
1. 膿胸に対する開窓術 ·············· 419
   A. 開窓術の考え方 ·············· 419
   B. 開窓術に至る手順と注意点 ·············· 420
   C. どのような時に開窓を決意するか ·············· 421
   D. 開窓術の外科的な側面 ·············· 423
   E. 手術手順 ·············· 423

2. 胸郭成形術 ··· 429
　A. 胸郭成形術後の病態 ··· 429
　B. 胸郭成形術のタイミング ··· 430
　C. 胸郭成形術の手術手技 ··· 430

3. 乳糜胸に対する胸管結紮術 ·· 433
　A. 術後乳糜胸の考え方 ··· 433
　B. 準備と方針 ··· 434
　C. 手術手順 ··· 436

4. 胸骨正中切開後の胸骨接合部の哆開 ··· 439
　A. 胸骨接合部哆開の原因 ··· 439
　B. 胸骨接合部の哆開時のメカニズム ··· 439
　C. 胸骨正中切開創感染の管理 ··· 441
　D. 感染性の胸骨接合部の哆開の管理 ··· 442

5. 術後出血に対する再開胸止血術 ·· 445
　A. 術後出血における出血量の評価
　　　「ドレーン排液量と同量の血腫が胸腔内に存在すると思え」 ··················· 445
　B. 再開胸止血術におけるドレーン排液量と胸腔内血腫量の関係 ··················· 446
　C. 再開胸止血術の決断に至る考え方 ··· 448
　D. 再開胸止血術の手術手技 ··· 448

II-14. 再 手 術　Re-operations ··· 450
　A. 再手術の特性 ··· 451
　B. 再手術の外科的側面 ··· 452
　C. 初回手術の術式が及ぼす影響 ··· 452
　D. 再手術の各論 ··· 453

索 引 ··· 461

淺村・呼吸器外科手術

序　章

1. 私の呼吸器外科手術のルーツ

　本書は，私が現在までさまざまな手術経験を通して辿り着いた手術手技のエッセンスを，その理論とともに解説したものである。幸いにも国立がんセンターで数多くの手術を経験したが，その症例数はわが国でも有数のものであろうと自負している。しかし，私の手術手技を理解していただくためには，私が誰から，どのような技術を学び，それをどのように現在のものに作り変えてきたかを理解しておいていただいたほうがよいと思う。剣術の流派にも，柳生新陰流とかいろいろあって，その流派の故事来歴があるらしいし，私の好きなバイオリンについても，どの流派（School）に属する何という人が何年頃に製作したバイオリンかということが，その音色や音量を決定するので，購入にあたってもとても重要なのである（それで楽器の値段が決まる。ナポリスクールのニコロ・ガリアーノであれば大体20万ドルとかいう具合である）。

　私の呼吸器外科の技術は，ほとんど国立がんセンタースクールから受け継いだものである。しかし，「研究に重点を置く外科医（英語でいえば academic surgeon）として今後は精進せよ」という教えは，卒後2年目に1年間を過ごした伊勢慶應病院（三重県伊勢市）の植田正昭院長から厳しく諭されたことであり，以降の私の進路選択に大きな影響を与えてくれた。怖いもの知らずで過ごした貴重な1年でもあった。今でも，外科医のキャリアの中の早い段階で植田先生に巡り会えたことを大変感謝している。国立がんセンターにレジデントとしてきてからというもの，なんといっても私の呼吸器外科技術の確立に最も大きな影響を与えたのは故成毛韶夫先生と，今でも第一線で活躍されている呉屋朝幸杏林大学教授のお二人である。このお二人から受け継いだ技術が現在の私の技術の根底となった。

　成毛先生は，生涯一外科医の典型のような生き方をされたし，いわゆる昔風の外科医の典型であったと思う。レジデントに対する手術教育においても，あれこれ解説をするタイプではなく，「見て覚えるもんだ」というスタイルで，技量が未熟だと術者は突然選手交代させられる。成毛先生にいわせると，レジデントたるものは，自分が「さあやってみろ」といわれた時は，自信をもってその手術ができるようになっていなければならないのであるという。武士道でいうところの"備えよ常に"，君主の命あれば直ちに帯刀して何を置いても直ぐさま参上するというスタイルで，柔道家らしい成毛先生の信条であったように思う。成毛先生の手術は，一言でいえば"運動神経に支えられた手術"であった。どちらかというと，術野の展開などは助手任せであるが，勘の良さと運動神経でさっさと手術を進めていくタイプである。このような勘の良さは，気管支形成術で口径差を合わせるような時に遺憾なく発揮された。その一方で，区域切除術のような局所解剖を正確に突きつめるような手術はあまりお得意とされていなかったように思う。成毛先生ご自身が意識されていたかどうかは別であるが，良い意味での"手抜き"が誠に絶妙であった。これも彼の運動神経に属することである。成毛先生は，例えば右のスリーブ上葉切除術をする時に，心持ち上縦隔や気管分岐部のリンパ節郭清を手控えている（本人は決してそうはいわないが）。吻合の末梢側になる中間気管支幹は必要最小限だけしか剝がさず，心膜との生理的癒着を大事にする。これはリンパ節郭清と

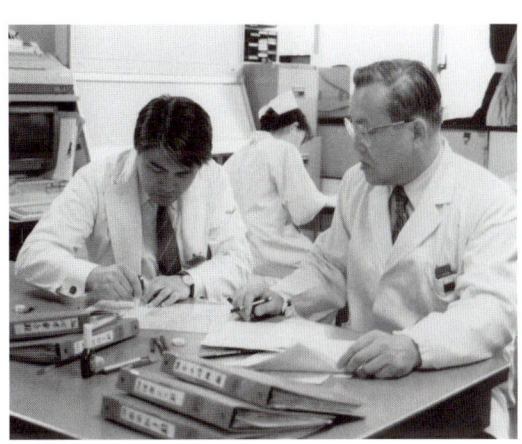

旧7B病棟にて。成毛先生（右）と私

いう立場からいえば"手抜き"ではあるけれども，気管支形成術の立場からいえば，吻合部の血流を極力維持するという重要な点であって，意識してか，無意識でかは別にしてもこのような絶妙の手抜きは彼ならではのものであった。ただこれらは，レジデントを唖然とさせることも多かったが，何食わぬ顔でいられる大変得なキャラクターをおもちであったと思う。そして，成毛先生が定年後も，済生会中央病院で現役の外科医として活躍された大きな理由が柔軟性である。気管支形成術における吻合部の被覆について，私はある研究会で「気管支形成術の吻合部であれ気管支の断端であれ，その組織を問わず，被覆しなければ不安だと思うような閉鎖，吻合はやってはいけないし，そのような技術の人はそもそも気管支形成術をやってはいけない」と，成毛先生が極めて断定的に意見を述べられるのを聞いたことがある。ちょうど，どのような被覆材が最も適しているかという討論の最中であったから，成毛先生のこの一言で，会場がシーンとなってしまったのでよく覚えているのである。ところが後日，他院で放射線治療を60 Gy以上受けた左肺下葉切除術の症例で，成毛先生は心膜脂肪織をこれでもかというくらいたくさん採取して断端を被覆し，さらに大網まであてて平然としておられた。私には到底できないことだが，必要と思った時には周囲を気にせず柔軟に対応するという外科医の重要な資質を身をもって示されたといえるだろう。これは決して皮肉でも何でもない。

呉屋先生は，今でもそうだが，不屈の闘志と丁寧な対応で臨床を進められる。手術においても，時間はかかっても目標とする手技をえらく律儀に，きちんと完遂するタイプである。忍耐力が尋常ではない。患者が術後に合併症を起こしても，決して諦めずに外科医としての仁義を全うする。自分には厳しいが，他人には寛大，誠実であり，それは人間的にも尊敬に値する。今後も，おそらく日本の呼吸器外科学会のリーダーとして活躍されるであろう。呉屋先生と初めてお会いした時のことは今でも鮮明に覚えている。胸膜播種を伴った大きな胸腺腫の術後の日系南米人患者が，横隔神経麻痺のために呼吸不全になり，その管理のためICUに泊まりっぱなしであった時である。眼光は鋭かったが親しみがあり，不遜ではあるけれど，自分と同類項の人間に出会った安心感があった。レジデントとして呼吸器外科の基本的な技術，患者管理をまず呉屋先生から学べたことは幸いであったし，妙に相性もよかった。国立がんセンターでは，レジデントは3カ月単位でローテーションするのだが，最初の3カ月が終了した後，呉屋先生に「淺村君，もう3カ月続けて僕のところにいるかい？」といわれた時には大変嬉しかったものである。もちろんそうさせていただいた。呉屋先生からは，確実な手術手技の基本と，患者への誠実な責任の取り方を学ばせてもらった。私の技術は，それらを肉付けし，自分なりの修正と工夫を加えたものである。

国立がんセンターで，その後長いこと一緒に臨

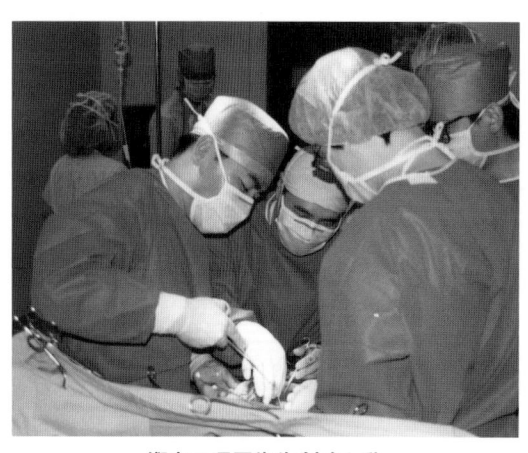

術中の呉屋先生（左）と私

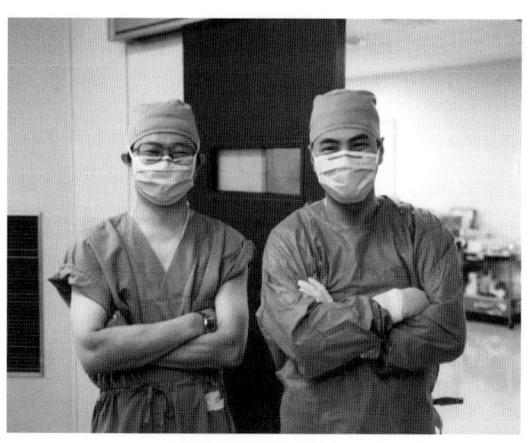

近藤先生（左）と私

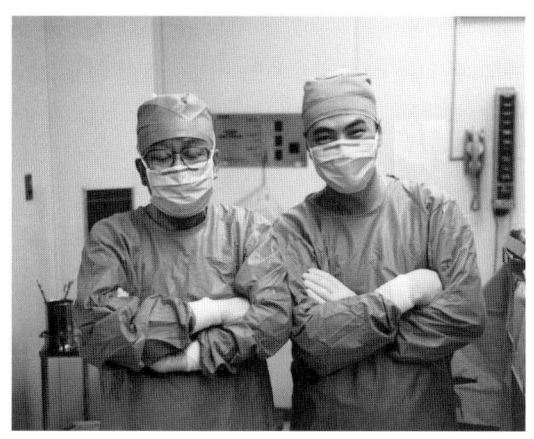

末舛先生（左）と私

床を担当することになった静岡がんセンターの近藤晴彦先生の存在は，その時期の技術的な進歩に欠かすことができなかった。それはとてもよい意味で，近藤先生と私が相補的であったからだと思う。近藤先生は，何事も理詰めに考え，患者に起きている状況を極めて正確かつ客観的に解析する優秀な頭脳をもっていた。それは例えば，膿胸の患者における膿胸腔の広がりを評価して開窓術を行うべき部位を正確に弾き出すといった点に遺憾なく発揮されたと思う。彼の私心ないアドバイスは，合併症の発症で落ち込んだ気持ちには大変有り難いもので，いつの間にか困った時は彼の助言を助けにすることが当たり前になってしまったと思う。どちらかというと，博打的な賭けに出ることは絶対にないタイプの臨床をされた。その一方，私は少々やってみてからその結果で考えることが多いので，どの点についてもアプローチ方法が違っていて，それがわれわれのチーム内ではうまく相補的にファンクションできたのではないかと思う。

また，公私にわたって，呼吸器外科の大先輩としてお世話になったのが末舛恵一先生である。先生は，国立がんセンターを躍進させた外科の大番頭であり，石川七郎先生が創立された国立がんセンターの"慶應の肺外科"は末舛先生なしには存在し得なかったであろう。末舛先生の最大の美点は，これは私が絶対に真似のできないことであるが，人間をその長所をもって理解し，評価することであった。末舛先生とお話をしていると，「あいつは凄いぞ」といって，その人間のもつ長所や業績を必ず前向きに評価されて話される。出身大学を異にする多民族国家であった国立がんセンターを，病院長，総長としてまとめてこられたのは，このようなお人柄によるものであったと思う（そのかわり通常では看過し得ない欠点にも目をつむることも，ときにはおありであったが）。私は，末舛先生の最後の弟子であることを自認しているものの，呼吸器外科の大先輩としても今も頭が上がらない。ただ，末舛先生が国立がんセンターを去られた後，必ずしも良い方向にセンターの運営が運ばれなかったことをどのように思われていたのか？　おそらく忸怩たる思いでいらっしゃったのではないか？　どうしようもなかったとはいえ，私も後輩として責任を感じ，またそれが残念でならない。

最後に今も，私の頭に新鮮な空気を時々吹き込んでくださっているのが，杉村隆名誉総長である。基礎研究者と臨床医の差異はあっても，杉村先生の鋭利で明晰な分析力には，いつも感嘆させられ驚かされる。透徹した眼力で的確にものの本質，真理に迫ろうとする迫力はすごい。先生のお部屋で，じっくりとお話を伺っていると，「ああそうか」と何度も新しく気付かされて，感動することがあった。杉村先生は，基礎医学者であるにもかかわらず，国立がんセンターにおける臨床医学の水準が高いことの重要性をよく認識され，国立がんセンターが嵐の渦中にあった時も，外科医である私を随分と励ましてくださった。"淺村尚生　学兄"と宛名書きして送ってくださった，美しいシジミ蝶の写真を入れた賀状をいただいた時は，本当に嬉しくて感動したものである。

一方，人の世の常として，国立がんセンターでも同様に，優れた外科医，指導者，素晴らしい手術ばかりがあったわけではない。国立がんセンターは，ことのほか多士済々であった。外科医としてあるいは医療人として首をかしげたくなるような人格や言動，医学的にもどうみても妥当性を欠いていると思える手術なども私の周りでたくさん見聞した。あるいは研究者としての責任の在り方や国際的な信義についても疑問を感じることが多々あった。

しかしこれらも，自分が行うべき外科医，医療人としての方向性や信念に，反面教師として大変有益なものとなって作用し，そして現在がある。結果としてそれらも，本書において，私が解説する呼吸器外科の考え方，手術手技の根幹を構成する一助となった。そのような意味においては，実際の不利益とは別に，感謝すべきものであろう。

2. 外科医の心構え

　正直私は性格的にいって，偉そうに能書きを垂れることは好きではないし，照れくさくてそのようなことはかつてしたことがない。不言実行のほうが，とてもスマートに思える。かつて，日本海軍はサイレントネービーであることに誇りをもっていたが（もっとも，それで陸軍の傍若無人を許す結果となった。やはりいうべき時にはいわないといけないのかもしれない），私も同様である。私の周囲にも，弁舌能く立派な講話高説を得意とする人もいるが，大抵この手の輩は実行，行動が伴っていないことが多いことは広く世に知られる通りである。それでも，普段あまり"外科医の心構え"というような話題に触れたことのない私がこの章を書こうと思ったのは，文章でなら多少面映ゆくともいいたいことを書けると思ったからである。また，50歳を過ぎて，呼吸器外科医として自分自身が直接経験したことのみならず，周囲で起きた先輩後輩の行動経験を数多見聞するにつけ，こういう時はこうすべきである，こう在りたいと思うもの，逆に，こういう時でもこれだけはすべきでない，こうは在りたくない，というものも自分の中に随分蓄積したようにも思う。

　この章は，自戒の念も含め，私が心して日常行っていることであり，若い先生，レジデントに対する私のメッセージであると思って読んでいただきたい。すでに一家をなしている先生にとってはもちろん無用の長物であるから，読まずに先に進んでいただきたい。厚顔の至りである。

A｜論理的な思考解析過程をもつ

　どのような手術手技にもバリエーションがあって，ある意味では十人十色といってよいであろう。どれが正しく，どれが間違っているのか，一概にいえるものではない。しかし，どのように小さな部分であっても，その背景には，合理的な理屈があるべきであるというのが私の立場である。学会である手技について，なぜそうするのか尋ねてみると，意外なほど「この方法にずっと慣れていますから」とか，「当施設ではずっとこの方法だったので」などという回答が多いのである。

　数学者の藤原正彦氏が看破するように，人間は論理を突きつめても真理に到達することはできないのかもしれない。それでも私は，実学の典型である臨床医学は，多くの経験則が支配する世界ではあるけれども，個々の動作について何故にそうするのか，理由付けがあってしかるべきであると思う。なぜなら，理由付けのない経験則には永続性や一般性がないからである。例えば，胸腔ドレーンをどの呼吸相で抜くのがよいか，テキストブックによって記載はまちまちであるが，私がどの方法を採用するかといえば，もっともな（私なりの）理由付けがしてあるものを採用する。「ドレーンを抜いている間に大気を胸腔内へ吸引しないためには，もうそれ以上吸気動作ができない最大吸気位に患者を置いておけばよい」と書かれていれば，なるほどと納得する。あるいはそれは間違いかもしれないが，自分が信ずるに足ると思った方法を取るのが，最も安全な態度であると思うからである。

　それで本書では，私がさまざまな手術手技で，なぜそうするのかについてなるべく紙面を割いて解説に努めたし，時間がなくなり現場でレジデントに直接指導する機会が減った私がぜひとも実現したかったことなのである。

B｜誤りを受け入れて修正する謙虚さと柔軟性をもつ

　私がレジデントの頃受け持った患者で，右肺全摘術後に悪心・嘔吐を訴えて食事が摂れないということがあった。患者は50歳代半ばの屈強な職業軍人で，大変我慢強い方であったから，よほど辛かったのであろう。別段全摘術後の経過として問題はなかったにもかかわらずである。私はその時，この症状を除痛のための硬膜外モルヒネ注によるものと考え，これを中断しようと思うとある先生に報告した。ところがどういうわけか，「そ

の症状は，モルヒネによるものではなく，併用している鎮痛解熱薬であるロキソニンによるものであるから，中断すべきはロキソニンである」といわれたのである。その理由は特に示されなかったが，上級医の意見に従ってそのようにした。ところが，実際には悪心・嘔吐は少しも改善せず，患者はよけいに辛そうな表情が強くなった。私は再度，「やはりモルヒネによるものであると思うから中断しましょう」と進言した。モルヒネは，通常ならこの時点で中断されていると思うが，さらに「患者が辛そうなのはモルヒネによる除痛が不十分なためだから，モルヒネを増量するように」といわれたのである。モルヒネが増量された結果，患者の悪心・嘔吐はさらに悪化した。すると，その先生は「これはイレウスの症状である。すぐに腹部X線写真を撮るように」という指示を出した。どうみても腹部X線写真にイレウスの所見はなかったが，その先生は極めて小さな小腸ガスをみつけて，「これこそイレウスの所見であって，既往に虫垂炎があることを考えると納得がいく。禁食にするように」とのことであった。禁食にしたから嘔吐はなくなったものの，悪心は続いたのである。そうこうするうちに当時のモルヒネ投与期間が終了し，（私もこれ以上偏向が強くなると困ると思い何もいわなかったので）自然と悪心・嘔吐も終息した。偽"イレウス"症状も改善したが，その間患者は大変辛かったと思う。

日常臨床の場で，われわれはさまざまに判断を誤る。これは誰においても当然であり，恥ずべきことではない。しかし，ある時点で誤りに気付いたら，直ちにこれを公に（臨床の場ではチーム内で）認めて方向の修正をしなければならない。意地を張って自分の見込み違いを認めず，他のさらに誤った方向に理由をみつけようとする態度は絶対にあってはならない。これは恥ずべきことである。この修正が性格的にできない人間は，はっきりいって外科医には向いていない。もちろん，その認め方は人それぞれである。末舛恵一先生のように「こりゃ，チと違ってたなっ」とご自分の頭を叩くタイプもあれば，成毛先生のようにわれわれには何もいわずに，ご自分でこっそり指示表を変えていたりするタイプもある。しかし要は，現状を客観的に評価し，それを受け入れ，今までの自分の判断が誤っていた場合には，直ちに公にそれを認めて修正する態度が重要なのである。

C 外科医として患者への仁義を果たす

私が考える"こうあるべき外科医"とは，巷間いわれるような"優しいお医者様"でも"気軽に何でも話し合える先生"でも"気さくで頼りがいがある先生"でもない（最近流行のキーワードは"優しい""気軽"である）。大体，職業人である外科医にこういったものを求めるのは，チェリストにお琴を弾けというようなものである。"こうあるべき外科医"とは，自分の手術に責任をもっている外科医であると私は思う。すなわち，自分が手術をする患者へは，外科的には最善を尽くし，技術的に最高の手術をすることであり，それが患者への仁義であると思うし，その仁義を守ることこそわれわれの行動規範であると考えている。

拡大切除術の項でも紹介するが，かつて国立がんセンターで行われた手術で，左上葉の肺癌に対して，下行大動脈と食道のダブル合併切除術と再建を行った症例があった。結論からいうと，消化管内腔が開く食道の切除・吻合と，同時に同じ術野で，大動脈のグラフト再建は行うべきではなかったと私は思う。しかし，患者も十分リスクを理解・承知し，その手術に完治の見込みをつなぎたいという希望が強ければ，あるいは許容もされ

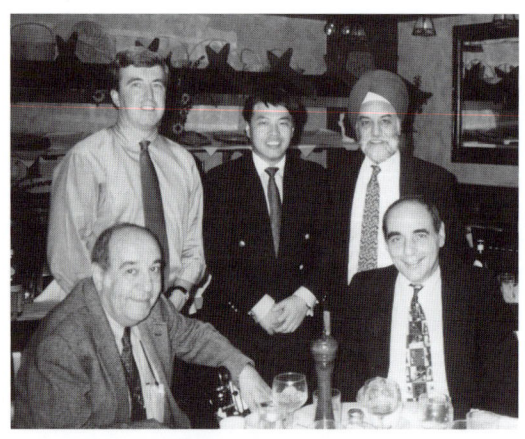

NYのMemorial Sloan-Ketteringがんセンターの外科医と私
（前列左：Martini前部長，前列右：Ginsberg部長）

た手術であったろう(ただ,この症例の場合,食道の合併切除は術野で判断されていて,患者はどこまでそのリスクを承知していたのかは私にはわからない。また,私はこのような手術を術野でも決断しない)。問題は,この患者に膿胸が発生し,病棟において大出血が始まった時の対応であった。担当医は,緊急再開胸することなく輸血のみを指示し,ほどなく患者は出血性ショックで亡くなられた。この大出血は,おそらく感染によって大動脈-グラフト吻合部が破綻したためと考えられるから,いかなる再手術を行ってもこの患者は救命し得なかったに相違ない。それはそれでよい。しかし,この患者について担当の外科医は直ちに(病棟においてさえ)開胸措置を講ずるべきであったと,私は今なお強く思う。再開胸して,自らの行った手術の結果として何が起きたかを確認し,それを認め,でき得る限りの処置を講ずるということが,先に述べた患者への仁義であると思うからである。そうでなければ,この患者の手術に関しては,何らの教訓も得られないのである。再開胸しなければ患者を確実に出血で失う状況で,再開胸しない合理的な理由をみつけることは,私には不可能である。再開胸をしても駄目だったかもしれないが,再開胸しなければ確実に死亡する状況なら,再開胸するのがこの患者への仁義である。このような状況で輸血しかしないような対応で終始するのであれば,最初から高リスクの拡大切除術はすべきでなかったし,そもそもそういう外科医は拡大切除術を行う資格がない。改めて強調するが,自分の行った手術に対して,その結果を良いものも悪いものも併せて引き受けるのが,外科医の患者に対する仁義である。リスクの高い手術についてはなおさらそうであろう。ただ外見だけが勇ましい大言壮語する外科医は,少しも勇ましい外科医でも,積極果敢な外科医でもない。

一流の優秀な外科医は,自分の失敗を喜んで語り,そこから学んだ教訓を同僚,後輩と共有する。二流以下の外科医は,自分の失敗を語らず,ひどい場合はそれを他人の失敗として語ったりする。若いレジデントは,自分の指導医を評価するにあたって,この点に着目してみることが最もよいと思う。

D 常に状況を悪いほうに考える

「そんなに悪いことばかり考えてはいけない,希望をもって前向きに」というような,ある意味大変無責任なアドバイスを,時々新聞の人生相談欄で見掛ける。まあこの言葉で,気が楽になるのならそれでもよいが,こと外科臨床においてはその正反対の態度こそ求められる。ラッキーな展開ばかりを期待する外科医は成功しない。必ず穴に落ちる。私は患者に,それが予期するものであれ予期していなかったものであれ,困ったことが出来した場合には,それが最悪どのようなことを意味していて,どのように展開するかを考えるようにしている。長い間一緒に仕事をした近藤晴彦先生も私も,その辺の機微は大変似ていて,患者の合併症に対しては共通の危機感をもっていたように思う(それで国立がんセンターのoperative mortalityは減少したと自負している)。これは,例えば,肺葉切除術後の患者が血痰を出した時,「ひょっとして気管支肺動脈瘻の前兆か?」と疑う姿勢を意味する。ここまで念頭に置いて,網を張ることが重要である。気管支瘻が内瘻化して治ることを期待して経過観察をしていると,たとえその患者ではたまたまうまくいっても,必ずうまくいかない患者が出るのである。長期にわたる打率は低迷する結果となる。

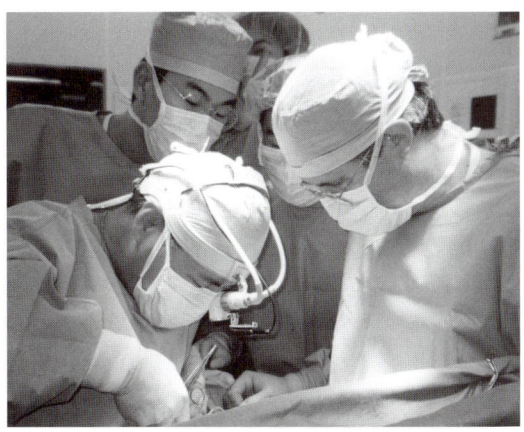

Mayo ClinicのDeschamps先生(右)との手術

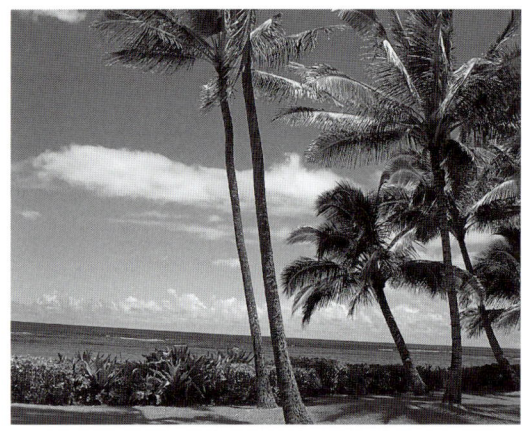

レンタルハウスのバックヤードで

最近世界肺癌学会(IASLC)の理事になってから、よけい渡航の回数が増え、年に12回以上になる。彼の地をゆっくり観光する暇はほとんどなく、会議場とホテルの往復のみで終わってしまうことも多くなった。それでも2年おきに訪れるハワイは、たかがハワイ、されどハワイである。私は、いつもオアフ島のノースショアかウィンドワードにビーチフロントの家をレンタルする。涼しい貿易風が一日中体を包み、青い空と白い雲がいやなことを忘れさせてくれる。これこそ究極のリゾートだろう。私は読書以外（ゴルフさえも）何もせず、ひたすら時代小説を読む。邪魔されずに、何もしないことが最高の贅沢である。

E 次はないと思え

呼吸器外科の手術は、一般的な消化器の手術と比較すると、極めてストレスが大きくリスクが高い手術である。どんなに簡単そうにみえる肺葉切除術でも、ちょっとしたことで、生命にかかわる出血などが起こり得る。呼吸器外科の手術は、ひとたびうまくないことが起きた時には、もう後がないという状況が極めて多い手術である。1度目の不出来は許容されても、2度目はどうにもならないということである。であるから、病棟の手技でも手術中の手技でも、もしもこれがうまくいかない時は、一気に挽回不能の状況に立つかもしれないと考えて、それをやるべきか、他の方法はないのか、応援を頼むのかまで思案を巡らすべきである。とにかくやってみて、結果をみてまた考えようという態度は通用しない。呼吸器外科医は、このような思考回路をもつべきではない。

F 自分が知らないことは虚心坦懐に学ぶ

われわれの分野にも少しずつ新しい技術や製品が出回り、有用なものはやがて一般化されていく。自分の知らない新技術や製品については、虚心坦懐に教えてもらう姿勢が重要である。とかく地位が上がると、人に何かを習うことができにくくなるものだが（私は平気である）、それでは外科技術のレパートリーは広がらない。1990年代初頭に胸腔鏡手術が導入され始めた時、この技術に対する取り組み方は、外科医によって実にさまざまであった。私は、初めての器械でもあるし、その使用法や基本技術をブタを使ったウェットラボで何度も練習させてもらった。しかし当時、「胸腔鏡手術は開胸手術に習熟していればすぐにでもできるものである」という珍妙な理由で、まったく学習しようとしない先生もいた。新技術や新機器は、方法論や使用法を習わなければできないのは当然であって、こういった先生は、結局内視鏡を使った低侵襲手術に対応していくことはできなかったのである。胸腔鏡の使用法を知らなければ、CCDカメラが捻れて装着されたために画面が逆転しても、それを修正することさえできないのだから、手術はできない（手術室で「どうやれば画面が正立になるのか？」なんて、普通の神経なら恥ずかしくて今さら聞けないであろうから。こういう先生は、自分の顔を逆さに捻ってモニターをみる以外ないのである）。今後、どのような革新的技術が出現するかは予想できないけれども、それらに常にアンテナを張り、吸収する姿勢は重要である。自分のできないこと、知らないことを謙虚に学ぶことのできない者は、これも外科医には不向きである。世の中何事であれ、いきなり先生になることはできないのである。バイオリンやチェロを、先生なしに独学で弾こうとする無謀な者はおそらくいないであろう。外科手術も一緒である。

G よく勉強する

私が研修医当時の伊勢慶應病院の植田院長からよくいわれたことは、えらく単純で、「よく勉強

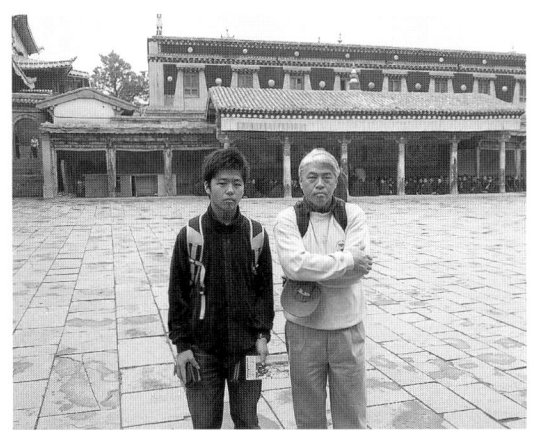

中国のラマ教寺院にて
中国の奥地（青海湖）まで講演に出かけた。広大に広がる大草原とラマ教の寺院を初めてみた（右隣長男）。こんな所まで講演に行った日本人は少ないと思う。

しろ（正確にいうと，おまえ，知らんのか，といわれた）」ということだった。本来外科医として知っていなければならないことの知識が薄弱であると，そのようにいわれて叱られた。日中は病棟と手術室で忙しく飛び回り，夜は飲み歩く，といった昔風の外科医の生活が当然と考えられていた当時，勉強をしろという植田院長の指導はある意味出色であった。

　それで，私は今でも年間数編の英文論文を執筆するよう頑張っている。やはりそれで随分勉強になっている。冒頭に掲げたように，耳学問だけで学会を泳ぐようなことはしたくないと思う。臨床現場でわからないことがあったら，時間をとって文献を当たる勤勉さはぜひとも維持していくべきだと思う。論文を書きもせず，読みもせず，学会では耳学問の知恵で司会だけしかしない外科医，研究者（"小人の学問"）のコメントは，まず無視したほうがよい（こういう人に限って，20年も前のたまたまうまくいった手術の話ばかり披露するのである）。

3. 呼吸器外科チームの在り方

　呼吸器外科という診療科は，総合病院においては大抵大きいものではない。しかし，人数が少ない分，チームとして診療科がうまく機能しないと，効率的な運営は難しい。ここでは，どのような呼吸器外科チームの作り方がよいのか，今後の日本の呼吸器外科診療の在り方も踏まえて考察をしてみたい。

A　富士山型と八ヶ岳型の診療体制

　日本には，まだ旧式の大学型医局体制が残っている。そして，日本における診療科の構造は，図に示すような富士山型と八ヶ岳型の2つの類型に分類することができる。旧医局型とは，富士山型のことで，教授（診療科長）を中心とする三角形にそれぞれの役割が与えられ，各個人はその上の指示に従う形である。上意下達である。これに対して，八ヶ岳型は，それぞれのシニアは独立して診療を行うという，独立並列型である。それぞれに長所と短所がある。

　富士山型では，指示が行きわたるのに無駄が少ないが，頂点にいる人の指示が絶対になってしまう欠点がある。ある症例をカンファレンスで検討する。患者を直接診ていない診療科長が，「全摘だ」というと全摘になってしまう。「カンファレンスで検討した」というが，実際には「カンファレンスで指示を確認した」のにすぎないのである。

　八ヶ岳型では，カンファレンスでは意見を出し合うが，実際の判断は各人が責任をもって行う。必要以上に指示を強制し合わない。この場合，直に患者と接している者が判断を下すので，実態とかけ離れた判断がされることは少ないが，判断を下す者に高い能力が求められることと，自分の判断については，自分の能力の範囲内で対応ができることが前提となる。例えば，右下葉切除術を行った後乳糜胸が発生した時，自分の能力でその修復手術が完結できることが条件である。そうでない者がこのシステムに入ると，事故が起きたりしてチームの足を引っ張る。

　国立がんセンターは，不完全ながら八ヶ岳型をとってきた。現在，呼吸器外科の診療チームでは，私が最年長診療科長であるが，私は常勤職員に対しては，術式や方針をカンファレンスで確認はするが，よほどのことがない限り予定の手術や方針に介入しない。その人達の能力を信用しているからであり，合併症が起きても自分で対処する能力があることを知っているからである（そうでない者が入って苦労したことがある）。そうでない者は，このシステムに参入する資格がない。このようにする理由は，富士山型で診療を続けていると，頂点にいる人にない発想や進歩や新しいことが絶対に出ないからである。完全な人間は世の中にいない。自分の後輩からも新しいことを教えてもらう必要があり，自分の常識と異なることをある程度許容しないと新しいことが発見できないからである。

　今後は，どの施設でも八ヶ岳型が主流になっていくだろうが，その前提は，各人の能力の維持であることは忘れてはならない。

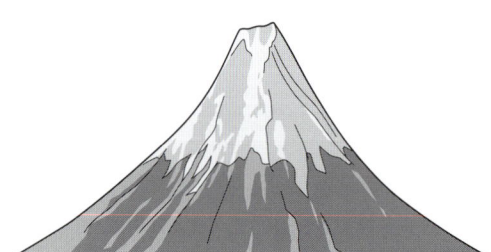

富士山型

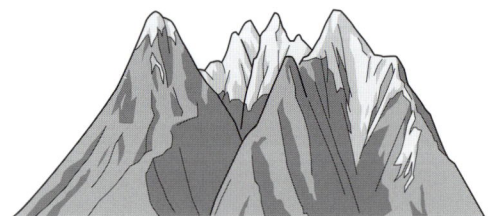

八ヶ岳型

図9　富士山型と八ヶ岳型の診療科構造

B 診療の方針

ところが，八ヶ岳型が行きすぎると悪いことが起きる。同じ病院に行ったのに，初診医で大きく手術が異なるがごとき事態である。月曜日のA先生は胸腔鏡下肺葉切除術を勧め，木曜日のB先生は胸骨正中切開の対側縦隔郭清を伴う肺葉切除術を勧める，というようなことである。診療の根幹にかかわる重要事項，例えば，基本的な病気の治療方針，手術の基本方針，術後のフォローアップ体制，他科との協調体制などについては，同じチーム内で必ず統一がとれていなければならない。たまたま訪れた初診医で，同じ施設でありながらまったく異なった手術を受けたり，まったく異なった術後治療を受けたりするのでは，とても診療の質は向上しないであろう。これらについては，十分な方針の策定が必要であり，最終的にはその部署のチーフの決定に従って診療を行うべきである。

[I]

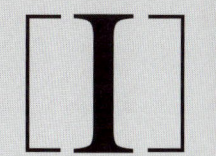

淺村・呼吸器外科手術

総論：呼吸器外科基本手技の総合的な理解

I-1. 呼吸器外科手術における開胸法と体位

　開胸法は，どの手術書においてもかなりの分量を割いて書かれている．しかし，開胸法そのものは古今東西あまり変わらないし，特に大きなテクニック上の進歩があったわけではない．単純に昔より小型化しただけである（それでも，小型化による患者のメリットは計り知れない）．

　本書では，開胸法のテクニックについては，最低限度の記載にとどめて（どの本でも一緒であるから），むしろ私がどのように開胸創を考え，変えてきたかをご紹介しようと思う．このような変革は開胸法だけにとどまらないから，若い読者にはその過程を学んでほしいと思うからだ．したがって，実際の開胸法の解説は，頻用される数種類のみを重点的に解説した．胸骨正中切開術などについては，他書に譲りたいと思う．

　た．ただ，レジデントの私がラッキーであったことは，上級医の手術をこの大きな開胸創から存分に見学できたことである．

　この開胸では，胸壁破壊のダメージが大きいので，最低でも術後1週間以上の長期にわたって塩酸モルヒネの硬膜外注が必要であった．1週間以上にもわたってモルヒネを使用すると，止めたとたんにリバウンド現象が現れ，食欲がなくなって元気がなくなり，ようやく退院の目処がつくのが3週目以降というのが平均的な術後経過であった．もちろん胸壁への大きなダメージがあるから，喀痰の喀出力にも問題を生ずることが多く，術後の気管支鏡による bronchial toilet は，レジデントの欠かせない仕事であった．術後肺炎も最近ではまったくお目にかからないけれども，当時は

A　国立がんセンターにおける開胸術の変遷史

　国立がんセンター中央病院において，私がレジデントの頃（1980年代後半）の肺癌に対する標準的な開胸法は第5肋骨床開胸であった．切断する筋肉は，広背筋，前鋸筋に加えて，菱形筋，僧帽筋までもが含まれ，第5肋骨は必ず全切除されていた．さらに，この上下の第4，第6肋骨も分節状に切断されていた（このことは，切断される肋骨が3本，結紮切断される肋間動静脈神経が2本あることを意味する）．今になって考えるとその大きさに驚くが，これが当時の国立がんセンターにおけるルーチンの開胸法であった 図1 ．国立がんセンターのように症例の多い施設は，外科手術を次々とこなしていかなくてはならないから，ひとたび方針が決まってしまうと，比較的無批判にそれが継続されるような傾向があって，このような開胸法が1990年代の前半まで続いてい

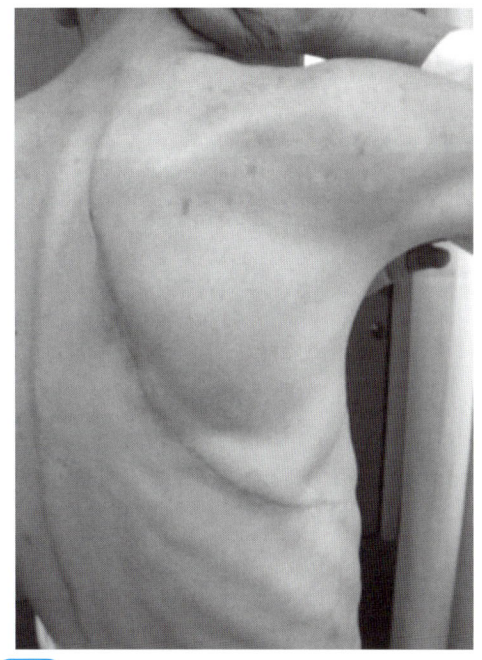

図1　"ひと昔前の"国立がんセンターの開胸創
海外で "Big incision" といわれた．

しばしば経験されたものである。当然，合併症発生率もずいぶん高かった。私たちは当時，どうも頭の切り替えが悪く，成毛先生なども，1990年代初頭から，一方で低侵襲性の胸腔鏡手術に手を付けながらも，いざ開胸となるとこのような大開胸を行ったりする矛盾があった。成毛先生が胸腔鏡の講演を海外で行った時に，胸腔鏡における創の対照として出された昔の開胸創の写真があまりに大きすぎて，「あれじゃ，比較にならんよ」という声が聴衆から上がったのを覚えている。国立がんセンターで，開胸創の縮小化を図ろうという動きが鈍かったのは，他の施設に学ぼうとする姿勢が欠けていたのと，そもそも患者にとっての創痛という点をまったく意に介していなかった外科医がいたからでもある。

私の海外留学は短期間であったが，その時に多くの外科医の知己を得たことが最も重要な成果であったけれども，いろいろな施設の手術を見学するにつけ，「胸腔の中での手術手技，丁寧さ，出来栄えは，圧倒的に国立がんセンターのほうが上である。しかし，現行の国立がんセンターの大開胸はいただけない」という実感を大変強くもつに至った。帰国してから，すぐに開胸創を小さくすることにしたが，小さくすれば当然胸腔内が暗くて，視野が不良となることがすぐにわかったので，当時頭頸科が使っていたヘッドライトを借りてきて手術を始めた。しかしこれでは，いかんせん光量が足りなかったので，ようやく手術部の予算を工面してもらってハロゲンライトのしっかりしたものに替え，手術には何らの差し支えのない光量が確保できたのである。この結果，私の開胸創は当時でも1/2程度に縮小され，肋骨切断も極力控えたので，結果として術後の塩酸モルヒネ投与期間は3病日までとすることができた。投与期間として1週間以上と3日の差は大きく，これ以降ほとんどリバウンド現象がみられなくなったので，患者の退院日は大幅に縮まり，術後7病日程度になったのである。このような連鎖反応をみると，ヘッドライトの導入に端を発して，結果的に入院期間の短縮や合併症率の減少にまで結びついたことがわかる。こういうのを，本当に意味のある投資というのである。私は今でも，基本的にはヘッドライトを使用して狭い手術創からの光量を確保し，胸腔鏡からも手助けを受けている 図2 。

このような一連の過程で，私や近藤先生などの世代では，急速に手術の低侵襲化と入院期間の短縮などの改善が進んでいった。今でこそ，低侵襲手術による入院期間の短縮ということが当然のように叫ばれているけれども，全国で最も早く入院期間の圧倒的な短縮を達成したのは，実は国立がんセンター中央病院であって，その背景にはこのような小さな変革史があったのである。

それでは，こういった開胸創の縮小化が国立がんセンターの呼吸器外科全体で，スムーズに進ん

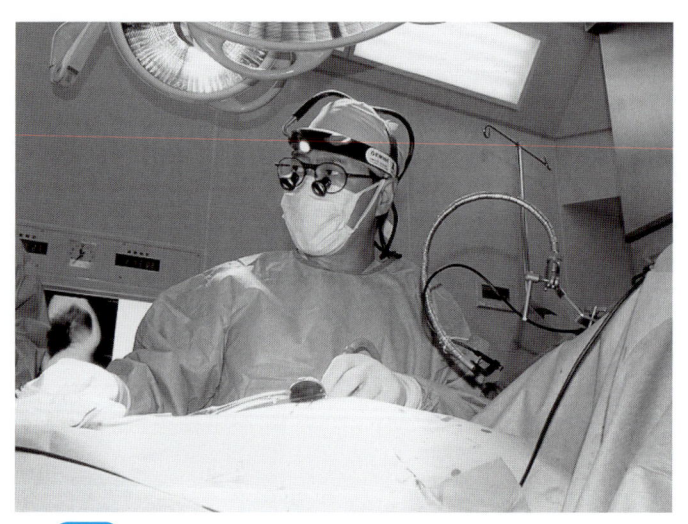

図2 ヘッドライトと胸腔鏡を光源とする私のスタイル

だかというと，決してそうではなかった．私が ヘッドライトを購入してもらって使い始めた頃， 部内で大変明るくてみやすい視野が得られること を報告すると，「いいえ，あれは駄目だよ．重く て暗くてとても使いものにはならないから」とい う真っ向から反対の意見をいう上級医がいたので ある．実は，この先生も一昔前，当時出たての ヘッドライトを試しに使ってみたらしい．確かに その通りで，ヘッドライトも当初は重くて光量も 少なかったから，孫悟空のようになった割には， 少しも術野は明るくならないということであっ た．この先生の認識はその点，一部正しかった が，誤っていたのは「今もそのままだ」と思って いたことである．ヘッドライトもハロゲンを光源 とする強力なものに技術革新が進んで，一時とは 比べものにならないほど性能がアップしていたの である．「今のライトはとても良くなっています よ」といっても，もう駄目であった．面子のため か，私はこの先生が以降ヘッドライトを装着した ところを1回もみていないが，同時に開胸創を小 さくするところもみなかった．光源のことを考え ずに，創の縮小化は無理な相談であって，このよ うなことからしばらくは国立がんセンターにおい ては，種々の開胸創がみられるということになっ た．やはり今考えても，現状の性能を確認せずに 昔の経験から駄目だという判断を変えずに，意地 でもこれを使わないということは決して外科医と して取るべき道ではない．若い修練医の先生に は，ぜひ柔軟な進取の気概をもってほしいと思 う．結局，患者にしわ寄せがいくからである．

術後のモルヒネ投与期間とリバウンド現象につ いても同様なことがあった．アメリカでは当時す でにそうであったが，果たして"痛がり"の日本 人でも術後3日間のみの硬膜外モルヒネ投与で大 丈夫かどうか，私には自信がなかった．しかし， 実際にはどうやらこの方式で問題がなく，リバウ ンド現象がみられないことが入院期間の短縮に直 接つながったのである．リバウンドがないという ことについても，部内でこのような報告をした 時，「私も昔3日にしたことがあるが，リバウン ドは同じように出た．変わらないよ．どうせ出る なら，むしろモルヒネをしっかり使用したほうが 除痛できて患者のためだ」といわれたものであ る．しかし，実際に患者のリバウンド現象の発生 頻度が違うのは，誰の目からも明らかな事実で あったから（このことを認めることが，実は新しい 出発点のはずだが），私の世代は3日目でモルヒ ネの投与を中止する道を選んだ．これも似たよう な断片的な経験に基づく誤った判断の一例であ る．現在，国立がんセンターにおける平均的な退 院日は第4～5病日であり，リバウンドのため退 院できない患者など例外的である．

このようにして辿り着いた国立がんセンター中 央病院の開胸創は，後側方小開胸である．私はこ れを低侵襲手術と位置付け，minimally invasive open surgery approach（MIOS）と呼んでいる．胸 腔鏡手術も，いろいろ経験したが，紆余曲折を経 てこの方法を取っている．これについては章を改 めて解説する（37頁）．

また，いくつかの手術書をみてみると，体位の 取り方，開胸法などは別々の章で取り扱われてい る．しかし，本書ではこれらを一連のものとして 同じ章の中で解説する．これについては理由があ る．体位はどのような開胸術を行うかによって微 妙な工夫が必要だからである．なるべく小さな皮 切創で最大限の術野を確保しようとすればなお一 層，体位についても十分な配慮が必要なのであ る．逆に，体位の取り方が悪いと術野が悪い分， 皮切を大きくしたり，必要のない肋骨を切断する といった事態になる．

体位と開胸法を考えるうえで重要なことは，
① 解剖学的な考察をしっかりしておくこと
② 開胸の目的（どこで，どのような経路で，ど のような術野を確保したいのか）をはっきり 認識しておくこと

の2点であろう．以下の議論についても，この点 に触れながら解説を進めていくつもりである．

B "後側方開胸基本線"

"開胸基本線"というのは，私の作った造語で ある．結構気に入っている．呼吸器外科手術の 80％以上が側臥位で行われており，同じ側臥位の 開胸法でもいくつものバリエーションが存在す

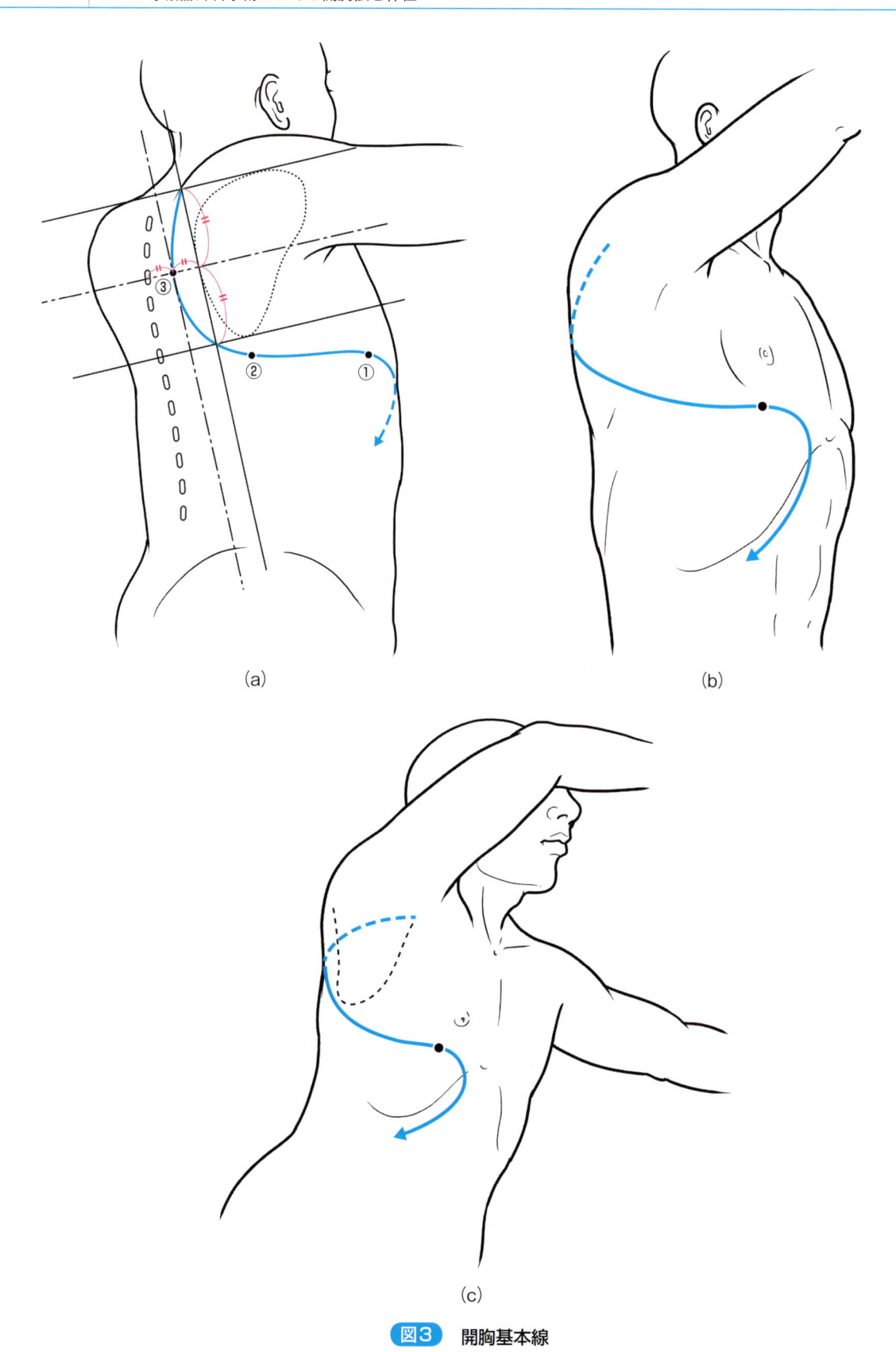

(a)

(b)

(c)

図3 開胸基本線

る。ところが，その類型をみていると，一つの基本的な線上の一部を用いているに過ぎないことがわかる。私はこれを"開胸基本線"と呼んだのである。この線上に開胸創を作る場合には，容易に創の延長が可能であることが重要な点である。

開胸基本線で基本となる通過点は3点あり，これらをなだらかに結ぶ曲線を想定する図3-a～c。3点とはすなわち前方から，①鎖骨中線上で第4ないし第5肋間のポイント，②肩甲骨下端1横指尾側のポイント，③肩甲骨と脊椎の真ん中に置いた縦線上肩甲骨の1/2のポイントである。この3点を結んで線を引くわけであるが，後方での曲線の描き方に注意が必要である。最も後方の点③では，曲線は脊柱と平行になるようにもってくる必要がある図3-a。基本線は，③からさらに頭側に向かう場合は，脊椎から離れて肩口に出現するところまで延長される。この後方の創の延長は，パンコースト腫瘍に対する皮膚切開そのものである。一方，前方においては，第5肋間においてそのまま肋間に沿って創が延長されれば，肋骨弓に突き当たる。ここから尾側に展開して季肋下に沿って創を延長すれば，これはそのまま胸膜肺全摘術における季肋下切開そのものになる図3-b, c。

このように，鎖骨上の肩口から，肩甲骨を後方から前方に回り，季肋下に至る長大な曲線が，私のいう"開胸基本線"である。この一部を使って，胸腔内での操作に合わせて開胸が行われるのであって，後方頭側の部分を主として用いるのが，パンコースト腫瘍に対する胸壁合併切除術である図4。聴診三角付近を使うのがいわゆるmuscle sparing thoracotomy 図5，③から季肋下までを使うのが胸膜肺全摘術である図6。

開胸基本線に沿う開胸術の利点は，出血，腫瘍の進展に伴う手術の拡大などの理由で創を拡大する時に，まったく無理なくこれを行うことができるという点である。術中では，想定しないことがいつでも起こり得る。このことを念頭に置いて開胸しておくことは，私の基本的なスタンスである。その意味で，この基本線と垂直に皮切を置く腋窩開胸などは応用範囲が狭く，肺癌などに対し

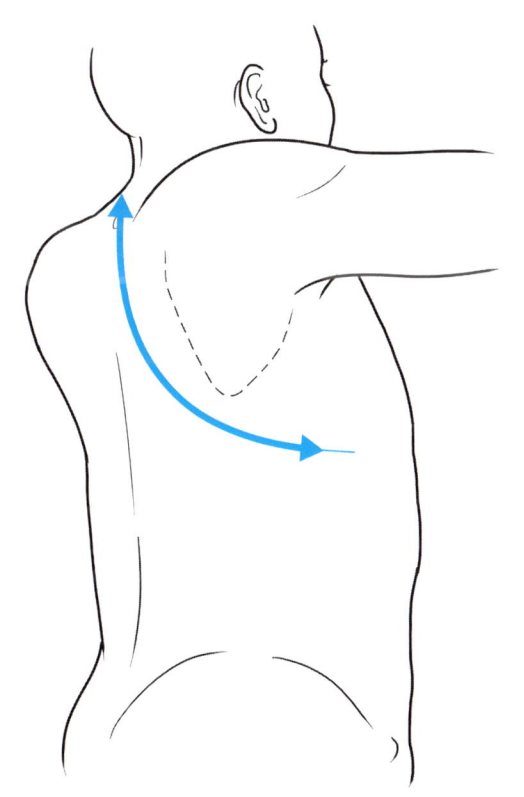

図4 パンコースト腫瘍切除術のための皮切

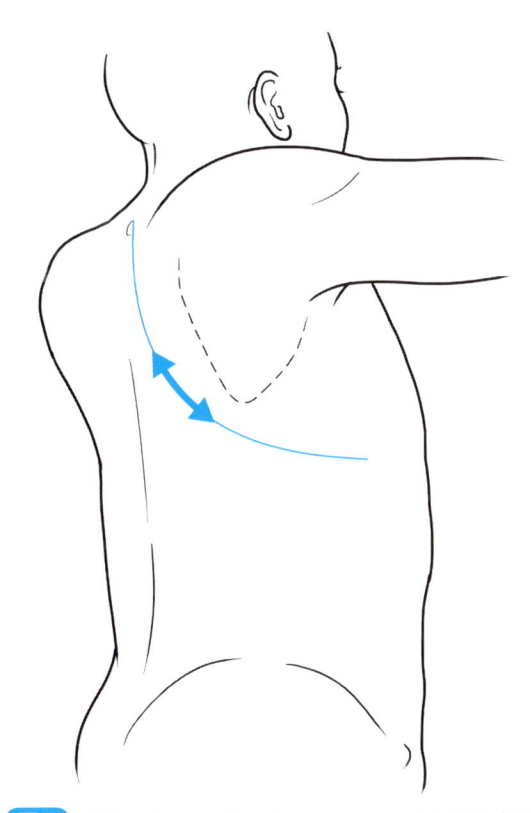

図5 Muscle sparing thoracotomy のための皮切

図6 胸膜肺全摘術のための皮切

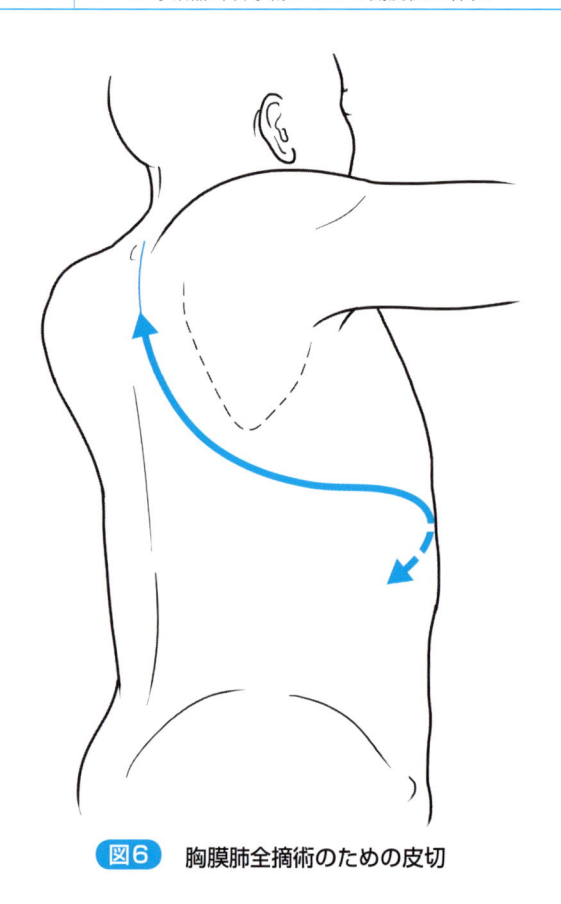

図7 後側方小開胸法の皮切と胸壁筋群の関係

てはとてもお勧めできない。

C 後側方小開胸法
通常の肺切除術で私が用いる開胸法

　後側方小開胸法は，通常の肺癌根治手術において，私が最も広く用いる開胸法である。その理由は，応用範囲が広いこと，良好な視野が前方，後方ともにほぼ均等に得られることである。通常の後側方開胸法では，広背筋と肋間筋を切離して胸腔内に至る。聴診三角を構成する菱形筋，僧帽筋，また前方の前鋸筋の切離は不要である。これらは術野の展開に応じて，必要とあれば切離して視野を確保する。

　皮切線の設定：後側方小開胸法の皮切ラインは，すでに述べた開胸基本線にのっている。すなわち，①鎖骨中線上で第4ないし第5肋間のポイント，②肩甲骨下端1横指尾側のポイント，③肩甲骨と脊椎の真ん中に置いた縦線上肩甲骨の1/2のポイント，の3点を通る柔らかい曲線を想定する。後側方小開胸ではこのうち，聴診三角の前方で，広背筋の幅をカバーする範囲のみを使用する（図7）。標準的な体型の場合，このようにして設定された皮切長は8～10cm程度となるはずである。必要があって，前方あるいは後方に創を延長する際には，開胸基本線に沿えばよいだけである。

実際の手順

① 術者は患者の背側に立って開胸する。まず，前述のように設定された3点を結ぶ線上に約8～10cmの皮切を置く。皮切の長さは広背筋をカバーする範囲で十分であり，最初から大きく開けすぎないようにする。足りなければ皮切を延長すれば済む問題である。広背筋膜を全長露出したら，その中点に5号絹糸でマーキングする（図8）。これは閉胸時に連続縫合で筋肉を合わせる際の

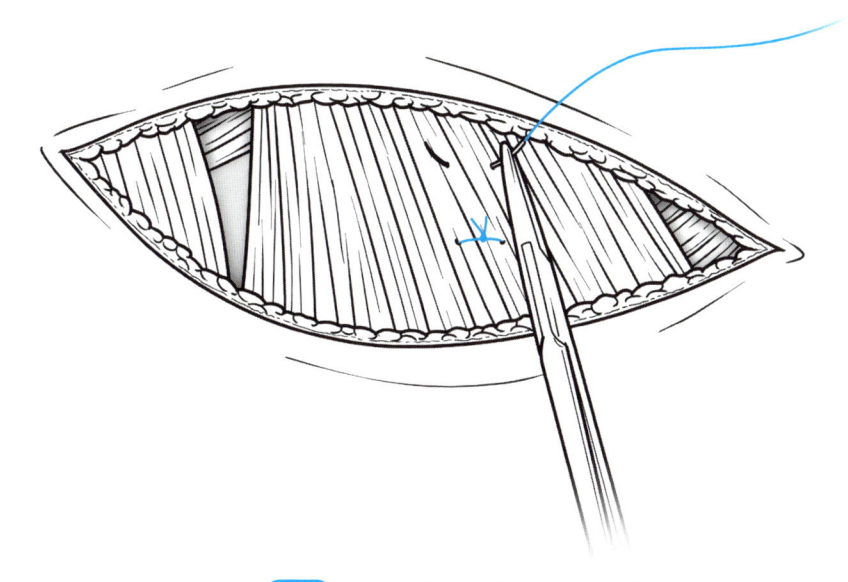

図8 広背筋幅の中点にマーキングする

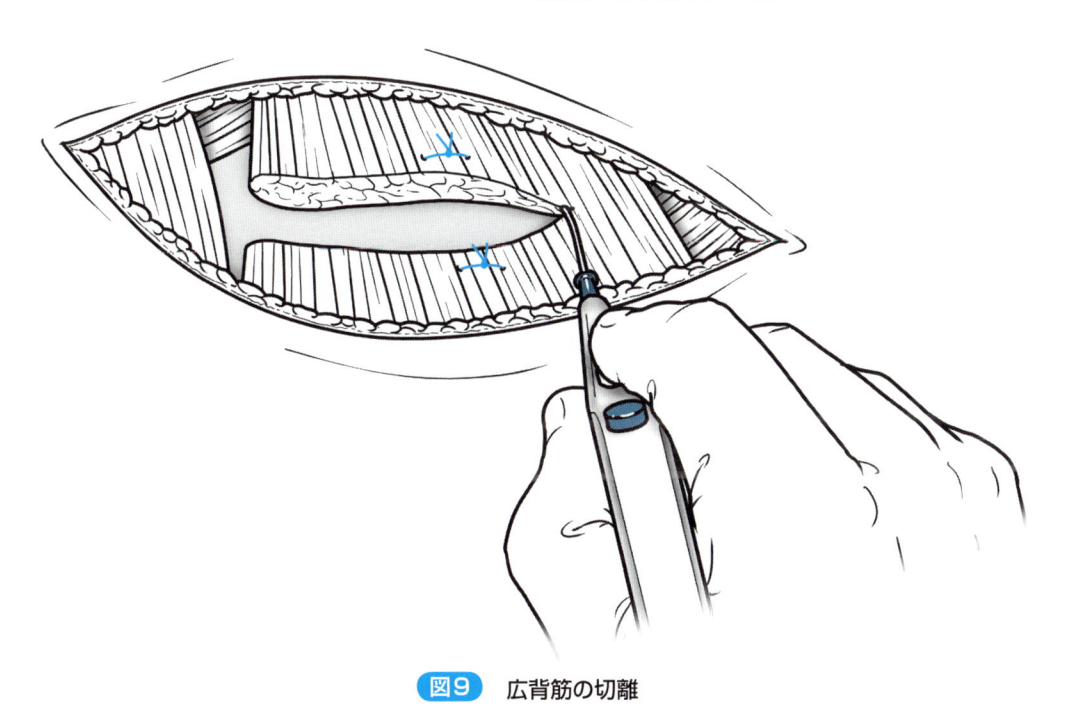

図9 広背筋の切離

重要な目印となる。
② 聴診三角の部分から前方に向かって広背筋を切離する（図9）。広背筋の切離が済んだら，筋断面を注意深く観察して十分止血をしておく。
③ 次に，広背筋の一層奥にある筋膜（前方では前鋸筋膜に移行する）をやはり後方から前方に向かって切離し，切開創を前鋸筋後縁まで進む。この点にも5号絹糸でマーキングをしておく。この筋膜切開線は，前鋸筋後縁に沿って尾側に延長する（図10）。
④ 肩甲骨鉤と筋鉤で肩甲骨を挙上して，肩甲骨の裏面（特に椎体寄りの部分），前鋸筋の裏面を十分剥離しておく（図11）。そのあと

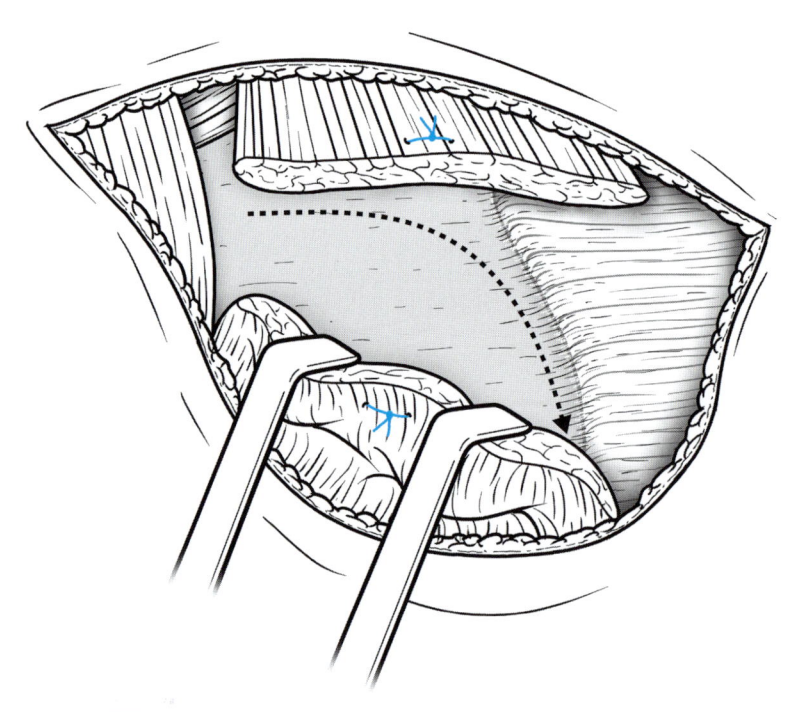

図10 前鋸筋膜の逆L字型切開。これで骨性胸部に到達する

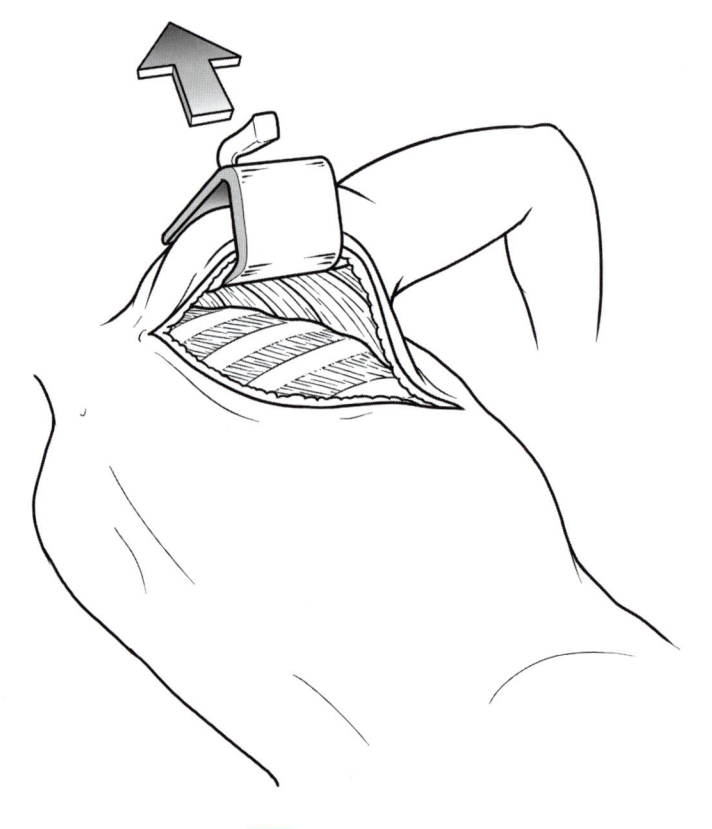

図11 肩甲骨の挙上

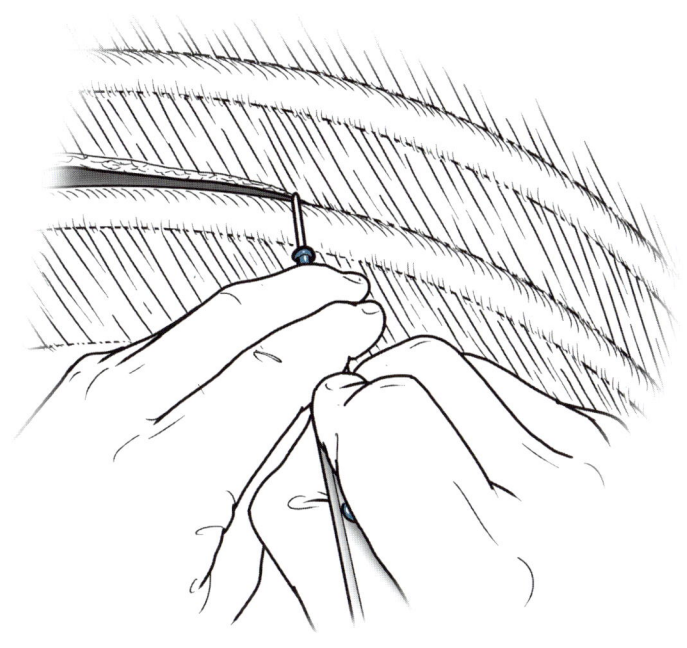

図12 後方から前方に向かって肋骨上縁で肋間筋を切離する

肋骨を数える。肋骨は椎体に近いところでこれを求めれば，第1肋骨から触知することができるはずである。

⑤ 第5ないし第6肋骨の上縁で，電気メスを用いて後方から前方に向かって，肋間筋を肋骨付着部から切離する。切離する方向は，外肋間筋の走行から考えて，後方から前方に向かう（図12）。次に，開胸器をかけ，少しずつ開胸創を広げる。この状態で，胸腔内から肋間筋と肋膜の切離をもう少し進める。特に，前鋸筋の裏に当たる部分の肋間筋の切離をきちんと行うことは，肋骨骨折を回避する重要なステップである。開胸器を後方にかけて"半開き"にして肋間筋を開排する。筋鉤で前鋸筋を挙上しておいてもらい，肋間筋の切離を前方に進める（図13）。椎体方向についても肋間筋の切離を追加して，開胸創が大きく取れるようにする。これで開胸は終了である。開胸器は2つを十文字にかけて十分な術野を確保する（図14）。時間はさほどかからない。

術式によっては肋骨の切断が必要かもしれない（私は，98％以上の症例で肋骨は切断していない）。その場合は，切断しようとする肋骨から腸腰背筋膜を剥離し，肋骨と筋膜の間に筋鉤を挿入して視野をよくしておく（図15）。視野が開けた分，さらに肋骨上縁を椎体側に向かって剥離を進めておく。肋骨下縁から電気メスを肋間動静脈を損傷しないように挿入して胸腔内に通し，肋骨は都合1cmを上下の肋間筋から剥離する（図16）。肋骨剪刀で肋骨を幅1cmにわたって切断し，断面は骨蝋で充填し，周囲を止血する（図17）。

D 前方開胸法
開胸基本線にのらない開胸法

私は，後側方小開胸を好んで用いている。理由はすでに述べたように，その応用性・拡張性のゆえである。そして，それらの特性が開胸基本線上の開胸であるということをすでに解説した。その点，前方開胸法は開胸基本線にはのっていない方法であるが，これを好む外科医も多い。

前方開胸の利点と欠点は（表1）の通りである。私が前方開胸を好まない理由は，何らかの理由で創を拡大する時，肩甲骨が邪魔になるからである

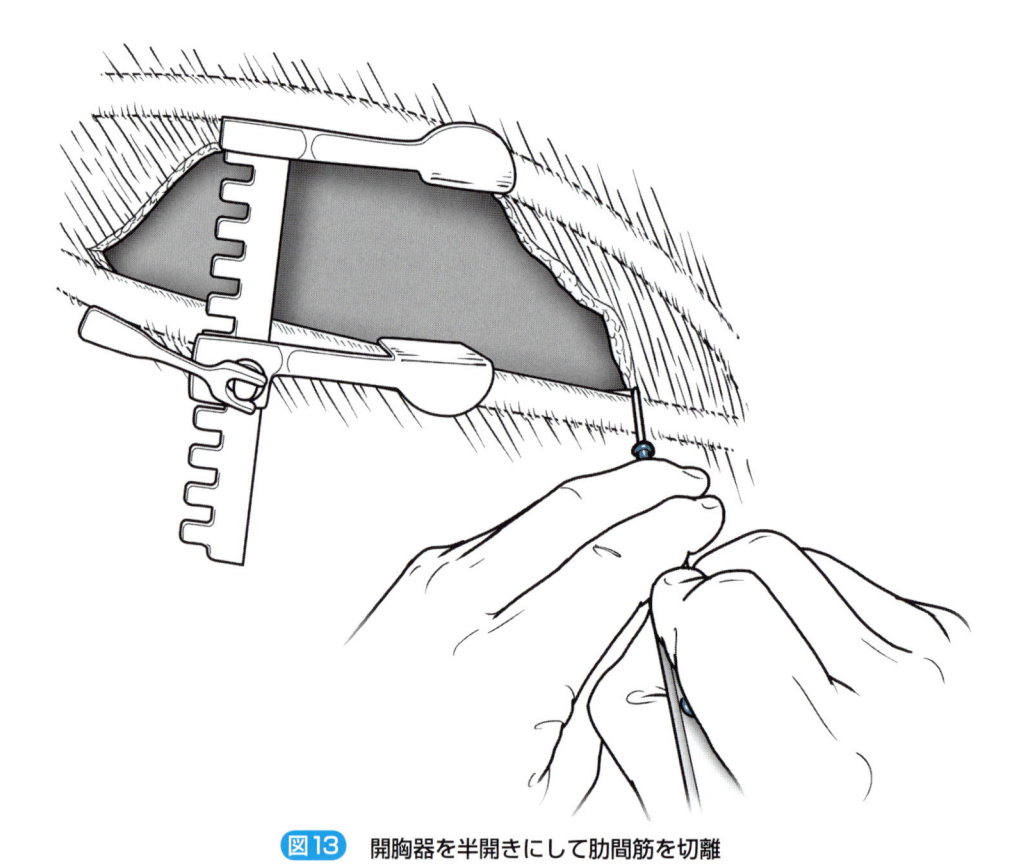

図13 開胸器を半開きにして肋間筋を切離

図14 開胸器を十文字にかけて開胸終了

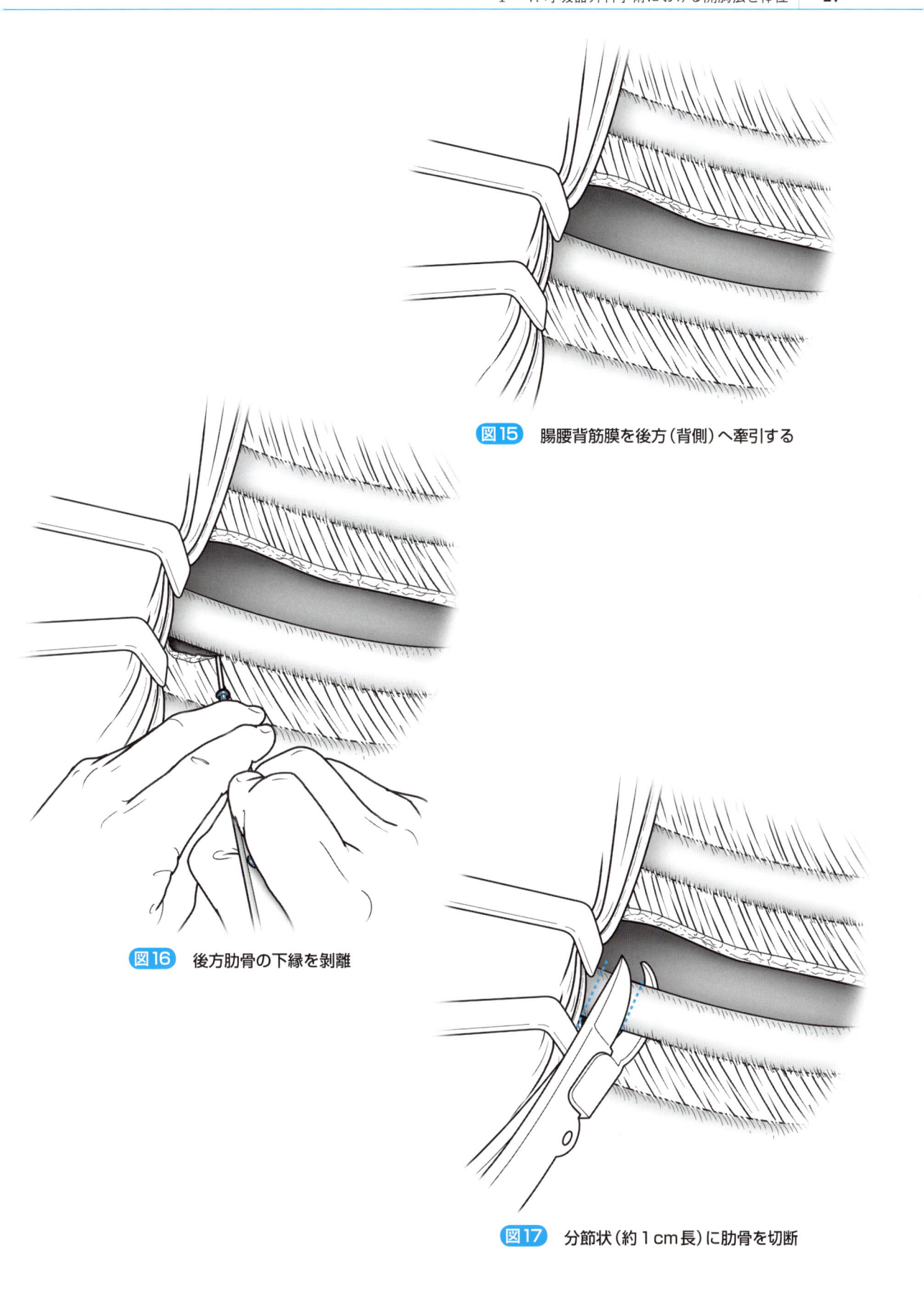

Ⅰ－1. 呼吸器外科手術における開胸法と体位　27

図15　腸腰背筋膜を後方（背側）へ牽引する

図16　後方肋骨の下縁を剥離

図17　分節状（約1cm長）に肋骨を切断

（図18）。特に肋骨の走行が縦に立っている患者ではこの傾向が強くなる。皮切を延長しようとすると，創は肩甲骨を迂回するから蛇行しておかしな形になる。私の教えたレジデントが新たに赴任したある病院では，前任者が前方開胸法と胸腔鏡手術を折衷で行っていたという。時々術中出血があったらしく，そのような患者では皮切がいつもおかしなNとかWの形状をしていて彼はそれを"Wの悲劇（アガサクリスティ）"と呼んでいた。開胸してから，全面的に癒着がある場合も，前方開胸では横隔膜後方部の深いところは極めて視野が悪い。もちろん小さい手術創はそれはそれで仕方がないのであるが，問題はその時に簡単に皮切が延長しにくいことなのである（図19）。

実際の手順

① 術者は患者の腹側前方に立って開胸する。まず，肩甲骨の輪郭をマジックでマーキングしておいたほうがよい。開胸しようとする肋間に開胸予定線を描く。第4肋間開胸を予定する時，この線をまっすぐ引くと，肩甲骨の側面にぶつかることがわかる。すでに述べたように，これが前方開胸の難点で，この皮切ではいざという時に開胸創が延長できない。そこで私は，前方開胸の皮切線は，肩甲骨に近づくにつれてやや尾側に弯曲させるようにしている（図20）。皮切長は8〜10cm程度である。

② 皮下組織は通常，頭側に向かってundermineしておいたほうがよい。ここで前鋸筋の上から予定開胸肋間の位置をもう一度確認しておく。前鋸筋は，なるべく筋線維束に沿って，これをスプリットするように開き，骨性胸郭に到達する（図21）。最前方に近い部分では，前鋸筋の付着部を肋骨から外さなければならないけれども，それ以外の部分では，ほとんどスプリットするだけで視野は展開する。ここで，大筋鉤を前鋸筋の下に潜り込ませれば，そのまま肩甲骨の下に入り，骨性胸郭は前方から良好な視野で展開できる（図22）。

③ 肋間筋を下方の肋骨の直上で，後方から前

表1　前方開胸法の利点と欠点

前方開胸法の利点
① 前方で肋骨が広がりやすい。
② 基本的には切離する筋肉が少ない。

前方開胸法の欠点
① 胸腔内後方の視野が悪い。
② 出血などの理由で開胸創を広げようとすると肩甲骨が邪魔になって創の延長がしづらい。
③ 肋間は前方に向かって低くなるので，開胸創から肺門が遠くなることがある。

方に向かって切開して胸腔に入るが，この操作は別段，後側方小開胸法と変わらない（図23）。ある程度肋間筋が切離された後，開胸器をかけ，少しずつこれを開きながら肋間筋の切離を進める。肋骨の切断は，通常前方開胸法では必要がないが，前方の肋間筋を十分切離せずに無理矢理開胸すると，前方肋軟骨が折れるので注意が必要である。

④ 閉胸は，層々に行えば何ら問題はないが，一つだけ注意をしておこう。骨性胸郭の閉鎖については，後方においては肋骨の上下で糸をかけていけばよいが，前方においては前鋸筋が肋骨に付着することを考慮に入れる必要がある。創の最前方については，前鋸筋の上から肋間に糸を通して，前鋸筋ごと肋間を閉める必要がある（図24）。要は，途中で糸をかける層を，肋間筋から，前鋸筋に変える必要があるということである。

E　小開胸法

小開胸法を行うのは，ほとんどが肺の小結節の楔状切除術を行う場合などであろう。基本的には小開胸法の場合には，病変の直上で開胸を行うのが原則である。よって，例えば下葉の底区にあるような腫瘍の摘出術では，小開胸法の皮切は開胸基本線にのらない。ただ，手術の展開によって下葉切除術に移行する可能性がある状況では，多少，楔状切除術がやりにくくとも，開胸基本線上に皮切を置くか，改めて別の皮切で再開胸するかのいずれかとなる。これは，結局相対的な目標病

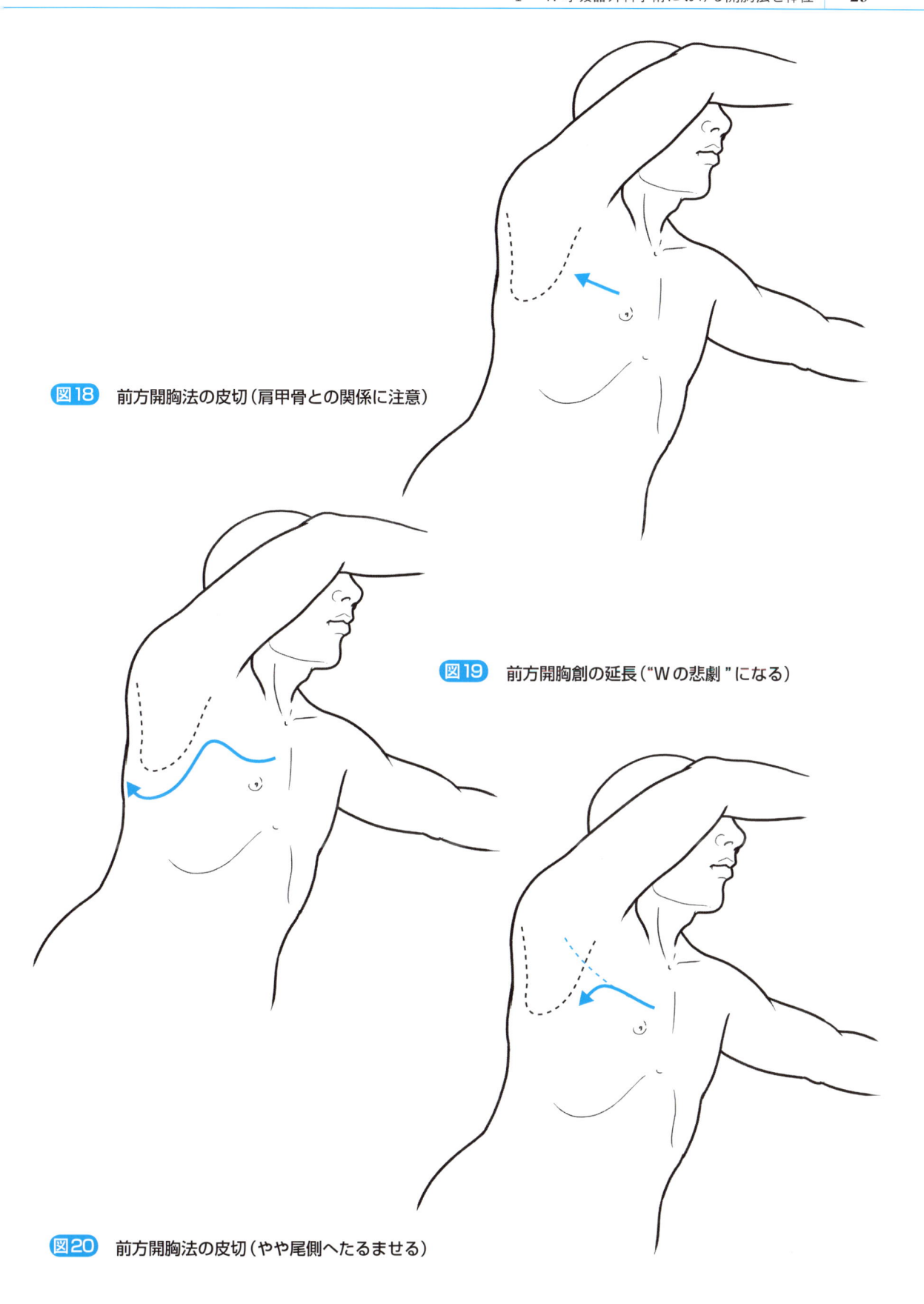

Ⅰ−1. 呼吸器外科手術における開胸法と体位 | 29

図18 前方開胸法の皮切（肩甲骨との関係に注意）

図19 前方開胸創の延長（"Wの悲劇"になる）

図20 前方開胸法の皮切（やや尾側へたるませる）

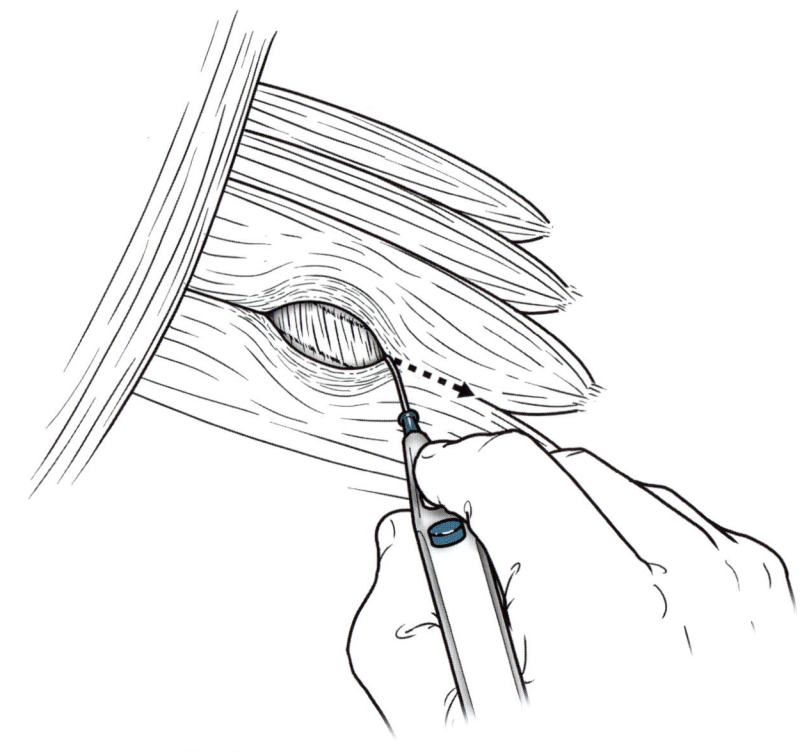

図21 前鋸筋を筋線維方向にスプリットする

変の位置によって左右されよう。

小開胸法の場合，どの部位であれ創の大きさは10cmくらいまでであろう。広背筋上であれば皮切長分の筋の切離を行い，前鋸筋上であればできる限り筋束に沿った方向にスプリットして骨性胸郭に至る。肋骨は切断せずに肋間から胸腔内に入る。肋間筋の切離は，皮切長以上にしておいたほうが骨折を防止できる。皮切長の前後5cmずつを追加する必要があろう 図25 。

F 開胸における体位の取り方

側方開胸法を行うにあたって最も重要な点は，肩甲骨の処遇に尽きるだろう。肩甲骨は，肩関節を形成するのみならず，胸郭の上後方を覆ってこれを保護している。肋骨に沿った開胸をするうえで，このような骨性胸郭を覆う肩甲骨はどうしても邪魔な存在となる。これを術中どのように処遇するかがポイントとなるのはいうまでもない。もっとも胸壁切除術後，肩甲骨がカバーしてくれる範囲については胸壁再建の必要がなく，邪魔な分その恩恵も受けることになるのであるが。

最も重要な点は，主として前方で開胸するのならば肩甲骨は後方へ，主として後方で開胸するのならば肩甲骨は前方へ，それぞれ移動させてやるのが合理的であるということである 図26a, b 。ポイントはまさにこの点に集約される。ここで肩甲骨を取り巻く解剖学を少し検討してみよう。肩甲骨の最も重要な機能は肩関節の形成である。いくつかの開胸法で横断が必要となる広背筋は，肩関節を構成する上腕骨に付着する。胸郭の前方を覆う前鋸筋は肋骨と肩甲骨に付着する。

そこで，主として胸腔の後側方を中心的に開ける後側方小開胸法では，上腕骨を前方へその自重で落としてやるような体位がよいということである。つまり，上腕骨を前方へ放り出してやるようにするということである。広背筋が切離される開胸では，筋の切離によって上腕骨はさらに自重で前方へ落ち込むので，これに引っ張られて肩甲骨は一層前方へ偏位する 図27 。広背筋の呪縛か

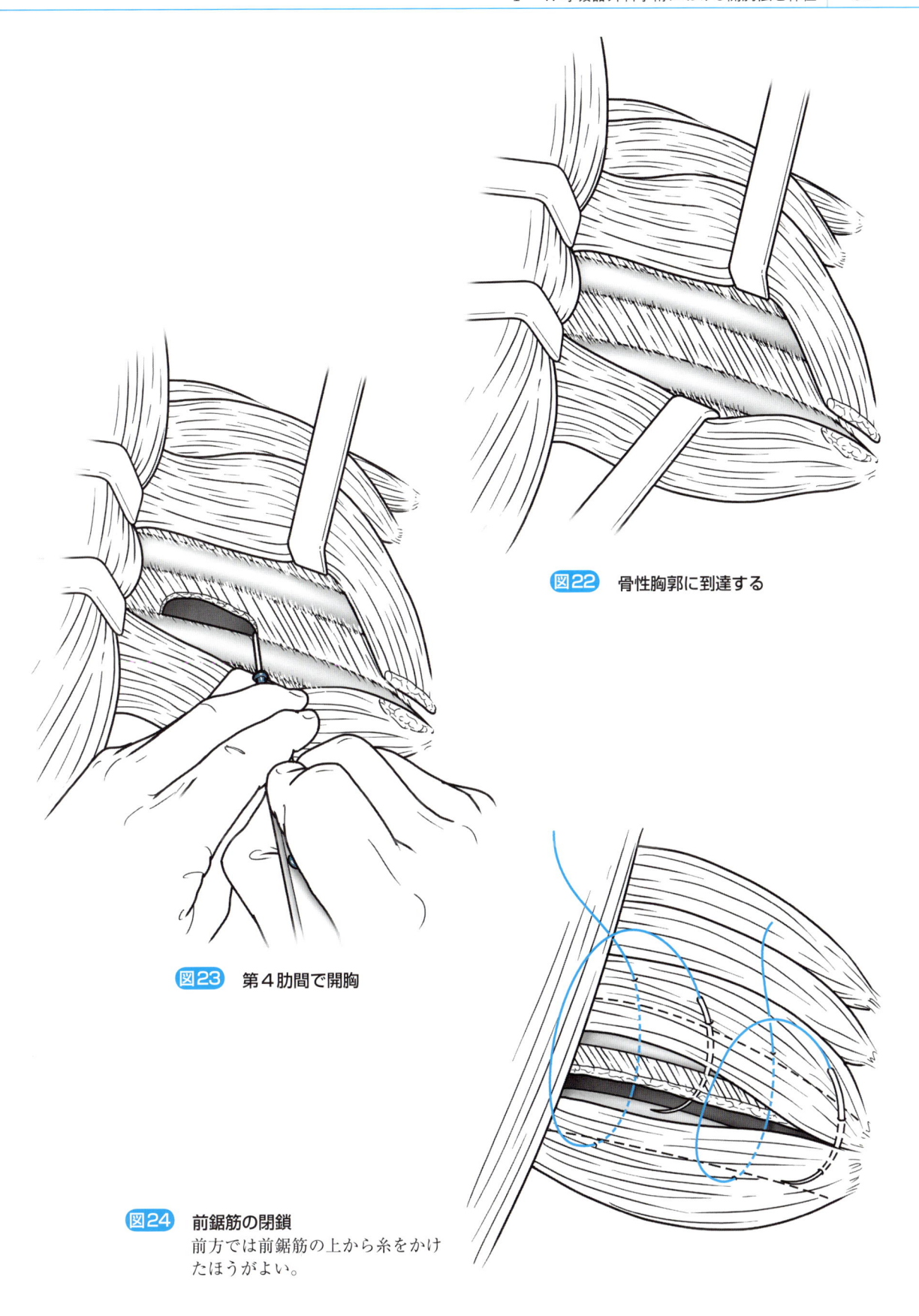

図22 骨性胸郭に到達する

図23 第4肋間で開胸

図24 前鋸筋の閉鎖
前方では前鋸筋の上から糸をかけたほうがよい。

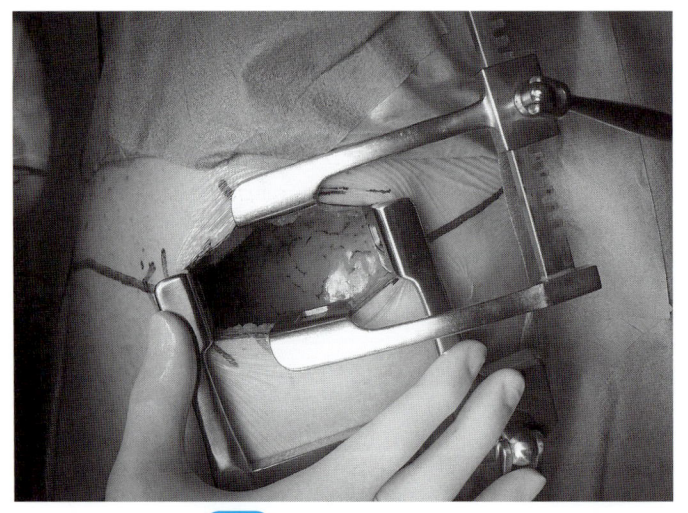

図25 小開胸法の開胸創

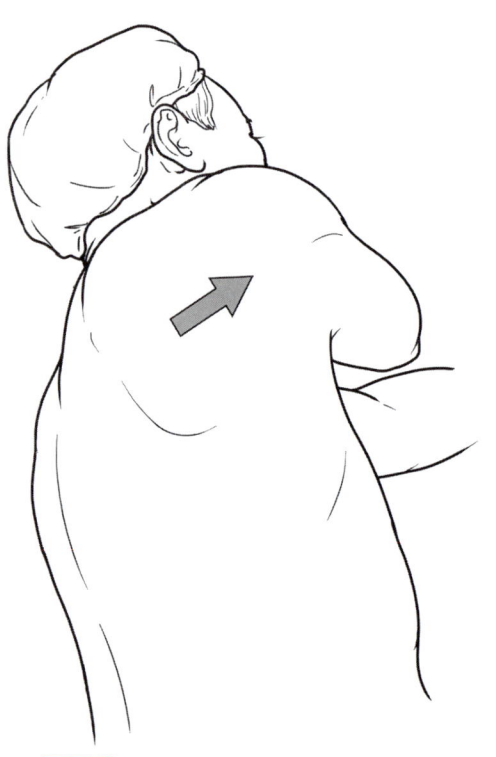

図26-a 胸壁の後方へアプローチする時
（矢印は肩甲骨の動きを示す）

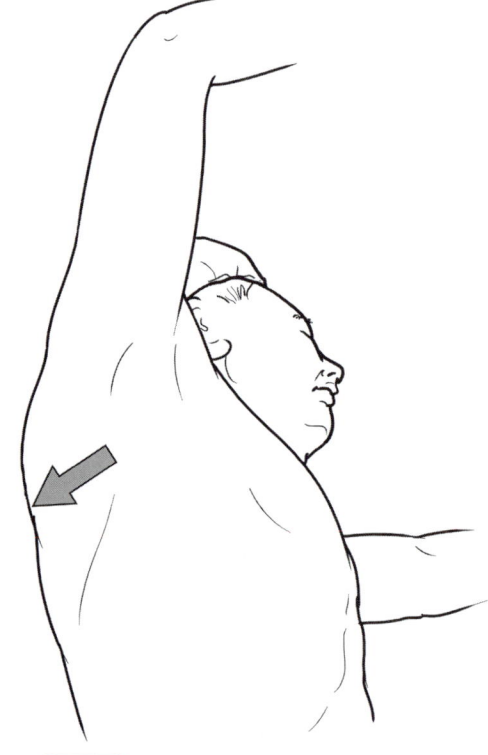

図26-b 胸壁の前方へアプローチする時
（矢印は肩甲骨の動きを示す）

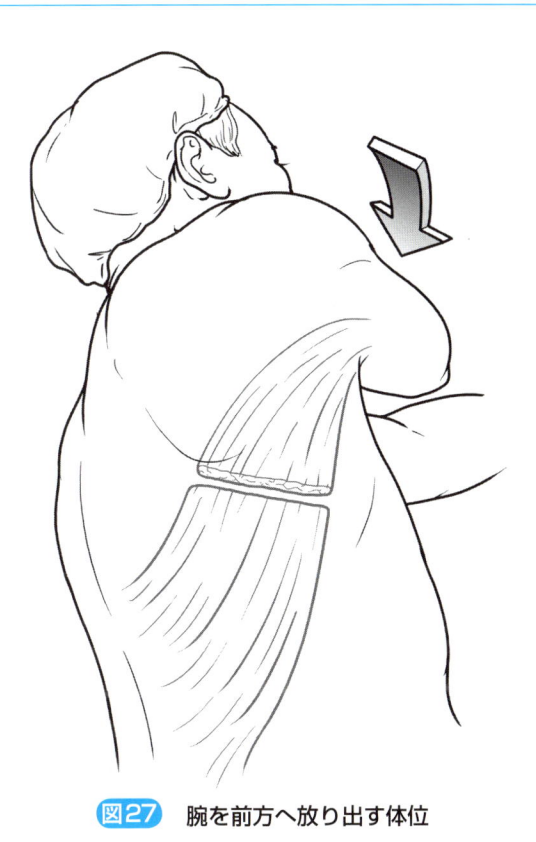

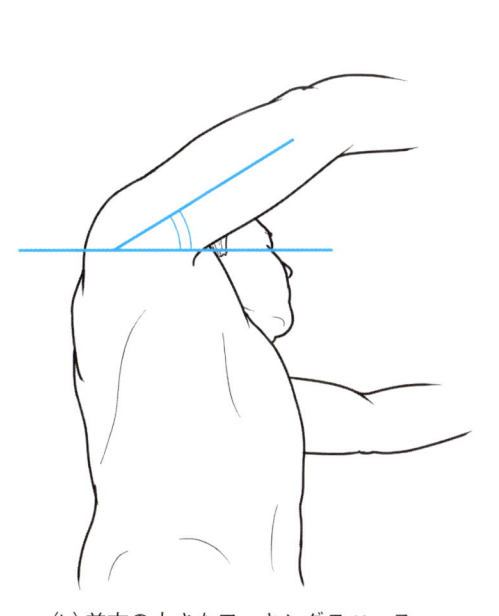

図27　腕を前方へ放り出す体位

(a) 前方の大きなワーキングスペース　　(b) 前方の小さなワーキングスペース

図28　前方開胸法における上肢の扱い方

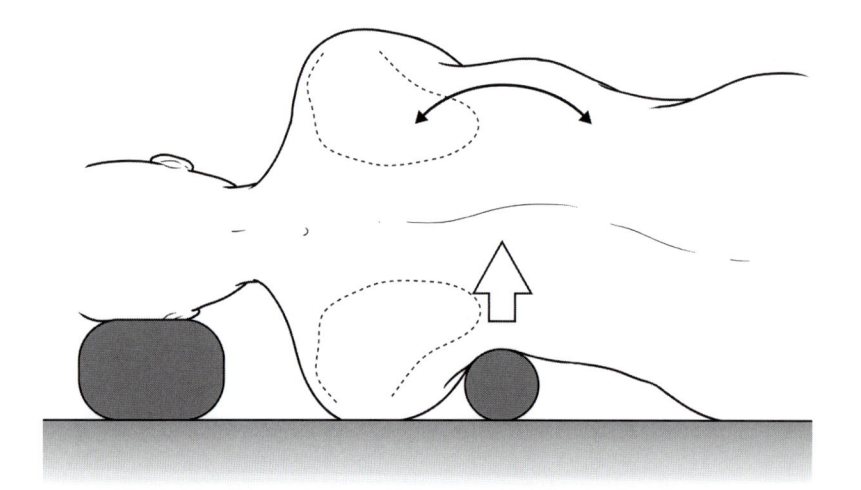

図29 正しい肩枕の置き方（後側方開胸）

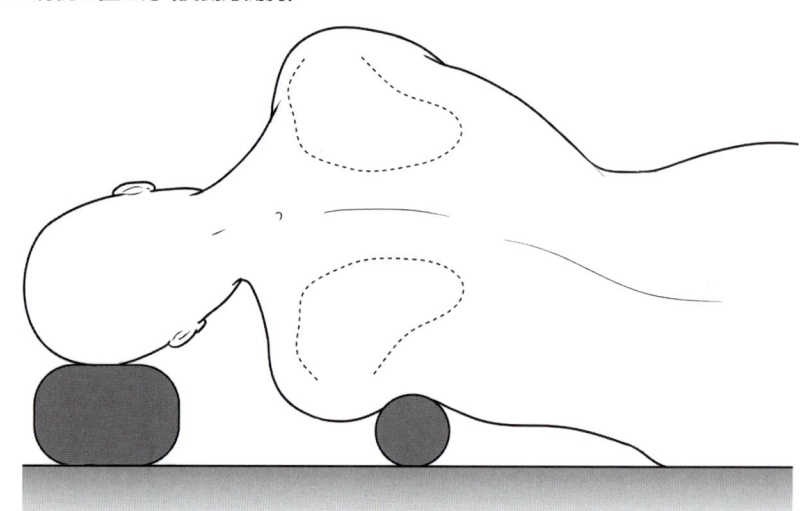

図30 正しくない肩枕の置き方（頭側）

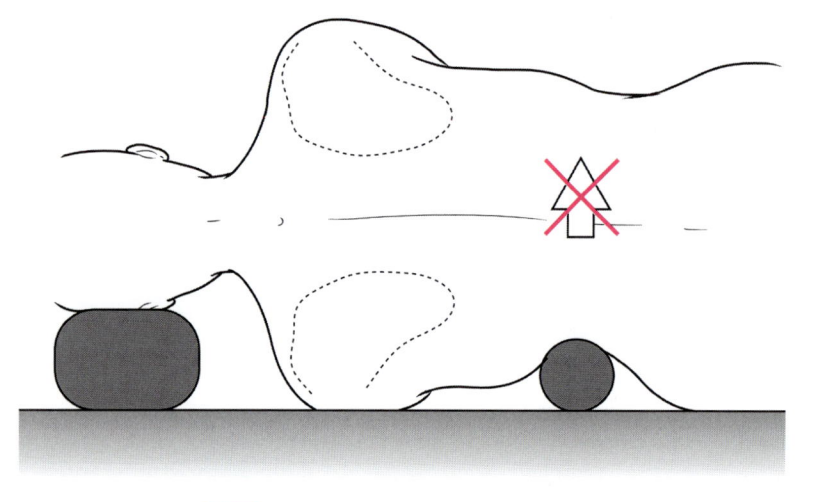

図31 正しくない肩枕の置き方（尾側）

ら逃れた上腕骨が肩甲骨鉤と同じ働きをしてくれるというわけである。

逆に，前方開胸法では，肩甲骨前方のスペースを少しでも広く確保するために，上肢を後方へ挙上するような体位がよい。そのためには上肢を手台に乗せる。この際必要なことは，上腕と体軸が一致するように置くことで，決して上腕を前方に挙上しないことである（図28）。繰り返すが，前方のスペースの確保が目的なのであるから，上腕を前方へもっていってしまっては意味がないのである。肩甲骨が後ろへ引かれると，肩甲骨と肋骨に付着する前鋸筋の筋束は前後に伸張されるであろう。そうすれば，その筋束に沿って分けながら，骨性胸郭に到達するのには有利である。何といっても，肩甲骨までのより長い距離が確保できる。

私自身今まで，手術のお手伝いにいくつかの施設に呼ばれたり，あるいは見学をさせていただいたことがあるが，かなり多くの施設で，手台に乗せた上腕を前方に置く体位が用いられているのに気付いていた（図28-b）。その結果，皮切の大きさに比較して術野の展開が十分得られていないと感じられることがたびたびであった。私が現在用いている体位の取り方は，このような考察に基づいている。

"肩枕"の置き方についても十分な配慮が必要である。肩枕は，体幹を上方に向かって凸にたわませることによって肋間の拡大を助けることが目的である。言い換えれば，体幹を側弯させるということである。したがって，肩枕を入れる位置は肩甲骨下端付近が最も有効であろう。ちょうどこの付近で開胸創が作られること，肩甲骨から外れることで肋骨が構成する骨性胸郭を下から持ち上げる直接効果が得やすいことの2点がその理由である（図29）。これよりも頭側へ入れた場合には，開胸の位置からずれること，肩甲骨という"一枚板"の真下に枕が入ってしまうと，体を側弯させてたわまわせる効果が薄いからである（図30）。逆に尾側にずれた肩枕では，開胸創を押し広げる効果が十分得にくいことは自明であろう（図31）。

G 閉胸について

国立がんセンター中央病院における閉胸法は，開胸法と同様に単純である。肋間は，鈍針のVicrylでZ縫合を3～5針置き，これらの糸を締める直前に肺を十分換気して膨張させながら，ドレーンの最終的な位置を確認する。肋間にかかった糸は緩まないように十分締め込んでよい。私は，"肋間にかかった糸を締めすぎると，その肋間だけが狭くなり，胸郭の変形が起こる"ことから，この糸を故意に締めずに閉胸していた外科医を知っている。レジデントの指を肋間に入れさせて糸を締め，彼が「イテテ」と声を上げる前に結紮をするくらいがちょうどよいとのことであった。しかし，これは勧められない意味のない方法で，やらないほうがよい。肋間を締めるのは，肋間血管からの術後出血を防止する目的もあるから，締めないこ

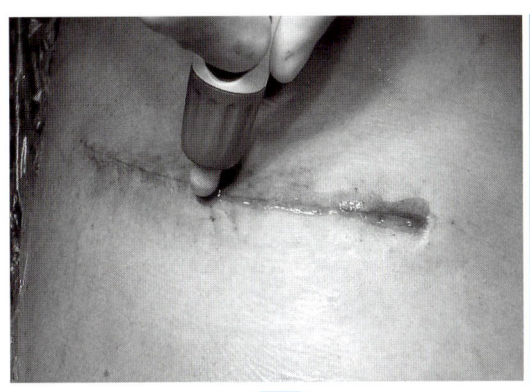

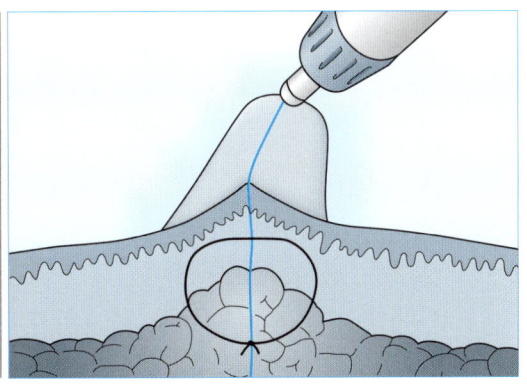

図32 Dermabondによる真皮，表皮の閉鎖
大変手間がかからず安価である。

とは意味がないことだし，最初からゆるゆるに糸をかけて結紮するのならば，糸をかける必要がないのである．そして何よりも，しっかり締めても，術後写真をみればわかることであるが，肋間は私達が予想するほど狭くなりはしないのである．各症例の術後写真を真面目にみていれば，予測と現実の違いに早々に気付くものである．みていないと，いつまでも誤った方法が修正されずに繰り返される．

各筋層は，1 Vicrylで連続縫合で，層々に寄せていく（広背筋と前鋸筋の筋膜）．皮下と皮膚については，皮下脂肪織を2-0 Vicrylで連続縫合したのち，真皮縫合を連続縫合（5-0 PDS）で行うか，よく寄っている時には真皮縫合なしで，Dermabond（ジョンソン・エンド・ジョンソン社製）の塗布を行っている．すでに数年以上Dermabondで真皮を閉鎖しているが，何といっても時間が節約でき，清潔であり，ボンドによる真皮の寄せ効果が持続するので大変便利である（図32）．方法は極めて単純で，真皮縫合の終わった切開線に沿って薄くボンドを伸ばすだけである．ほとんどの患者が4〜5病日に退院する現在では，抜糸は余分な手間であり，外来でも抜糸の必要ない接着剤（ボンド）による閉創はより価値が高くなっている．

〖参考文献〗

1) Ginsberg RJ. Alternative (muscle-sparing) incisions in thoracic surgery. **Ann Thorac Surg** 1993;56:752-4.
2) Fry WA. Thoracic incisions. **Chest Surg Clin N Am** 1995;5:177-88.

I-2. 低侵襲手術に関する私の基本的な考え方

A 私の胸腔鏡手術経験

　胸腔鏡手術が呼吸器外科の臨床に導入されたのが1990年代の前半であったから，もう約15年の歳月が過ぎたことになる。私自身現在は，肺癌の標準手術は基本的に小開胸による直視直達手術で行っており，胸腔鏡手術には積極的な発言をしていない。自分が日頃すでに採用していない方法について，あれやこれやと論評するのもいかがなものかと思うからである。

　しかし，1990年代の私の発表論文は，胸腔鏡手術に関するものが数多くある。当時，ようやく関心のもたれ始めたGGO（ground glass opacity）をマーキングする方法（Asamura H, et al. Computed tomography-guided coil injection and thoracoscopic pulmonary resection under roentgenographic fluoroscopy. **Ann Thorac Surg** 1994;58:1542-4.）や肺癌の胸腔内所見の評価法（Asamura H, et al. Thoracoscopic evaluation of lung cancer: A VATS exploration. **Lung Cancer** 1997;16:183-90.）などの検討に始まり，胸腔鏡下肺葉切除術が高齢者についても安全に行うことができることを示し（Asamura H, et al. Video-assisted lobectomy in the elderly. **Chest** 1997;111:1101-05），胸腔鏡下肺葉切術における技術的な方法論（Asamura H. Lobe-specific intercostal incisional strategy in video-assisted lobectomy. **Surg Laparosc Endosc** 1998;8:5-8.）を私なりに完成させた 図1 。総説においてはそれらを総括した（Asamura H. Thoracoscopic procedures for intrathoracic diseases: a present status. **Respirol** 1999;4:9-17）。1990年代に私が到達した方法は，今いうところの"完全鏡視下手術"であって，そのための方法論であった 図2 。私は現在でも，胸腔鏡下肺葉切除を行うのであれば，依然この方法を用いる。胸腔鏡下肺葉切除とは，当然モニターに依拠して行うものと思っていたから，完全鏡視下手術という言葉には当初違和感を覚えた。

　しかし，特に肺癌に対するこれら胸腔鏡手術に私は十分な満足を得られず，やればやるほど不満足感とフラストレーションが蓄積した。これは，胸腔鏡手術そのものの特性に起因するのか，私の技術に起因するのかはわからない。また一方，1990年代後半に私が始めた小開胸手術では，すでに術後在院期間が大幅に短縮されており，患者の術後の回復は見違えるほどよくなっていた。開胸法の改善過程については，開胸法の項（17頁）で詳しく紹介するので，ここでは詳細は省く。「がんセンターでは最近good riskのcoin lesionの標準手術ばかりしているから入院期間が短いだけだ」と見当違いなことをいう人もあったが，それら標準手術において在院期間が短縮したからこそ，全体として大きな在院期間の短縮につながったのであり，これは明確な間違いである。「おまえさん達，最近ロベクトミーしかしてないようだけど…」と，済生会に移られた後の末舛先生からいわれた時には驚いたものである。末舛先生は，誰からどうお聞きになっていたのだろうか？

　このようなことをいうのは，胸腔鏡手術の優位性を何に求めるべきかという根源的な疑問を，私がいつも感じざるを得なくなったからである。胸腔鏡手術の症例を重ねるにつれて，術後疼痛に関してさえ大きな優位性を感じなくなっていったのと，それではそれ以外にどんな優位性を見出せるかといえば，何もないことに思い当たったからである。I期の肺癌について，胸腔鏡下肺葉切除術と開胸下肺葉切除術の予後を比較して，胸腔鏡手術のほうが有意に予後良好であるとする論文については，私の常識を超えた内容といわざるを得なかった。癌に対する手術として，開胸方法が違う

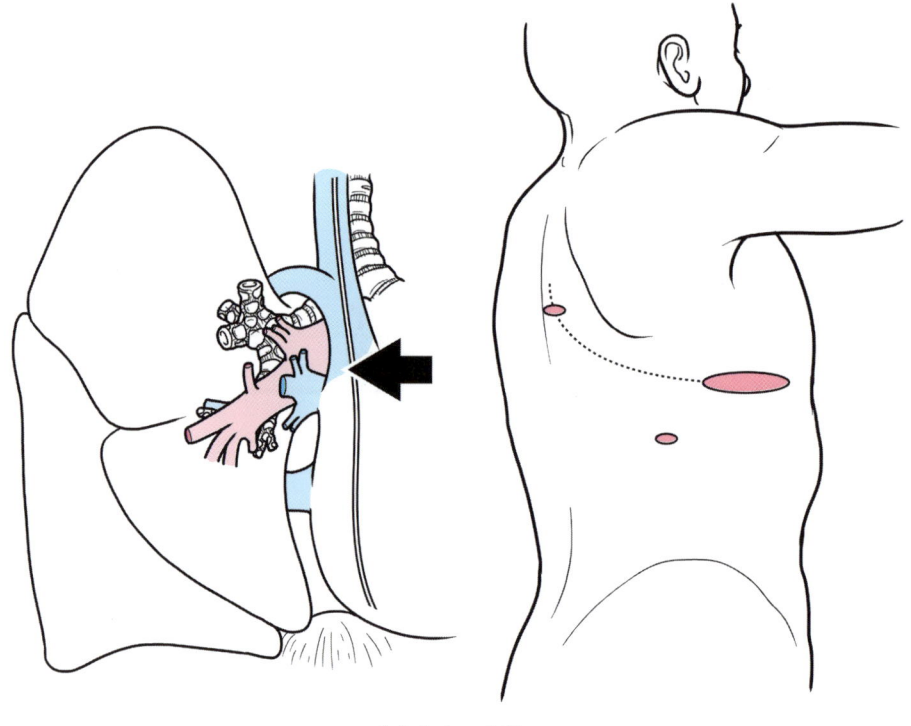

(a) 右上・中葉

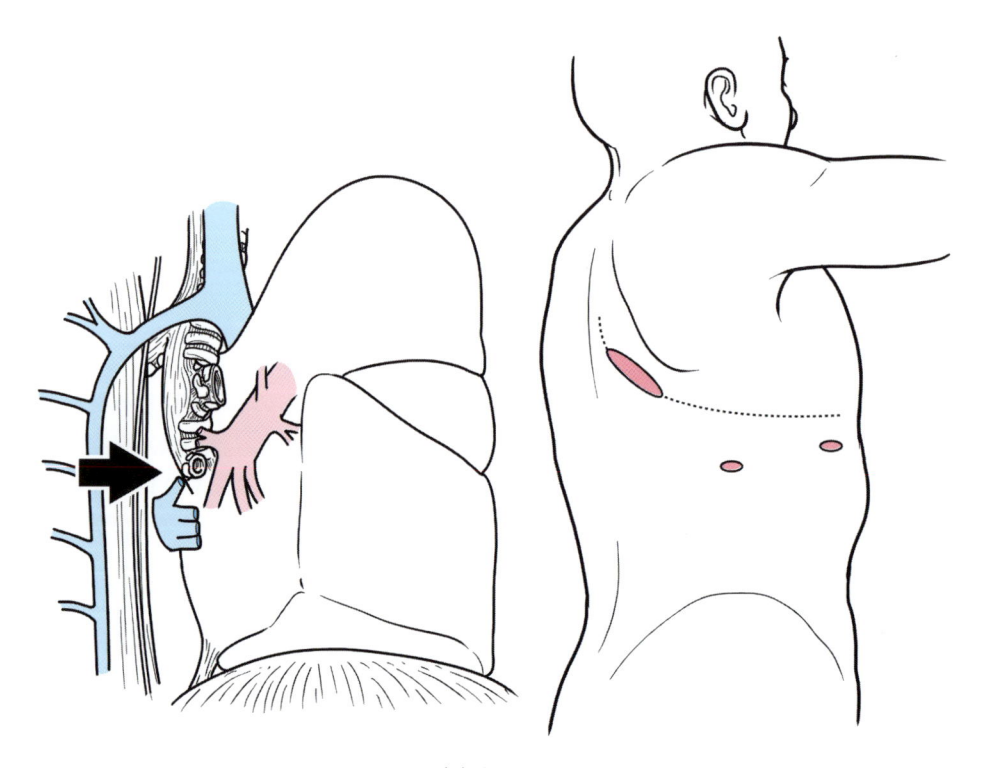

(b) 右下葉

図1 胸腔鏡下肺葉切除術における肺葉ごとの肺門へのアプローチ法
(Asamura H. Lobe-specific intercostal incisional strategy in video-assisted lobectomy. **Surg Laparosc Endosc** 1998; 8: 5-8.)

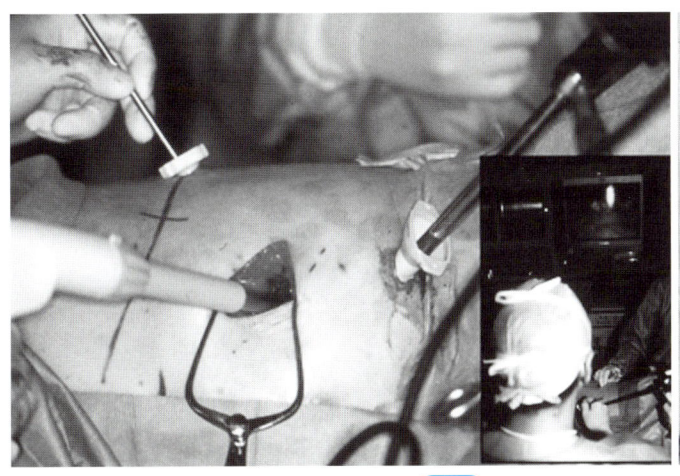

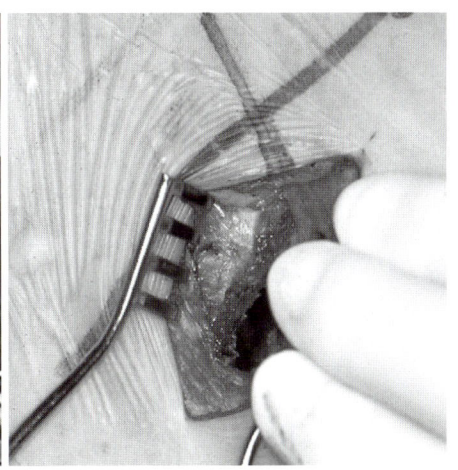

図2　胸腔鏡下肺葉切除術
私の場合，早くからモニター視で，1つのアクセス創と2つのポート孔で行っていた。

だけでなぜ予後に差が出るのか？　術後免疫抑制が軽いのだという推論も紹介されているが，術後免疫応答の抑制といっても，たかだか1週間以内の出来事なのに，それがなぜ2年後の脳転移の発症と関連があるのか，私にはなかなか理解ができない。普通に考えれば，胸腔鏡で手術困難なpoor risk症例や問題症例はすべて開胸手術にまわるから，もともと同時代に行われた手術でもフェアな比較ではないし，時代が違う場合は，経年的な医療環境の差を当然考慮しなければならず，もともとこのような比較自体ばかげているはずである。それなのに，こういった科学的な論証の点でも問題の多い内容が，新聞でも頻繁に取り上げられるに及んで，私は問題意識を強くもつようになった。この新しい技術で患者を広く集めようとすること自体は問題がないが，科学的に立証されていない内容で，胸腔鏡手術の優位性を過剰に喧伝するやり方はおかしいと感じる。

B　胸腔鏡手術の特性

胸腔鏡手術を肺癌根治術として位置付けるとして，その特性をまとめて論証してみよう。

(1) 術後疼痛

創が小さいので術後の回復が早く，疼痛は少ないとされる。しかし，諸家の報告によると，術後疼痛が開胸術に比較して有意に小さいのは術後1週間以内であって，これを過ぎると両者の間に差はないという。つまり，術後疼痛の軽減についての優位性は，期間限定性の，しかも比較的術後早期のみの現象ということである。

(2) 他の周術期パラメーター

他のパラメーターについても，開胸手術と比較すると，胸腔鏡手術が有利であるとされている。例えば，出血量，手術時間，ドレーン留置期間，在院期間などである。私の経験では，出血量，ドレーン留置期間に，まったく差は認められない。手術時間は肺癌手術に対する同じ術式であれば，明らかに胸腔鏡手術のほうが1時間以上時間がかかる。在院期間も変わりがない。これらのパラメーターで，胸腔鏡手術の優位性を論じることは難しいのではないだろうか？　もともとこれらについても，開胸術と胸腔鏡を比較することは，公平さに欠ける比較が多い。困難な手術，難渋する手術は開胸術になるので，当然出血量も多くて在院期間も長くなるのである。国立がんセンターには，数多くの海外からの研修生がやってくる。彼らは大抵，月単位で東京に滞在しているから，胸腔鏡手術を積極的に行っている施設にも見学に出かける。帰ってきて私に話すところでは，正直申し上げて，「とにかく手術時間が長くて，見学するのにも疲れた。自分は帰国してもがんセンター式でやりたいと思う」という研修生が圧倒的である。リップサービスもあるかもしれないけれど

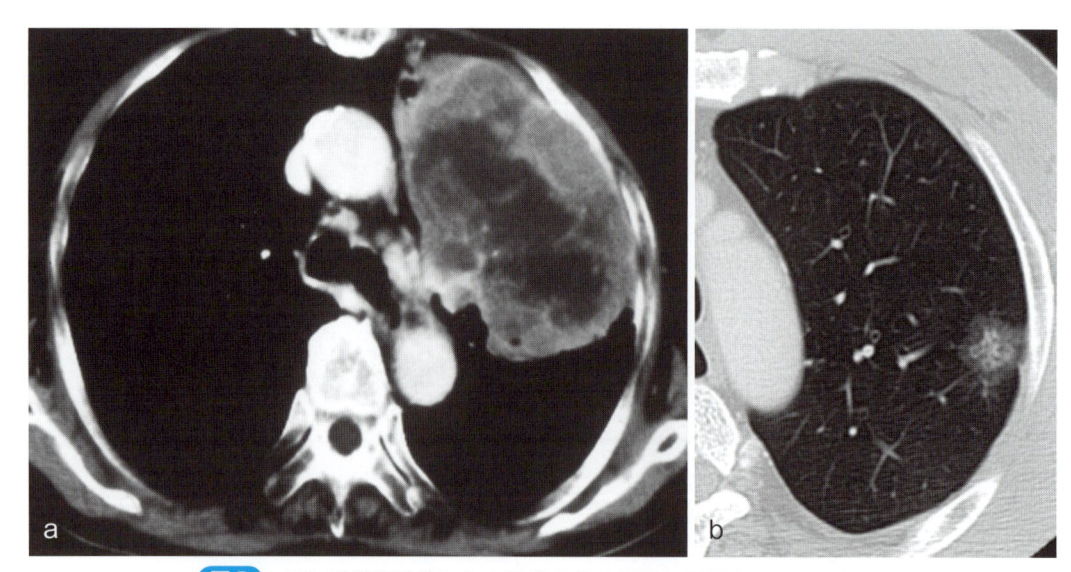

図3 同じ肺葉切除術にかかる労力差は正当に評価されているか？
a.（大変な）開胸左上葉切除術（55,350点），b. 胸腔鏡下左上葉切除術（87,000点）

も，時間が長いのは事実であろう。

胸腔鏡手術が入院期間の有意な短縮には結びつかないということも，学会では何度か指摘してきた。私の行う小開胸手術では，術後4～5日で退院できるので，これをさらに短縮するのは実際かなり困難である。学会では当初，国立がんセンターはいったん退院させた後，他院に入院させているのだとか，入院は社会的要請もあるのだから，という反論があったものだ。しかしさすがに，現在そんな発表は聞かなくなったと思う。

(3) 安全性

胸腔鏡手術がことさら危険であるという証拠はない。しかし私自身，2回大きな出血を経験したし，胸腔鏡に起因する訴訟案件を耳にしたこともある。ただ，押さえておきたいのは，少なくとも開胸手術より胸腔鏡手術のほうが安全であるということは絶対にないということである。つまり，安全性では胸腔鏡手術の優位性はまったくない。胸腔鏡手術で出血が起きれば，慌てて開胸するのだからそれは当然であろう。

(4) コスト

コストは当然胸腔鏡手術のほうが多くかかる。切りつめて倹約をして，ほぼ同等ということはできるかもしれないけれども，胸腔鏡手術のほうが安価に済むことはない。

(5) 診療報酬

現在の診療報酬では，胸腔鏡下肺悪性腫瘍手術は，開胸肺悪性腫瘍と比較すると，1件について約30万円も有利である。このことが，わが国における診療報酬ベースで胸腔鏡手術の施行件数が増えている主たる要因となっていると思う。ただ，このことは医学的見地からの胸腔鏡手術の優位性とは無縁の議論でもある。しかし，ここには2つの問題点がある。

① 胸腔鏡手術は開胸手術に対して30万円も差をつけるほど高度で有用な手術か？

② 診療報酬ベースでいう胸腔鏡手術とはそもそも何なのか？ どのように定義されているのか？

という点である。①については，このようにいえばわかりやすいであろう。左上葉にある径12cm大の腫瘍を切除するとする（図3）。開胸下に肺動脈を形成して何とか上葉切除ができたが，7時間もかかる難手術であった。これは診療報酬上，開胸下の肺葉切除として診療報酬の請求は55,350点である。同じ左上葉にあるすりガラス陰影を呈する比較的早期の腫瘍に胸腔鏡下肺葉切除術を行い，リンパ節を郭清した（つもり？）場合，"手術時間が短い"ので1時間30分で行われた標準的手術となる。しかし，この診療報酬は87,000点で

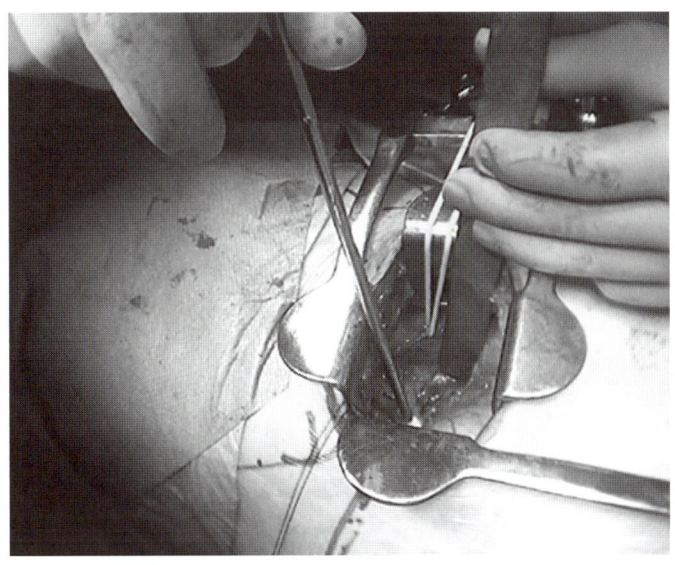

図4 小開胸低侵襲手術（MIOSアプローチ）

ある。これは，どうみても不公正であろう。私は胸腔鏡手術の診療報酬を下げろといっているのではない。開胸術の診療報酬を上げて，胸腔鏡手術と同一にすべきであると思う。

また，診療報酬請求上，胸腔鏡下肺悪性腫瘍手術の定義が不明確であることも問題である。国立がんセンターでは小開胸手術を行っているが，適宜胸腔鏡のアシストを受けている。そしてこれを胸腔鏡下肺悪性腫瘍手術として請求している。当然である。しかし当初，支払基金からは，「学会では国立がんセンターは開胸手術であると発表されている。また，そうであるから国立がんセンターの胸腔鏡手術は胸腔鏡手術とはみなせない」という理由で支払いを拒否された経緯がある。これに対する私の反論は，「われわれが学会で現在の手術を開胸手術というのは，胸腔鏡使用の有無をいうのではなく，開胸を（小さくとも）行っているという外科学上の正確な定義を述べたからである。しかし，胸腔鏡下に手術を行っており，その意味では間違いなく胸腔鏡手術である。支払基金はいつから学会発表を根拠に診療請求の査定を行うようになったのか？ 学会発表のない施設の査定はどのように行っているのか？ また，それでは支払基金のいう胸腔鏡手術はどのような定義がどこでなされていて，それによるとどのような点で国立がんセンターの手術が胸腔鏡手術ではないと判断されるのか？」ということであった。第1の点の是非は議論の余地がないとして，第2の点についても，結局回答がないまま現在に至り（そもそもそのような定義はなく，胸腔鏡が手術中，診療行為の一部分として合理的に使用されているのであればそれでよいのだと思う），国立がんセンターの手術は胸腔鏡手術と認定されている。このやりとりがご参考になれば幸いである。もっとも，われわれのこのような努力は，国立がんセンターの中ではまったく評価の対象とならず，逆に必要な胸腔鏡を獲得することもままならなかったのである。

ただこれらは，職能団体としてわれわれの学会が合理的な案を示すなどの対応が求められるだろう。

C 小開胸手術の特性

小開胸手術は，狭いとはいえ直視下に手術部位をみることができ，血管や気管支の微妙な形状，変化，色調を確認することができた（図4）。私はこれを minimally invasive open surgery approach (MIOS) と呼んでいる（Asamura H. Minimally invasive open surgery approach for the surgical resection of thoracic malignancies. **Thorac Surg Clin** 2008;18:269-73.）。視野もそれなりに十分である。

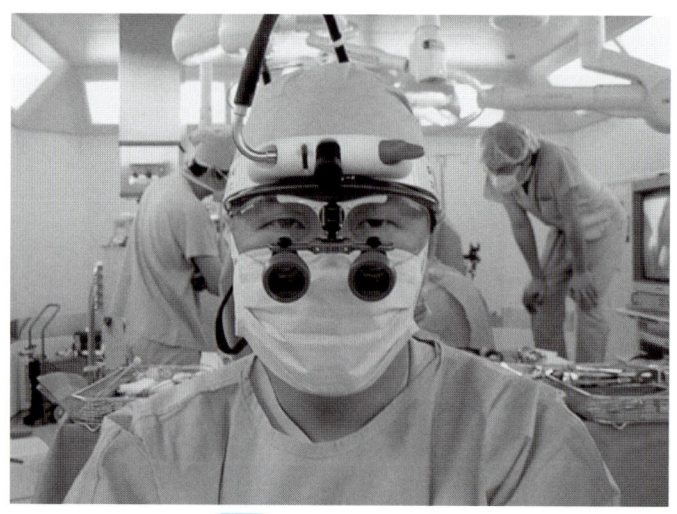

図5 私の"手術装備"

「胸腔鏡下の手術では，拡大画像が得られるから，開胸下で肉眼で観察するよりずっと細かく病変などを捉えられるのが大きな利点である．肉眼でみえないところがみえます」とおっしゃる先生がいらっしゃる．これは小部分正しいが，大部分誤りである．拡大視とは，視野を小さくすることによって初めて得られるからである．何かを捨てて何かを得ているのに過ぎない．私は拡大率2.5倍のルーペを使用しているが，これはよい．拡大視だけであればルーペのほうがずっとよいと思う **図5** 。

小開胸手術の術後経過をみていると，肋骨は切断していないものの，肋間を開排している影響はやはりあって，術後疼痛はそれなりにある．肋間神経痛と筋肉切離による疼痛は避け得ないが，これは自制内で塩酸モルヒネの硬膜外注は術後2～3日でよい．全体の術後経過は4～6病日の退院を可能にしている．

D 私の現在の手術スタイル

結論として，現在の私の手術スタイルは後側方小開胸による直達手術である．胸腔鏡は補助として用いる（したがって，診療報酬請求上は"胸腔鏡下肺悪性腫瘍手術"となる）．もともと reading glass が必要となっているので，私は拡大率2倍のルーペを用いている．

本書の手術は，基本的にはこのスタイルで手術を行うことを前提としている．このことを細かい部分に入る前にお断りしておく．

胸腔鏡に関する技術解説書は，むしろ呼吸器外科関連の成書としては多いようであり，そちらを参照していただきたいと思う．

【参考文献】

1) Asamura H, Nakayama H, Kondo H, et al. Lobe-specific intercostal strategy in video-assisted lobectomy. **Surg Laparosc Endosc** 1998;8:5-8.
2) McKenna RJ Jr, Houck W, Fuller CB. Video-assisted thoracic surgery lobectomy: experience with 1,100 cases. **Ann Thorac Surg** 2006;81:421-6.（一人の術者による最大のケースシリーズの報告）
3) Swanson ST, Herndon JE 2nd, D'Amico TA et al. Video-assisted lobectomy: report of CALGB 39802 - a prospective, multi-institution feasibility study. **J Clin Oncol** 2007;25:4993-7.

I-3. 呼吸器外科基本手技のエレメント

1. 気管支に用いる基本手技

A 気管支の"構造"(肺外気管支と肺内気管支) 図1

気管支の壁の構造に関する知識は，外科的にこれを切離したり，吻合したりすることの多い呼吸器外科医にとっては必須のものである。外圧で管腔が潰れることによって窒息を起こすことを防止するために，しっかりした軟骨組織が多かれ少なかれ配合されている点が，消化管などの管腔構造と大きく異なっている。特に，気管支壁に含まれる軟骨組織の形状や分布は，この気管支を切離したり，閉鎖したり，吻合したりするうえで最も考慮すべき点である。これら軟骨組織は，力学的には気管支の管腔を保持することがその目的であるから，逆にこれを閉鎖しようとする場合には，これらを加味した対応が必要である。

気管支の壁の構造については，特に，肺外気管支と肺内気管支という区分けが重要である。文字通り，主として気管，主気管支，中間気管支幹などの肺外気管支においては，気管支軟骨は馬蹄型

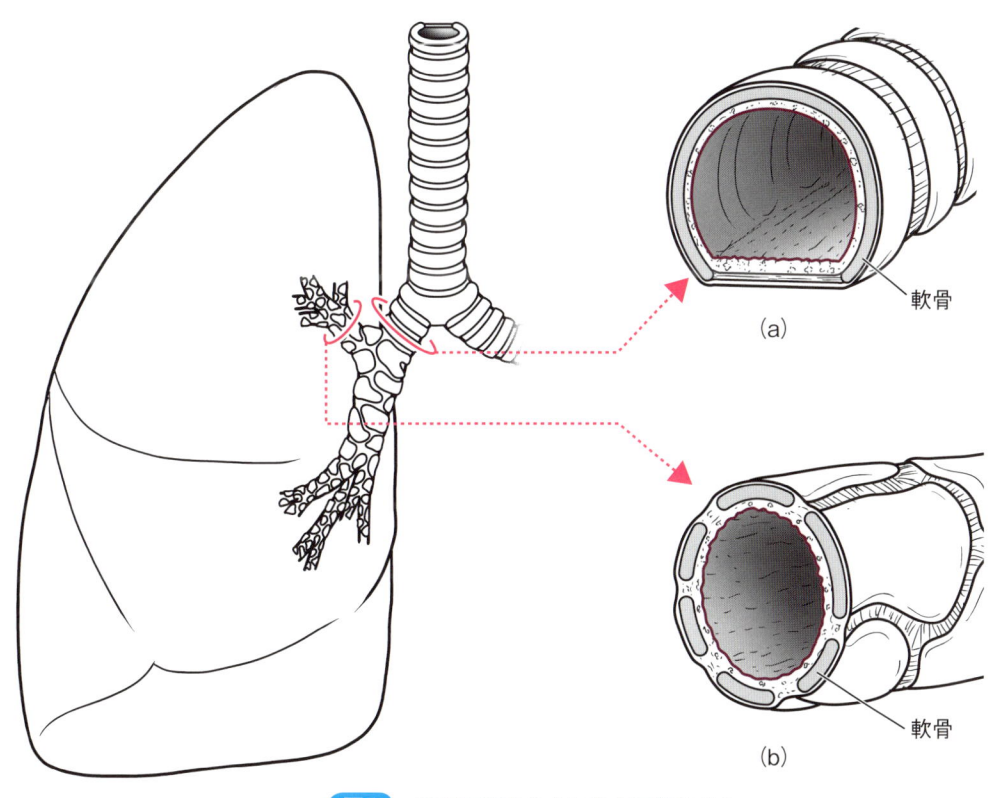

図1 肺外気管支(a)と肺内気管支(b)

をしていて，全周を覆うものではない。軟骨の欠損する背部は，"膜様部"と呼ばれ，平滑筋や弾性線維からなる"脆弱な"部分である。これら肺外気管支では，構造が不均等であるから，気管支の扱いにあたっては"方向性"が必要であり，要するに例えば吻合を行う時には，膜様部同士，軟骨部同士糸をかけ合うのが原則である。一方，葉気管支より末梢の肺内気管支には，膜様部はなく，全周性に軟骨が"敷石状に"分布している。その代わり，それらの軟骨は，肺外気管支のそれと比べると，薄くて小さい。したがって，この場合には，気管支の取扱い上の"方向性"は乏しいと考えてよかろう。実は，気管，気管支の吻合においては，構造がしっかりしていて，軟骨構造が明瞭な，気管や主気管支のほうがずっと取扱いが容易なのである。その一方，高齢者などには，軟骨の石灰化が進んでいて，"曲げると折れやすくなっている"こともあって，ひとたび破損してしまうと，吻合や閉鎖に難渋することもある。どのようなレベルの気管支であっても，まず，それが肺外，肺内いずれの構造をしているのか，肺外であれば，膜様部はどこにあるのかという点に常に関心を払って手術を進めることが肝要である。

B 気管支断端の創傷治癒："治癒しにくい理由"

　管腔構造をもった臓器，組織に対する外科手技は，切断と閉鎖を行う場合と，切断後吻合する場合に分けられる。消化管の手術の場合，吻合がなされることが圧倒的に多い。一方，肺切除術では気管支形成術のみが吻合手術であり，全摘であれ葉切除術であれ，気管支は断端が形成されて閉鎖される。すなわち，気管支吻合部と気管支断端部では創傷治癒の過程がまったく異なることを認識しておくことが重要である。

　気管支吻合部においては，層々で縫合部が処理されているのは気管支形成である。この場合，気管支の各層がlayer-to-layerに合わさって一次治癒が起きる。理想的な創傷治癒過程といえるであろう。一方，断端の創傷治癒は，このような治癒過程は起こらない。断端は層々には処理されておらず，気管支壁は縫合糸やステープルで寄せられているだけなのである。したがって，気管支壁同士に一次治癒が起きず，断端周囲の結合組織によって気管支壁同士が癒合することにより，断端が見かけ上形成されているわけで，二次治癒による創傷治癒が起こっているのである（図2）。

　さらに，気管支には軟骨が馬蹄型に配置されていて，特に中枢側の主気管支では軟骨は極めてしっかりしている。その目的は気管支という管腔構造における内腔の保持にある。閉鎖された気管支には当然軟骨の弾力による復元力が備わっており，この復元力は気管支断端を哆開する方向に働く。

　このように，気管支の閉鎖断端は創傷治癒上，極めて不利な状況のうえに形成されているのである。気管支断端を作成するにあたっては，より一層の配慮が必要とされることがわかるであろう。そして，気管支断端の状態が悪いと判断された時には，気管支形成術に切り替えたほうがずっとリスクが少なくなることもよく肝に銘じておくべきであろう。

C 気管支の剝離法（図3）

　気管支を剝離する操作は，肺門において気管支を取扱う肺切除術には欠かせないもので，気管支壁をいかに必要最小限に，愛護的に剝離するかが肺切除術の出来を大きく左右すると思われる。肺切除術後の気管支断端瘻などは，要するに気管支断端における創傷治癒の遅延（あるいは障害）が問題の本質であり，気管支断端近傍の血流がいかに丁寧に温存されているのかということに帰結する。これを直接左右するのが気管支の剝離法であるといえよう。

　気管，気管支は，軟骨を含むしっかりした管腔構造であるが，血管と同様に線維性結合組織で作られた気管鞘，気管支鞘によって覆われている。縦隔鏡などを頸部から挿入する際には，この気管支鞘をしっかりと保持して鞘内に入って縦隔鏡を進めることが基本であった。そして，多くの気管，気管支の剝離は，このように"鞘内"で進むが，気管支本体に近づきすぎないことがその極意

(a) 端々吻合

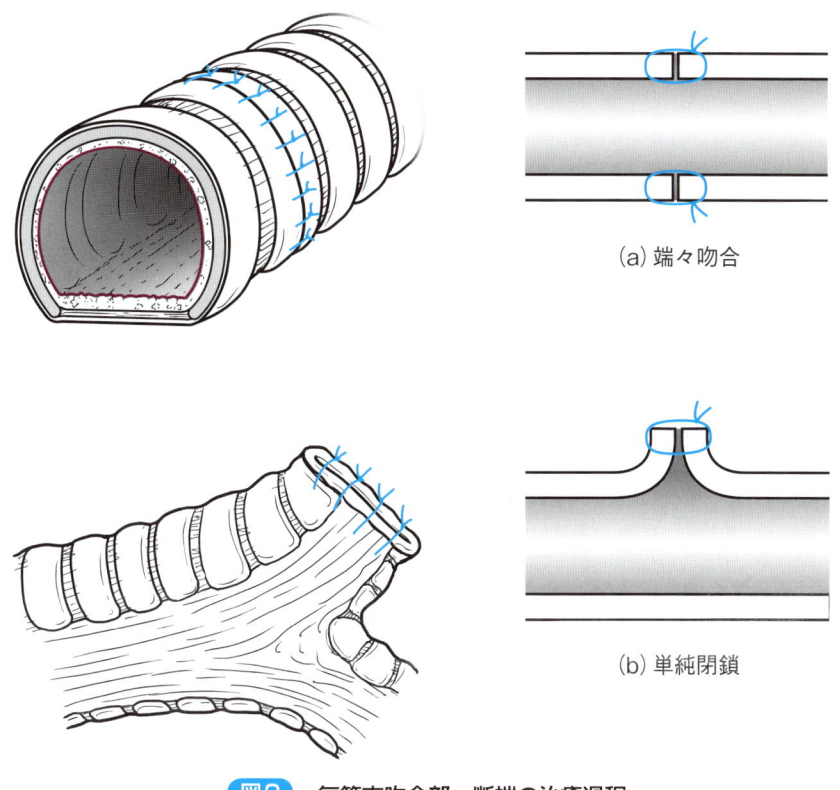

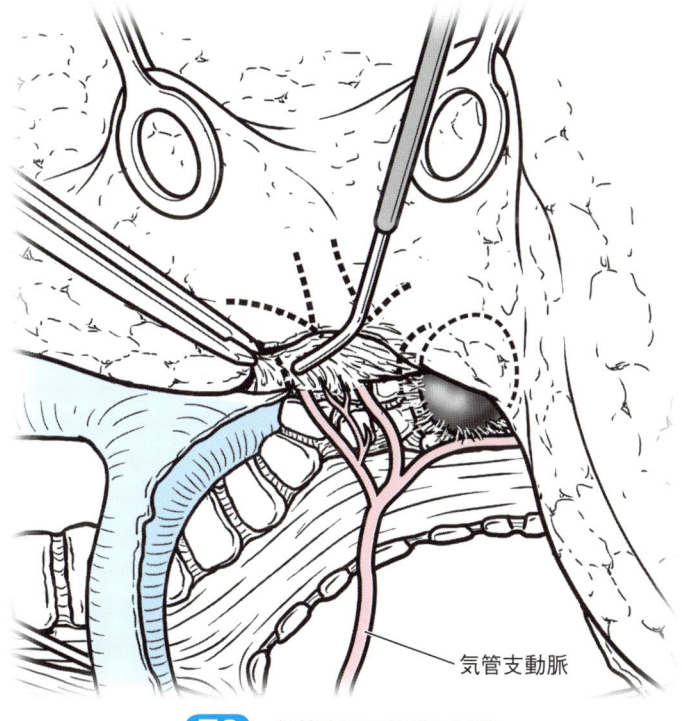

(b) 単純閉鎖

図2 気管支吻合部，断端の治癒過程

気管支動脈

図3 気管支周囲組織の剝離

気管支鞘を左手の鑷子で持ち上げ，疎な結合組織（綿状の）を焼き払う．

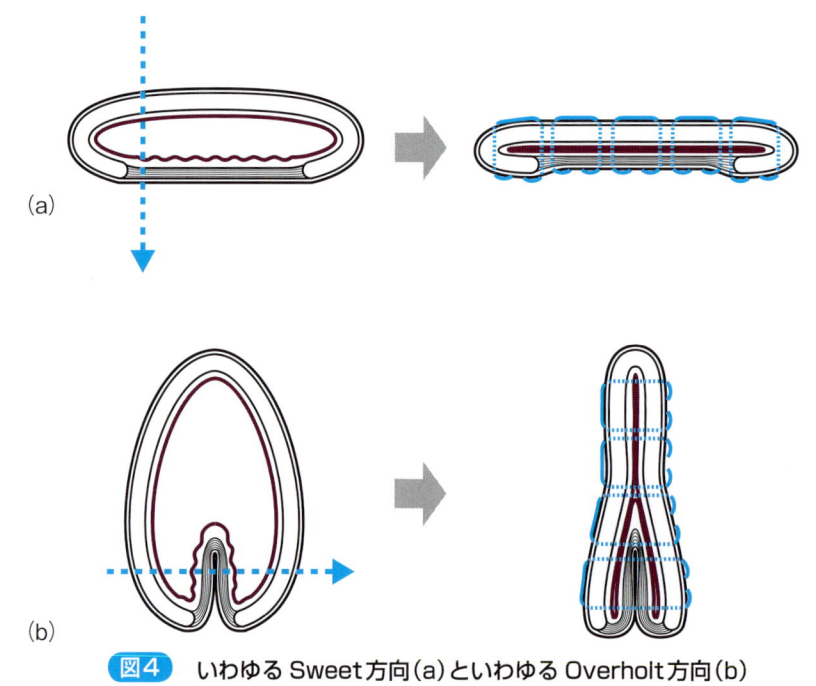

図4 いわゆる Sweet 方向(a)といわゆる Overholt 方向(b)
(国立がんセンター編. 新 癌の外科-手術手技シリーズ9 肺癌. p33, メジカルビュー社, 2005. より引用改変)

である。うまく気管支鞘を確認できると，これを左手の鑷子で把持して気管支壁から遠ざかる方向に引っ張ることができる。すると，気管支鞘と気管支壁の間に，疎な結合組織が綿の繊維のように広がっていることを見て取れるであろう。気管支壁を直接環流する気管支動静脈は，鞘内で気管支壁にへばり付くように走向していて，この綿のような疎な組織よりも気管支側にある。最も上手な気管支の剝離法は，この綿のような疎な結合組織を電気メスで焼き払いながら，気管支動静脈は決して損傷しないというものである 図3 。これをうまくやると，剝離された気管支表面に，きれいに気管支動静脈が残ることになる。これをもう一層気管支壁に寄った層で行うと，気管支壁ばかりでなく，気管支を巡る血流が障害を受け，結局断端部分の創傷治癒を阻害することになる。この手技のコツは，何といっても左手による気管支鞘の牽引である。これが疎な綿のような結合組織を可視化できるかを左右するのである。

D 気管支断端閉鎖の基本 ―いわゆる Sweet 方向といわゆる Overholt 方向―

気管支の切離断端の閉鎖法は，気管支瘻の発生をいかに防止できるかという観点からずっと議論されてきた問題である。今までさまざまな試みが報告されている。どの方法が最もよいか，すなわち気管支断端瘻の発生率が低いか，については厳密な証明による結論は示されていない。要するに，気管支断端瘻はどちらの方法をとっても起きる時は起きるということらしい。

肺外気管支の基本構造は，膜様部と馬蹄型の軟骨部からなるものであるが，今日用いられている閉鎖法は，膜様部と平行な方向に閉鎖する方法（いわゆる Sweet 方向）と，膜様部と直角な方向に閉鎖する方法（いわゆる Overholt 方向）の2つに収斂されるであろう 図4 。いわゆると書いたのは，原著を読んでみると，Sweet 先生も Overholt 先生も，気管支をこのような方向に閉鎖せよなどとは決して書いていないからである 図5 。こういった通称の出所は，今も私は知らない。しかし，通称の利便性と浸透性から本書

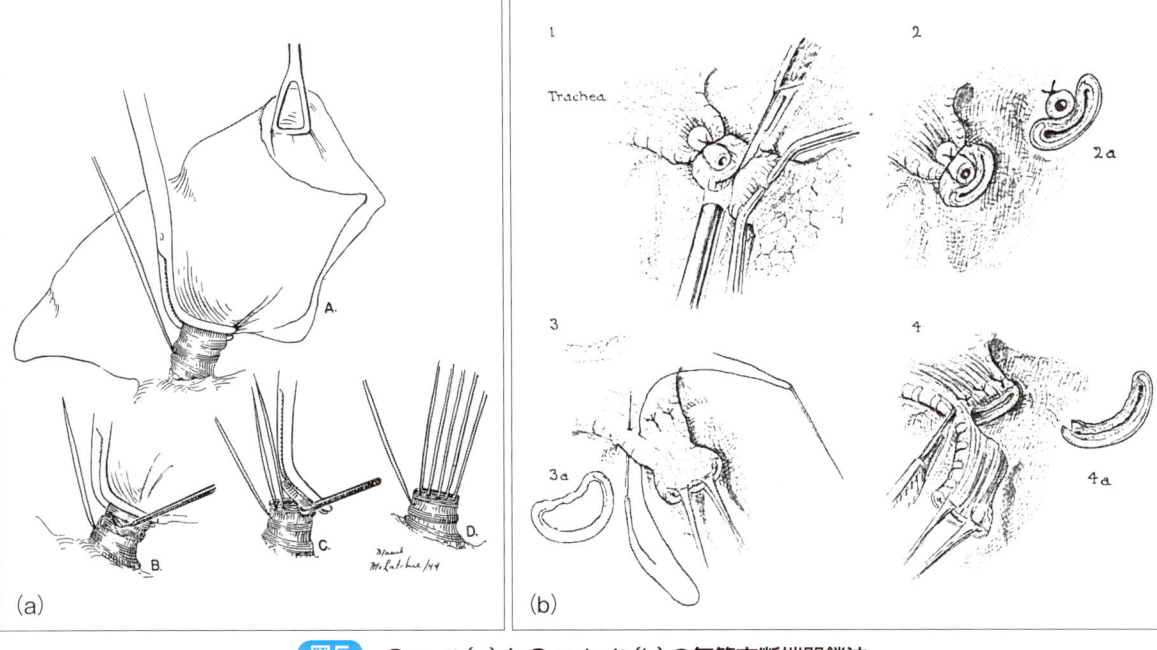

図5 Sweet（a）とOverholt（b）の気管支断端閉鎖法

（出典：（a）Sweet RH. Closure of the bronchial stump following lobectomy or pneumonectomy. **Surg** 1945；18：82-4.
（b）Overholt RH, et al. pulmonary resection in the treatment of tuberculosis; present-day technique and results. **J Thorac Surg** 1946；15：384-417.）

では便宜的にS-方向，O-方向と書くことにしようと思う．

それぞれの閉鎖方向には特徴がある．S-方向では閉鎖線全長を通じて気管支の厚みは比較的均一となる一方，断端線が長く，構造上脆弱な膜様部が直接縫合線を形成することになる．O-方向では逆に，膜様部が折り込まれる部分が厚くなり，縫合線の厚みは不均一となりやすいが，膜様部が折り込まれることによって脆弱な部分が小さくなる．確かに，気管支断端部が阻血に陥った場合，膜様部が最も弱く破綻をきたしやすいことはまず間違いがないことであろう．この膜様部をいかにうまく緊張なく処理するかがポイントである．S-方向でもO-方向でも，基本的には構わない．あとは術者の好みということになる．

しかし，気管支断端を形成する際に必ず考慮しなければならない点がいくつかある 図6 ．すなわち，

① 長すぎる断端，短すぎる断端はともに危険である
② 断端線にかかる緊張を極力軽減する
③ ステープラーを用いる場合，断端線の厚みがなるべく全長にわたって均一となるように配慮する
④ 断端周囲の血流を極力温存する．無駄な剝離は行わない．気管支動脈は極力温存する

の諸点である．気管支断端は内腔からみれば盲端となる部分である．特に結核外科の時代には，長すぎる断端の盲端部に耐性菌が増殖して気管支炎と気管支瘻の原因となることが知られていた．今日においても，長すぎる盲端部は，断端線の虚血の原因となるのでやはり好ましくない．しかし逆に，短すぎる断端部は断端線にかかる緊張が大きくなりすぎて断端線哆開の原因となる．顕著な場合には，気管支の閉鎖直後から断端線そのものやその近位の気管支から気瘻が発生する．"適度な長さ"が重要である．また，最近はステープラーによる気管支断端の閉鎖が一般化している．その際には，縫合線における厚みの均一性に特に注意を向ける必要がある．厚みが異なっていると，各ステープルの締まり具合にばらつきが出て気管支断端の一部に隙間ができやすくなる．

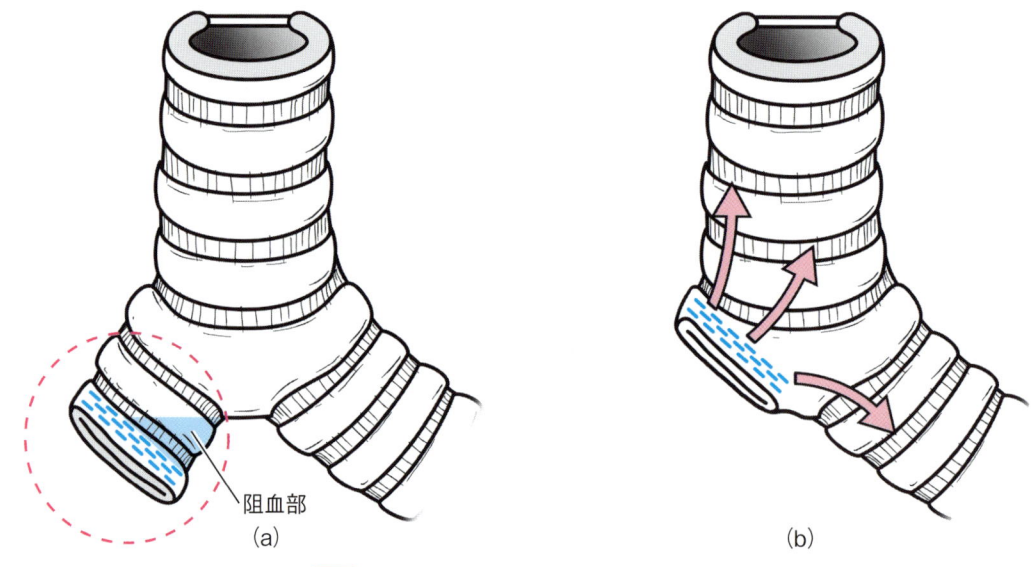

図6 長すぎる断端(a)と短すぎる断端(b)

　現在，私自身が行っている方法は，ステープラーによるS-方向の閉鎖である．主気管支については，S-方向にステープラーをかけて閉鎖した後，膜様部を内翻する方向にさらに折りたたむ操作を追加している．葉レベルの気管支については基本的にS-方向にステープラーをかける．"基本的に"と書いたのは，右下葉切除の場合はS-方向にはステープラーが極めてかけにくいので，B6直上まで延びている膜様部を折りたたむように，O-方向に閉鎖を行っている（肺全摘術の項，184頁参照）．

　以前，国立がんセンターから，肺葉切除術における気管支の閉鎖方向を切離する気管支ごとに，なるべく残存する気管支同士のなす角度が直線化するように，気管支と膜様部の関係を考慮に入れてそれぞれに決めることでよい結果が得られるという発表がなされたことがある（図7）．これによれば，右上葉はO-方向に，右下葉はS-方向にといった具合である．これによって患者は喀痰の喀出が楽になり，結果として肺合併症が減少するということであった（そのようなデータは示されていないが）．しかし現在では，このような配慮がほとんど無意味なものであることがわかっている．ステープリングが主として行われる今日では，このような配慮より，ステープルライン全長にわたる均一な厚みの確保のほうが重要なのである．そもそも，手術の低侵襲化のおかげで，術後喀痰の喀出で苦労する患者など，ほとんど見かけなくなってしまっている．これなど，時代の変遷とともに当初の認識が方向違いであったことがわかった良い実例であろう．さらにいえば，この主張の後半の部分，喀痰の喀出が容易になって肺合併症の軽減に寄与するということは，何らの実証がなされていなかったことを考えると，この論文は自体無責任の誹りを免れないであろう（もっとも，現在の視点でみても科学論文の体裁をなしていないのではあるが）．

E 気管支断端の被覆（図8 a, b）

　気管支断端を被覆することが気管支瘻発生の防止につながるか否かは，ずっと議論されてきた問題である．結論からいえば，これを厳密に証明した論文はいまだ皆無といってよく，科学的な証明はないといっていいだろう．

　このような前提に立って議論を進めるのだが，いうまでもなく気管支断端の被覆を行う目的は，
① 血流豊富な組織を近傍に置くことによって気管支断端の創傷治癒を促進すること
② 気管支断端が哆開した場合でも，被覆組織

1. 気管支に用いる基本手技 | 49

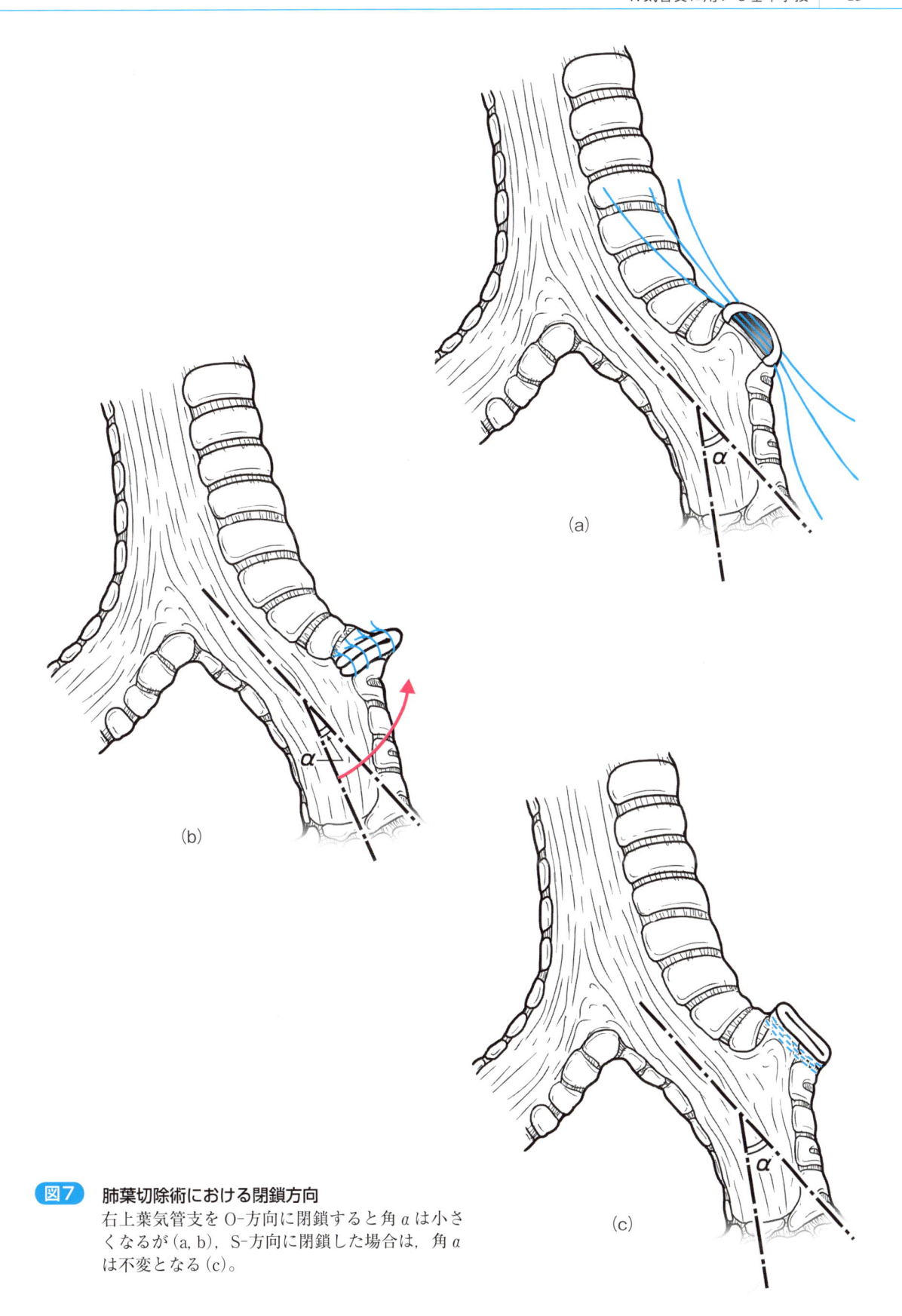

(a)

(b)

(c)

図7 **肺葉切除術における閉鎖方向**
右上葉気管支を O-方向に閉鎖すると角 a は小さくなるが (a, b)，S-方向に閉鎖した場合は，角 a は不変となる (c)．

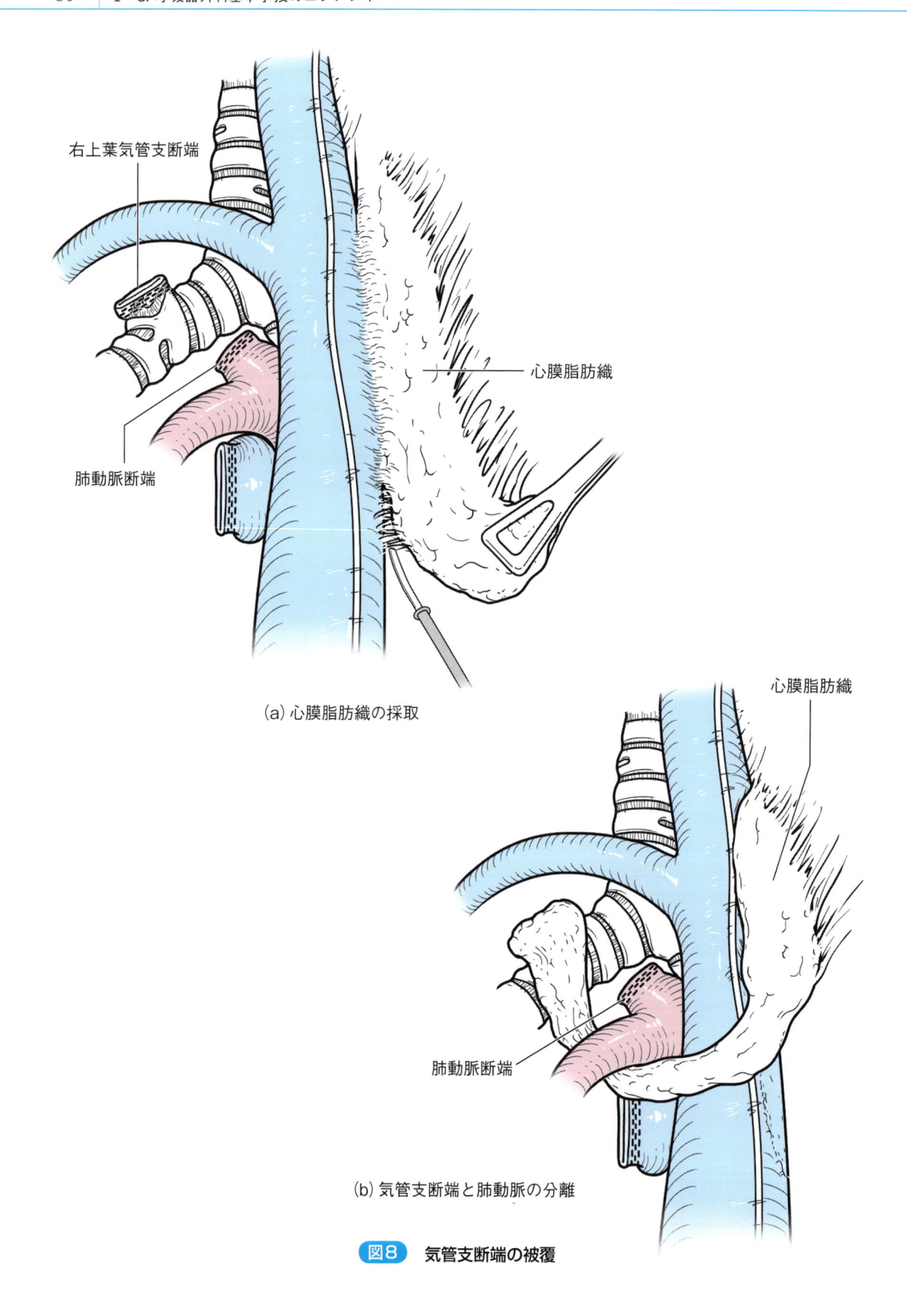

50　Ⅰ-3. 呼吸器外科基本手技のエレメント

右上葉気管支断端

心膜脂肪織

肺動脈断端

（a）心膜脂肪織の採取

心膜脂肪織

肺動脈断端

（b）気管支断端と肺動脈の分離

図8　気管支断端の被覆

が介在することによって，気管支胸腔瘻や致命的な気管支肺血管瘻に発展することを阻止できること

の2点が挙げられる。被覆によって気管支断端の創傷治癒が促進されるためには，被覆組織から気管支断端組織に向かって網細血管が新生して新たな血流を供給しなければならない。手縫いにせよステープラーにせよ，これらの人工的な閉鎖手法の緊張が緩むのが1週目から2週目にかけてであり，気管支断端瘻の急性期の発症時期はこの時期に一致している。果たしてこの時期までに気管支断端への被覆材からの血管新生が完了して創傷治癒が促進されているのであろうか？ 私の見解は「ノー」である。さまざまな理由による再手術例をみると，心膜脂肪織は通常元気があまりなく，気管支断端から剥がしてもほとんど出血がない（要するに新生血管はできていない）。だから，創傷治癒の促進を期待しての断端被覆は，中長期的観点を別にすればほとんど期待できないとみてよいだろうというのが私の見解である。私が断端を被覆する目的は，ほとんど前述②によるものである。気管支断端と血管断端の間に介在物を置くことで，気管支断端が致命的な気管支血管瘻に発展することを防ぎたいということであって，その目的は物理的な障害物としてのそれである。

このように考えると，日常の臨床で気管支断端の被覆が必要とされる場合として，

① 両全摘術
② 右中下葉切除術
③ リスクのある両下葉切除術

ということになろう。"リスクのある"というのは，具体的には，糖尿病の合併，肝機能障害，高齢者などを指す。基本的には，これらを標準と考え，ケースバイケースで判断することになる。例えば，ひどい全面癒着の剥離が必要であったケースなどで，気管支の剥離面がきれいにいかなかった場合や，肺門リンパ節転移が高度で，気管支からの剥離に難渋した症例などでは，上記の基準外であっても断端の被覆を考慮したほうがよいかもしれない。逆に，不必要な心膜脂肪織の採取は，術後出血のリスクを増やすだけになることも念頭に置いておきたい。

2. 肺血管に用いる基本手技

　肺を支配する循環系は，気管支動脈の大循環系と肺動静脈からなる低圧系の肺循環系である。低圧系の肺循環の各パーツは，低圧系であるがゆえに構造が脆弱であって，これらの血管をうまく扱う技術こそ，呼吸器外科の醍醐味であるといってよかろう。技術的に困難であるがゆえに，創意工夫が必要である。肺動脈，肺静脈の特性を知り，これを制することができれば，これは呼吸器外科を制したようなものである。

A 肺血管に関する解剖学的考察

　肺動脈と肺静脈を比較すると，肺動脈が圧倒的に脆弱である。人体の血管としては最も脆いものと認識してよい。それにもかかわらず血流量は格段に多量である。

　　血管の取り扱い危険指数＝血流量／血管壁の強さ

と定義すると，同じ太さの血管の危険指数は，

　　肺動脈＞肺静脈＞大循環静脈＞大循環動脈

となる。実際，主肺動脈の壁の厚さは大動脈の40〜80％しかなく，構造的には動脈の中膜における弾性板が希薄であることがその特徴となっている。肺動脈のこういった脆弱性は，血管内圧が低圧であることに起因していて，このことは，出血しても押さえていれば止まりやすい反面，壁が裂けたりして損傷が加わった時には容易に修復ができないということを意味している。外科的には最も取り扱いにくい構造物であろう。実際の血管は，固有血管壁の周りを線維性結合組織（血管鞘）が覆っていて，リンパ節など肺血管に随伴するような構造物であっても，実際には血管鞘で隔てられていて，血管の固有壁とこれらが直に接することがないようになっている。これだけは，手術を行う立場からいうと，大変有り難いことである。血管周囲の剥離は，この鞘の中に入れば障害物なしに行うことができるからである。

　もう一点重要な特徴は，肺動脈が1本の主幹を中心とする枝分かれ構造をしていることである。末梢の肺動脈同士に吻合はない。肺静脈が左房から上下に分かれて分枝し，血流が葉ごとに独立しているのに対して，肺動脈では1本の本幹からの枝分かれのみで分枝し，左右ともに下葉の肺動脈は上葉の下流にあって，上葉の病変で肺動脈本幹が浸潤されれば，その影響は下葉の血流にも必ず及ぶ 図1 。

　3番目の特徴は，肺循環系と大循環系（気管支動脈系）の二重支配である。気管支形成術などで特に問題となる気管支への血流は，肺循環からも大循環からも支配を受けている。当然両者には圧力格差があるから，これらの間にはシャントが発生する。

B 血管壁の取扱い方

　基本的には，肺動脈は鑷子で直接把持してはならない。肺静脈は直接把持してもよい。直接把持できない肺動脈を扱う場合には，血管壁そのものでない部分をつかみながら操作を行う。この時つかむものが，肺血管を取り巻く線維性結合組織である血管鞘組織である。肺動脈は鑷子の把持で容易に裂け目ができて出血する 図2 。

　狭義の血管壁は血管鞘に包まれて独立している。血管周囲のリンパ節なども，すべて血管鞘の外側にあるので，転移リンパ節は節外浸潤がなければ，少々腫大していても血管から剥離することができる 図3 。また，炎症性リンパ節が周囲組織と炎症性に癒着している場合でも，血管鞘の中では剥離していけることも多い。血管鞘をうまく剥ぐ技術はぜひとも早く習得したい。肺動脈の剥離は，血管鞘を把持しながら進める。もちろん，強い炎症後では，炎症の影響が血管鞘の中にまで及び，リンパ節の癒着性の変化が血管鞘を貫通して血管壁そのものに及んでいることもあり（"滲みこんだリンパ節"），このようなリンパ節を剥離していると壁は破綻する 図4 。また，転移が血管鞘を貫通して壁そのものに及ぶ場合に

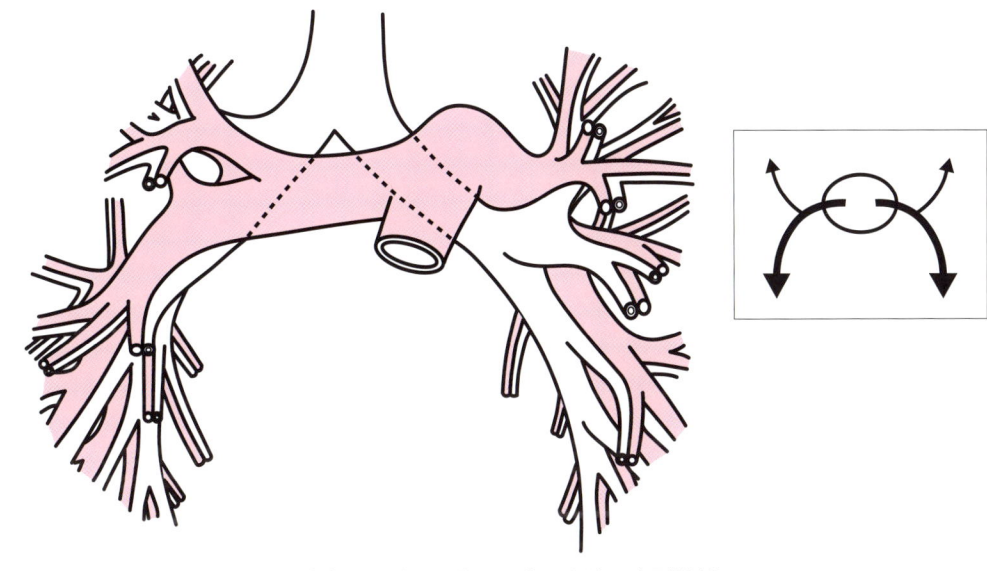

(a) 肺動脈：上葉と下葉の血流は直列関係

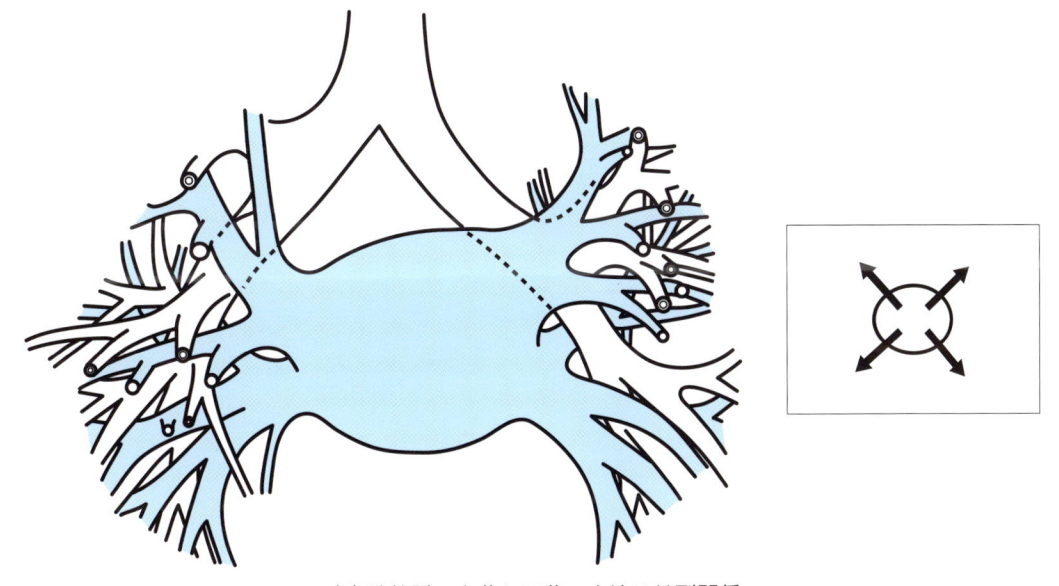

(b) 肺静脈：上葉と下葉の血流は並列関係

図1 肺動脈と肺静脈の特性の違い
（西脇　裕．肺癌 X 線診断ハンドブック．p8,（株）協和企画通信，1984．より引用改変）

図2 肺動静脈の基本構造

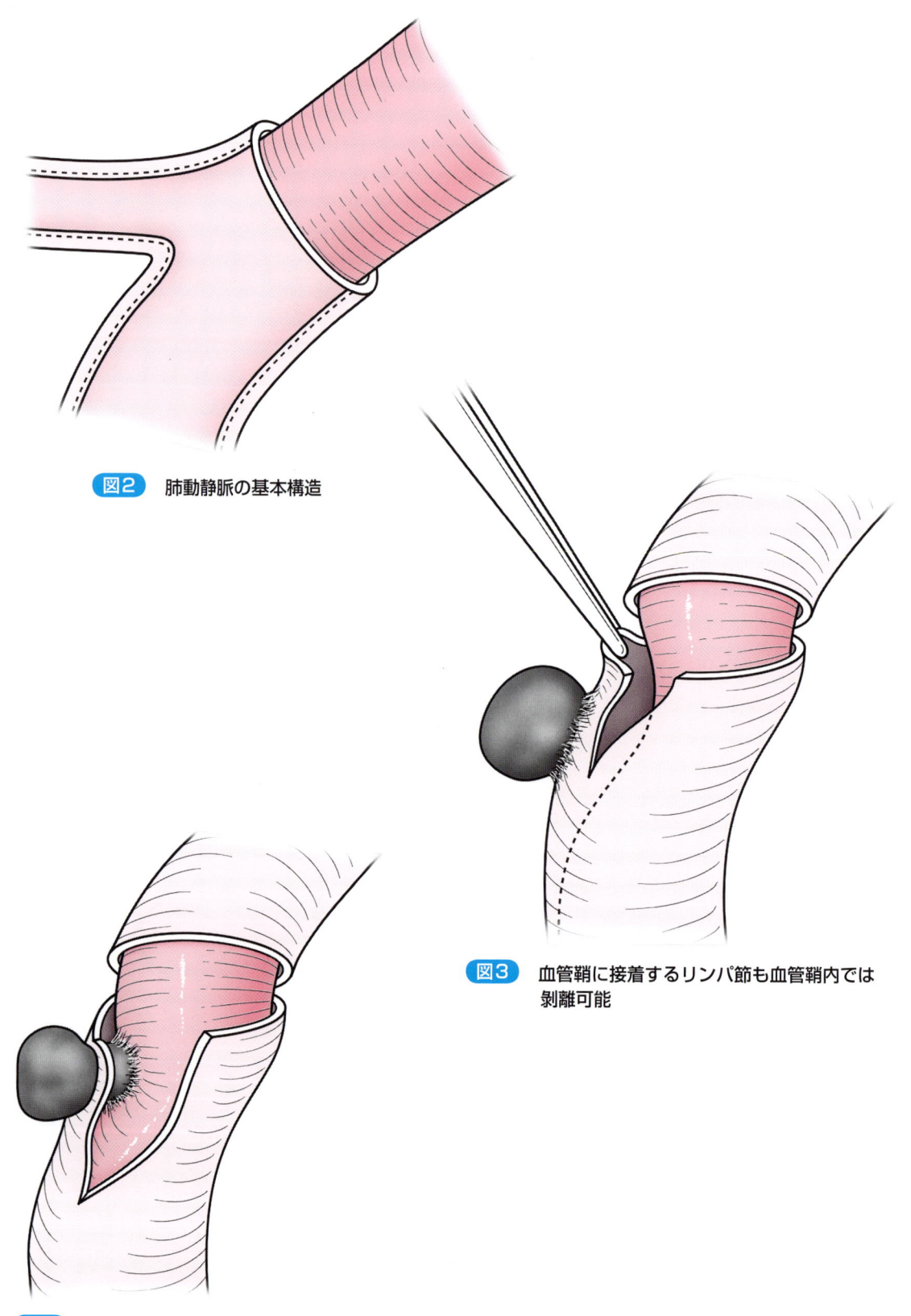

図3 血管鞘に接着するリンパ節も血管鞘内では剥離可能

図4 血管鞘を貫通して肺動脈壁に"滲みこんだリンパ節"

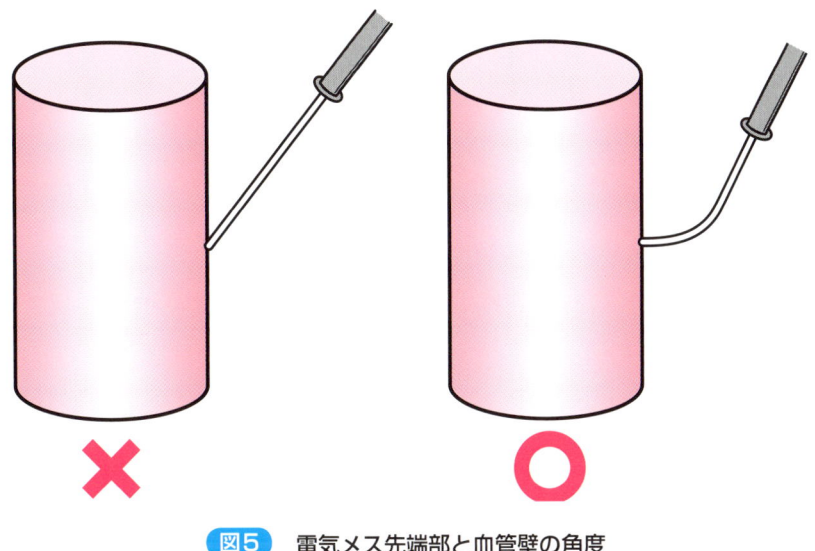

図5 電気メス先端部と血管壁の角度

も剥離は困難である。早めの見極めと諦めが出血を回避する。

C 肺血管剥離のための道具：電気メスかハサミか？

私は，肺循環系，大循環系を問わず，胸腔内の血管周囲の操作は電気メスで行っている。肺動脈の血管剥離でも電気メスを使っている。ただ，"電気メスを使う"という言葉は，電気焼灼のみを意味するものではない。実際に電気メスをカット，コアギュレーションのモードで放電して使用している時間は10%以下であると思う。電気メスを使うという意味の中には，文字通りの電気焼灼と，小さなヘラ状のブレードによる鈍的な剥離の両者が含まれるということである。さすがに電気メス先端部には，ハサミとしての機械的な裁断機能はない。これが必要な場合は，メッツェンバウム剪刀などに持ち替える必要があろう。しかし，癒着などが著明なケースを除くと，通常は電気凝固と鈍的剥離の併用で，ほとんどの血管の剥離を苦なく行うことができるから，このテクニックはレジデントにとって最優先で習得すべきもの，ということができると思う。電気焼灼とブレードによる機械的鈍的剥離の併用が私のテクニックである。基本的なやり方さえ間違わなければ，電気メスゆえに血管を損傷することはない。このほうが，血管鞘にある小血管などが電気焼灼できるので，出血は少ない。電気メスを血管に対して用いる時には，先端部と血管のなす角度について注意が必要である。図5の左側のように，甘い角度で先端を当てると"接血管面"が広くなり，自分の意図した以上に焼灼が行われてしまう。電気メスの先端部は図5の右側のように，自在に弯曲させて，ほぼ直角に壁に当たるよう常に調整を心がける。

D 肺血管の剥離法 図6

まず，ドベイキー型の先端のファインな鑷子で血管鞘を把持して持ち上げると，血管壁から血管鞘が浮き上がる図6-a。血管壁そのものが挙上してないかをよく観察して自信がなければやり直す。メッツェンバウム剪刀か電気メスを用いて血管の正面中央で血管鞘に小切開を入れる図6-b。これで血管鞘に穴が開いたわけであるから，改めて，鑷子でその血管鞘の切離縁を把持する。血管と血管鞘の間に電気メスの先端を滑り込ませ，血管鞘を周状に血管壁から遊離する図6-c, d。その後，血管鞘を周状に切開する（血管鞘の環状切

(a)

(b)

(c)

(d)

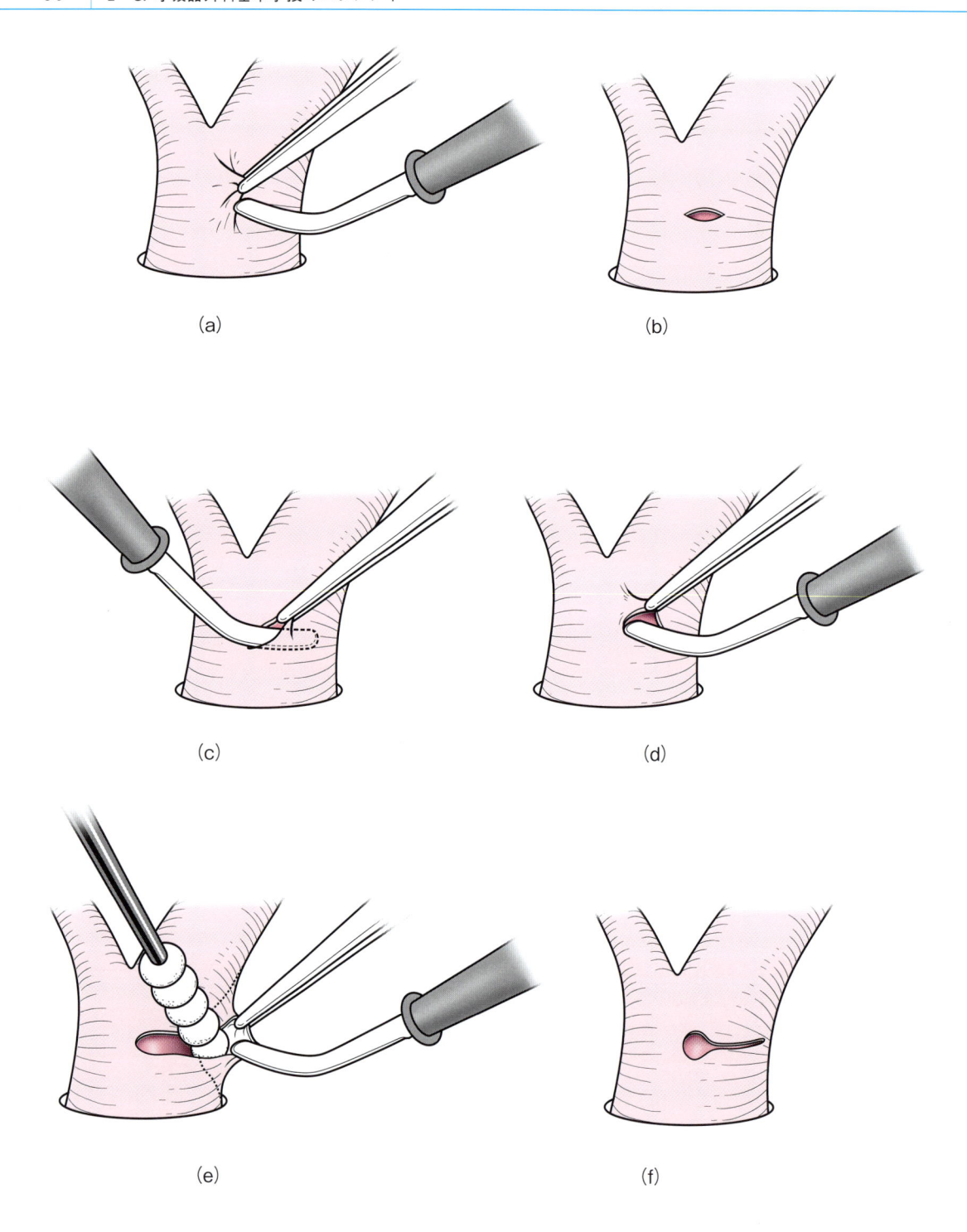

(e)

(f)

図6 血管剝離の基本操作
（国立がんセンター編．新 癌の外科-手術手技シリーズ9 肺癌．pp38-39，メジカルビュー社，2005．より引用改変）

2. 肺血管に用いる基本手技　57

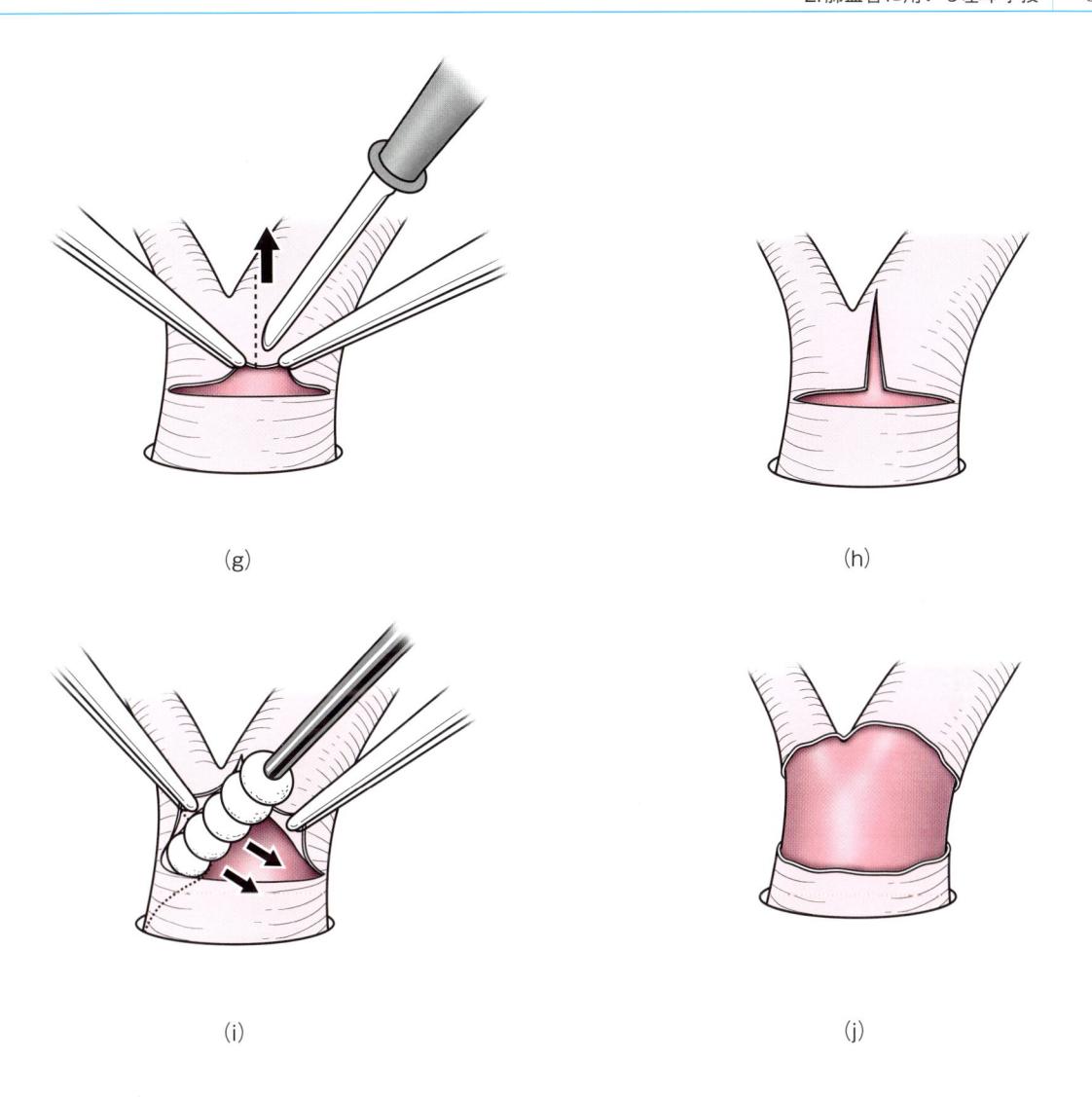

(g)

(h)

(i)

(j)

開）図6-e, f。次に，血管鞘を末梢に向って剥離するのであるが，まず，環状切開された血管鞘の末梢縁を鑷子で把持して，血管壁からこれを持ち上げ，血管と血管鞘の間に電気メスを滑り込ませて，血管壁を下方に圧迫しながら末梢に向って血管鞘を血管壁から引き離す．助手に血管鞘末梢縁をもたせて，末梢に向って血管鞘を背面切開していく図6-g, h。左右に観音開きされた血管鞘の縁を把持して末梢に向って剥離して露出血管壁の距離を稼いでいく図6-i。同様の操作を左右両側の血管鞘について行うのである．その後に，背面の剥離を，血管そのものを前方からどかして行い，環状切開を背面にまでつなげる図6-j。以上の操作で，かなり十分な距離にわたって血管壁が露出できたはずであり，基本的には肺静脈にも肺動脈にも適用する方法である．

E 肺血管の切離

　肺動脈，肺静脈ともに，その切離はステープラーでも，conventionalな結紮切離でも，いずれも可能である．部位と太さで適宜使い分ける．中枢側を二重結紮で，末梢側を端結紮で処理して，その間を切離する場合，予想以上に距離が必要であることは頭に入れておきたい．肺動脈，肺静脈にステープラーを使う場合には，まず大原則として，"均一な厚みでのファイア"を常に念頭に置きたい．したがって，図7のように，血管鞘

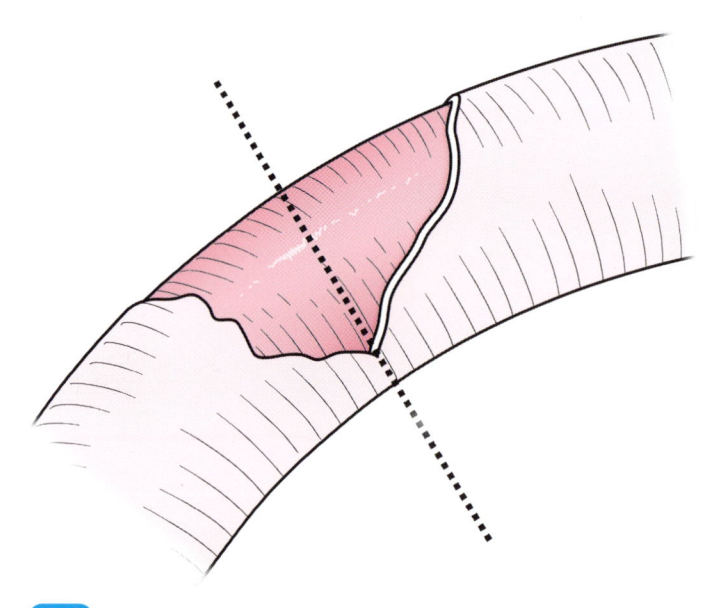

図7 不均一な剝離状態でのステープリングは行うべきではない

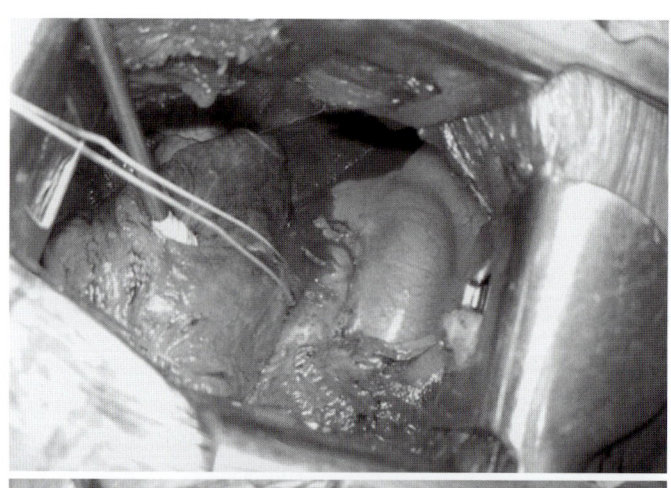

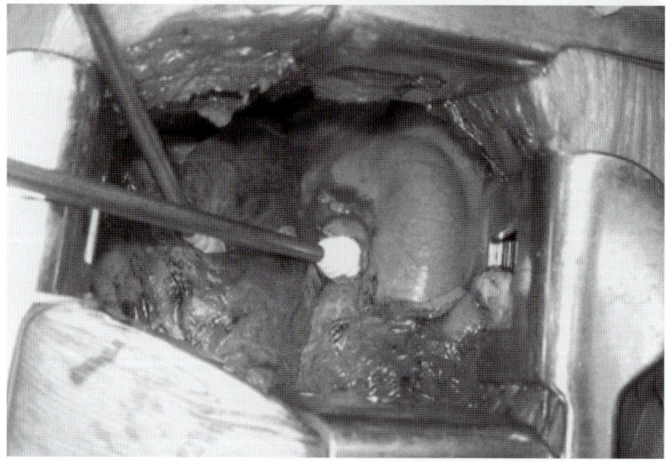

図8 ステープリング後の oozing は圧迫でコントロールする

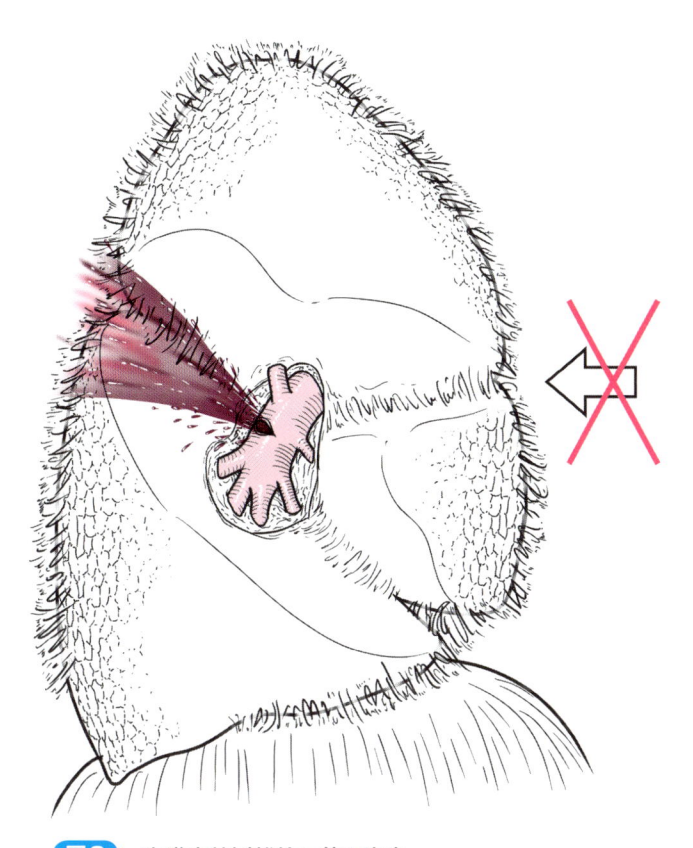

図9 胸膜癒着剝離前の葉間出血
この状態での止血操作は困難で，"お手上げ"の状態になってしまう恐ろしい状況である。

をまたぐような剝離の状態でのステープリングは避けたほうがよく，**図6** のテクニックによって血管鞘を取り除いた状態にしてからのファイアが望ましい。また **図7** の状態でファイアした場合には，縫合線にかかる張力も不均一になることに注意が必要である。カートリッジを安全に通すことが重要である。このためには，適宜ペンローズドレーンを使ってガイドする方法が安全である（156頁参照）。また，ファイアする時には，ステープラーの先端部に力が入って大きな動きを与えないように注意する。肺動脈では，切離部からoozingがみられることがしばしば経験されるが，何ら問題はない **図8**。切離部を優しく圧迫して2〜3分も置いておけば，必ず出血は止まる。肺血管に対するステープリングは十分安全な方法である。しかし，クリップやタンパク凝固による止血と切離は勧められない。

F 止血のめどが立たない肺動脈の剝離はやってはいけない

特に，肺動脈の剝離を行う場合，出血が起きたらどうするかという点を考慮に入れながら操作に入る必要がある。ある量を超えた出血では，肺門部での本幹のクランプを行わなければ出血のコントロールはできない。コントロールできなければ止血操作もできず，大量出血の危機に直面する。したがって，出血時に対処ができるか否かを考えて操作に入らなければならない。

例えば，全面癒着のある右肺で，下葉切除術を行う場合，肺門や上葉部分の癒着剝離をしていない状況で，葉間の肺動脈の処理を行うことはリスクが高い操作である **図9**。そのような症例では，葉間の肺動脈周辺にも癒着があるであろうから，例えば操作中にA6の根部を誤って損傷して

引き抜いてしまう状況が起こり得る。これでも相当な出血があり，視野は一遍に悪くなる。この状況で，肺門をクランプできるかといえば，癒着剥離をしていないのであるからすぐにはできない。しかも中間肺動脈幹からの出血は，出血部の周辺では距離が取れず，クランプがかけられないうえに，たとえ本幹がクランプできても上幹動脈からのバックフローが多ければ出血のコントロールは不十分である。このまま時間が経過すると極めて危険な状態となり，立ち往生となる。このような状況では，結局もともと肺動脈の剥離を行うべきでなかったのである。出血が起きた時に対応できるかということを考えたうえで，肺動脈の操作に入る慎重さを忘れてはならない。

G 胸腔鏡下肺葉切除術と肺動脈の剥離法

　診療報酬を，合理的とは思えない形で胸腔鏡下肺葉切除術に手厚くしてしまったので，胸腔鏡下肺葉切除術をやろうとする施設が増えている。胸腔鏡が，肺切除の手技的な幅を広げてくれたことは事実である。特に，胸膜癒着症例に関しては，従前では不可視の領域の胸膜剥離を行うのに開胸創を広げるしかなかったのに対して，開胸創をほとんどそのままにして胸腔のほぼ全域を操作できるようになった利益は大きい。

　しかし，胸腔鏡手術における手術操作についての認識に大きな誤解がある，あるいは誤った主張がなされていることは大きな問題である。すなわち，胸腔鏡を使えば開胸直視下で行うよりも，肺血管，気管支に対する操作はもちろん，リンパ節郭清についても，よりよい手技が実現できるなどという主張が行われることは，どのように考えても納得のいかないものである。内視鏡手術の当面のゴールは，何とか内視鏡下の操作を直視下に近づけたいというレベルなのであって，同等以下のことしかできない。もし胸腔鏡下の操作のほうが優れているのであるとすれば，それは，よほど直視下の手技に問題があるからではないのか？　例えば，右の上行肺動脈 ascending A2 の処理を例にとってみれば，よくわかることである。どちらのほうが容易であろうか？　胸腔鏡下では，視野が拡大されるから楽に操作ができると主張する人もいるが，視野が拡大されるということは，視野が狭くなっているということの裏返しであることを忘れてはならない。拡大するだけなら，胸腔鏡を使わずとも，外科ルーペを使えば，2.5倍の視野を得ることができる。現に私はそうしている。

　諸家の胸腔鏡下肺葉切除術の動画を観ていると，肺血管の剥離法はほとんどが拙劣で，吸引管などで鈍的で強引な剥離を行っていることが多い（すべてとはいわないが）。これを行う限り，一定の確率で，必ず大きな出血をきたすであろう。本書で講義する方法はこれを最小限に抑える手法であり，あのような肺血管の剥離法は極力真似なさらないことを強くお勧めする。肺血管処理の基本は血管鞘内操作であることを強調しておきたい。

H 出血への対処

　損傷肺動脈の修復は，呼吸器外科手術手技の中でも厄介なものの一つである。対処を誤ると，致命的な大出血の原因となりかねないので，たとえ小さな出血であっても大袈裟なほどに慎重に対処したいところである。もちろん出血に対する最も有効な手段は，出血をさせない手術をすることであり，出血した場合に対処困難な状況を作らないことである。肺動脈は特に，低圧系であるがゆえに血管壁の構造が脆弱であり，ひとたび損傷した場合には，その修復が著しく困難であることを銘記しなければならない。

　肺動脈出血に対しては，まずコットンなどで圧迫止血を行うべきであり 図10，鉗子類での出血部位の把持は絶対に行うべきでない。肺動脈損傷の程度にもよるが，小さな分枝が引き抜けたような場合は，このような圧迫操作のみで止血を得ることができる。低圧系であることの恩恵である。しかし，単なる圧迫のみでは止血できない場合には，血管壁上の損傷部位を縫合閉鎖する必要がある。最も怖い状況は，出血部位を鉗子で把持しようとして血管壁の損傷を広げてしまう場合である。したがって，縫合止血を試みるためには，基本的には出血部位の中枢と末梢の血流遮断の準

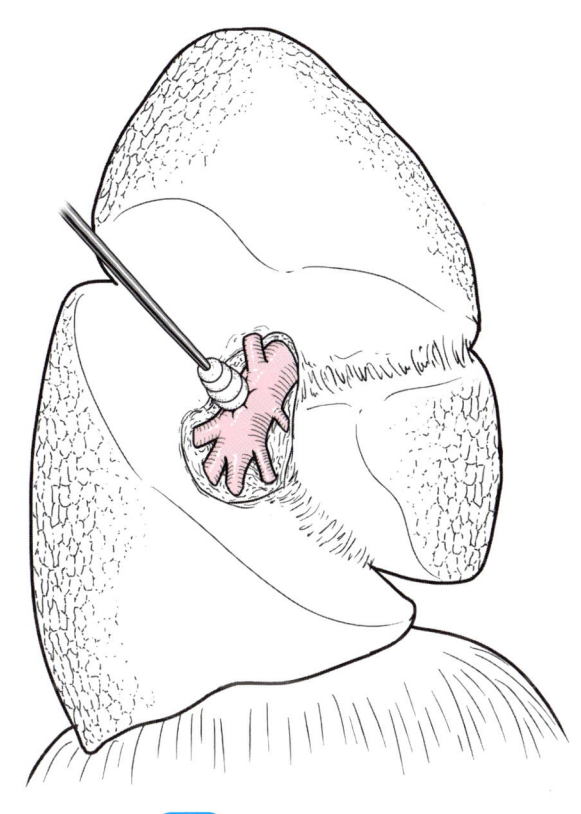

図10 まず圧迫止血する

備をすべきである．損傷部位を助手に圧迫させながら，その中枢と末梢を注意深く剝離して距離を稼ぐ．開胸創の延長も躊躇なく行う．出血部位にもよるが，肺門前方で主肺動脈を確保する必要がある場合が多い．血流遮断さえできれば，損傷部位をよく観察して，5-0 Proleneなどの繊細な糸で損傷部位を縫合閉鎖すればよい．繰り返すが，この過程で最も注意すべきは，鉗子で把持しようとすることによる損傷部位の拡大であり，出血を圧迫でコントロールできなくなると止血操作は著しく困難になることを常に考えておく必要がある．肺動脈の血流量から考えて，出血死に至り得る危険な状況である．

I 重篤な出血

肺切除において最も生命を危うくする出血は，左主肺動脈根部の出血と，右中間肺動脈幹の出血と，心囊内の上下肺静脈の股の部分（左房壁）の三者である（図11）．左主肺動脈は，クランプ操作のための距離がないこと，血流量が多く出血のコントロールがしにくいことがその理由である．右中間幹は，主肺動脈をクランプしても，上幹動脈からのバックフローがあって止血ができず，結局クランプ操作が主幹，上幹，中間幹末梢の3カ所に必要となるからである．心囊内の左房壁出血では，大量の出血が胸腔の底から湧き上がり，視野がまったく確保できないからである．

左主幹近位のクランプは，出血中にはかなり困難である．しかもたとえクランプができても，出血部位（肺動脈破綻部）から十分な距離を確保することは困難なことが多い．この場合は，ボタロー靱帯の切離と心囊内の肺動脈リリースが必要であるが，この手技については，行ったことはなくとも（それほどやる機会はないので）どのようにするのか，頭に入れておくほうがよいだろう（PA elongation法，99頁参照）．それが間一髪のところで止血を可能にする．

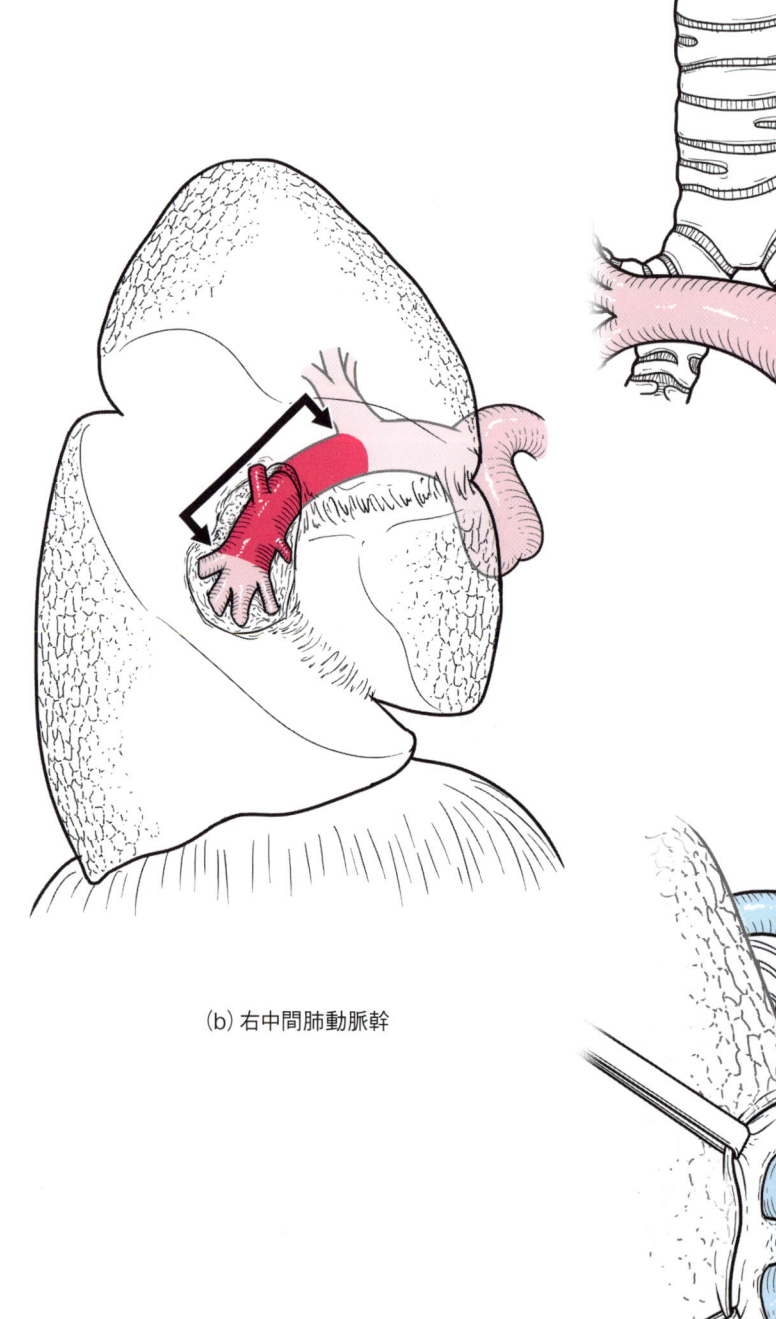

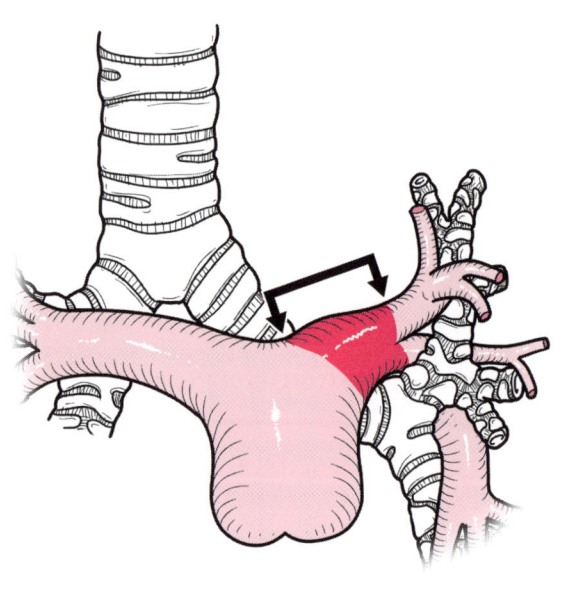

(a) 左主肺動脈根部

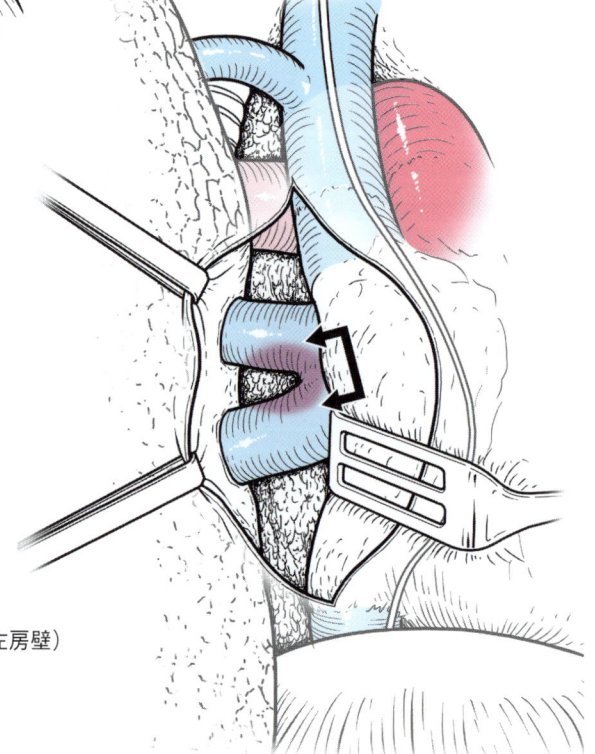

(b) 右中間肺動脈幹

(c) 心囊内の上下肺静脈分岐部（左房壁）

図11 重篤な出血を招きやすい部位

3. 肺実質に用いる基本手技

　肺実質を扱うことは，呼吸器外科手術以外にない。気体と液体の両方を包含する特殊な組織を外科的に扱う場合には，いくつかの注意が必要である。特に肺癌に合併しやすい高齢者の気腫性肺についてはコツが必要であり，扱い方を間違えると術後合併症に直結する。

　区域切除術以上肺葉切除術以下の肺切除術においては，格段に分葉がよい場合を除くと，程度の差はあっても肺実質を分断する過程が必要である。このような肺切除術においては，肺実質において気体(空気)と液体(血液)がきちんと封入されなければならない。閉胸時には，これらが確保されていることが基本的には要求される。"基本的に"と書いたのが重要なところで，高齢者気腫肺のようなケースでは，そこそこのところで術中は妥協することがときとして必要というところがある。たとえ術野においてエアリークがあっても，そこそこのところで閉胸して，術後の自然治癒に任せるという判断をするということである。この辺のさじ加減は，きちんと記載することはなかなか困難である。

A 肺実質，臓側胸膜損傷の修復・補修

　術中損傷した肺実質(その場合には当然臓側胸膜も損傷を受けている)の修復は必須の技術である。

1) 小さい損傷の修復

　2-0 Proleneによる Z縫合が最も多く用いられる。Proleneなどのモノフィラメント糸を用いるのは，糸の抜けがよいからである。損傷部から少し離れたところに大きめに針を刺入する 図1 。

　臓側胸膜が大変薄い"脆い"肺においては，むしろ絞扼のほうが有利な場合も多い 図2 。ただし，この方法は鉗子でひとつかみできる程度の

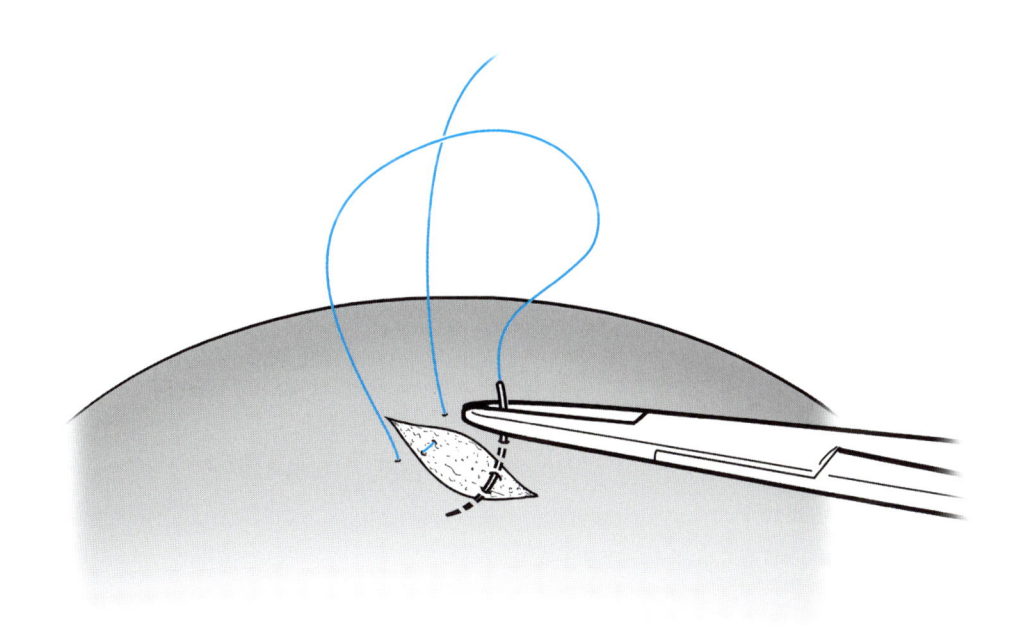

　　　図1　Proleneによる Z縫合(小さい損傷の修復)

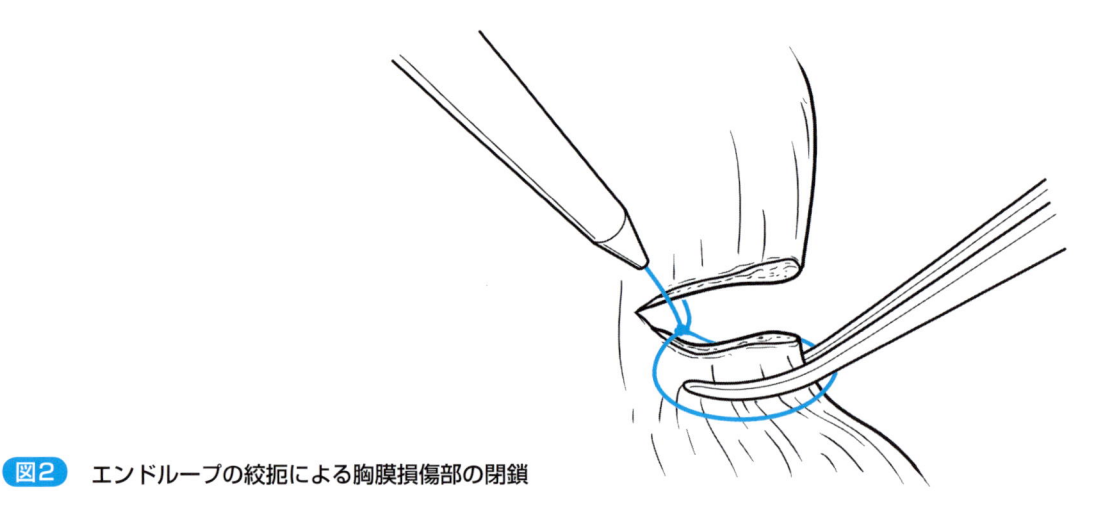

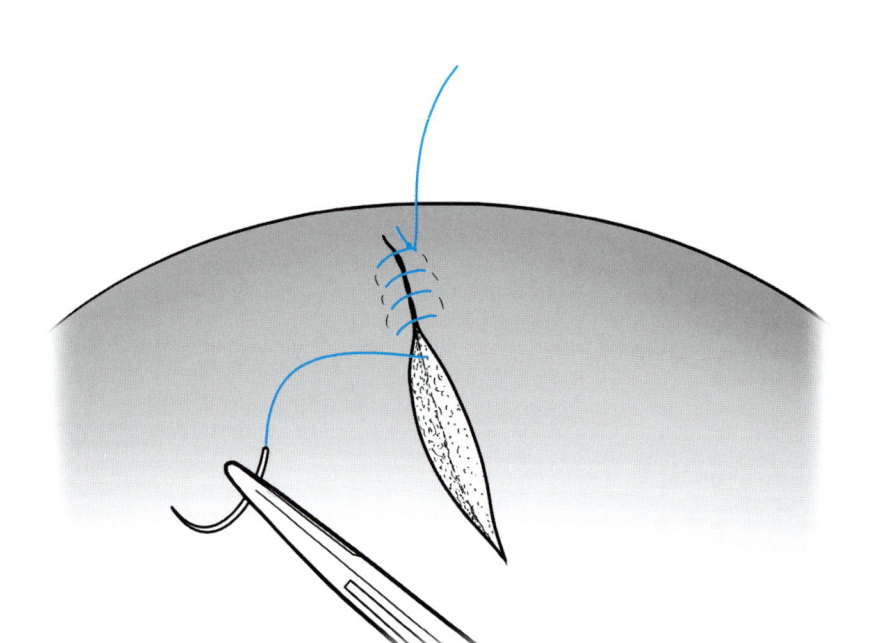

図2 エンドループの絞扼による胸膜損傷部の閉鎖

図3 大きな胸膜損傷部に対する連続縫合

小さな損傷部に限る。大直角鉗子で損傷部を把持し，6号絹糸で結紮するだけである。この場合，針が胸膜をtraumaticに貫通することがないので裂けていく心配がない反面，肺が膨張した時に臓側胸膜の張力が強いと全体が裂け込んでいく可能性があるので，この方法はごく小さい範囲の修復か，臓側胸膜が健常でしっかりしている時だけにしたほうがよい。

2）大きい損傷の修復

損傷部分が大きい時は，連続縫合による閉鎖が必要である**図3**。損傷部の辺縁で2-0 Proleneでまず結紮を行い，連続縫合する。この時，できれば裂けている肺実質が全層拾われていることが望ましいが，これは必ずしも必要ではない。臓側胸膜を含めて，肺実質の表面1cmくらいがしっかり拾われ，臓側胸膜が閉鎖されていればよい。

3. 肺実質に用いる基本手技 | 65

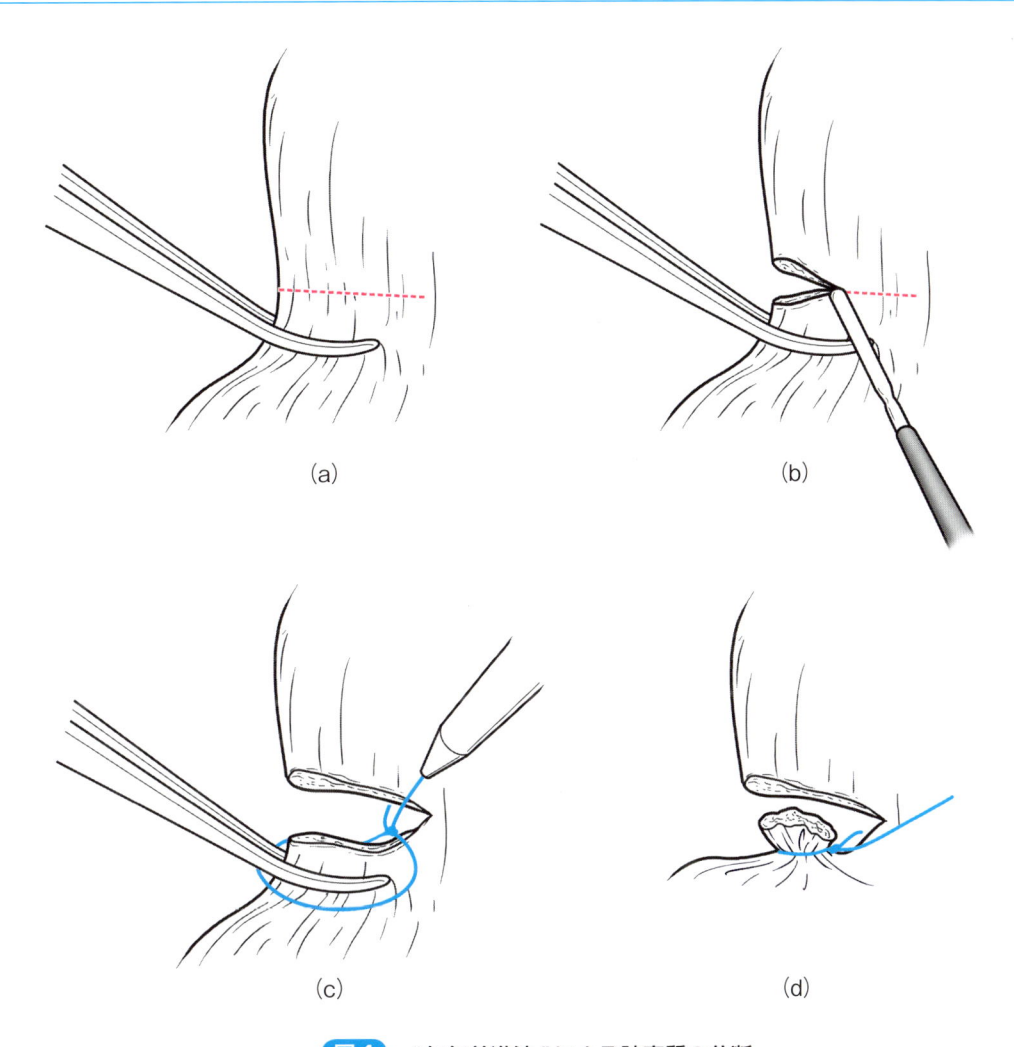

(a) (b) (c) (d)

図4 "匍匐前進法"による肺実質の分断
肺実質の切離を少しずつ進める。温存される下葉側の肺実質は，エンドループで結紮し牽引用に残す。

B 匍匐前進法
<small>ほふく</small>

　分葉の悪い葉間で，肺実質を分断する技術は不可欠である。特に肺動脈の直上で大きくステープラーが使えない場所では，この技術が必要である。少しずつ肺実質を割っては結紮しながら進むので，私は匍匐前進法と呼んでいる 図4 。右上下葉間で分葉が悪い場合を例にしてその方法を紹介する。

　右上下葉間をよく観察し，葉間の両側から臓側胸膜を持ち上げ，電気メスで切開しながら肺動脈の直上に進入する。肺動脈の白い壁がみえたらしめたもので，別の項(130頁)でも述べるがここで肺動脈血管鞘に入る。この後は肺動脈血管鞘内側の層で肺実質を割っていくのである。

　まず，この肺動脈血管鞘を全周性に近く剝ぎ落としてしまわなければならない。肺実質を少し持ち上げつつこの線維性皮膜を切開する。そして，この上に乗っかった肺実質を大きな直角鉗子や小児用ケリーで把持し，その中央を電気メスで割る。鉗子類のブレードの長さを少し超える程度まで切開する。鉗子で挟んだ部分は，2-0 ProleneでZ縫合をかけてもよいし，6号絹糸で結紮して

もよいし，エンドループ（ジョンソン・エンド・ジョンソン社製）で締め込んでもよい。術野が狭くて結紮縫合がやりにくければエンドループがよいだろう。この際のコツは，この結紮糸を視野確保のための吊り糸として用いることである。上葉切除術であれば，下葉側の結紮糸を切離せずに残し，その端をモスキートペアンなどで把持する。創縁から自重によって垂らせば，ちょうどよい牽引になって視野展開の足がかりとなる（視野展開糸）。同様の動作をまた繰り返す。血管周囲の剥離をさらに進め，方向を定めて大直角鉗子で肺実質を把持し，その間の肺実質を分断する。この後の肺実質の結紮動作も同様である。この結紮糸の端は，先の展開糸とまとめ，これも創縁から垂らす。この操作を忍耐強く丁寧に行うことで，葉間の肺動脈に覆い被さる肺実質を割っていくことができる。少しずつ肺実質を分断しながら進むという意味で，私はこれを匍匐前進法と呼んでいるが，このテクニックは必ず身に付けておかなければならない。

　肺動脈を覆う肺実質を分断することができれば，あとは大きくトンネルを作成した後ステープラーで切離することができるはずである。

C | 厄介な肺（気腫性肺）への対応

　高齢で慢性肺気腫が進んだ患者における肺実質，臓側胸膜の修復はどのように行えばよいであろうか？　ここは，ほとんどの呼吸器外科医が苦労し，悩むところの課題である。結紮縫合にいったばかりに，どんどん肺が裂けていき，エアリークがいよいよひどくなって途方に暮れるということはしばしば経験するところである。確かに術後のエアリークの遷延は，入院期間を延長させ再手術の原因となるから，術中に極力これを修復しておく必要があろう。しかし，完全を期するあまり，かえって収拾のつかないことになるということもよく肝に銘じておくことが必要だろう。強固な癒着剥離後には，至る所から大小のエアリークがあることが普通であるから，これらすべてを修復しようとすること自体が無理なのである。この時には，完全を期するところと手を抜くところに

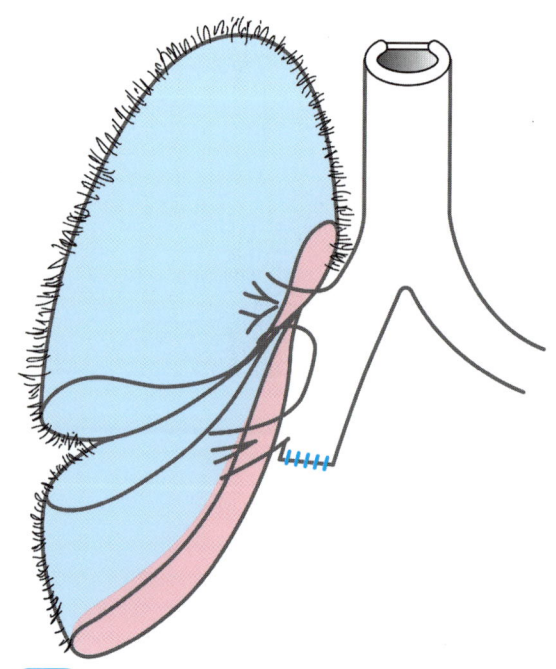

図5　エアリークを止めるべきところ（赤部分）と手が抜けるところ（青部分）
（例：右肺下葉切除術後）

強弱を付ける必要がある。

1）エアリークを止めておいたほうがよいところ，ある程度放置してもよいところ

　自然治癒過程による術後エアリークの改善が期待できるところと，まずこれが期待できないところ，という観点から力の抜き方を考える（図5）。

　まず，肺の外側面は胸壁との癒着が期待できるから，多少の損傷にはこだわらなくてもよい。特に肺尖部近辺の外側や縦隔側では十分癒着が期待できる。また，葉間に面する部分での損傷やエアリークも葉間において臓側胸膜が癒着することが期待できる。このような部位では，大きなエアリークが持続する可能性はそれほど高くはないはずである。よって，この辺りは手が抜ける。

　ところが，肺葉切除術後の残存腔に面する葉間からのエアリークは周囲組織との癒着があまり期待できない。例えば，右下葉切除術後の中葉や上葉の葉間面は，横隔膜からもずっと距離があり当分これは埋まらない。当分は遺残腔にこれらの面は直接露出している。したがって，これらの部位に対して癒着による自然治癒を期待することはで

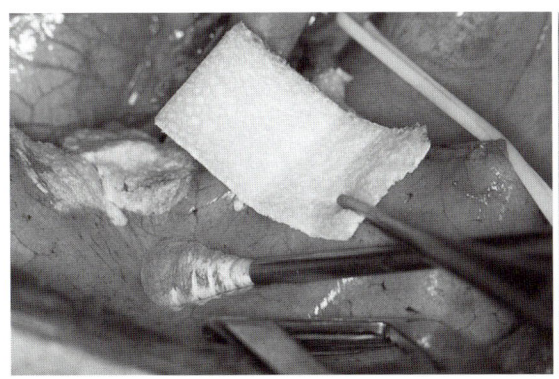

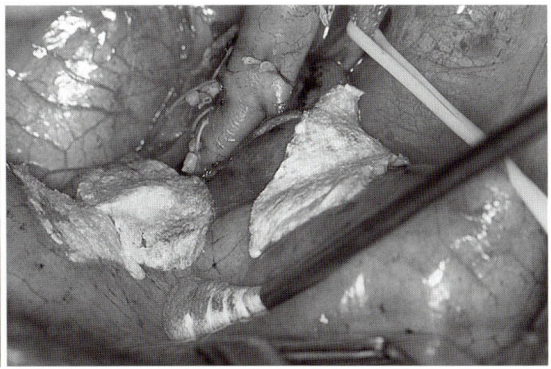

図6　葉間面へのタココンブの貼付け

きない。臓側胸膜の修復について手が抜けない部位である。

　例えば，中葉切除術後の葉間におけるエアリークはそれほど構わないが，左下葉切除術後の残存上葉の葉間からのエアリークには気を遣うという強弱が必要である。ポイントは，葉切除術後の遺残腔にその部位が直接面しているかどうかである。

2) 臓側胸膜が脆くて気腫性変化の強い肺への対応

　表記のような肺の損傷部位を，すでに述べた方法で修復を行うと，肺を膨張させたとたんに臓側胸膜が裂けて，余計にひどいエアリークが始まることがある。気を取り直してさらに広く大きく針をかけて閉鎖すると，もっとひどいことになり，悪循環に陥る。大きく縫合すればするほど縫合部にかかる張力は増すのだから，ある意味当然かもしれない。

　このような場合は，縫合結紮絞扼という手段は早々に諦めたほうがよい。早い諦めが肝要であり，このような場合，私はタココンブ（CSLベーリング社製）による肺表面の被覆を行っている 図6 。被覆材や生体糊については，いくつかのものを試みてきたが，現在最も有効にエアリークを止めることができるのはタココンブであると思う。私の方法の要点は，糊塗される側の肺はドライにした状態で，タココンブの糊をあらかじめ融解しておいて貼り付ける方法である。この方法の利点は，接着した場所からずれにくいことにある。タココンブは機械的な接着力が強いことが大きな利点であり，現在これを凌駕する被覆材はない。一方，生体材の利用は汚染の可能性がゼロである合成材に比較すると不利な側面をもっている。物理的に使いやすく，強力な接着力をもった化学合成材が登場すれば，その利用価値は相対的に低下する可能性があるが，それまでは当分の間，タココンブがエアリークの制御には中心的な役割を果たすことになる。

　以下に，私のタココンブの使用法を紹介する。

　タココンブを肺の表面に糊塗する方法はいくつかあるかもしれないが，私の行っている方法は，糊塗してほしい部位にタココンブが確実に接着されるようにすることを目的としている。タココンブはある"硬さ"をもった平面状構造をしているから，柔らかい局面状の肺表面にはそのままではアプライできない。平面は曲面には対応できない。したがって，われわれは通常タココンブを横方向に4等分して使っている。

① タココンブのパッケージを開封した後，タココンブの糊面を上向きにしてひっくり返したあと，クーパー剪刀で4等分に切り分ける 図7-a 。

② 一方，タココンブを糊塗する肺の準備を進める。虚脱させていた肺に空気を送り込み，肺を十分膨張させる。乾いたガーゼでタココンブの予定接着面の水分を十分に吸い取る。肺表面に付着した水分を利用してタココンブ表面の糊を溶かして接着させる方法も取り得る。しかし，この方法をとると糊の融解に時間がかかるために，その間タココンブ片がどうしても動いてしまい，あま

図7　タココンブの貼付け方法

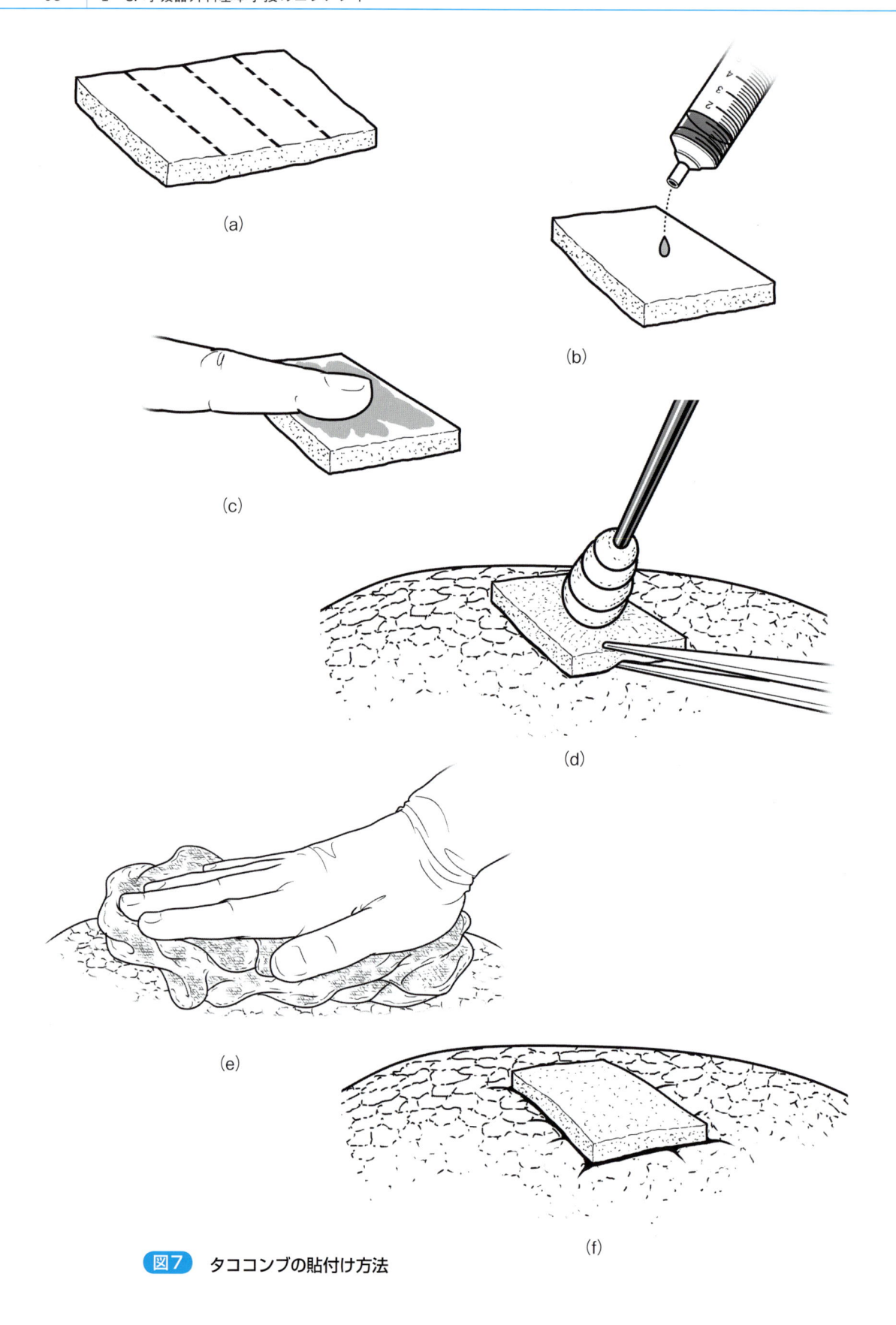

りうまくいかない。われわれは，先に述べた"糊塗してほしい部位にタココンブが確実に接着されるようにすることを目的として"肺表面はドライにした状態で，タココンブの糊面のほうにあらかじめ水分を与えて糊を融解させる方法をとっている。

③ そのため，①で裏返しにしたタココンブの糊面に，針なしのシリンジを用いて生理食塩水を各タココンブ片それぞれに2滴程度ずつ乗せていく 図7-b 。この水分が多すぎると，糊が必要以上に薄まり，これがこぼれて糊がなくなってしまい，接着ができなくなる。せいぜい2滴までである。そのあと指先で糊面全体に薄く水分を伸ばして糊を溶かす 図7-c 。

④ このあとゆっくりやっていると，糊が溶け出したり乾燥してしまうので，手早く行う必要がある。タココンブ片を鑷子で把持して糊塗したい部位に置く。われわれは2本以上の成毛コットンを用いて強く肺表面に押しつける 図7-d 。ある程度接着したら，さらにガーゼ数枚をタココンブの表面に押し付けてしばらく待つ 図7-e 。ガーゼを剝がしてみて，タココンブ片が隅々までしっかりと潤い，接着していれば操作は終了する 図7-f 。これを丁寧に1枚ずつ行う。エアリークの量が多い中心部分では，タココンブを二重に貼り付けることも必要である。フィブリン糊と比較すると，タココンブは組織接着性が強く，いったんしっかりと接着してしまえば水洗いしても容易に剝がれることはない。このことは大きな利点で，シーリングテストでエアリークがどの程度コントロールされたかを把握することができる。フィブリン糊との大きな差はこの組織接着性にあり，エアリークの制御ということが，取りも直さずエアリーク部分の機械的なシーリングである以上，その実効性は組織接着性に帰着するといってよいと思う。

4. 呼吸器外科手術のための手術器具

時々，レジデントの卒業生が勤務するよその病院へ出張手術に出かけることがある。慣れない器具，慣れない手術室ということもあるかもしれないが，やはり手術器具のセットの組み方はよくないと思うことが多い。何といっても，使っている器具があまりよろしくない。消化器の手術で用いられている器具の"転用"が多く，先端部が肺の微細な組織を取り扱うのにはファインでないものが多いのである。弘法は筆を選ぶし，バイオリニストはバイオリンを選ぶ。奇才パガニーニは，"カノン砲"と呼ばれる大砲のようによく鳴るガルネリ・デル・ジェスで演奏したといわれる。われわれの技術は，バイオリニストほど繊細なものではないが，使いやすい道具で，少しでも良い手術を楽に行うべきであろう。ただ，よく覚えておきたいのは，手術が上手にできる外科医は，良い器具を用いれば，より良い手術ができるということであって，器具がよければ外科医によらず良い手術ができるということではない，ということである。私が，"ダヴィドフ（ヨーヨーマが使っているストラディヴァリのチェロ）"で弾いてもうまく弾けないのと同じことである。

A 呼吸器外科手術の器具の組合せ

表1 は，私が国立がんセンターで組んでいる手術器具の一覧である。特徴としては，"平均的でごく単純である（特徴がないということが特

表1 国立がんセンターにおける標準的な手術器具の組合せ

器具名	個数	器具名	個数
消毒鉗子	2	肺用二爪鈍鉤	4
布鉗子（アリス型）	8	スパーテル（中・極細）	各1
布鉗子（バックハウス型）	2	開胸器（左・右）	各1
コッヘル（短曲）	15	前方肋骨剪刀	1
コッヘル（短直）	1	後方肋骨剪刀	1
モスキート（無曲）	10	肩甲骨鉤（大）	1
ペアン（長曲）	2	ウイスカー	1
ペアン（長直）	5	吸引嘴管	2
小児用ケリー	2	直剪	1
ケリー鉗子	5	短クーパー	2
ケリー鉗子（強弯）	2	肺用メイヨー剪刀	1
リンパ腺鉗子	4	メッツェンバウム剪刀（長・黒）	各1
アリス鉗子（大）	4	切糸用ケース	1
アリス鉗子（曲）	2	ボール（大）	2
直角鉗子（大・中・小）	各1	ボール（小）	1
ダイヤモンド持針器（中・小）	各2	ビーカー（大・小）	各2
マチュウ持針器	2	リンパ節入れ	1
中鉤ピン	3	成毛コットン棒外筒	5
スチーレ鑷子	2	綿球（大）	10
ライビンガー鑷子（長）	2	綿球（小）	10
筋鉤（大）	4		
筋鉤（中）	2		
筋鉤（小）	2		

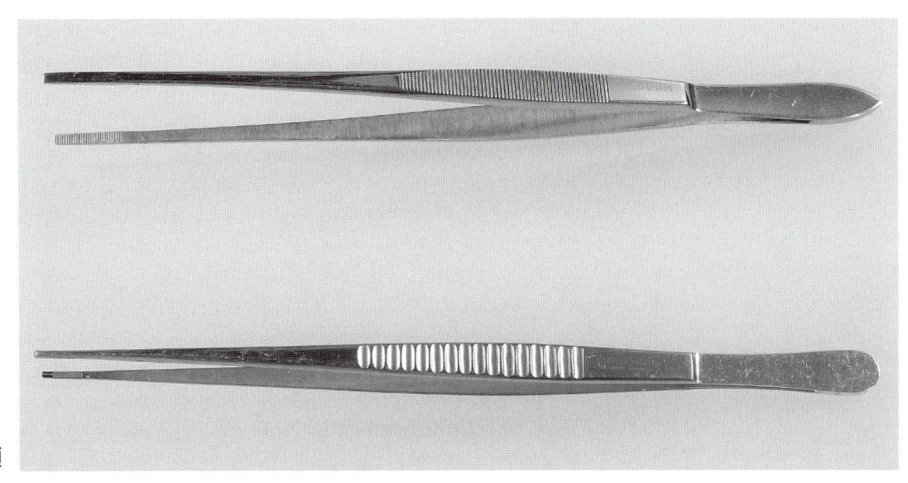

図1 鑷子類

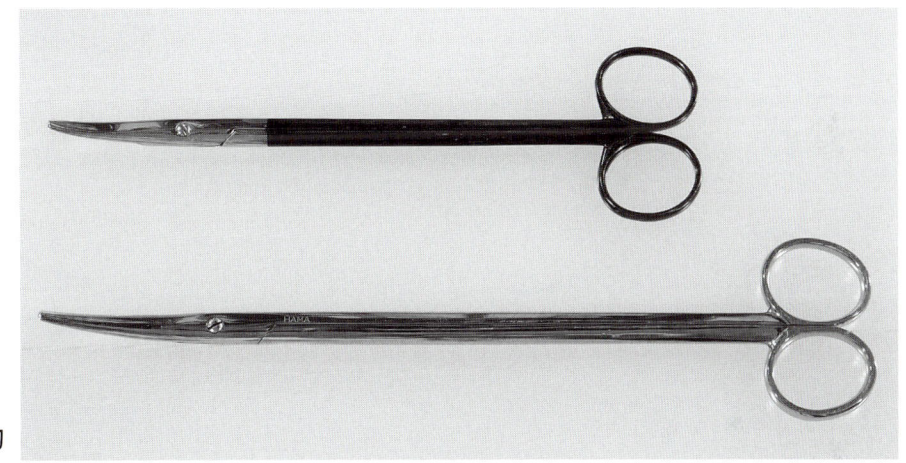

図2 メッツェンバウム剪刀

徴)"ということである。現在の小開胸手術ではほとんど肋骨をいじらないので，開胸手術の定番であるエレバとかラスパなどは外されている。

この中で，必須のものについて解説をしておく。

鑷子類（図1）：血管剥離などのファインな作業に用いるライビンガー鑷子と，もう少し大きな力で構造物を把持するスチーレ鑷子の2本立てで組んでいる。ライビンガー鑷子は，大づかみに癒着剥離をしたりする場合には力不足である。

剪刀ハサミ類（図2）：特に血管鞘を切離したりする場合を想定して，先端が大変ファインであるメッツェンバウム剪刀は必須である。これがないと，いざという時に繊細な血管周囲の剥離ができない。現在，リンパ節郭清，血管周囲の剥離などはほとんど電気メスで行われることが多いので，剪刀類の登場頻度はかなり減っていると思う。昔は，メイヨー剪刀を半開きにして，ガサーッという感じでリンパ節を一塊に郭清する光景が一般的であったが，剪刀をこのように使うことはもはやあまりない。剪刀類はむしろ，正確にこの組織をきちんと切りたいというような，一点正確な切離に用いられる。

アリス鉗子とリンパ節鉗子（図3）：アリス鉗子はリンパ節郭清においては必須である（リンパ節の向こう側を把持できる）。柄の長いものを選択したほうがよい。リンパ節鉗子は，リンパ節のためというよりは，私は"肺鉗子"として用いることが多い。したがって，先端が三角形の形状をした肺鉗子はセットから外している。これは先端が大きすぎて邪魔になり必要がない。

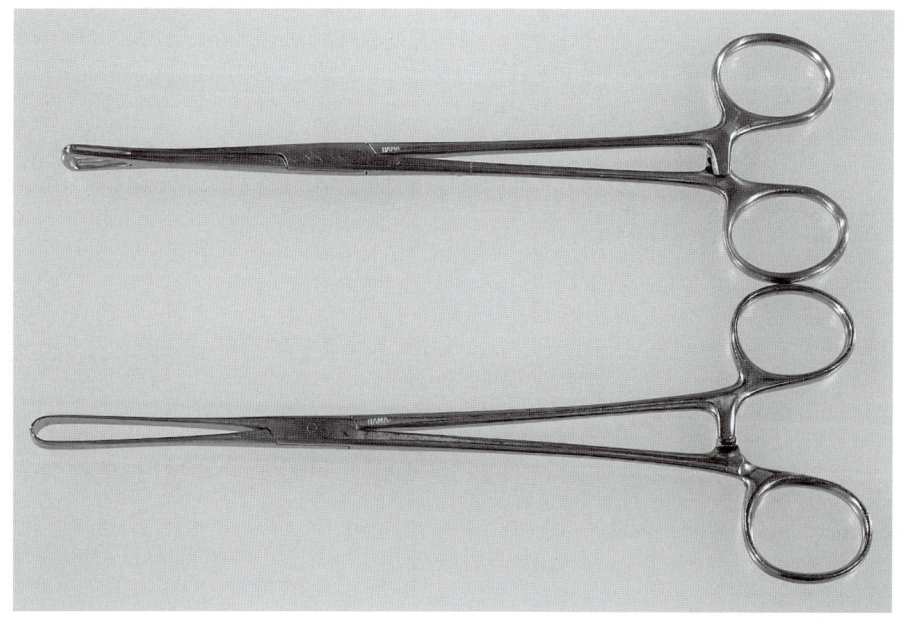

図3 アリス鉗子とリンパ節鉗子

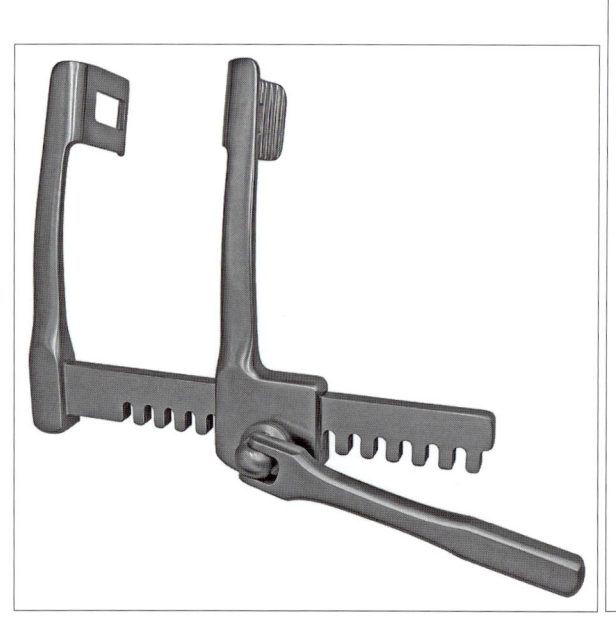

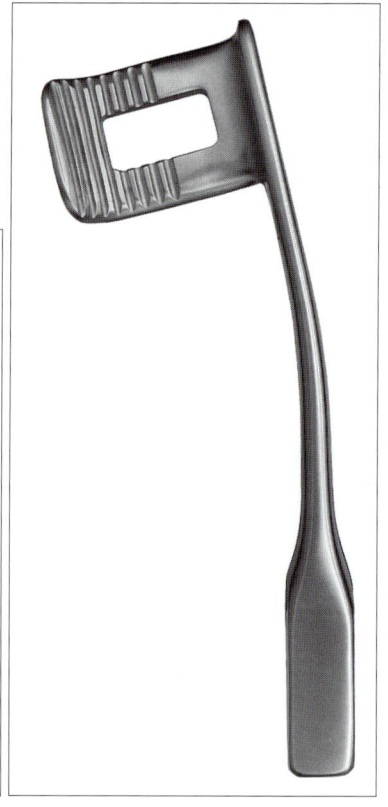

図4 低侵襲開胸手術用小型開胸器
（イノメディックス社製）

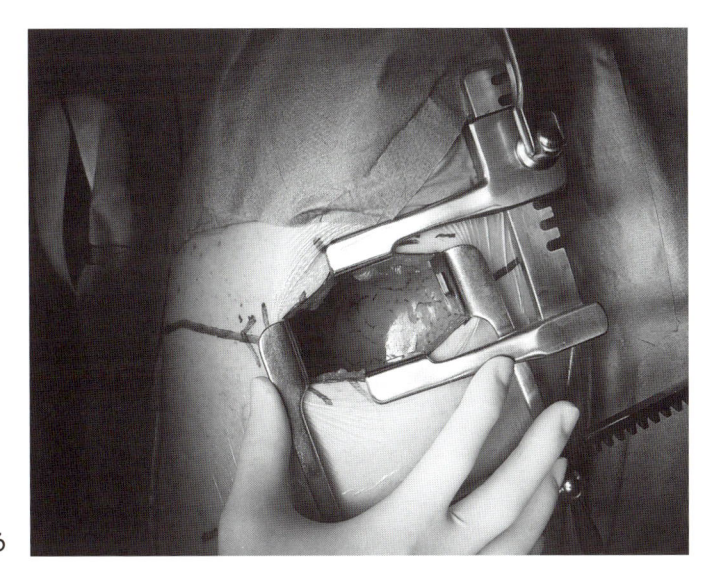

4. 呼吸器外科手術のための手術器具 73

図5 小型開胸器を直交させて用いる

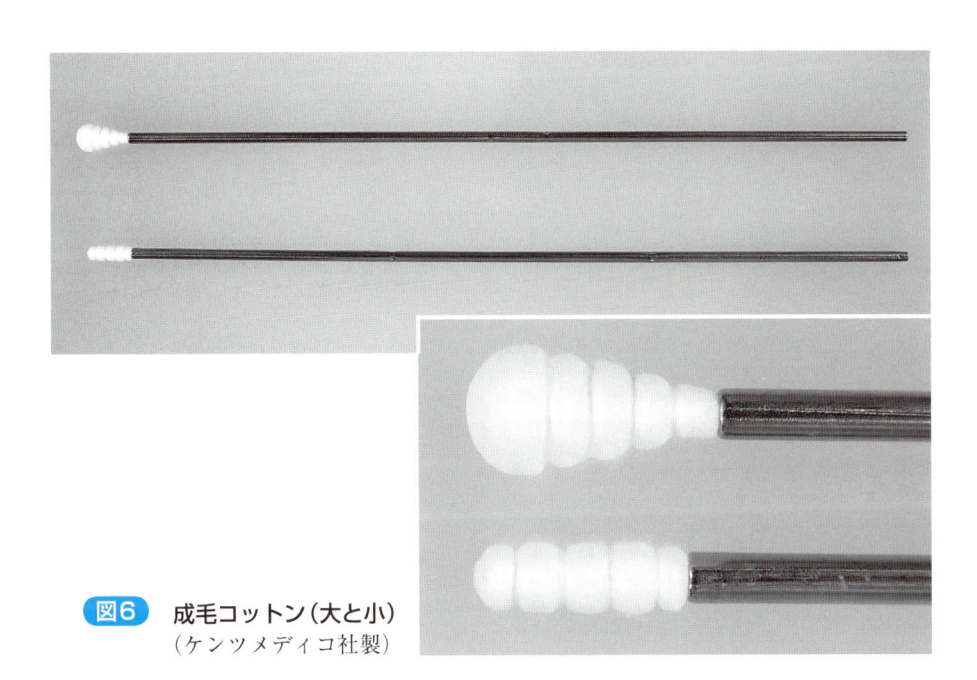

図6 成毛コットン（大と小）
（ケンツメディコ社製）

B 小開胸手術でぜひとも必要な器具類

　開胸器：小開胸手術の成否を決めるのが実は開胸器である。小開胸手術を行おうとするのであれば，開胸器にこだわるべきである。開胸器にはいくつかの類型があるが，基本的に大きな開胸器は弁の部分の厚みも大きく，開胸器が小さくなるにつれて，例えば小児用の開胸器のように，弁の部分の厚みは薄くなる。この開胸器全体の大きさと，弁の厚みは相関するように作られている。強度の点からそうならざるを得ないのであろう。

　しかし，小開胸手術に求められるものは，全体は小さいが，弁の厚みが成人の全胸壁をカバーできるもので，しかもブリッジの部分が長くて小さな術野を塞がない開胸器である（図4）。単にサイズダウンしただけの小児用開胸器では，全胸壁

図7 エンドループ（ジョンソン・エンド・ジョンソン社製）

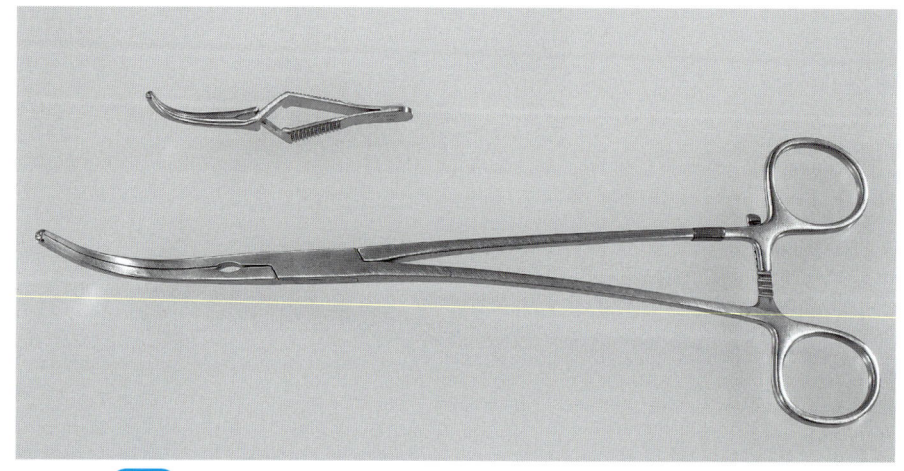

図8 小肺血管の末梢に用いるクリップとドベイキー型の血管鉗子

の厚みを開排することはできない．この小型開胸器は，思っている以上に，器械構造的には製作しにくい．長いブリッジの先端に大きな厚みの弁が取り付けられるので，実際に開胸した時に梃子の原理で予想以上の力が手元にかかるためである．金属やネジ回しの部分に大きな強度が要求される．このための開胸器を最近開発し（イノメディックス社製，低侵襲開胸手術用小型開胸器），これをもっぱら使用している．

私は，図のように通常この開胸器2個を直交させて用いている **図5** ．これによって小さな切開創で最大限の視野を得ることができる．小開胸手術には，なくてはならない手術器具である．

その他の小開胸手術のための必須小物：小開胸手術では，種々の作業が制約を受ける．これをカバーするために必須の器具がある．

① 成毛コットン（大・小） **図6** ：これは，成毛先生の最高遺産である．私の手術はこの器具なくしては語れない．血管鞘内の剥離はもちろん，圧排鉗子として，あるいは出血時の圧迫器具として重要な役割を果たす．この器具の優れている点は，上記の物理的機能に加えて，大コットンは血液などの吸収性があることである．このことは，局所のガーゼの使用を減らし，出血時の対応を容易にしてくれる．ステープリング後のoozingを抑え込むのには最も適している．

② エンドループ，サージタイ（コヴィディエン社製） **図7** ：小開胸手術では糸の結紮が困難である．これを代用してくれるものはエンドループで，最近の私の手術では平均して4～5本を用いる．メーカーには糸の選択肢を増やす努力を期待したいところだ．

③ クリップ **図8** ：呼吸器外科で用いるのに最も適しているクリップは，プレミアム サージクリップ M-9.75（コヴィディエン社製）である．私は，切り捨てる末梢側の血管の閉鎖にこれを用いている．利点は作業が早

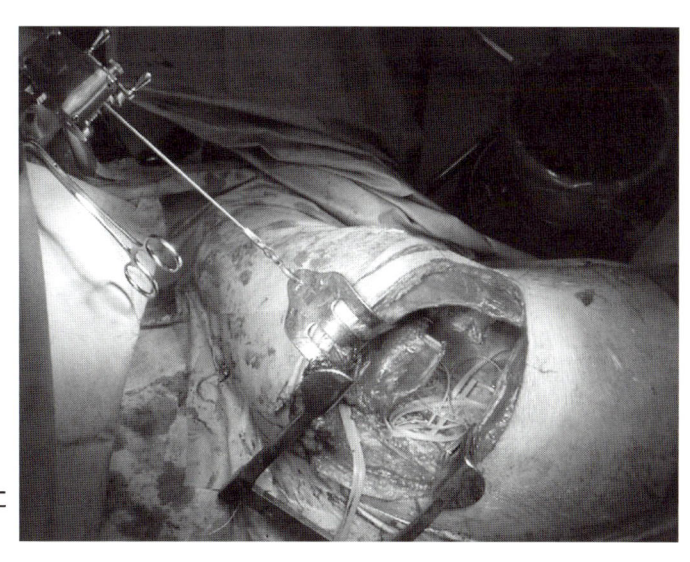

図9 パンコースト腫瘍の切除で肩甲骨にかけている"吊り上げ鉤"

い点である。太い血管の中枢側には向かない。

C いざという時に備えておかなければならないもの

　血管鉗子類（図8）：いざという時とは，まず出血の場合である。止血の時に用いる鉗子がなければ呼吸器外科手術は行ってはならない。また，肺動脈血管形成などの場合でも必須となるものでもある。肺動脈という脆弱な構造をしっかりと非破壊性にクランプできるものが必要であり，ドベイキー型クランプを用いている。肺動脈末梢のクランプには，ブルドック鉗子が必須である。

D 必要な時に備えておきたい器具類

　吊り上げ鉤（図9）：パンコースト腫瘍の手術など，胸壁を扱う手術で，特に肩甲骨で覆われる頭側の作業では，吊り上げ鉤を用意するとよい。ほとんどの病院では，上部消化管手術用にこれをもっているはずであり，新規に購入する必要はないであろう。

　平ノミと丸ノミ（図10）：これらは椎体の合併切除には必須である。まず整形外科で所有しているはずであるから新規には必要がない。脊椎の横突起を切り落としたり，肋横関節面を剝離してい

く場合には有用である。

E ステープラー考

　現在の呼吸器外科手術ではステープラーは欠かすことのできないもので，本書もこれを用いることが前提で書かれている。呼吸器外科で用いられるステープラーはほぼ2種類と考えてよく，エンドステープラーとTA型ステープラーである。これらを適宜状況によって使い分けている。メーカーも，コヴィディエン社（C社）とジョンソン・エンド・ジョンソン社（J社）の2社にほぼ限られ，それぞれの製品には，それぞれ長所と短所がある。呼吸器外科手技の各論では，それらの使い方がその場で述べられているが，それぞれの機器の特性と機能をよく知って使用しなければならない。

1）ステープラーの使用対象

　呼吸器外科手技のうち，肺切除術ほどステープリング手術に向く組織はない。肺実質，気管支，肺動静脈といった肺切除術で切断する構造物がすべてステープリングの対象となる。

　カートリッジの選択については，対象物によって適材適所で選択する。私は血管関係はすべて白，葉気管支は青，主気管支は緑，肺実質は状況に応じて青か緑を用いている。これらを基準に状況ごとに判断すればよい。

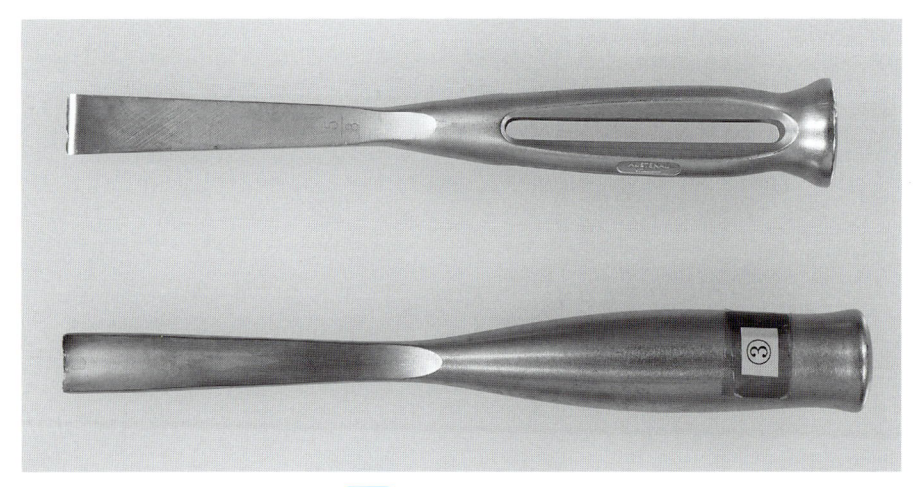

図10 平ノミと丸ノミ

2) エンドステープラーに関するコメント

現時点で，J社，C社ともにエンドステープラーのラインナップがあって，それぞれに特徴があり，一長一短である（図11）。両者のエンドステープラーの最も大きな相違点は，グラスピングとファイアリングの機構の差ということができると思う。J社のエンドステープラーでは，この2つの動作が独立していて，シリアルserialになっている。すなわち，グラスピングができなければファイアリングへ進めない（カチッという音がしてラチェットratchet機構が働く）。グラスプした組織が厚すぎれば，ラチェットが下りないのでファイアできず，結局グラスプをやり直さなければならないが，これはある意味ではネガティブフィードバックという安全機構とみることもできる。一方，C社のエンドステープラーは，グラスピングとファイアリングが同時進行する。カートリッジとアンビルが締まりながら同時にファイアリングが進む。そのため，実力以上の厚みのものをグラスプしていても，ファイアリングが進行してしまい，途中でミスファイアとなる可能性がある。この点の信頼度ではJ社に軍配が上がる。ただごく最近リリースされたC社のウルトラでは，組織の把持力が格段に向上し，"押し切り"という欠点が大いに改善されている。ステープルの高さを変えて外に向かって圧を逃すメカニズムについては，いまだその効果はわからないが，把持力の増大がミスファイアの軽減につながっていることは間違いない。

一方，汎用エンドステープラーに求められる重要な機能が，先端部が曲がるarticulationという機能である（図12）。肺門部で固定された血管，気管支を小さな開胸創で限られた方向から切断するためには，この機能の優先順位は高い。この点での使いやすさを決定しているのが，articulateする関節から先端部までの距離（ℓ）と角度（a）の2つと考えてよい。急峻に曲がっても，比較的小さな力でファイアができるものほど有り難い。この点では，機構的にC社のほうに軍配が上がる。J社のFLEXでは，articulationが結果的に十分でないので，小さな手術創から肺動脈にステープラーをかけるために，いささかの労力が必要とされる。

これ以外でも，比較すべき点として，カートリッジの汎用性（一つの本体で異なる長さのカートリッジが使えるか？ これはC社において可能），ファイアリングに必要とされる力，カートリッジ交換のやりやすさなどが挙げられるが，それぞれ一長一短のようである。使用者としては，これらの特性をよく理解したうえで，適材適所という態度で使うのがよいと思う。

エンドステープラーの利点として，ファイアリングとともに，3つの作業が同時に終了していることが挙げられる。切断部両側でそれらの断端が閉鎖されることから，気管支内腔が開いている時間はほとんどなく，術野が汚染される可能性は小さくなる。また，この機構は血管の処理にはとて

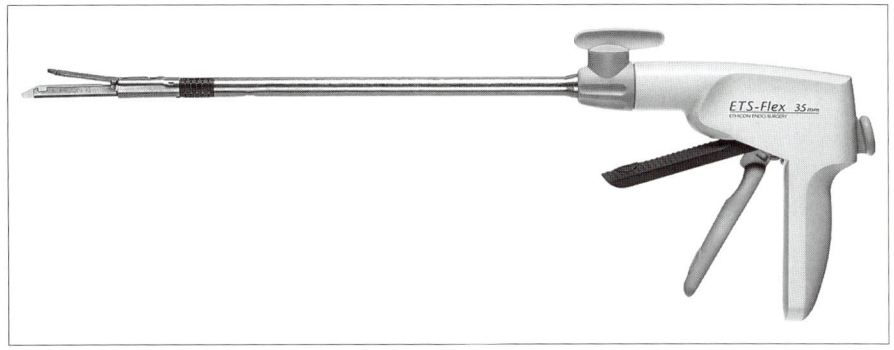

4.呼吸器外科手術のための手術器具 | 77

(a) エンドパス エンドカッター ETS35 FLEX（ジョンソン・エンド・ジョンソン社製）

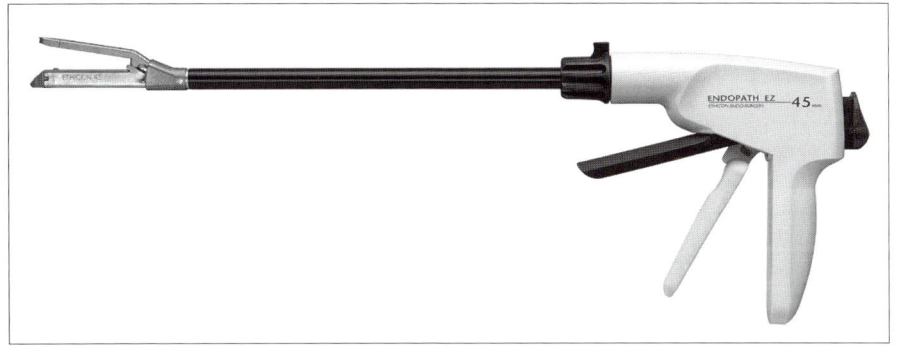

(b) エンドパス エンドカッター EZ45（ジョンソン・エンド・ジョンソン社製）

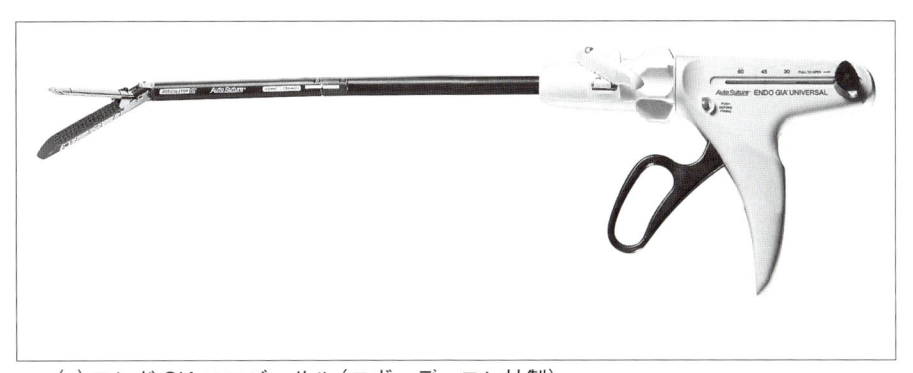

(c) エンド GIA ユニバーサル（コヴィディエン社製）

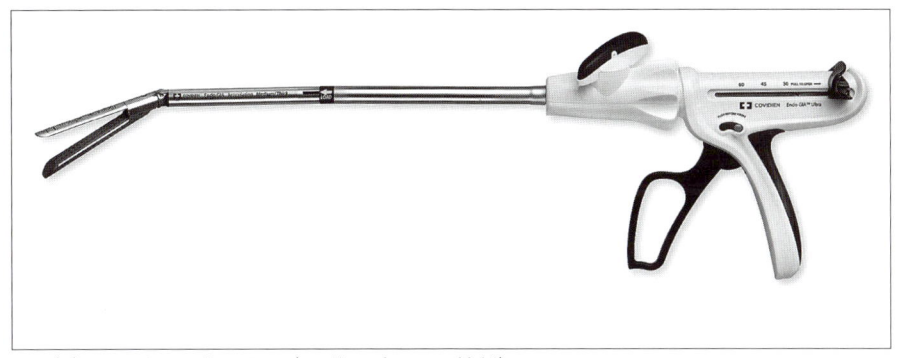

(d) エンド GIA ウルトラ（コヴィディエン社製）

図11 エンドステープラー

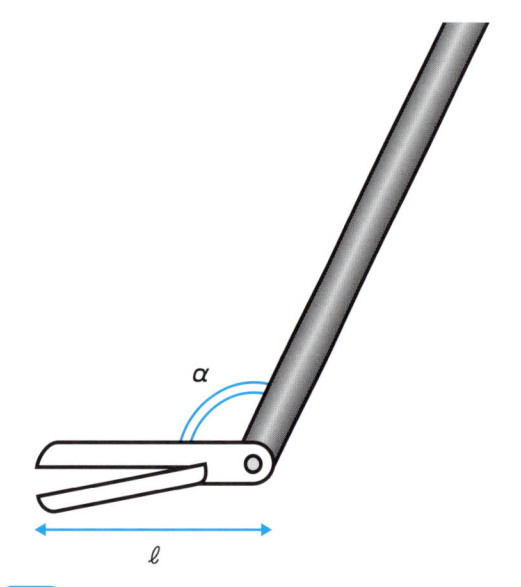

も有利である．一方，ステープリングと切断が同時に進行するということは，万一ミスファイアが発生した場合には，血管などでは大きな出血につながる可能性があるので，中枢をクランプしてからの使用が勧められる（肺全摘術の項，184頁参照）(図13)．

カートリッジの長さの選択についてコメントしておこう．原則として，カートリッジが長くなればなるほど，ミスアラインメントとそれによるミスファイアの可能性は増大する(図14)．C社のエンドステープラーは，カートリッジ長が同一の本体で3種類選択が可能であるが，J社のエンドステープラーでは，カートリッジ長を替えようとすると，本体も替えなければならない．しかし，いずれにしても長いカートリッジを選択する状況とはすなわち，厚くて長いものを対象とするのであ

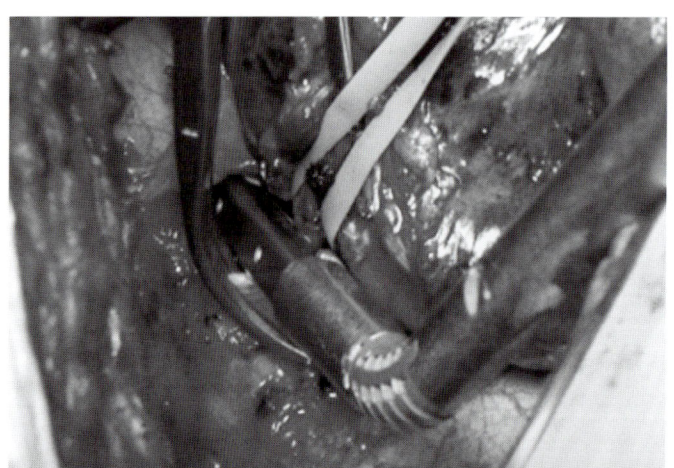

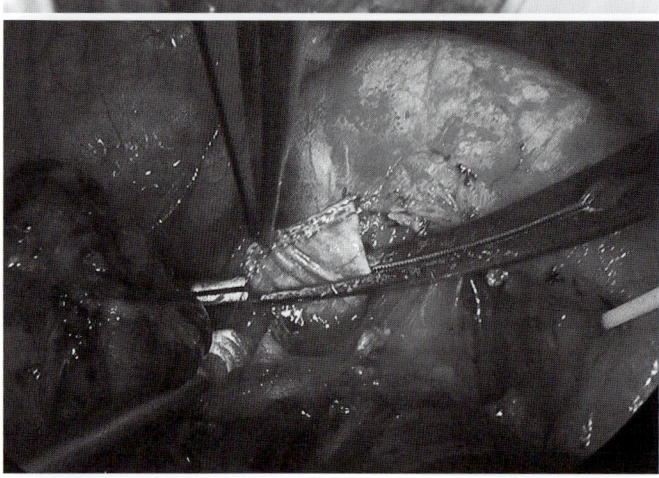

図12 エンドステープラーにおけるarticulation機能
ℓが短くαが小さくなるほど有利．

(a) 中枢をクランプしてステープリングする

(b) ステープリングが無事終了し，切離線を確認しているところ

図13 肺動脈主幹のステープリング（中枢側クランプ後）

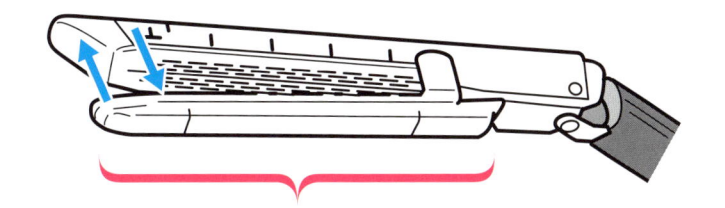

図14 長いカートリッジほど先端部でのミスアラインメントを起こしやすい

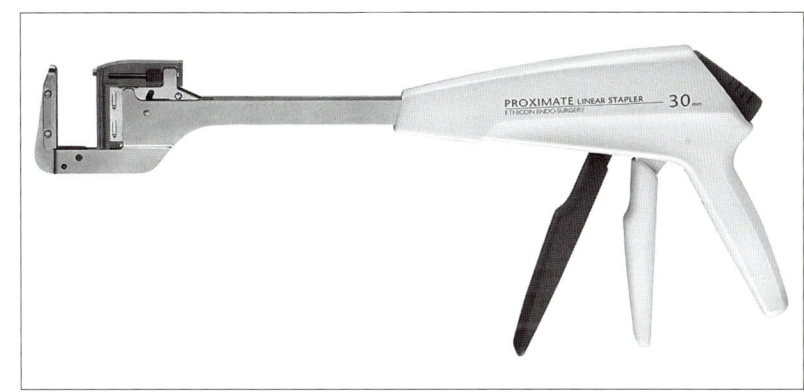

(a) プロキシメイト TX
（ジョンソン・エンド・ジョンソン社製）

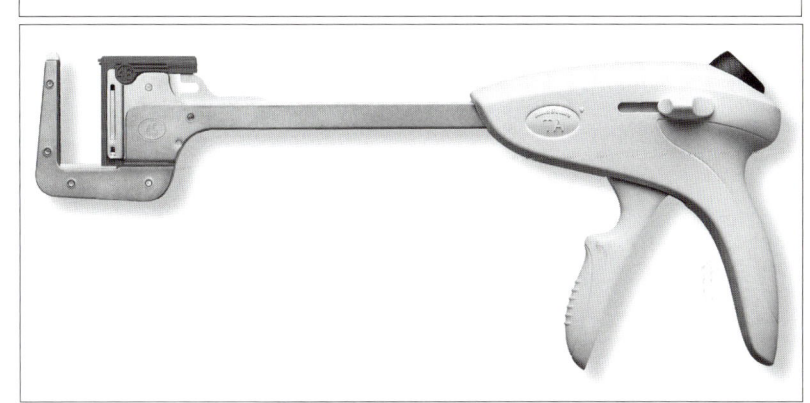

(b) プレミアム TA
（コヴィディエン社製）

図15 TA型ステープラー

るから，もともとステープリングしにくいのに加えて，構造的に長いものほど，根本から先端までがきちんとずれを生ずることなく合わさる可能性が小さくなるのは当然である．したがって，カートリッジの長さを選択する際には，極力小さいものを選ぶべきである．もちろん，長さが足りないのでは話にならないが，必要最小限のカートリッジを使用する，あるいは1回の大きなファイアを試すより，確実な2回の小さなファイアをすることを考えたほうがよい．

3）TA型ステープラーに関するコメント 図15

TA型のステープラーは，エンドステープラーと比較すると使用頻度は減少したものの，依然重要な機器である．私の肺切除術では，エンドステープラーの使用頻度のほうが圧倒的に多い．その理由は，ステープリングと切断が一動作で完了できること，末梢側の気管支が閉鎖されるので術野の汚染が最小限で済むことなどがその理由である．それでも，TA型ステープラーは以下の状況で不可欠である．

① **エンドステープラーが入れにくい場所での使用**：肺全摘術における主気管支の切断と閉鎖などのように，肺門のかなり奥にある気管分岐部の近傍に，適切な角度でエンド

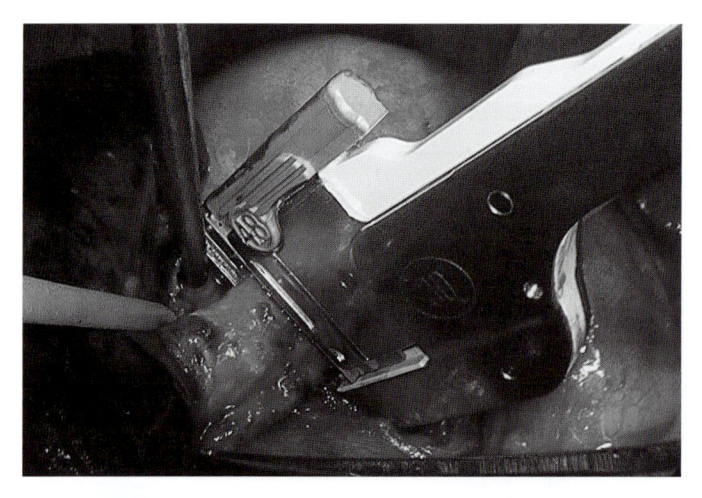

図16 狭い空間でのステープリング（左肺全摘術）
TA型ステープラーが使いやすい。

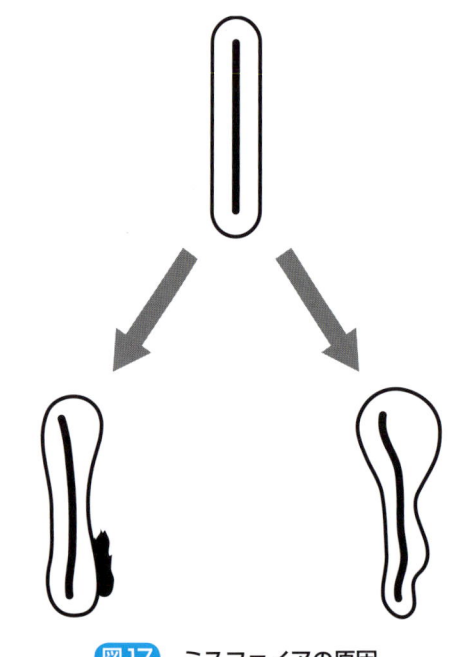

図17 ミスファイアの原因
厚すぎる組織，不均一な組織，硬すぎる組織，異物の混入などが原因となる。

ステープラーを挿入することはできない。硬さや厚みの点からいっても，主気管支の切断と閉鎖は，TA型ステープラーの独壇場であろう（特に左側）（図16）。

② エンドステープラーの使用に不安がある場所での使用：硬くて厚い気管支の閉鎖については，エンドステープラーの項でも述べたように，機構上エンドステープラーではミスファイアの可能性が高くなる。私も，右下葉切除術でミスファイアが起きたため，中下葉切除術を余儀なくされた症例を経験している。切断しようとする気管支の性状を触診で必ず把握すべきであり，高齢者の硬い気管支については，躊躇なくTA型ステープラーを選択すべきであろう。

③ エンドステープラーでグラスプできない厚みの閉鎖と切断：厚い肺実質，特に間質性肺炎がある場合は，肺実質といってもゴム板，のし餅のようなもので，エンドステープラーではとても噛み切れない。この場合は，TA型ステープラーで遺残側のみをステープリングして，取る側を切り離す操作が効果的である。

4）ミスファイアの原因（図17）

ステープラーがミスファイアを起こす原因を知っていなければ，これを防止することはできない。特に，ファイアによって，ステープリングとカッティングが同時になされるエンドステープラーでは，その結果が甚大となる可能性があるし，ステープルを打ち込むだけのTA型に比較すると，ミスファイアの可能性はエンドステープラーで高くなる。ミスファイアの原因とその機序はよく理解して使用したい。

① 対象物が厚すぎるか硬すぎる場合：ミスフ

ァイアの原因として最も多い原因である。実力の範囲内でラチェットの下りる（逆に実力不相応ではラチェットの下りない）J社製のほうがこの原因に起因するミスファイアは原理的に起きにくい。問題が起きやすいのが気管支の切断である。高齢者の気管支では気管支軟骨の石灰化によって，予想以上に気管支壁が硬く肥厚していることがあり，これが結果的にミスファイアを生む。よくみるとその機序にはいくつかあるようで，気管支が硬くて厚いために，アンビルとカートリッジの間でミスアラインメントが生ずる場合（この時はステープルの形成不全を伴う）や，カッターが気管支壁を切断できずにステープルラインを含む気管支壁を断裂させる場合があるようである。いずれにせよ，これはステープラーが実力不相応の構造を対象物として選んだことになり，外科医側にもその判断の甘さについて"一半の責"が求められるのかも知れない。

② **カートリッジとアンビルの間に異物が入った場合**：カートリッジとアンビルの間に前回のファイア時にこぼれたステープルなどが入り込んだ場合にも，カッターがここに引っかかってミスファイアを起こし得る。器械を準備する看護師には，アンビルの洗浄をよく指示しておきたい。

③ **カートリッジが正しく装着されていない場合**：カートリッジがほんのわずかにずれて装着されている場合，実は機種によってはファイアがされてしまう。この時は，ステープルが形成されずにカッターのみが走り，例えば血管であれば大きな出血となる。カートリッジの装着具合は，やはり外科医が最終確認をすべきであろう。私が経験したミスファイアで，胸腔鏡手術で小さなポート孔からステープラーを出し入れしている時に，結果的にカートリッジがポートに当たってほんの少しずれてしまい，ミスファイアとなった例がある。もちろんこの時，はじめの装着具合は完全であったが，後でビデオ画像を見直してもその後生じたカートリッジの変異はわずかで，気付けといわれても無理なほどのものであった。ステープラーの出し入れも危険因子の一つである。

④ **製品の不具合**：およそ人間が作るものに完全なものはない。私の知っているミスファイアで，カートリッジの中にステープルが装着されていないことに起因するものがあった。器械は完全ではないことを心の底辺では認識しておくべきである。

いずれの原因であっても，患者に重大な不利益が生じた場合には，外科医がその責任を問われないことはない。これらの機序をよく知ったうえでの予防策は必要であろう。

【参考文献】

1) Asamura H, Suzuki K, Kondo H, et al. Mechanical vascular division in lung resection. **Eur J Cardiothorac Surg** 2002 ; 21 : 879-82.

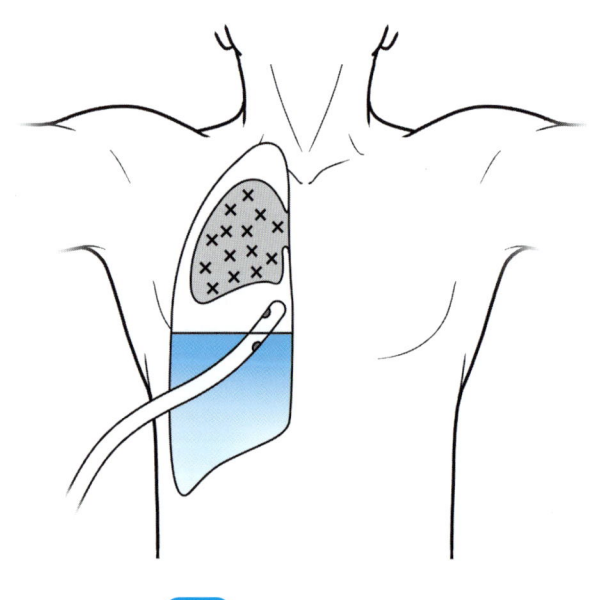

5. 胸腔ドレーン

　胸腔ドレーンの管理法は，呼吸器外科患者の管理法の中でも基本をなす重要な部分である。しかし，胸腔ドレーンの挿入方法，抜管の基準などは大学の医局ごと，あるいは病院ごとにさまざまで，"流儀"として伝えられているものをそのまま疑問もなく踏襲していることが多いように思われる。それぞれの流儀は，それが始められた時にはそれなりの理由があったに違いないが，それが踏襲されている間にそれぞれの意味を深く考えることなく，ただ習慣として行われていることも多いようだ。国立がんセンターに研修に来た先生たちに，それぞれのドレーン管理方法について，なぜそうするのかを尋ねてみると，はっきりとその理由を述べられないということがしばしばある。以下の方法は，国立がんセンター中央病院で基本的に行っている方法なのであるが，あるいは別の考え方もあるであろう。重要なことはそれぞれの意味付け，理由付けができているかということである。

　ドレーンの管理法で最も重要な2点は，
① ドレーンの目的
② 残肺の状態

である。この両者を縦軸と横軸にして考えるとずっと考えやすくなる。

A 胸腔ドレーンの目的

　ドレーンの本来意味するところは，"雨樋"である。屋根にたまった雨水を排水溝にまで導くあれである。胸腔ドレーンも似たようなものである。しかし，もっと厳密にいえば，胸腔ドレーンを術後挿入する目的は2点である 図1 。
① 胸腔内の排液，気体を体外へ導入する（ドレナージ）こと
② 胸腔内の情報をつかむ（information）こと

である。実は胸腔ドレーンの管理法もこの点を考えれば合理的に対処できる。

B ドレーンの入れ方

　胸腔ドレーンを何本，どこに留置するかは，肺切除後の残存スペースの形状，術後の患者の体位，ドレーンの目的によって決まってくる問題であり，これは抜管の基準と表裏一体の問題である。術後患者はやはり臥床しているのが原則であるから，仰臥位をベースにしてドレーンの位置を考えるのがよいだろう。そして，術後の重い胸水は低いところに，軽い空気は高いところにたまることも考慮すべきことである。したがって，情報収集目的であれ排液目的であれ，胸水を誘導するために挿入するドレーンの先端部は基本的に仰臥位で底になる背側へ入れるのがよい。一方，基本的に脱気を目的とするドレーンの場合は，前胸壁の近くに入れるほうがよい。仰臥位で軽い空気は当然前側に回るからである。もちろんこれらは原則であって，残存フリースペースの形状をさらに念頭に置く必要がある。

　術式別にドレーンの挿入位置をまとめると，
① 肺全摘術：後方に28 Frを1本
② 肺葉切除術・区域切除術：後方に24 Frを1本（切除葉，区域によらず）

図1　胸腔ドレーンの意義

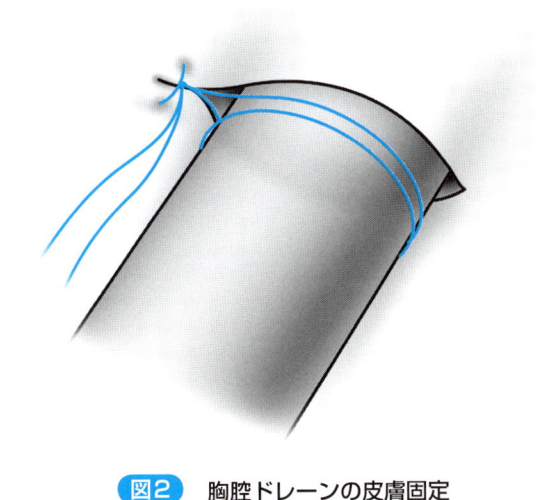

図2　胸腔ドレーンの皮膚固定

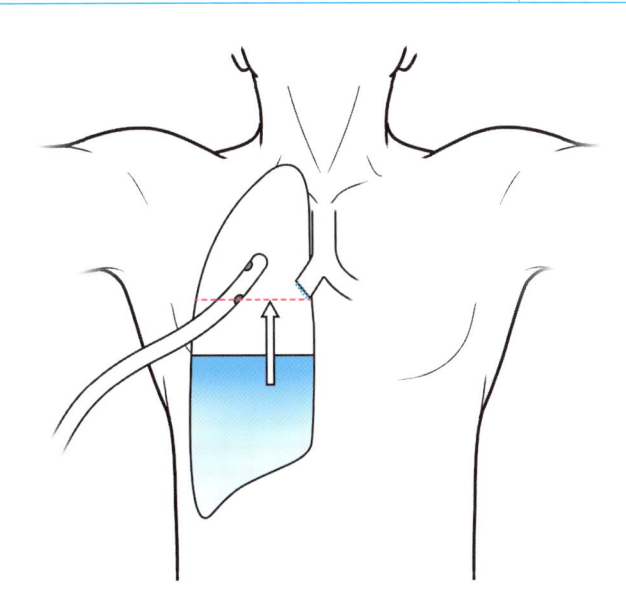

図3　残肺のない場合の胸腔ドレーン

挿入するドレーンの太さは，通常24Frで十分であるが，胸膜癒着のひどかった症例や，胸壁切除などの合併切除を行っている場合は，28Frとしたほうがよいであろう．逆に，部分切除術など，ほとんど脱気のみが目的となる場合であれば，20Frで十分である．

挿入の注意点は，ドレーン先端部を置きたい方向に向けて斜めに胸壁を貫通させることである．ドレーンの先端部は胸壁の貫通方向で規定されてしまうこと，胸壁貫通部があまりにストレートであると，胸壁が薄い場合は抜管時に空気の吸い込みが起きたり，胸壁の感染が直接胸腔内へ波及するおそれがあるということである．皮膚にドレーンを固定する時には，固定糸に"遊び"を作らないようにする（図2）．習慣的にラダーを作って固定する人もいるが，体外ドレーンの部分が中に入るおそれがあり，好ましくない．もともとこのラダーは固定糸に力が加わって皮膚を痛めることのないような配慮なのであるが，不潔な部分が胸腔内に入ることのほうがよくないのは明らかである．固定はドレーン先端の向く方向の反対側ですのがよい（後方に向かうドレーンは創の前側で固定する）．

C 抜管の基準

ドレーンについては，その目的とその胸腔内の残肺の状態を，縦軸，横軸にして考えればよいことはすでに述べた．特に，残肺のない状態，すなわち全摘術後のドレーンと，どのような肺切除術であれ，肺実質が胸腔に残っている場合，例えば肺葉切除術後とでは胸腔ドレーン管理の考え方が違うということである．

1）全摘術後のドレーン（図3）

全摘術後の胸腔は，徐々に貯留してくる胸水とそこに析出するフィブリン塊で満たされ，当初胸腔内にあった空気は胸水が増量した分吸収されていく．平均的な経過の場合，術後2～4週間を経て空気は完全に吸収されて，胸水に置き換わる．この状況で留置される胸腔ドレーンに，胸腔ドレーンの目的①のドレナージは意味があろうか？　結局胸水で胸腔は満たされるのだから，ドレナージには基本的には意味がない．したがって，全摘術後のドレーンは第2項である情報の意味合いしかないのである．それでは情報とは何かといえば，術後の出血があるか否かということである．出血があればドレーンの排液は血性になろう．しかし，術後出血の可能性は術後12時間を経過すればかなり少なくなるので，結局information drainとしての必要性は12時間でほぼその使命を終える．したがって，この時点で出血が認められなければ抜管してよいということである．全摘術後の

図4 残肺のある場合の胸腔ドレーン

図5 胸腔内の過陰圧による縦隔のシフト

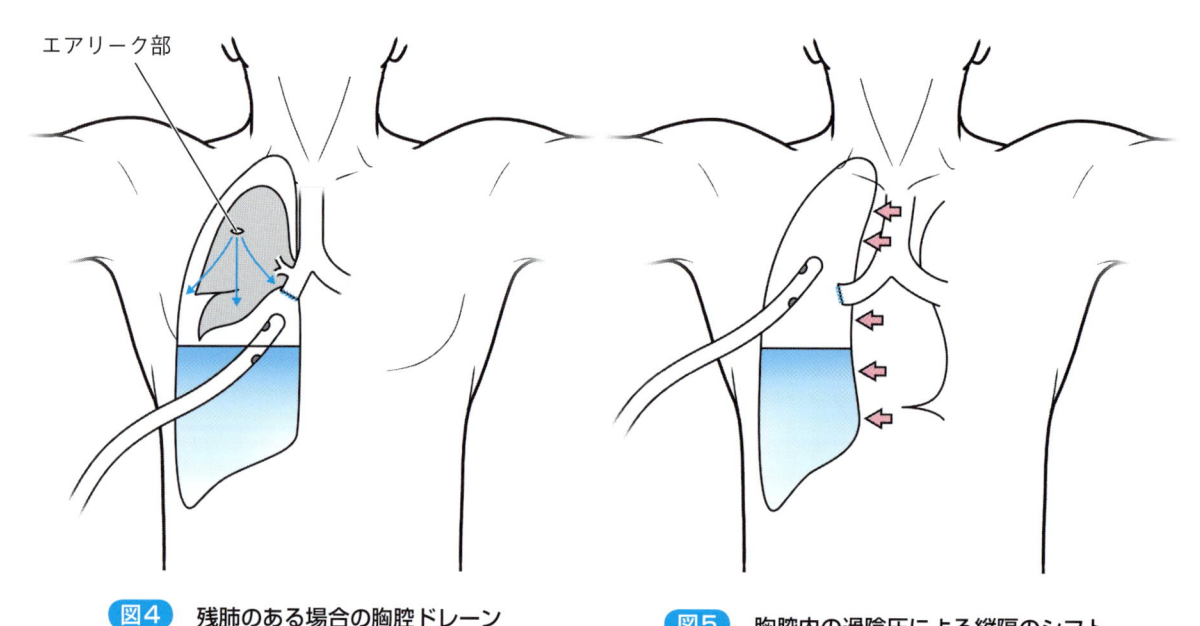

胸腔ドレーン抜管基準は，排液の性状に異常がないことに尽きる。

2）残肺がある場合のドレーン 図4

残肺のある肺切除術後では，残肺の膨張を阻害する要因を取り除く必要がある。残肺の膨張を阻害するのは，①残肺からのエアリーク，②過剰な滲出液（胸水）である。そのために，胸腔ドレーンは文字通り，第1項のドレナージ機能が必要となる。ドレナージするのは液体・気体の両者である。さらに，滲出液の量と性状，エアリークの有無という情報も必要である。すなわち，残肺のある場合には，胸腔ドレーンはドレナージのためにも情報収集のためにも機能する。したがって，この状況で抜管の基準は，

① エアリークが完全に消失
② 排液量が1日換算量で250m*l*以下となっている
③ 排液の性状に異常がない

となる。

術式や排液量にかかわりなく，術翌日の朝までに抜管することを基本としている施設があると聞く。私にいわせれば，なかなか勇気のある方法だと思う。こうすれば，「当院の術後のドレーン留置期間は短い」と発表することができるかもしれないし，95％の患者では何も問題は起きないであ

ろう。しかし，例えば乳糜胸の発生を考えてみれば，このような方法が好ましくないのは明かである。大体乳糜胸がはっきりするのは，患者が食事を摂り出してからで，通常術翌日の昼食以降になる。その前に抜管してしまうと乳糜胸は結局わからない。乳糜胸は残念ながら，リンパ節郭清を行っていると一定頻度で必ず発生するもので，このような事態に対しても対応できるような姿勢こそ望ましいのである（乳糜胸の発生しないリンパ節郭清をしている場合は別であるが）。また，もともと術直後の胸水を体腔の外に出すのは肺の膨張を促すためでもある。どうみても術後2日くらいまでの総排液量は500m*l*を超えるから，これを外に出しておいたほうがよいと考えるのが自然であろう。そして重要なことは，ドレーンを術翌日の朝に抜いたからといって，その分退院が早くなったり，創傷全体の治癒が早まることがないという事実である。

D｜ドレーン挿入中の管理

ドレーンが挿入されている間の管理で，いくつか念頭に置いておかなければならない点がある。

1）全摘術後のドレーン

全摘術後のドレーンの目的が，胸腔内の情報収

集であることはすでに述べた。全摘術後の胸腔の特徴は，"肺がない，何もない"ことで，胸腔のフレームワークだけが残った状態である。また，現在の全摘術は，肺癌を対象として行われることが圧倒的に多い。この場合，縦隔リンパ節郭清が行われている。これは縦隔を固定する有名無名の靱帯，結合組織が切離されていて，縦隔全体の固定が緩んだ状態である。この時に，ドレーンは水封され，持続吸引されているとしよう（図5）。この状態で，患者が怒責によって咳嗽を繰り返すと，相当量の胸腔内のフリーエアーがドレーンを通って排出されてしまう。すると，胸腔内圧は一層陰圧が強くなる。確かに，現在用いられている胸腔陰圧装置の多くは，過陰圧防止装置が付いていて，過陰圧になると大気が逆流してこれを中和しようとするのだが，実際に動くのは動揺性が増している縦隔である。外側の肋骨胸郭の変形は起きないから，縦隔が術側に偏位して胸腔の容積が減少し，過陰圧が解消するというメカニズムが働くのである。これを繰り返していくと，論理的には縦隔が極限にまで術側に偏位してしまうことになり，これが循環不全の原因を作る。特に右側の場合，心臓は上大静脈と下大静脈によって形成される軸ごと偏位するから，これは心臓への静脈還流にとって大きな障害となろう。

このような病態の発生を考えると，全摘腔に挿入されたドレーンを陰圧で持続的に吸引することは，むしろ危険である。特に何かの拍子で患者が怒責を続けると，患側胸腔の陰圧は一気に大きくなる（そのような可能性は十分にある）。そういうわけで，私は全摘腔のドレーンは原則的にクランプして管理している。そして，1〜3時間毎にドレーンを開放し，出血の有無などを確認するようにしている。この時，胸腔内の陰圧が20 cm 水柱を超えるように大きくなっている場合には，水封弁を外して空気を入れて縦隔を正しい位置に戻すようにしている。全摘術後に起きるこのような過陰圧のメカニズムとその対処法はぜひとも理解しておかなければならない。一方，残肺のある葉切除術後などにおいては，このようなメカニズムで過陰圧が進行することはほとんど考え得ない。何といっても，残肺があるので，フリースペースはその分小さくなり，過陰圧に傾けばその分残肺が拡張するという代償機構が働くからである。したがって，葉切除術後は陰圧のまま持続吸引を行うことができるのである。

一方，術後に大量出血などによって逆に胸腔内圧が上昇する場合には，縦隔はどのように偏位するか？ 当然，過陰圧の状況とは逆に過陽圧であるから，健側に向かってのシフトとなる。さらにこの場合は，胸腔内圧が陽圧であるから，静脈還流が圧のメカニズムで阻害される（静脈還流が阻害される点では変わりがないが）。この場合にも，正しくドレナージがされて患側胸腔内圧が正常化されれば循環不全の進行は停止する。

E 抜管の手技

抜管の基準はC項（83頁）で述べた通りである。抜管手技の流儀もいろいろある。しかし，配慮すべき点は，抜管時に空気の吸い込みが起きないようにすることなのである。われわれは，そこから逆算して抜管法を考えている。抜管時に外気の吸い込みが起きるのは，抜管時の痛みなどに反応して，急に息を大きく吸い込むからである。これを防止するためには，これ以上息が吸い込めない状態であればよく，それはすなわち最大吸気位である。

参考文献

1) Miller KS, Sahn SA. Chest tubes. Indications, technique, management and complications. **Chest** 1987;91:258-64.

6. 今日の呼吸器外科で必要とされる基本手技

本書は外科手技の入門書ではないから，各手技で用いられる結紮方法や器具の使用法について述べるつもりはないが，特に重要と考えられるポイントについては解説が必要であると思う．

一般には，呼吸器外科の手術手技は，視野のよい上部消化管や乳腺の手術と比較すると，胸腔の奥深いところで作業するという意味において，要求される技術水準は高い．特に，深部でも通用する結紮や縫合の技術は，不可欠といってよいであろう．さらに，最近の小開胸による低侵襲手術では，もはや今まで行ってきた方法での結紮や運針縫合ができないほど創が小さくなり，このための技術的な対応と改良が必要となった．ここでは，そのいくつかを紹介する．

A 胸腔内手術と胸腔外手術

「創の大きさが多少変わっても，肺葉切除術を行うことは一緒だから，基本的な手術手技は昔も今も変わりはしない．昔の技術はおおむねそのまま通用します」という発言をどこかの学会で聞いたことがある．これは，反面正しく，反面正しくない．

現在の低侵襲手術と一昔前の開胸手術の根源的技術差は何か，皆さんは認識されているだろうか？　実はこれは，「胸腔内手術 intrathoracic surgery」と「胸腔外手術 extrathoracic surgery」との差ということなのである 図1 ．大開胸時代，術者や助手の手は胸腔内にあった．この手術で

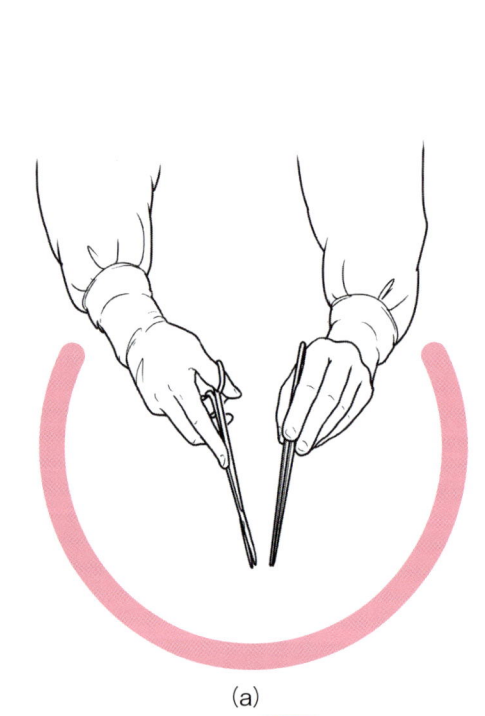

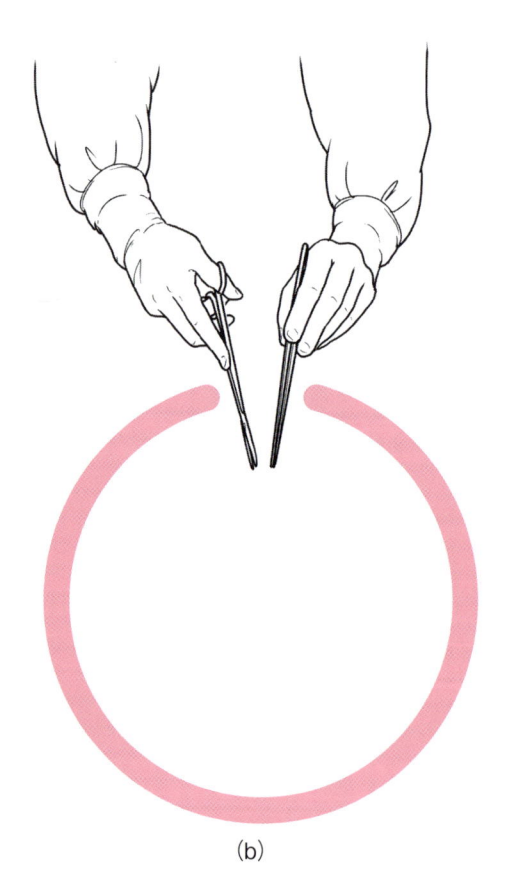

(a)　　　　　　　　　　　　(b)

図1 胸腔内手術（a）と胸腔外手術（b）
術者の手の位置は根本的に異なっている．

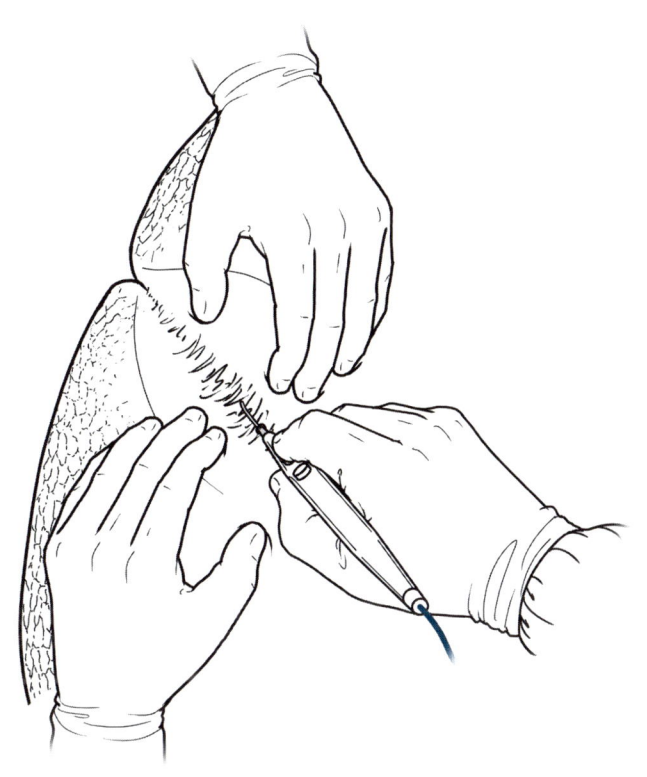

図2 二人の手が胸腔内に入った葉間操作
現在の低侵襲小開胸手術では"死んだ"技術である。

は，自由に胸腔内を手に取ることができた．両手で肺門を挟んで鉗子を通過させることもできたし，肺動脈の出血があっても即座に用手的に肺門をクランプすることができた．

しかし，胸腔鏡手術はもちろん，現行の低侵襲小開胸手術でも，手を胸腔内に入れての操作はとてもできない．指を4〜5本入れるのがやっとだろう．実はこのことが呼吸器外科の手術技術を一変させたのだが，これをきちんと認識している外科医は意外と少ない．特に，こういっては申し訳ないが，低侵襲小開胸手術にあまり馴染みのない世代の先生の中には，上葉切除術に用いられる器具や技術が昔と比較すると大きく変化していることに気付かれていないことも多く，それが冒頭の発言になっているのである．

例えば，肺葉間の肺実質を割る時，私がレジデントの頃は，術者が左手を一方の肺葉の表面に当て，助手が同じように左手で向かい側の肺葉に当てて，お互いに緊張をかけ，そこを術者が右手にもった電気メスでチリチリ凝固しながら葉間を分けるといった操作が行われていたものである（図2）．もちろんこの時，肺には換気がなされ少し過膨脹気味にするのである（そのほうが葉間の位置がわかりやすい）．しかし，現在の小開胸手術では，これはほとんど死んだ技術である．小開胸手術では，肺を膨張換気させながら行える操作はほとんどない．肺を膨張させたとたん視野は取れなくなるし，何といってもこのように術者，助手の両名が胸腔内に直接手を入れることが不可能なのである．現在これは，肺を虚脱させたまま肺門にトンネルを作成してステープリングする技術に取って代わられている．少し前の手術書で解説されている基本手技は，ぜひ知っておくべきだけれども，それらをやりたくてもやれない状況で，現在の呼吸器外科手術は行われていることを認識すべきである．本書は基本的に，このような前提で書かれている．

B 深部でも通用する運針

　最近のレジデントに手術をやらせてみて，運針が下手なことが気になるようになった。というか，創が小さくなったので，運針が適切でないために思うように縫うことができないことが，いよいよ鮮明になったということなのかもしれない。手術創が大きかった時には，多少怪しげな技術でも，自分の体位を少し変えるだけで対応できたものが，そうはいかなくなったということだろうと思う。

　2つの運針技術を図に示した 図3 。 図3-a の方法は，手首の関節を回さずに，持針器と一体化した手先全体を上肢の長軸の廻りに回転させる方法である（長軸回転法）。 図3-b のほうは，持針器をどちらかというとバイクのハンドル風にもって，手首の関節を使って回すような運針方法である（バイクハンドル法あるいはドラえもん法）。どちらが効率的な運針法であろうか？

　間違いなく， 図3-a の方法なのである。 図3-b のバイクハンドル法では，持針器先端部の回転角は極めてわずかしかとれないのと，持針器の回転軸が自分と平行になる欠点がある。しかし，長軸回転法では，360度に近い持針器の回転角を確保できるのと，持針器の回転軸は自分と直角になるから，対象を確実に捉えて縫合することができる。

　もともと，手術創が小さくて持針器の自由度が少ない現在の低侵襲小開胸手術では，少なくとも持針器の回転角だけはなるべく大きく確保した

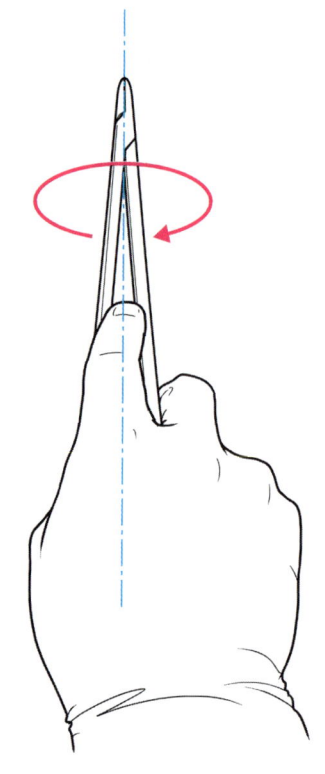

(a) 長軸まわりの運動

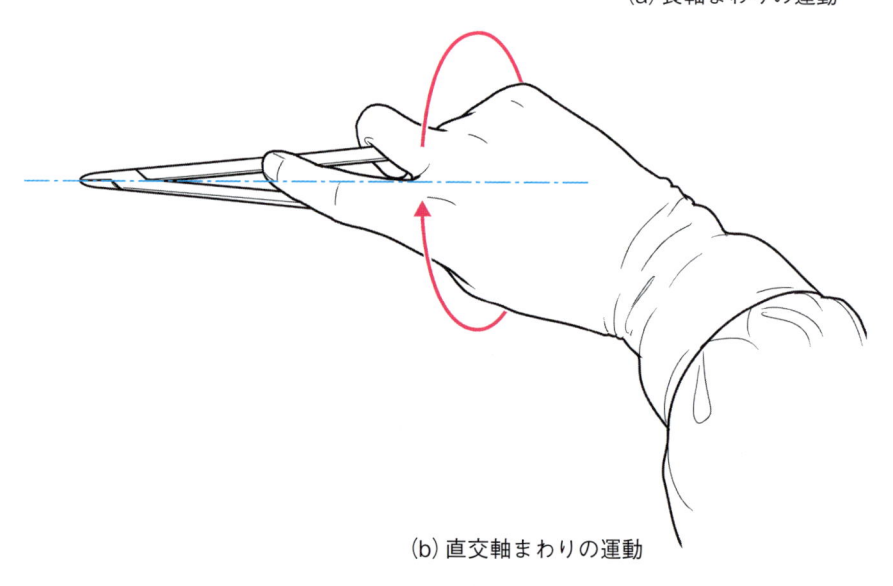

(b) 直交軸まわりの運動

図3　持針器の扱い方

い。その意味で，ぜひ長軸回転法による運針を心がけてほしい。

C 結紮方法（器械結紮）の工夫

　低侵襲小開胸手術で，もう一つ厄介になったことが深部結紮である。拳が満足に開胸創に入らない状況では，ある意味最も困ったことといえるかもしれない。解決方法は2つしかない。一つは極力結紮をしないことである。もう一つは器械結紮を行うことである。

　極力結紮をしない場合，別の器械器具を用いる。私は最近では，小さな血管にはエンドループを，大きな血管にはステープラーを，また切り捨てる血管の末梢側にはクリップを用いることにしている。

1) エンドループ／サージタイによる血管の結紮

　エンドループは極めて便利な道具で，深部での困難な結紮を回避することができる。しかも操作は，ノットを締めるだけでよいから簡単である。欠点として，糸の選択肢が少ないことと，血管の末梢を離断しないとループをかけられないことにある。血管の中枢側末梢側に直角鉗子などでクランプを置いた後，血管を切離してからエンドループをかけることになるから，この間鉗子のみで血管を閉鎖しており，心許ない感が否めない。しかし，私がこの方法で血管を処理するようになってから，鉗子が外れたりエンドループで血管を割いてしまったことは幸い皆無であり，存外それほど危ないことはないのかもしれない。

　しかし，重要なコツを一つ述べておこう。まず，肺動脈などの血管の中枢側にかける直角鉗子であるが，エンドループの縛り代を考慮したうえで，その血管の分岐部からほんの少し末梢側に鉗子をかけることである 図4：矢印 。分岐部ぎりぎりにかかっている場合には，エンドループが閉まる時に中枢側の緊張が増して血管が破綻するおそれがある。もう一点は，エンドループで締め込む時，鉗子を外す前に10割の力で締めすぎてはならないということである。私はまず7割の力でエンドループを締め込み，ひとまずここで締め込みを止めてから血管にかかった鉗子を外してしまう。鉗子が外れてから再度じっくりと，ゆっくり

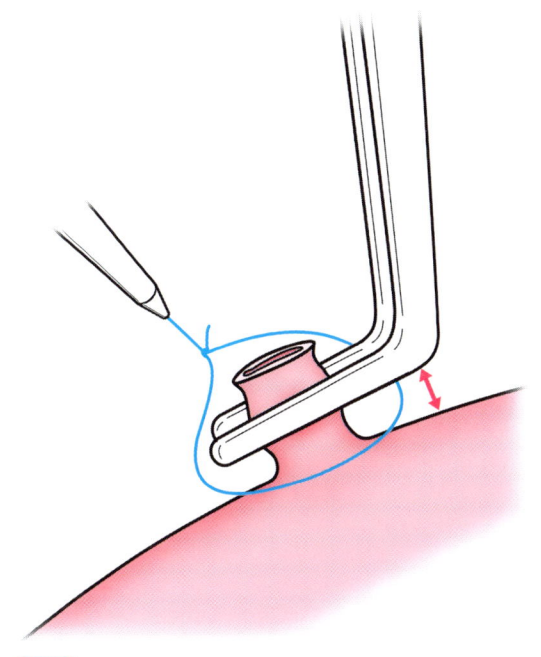

図4　中枢側に縛り代（矢印）を残した直角鉗子の噛み方

と，残りの1割の力で締め，合わせて8割の力で締めたところで止血が十分であればそれ以上は締めない。これは，締め込む圧力が強すぎることに起因する血管の損傷を防ぐ意味で重要なコツであると思う。

2) 器械結紮 図5-a～l

　拳が入らない以上，従来の用手的結紮は，器械結紮に取って代わられる。私は，通常の小児用ケリーしか用いていない。成毛先生が工夫された溝付きの直角鉗子やノットプッシャーを用いるのも一つの方法であるけれども，簡便単純を尊重する私はこれでやっている。

　器械結紮では， 図5-a～e のように，まず指でできるだけ奥にノットを送り込んでしまう。そして，図5-d のように左手で糸を整理してもつ。この持ち方が重要である。親指と示指の先端部で糸の一つの端を，中指と薬指でもう一つの端をつまんで，両端が少し離れるようにノットを中心とするV字にする。糸の両端に距離をおくことがコツである。小児用ケリーがつまみにいくポイントは，中指と薬指で把持している側の糸で，ノットのすぐ横のポイントである（こうすることで糸の締め込みに要する距離を少しでも少なくするこ

(a)

(b)

(c)

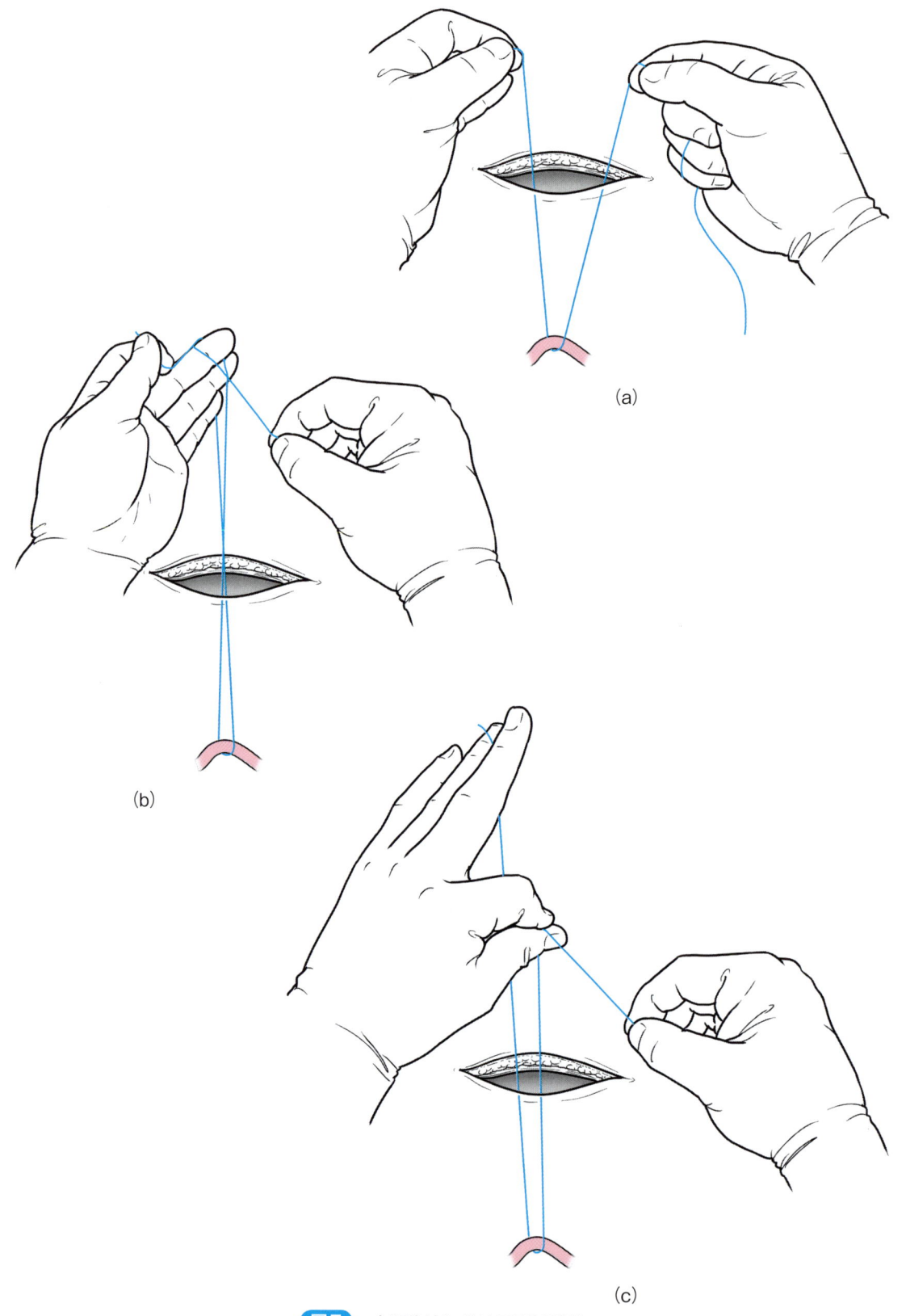

図5　小開胸法における器械結紮

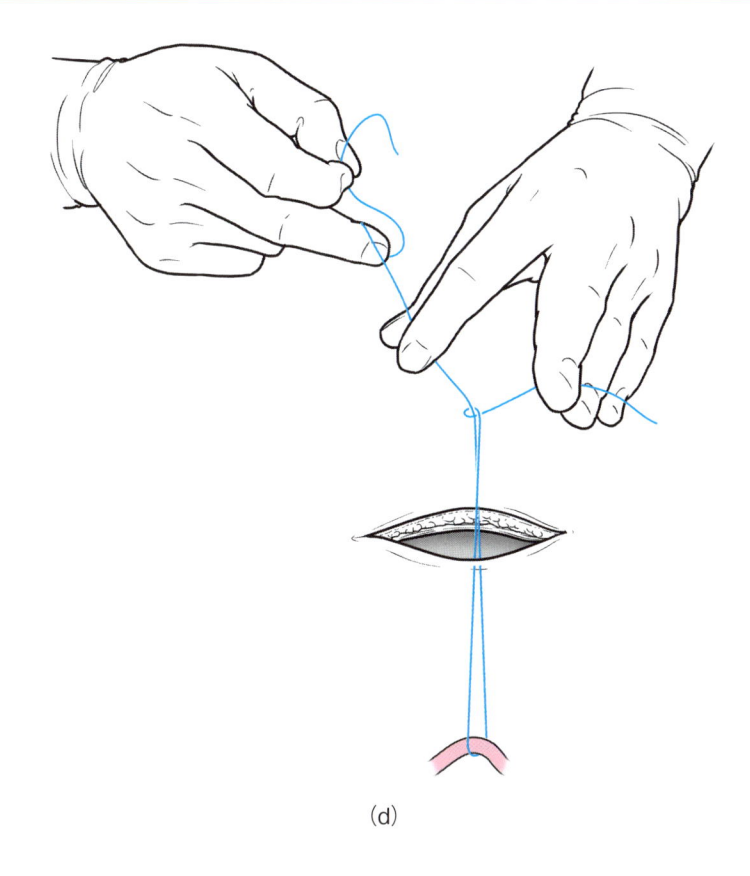

6. 今日の呼吸器外科で必要とされる基本手技 | 91

(d)

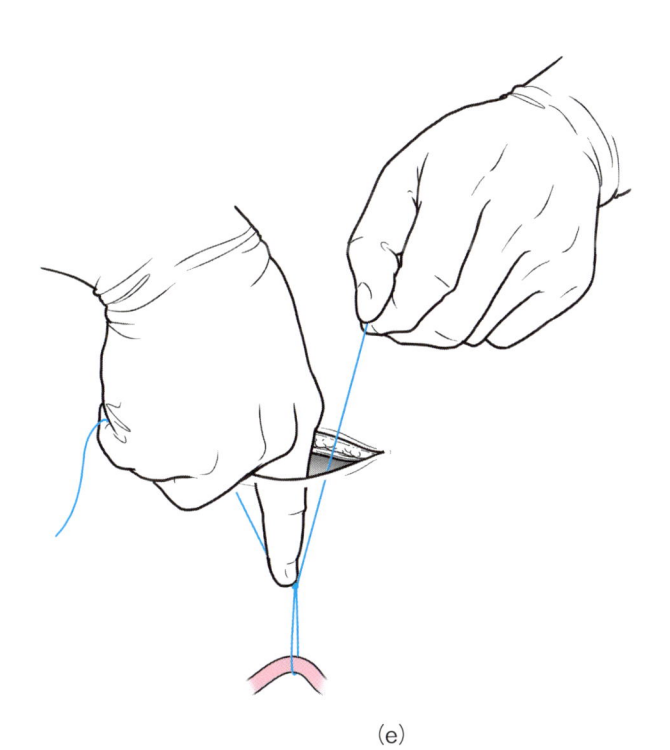

(e)

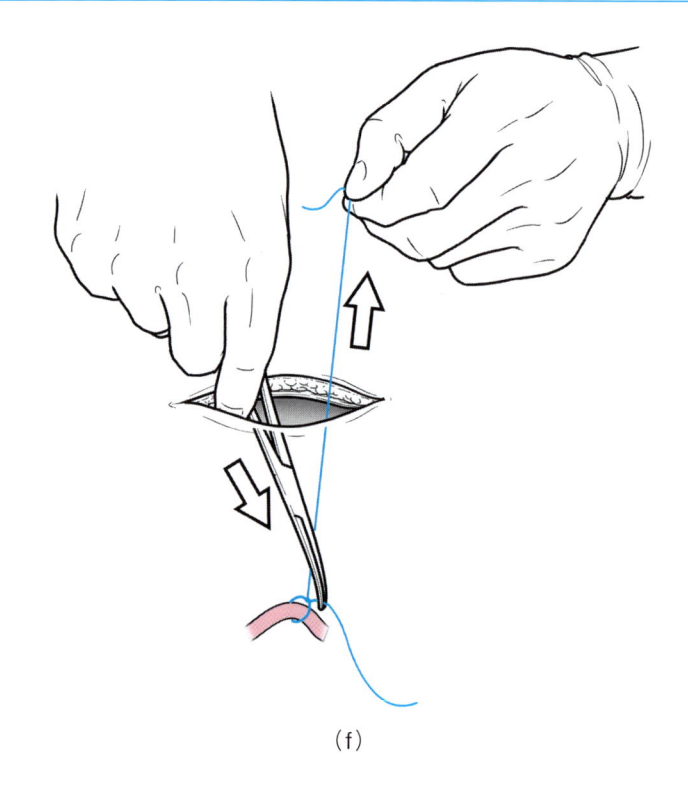

92 　I－3. 呼吸器外科基本手技のエレメント

(f)

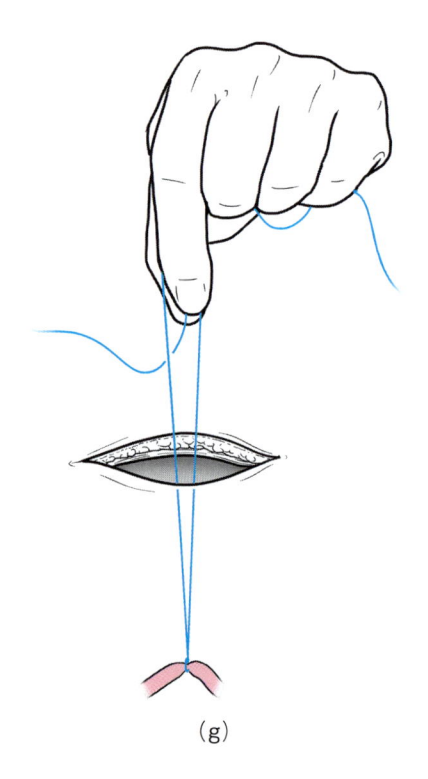

(g) 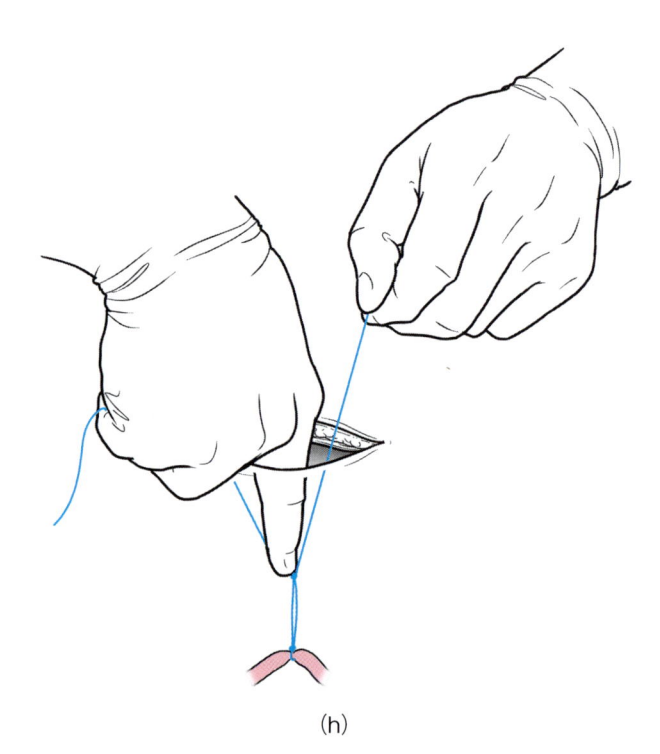　(h)

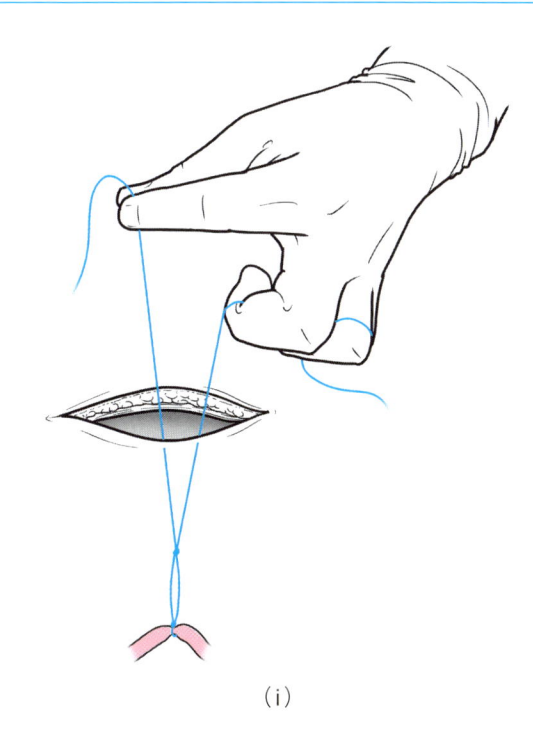

6. 今日の呼吸器外科で必要とされる基本手技　93

(i)

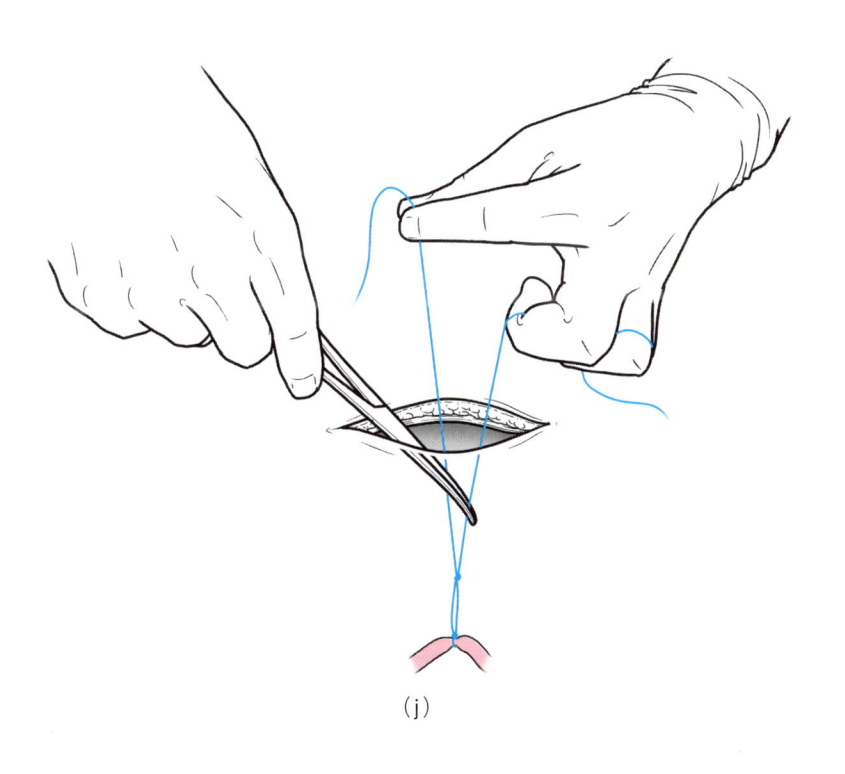

(j)

(k)　　　　　　　　　　　　　　　(l)

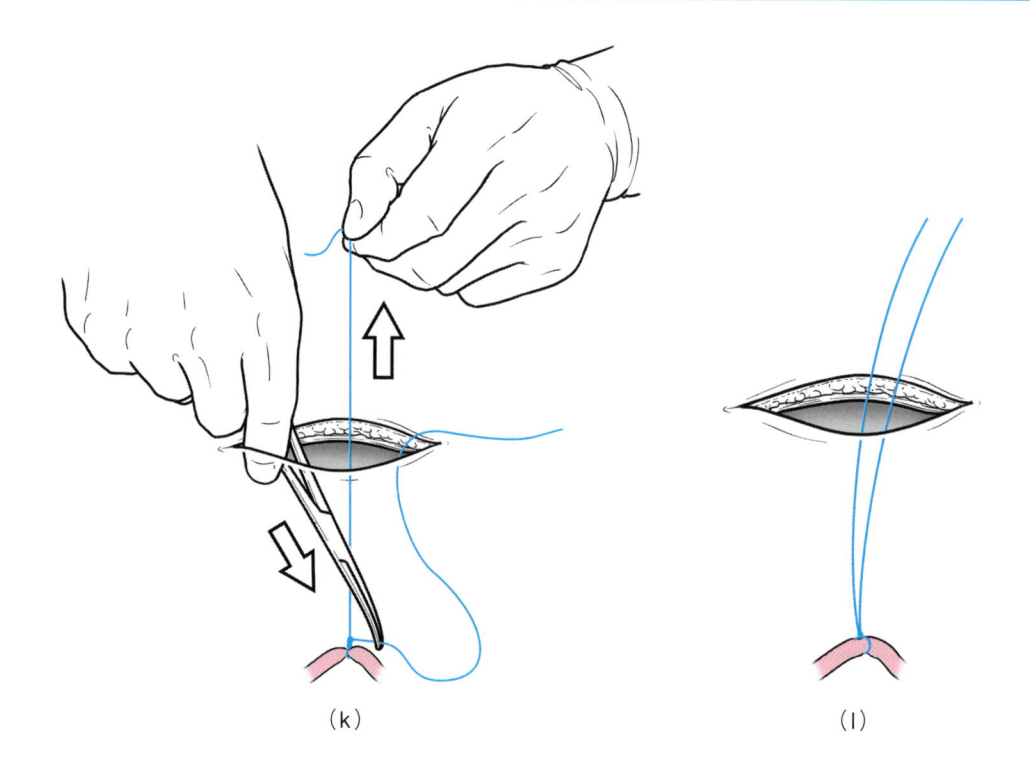

とができる）図5-f 。血管の結紮目標部位にループを合せて軽い緊張をもたせ，締め込む。ここで注意すべきは，糸をつまんでいる小児用ケリー側と指で把持する側の糸が，ノットを挟んでなるべく180度になるように小児用ケリーを動かすということである 図5-j, k 。また，ノットの落ち着く血管の結紮点が決して一方の側に引っ張られたりすることのないよう両手の協調運動をすることである 図5-f, k 。この点が動くということは血管が裂けるということである。

　器械結紮の弱点は，締め込む糸の張力がわかりにくいことであるが，これを客観的に示す指標はないので，経験を積むことが必要だろう。

7-1. 高度な呼吸器外科の基本手技―心嚢内血管処理

この項では，心嚢内にある肺動脈，肺静脈の処理法の基本について述べる。その前に，心嚢について多少の解剖学的な確認が必要である。

心嚢は単純な膜様の構造であるが，解剖学的にみると2枚の層から構成されている。すなわち，線維性心膜と漿膜性心膜である 図1 。線維性心膜は，われわれが心臓前面でメッツェンバウム剪刀などでしっかり切離する膜様構造物である。漿膜性心膜は，前面においては線維性心膜の裏打ちをしているから，心臓の前面ではこれらは重なって1枚となっており，切離時には一挙に両者とも切離しているのである。

ところが，この項の主題である心嚢内血管処理において主として議論の対象となる"心膜"とは漿膜性心膜であって，心嚢内で後述するようにさまざまに複雑に折れ返りながら，肺動脈，肺静脈，大動脈，大静脈を被覆しているのである。そして最終的には，漿膜性心膜は翻転して心臓本体をも覆う（心外膜ともいう）。したがって，漿膜性心膜は，翻転部によって壁側板と臓側板に分かれるとするのがより正確な言い方である。この関係は，胸腔における壁側胸膜と臓側胸膜との関係と同じである。そして，漿膜性心膜の壁側板をわれわれは主として扱っているのである。一方，線維性心膜は心嚢の中で折れ返っていることはない，というか，正確には線維性心膜の内腔を"心嚢内"と呼んでいるに過ぎない。線維性心膜が折れ返っていては，そもそも"心嚢内"が定義できないではないか。

したがって，この項の多くの部分で使われている心膜とは，正確には漿膜性心膜のことであると理解をしていただきたいと思う。漿膜性心膜の折れ返り構造を正確に理解し，これらをどのように扱うかということが心嚢内血管処理の本質である。すなわち，"心嚢内血管処理"とは，心嚢内の漿膜性心膜の処理方法と言い換えることができるのである。

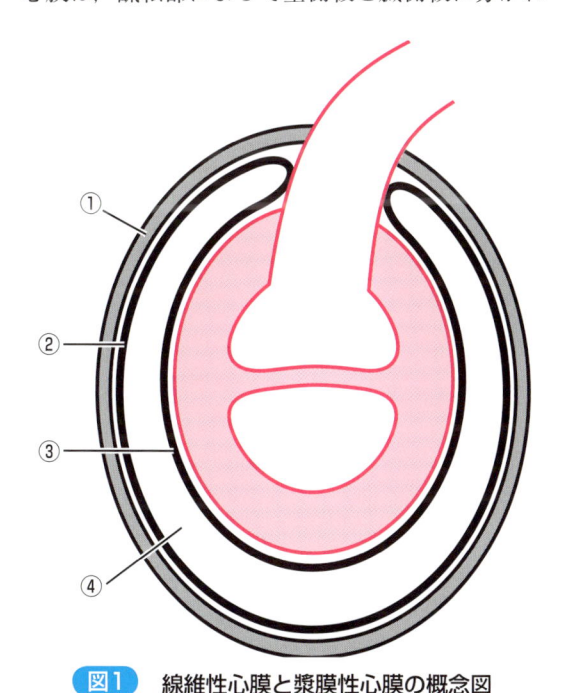

A 心嚢内血管処理が必要な時 図2

それでは，心嚢内血管処理はどのような状況で必要となるのであろうか？ 通常大きく分けると，
- i）腫瘍が肺門に迫って，結紮切離のための血管処理に十分な距離が取れない時
- ii）胸腔内の癒着（特に再開胸例や放射線照射後の症例）のために肺門で血管の露出が困難な場合
- iii）血管損傷のために中枢での血管遮断が必要な場合

となろう。有り難いことに，心嚢内には，長くはないけれども操作が可能な長さの肺血管が残されている。これらをうまく利用すれば，胸腔内での操作がたとえ困難であっても，うまくこれらの血管を処理して肺切除術を完遂することができる。実際に，これらの術式を使用しなければならない機会はそれほど多くはないが，少なくとも知識は確実に習得しておかなければならない技術である。特に，ii），iii）の適応で，血管処理が必要となるのは緊急の場合が多い。経験の有無を問わず

図1 線維性心膜と漿膜性心膜の概念図
①線維性心膜，②漿膜性心膜（壁側板），③漿膜性心膜（心外膜，臓側板），④心膜腔

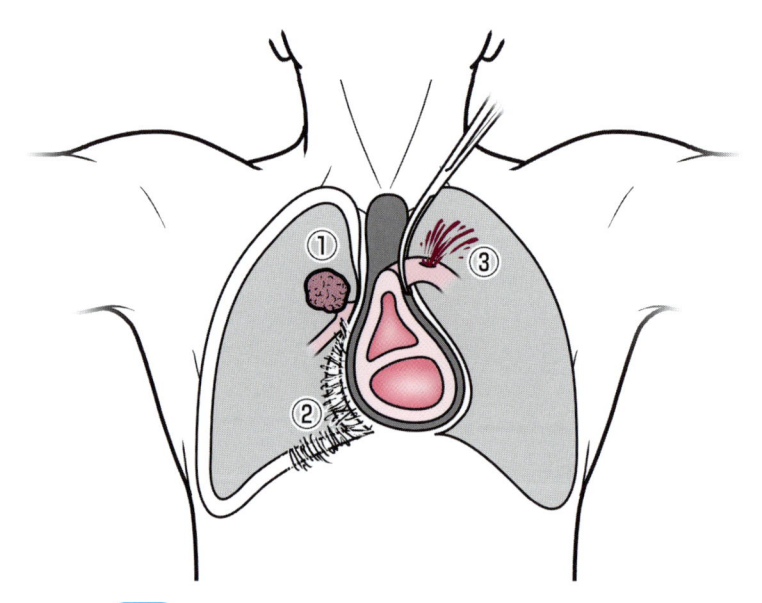

図2 心嚢内血管処理が必要となる状況
① 肺門に迫る大きな腫瘍
② ひどい癒着で肺門に到達できない時
③ 中枢に近い部位での出血に対する止血操作

にやり遂げなければならないのである。心嚢内血管処理を行うにあたっては，特に心嚢の解剖，すなわち漿膜性心嚢の"折れ返りの構造"を十分理解していなければならない。

心嚢内血管処理における不幸な事故（出血）については，何例かを耳にしたことがある。その類型は2つあって，心嚢内で血管をステープリングしたとたん大出血をきたすような場合と，もう一つは，狭い心嚢内で血管を誤認する場合である。これらにはそれぞれ困難な事情があったに相違ないと勘案されるけれども，あるいは心嚢の解剖にもう少し習熟していれば回避できた事故かもしれない。

B 心嚢の解剖−心嚢の折れ返りの構造

心嚢はのっぺりとした単純な袋ではない。心嚢を貫通して，大動静脈，肺動静脈が出入りするのであるから，漿膜性心膜には血管のたびに複雑な折れ返りがあって，結果的に"洞"を形成し，発生学的にも（ここでは省略するが）複雑な空間を形成している。重要なことは，漿膜性心嚢の折れ返り構造には左右差があるということである。

図3は，心嚢内面の漿膜性心嚢の臓側板，壁側板をそれぞれみたところである。まず右側であるが，上肺静脈と下肺静脈の間には漿膜性心膜からなる間膜が存在する（漿膜性心膜が前後から2枚合わさって間膜状になっているのが実情であろう）。ここで折れ返りがあるということである。上肺静脈と上大静脈の間にも間膜が存在する。したがって，心嚢内で上肺静脈を確保するためには，血管の上下で2回これらを貫通しなければならない。同様に，下肺静脈と下大静脈の間にも間膜が存在する。したがって，下肺静脈の確保には血管の上下で同様に2回間膜を貫通する必要がある。一方，右肺動脈は，右の肺門付近では，すでに心嚢の外を走行している。だから，右肺動脈の中枢部については，厳密には心嚢内処理ということ自体が解剖学的にはなくて，正確にいうと経心嚢的心嚢外処理をするということになる。これは，胸骨正中切開で縦隔に入る時（気管切除再建など）に経験される。ひとたび心嚢に入った後，心嚢内で上行大動脈と上大静脈の間を分け，その間で心膜の後面を再び切開して心嚢の外に出ると，右肺動脈とその後ろに気管を認めるのである。

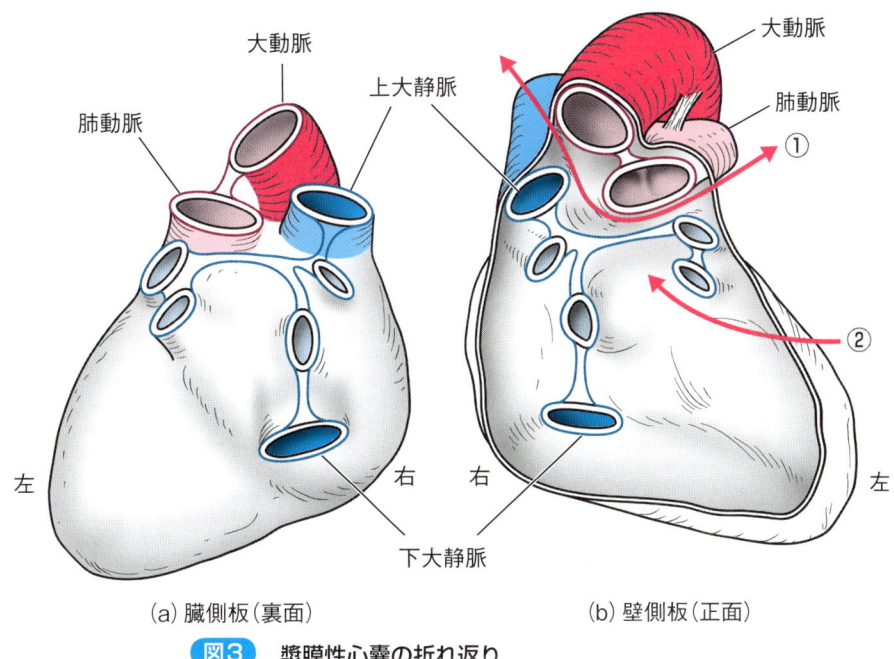

図3 漿膜性心嚢の折れ返り

(a) 臓側板（裏面）　(b) 壁側板（正面）

矢印①は横洞を示す。矢印②は斜洞を示す。

　左側については，右よりずっと単純である。心嚢内で，上肺静脈の上に間膜はなく，左肺動脈（というより肺動脈本幹）との間につるっと指を入れることができる。この洞は，上行大動脈の向こうに連なっていて，肺動脈と大動脈をセットで手中に入れることができる。この洞は，横洞 transverse sinus と呼ばれる。しかし，上肺静脈と下肺静脈の間には間膜が存在する。また，下肺静脈の下縁には間膜は存在しない。下肺静脈下縁から指を挿入すると，いわゆる心基部にまで指が入る。この洞は斜洞 oblique sinus と呼ばれている。これらを総合すると，左上肺静脈，下肺静脈の確保には，左右ともにそれらの間の間膜を1回貫通するだけでよいことがわかる。右と比べると，右がいずれも2回の間膜貫通が必要なのであるが，左はそれぞれ1回のみでよい。左肺動脈の本幹は確かに心嚢内にあるが，大動脈との間に間膜があるので，心嚢内の確保には大動脈との間の間膜を1回貫通しなければならない。実際には，左肺動脈の心嚢内確保には，心嚢外でボタロ靱帯を切離する必要もある。これは，特に左肺動脈近位部の血管損傷の時に必要となる技術で，私は"PA elongation 法"と呼んでいる（後述）。

　心嚢内処理では，これらの基本的事項が頭に入っていないと，思わぬ事故を招来する。右側の心嚢内下肺静脈の切離で，致命的な出血事故が発生したことを聞いたことがあるが，私の予想では，やはりこれら間膜（右側では2回必要）の処理が十分でないままに，ステープリングがなされ，これが左房壁（上下の肺静脈の股の部分）の過緊張を生み，左房壁の損傷に至ったのではないかと思うのである。この状態で左房が裂けると，出血部はまったく血液の中に没して，修復は不可能となる。また，大きな腫瘍が心膜に迫っている場合には，心嚢内は狭く，例えば下肺静脈と下大静脈の誤認が起こり得る。誤って下大静脈を切断すれば，まず心停止をきたすであろう。

　とにかく，この解剖をよく頭に入れておくことが必要であるし，少しでも心嚢内処理が必要となる可能性がある場合は，よくよくこの図を術前に見直しておく心がけが重要である。

C 心嚢内血管処理のテクニック

1) 右上肺静脈の心嚢内切離

　心嚢内血管処理の例として，右上肺静脈を示

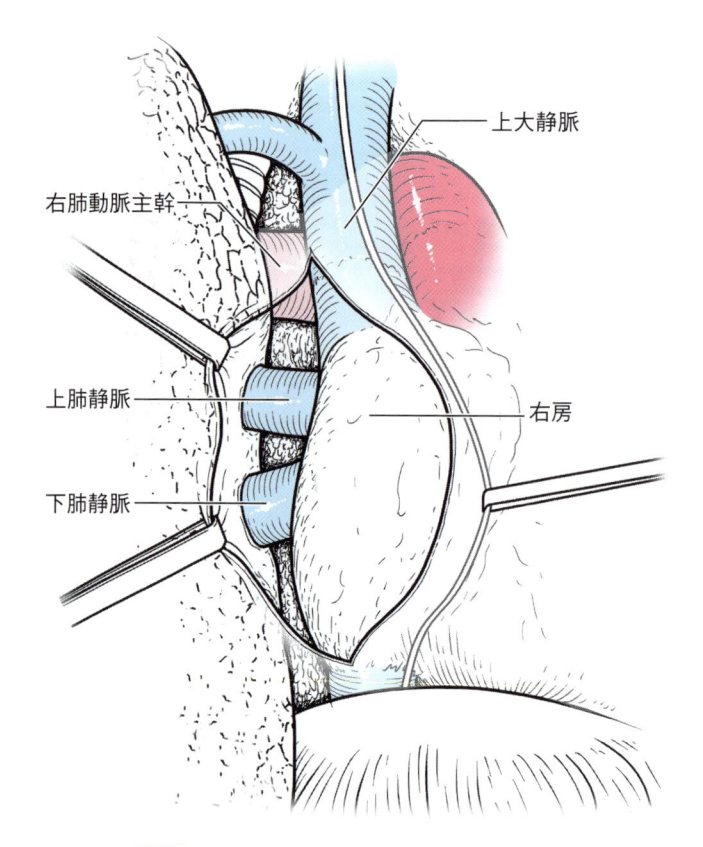

図4 心囊内における上大静脈と上肺静脈

(ラベル: 上大静脈、右肺動脈主幹、上肺静脈、下肺静脈、右房)

す．解剖学的な差異はあるが(血管周囲の心膜の折れ返り構造)，操作の基本はどの血管においても変わりがない．

実際の手順

(1) 心囊切開

心囊内で血管処理をする場合には，適当な位置での心囊切開が必要である．通常，横隔神経のすぐ後方で，心膜を把持し，心囊内構造物を損傷しないように注意しながらメッツェンバウム剪刀で小切開を置く．切開縁を2つのアリス鉗子で把持した後，心囊切開を上下，横隔神経に沿う方向に延長する．

(2) 心囊内心囊切開と血管周囲の剝離

心囊内を注意深く観察すると，上大静脈が右房に流入しているのがみえ，その裏側から上肺静脈が立ち上がっている 図4 ．心囊水は操作の妨げになるので十分吸引しておいたほうがよい．

改めて上肺静脈を観察すると，血管壁は心囊内でも中皮である漿膜性心膜をかぶっているのがわかる．まず鑷子で注意深く心膜だけを把持するようにして血管壁から持ち上げ，電気メスで切開する．切開孔縁の心膜を注意深く把持して血管と心囊組織の間に入る．この層で両サイドに向かって血管周囲を剝離していけばよい．心囊内の操作は誰でも勇気がいるのであって，気軽にやっている人などいないと思ってよい．

心囊の折れ返りの部分までこの操作を続ける．ここで，図をみてよく考えてほしい 図5 ．ここまでの操作は，中皮下で行われてきた．すなわち，血管壁と心囊内中皮("前葉")の間の層を這ってきたわけである．この層でさらに剝離を続ける場合は，折れ返りの部分は破壊しなくとも，実はそのまま"後葉(上肺静脈の後ろ側にひっついているもう1枚の心膜中皮)"と血管壁の間を進んでいくことは可能で，最終的にこの層で上肺静脈

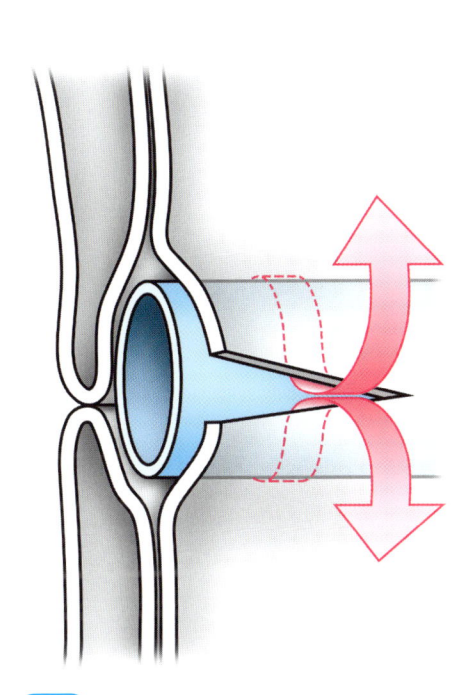

図5 漿膜性心嚢下に上肺静脈を周回する

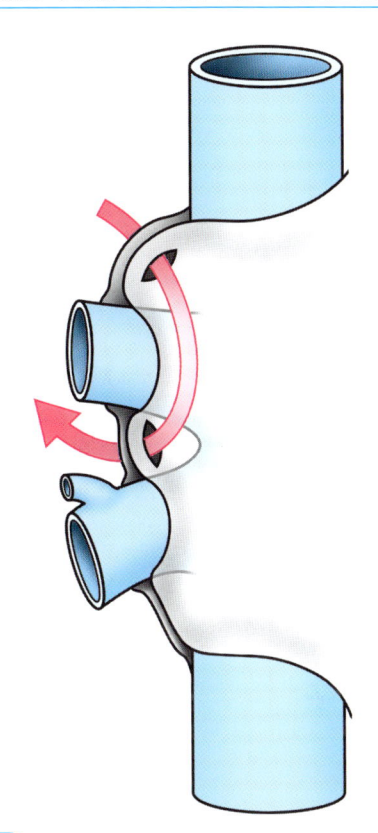

図6 漿膜性心嚢を貫通して上肺静脈を周回する

を一周することができる。ただしこの場合は，心膜の"後葉"がその後方にある心膜腔に向かって開放していないので，血管の自由度はそれほど高くないし，視野もいまひとつである。

しかし，もっと確実に上肺静脈を心嚢内で確保したい場合は，"前葉"の心膜翻転部でこれを破壊し，さらに"後葉"の翻転部を破壊して"後葉"の中皮下に入って全周を回ることもできる（図6）。この場合は，上肺静脈後方の心膜腔が開放されていて，血管には自由度がある。こちらの方法のほうがより安全に障害物なく血管をクランプできるから，心嚢内での安全な血管処理を前提とする限り，こちらの方法が推奨される。

（3）テーピング

全周の剥離が済んだら，ドベイキー型鉗子を用いて慎重にテーピングする。テーピングができればこれを把持しながら，成毛コットンを用いてさらに剥離を追加して距離を稼げばよい。

（4）ステープリング

心嚢内のステープリングについても，心嚢外と基本的には何ら変わりがない。ただ，ミスファイアが起きた場合に出血量が大きく，おそらく修復は困難となることから，可能であれば中枢部（ほとんど左房に近い）をドベイキー型鉗子でクランプすることが必須である。肺動脈本幹の場合と同様である。白カートリッジを用いてステープリングすれば，上肺静脈の心嚢内での切離が終了する（図7）。

2）PA elongation法

左肺動脈本幹の心嚢内処理は，大きな意味をもっている。特に，

- 左肺門部に大きな腫瘍があって，肺門で肺動脈の露出や処理が困難な場合（図8-a）
- 左肺動脈本幹に損傷が生じて中枢のクランプが必要な場合（図8-b）
- 再手術，特に左上葉切除術後に残肺全摘術を行おうとする場合（左肺動脈本幹は，この場合大動脈弓下に強く癒着していて，とても剥離が困難である場合が多い）

上記のような状況では，この技術がなければ安

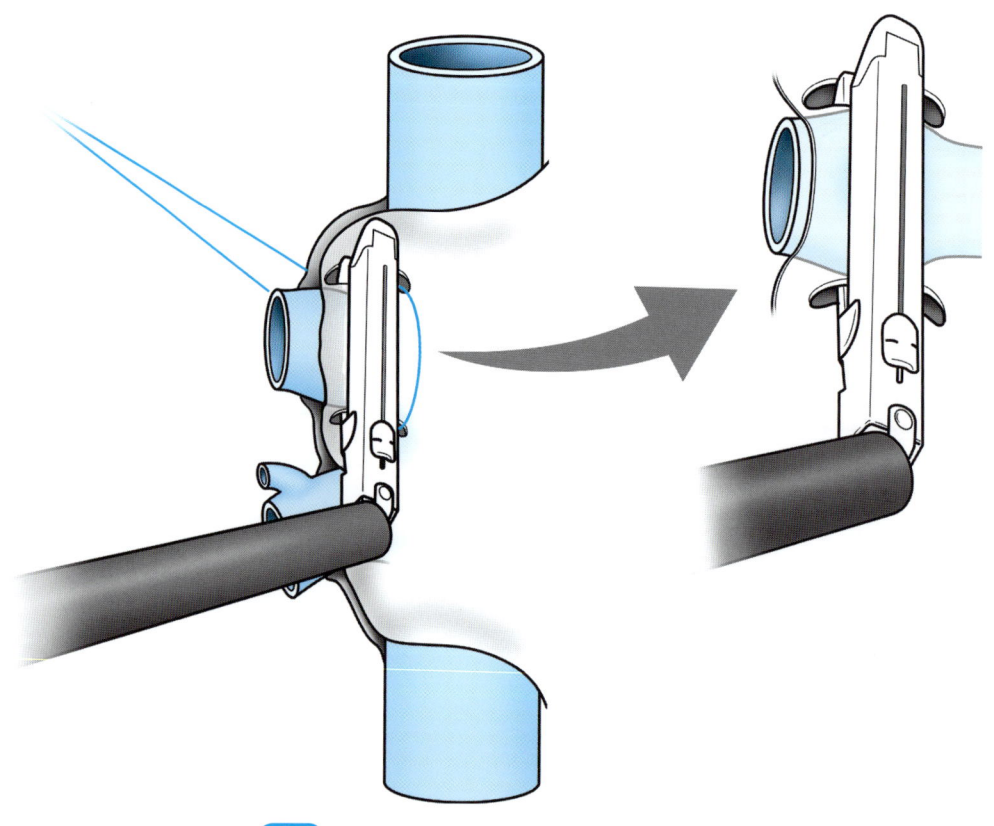

図7 心嚢内での上肺静脈のステープリング

全に手術を遂行できない。実際に，この技術を使わなければならない状況は多くないが，知識としては必ず習得しておかなければならない。この方法は，単に心嚢内で肺動脈を処理するため，というより，肺動脈本幹中枢部の距離をできるだけ稼ぐことが目的である。すでに述べたように，左肺動脈の解剖学的な特性として，心嚢外での本幹の距離は短く，第1分枝であるA3が迫っている。さらに，上方はボタロ靱帯で大動脈弓に固定されている。これらの制約から，中枢部に損傷があった場合など，ほとんどお手上げになってしまう。しかも出血量はおびただしい。このような状況を打破する唯一の手段がこれである。

以下にその手順を示すが，心膜外のボタロ靱帯の切離と，心膜内での肺動脈確保は，どちらを先にやってもよい。心膜外での操作が，それほど心膜内の操作を楽にしてくれるわけではないからである。したがって，状況によっては，心囊内で肺動脈を確保して肺動脈の走行を確認してからボタロ靱帯の操作に移ったほうが，いざという時のクランプもできるから有利であるかもしれない。また，心膜外の近位肺動脈の周囲に癒着が著しい場合も，心膜内での肺動脈確保のほうが優先順位は高くなるであろう。

しかしいずれの状況であっても，細かい点を除けばその操作方法に大きな差はない。時間的にも状況的にも余裕のある場合と，そうでない場合とでは対応が異なるのは当然で，周囲の状況を勘案しながら対応する。しかし，すでに肺動脈が損傷していて出血がある場合には，とにかくクランプをかけて出血をコントロールすることが当面の目標となるから，心囊内で傷のついていない肺動脈の部分を確保することが優先されるであろう。

以下に，止血術としてのPA elongation法について記載する。腫瘍切除の場合は，適宜その構成を変更すればよいだけである。

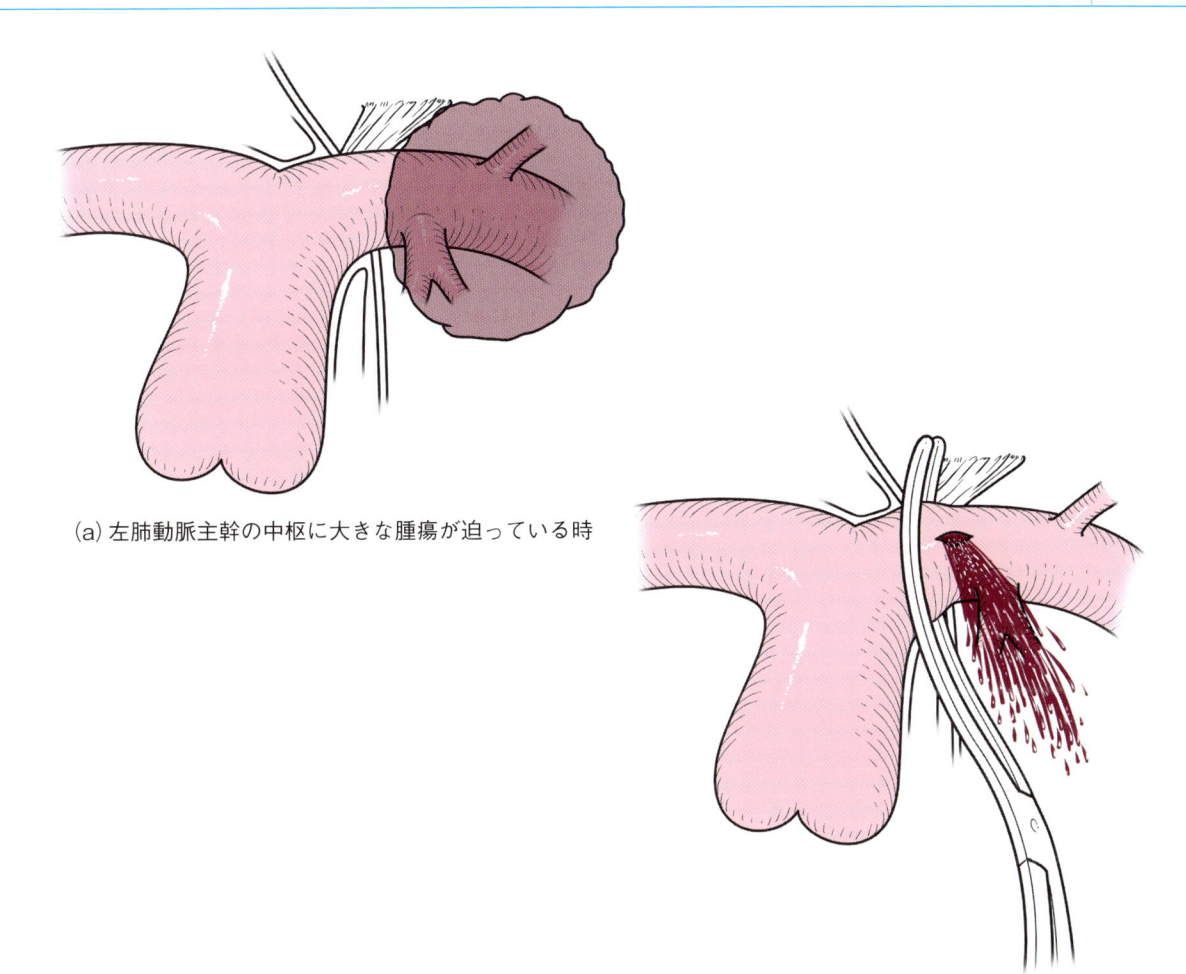

(a) 左肺動脈主幹の中枢に大きな腫瘍が迫っている時

(b) 左肺動脈主幹の中枢部で血管損傷をきたした時

図8 PA elongation法が必要となる場合

実際の手順

(1) 出血部位の状況把握

図9-aが正常の状態での外観であり，図9-bのように左肺動脈の主幹の近位中枢部で出血が起きる場合が問題となる。このような場合まず行うべきことは，出血部の圧迫であり，用手的であれ，成毛コットンであれ，いかなる方法でもよいから，まず圧迫止血を試みる。この状況では，出血部の正確な位置，すなわち出血部からA3や心嚢までの距離はすぐには把握できないから，いきなり鉗子などで出血部を挟むようなことは決して行ってはならない。同時に，圧迫のみで止血ができるものか否かを判断して，修復術が必要な場合には躊躇なく開胸創を広げること，経験

のある外科医を呼ぶこと，輸血の準備を万端にすることを指示しなければならない。これらができるまで，決して圧迫部から指や成毛コットンを離してはならない。

この時点で，上記のバックアップが整ったら，まずこの状況(心嚢外)での中枢クランプを試みる。出血部を押さえながらの操作になるから予想以上に困難であるし，ここで損傷を広げた場合は"後がない"ので，無理は禁物である。ラッキーにもここでクランプがかけられ図9-c，しかも距離的に修復も可能と判断できれば，PA elongation法は必要がなくなる。鉗子から損傷部までの距離が短い場合は，PA elongation法が必要と考えて腹を据える。

(a) 通常の状態

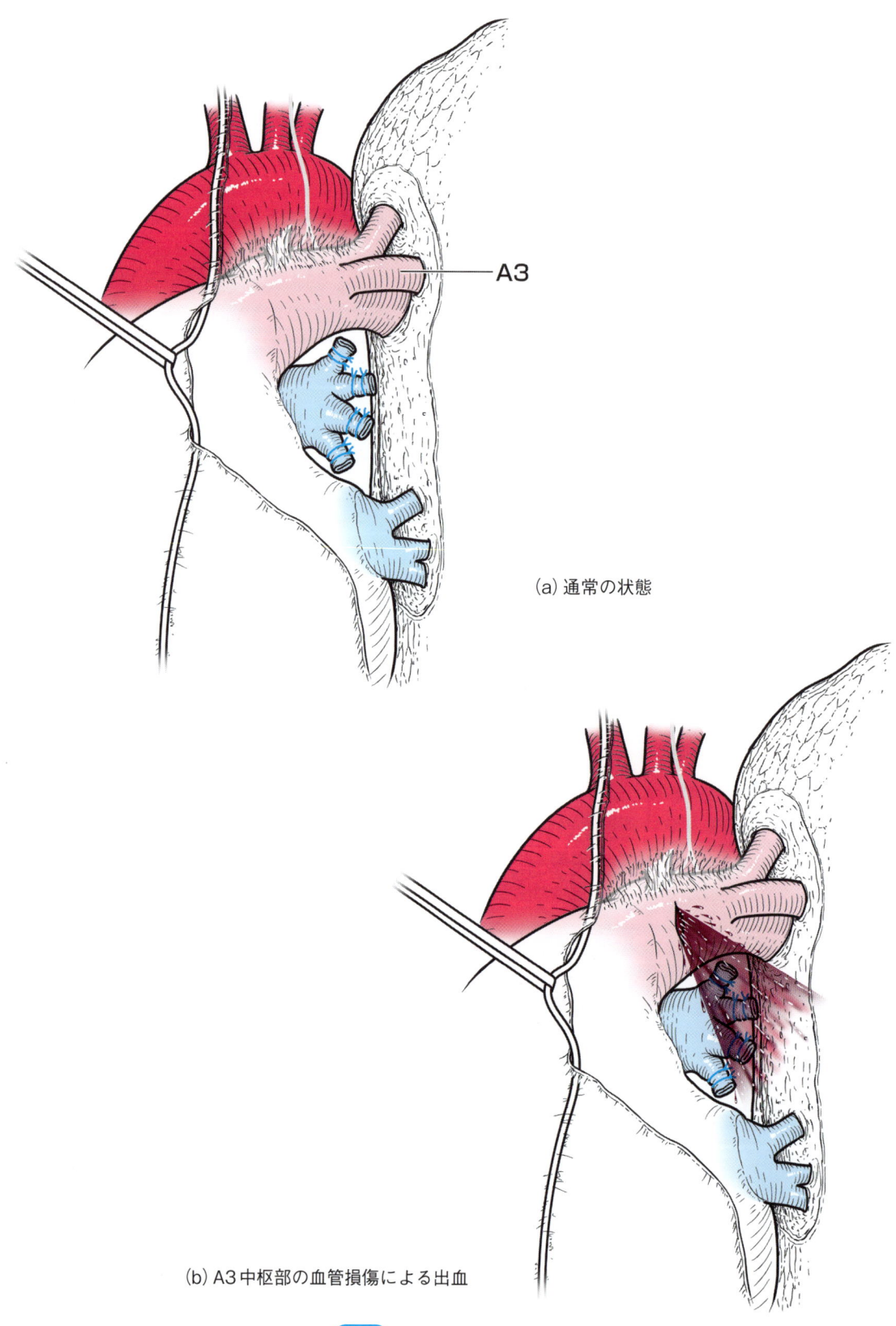

(b) A3中枢部の血管損傷による出血

図9 PA elongation法

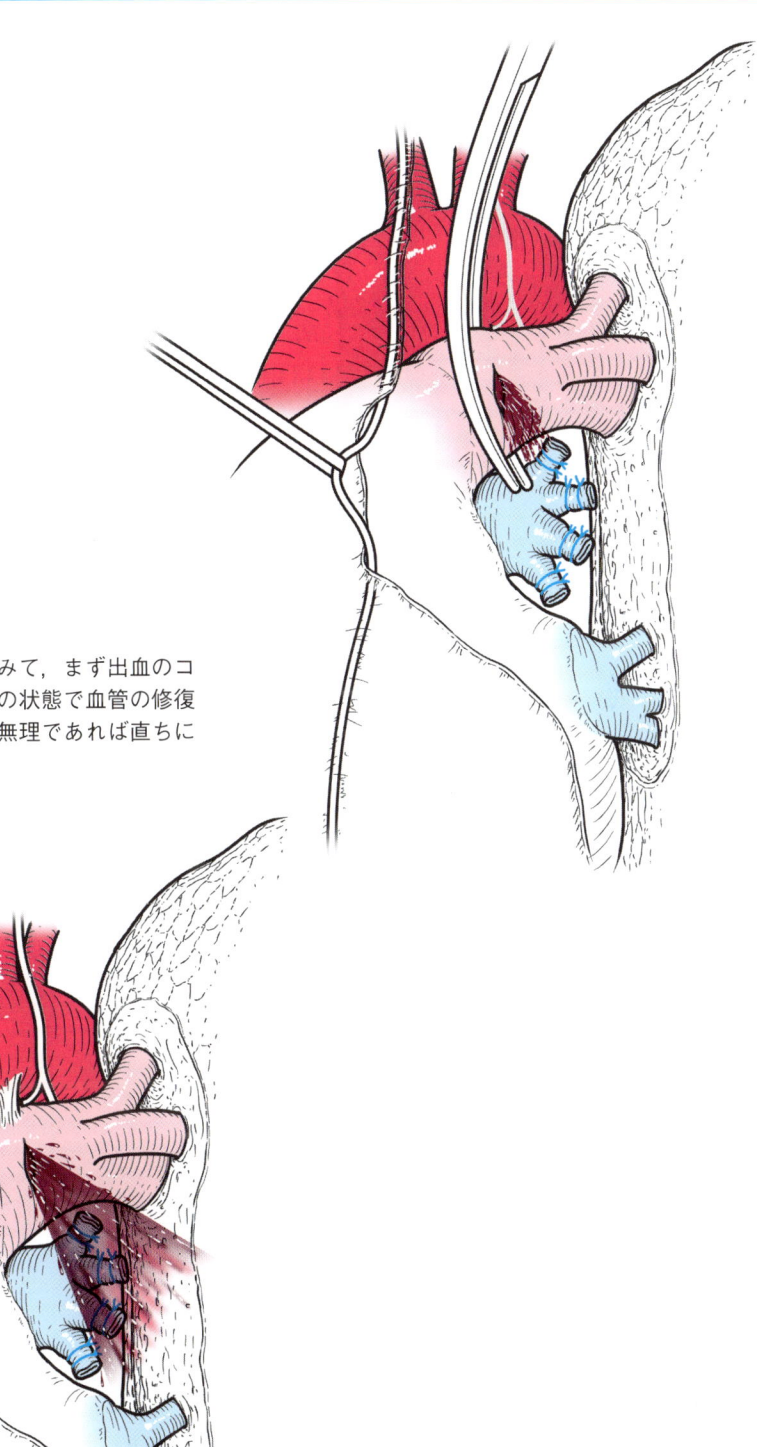

7-1.高度な呼吸器外科の基本手技—心嚢内血管処理　103

(c) 中枢部でのクランプを試みて，まず出血のコントロールを試みる。この状態で血管の修復ができれば幸運である。無理であれば直ちに心嚢切開に移る

(d) ボタロ靱帯付近の解剖を確認する
（以後，図中のクランプは省略してある）

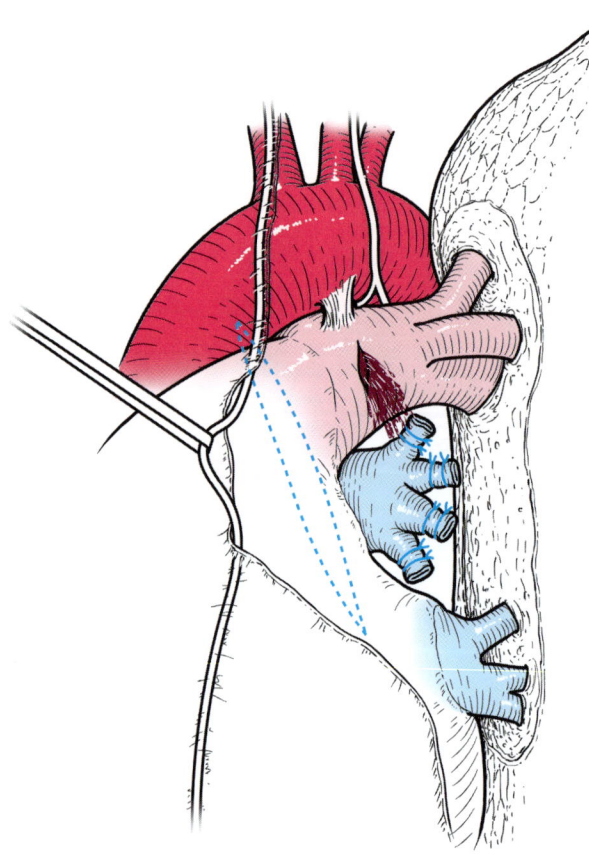

(e) 心嚢切開の部位は横隔神経のやや後方（青破線）

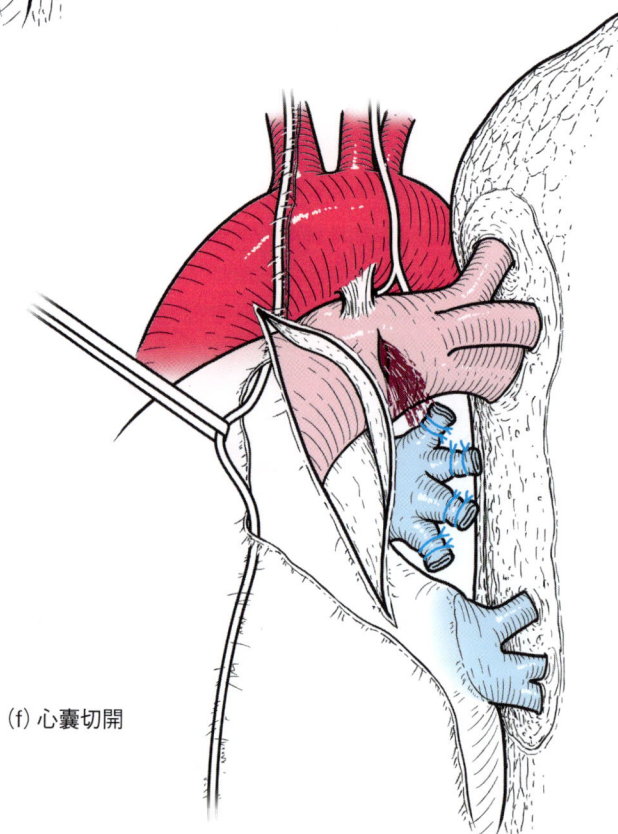

(f) 心嚢切開

(g) ボタロ靱帯の切離

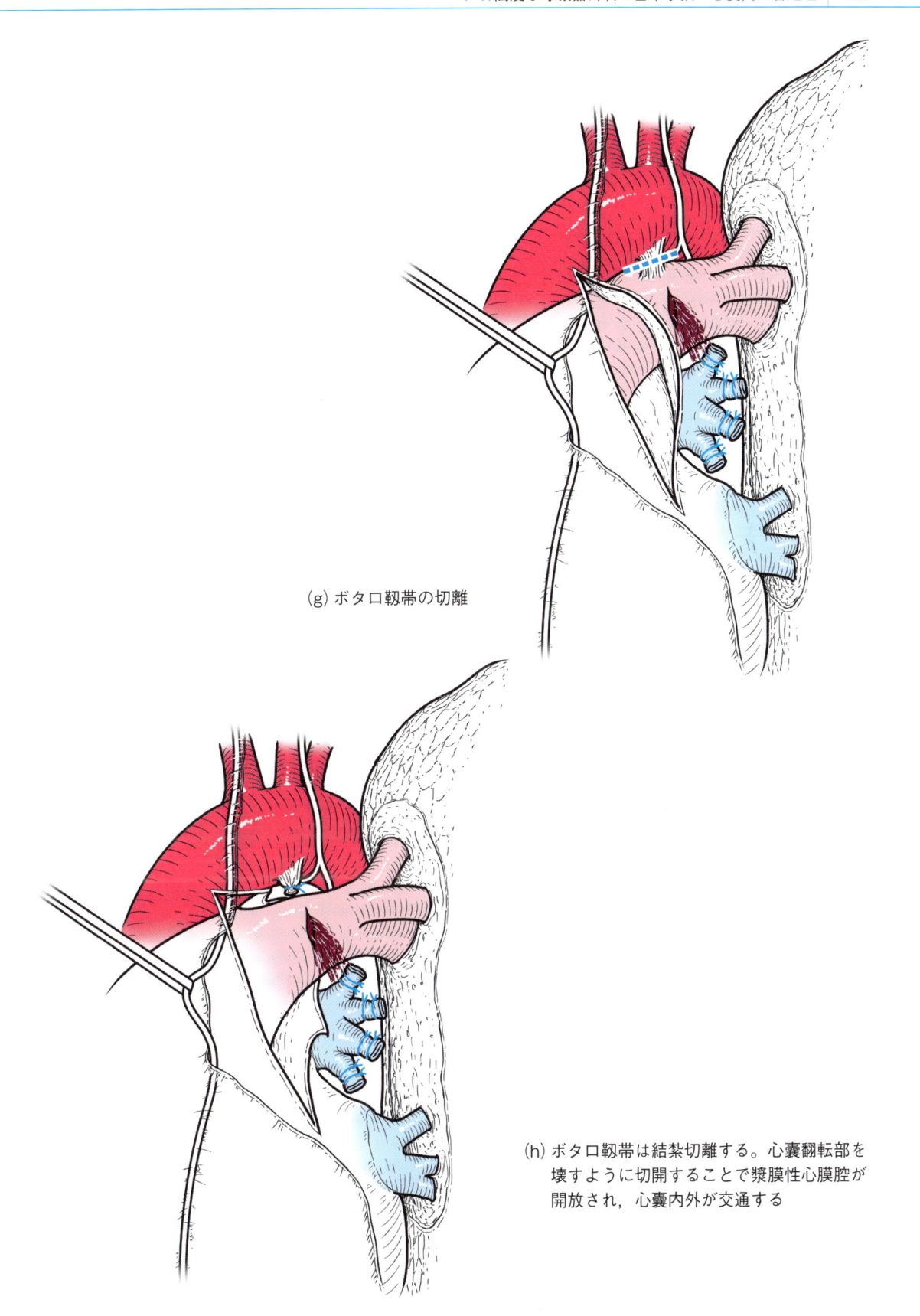

(h) ボタロ靱帯は結紮切離する．心嚢翻転部を壊すように切開することで漿膜性心膜腔が開放され，心嚢内外が交通する

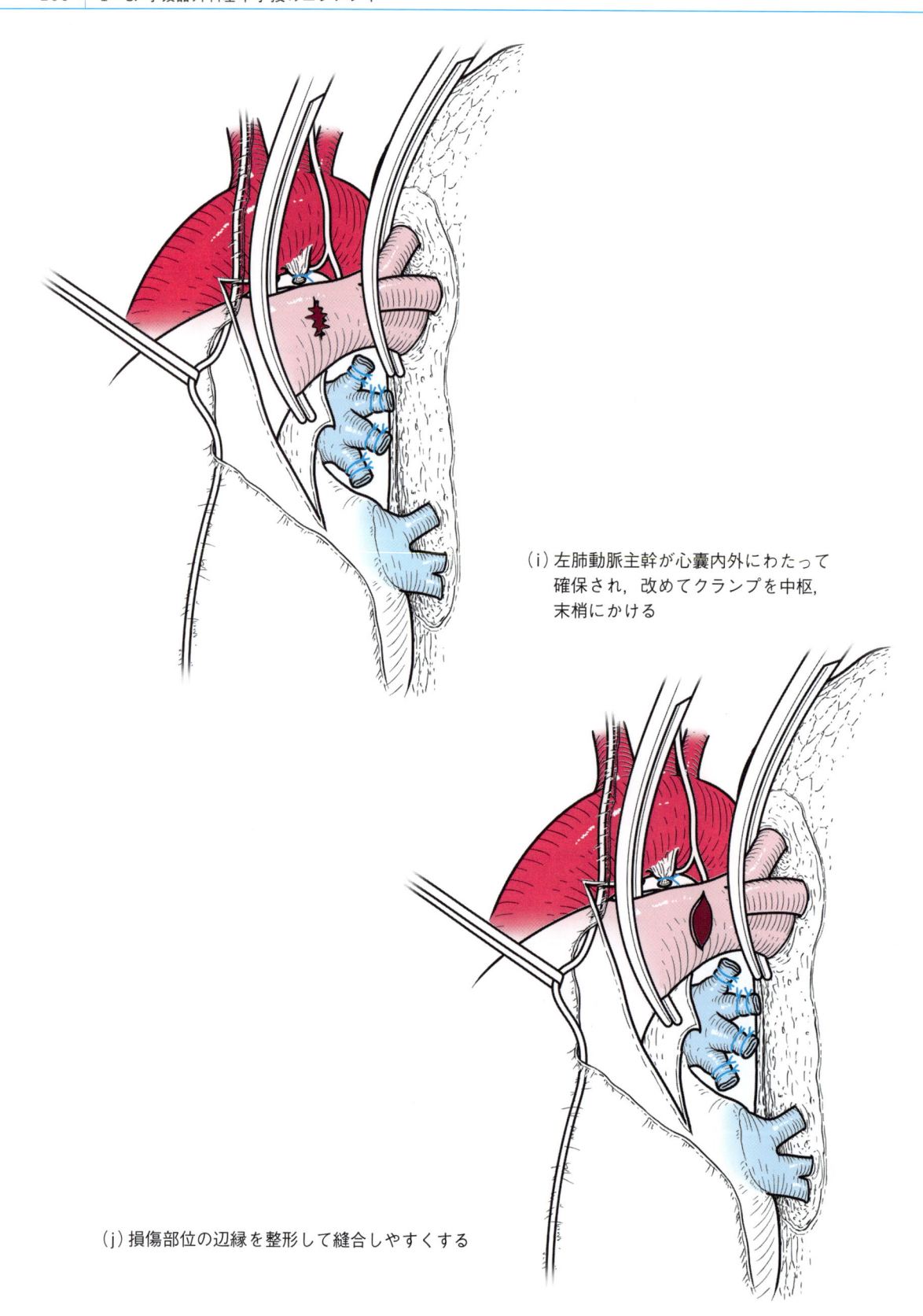

(i) 左肺動脈主幹が心嚢内外にわたって確保され，改めてクランプを中枢，末梢にかける

(j) 損傷部位の辺縁を整形して縫合しやすくする

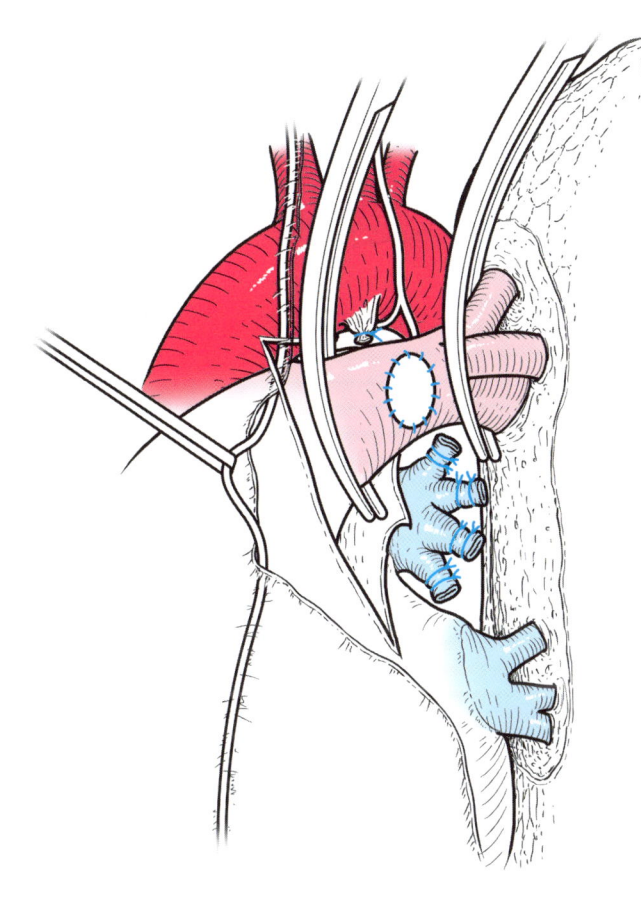

(k) パッチ（0.1 mm厚のゴアテックス）による
欠損部の補塡

(2) 心囊切開

まず，心囊切開に入る前に，ボタロ靱帯付近のオリエンテーションをつけなければならない。縦隔胸膜を切開して#10, #5リンパ節などを除去して，ボタロ靱帯付近の迷走神経，反回神経の位置を確認して，これらをすべて視野の中に納めるようにする（図9-d）。この時点で，状況によりボタロ靱帯の切離（手順3）へ進んでもよいし，心囊切開に進んでもよい。

次に，横隔神経のやや後方付近で心囊切開を行う（図9-e, f）。心囊切開は，横隔神経の後方において，神経に沿って上下に長く延長する。上方では上行大動脈に沿ってなるべく上方まで延長する。心囊内を観察すると，肺動脈，大動脈，左心耳，上肺静脈などが確認できるが，すでに述べたように，左側では肺動脈と上肺静脈の間に間膜は存在しない。ここの間隙は横洞 transverse sinus を形成して，上行大動脈と上大静脈の間隙に通じていることを確認しておきたい。一方，上行大動脈と主肺動脈の間には心膜による間膜が存在する。

(3) ボタロ靱帯の切離

まず，ボタロ靱帯を確実に切離しなければならない。靱帯は縦隔脂肪織で覆われていることが多いから，#5の郭清の要領で後方から前方に向かってリンパ節/脂肪組織を一塊として摘出し，白色調のボタロ靱帯がよくみえるように準備する（図9-g）。反回神経の回旋部位を確認する必要があるから，迷走神経は反回神経の分岐した少し末梢部でテーピングをしておいたほうがよい。ボタロ靱帯の全貌が明らかになったら，再びよく観察して反回神経の位置を同定する。ボタロ靱帯にケリー鉗子を回す場合には，反回神経保護のため，後ろから前に通すのが原則である。靱帯は6号絹糸でしっかり結紮して切離する（図9-h）。この後，さらに肺動脈本幹を（心囊外）成毛コットンを用いて，よく周囲結合組織から剝離しておいたほうがよい。

(4) 心嚢内での肺動脈の確保

もともとこの手技は，左主肺動脈の超近位部で距離を稼ぐことである．PA elongation といっても，当然のことながら，別に肺動脈が長くなるわけではない．心嚢内の肺動脈を付加することでわれわれが自由に扱える部分の長さを確保することである．

そのためには，まず，心嚢の折れ返りを破壊することである．肺動脈の直上くらいでその末梢に向かって，切開された心嚢縁の切開をさらに進める（要するに 図9-h のようにTの字に心膜が末梢に向かって切開されるのである）．そうすると，この心嚢は，当然折れ返りに到達して行き止まりとなる．その翻転部の折れ返りのところで，肺動脈の上下に向かって切開を行うのである．これはちょうど心嚢内で肺動脈を覆っている1枚の心膜を剥がしていく操作につながるのである．肺動脈の上縁側は，すなわち大動脈との間の間膜となるが，これを破って肺動脈の固有壁を回るように剥離を行えばよい．この操作によって，心嚢内でようやく肺動脈本幹が確保されたことになり，慎重にこれをテーピングする．このテープで肺動脈を軽く牽引しながら，残っている心膜翻転部をきれいに壊す．さらに心膜外でボタロ靱帯が切離されているから，この部分を含めてかなり長い距離がフリーで確保されることになる 図9-i ．

(5) 血管損傷部の修復

漿膜性心膜の翻転部が壊れれば，これでようやく心嚢の内外にわたって長い距離の肺動脈主幹が確保でき，"PA elongation"が達成されたはずである．いち早く，まずクランプの位置を修正しなければならない．とりあえず出血のコントロールのために置いたクランプは中枢側へ移動させ，修復のための十分な距離（最低でも7mm以上は欲しい）を確保する．遠ければ遠いほどよいが，右肺動脈の血流を阻害することがあってはならない．この距離が足りないと，修復のための縫合を行っても，縫合部へ緊張がかかって血管壁は再び裂けてしまう．末梢側のクランプも損傷部からの距離を十分にとってかけ直す．

改めて血管壁の損傷の様子を確認する．壁の損傷辺縁が比較的鋭的で挫滅がないのならば，血管に対する手技（血管形成術，312頁参照）でも述べた縫合の方向に注意を払い，そのまま直接縫合すればよい． 図9-i のように，鈍的な外力で血管壁が痛んでいる時には，メッツェンバウム剪刀で縁をトリミングして滑らかにする 図9-j ．欠損孔が大きければ，ゴアテックスシート（0.1mm厚，日本ゴア/W. L. Gore & Associates 社製）でパッチを作成し，5-0 Proleneで連続縫合閉鎖する 図9-k ．まず末梢をデクランプして縫合部の血液漏を観察し，最終的に中枢側もデクランプする．すでに何度か述べてきたが，肺動脈は低圧系であるから，少々の血液漏はほとんどが圧迫で十分止血可能である．追加縫合はどうしても止血できない場合だけにしたい．

ほとんどの肺切除術における術中肺動脈損傷は，最も近位の分枝であるA3付近で発生していることが多いはずだから，心膜外でクランプもかからないほどの近位での出血は稀のはずである（私は，そのような稀な出血を2度経験した．足がすくむ思いであった）．このクランプがまずかかるか否かが重要である．

クランプがひとまずかかったら，周囲の状況をみて，このPA elongation法を行うか否かを早々に決断することだ．すなわち，中枢クランプの位置から肺動脈損傷部までの距離が問題であり，これが近い場合はクランプで出血はとりあえずコントロールできていても，損傷部を修復する余裕がなく，結紮などの操作でより一層大きな裂傷を肺動脈壁に招きかねないからである．この距離に余裕がない場合は，決して縫合修復にいってはならない．急がば回れで，PA elongation法に前方からじっくり取り組むべきである．他章で述べたが，このような決断は，次にもう一度失敗したら後はないという覚悟ですべきである．肺動脈近位部で，2回血管壁を損傷する余裕は通常ない．

7-2. 高度な呼吸器外科の基本手技―癒着剥離術

　程度の差はあっても，胸膜癒着を有する症例は一定の頻度で経験するものであり，これに対する対応は必須のものであるといってよい。胸膜癒着に関しても，さまざまな性状や広がりがあって，画一的なものではない。胸膜癒着の困った点は，術前のCTなどでもまったく予測がつかないことがあるということである。陳旧性の結核性胸膜炎の既往があって，画像上も胸膜の石灰化があれば予測がつくものの，そのような変化が画像上まったく認められない症例も少なくない。胸膜の変化も多様であり，石灰化した胸膜胼胝を伴うものもあれば，まったくそのような変化が認められない場合もある。

　しかしどのような形態，状態であれ，肺切除術を完遂するためには胸膜癒着を剥離しなければならない。胸膜癒着が認められた場合，最も難渋することの一つが視野の確保であった。したがって，従来は胸膜癒着が認められた段階で開胸創を大きくして肋骨を切除したり切断することがほとんどであった。この状況を一変させたのが，胸腔鏡の登場である。私は実は，癒着剥離術ほど胸腔鏡のもたらした恩恵が大きい術式はないのではないかと思うのである。胸腔鏡のおかげで，現在では開胸創を大きくすることなく，胸膜癒着術を完遂することができるようになった。胸腔鏡があっても，横隔膜後方では剥離が困難なことがあるが，これへの対応は後述する。

A　癒着剥離を行う手順

　癒着剥離術でもう一つ大切な原則は，癒着剥離を行う順序である。無駄なく視野が展開していけるように考えなければならない。

① まず，想定開胸肋間に沿う方向（横方向）の剥離である。
② 次に，この肋間の周囲を剥離して，開胸器などが肺を痛めることなくかけられるようにする。
③ 頭側の癒着剥離に向かう。できれば肺尖部を回って縦隔側に到達する。視野がかなり得られてきているので，術者は後方に立って前方のほとんどの部分（横隔膜から肺尖部まで）と，前方に立って後方の到達可能な範囲を剥離する。おそらく，通常の第4，第5肋間開胸創からは，下肺静脈の付近までが剥離可能な限界であろう。
④ 尾側の剥離を行う。特に，横隔膜後方で剥離ができない場合は，(a)創を拡大する，(b)横隔膜直上に第2の副開胸創を置く，(c)癒着剥離をそれ以上行わない，の中から方針を決定する。

B　癒着剥離の範囲：全面的か部分的か？

　例えば，右上葉切除術を行うとした時に，全面的な胸膜癒着がみられた場合，癒着剥離の手順はもちろん，どの範囲までの癒着剥離を行うかが問題である。全面癒着症例に対する癒着剥離の範囲はどのように考えるべきであろうか。この際，考慮すべき点が3つある。

1) 膿胸（スペース遺残）の問題

　私が最近経験した症例をお示しする 図1 。右上葉の肺癌で，右上葉切除術を行ったのであるが，比較的強固な線維性癒着が胸腔全面に認められた症例であった。私はまず，型のごとく開胸創よりも頭側の部分の癒着剥離を行ったが，比較的視野が良好であったことから，中下葉周囲の癒着剥離は行わず，上葉切除術をまず行った。この視野でリンパ節郭清を終えることができたし，エアリークも認められなかったことから，結局これ以上の癒着剥離を行わず手術を終了した。

　術後の経過は良好で，6病日に退院したが，中下葉の癒着剥離が行われていないので上葉切除術後の部分にスペースが残存した。退院後の経過も良好であったが，術後9カ月を経過した頃，38℃を超える発熱を主訴として近医（遠隔地の方であった）を受診し，胸部X線写真で上葉切除術後の遺残腔に胸水の増量が認められて来院された。話

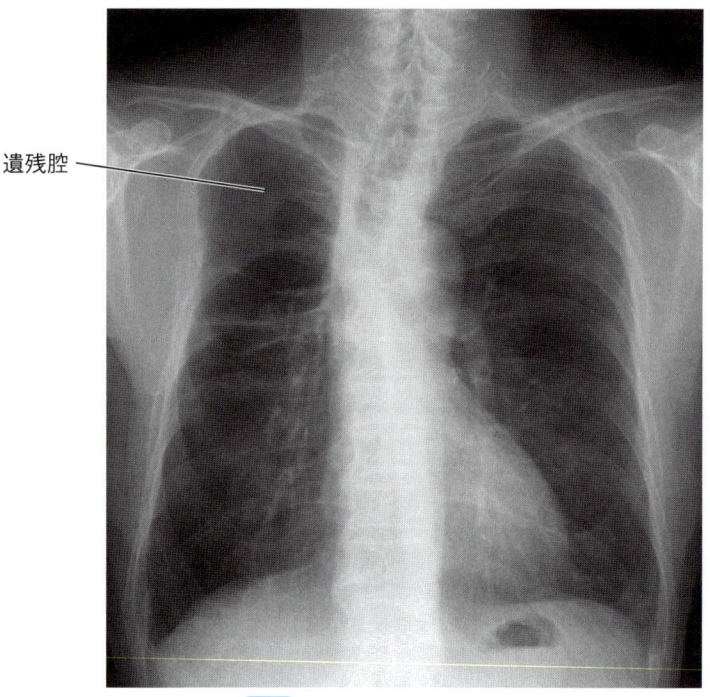

図1 右上葉切除術後の遺残腔
右上葉切除術後のスペースがそのまま遺残した。

をよく聞くと，1.5カ月前に風邪を引いて調子が悪く，その後に発熱が一層高くなるという経過があったという。結果的には，無瘻性の膿胸が発生しており，チューブ洗浄のみでは腔の清浄化が図れなかったために開窓術を行うこととなった。

この症例では，免疫力が低下した際に，遺残腔に感染を引き起こした典型例であり，全摘術後などでも同様の現象が知られている。このようなことから，術後の遺残腔は小さければ小さいほどよく，そのためには，その癒着剝離が施行術式に直接関係がなくとも，癒着剝離を行って肺が頭側へ移動できるようにしておくべきであろう。

2）エアリークの遷延

胸膜腔に癒着がある場合には，術後のエアリークはどうしても起きやすい。癒着剝離の過程で臓側胸膜の損傷は多かれ少なかれ起きており，避け得ないところであろう。しかし，このようなエアリークでも，エアリークが外側面や縦隔面にある場合には保存的に閉鎖されるが，切除後のスペースに面している葉間面である場合には，容易なことでは止まらない 図2 。このメカニズムとし

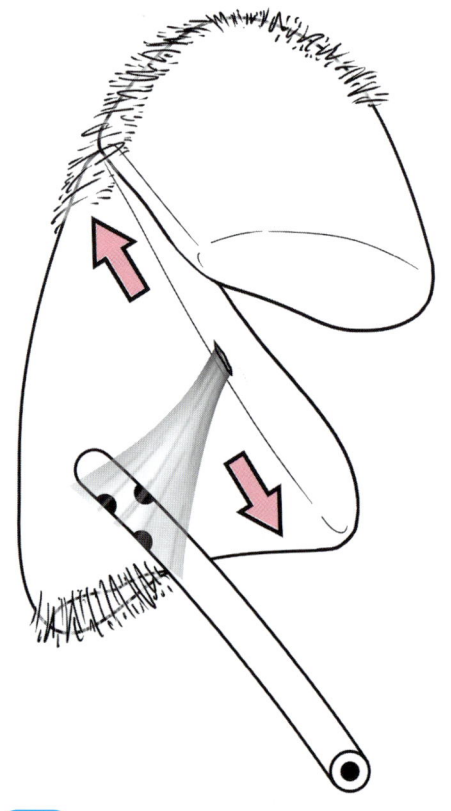

図2 胸膜癒着があるとエアリークはなかなか止まらない

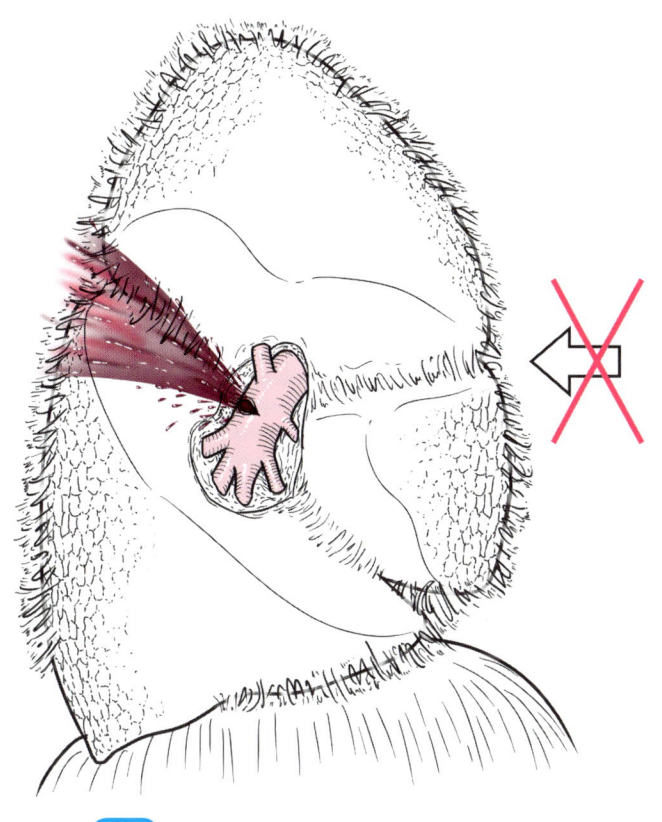

図3 胸膜癒着時の葉間出血
この状態からの止血操作は困難である。

て，葉間面の臓側胸膜の端で癒着が残っているために，臓側胸膜は太鼓の膜のようにピンと張っていて，結局このために胸膜の穴が拡大することはあっても塞がる方向にはなかなか向かわないのである．癒着剥離が部分的に行われていない部分が残ると，臓側胸膜の緊張，張力に不均衡が生じ，結果的にはエアリークの遷延を引き起こすことは考慮しておくべきである．

3) 出血への対応

これはよく肝に銘じておくべきことである．例えば，右下葉切除術を行うにあたって，全面的な胸膜癒着が認められた場合，どうすべきであるか？ この場合，下葉を巡る範囲のみの癒着剥離を行った後に，下葉切除術を葉間の処理から開始したとしよう．無事に完遂できればよいが，例えば葉間の処理中にA6付近で出血が起こった場合を考えてみよう（葉間にも癒着があることが多いから出血は通常よりも起きやすい）**図3**．出血部位は成毛コットンや指で圧迫止血しなければならないが，さてどのように止血操作を進めればよいのであろうか？ 開創部から頭側，前方の癒着剥離は行われていないから，肺動脈本幹には容易に到達できない．はっきりいって，肺門に近づけなければ止血操作に本格的に着手できないのは当然であり，この状況は極めて危機的であることがわかる．出血の危険性がある操作に入る前に，十分な肺門付近の癒着剥離を行っておくべきだったのである．

実際に全面的な癒着剥離を行うか，部分的な剥離にとどめるかは，1)〜3)の事項と，癒着剥離による不利益のバランスから考慮をすることになると思われる．癒着剥離の不利益とは，明らかに，①出血量の増加，②エアリークの増加，③手術時間の延長である．これらと，上記の項目とのバランスを総合的に勘案することになる．

C 横隔膜付近の癒着剥離

　胸腔鏡の補助があっても，横隔膜付近，特に後方においては癒着剥離は困難であることが多い。この場合，開胸創の延長と肋骨の切除で開胸創を拡大するか，別個の開胸創を第8肋間付近に設けるか，のいずれかがよい。私は，最近は"二の字"開胸法，すなわち別個の開胸創を設けることが多い（図4）。理由は，肋骨の切離，切断が不要であること，2番目の肋間開胸創は小さくとも十分用が足りるので，総合的には，創が増えてもこちらのほうが侵襲が少ないと思えるからである。

　"二の字"開胸法は別段難しくはない。胸腔鏡で開胸すべき位置を確認し，5〜10cmの長さで肋間開胸を行えばよい。横隔膜が直下に捉えられるところで開胸を行えば，電気メスはほとんどの横隔膜上の領域に到達することができるので，元の開胸創を拡大するより操作は容易である。私の観察する限り，2肋間での開胸ではあるが，術後疼痛がその分増強しているようにはみえず，創の回復も何ら問題がない。

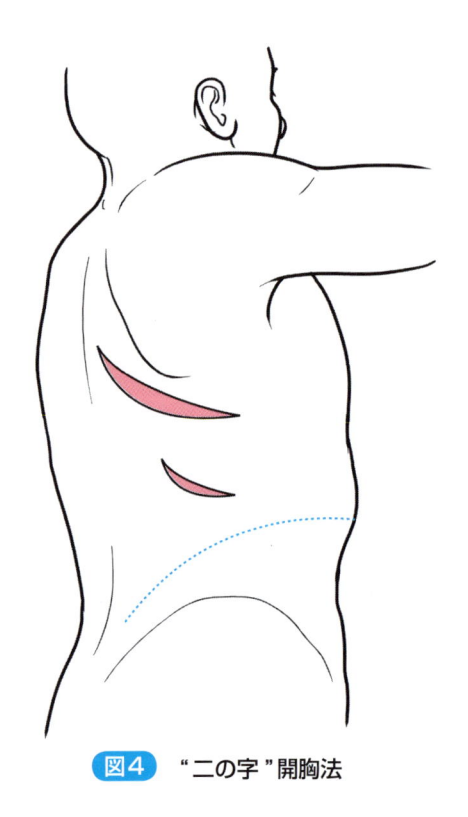

図4　"二の字"開胸法

D 胸膜癒着の剥離法の実際

1）癒着剥離の取っかかり

　癒着剥離を行う場合，適切な層に入ることが重要である。線維性癒着がひどくなければ臓側壁側胸膜の間で剥離を進め，線維性癒着が高度で，剥離操作が臓側胸膜を破壊して肺実質を損傷するような場合は，むしろ壁側胸膜外層の剥離がよい。胸膜剥離においては，最初に目的とする層に正し

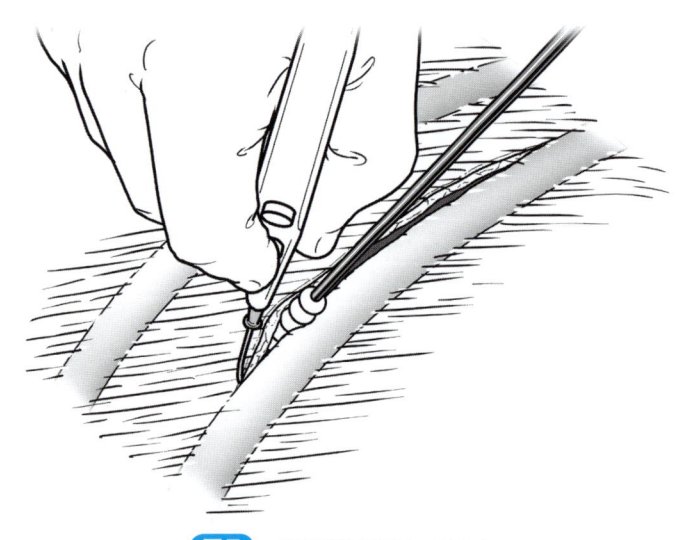

図5　癒着剥離の取っかかり

図6 癒着剥離の進め方

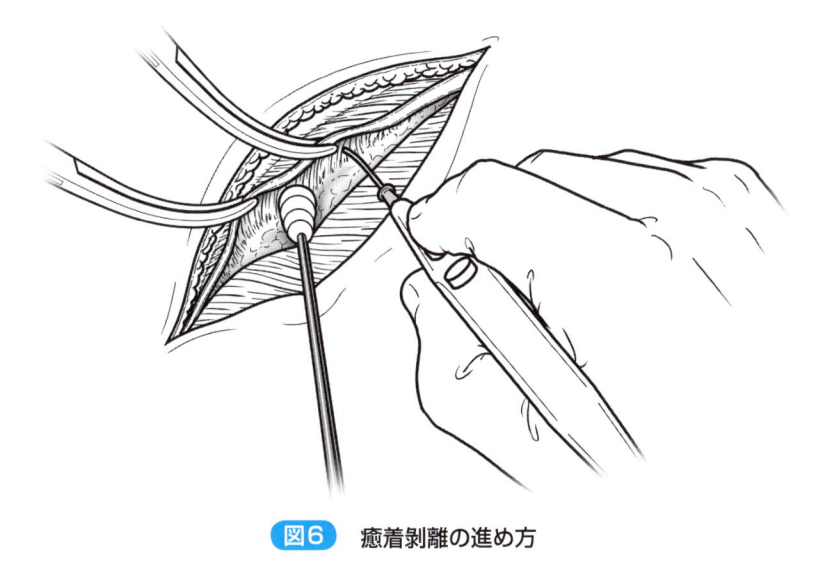

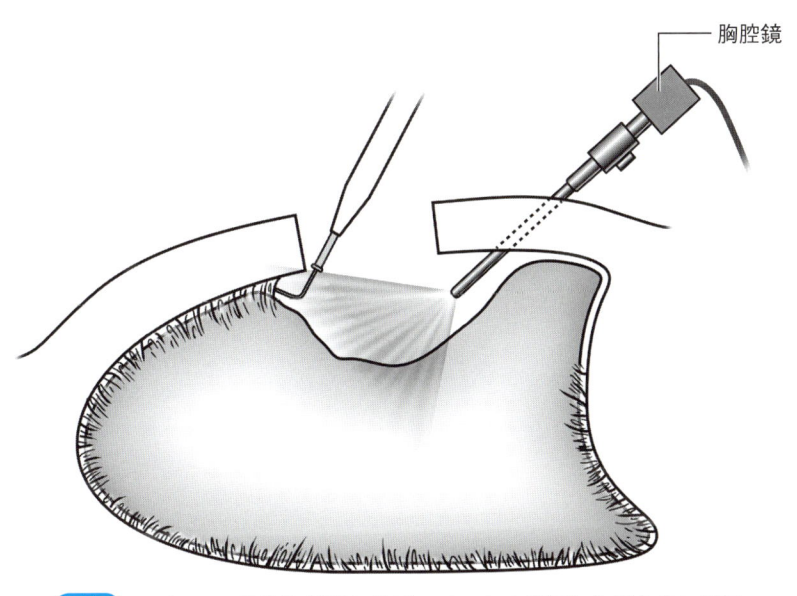

図7 電気メス（長）先端部を曲げてベストの位置に先端を合わせる

く入ることが重要である．肋間開胸を行って癒着がはっきりしたら，慎重に操作を進める．電気メスで，まず肋間筋の層のみを胸膜と肺実質を傷つけないように丁寧に，なるべく長距離切離する．メッツェンバウム剪刀かメスを用いて，胸膜を小さく切開する．肋間筋は数本のコッヘル鉗子で把持して上方に持ち上げて（第1助手）視野を展開する．ライビンガー鑷子で臓側胸膜を丁寧に持ち上げ，成毛コットン小を用いて肺を押し下げながら臓側壁側胸膜間に入る 図5 ．これが正しい層であるが，成算がある場合には肺を成毛コットンで押し下げるたびに線維性組織が剥がれていくので成毛コットンを大に変更して作業を続行する．

実際の剥離方法は，術者は，左手に成毛コットン大をもち胸壁癒着部の手前で臓側胸膜（肺実質）を押し下げて緊張をかけ，そこで明らかになる線維性結合組織を狙って電気メスで焼灼を行う 図6 ．この際，胸腔鏡は光源としても，直接みることができない部分の視野としても用いられている．開胸創よりも遠い部分の天井側は最も到

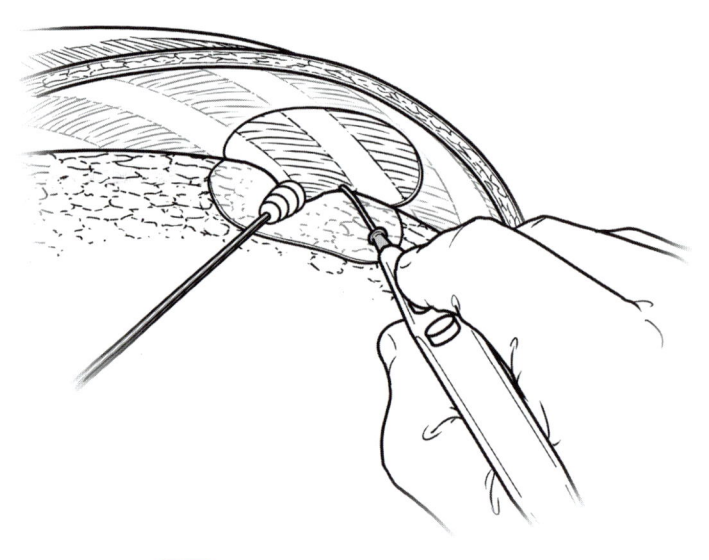

図8 胸膜外剥離
必要最小限の範囲にとどめる。

達が難しい部分である．私は，電気メスの先端部を適宜曲げて癒着剥離部に到達できるように調整している（図7）．先端部を用いる時には，長いブレード2カ所で折り曲げると自然な到達が可能となる．癒着剥離を行う場合には，胸壁からのoozingが回避できない．これらは自然に止血されていくが，放置しておくと出血量を稼がれてしまうので，周期的に電気メスモードをスプレーモードに替えて，広い範囲の止血を行う．非常に柔らかい線維性組織の場合には，"手刀"のほうが効率がよいこともある．

2）胸膜外剥離

癒着が強くて臓側胸膜や肺実質が裂けていく場合には，壁側胸膜外の剥離に変更したほうがよい（図8）．剥離層を乗り換えて壁側胸膜の外に出れば，肋間筋が露出されながら剥離が比較的スムーズに進むはずである．このまま全面をこの層で剥離すれば，胸膜肺全摘術と似たような状況になってしまうから，癒着が強固である部位を抜けたら胸腔内に戻るべきである（胸膜にも重要な生理学的機能があり，極力これを温存すべきである）．

3）横隔膜付近の癒着剥離

横隔膜から肺を剥離する際には，横隔膜に適度な緊張を与えることが重要である．このためには，横隔膜の筋肉をアリス鉗子でしっかりと把持して手前に牽引するとともに，肺をリンパ節鉗子で把持して反対側に緊張をかけ剥離を進めていく．横隔神経の損傷に注意する．

[II]

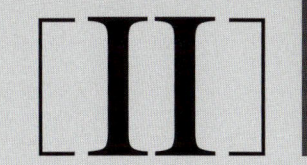

淺村・呼吸器外科手術

各論：呼吸器外科手術手技

II-1. 肺葉切除術 Lobectomy

A 肺葉切除術の基本的な考え方

　肺癌に対する外科切除については，肺葉切除術は最も施行頻度の高い術式である。国立がんセンター中央病院におけるここ数年の傾向をみると，施行術式の78%もが肺葉切除術である。肺癌に対しては現在もなお，癌腫を含む肺葉以上の切除が標準術式とされていることに加え，肺門における血管や気管支の処理も肺葉ごとに行うことが解剖学的に最も合理的であることから，当然といえるであろう。

　肺癌に対する標準術式としての肺全摘術の地位が，肺葉切除術に取って代わられたのは1960年代である。肺癌に対する外科切除の成功例としては，1930年代に米欧で相次いで行われた肺全摘術がある。Barnes病院で行われたGrahamの成功例は興味深い。手術を受けた患者もまた医師であったという。Grahamは血痰が始まったこの医師に対して肺全摘術を行い，幸いにも周術期を乗り切り，かつ長期生存を果たしたそうである。2人の交友は20年余に及んだという。肺全摘術はこの後しばらくの間，肺癌に対する標準手術となった。この術式に対してリンパ節郭清を導入し（"radical pneumonectomy"），さらに肺葉切除術とリンパ節郭清を両方行うことで，肺全摘術と同等の成績を上げることを示したのが，Memorial病院（今のMemorial Sloan-Ketteringがんセンター，MSKCC）のCahan博士であり，彼はこれを"radical lobectomy"と呼んだのであった。この論文は，肺癌外科の歴史の中で，燦然と輝く金字塔といってよい。リンパ節郭清の項において述べるように，当時Cahanの示した肺の悪性腫瘍において行われるべきリンパ節郭清の範囲は，十分なデータがあったわけではなかったにもかかわらず，ほとんど現在行われているものと変わりがないことは，彼の外科医としての直感がいかに優れたものであったかを示している。私が，1997年にMSKCCを長期訪問した時，白衣をまとった白髪の老紳士が外来にいたのだが，当時のGinsberg部長が，「あれがCahan先生だよ」と教えてくれたのを覚えている。このCahanの論文以降，肺癌の標準術式は，経験則的に肺葉切除術となった。肺全摘術から肺葉切除術への移行は"経験則的"であったといえよう。

　さらに肺切除術の縮小化，すなわち，肺葉切除術から縮小切除術への移行である。この頃になると，生物統計学や臨床試験の基盤整備が進んで，外科的治療についても経験則ではなく，計画的な臨床試験による比較検証が必要と考えられるようになった。Lung Cancer Study Group（Ginsbergら）の行った肺葉切除術と縮小切除術（楔状切除術と区域切除術）の間で行われた無作為化試験が唯一のそれであり（図1），肺葉切除術と縮小切除術との間の予後の比較という命題に関しては，これ以降同様の無作為化試験は存在しない。この試験の結果は，肺葉切除術を受けた患者の予後が有意に良好であるとするもので，局所再発のリスクは，縮小切除術で3倍高かったという（図2）。これらの結果から，肺癌に対する標準術式とし

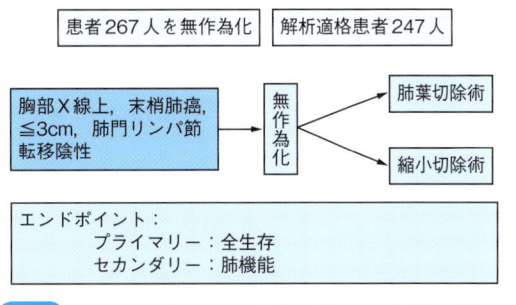

図1　T1N0非小細胞肺癌に対する肺葉切除術 vs 縮小切除術

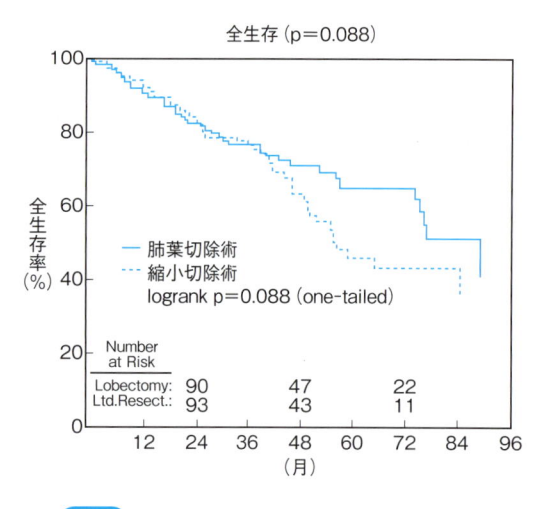

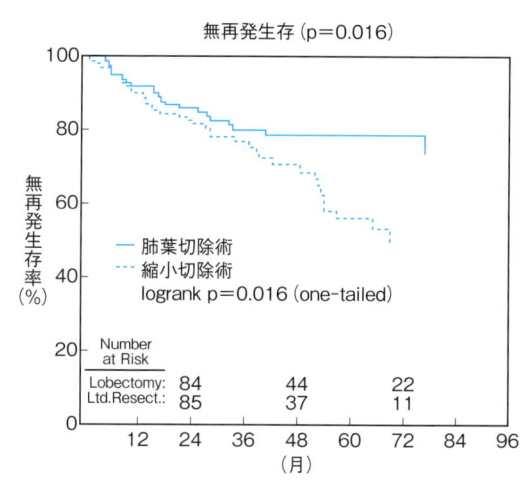

図2 Lung Cancer Study Groupによる肺葉切除術と区域切除術／楔状切除術の第Ⅲ相試験

表1 LCSGの第Ⅲ相試験に対する批判

批　判
試験自体
・遅い患者集積：およそ7年間で276例
・生存率についての差が僅差
・十分な検出力か？
・肺機能に関する有効なデータがない
・優位性デザイン
現在の観点から
・すでに古い試験である
・早期，小型症例が含まれていない

て，肺葉切除術に科学的妥当性が与えられたことになる。現在においても，この結論は変更されていない。

MSKCCのGinsbergは後にトロントへ戻ったが，これ以外の一連の外科臨床試験についても強力なリーダーシップを発揮した。惜しくも肺癌のためトロントで亡くなった。もっとも，このLCSGの臨床試験については，現在の観点から疑問点も存在することを認識しておくべきであろう（表1）。このようなことから，肺葉切除術と縮小切除術との比較が，アメリカ（CALGB）においても日本（JCOG）においても，改めて行われているのが現状である。いずれの臨床試験も，1,000例を超える症例が必要であることが前提である。これらについては，区域切除術の項で解説する。

B 肺葉切除術の特性

肺葉切除術は技術的に，難易度に極めて大きな幅のある手術であることが挙げられよう。開胸してはじめて，その難易度がわかるところも厄介である。肺葉切除術の難易度に関与する因子は，

① 分葉の具合
② 癒着の有無
③ 炎症性リンパ節の存在
④ 肺腫瘍の肺門からの距離
⑤ 解剖学的な血管のバリエーション

などである。同じ左上葉切除術であっても，比較的初歩のレジデントが行えるものもある一方で，胸膜癒着と分葉不全が併存する場合のように，その手順と技術に相当な工夫が必要とされるものまで，幅がかなり広いのである。その一方で，肺癌の標準的な手術として最も行われる頻度の高い術式であることから，各肺葉ごとの解剖学的特徴を十分理解したうえで，効率的な手順で手術を行えるよう修練すべき術式である。例えば，まったく分葉のない左上葉切除術の合理的手順が理解されていれば，ほぼ専門医の修練課程は卒業といってもよいであろう。

肺葉切除術自体は，肺動脈，肺静脈，気管支，

葉間処理の組合せで構成されていて，それらの順序は，開胸創の位置と各肺葉の解剖学的な特性によって決まってくる。その手順は，したがってフレキシブルであって，逆にいえば各構成部分の技術を十分習得していれば，自分なりの手順が組み立てられることになる。以降に述べる手順や方法は，私が自分の開胸創によって試行錯誤の後に組み立てたものである。読者は，各構成部分の方法（特に分葉不全があった時のノウハウ）に習熟した後に，自分の手術を組み立てればよい。

1. 右上葉切除術

A 解剖学的な考察

　右上葉の肺門構造をみると 図1 ，肺門前方より後方に向かって，肺静脈，肺動脈，気管支の順で並んでいる。上葉に流入する肺静脈は通常1本で中葉に流入する静脈と共通幹である。上葉切除術の際には，上葉静脈と中葉静脈の分岐を共通幹から見極めることが重要である。ごく稀に，気管支のさらに後方から上葉のS2へ流入する静脈が存在することがある。上葉静脈の分岐は，いくつかのパターンがあるが，より近位側で結紮切離する上葉切除術ではほとんど問題とならない。肺動脈は，上幹動脈と上行動脈 ascending A2, A3が上葉に注ぎ，上幹動脈とは別個の処理が必要である。S2に流入する上幹動脈の分枝である回帰動脈 recurrent A2については，上葉気管支のすぐ近位側を，後方へ回り込むように走行しているので，上葉気管支と奇静脈の間を剥離する際に注意が必要である。上葉気管支は，葉気管支に移行するとすぐに膜様部がなくなる。通常，気管支の切離線においては，膜様部はほとんど存在しないことが多く，特にステープリングではあまり神経を使う必要はない。

B 手術手順

　私の場合，すでに述べたように，後側方小開胸を使うことが多いので，これを前提とした手順を組み立てている。前方開胸で行う場合には，違った手順となる。後側方小開胸で行う場合，まず葉間から中間肺動脈幹を露出することから取りかかり，早い段階で，#11sや#10のリンパ節を術中迅速診断に供している。これは後に行うリンパ節の郭清範囲を決定するのに役立ち，このための時間を節約することができる。私の手順は，後方から肺門をみて，時計回りに作業が進行する 図2 。

1 上下葉間，上中葉間に入る

　第1の取っかかりは，上下葉間，上中葉間を分けることで，この時の目標は，葉間を通過する中間肺動脈幹と上行動脈の露出である。分葉が悪く中間肺動脈幹の露出が困難と判断された場合には早めに，この葉間アプローチをやめて，後に述べる後方からの葉間分離に取りかかるほうがよい。葉間の臓側胸膜をつまみ上げ，丁寧にこれを切開する。じっと葉間をみていると，拍動する中間肺動脈幹の位置を大体把握することができる。少々の分葉不全の場合は，電気メスの凝固モードで肺実質を割って進む 図3 。肺動脈の手前には，リンパ節あるいはリンパ装置か薄い脂肪組織が現れるので，その変化に注意しながら"掘っていく"。肺動脈と肺実質の間は接着が比較的疎であることが一般的である。肺動脈の壁（正確には結合組織の被膜）に到達したら，ファインな鑷子でこれを把持し，電気メスで切開して被膜内に入る。

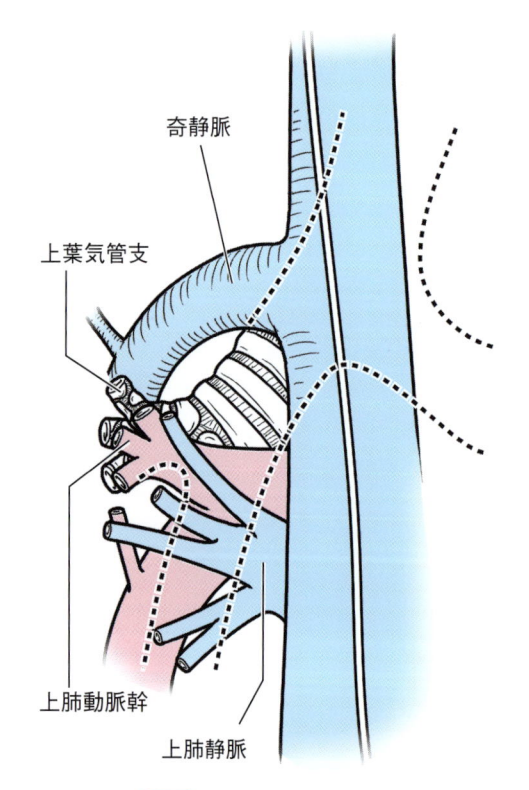

図1　右上葉の肺門構造

1.右上葉切除術 | 121

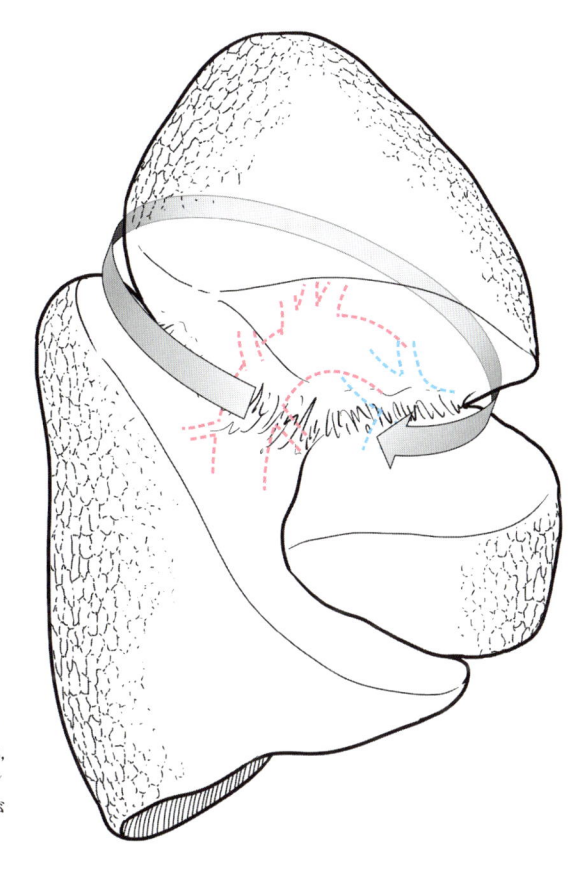

図2 右上葉切除術の手術手順（流れ図）
小開胸アプローチでは，肺門を時計方向に回るように操作を行うのがよい．手術の早い段階で，#11s，#10リンパ節を迅速病理診断に提出できるため，リンパ節郭清の範囲を決定するにあたって時間の無駄が少ない．

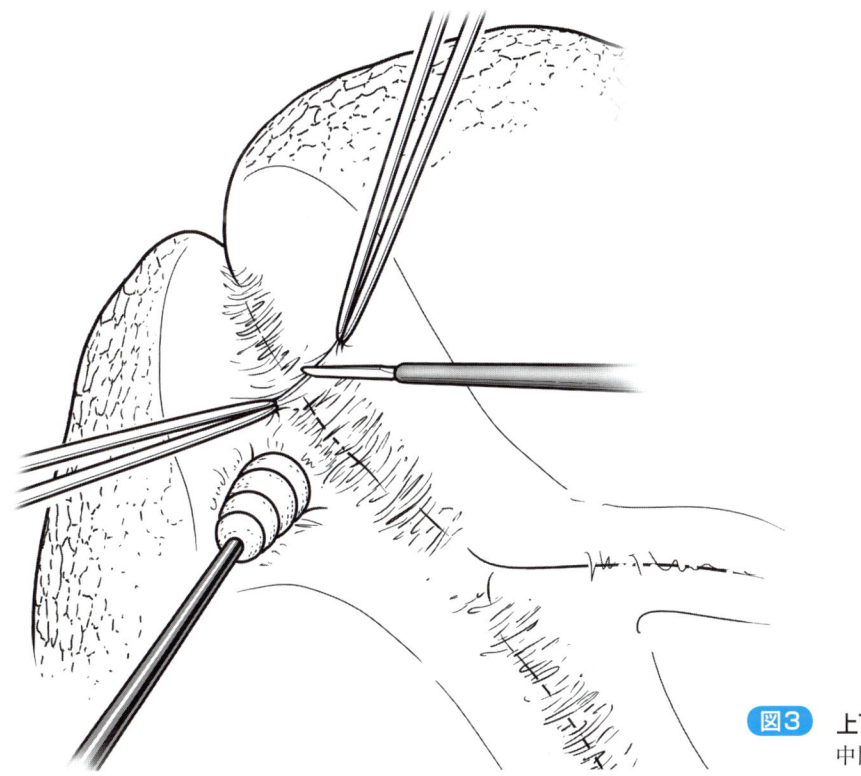

図3 上下葉間で肺動脈に到達
中間肺動脈幹を露出する．

この部位を取っかかりにして中間肺動脈幹の血管鞘を剥離し，できれば上行動脈 ascending A2 を確認してその末梢に向かって剥離を行う。注意点として，この視野からみた時に，上行動脈が2本以上あって，後面に血管が隠れてみえないことがあることである（図4）。上行動脈の切離を先に行うか，上下葉間の分離を先に行うかについては，上行動脈切離のやりやすさで判断すればよい。上行動脈は，よほど細いものでない限り，中枢側は二重結紮して切離する。上下葉間は，分葉が良好であれば，電気メスの凝固で葉間面を割って，#11sリンパ節の直上に出ればよい。この切離線はさらに延長されて縦隔胸膜の切開線となり，上葉気管支を回る。分葉不全がある場合は，"トンネル法"を行う（図5）。作成するトンネルは，中間肺動脈幹血管鞘から#11sリンパ節の外側（リンパ節の中や内側ではない）の間に作成する（図6）。肺実質は，厚さと距離からみた肺実質の量に応じて，ステープリングするか（図7）エンドループで結紮する。テーピングに用いた絹糸あるいはエンドループの断端は，モスキート鉗子でつまんで保持し，牽引に利用する。ここまで

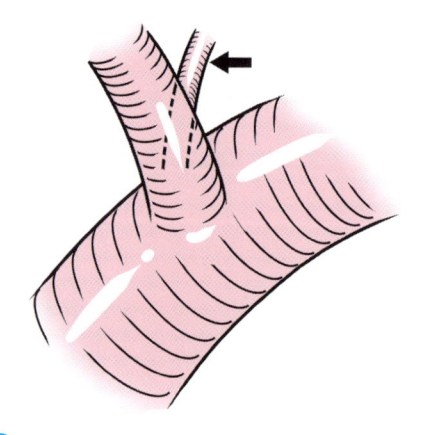

図4　後面に隠れてみえない上行動脈の枝

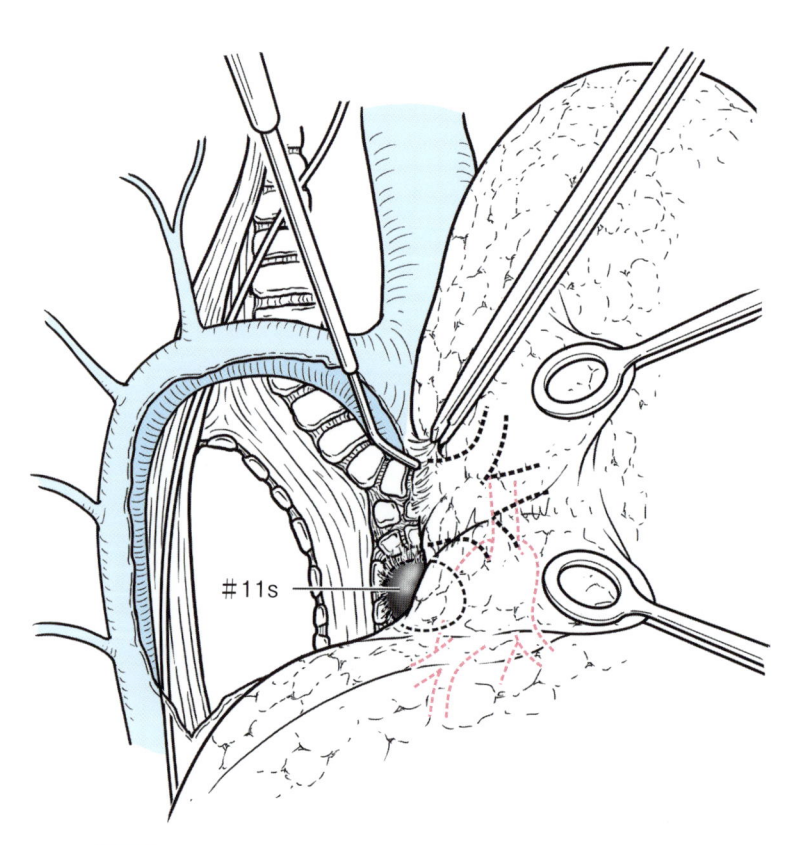

図5　上下葉間を分断する"トンネル法"
肺門後方で上葉支を剥き上げて#11sリンパ節を露出させる。

1. 右上葉切除術 | 123

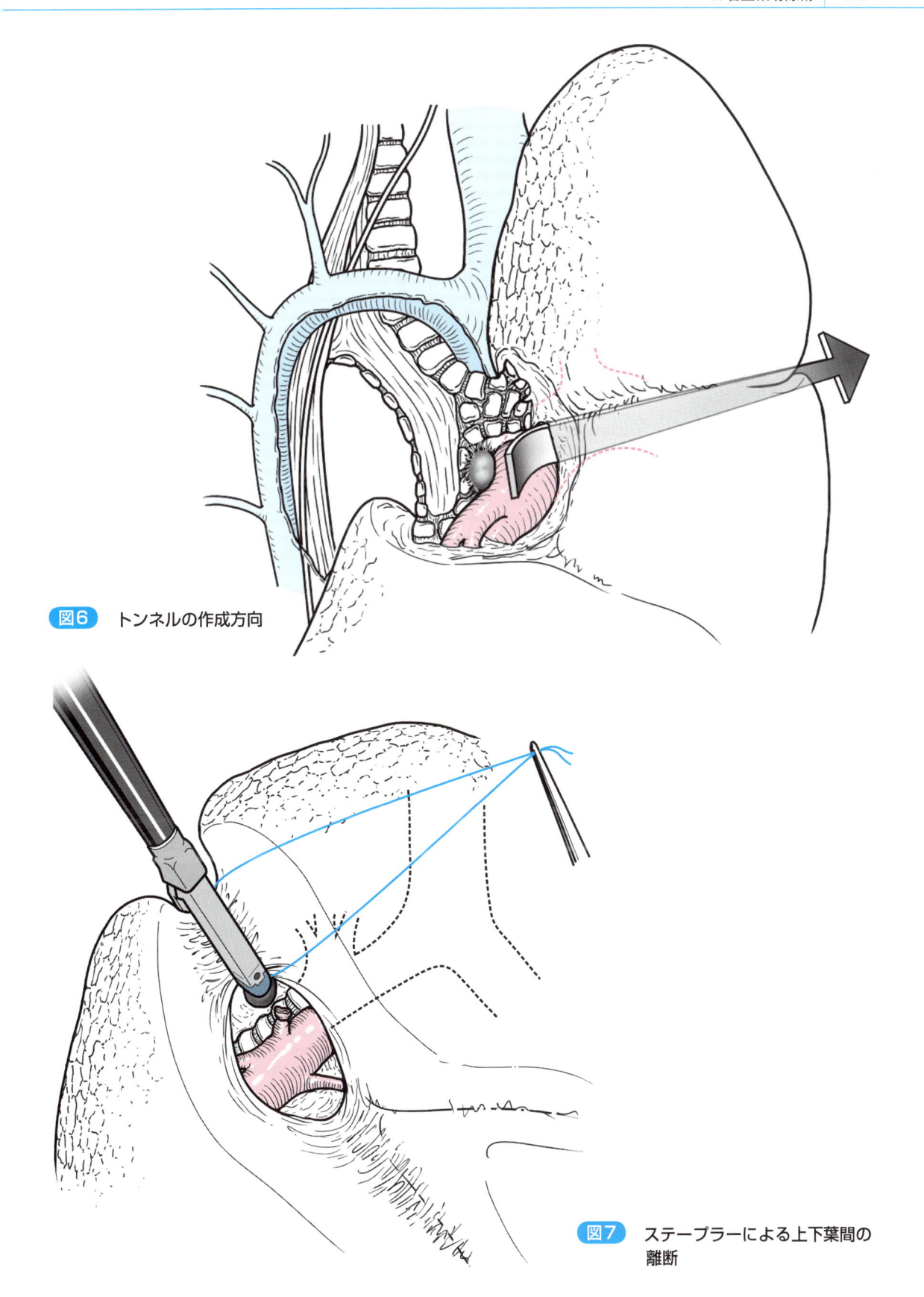

図6 トンネルの作成方向

図7 ステープラーによる上下葉間の離断

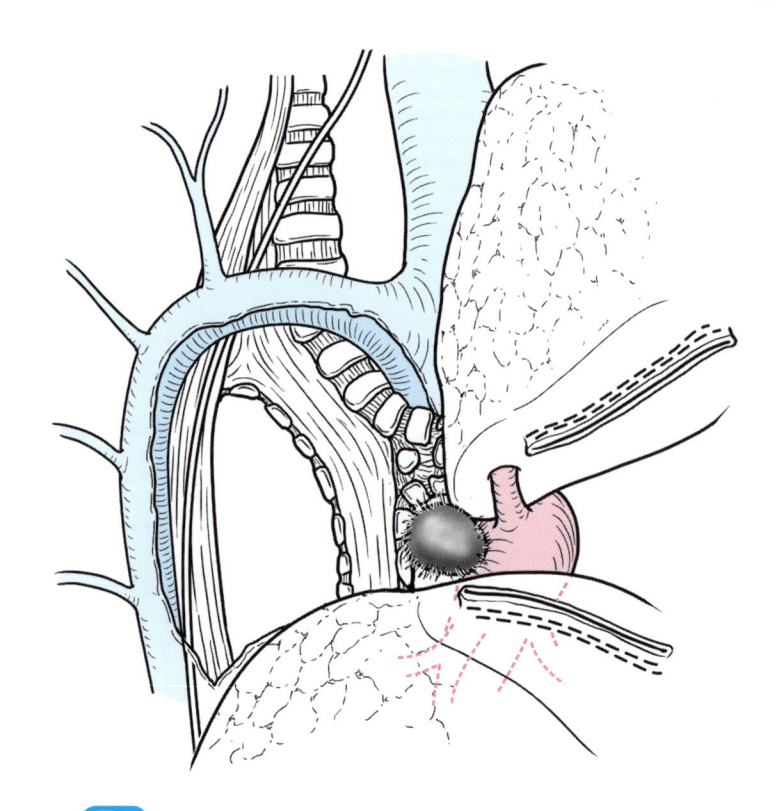

図8 上下葉間が分離された後の"良好な"視野
#11sリンパ節が上葉支に連続してよくみえ，これを郭清する（上葉切除術では迅速病理診断を行ったほうがよい）。

の操作で，上下葉間が分離され，中間肺動脈幹の全景が得られたはずである（図8）。

2 #11sの郭清

この後，#11sのリンパ節を摘出する。この操作は，リンパ節郭清の一環であるばかりでなく，上葉気管支を切離するための準備でもある。通常，#11sは，中間気管支幹側では，下葉に至る気管支動脈に沿って存在する。リンパ節をアリス鉗子で把持して牽引しながら，注意深くこれを温存するかあるいは切離して，まず中間気管支側から剥離し，その後に上葉支から剥離する（図9）。上葉支側では，主気管支の前面に連なることもあるので，この視野では適当なところでひとまず離断するのがよい。"選択的郭清"を行っている私は，ここで#11sリンパ節を迅速病理診断に供している。

3 上葉気管支の切離

後側方小開胸でこの術式を行うことの多い私は，ここで上葉気管支を切離する。そのための準備は，#11sリンパ節郭清からすでに始まっている。手順1で，切開された縦隔胸膜の切開線を奇静脈下縁まで延長し，末梢側の胸膜フラップを上葉支末梢に向かって剥離する（気管支の処理法，44頁参照）。この際，気管支動脈が気管支側にきちんと残る層で剥離してフラップを持ち上げると，疎性結合組織が面白いように明確になって，これを払いながら電気メスで剥離していけばよい（図10）。目安として，上葉支の分岐が始まる付近まで剥離しておいたほうがよい。上葉に至る気管支動脈を温存する意義はないので，太ければ中枢側で結紮切離しておく。奇静脈との間では，反回動脈 recurrent A2 が気管支にへばりつくように上葉支の肩を後方へ回っている（"反回"）ことに

1．右上葉切除術 | 125

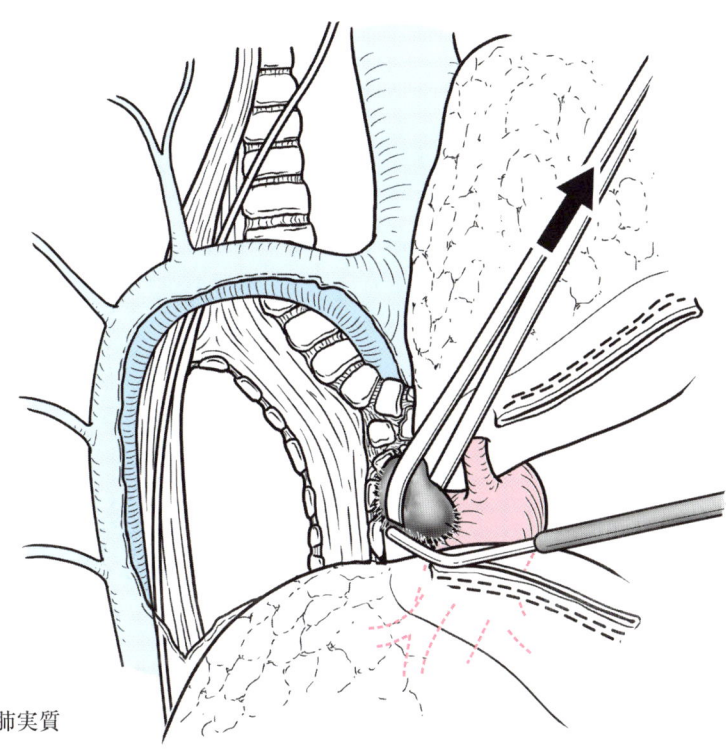

図9 #11sの郭清
肺門後方から#11s外側に取り付き，肺実質を直角鉗子で把持する。

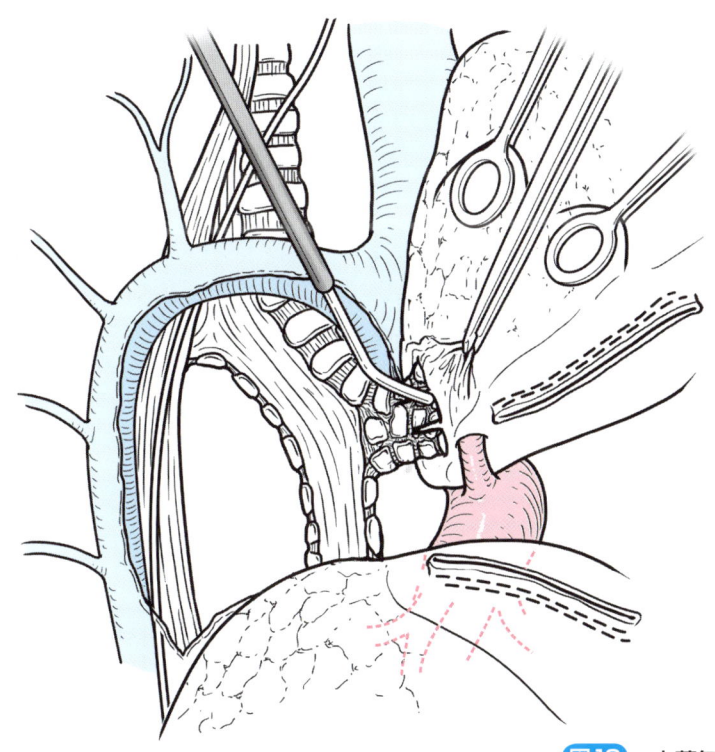

図10 上葉気管支の剝離

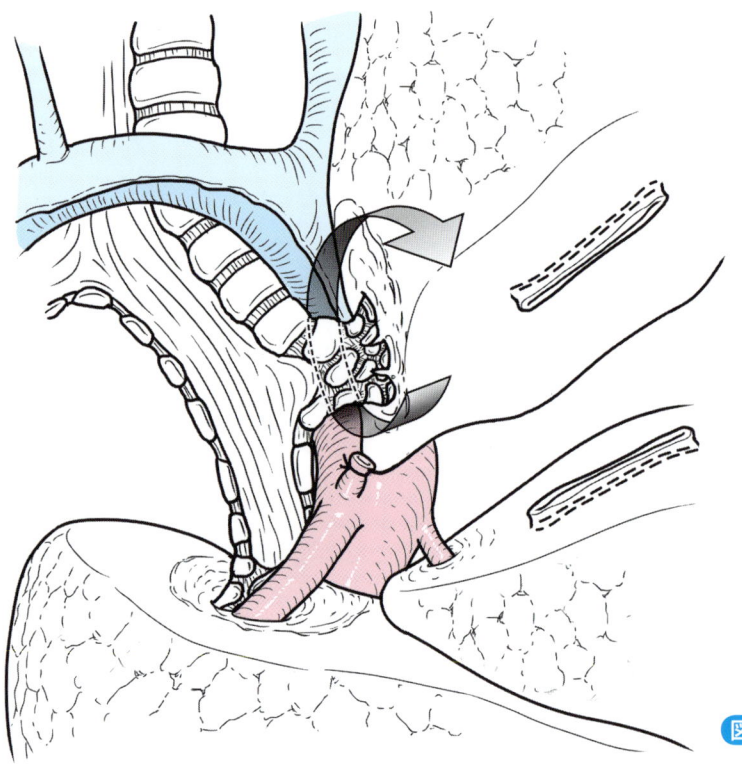

126 Ⅱ-1. 肺葉切除術 Lobectomy

図11 後方から上葉支をテーピングする

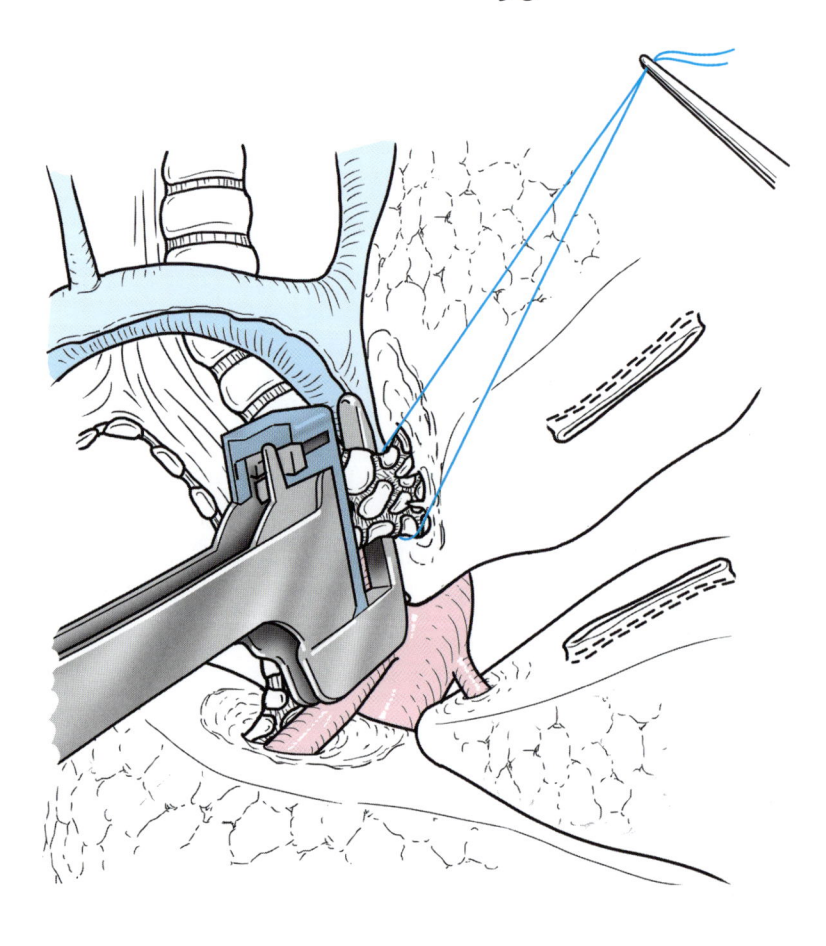

図12 上葉支をステープリングして切離する

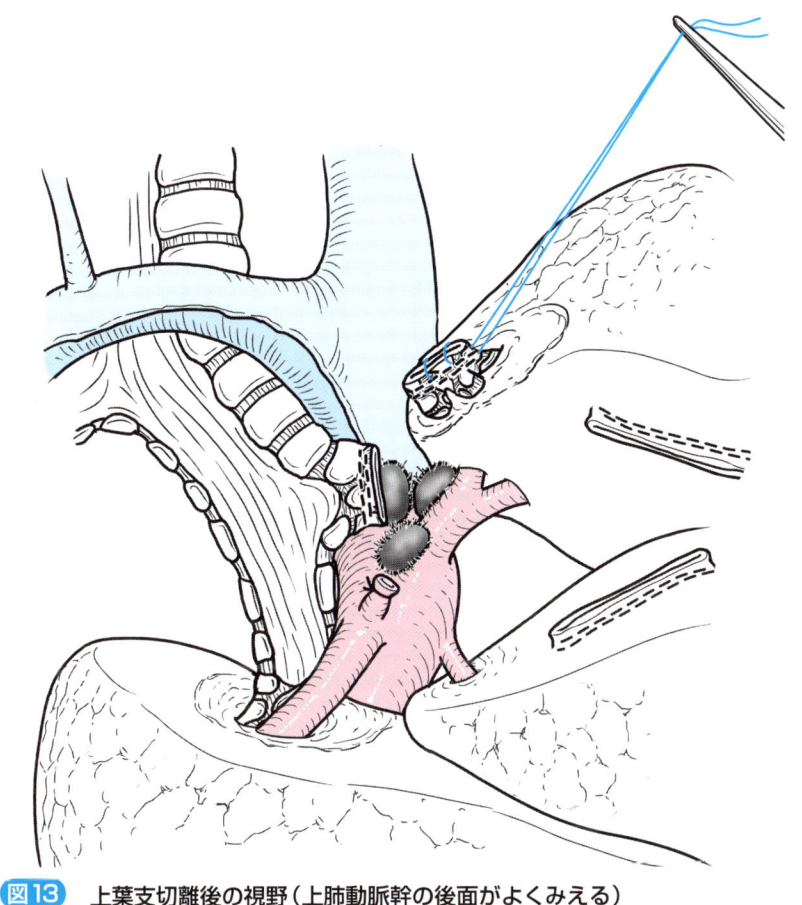

図13 上葉支切離後の視野（上肺動脈幹の後面がよくみえる）
上肺動脈幹と主気管支の間に介在する#10, #12リンパ節が良い視野で展開される。

注意が必要である．末梢であるとはいえ，ここで出血をすると止血には難渋する．次に，手順2で行ったリンパ節の剥離を前方へ展開して，上葉支，主気管支から#12, #10リンパ節を浮かせて剥離しておく．このようにして，上葉支を完全にテーピングすることができる（図11）．この際，ケリー鉗子は#11s側（尾側）から頭側へ回すのが原則である．逆に行うと，中間肺動脈幹を損傷する可能性がある．また，奇静脈，反回動脈の損傷にも注意する．テーピングした絹糸を牽引しながら，改めて上葉支周囲を剥離して距離を確保しておく．上葉支は原則としてステープリングする（図12）．エンドステープラーでもTA型でもどちらでもよい．ステープラー方向は，S-方向がよく，膜様部と軟骨部が合う方向がよい．TA型の場合は，気管支をナイフで切離後，末梢を2-0 ProleneでZ縫合して閉鎖し，この糸も牽引用に残しておく．

4 上肺動脈幹の切離

手順3の操作が終わると，上肺動脈幹と上葉支の間にあるリンパ節（#12u, #10）がよくみえ，上肺動脈幹の血管鞘にぶら下がるようになっているはずである（図13）．この血管鞘は途中まで，手順1の操作で剥離されている．この段階では，リンパ節を取りに行ってもよいが，中間肺動脈幹血管鞘の剥離を中枢側へ伸ばして，中間肺動脈幹から上葉支の後方を覆う血管鞘を剝いていくのがよい．血管鞘を剥離しながらリンパ節を起こすようにしてこれを摘出する．上肺動脈幹と中間肺動脈幹の股の部分には，血管鞘が強く血管壁に向かって収束するので，これをしっかりと切離しないと

128 Ⅱ-1. 肺葉切除術 Lobectomy

図14 上肺動脈幹の切離

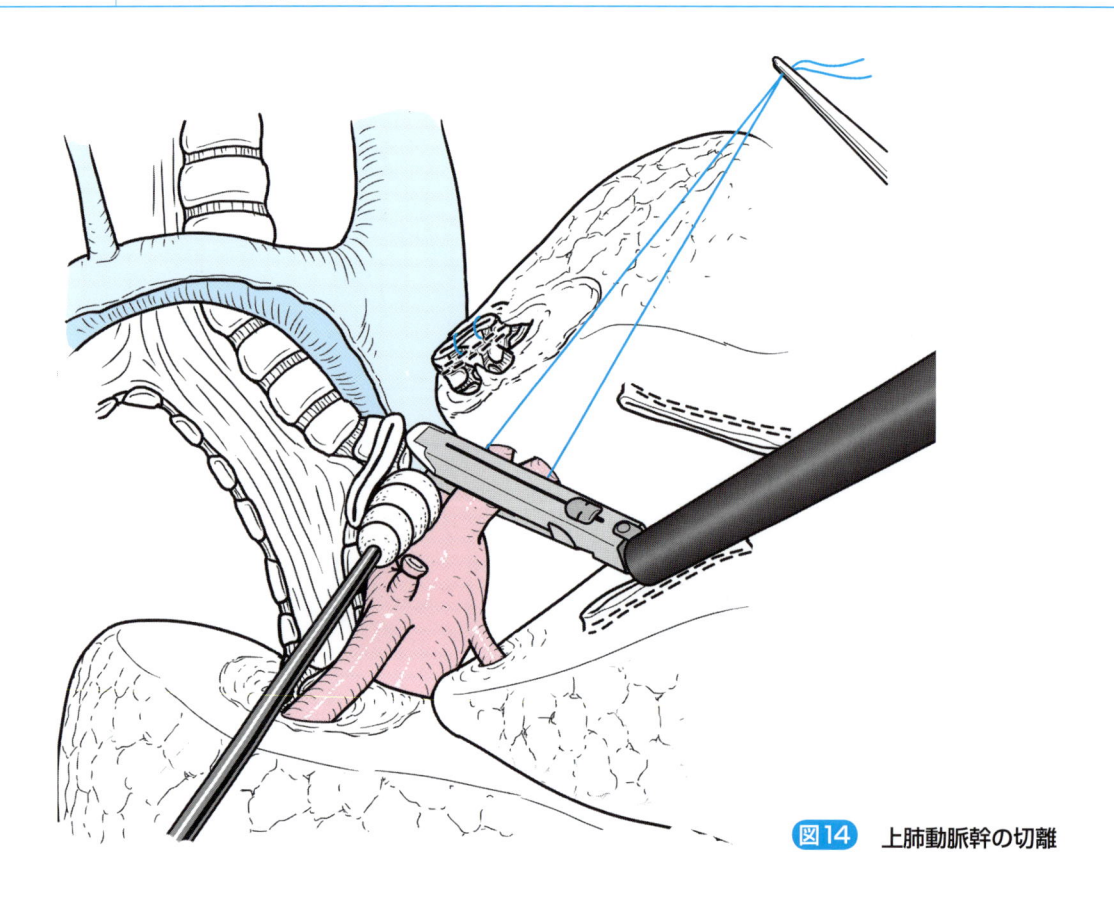

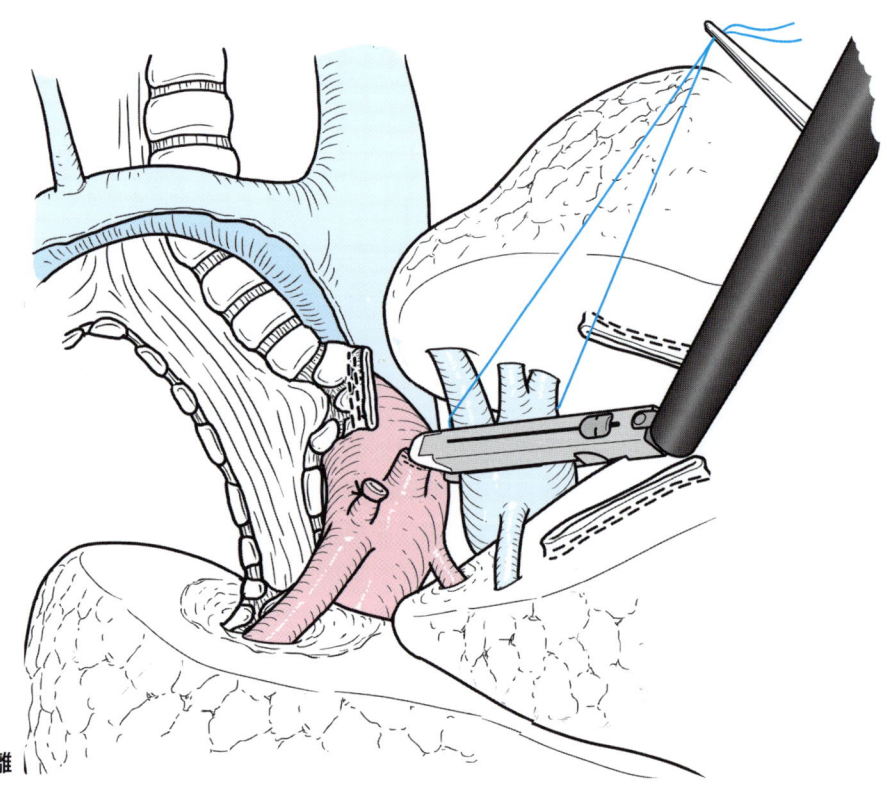

図15 上肺静脈の切離

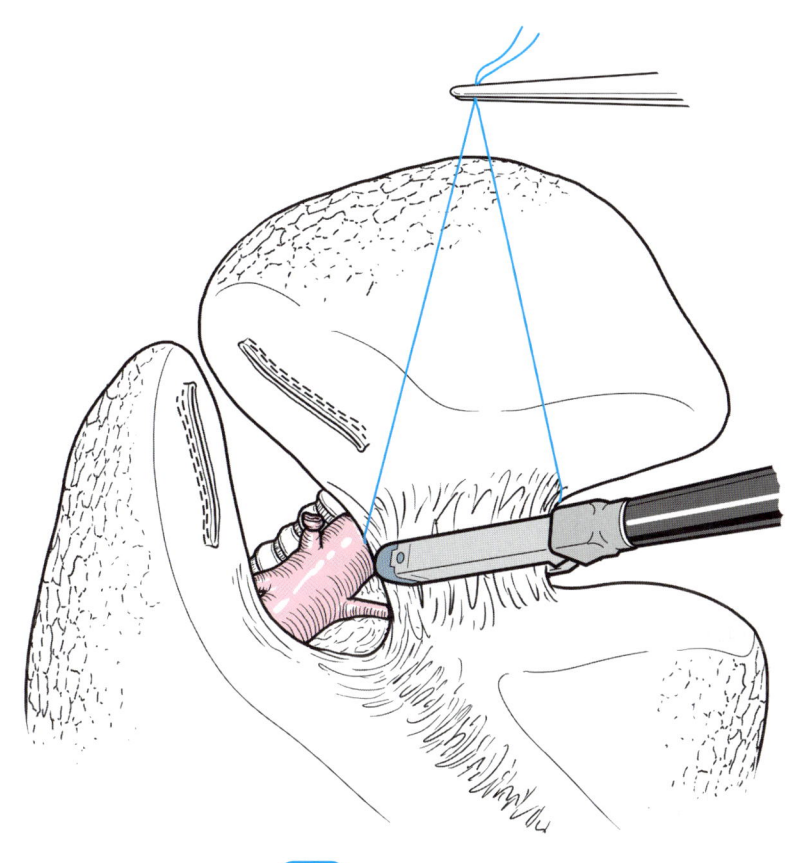

図16 上中葉間の切断

上肺動脈幹を丸裸にすることはできない。

この後，縦隔胸膜の切開線を前方に延長し，上肺静脈の下縁まで到達しておく。改めて，上肺動脈幹を取り巻く血管鞘を剝離して，上肺動脈幹のテーピングを行う。周囲に結合組織などがないことを確認した後，エンドステープラー（白カートリッジ）でこれを切離する（図14）。

5 上肺静脈の切離

肺門前方の操作はこの小開胸の難点である。場合によっては，術者の立つ位置を前方に変えて操作をするのもよい。上肺動脈幹と同様に，上肺静脈の血管鞘を末梢に向かって剝離する。この際重要なことは，中葉に至る中葉静脈と上葉に至る上葉静脈の"股"をよく確認することである。上中葉間の分葉が悪いと，しばしば"股"は確認しにくく，葉間を走行するV3は太くなる。原則的には，この"股"から直角鉗子を頭側に向けて回してテーピングする。周囲の組織から単離されていることを今一度確認した後，エンドステープラー（白カートリッジ）でこれを切離する（図15）。

6 上中葉間の切断

最後に上中葉間を切断する（図16）。分葉が比較的良好であればケリー鉗子で挟んで電気メスで切断した後エンドループで締めておけば十分である（肺実質に用いる基本手技，65頁（図4）参照）。分葉が悪く肺実質が厚い場合は，エンドステープラーで切断する。ステープリングの際には，気管支や，特に肺静脈の末梢断端（ステープラーがかかっている）が挟み込まれてステープリングされることのないように配慮が必要である。これで上葉切除が完結する。

7 上下葉間の分葉不全に対する対処,"匍匐前進法"

　この手順では，第1のステップとして上中葉間，上下葉間から中間肺動脈幹へアプローチする方法を紹介している．しかし分葉が悪い場合，このステップに拘泥して肺動脈を傷つけたりする愚は，ぜひとも避けたいところである．上葉切除術の早い段階での中間肺動脈幹の損傷は，極めてコントロールの困難な危険な状態であることを認識しておくべきであろう．葉間を検分して中間肺動脈幹壁への到達が難しい場合は，ここからのアプローチは早い段階で諦めるのがよい．

　その場合には，前述の手順2の段階から開始する．まず中間気管支幹後壁付近で縦隔胸膜を切開し，末梢側のフラップを末梢に向かって剥離する．この段階での目標は，上葉支の剥離と#11sリンパ節の露出である．そのためには，上葉支ばかりでなく中間気管支幹についても，ある程度末梢まで気管支壁をきれいに剝いておく必要がある．#11sの全貌をみて，特にその外側縁が確認できればよい．それができれば，#11sリンパ節と中間肺動脈幹が下に落ちるように，上下葉間の肺実質の下葉側を直角鉗子（大），あるいは強弯ケリー鉗子で把持できるであろう．この時把持できる肺実質の長さは1cm程度である．電気メスで離断して，下葉側をエンドループで締める 図17 ．同様の操作を少しずつ繰り返すと，中間肺動脈幹が下に落ちながら葉間が割れていくことになる．この途中で，上行動脈 ascending A2 の走行が確認できるので，これを損傷しないように操作を進め，最終的にこれを結紮切離する．この操作の到達点は中間肺動脈幹全幅の露出である．

　この葉間離断の方法は，後方から少しずつ前方に向かって進む"匍匐前進"のごときものである．多少時間がかかるが，この方法は分葉不全に対する確実，安全な対処方法であり，ぜひとも習得しておきたい．コツとして，結紮あるいはエンドループで締めた下葉側の糸を残してその端をモスキート鉗子で把持し，引っ張りとすることである（肺実質に用いる基本手技，65頁 図4 参照）．こうすることによって，助手いらずの葉間視野の展開を図ることができる．

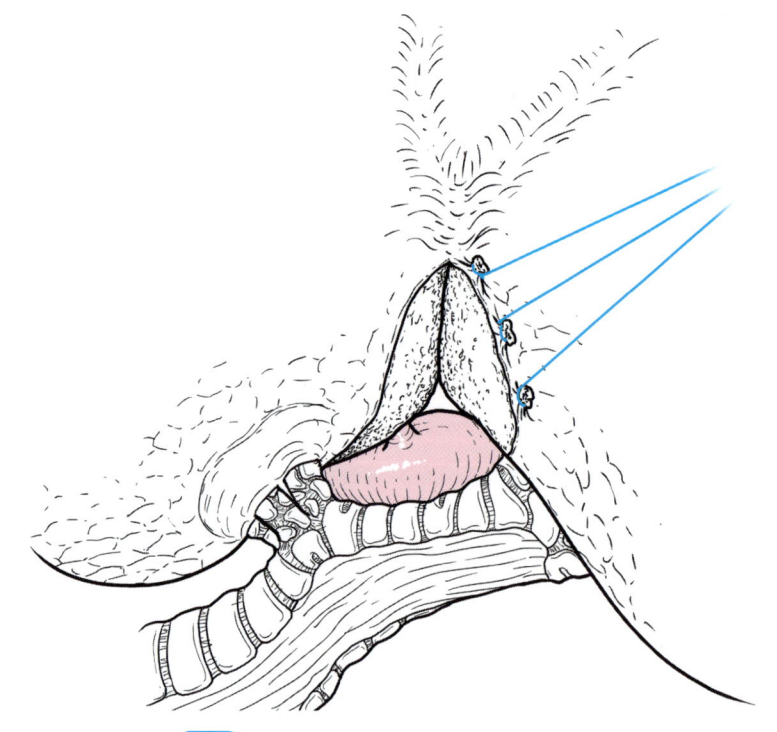

図17　匍匐前進法による上下葉間の分離

2. 右中葉切除術

A 解剖学的な考察

　右中葉をみると，肺門では前方から順に，中葉静脈，中葉気管支が並んでいて，2本程度の肺動脈が中間肺動脈幹から分岐して中葉に至っている（図1）。これら2本の肺動脈は，分葉がよければ，上中葉間，中下葉間からみることができるが，分葉が悪いとすぐにこれらを同定することは難しい。通常，中下葉間の分葉は上中葉間と比較すると良好であることが多いので，中葉切除を行う場合も，中下葉間からのアプローチになることが多い。中葉に至る肺動脈は，さまざまなパターンがあって，1本のみの場合もあれば，3本ある場合，あるいは下葉の動脈であるA8から分岐する場合などもあり，個々のケースで慎重な見極めが必要である（図2）。中葉気管支は，葉気管支としての構造はもっておらず，気管支軟骨が敷石状に配列する区域気管支と同等の構造である。その壁は比較的もろいので，乱暴な操作は控えたい。

B 手術手順

　中葉切除術それ自身は，以上の解剖学的な理由から，前方からのアプローチが行いやすい。分葉が悪くとも，肺門前方から静脈，気管支の切離が確実に行えるからである。しかし，中葉原発の肺癌の場合，気管分岐部，肺門後方のリンパ節郭清が必要となる場合が多いので，私はこれらを総合的に勘案して，上葉切除術，下葉切除術と同様に後側方小開胸で中葉切除術を行うことが多い。リンパ節郭清の必要がない転移性肺腫瘍に対する中葉切除では，前方開胸で行ってもよい（図3）。

　中葉切除術は，葉間の離断が上方下方の2カ所になることがその特徴である。2つの葉間がとも

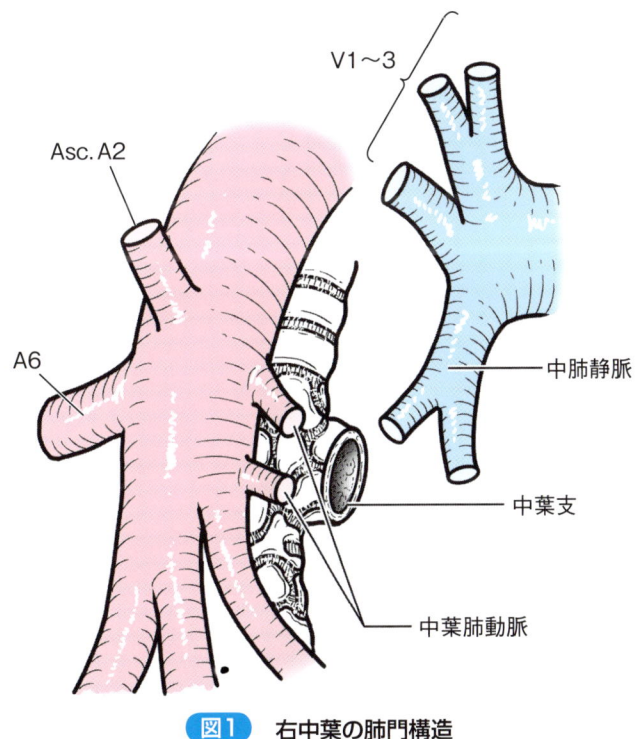

図1 右中葉の肺門構造

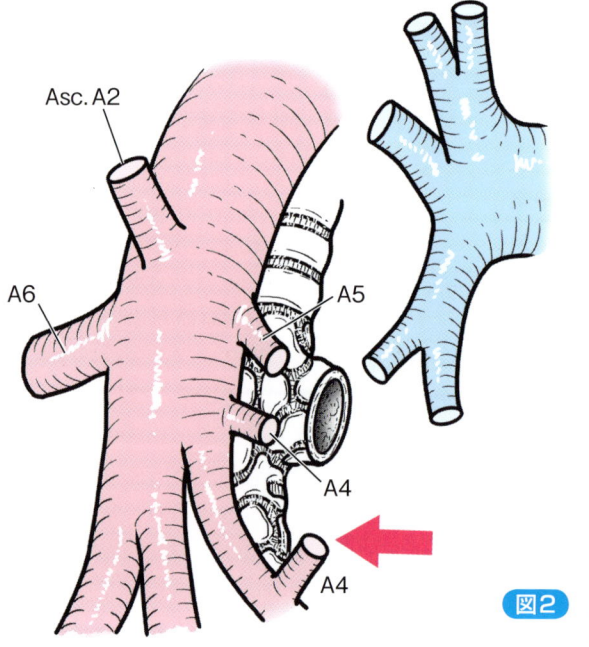

図2 A8から分岐する中葉動脈
（中下葉間を割る時に注意が必要）

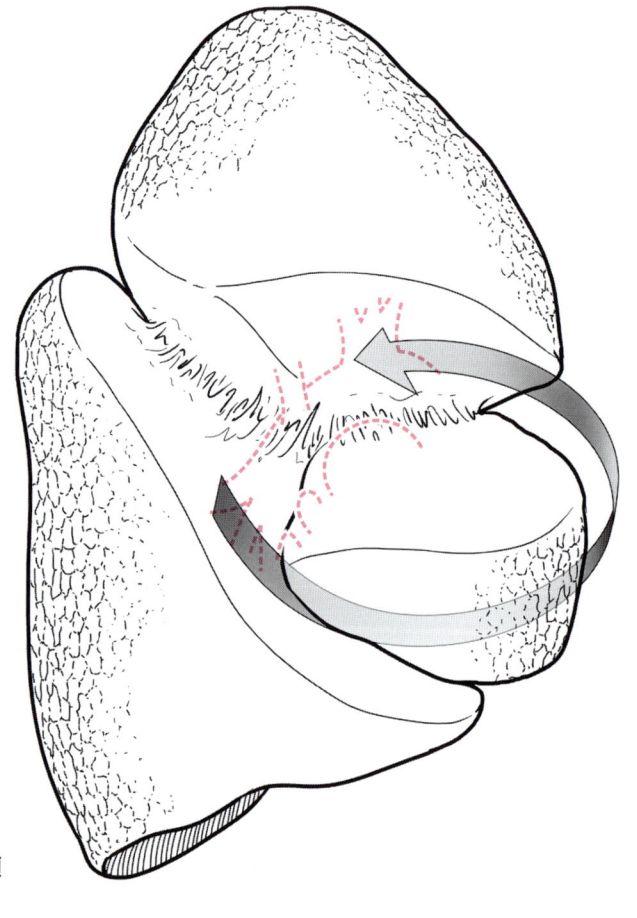

図3 中葉切除術における標準的な手順

2. 右中葉切除術　133

に閉まっている場合には，意外と難しい手技となる。

1 中下葉間に入る

すでに述べたように，中下葉間がまったく分葉不全である可能性は一般には低い。分葉が悪い場合でも，やや末梢側のA8の付近では肺動脈が透見できることが多い。後側方小開胸の場合には，後方から葉間を見下ろす視野になるので（術者は患者の背側に立っている），まず，中下葉間に入るのがよい 図4 。分葉不全がある場合は，肺門前方から操作を開始する。A8近位側（というか，肺動脈が透見できる位置）で，臓側胸膜を切開して肺動脈血管鞘に入る。血管鞘の内側で中枢に向かって剥離を行う 図5 。この時点での目標は，肺動脈枝であるA4の単離と結紮切離である。中間肺動脈幹あるいは下肺動脈幹直上に至って肺実質が厚い場合は，上葉切除術の項で述べた"匍匐前進法"で葉間を割って進み，中間肺動脈幹の壁に至る。十分な視野が得られたら，A4を結紮切離する。A4が切離されると，下葉動脈の授動がよくなるので，下葉側に肺動脈を押しつけると，その直下に中葉気管支の根部と#11iリンパ節を認めることができるようになる 図6 。中下葉間の分葉が悪い場合は，#11iリンパ節の外側から肺門前方の間でトンネルを作成して，ステープリングするか，結紮切離する。トンネルの作成にあたっては，#11iリンパ節の内側やリンパ節の中から作成しないよう注意が必要である。

2 #11iの郭清と中葉気管支の切離

視野がよければ，ここで#11iリンパ節の郭清を行う。#11iの形状，大きさは，症例ごとにかなり異なっている。#11iをアリス鉗子で大きく把持し，まず下葉気管支から電気メスで剥離し，次いで中葉支側から剥離する 図7 。中葉側では，

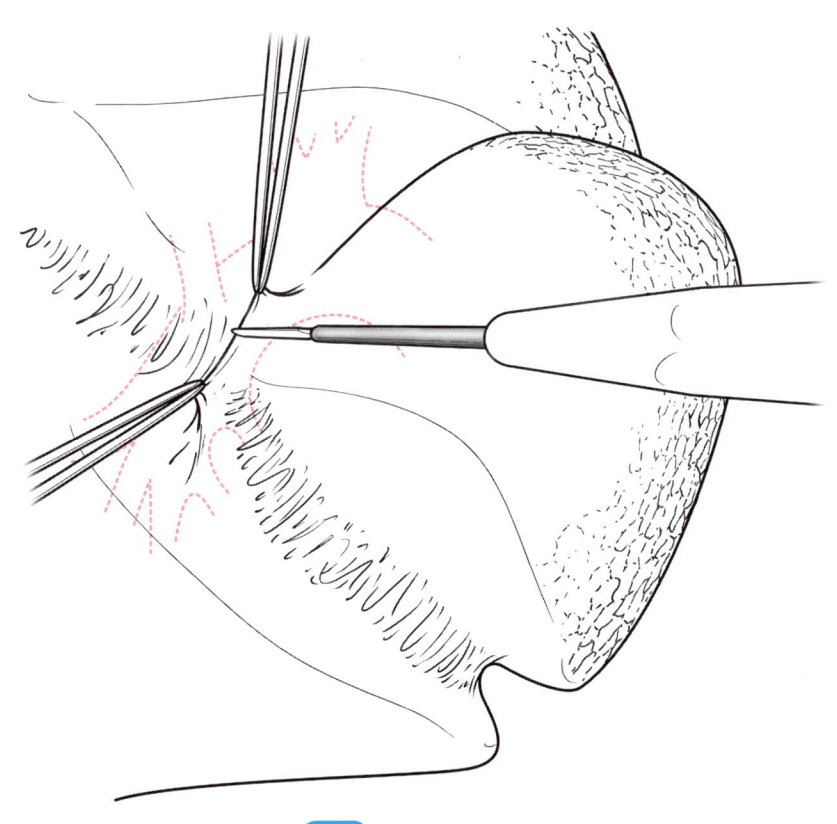

図4　中下葉間に入る
中下葉間で肺実質を割り肺動脈の血管鞘に到達する。上中葉間と比較すると中下葉間の分葉のほうが良好なことが多い。

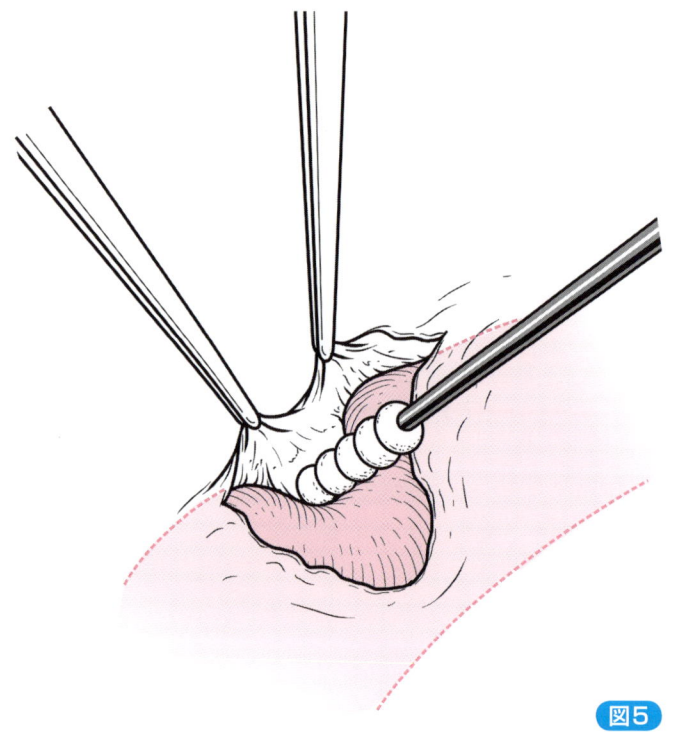

図5 中間肺動脈幹で血管鞘内の剥離を進める

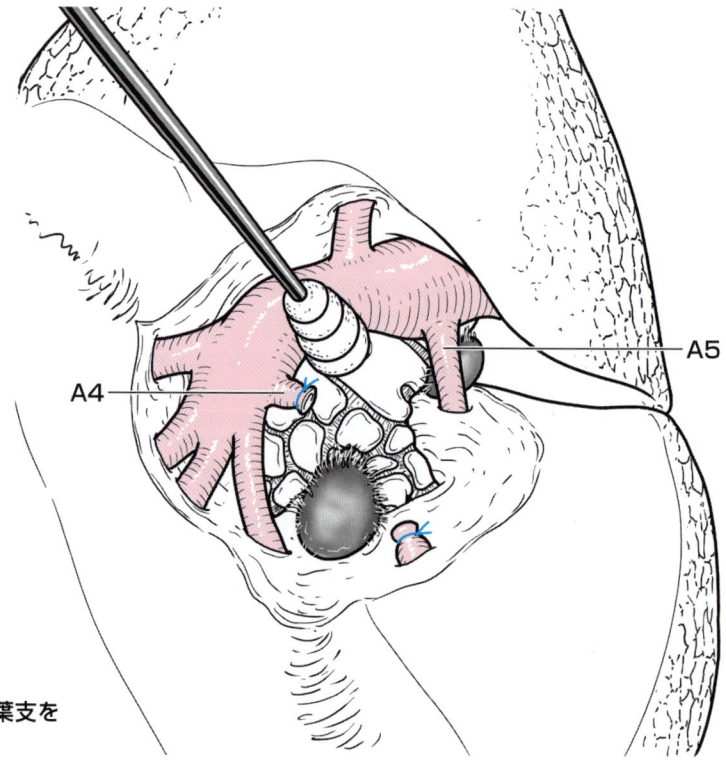

A4
A5

図6 #11iリンパ節と中葉支を葉間より露出する

図7　#11iリンパ節の郭清

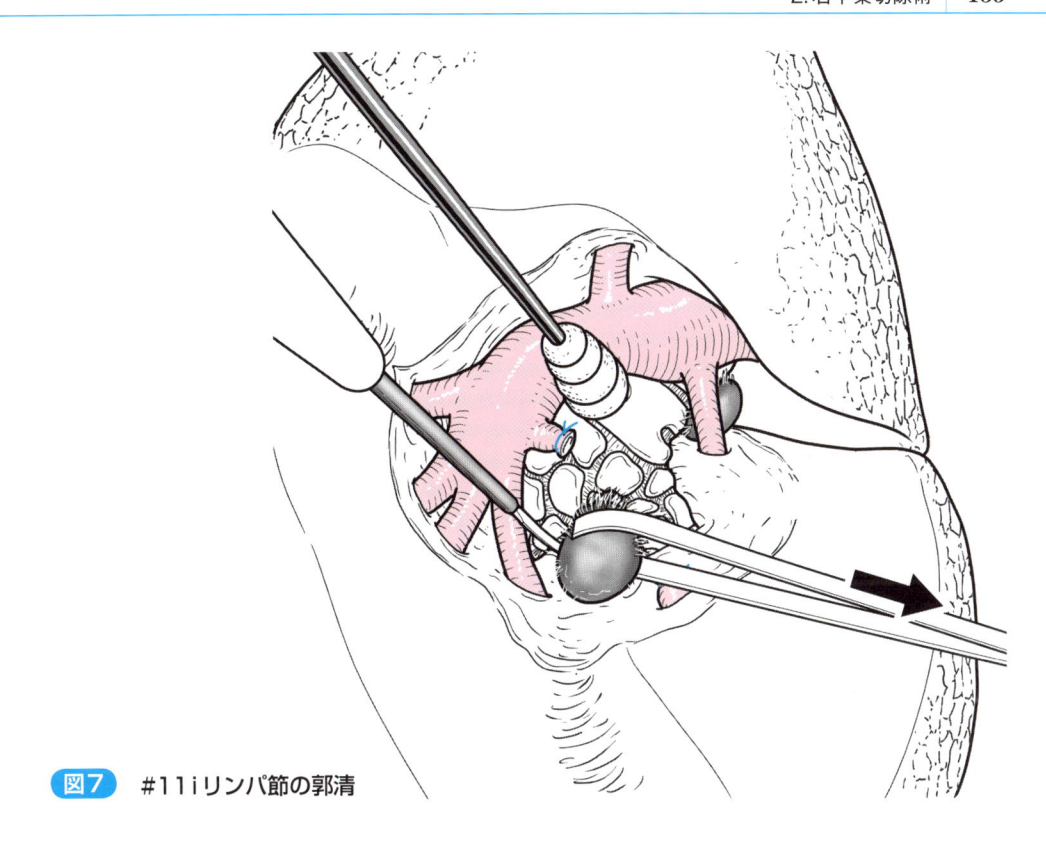

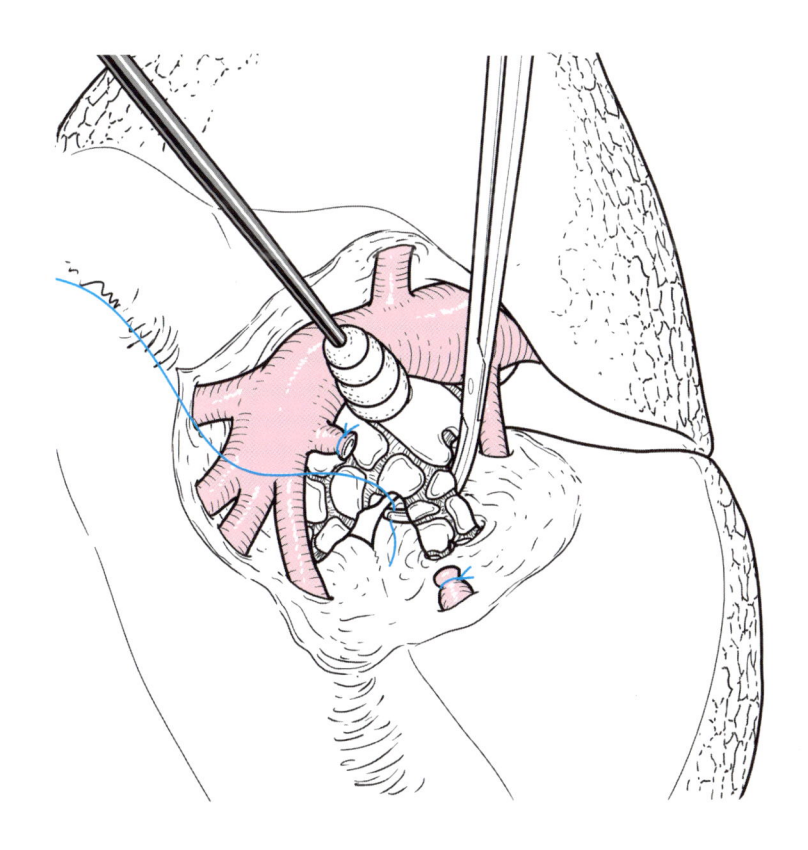

図8　中葉支のテーピング

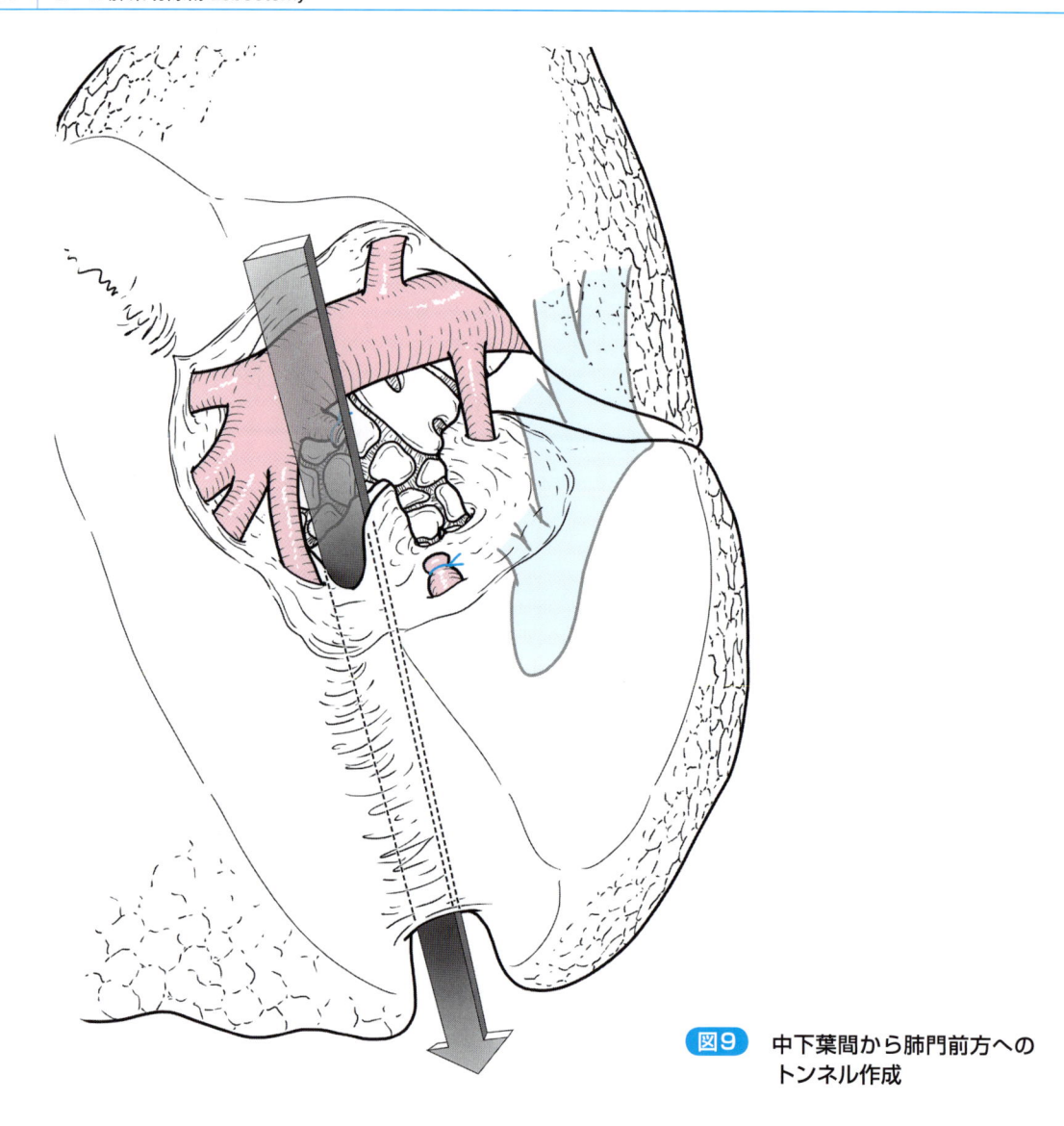

図9　中下葉間から肺門前方へのトンネル作成

このリンパ節が末梢に向かって#12mとつながっていたり，あるいは#11i自体が深く中葉支に沿って足を伸ばしている場合には，適当な場所で切離する．摘出した#11iは，迅速病理診断に供する．

中葉支の上縁には，肺動脈のもう一つの枝であるA5が寄り添うように走行しているので，これに注意しながら，中葉支をテーピングする（図8）．中葉支の周りの結合組織を改めて整理する．中下葉間はどの時点で分離してもよいが，分葉が悪い場合は，#11iリンパ節を郭清した後に（図9）の方向でトンネルを作成してステープリングするのがよい．中葉支は，ステープリング（青カートリッジ）してもよいし，切離して縫合閉鎖してもよい（図10）．縫合閉鎖には3-0 Proleneを用いるが，貫通結紮でもよいし，Z縫合を3針程度行ってもどちらでもよい．中葉支は葉気管支の構造をもっていないので，閉鎖方向はどうでもよい．あまり末梢で切りすぎて，深いポケットを作らないようにする．

3 中葉静脈の切離

肺門前方に回り，縦隔胸膜の切開を頭側に伸ばし，上肺静脈の根部を露出する．上葉切除術同様に，上葉静脈と中葉静脈の"股"を見極めることが

2. 右中葉切除術　137

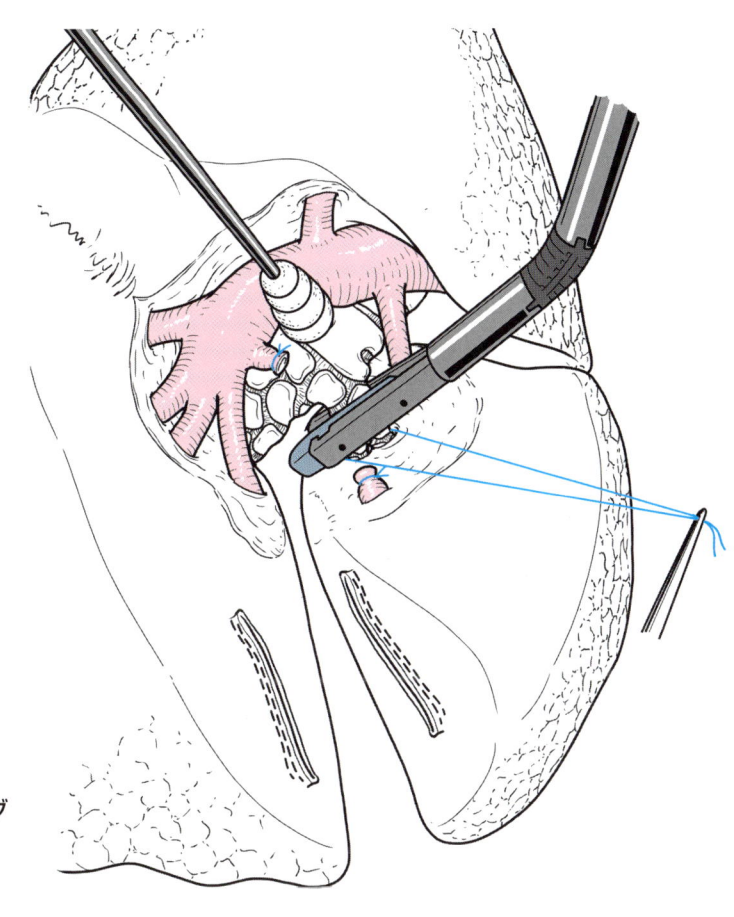

図10　中葉気管支のステープリング

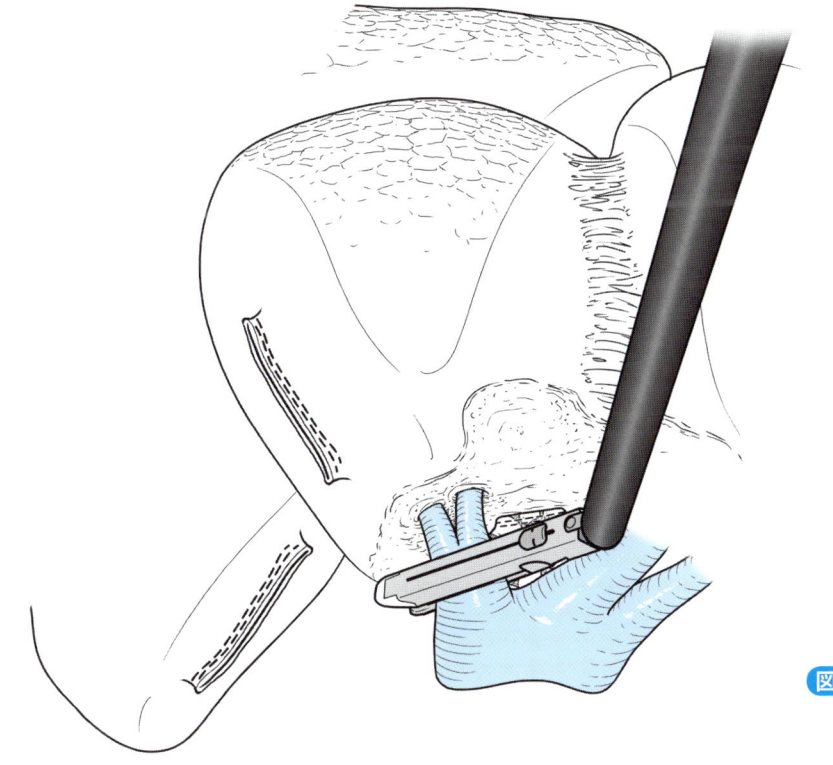

図11　中葉静脈の切離

図12　上中葉間の分離

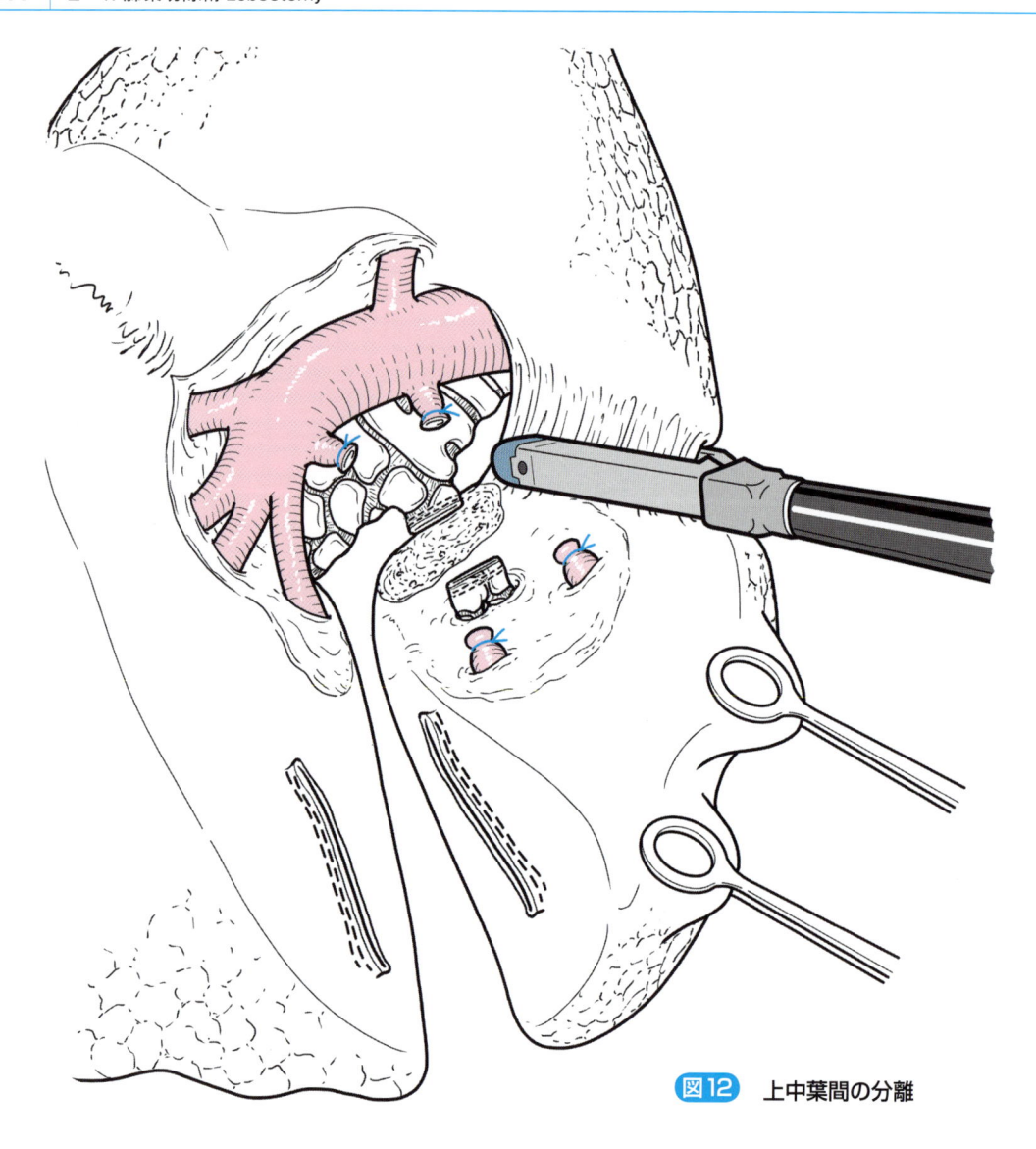

大事である．上中葉間の分葉が悪い時は要注意である．中葉静脈をテーピングした後に，エンドステープラーで切離する（図11）．中葉気管支，中葉静脈が切離されているので，前方から観察すると，もう一つの中葉への動脈A5がみえることも多い．

4 上中葉間に入る

ここで，もう一度中間肺動脈幹に戻り，この直上で上中葉間を割る．この方法も，葉間肺実質の厚みによってさまざまである．ここでの目標は，A5根部の確認，露出，単離である．通常末梢にあるA4よりもA5のほうが太いことが多い．上行動脈ascending A3と誤認しないようにしたい．これを中枢側で二重結紮できれば，どのような厚みであれ，絞扼あるいはステープリングによって上中葉間を分離することができ，中葉切除術が完結する（図12）．

C 手順に関する考察

中葉切除術の手順は，分葉の程度によって左右され，やりやすい組立てを症例ごとに考える必要がある．どのような分葉の状態であれ，肺門前方から，中葉静脈，続いて中葉気管支を切離することは可能であるから，ここから始めるのもよい．

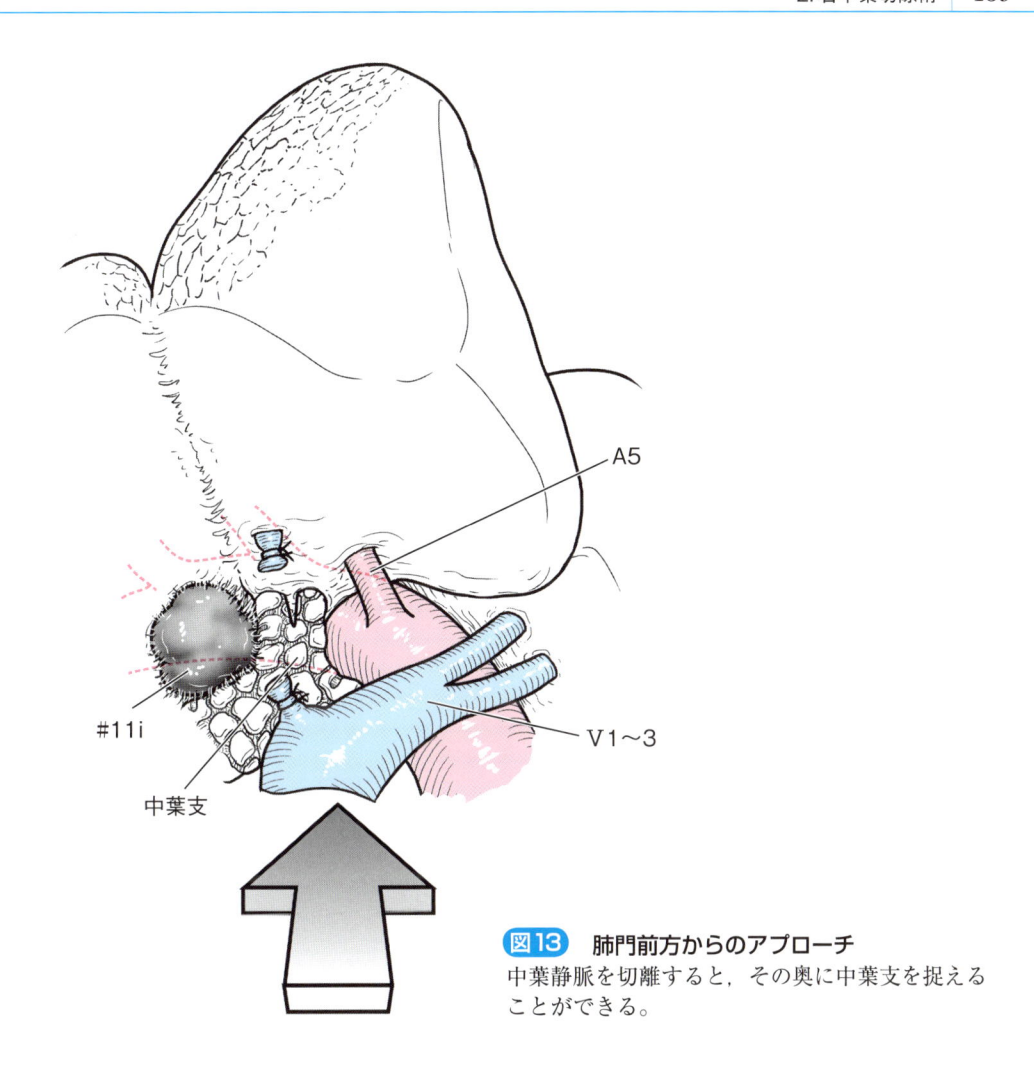

図13 肺門前方からのアプローチ
中葉静脈を切離すると，その奥に中葉支を捉えることができる。

中葉静脈を切離して中葉を挙上すると，前方からみてその奥に中葉気管支が必ず認められるから，その周囲の脂肪織とリンパ節を丁寧に外すことができれば中葉支を捕捉することは難しくない（図13）。ただこの際，#11iリンパ節の剝離は多少やりにくくなることと，前方からみて中葉支のさらに奥を中間肺動脈幹が枝を出しながら走行しているというイメージをもって慎重にテーピングしなければならない。胸腔鏡下肺葉切除術では，私は前方にアクセス小開胸を置くので，この手順で行うことが多い。中葉静脈と中葉支が切離され，肺を上方に挙上すると，中葉に流入するA4とA5が視野に入る。この時，根本である中間肺動脈幹はよくみえていないこともあるので，じっくり剝離操作を中枢に向かって行う。大抵の場合，中下葉間のほうが分葉がよいので，末梢にあるA4の結紮切離と中下葉間の分離を先に行い，中葉全体の授動をよくしてから中枢側にあるA5の結紮切離と上中葉間の分離を行ったほうがよい。

中葉切除においては，順序をフレキシブルに考えて，分葉がよければ肺動脈の処理を先行し，悪ければ肺門前方での気管支と肺静脈の処理を先行すればよいのである。分葉が悪いのに，無理に葉間に入ろうとすると，肺動脈の損傷を招きかねない。繰り返すが，ここでの肺動脈損傷は修復に極めて難渋することを，常に念頭に置いておきたい。

3. 右下葉切除術

A 解剖学的な考察

　右下葉は，気管支肺動脈と肺静脈の位置が少し離れていて，術野も異なる。したがって，これらの処理は別個に行われ，肺静脈の処理を先行したからといって肺動脈の処理が楽になるということはまったくない。その点が上中葉と異なる。下葉への肺動脈は中間気管支幹の外側を斜めに横切って下葉に至るが，中間肺動脈幹からは，A6と底区肺動脈が別個に分かれる。中葉動脈がすべて分岐し終わってからA6と底区動脈となることもあるし，A6よりも中葉に至るA4が末梢に位置することも稀ではないから，下葉切除にあたっては，肺動脈の分岐状況をよく見極める必要がある（図1）。

　注意したいのは，上行動脈 ascending A2とA6が共通幹を形成して，A6が上下葉間を横切る場合（図2），中葉動脈A4が底区動脈の枝であるA8から分岐する場合（図3）などである。これらの場合については，慎重に切断計画を立てて温存を心がけることは当然である。それとは対照的に，下肺静脈は単独孤高であって，肺靱帯の処理に問題なければ容易にテーピングすることができる。

　下葉気管支は，下葉切除術という観点に立った時，考慮を要する。中間気管支幹から下葉に至る部分では，気管支が形状を変化させる部位で，下葉切除術においては，ちょうどこの辺で気管支を切断して閉鎖しなければならないからである。中間気管支幹では，膜様部と馬蹄型軟骨の構造がはっきりしており，主気管支とほぼ同様の構造をとる。しかし，膜様部はB6の直上付近で消失し，

図1　下葉肺動脈の分岐

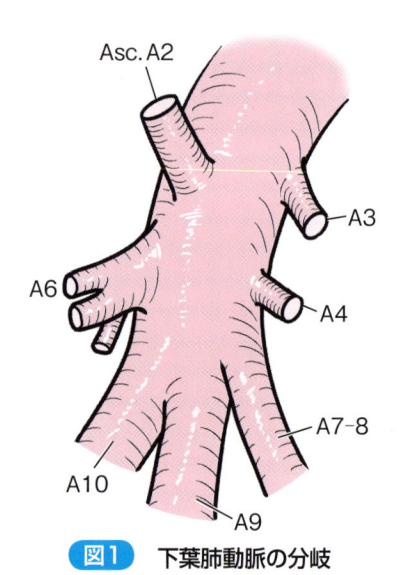

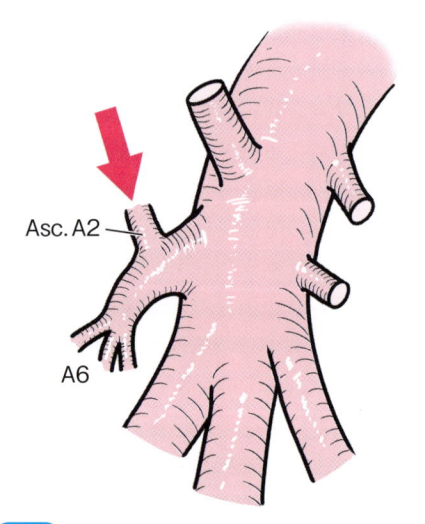

図2　上行A2とA6が共通幹を作る場合

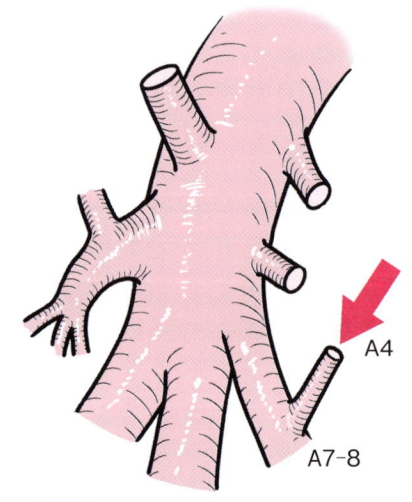

図3　A4がA8から分岐する場合

これより末梢では軟骨が敷石状に並ぶ構造へと変化する（図4）。また，中葉支，底幹，B6は，前方からこの順に3分岐するようにみえる。しかしこの分岐の状態には個人差があり，中葉支よりもB6のほうが中枢側にあることも稀ではない。これとは逆に，中葉支のほうが中枢側にあったり，ほぼ3分岐であったりすることがある。下葉切除術では，中葉支のみを残してB6，底幹を切断するから，特にステープリングする際には，その方向や位置に配慮が必要である。また，特に高齢者においては気管支軟骨が硬く化骨化していることもあり，これらが割れてエアリークの原因を作ることがある。

B 手術手順

通常，右下葉切除は，比較的大きな開胸創では，まず肺靱帯を外してから頭側に向かって操作を進め，肺静脈の離断，肺動脈の離断，中下葉間の離断，そして最後に下葉気管支の切断を行う順で行われることが多かった。そのほうが，多少下葉を授動しやすいという利点があるものと思われる。しかし，現在の後側方小開胸で下葉切除術を行う場合には，この小さな開胸創から横隔膜上の操作を行うことは大変ストレスが多い。それに加え，解剖学的考察でみるように，たとえこの順序で操作が進んでも，上下葉間における肺動脈の操作をそれほど楽にはしてくれないという事実がある。

そこで最近私は，まったくこれと逆の手順で下葉切除術を行うことが多い。すなわち，小開胸創から視野の最もよい葉間と肺動脈の離断をまず行い，その後気管支を切離する。操作は，逆方向に尾側に向かって行い，下肺静脈を切った後，術創から一番遠い肺靱帯を切離して下葉が摘出されるという順序である（図5）。先の手順を順行性とすると，この手順は逆行性である。このほうが楽であるという格別な理由があるわけではなく，狭い術野でみやすいところから片付けていこうというコンセプトである。

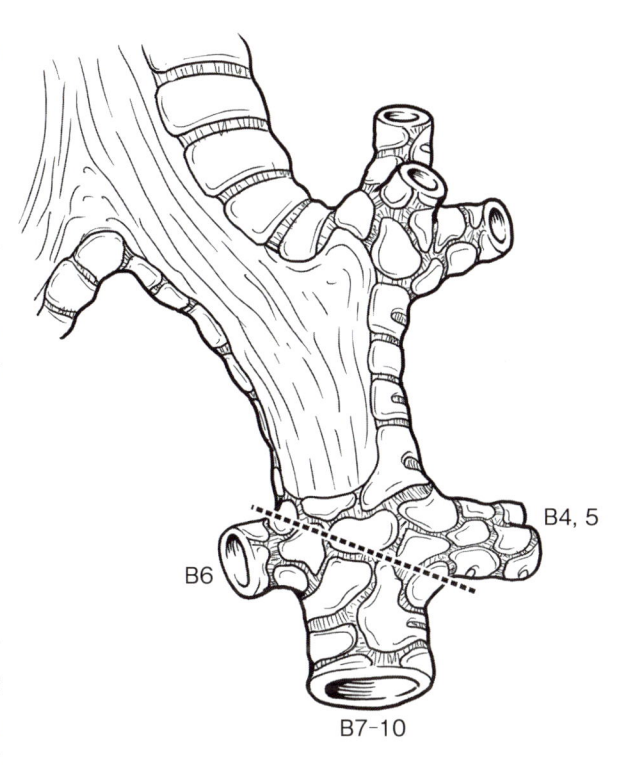

図4　下葉気管支の形態
右下葉気管支切断部位付近における気管支壁の構造の変化。膜様部はB6の直上まであって，ちょうど気管支を切断する部位と一致する。

1 上下葉間，中下葉間に入る

第1のステップは，上葉切除術の第1ステップとまったく同様である。上下葉間を割って中間肺動脈幹に到達することが目標である。あえて違いをいえば，下葉切除術と上葉切除術では扱う葉間が異なり，上下葉間ばかりではなく，中下葉間の分離も行う必要があることである。これはある意味幸いである。というのは，中葉切除術の項でも述べたように，中下葉間の分葉は比較的良好であることが多く，上下葉間で中間肺動脈幹を露出できなくとも，中下葉間でA8付近を視認できる場合が多いからである（図6）。肺動脈へのアクセスは，まずその壁を直接視認できる場所を選択するに越したことはない。到達できた場所を取っかかりにして，血管鞘内を中枢側へ進んでいけばよい。肺動脈直上の肺実質が厚くなってきたら，匍匐前進法で，分離した肺実質の上中葉側をZ縫合

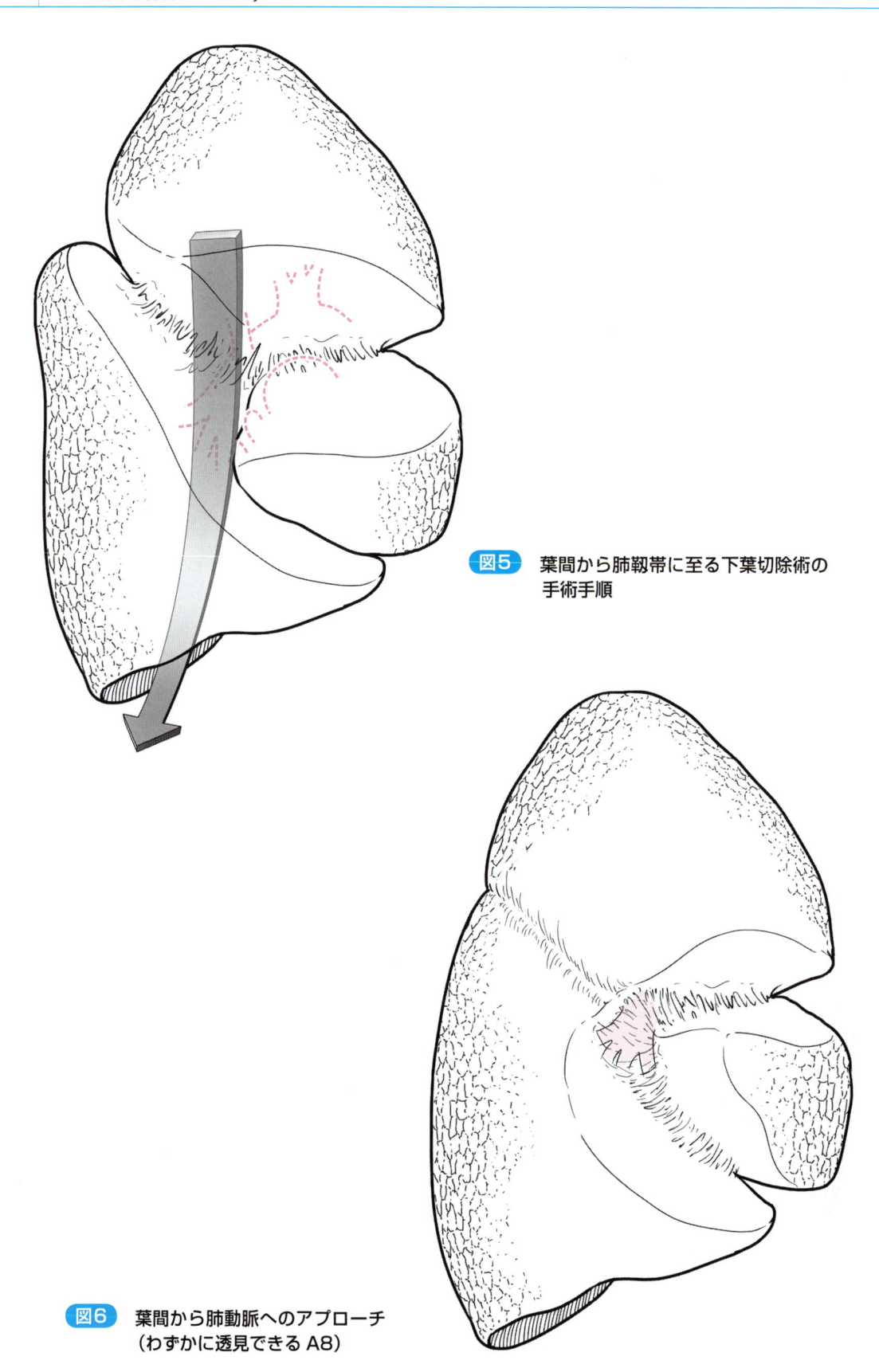

図5 葉間から肺靱帯に至る下葉切除術の手術手順

図6 葉間から肺動脈へのアプローチ（わずかに透見できる A8）

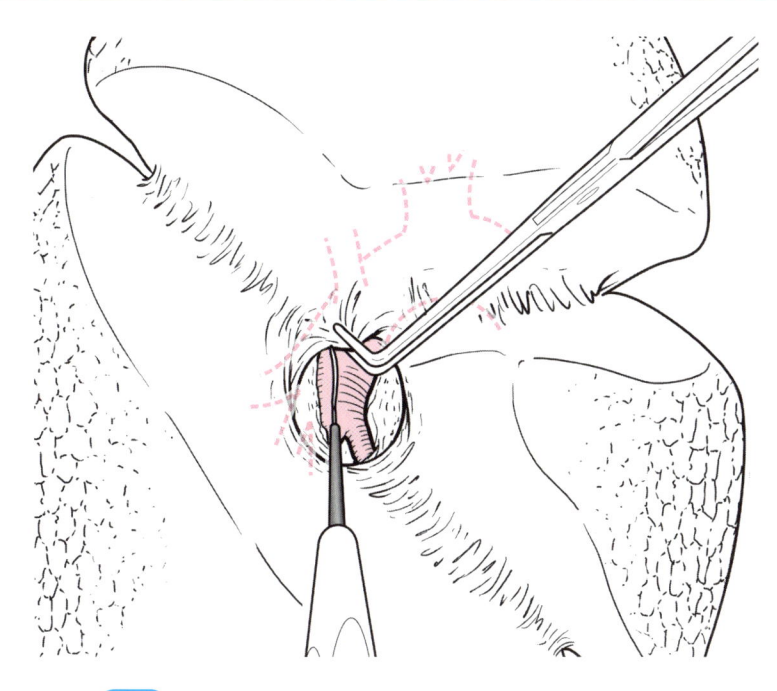

図7 上下葉間，中下葉間から肺動脈を露出（匍匐前進法）（1）

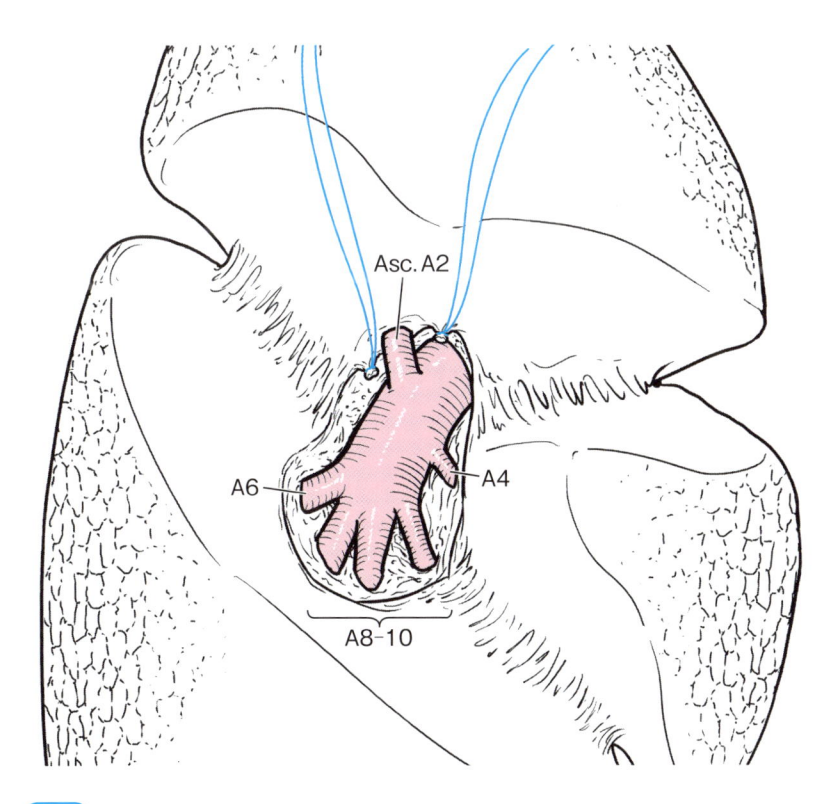

図8 上下葉間，中下葉間から肺動脈を露出（匍匐前進法）（2）

するかエンドループ絞扼して少しずつ分離していく（図7）。ここでの目標は，中間肺動脈幹全体の露出であり，上行動脈から，A6末梢の広い範囲をきれいに展開するべきである（図8）。このためには，上下葉間は，少なくとも最初のこの時点で完全に分離を行っておいたほうがよい。分葉が悪ければ，中間肺動脈幹外側から中間気管支幹外側に向かってトンネルを形成してステープラーで分離する。この時注意すべきことは，中間気管支幹外側にあるリンパ節（#11s-#12l）の外側にトンネル作成のケリー鉗子を出してくることである（図9）。これらのリンパ節の内側は下葉に至る気管支動脈である。リンパ節と気管支動脈は残しながら，肺実質のみをステープリングしなければならない。

2 下葉肺動脈の切離

中間肺動脈幹付近での分岐の状態に応じて，下葉に至る肺動脈を結紮切離する。最も多いパターンはA6と底幹動脈を別個に処理する場合であろう。中葉に至るA4やA5がどのレベルで分枝するのかを十分観察して望む。A6は結紮切離を，底幹はステープリング切離（白カートリッジ）を行うことが多いと思われる。注意したいことは，他葉に至るA2-A6共通幹の場合などに対する対応である（図10, 11）。

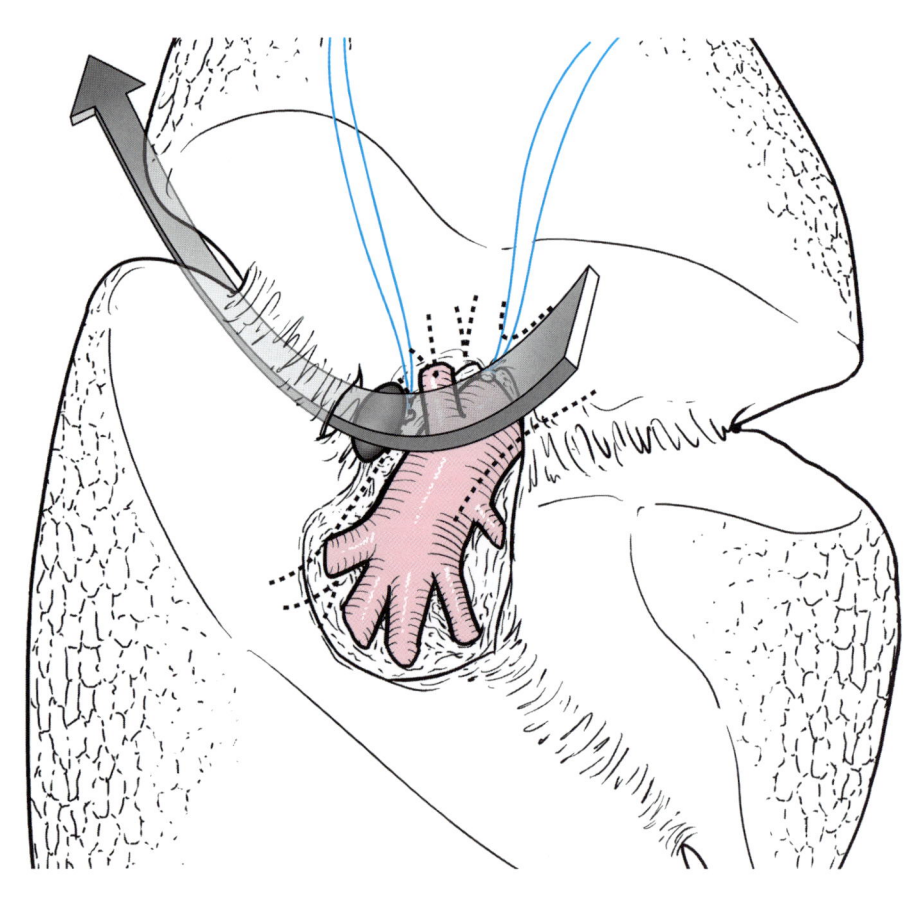

図9　上下葉間の切離（ステープリング）

3. 右下葉切除術 | 145

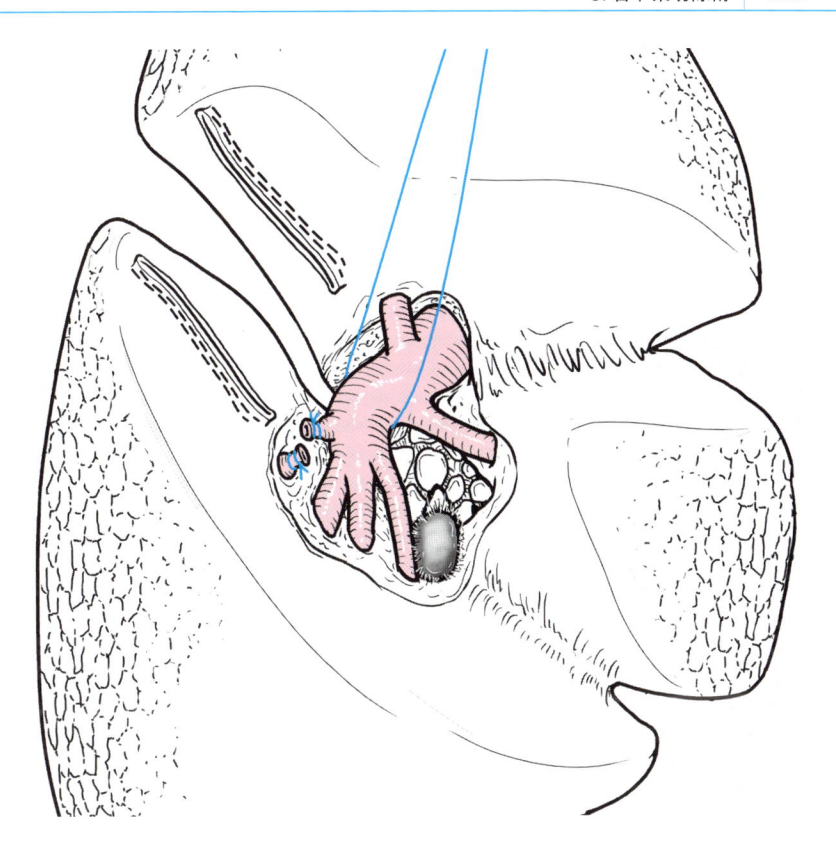

図10
A6とA7-10の切離（1）

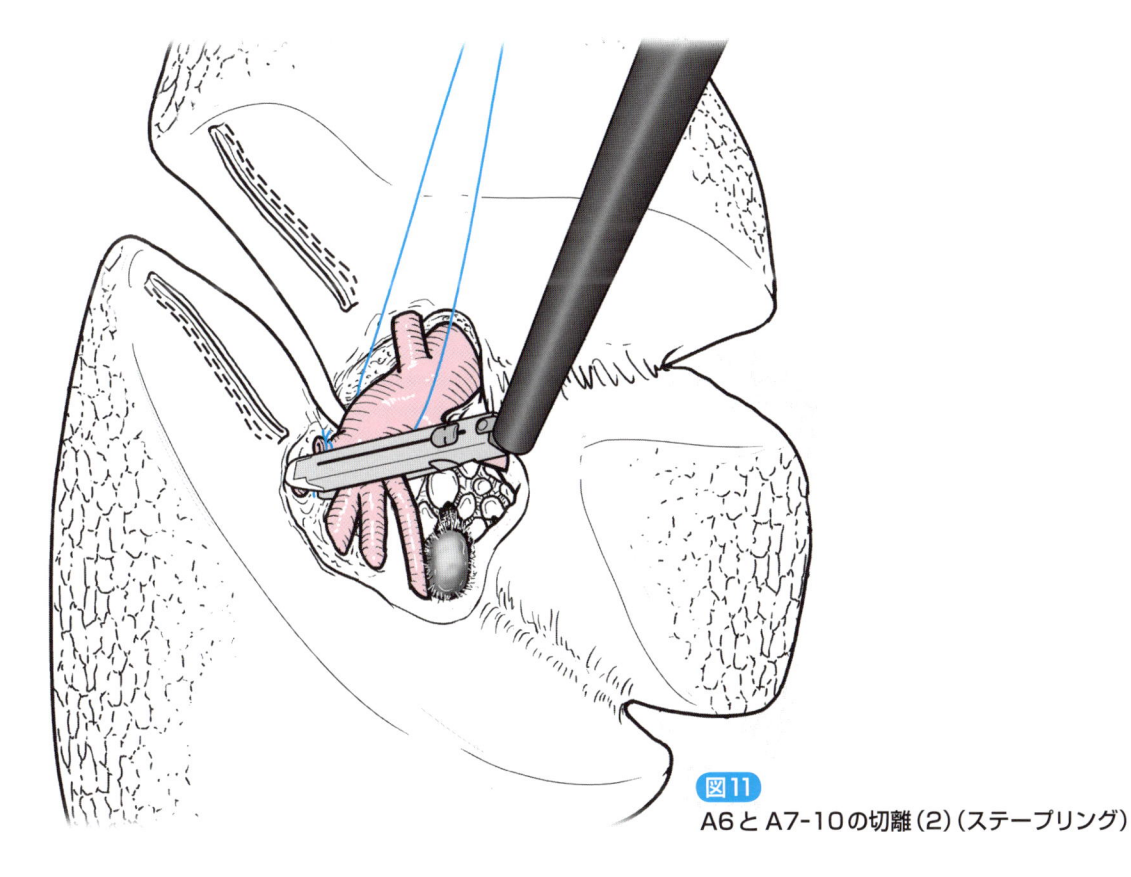

図11
A6とA7-10の切離（2）（ステープリング）

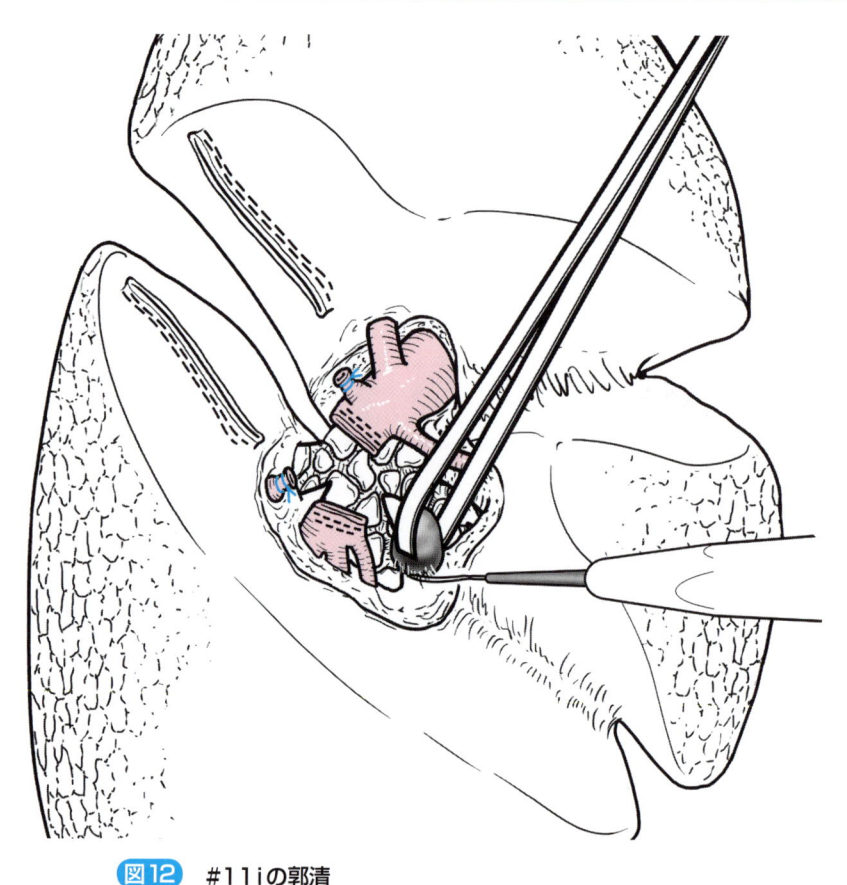

図12 #11iの郭清
#11iリンパ節を郭清し，下葉気管支をO-方向に切離する．

3 下葉気管支の切離

　下葉肺動脈が切離されると，その直下に気管支壁が確認できる．気管支周囲結合組織を末梢に向かって剥離する．まず，#11iの郭清を行う **図12** ．この操作は，リンパ節郭清の一部であるばかりでなく，下葉気管支のテーピングの準備でもある．#11iリンパ節をアリス鉗子で把持して，電気メスで中葉気管支から剥離し，中下葉の分岐部を越えて下葉支側に剥離を行っていく．#12lと連続する場合もあるが，通常はこのリンパ節のみを摘出して迅速病理診断に供する．A6が切離されていれば，B6も容易に確認できるので，中間気管支幹の裏側も十分剥離をして，下葉気管支をテーピングする．下葉気管支をもう一度テープで持ち上げながら下葉気管支近位部から，周囲結合組織を払ってきれいにする **図13** ．下葉気管支は，上葉支などと比べると軟骨も大きく硬い場合が多いので，エンドステープラーよりもTA型ステープラーのほうが安心度が高い．閉鎖の方向は，B6直上にある膜様部に垂直な方向になる（いわゆるO-方向）ステープラーを挿入したら，①中葉気管支が潰れていないか（ステープラーが中下葉気管支分岐部に近すぎる），②逆に，中下葉気管支分岐部から距離がありすぎないか，③あまりに不自然な"斜め方向になっていないか"を十分に検分する．もちろん，インフレーションテストを行って，中葉への送気が十分であることを確認することはいうまでもない．また，テーピングした糸は，必ずステープラーを挟んで末梢側にきているよう確認をする **図14** ．TA型ステープラーの場合は，末梢をナイフで切離するが，気管支は極力鋭利に，切り口がギザギザにならないようナイフを進める．気管支の末梢端は2-0 ProleneでZ縫合して閉鎖し，この糸は牽引用にモスキートで把持して

3. 右下葉切除術 | 147

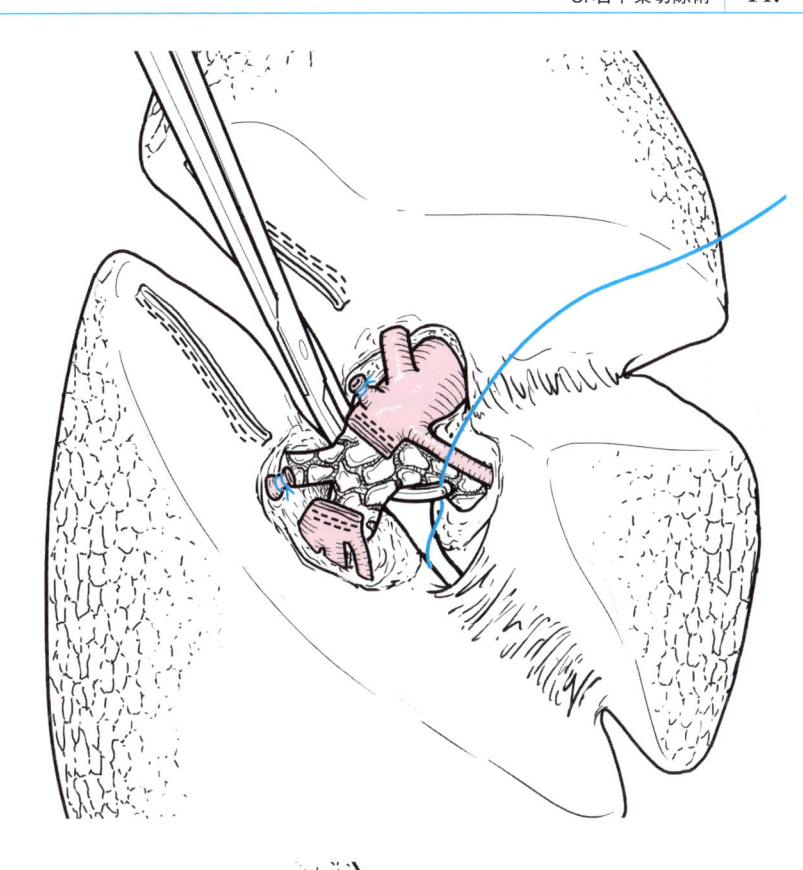

図13 下葉気管支の切離（1）

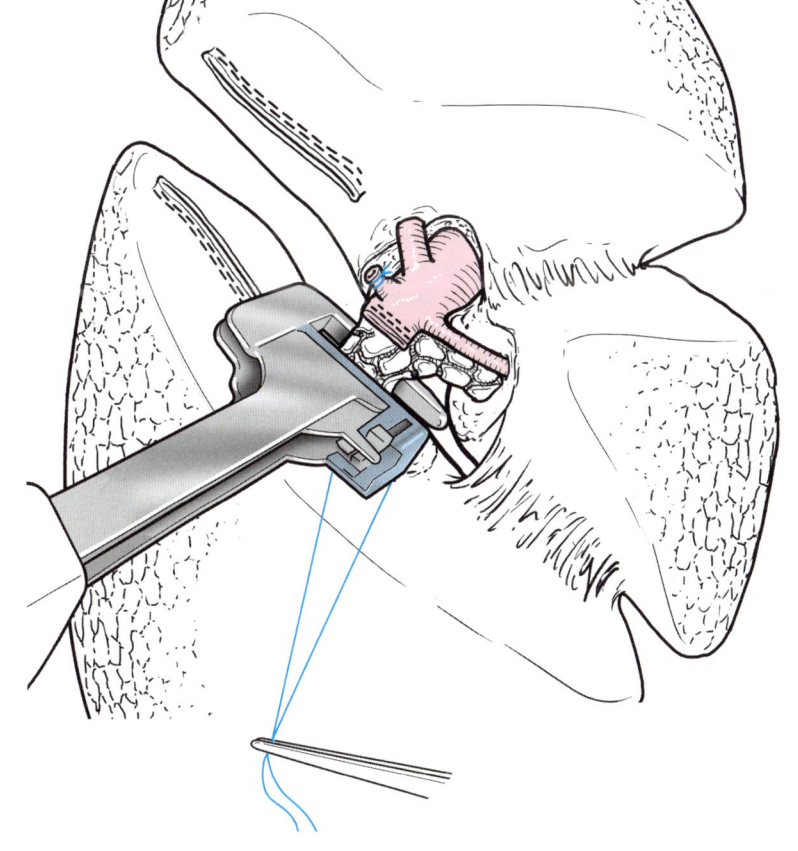

図14 下葉気管支の切離（2）

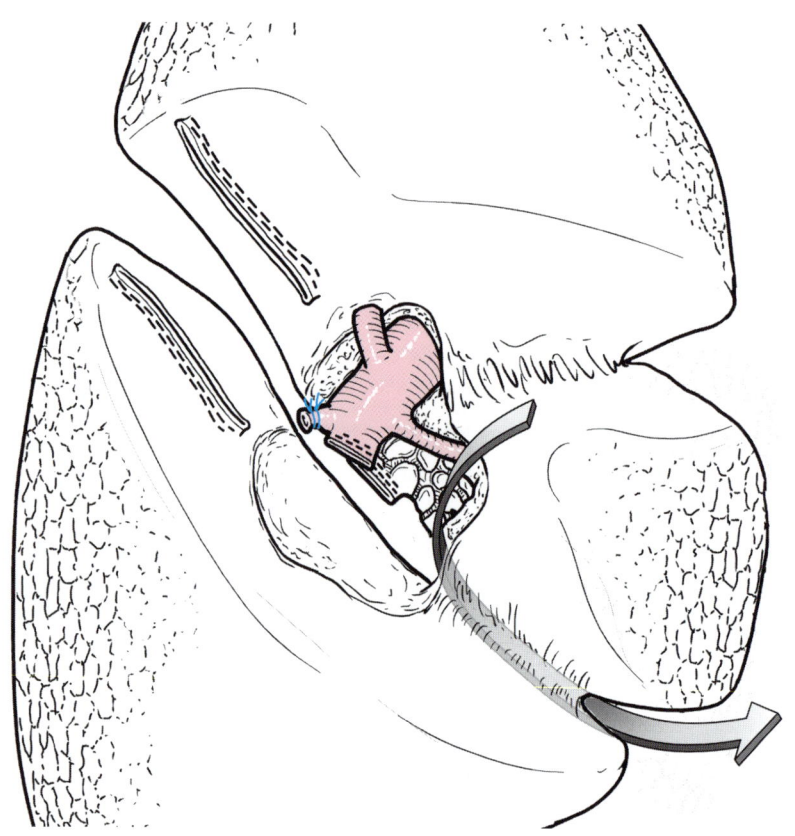

148 　Ⅱ-1. 肺葉切除術 Lobectomy

図15 #11iの外側から中下葉間にトンネルを作成する

下葉肺動脈後方から下葉気管支外側に向けてトンネルを作成する。この時中間気管支幹に沿うリンパ節の外側に出ることを心がける。

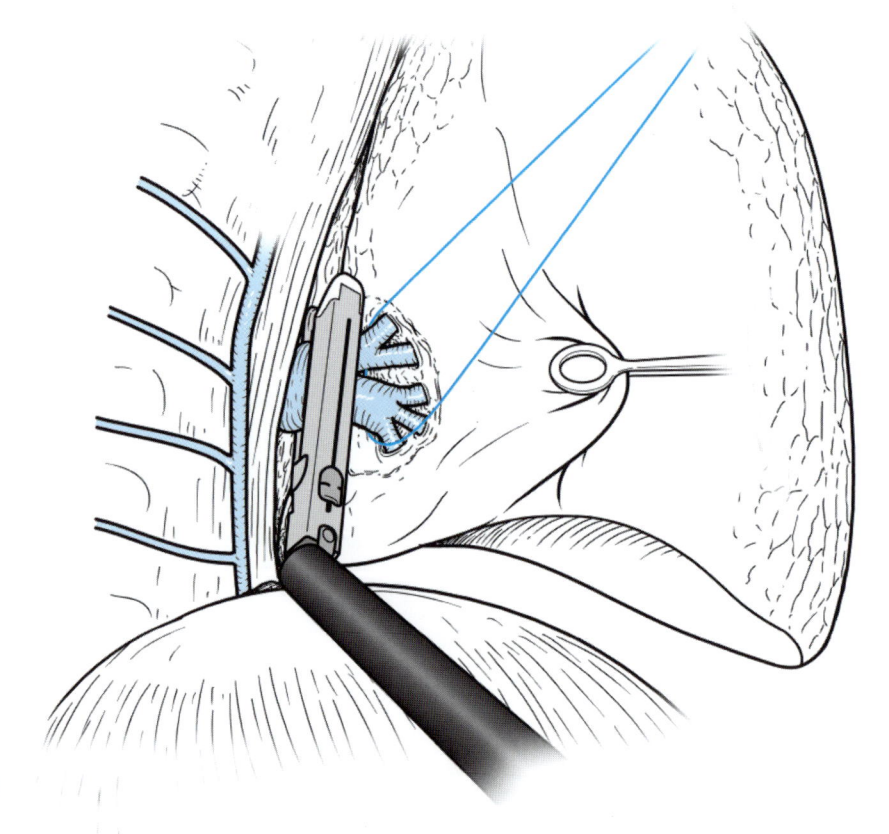

図16 下肺静脈の切離

残す．中下葉間の肺実質は，この段階で分離しておくとよい．中葉支の下縁から肺門前方に向かうトンネルの作成は，この段階ではもう容易であろう．距離と厚みに応じて，ステープリングしてもよいし，エンドループ絞扼してもよい 図15 ．

4 下肺静脈の切離

下葉支と下葉肺動脈が切離されれば，下葉全体の可動性は一気によくなる．前段階で把持している気管支切離断端のProleneを尾側に引き下げると，剥離すべき縦隔側の組織がよくみえる．すなわちこれらは，心膜と肺(中間気管支幹)の間にある組織であり，これらを肺側に付けて心膜から剥離するように尾側に操作を進めると，自然に下肺静脈の上縁が明らかになる．改めて，縦隔胸膜の切開線を，食道前縁に沿ってできるだけ尾側に延長する．下肺静脈の後面で，血管鞘を切開してその中に入り全周性に剥離を進める．肺靱帯の切離はこの後すぐに行ってもよいし，下肺静脈の切離の後に行ってもよい．ただこの段階の操作は，後側方小開胸では相当奥になってやりにくく，電気メスの先端部を血管に直角に当てることは困難であるから，血管壁の損傷には十分な注意が必要である．下肺静脈はエンドステープラー（白カートリッジ）で切離する 図16 ．最後に，肺靱帯を横隔膜上で切り離して下葉切除術が完結するが，この際，肺靱帯に埋もれるリンパ節（#9リンパ節）を取り残さないよう注意する．

C 上下・中下葉間の分葉不全に対する対処

分葉不全がある場合に，どのような手術手順を組み立てるのかという課題は，呼吸器外科医の経験と洞察力が最も試される状況である．右上葉と中葉の場合には，いざとなれば肺門前方から上肺静脈の切離を先行させることによって活路を見出すことができることはすでに解説した通りである．実際，肺門へのアプローチが一方向に限られる胸腔鏡下肺葉切除術を施行する際には，上葉に対しても中葉についても肺門前方から肺門後方へ向かう手順がとられることが多い．したがって，右上葉，中葉に関していえば，"上下，中下葉間の分葉不全に対する対処"は，"葉間に入らずに肺門前方からのアプローチに切り換える"ということが正解なのかもしれない．

一方，右下葉切除術の場合には，特によく考える必要がある．というのも，"葉間に入らずに"下葉切除術を行うことがどうやってもできないからである．例えば，肺靱帯と下肺静脈の切離を行ったところで，下肺動脈や下葉気管支を直下に収める視野は展開しないのである．もう少し頑張って，下肺静脈の切離に引き続いて下葉気管支を縦隔側からつかまえてこれを切離することができたとしても，これによって得られる術野はいわば逆転した裏からみた肺動脈であって，これ以降の手技の展開は一層困難である（これは実際にやってみた私の素直な感想であり，したがって決してお勧めできない）．結局，右下葉切除の場合や葉間不全の場合には正面攻撃をするべきであり，葉間の分断を行わなければならない．

実は，上下葉間，中下葉間がいずれもまったく分葉していないというケースはそれほど多くないと思われる．すでに述べたように，中下葉間は最も分葉がよい葉間であり，A8の基部付近では，何とか肺動脈の走行を確認できることが多い．この部分で肺動脈壁に到達できれば，これを取っかかりにして中枢へ葉間を割って進むことができるはずである．それでは，右肺下葉切除術の施行にあたって，まったく分葉がない時はどうしたらよいのであろうか？

結論からいえば，①右上下葉間を肺門後方から匍匐前進法によって割り進め，葉間で肺動脈の表面を露出して，活路を見出す方法 図17 ，②肺動脈の通過部位を葉間で見極め（推測し），その直上で肺実質を電気メスで割り，肺動脈表面に至る方法の2つが考えられる．

①の方法は，右上葉切除術の場合にも同様に行われる方法である．右肺門後方で胸膜を切開し，胸膜フラップを引き上げながら右中間幹を露出するように剥離を進める．#11sの末梢側で，A6-B6の中枢側付近で肺実質をさらに中間幹壁から浮かすように剥離していくと，幸運であればそのまま中間肺動脈幹の血管鞘に到達することができ

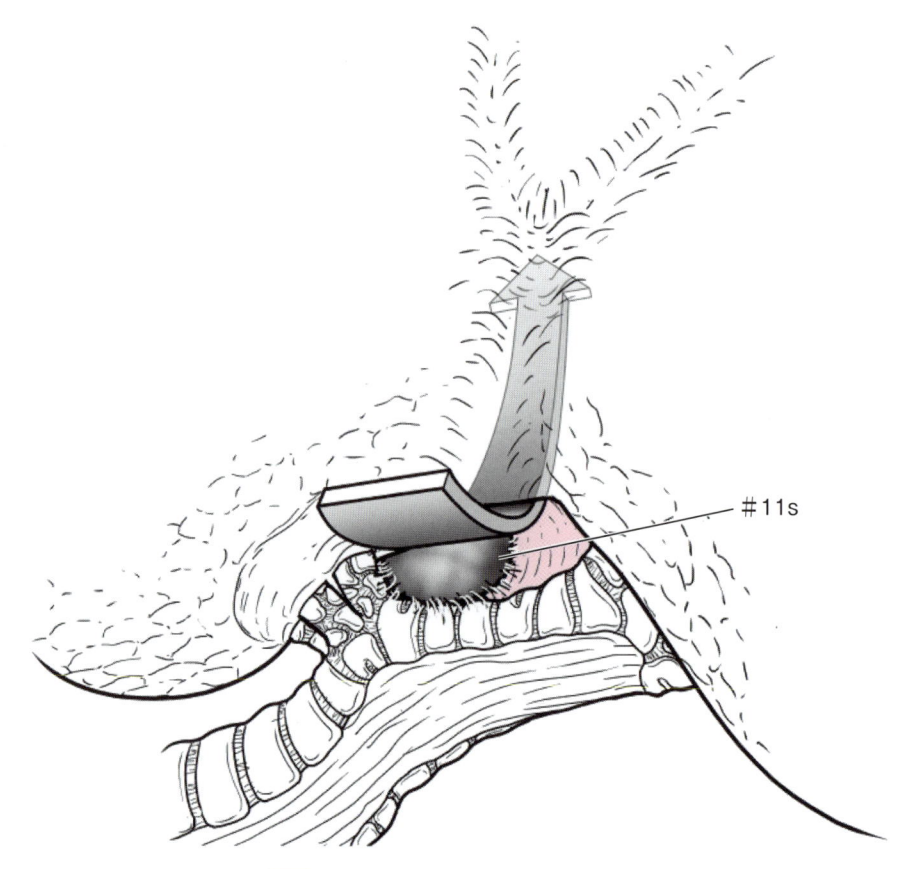

図17 分葉不全時の後方からのアプローチ

るであろう．多くの場合は，血管鞘の上に扁平なリンパ節が乗っていることが多く，逆に黒いリンパ節がみえたならば，その裏は肺動脈であると認識すればよい．ここでのコツは，実直に血管鞘の中に入って肺動脈周囲の剝離を進めることである．中間肺動脈幹を下に落としながら剝離を進め，ある程度の距離が稼げたならば，両側を鉗子で挟んでから電気メスを用いて肺実質を割断し，中枢側断端はエンドループなどで処理をする．これを繰り返しながら，肺動脈表面をすべて露出しながら葉間を作成していけばよい．いわば，分葉していない肺実質を端から強制分割していくものと考えてよかろう．

これに対して，②の方法は肺動脈の位置を予測して，その直上でいきなり肺実質を割断して肺動脈壁に直達する方法であるから，リスクも高い．肺実質は電気メスで少しずつ切っていくので，どの深さで切離が進んでいるかを正確に認識していなければならない（そんなことはできないが）．少し深く電気メスが入った場合には，中間肺動脈幹からの出血となる（ここでの出血はコントロールが難しい）．

結論としては，①の方法が安全であり，A6の直上付近から順次肺実質を割りながら進んだほうがよかろう．肺動脈を全幅にわたって露出できれば，それより前方の葉間の分離はトンネル作成によって解決することができるだろう．

4. 左上葉切除術

A 解剖学的な考察

　左上葉をみると，右上葉と異なり，肺門では前方から順に，肺静脈，左上葉気管支，肺動脈が並んでいる（図1）。肺動脈と気管支の位置関係が右と異なり，肺動脈は上葉支の後方を回って上下葉間に到達する。左における肺動脈の特徴は，右のように動脈幹と呼べるようなものがなく，ムカデの足状に，個々の枝が個別に分岐していく点といえるであろう。これ以外の手術上重要な特徴は，主肺動脈の近位側では，血管はすぐに心囊内に入ってしまうこと，したがって，心囊外の主肺動脈の部分は短く，また心囊内の部分も含めても肺動脈の左右の分岐部からの最初の分岐（A3であることが多い）までの距離も短いことである。さらに，左主肺動脈には，ボタロ靱帯 Botallo's ligament があって大動脈に固定されている。これらの特性は，出血時の対応を考えた時に重要な意味をもつ。また，舌区に至る肺動脈の分岐についても，末梢で葉間から分岐する場合と，A3と共通幹を作って中枢で分岐する場合（"縦隔型"）があることを知っておく必要がある（区域切除術では特に重要）（図2）。

　左上葉支も，右とは分岐の方向という点で少し

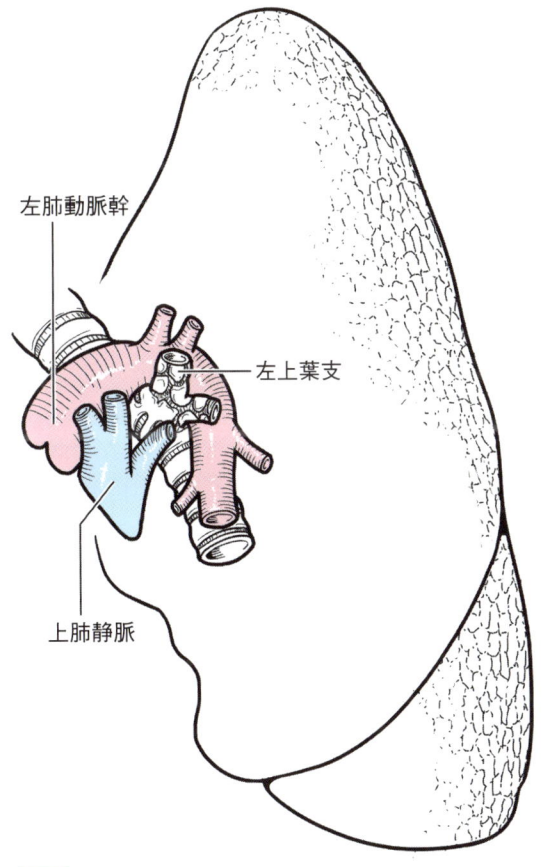

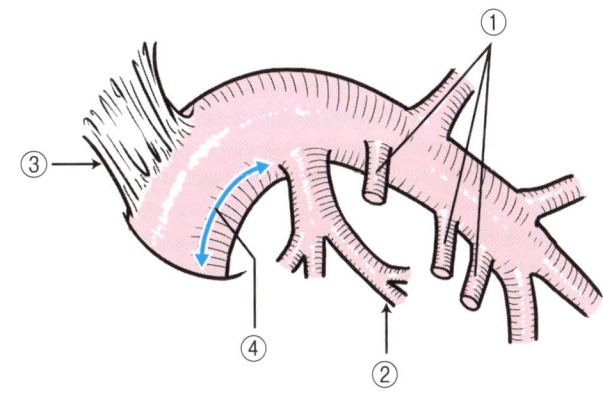

図1 左肺上葉の概観

図2 左肺動脈の特徴：ムカデの足
① A1＋2～A4
② A3（縦隔型 A4, A5と共通幹となることがある）
③ ボタロ靱帯
④ 心囊から出たこの部分の肺動脈本幹は短く，出血に対して"不安定"な部位である。

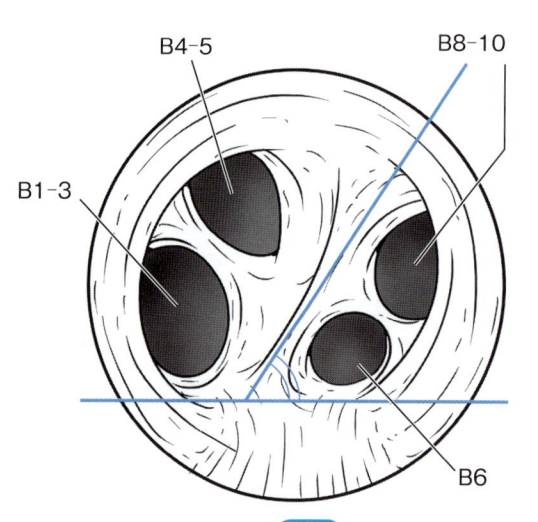

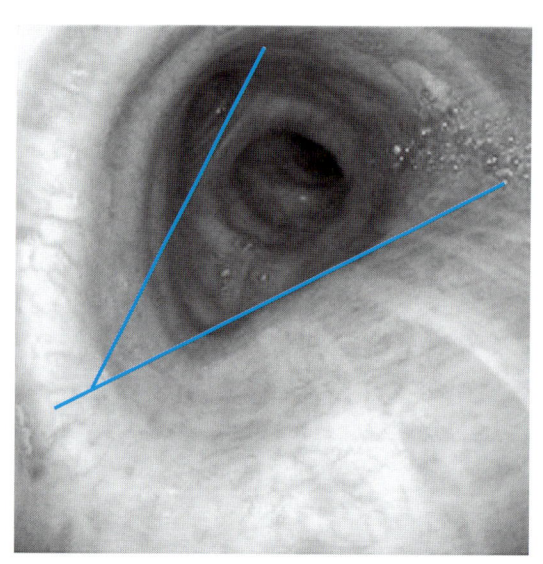

図3 斜め前方に分岐する左上葉支
膜様部に対して斜め45度になっていることがわかる。

異なっている。結論からいうと，左上葉支は斜め前方に向かっていることで，このために，いわゆるO-方向にも，S-方向にも閉鎖ができないことを意味している。気管支鏡でみると，上下葉のspurは主気管支の膜様部に対して直角ではないことを再認識したい（図3）。

肺動脈や気管支と比較すると，上肺静脈はほぼ右と同様に"素直"な構造であり，上葉切除術を施行するにあたって大きな特徴には乏しい。

B 手術手順

左上葉切除術は，分葉の状況に一番影響を受ける術式である。私は，左上葉切除術についても後側方小開胸で行うことが多いので，開胸創から最も視野のよい上下葉間からの操作を取っかかりにしている。この場合，操作は肺門を反時計回りに，後方から前方に進んでいく（図4）。しかし，稀に上下葉間がほとんど分葉していない場合や，胸腔鏡下上葉切除術を行う場合については，もっぱら肺門前方から行う手順が有効で安全であり，この場合は時計回りに前方から後方に向かって操作は進行する（図5）。

左上葉切除術は，5葉の肺葉切除の中では，大量出血を起こす可能性が最も高い術式である。これは肺動脈近位での解剖学的な特性に起因するものである。このことを念頭に置いて，慎重な態度が常に求められる。

1 上下葉間に入る

すでに述べたように，左上下葉間の分葉の状態は，まったくまちまちである。まず，上中葉間から入る場合は，肺動脈が葉間の臓側胸膜から透見できる場合や，肺動脈上の肺実質が薄い場合である（図6）。胸膜を切開したあと肺動脈壁に到達し，ここでも，肺動脈血管鞘の中に入る（図7）。血管鞘は走行方向に広く切開し，上葉に至る末梢最終支まで確認しなければならない。この段階で通常2～3本の肺動脈枝（A4, A5, A1+2c）などを結紮切離できるはずである（図8）。上下葉間で最も分葉が悪いのは，S6とS1+2の間が多い。必要であれば，肺動脈血管鞘の中から肺門後方にトンネルを作ってステープリングし，完全に分離する。上葉の背側に出たら，縦隔胸膜の切開線を大動脈弓下縁に沿って延長する。縦隔胸膜の下にある迷走神経は，ベッセルループでテーピングし，後方に牽引しておくとより良好な視野が展開できる。

4. 左上葉切除術　153

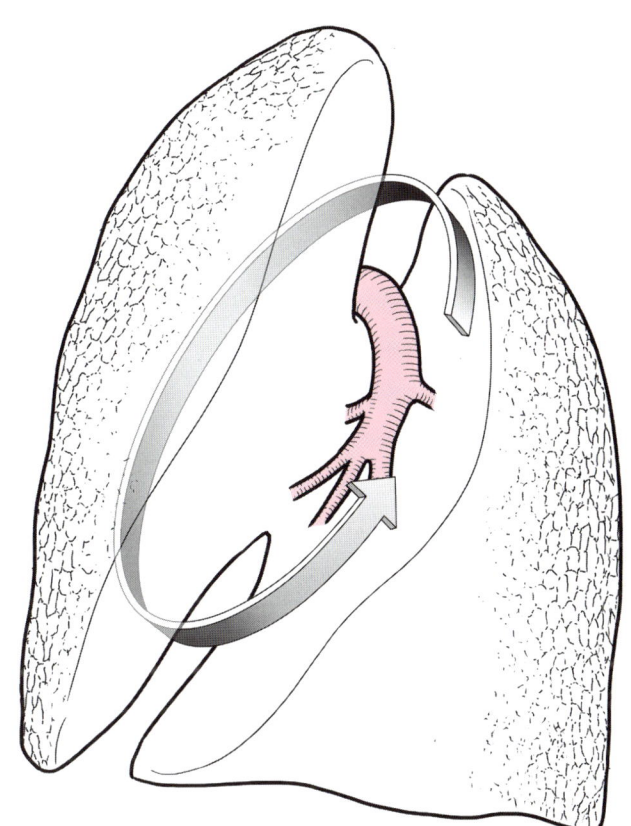

図4　通常の左肺上葉切除術の手順

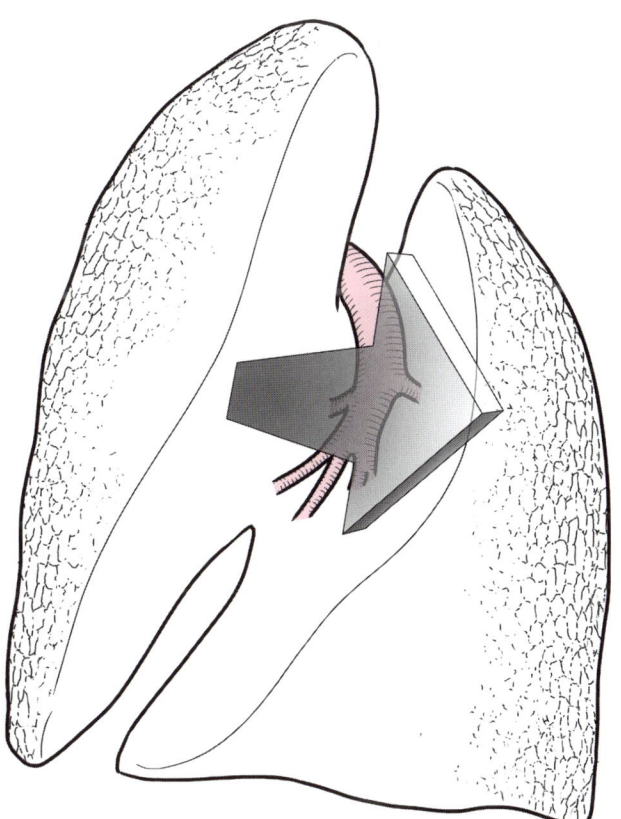

図5　胸腔鏡下や高度分葉不全時の手術の進む方向

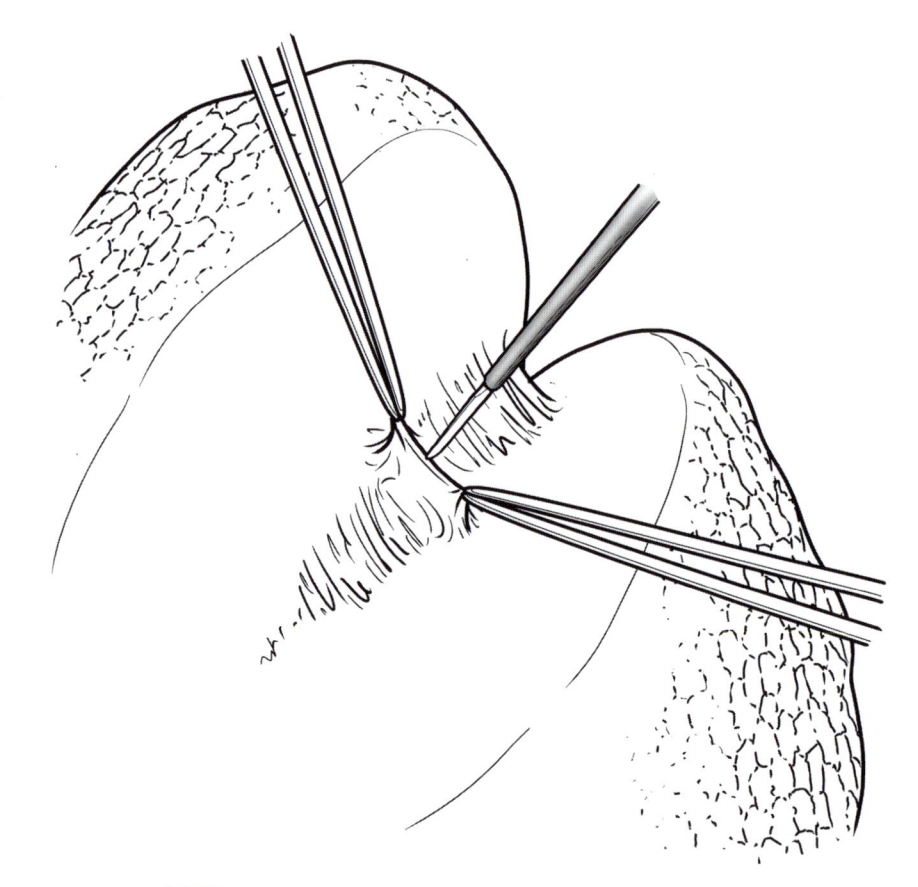

図6 上下葉間で肺実質を割り肺動脈に到達する

2　上葉肺動脈枝の結紮切離

　上葉気管支の後方（背側）を回る左肺動脈幹の血管鞘剥離を手順1の操作に引き続いて中枢側へ継続する（図9）。この過程で，A1＋2a＋b, A3を露出するのが目標である。後側方小開胸では，肺動脈の近位，中枢側に行くに従って，開胸創からの距離が遠くなるので，慎重に作業を進める。まず，A1＋2a＋bを結紮切離する。この血管になると比較的太いことが多いから，中枢側は必ず二重結紮する。最後に最も中枢にあるA3（あるいは，A3と縦隔型A4＋5の共通幹）を切離する。この血管の処理は，本幹と同じくらい太いこともあり，最も危険度が高いので慎重に行う。ほとんどの場合，上葉に至る血管ではA3が最も太いので，ステープリングすることが多い。まず，安全にテーピングするために，胸膜切開をさらに延長して肺門前方に至り，少なくとも上肺静脈が確認できるようにしておく必要がある。その後に，A3の血管鞘を末梢に向かって成毛コットン（小）を用いて剥離する。最もデリケートな操作は，A3と上葉気管支上縁との間の剥離である。ここは，ステープラーのアンビルを通過させなければならない通路であり，前方では，上葉支と上肺静脈の頭側にトンネルの出口がある。A3の根部を上方から無理に圧排して，A3根部の"股割き"をする方向に力を加えては絶対にならない。この血管を後方からテーピングするためには，むしろ弯曲の少ないケリー鉗子を後方から前方に向かう方向で通すのがよい。ステープリングにあたっては，血管壁に決して無理な力を加えてはならない。また，ステープラーの挿入にあたって，抵抗を感じたならば，絶対に無理矢理アンビルを進めてはならな

4. 左上葉切除術

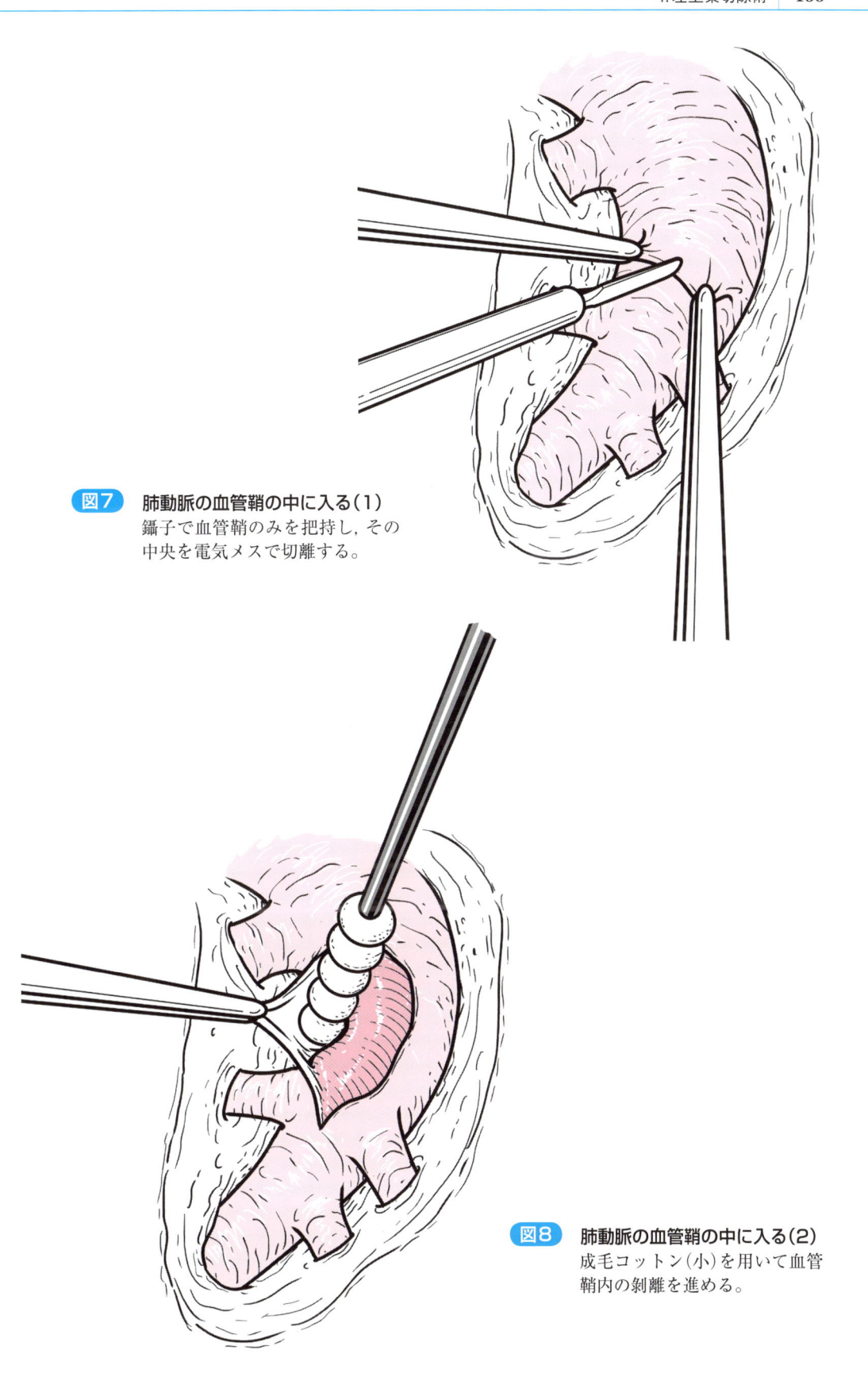

図7 肺動脈の血管鞘の中に入る(1)
鑷子で血管鞘のみを把持し，その中央を電気メスで切離する。

図8 肺動脈の血管鞘の中に入る(2)
成毛コットン(小)を用いて血管鞘内の剝離を進める。

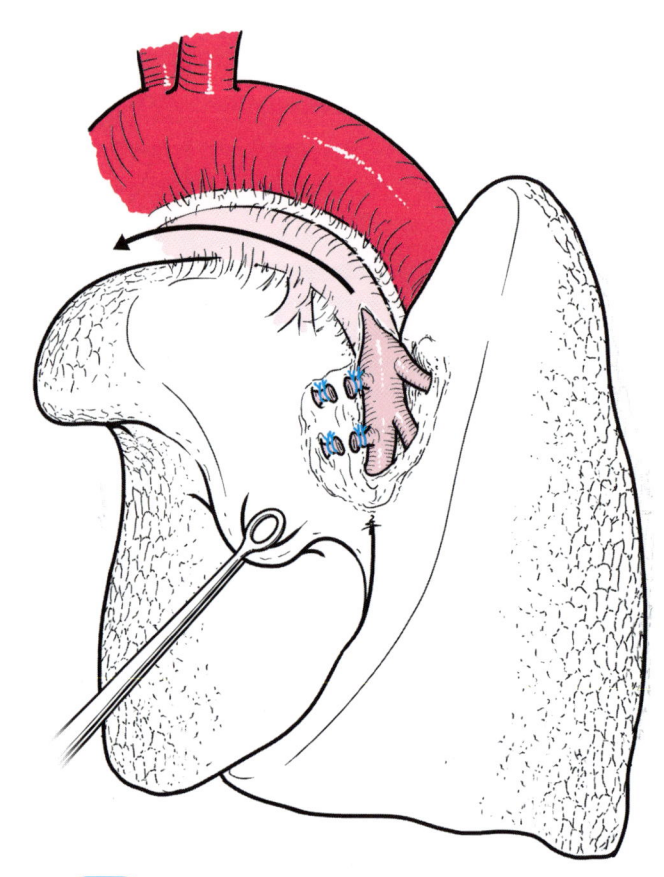

図9 肺動脈背側で胸膜切開を中枢に向かって延長

い。その場合には，6号のペンローズドレーンを通し，このガイド下にアンビルを挿入する（図10〜12）。ファイアリングに際しても，むしろ本幹に押し付け気味にして，決してA3を引き抜く方向に力がかからないように配慮する。ステープリングの後，血管の断端は，成毛コットン大で柔らかに圧迫して，oozingが収まるのを待つ。

3 上肺静脈の切離

手順2の段階で行った縦隔胸膜の切開線は，下葉との境界付近まで延長する。この時点で，横隔神経をベッセルループでテーピングして，前方の牽引をする。上肺静脈に乗っている脂肪組織とリンパ節を上葉に付けるように剝き上げ，上肺静脈を露出させる。上肺静脈前方で血管鞘の中に入って，全周性に剝離を行い，テーピングする。上肺静脈はステープリングで切離する（図13）。

4 上下葉間前方を分ける

前方で，上下葉間の分葉が悪い時は葉間を離断するが，この操作は手順1の段階で肺門の後方に回る前に行っておいてもよい。分葉が悪い時は，#11リンパ節の外側から上肺静脈の下縁にトンネルを作成する。#11の外側はすぐに肺実質がかぶっていて，このトンネルの方向は思っているほど前方に直線的ではなく，少しばかり後方（背中側）に向かうようになっている（図14）。距離と厚みによってステープリングかエンドループ絞扼を使い分けるのは他の部位と同様である。この時点で，#11リンパ節は郭清する（図15）。アリス鉗子で剝離し，下葉支から剝離した後に上葉支からも外す。上葉に付けたままでもよいが，私は選択的郭清を行うので，摘出して迅速病理診断に供する。

4.左上葉切除術 | 157

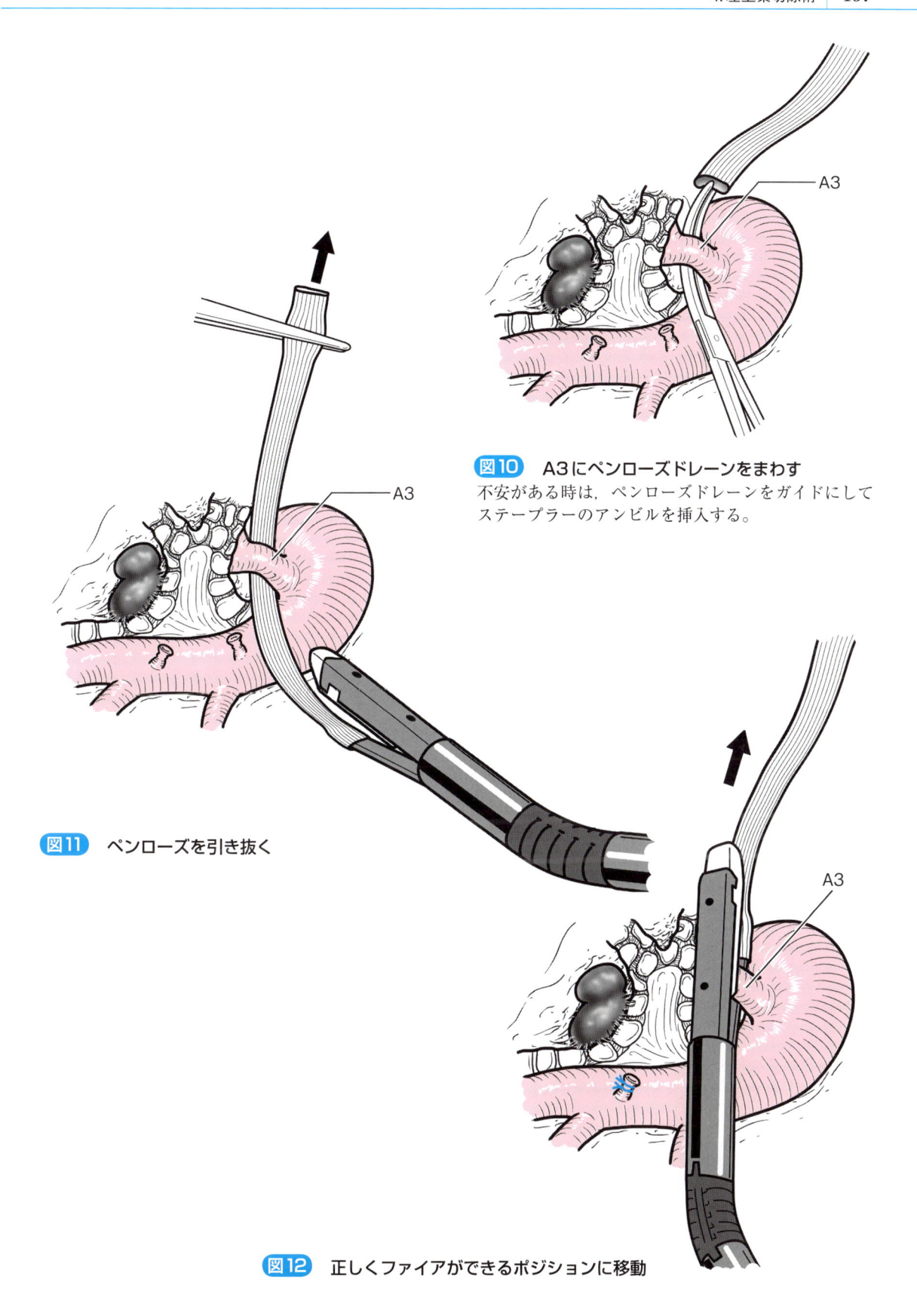

図10 A3にペンローズドレーンをまわす
不安がある時は，ペンローズドレーンをガイドにしてステープラーのアンビルを挿入する。

図11 ペンローズを引き抜く

図12 正しくファイアができるポジションに移動

図13 上肺静脈の切離

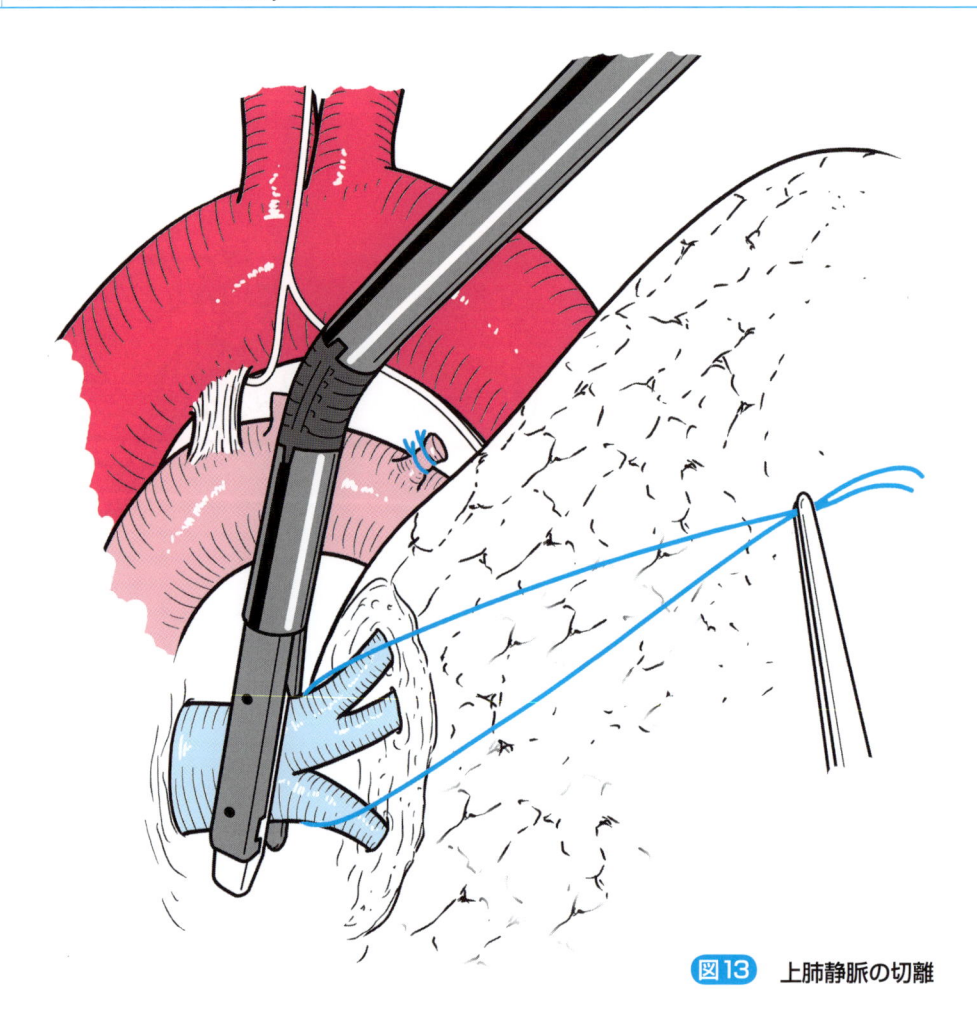

5 上葉気管支の切断

　最後に，上葉気管支を切断する．きちんと #11 が郭清されていれば上葉気管支の処理はもうそれほどやることがない．上葉気管支の後面をみると，太い気管支動脈が上葉支に流入していることがある．太いものについては結紮切断しておくのがよいであろう．上葉支の頭側（上縁），前面にも太い気管支の走行がみられる場合があるから，これらについても中枢側で結紮切断し，血管の末梢側を鑷子で把持しながら，上葉支末梢に向かって剝離を進めておく．これらの操作によって，上葉支の中枢部はきれいに丸裸になっているはずである．テーピング（図16）した後に，TA型のステープラー（青カートリッジ）で閉鎖し，ナイフで切断して上葉切除術は完了する（図17）．左上葉支が主気管支から分岐する方向は，"素直"ではなく，斜め前方方向である．また，上葉支もすぐに上区，舌区に分岐するのでステープラーをかける位置は，慎重に決める必要がある．結局ステープラーの方向は，S-方向と，O-方向の中間くらいになるはずである．

C 手順に関する考察

　左上葉切除術の手順は，分葉の程度によって大きく左右される．極端な場合，上下葉間はまったく分葉していない（図18）．分葉が悪ければ，葉間からの肺動脈の処理は著しく困難になる．その場合には，すでに述べたように，肺門前方からの操作に切り換えるのがよい．

4. 左上葉切除術 | 159

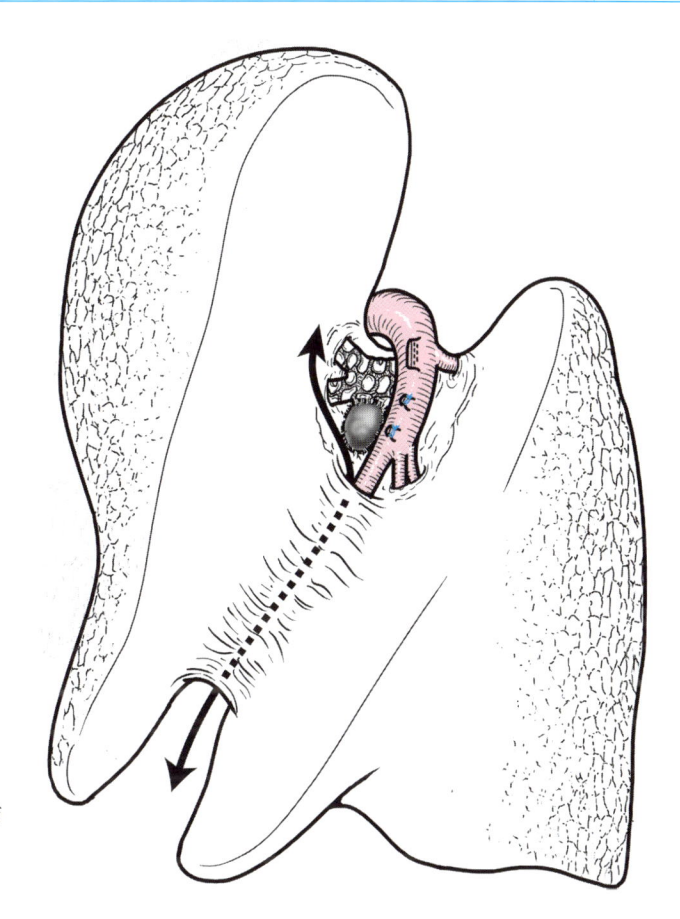

図14 上下葉間の前方を分離する
#11の外側から肺静脈の尾側の肺門前方へトンネルを作成する。

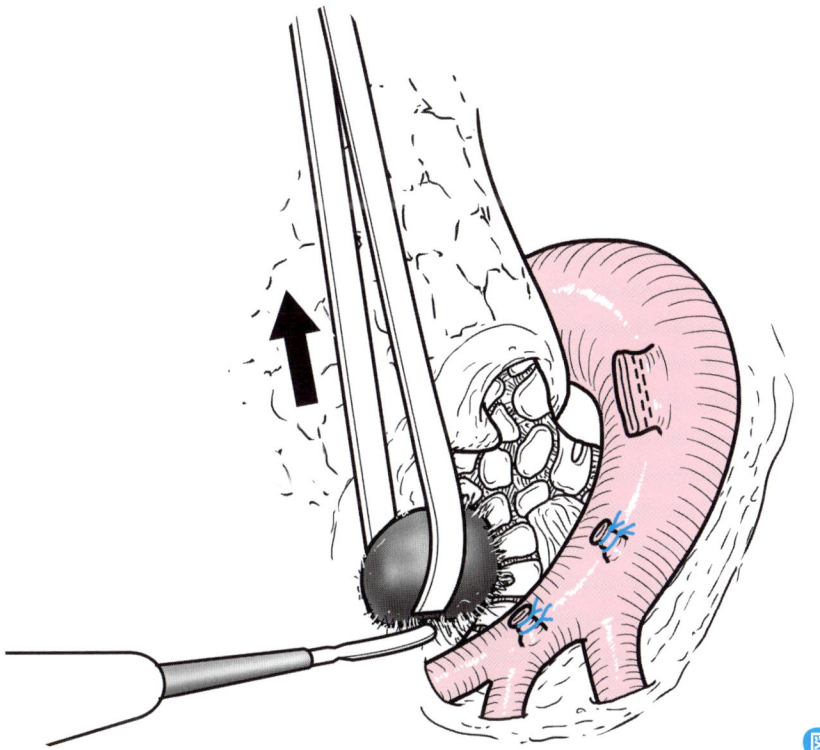

図15 #11リンパ節の郭清

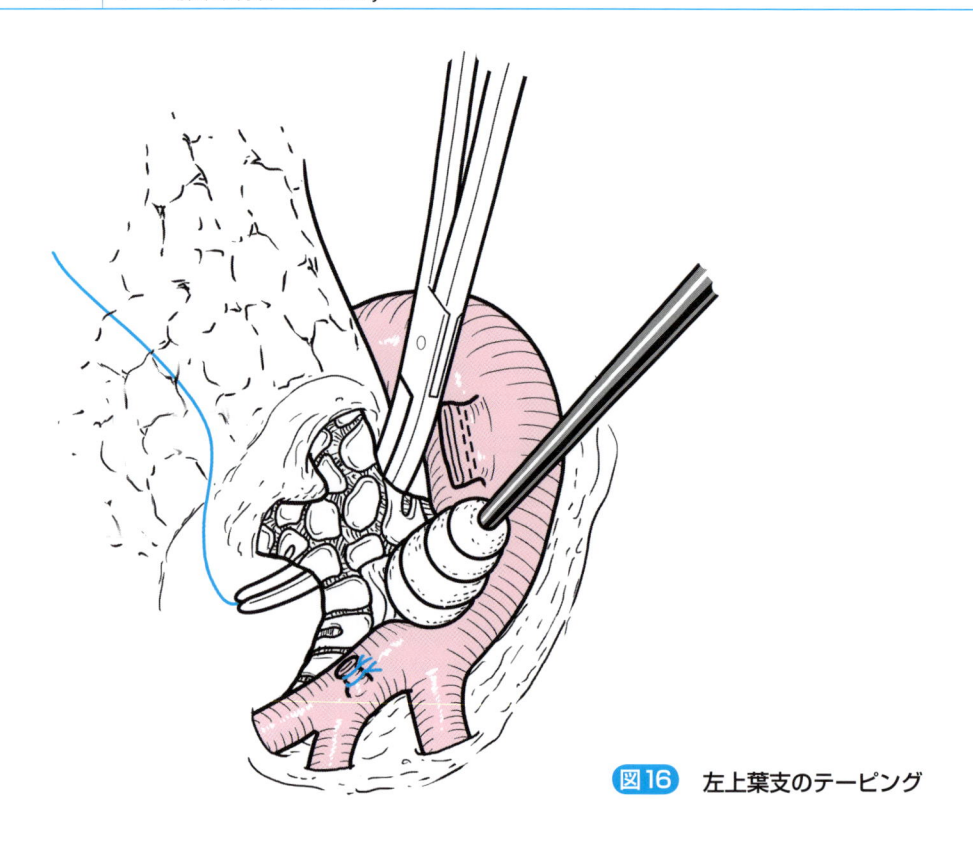

160　Ⅱ-1. 肺葉切除術 Lobectomy

図16　左上葉支のテーピング

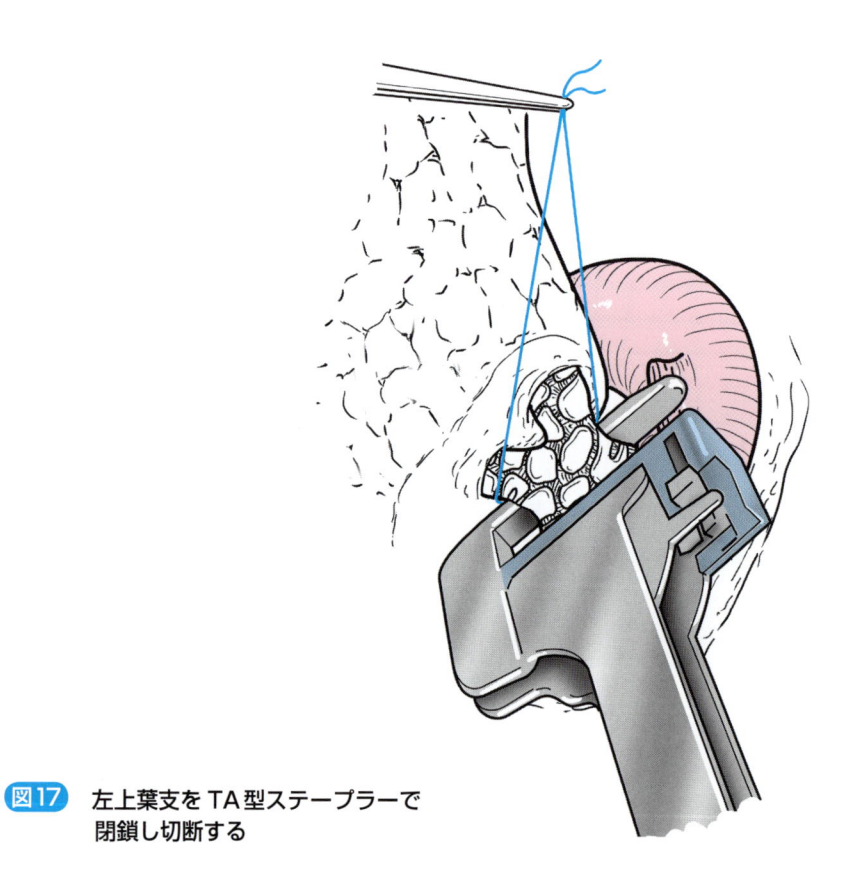

図17　左上葉支をTA型ステープラーで閉鎖し切断する

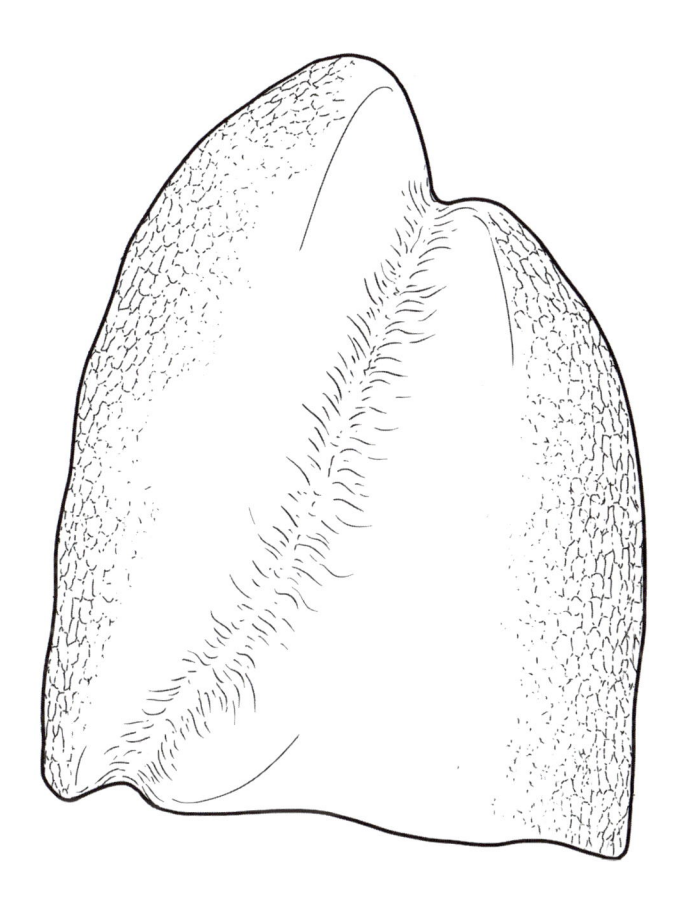

図18　ほとんど分葉のない左肺の外側面

　肺門前方で縦隔胸膜の切開を行い，まず，上肺静脈を出してこれを切離する．次に，胸膜切開線を肺動脈本幹の直上で後方に回り，極力末梢まで切開する．この手順では，肺動脈は最も近位の枝から処理を行う．前方からの視野で安全に処理ができるのは，最初の枝であるA3と，せいぜいできても二番目の枝であるA1＋2A＋bまでである．あまり無理をする必要はない．A3と上葉支との間は慎重な剥離が必要である．後方からの剥離でも最も神経を使うところである．前方から操作する場合，A3自体は後方よりもずっとみやすいが，角度的にステープラーは入れにくいので慎重に切離したい．A3と上肺静脈の二つの血管が切離できれば，その奥に左上葉気管支の前面がみえる．前方からのアプローチでは，この後すぐに上葉気管支を切離するのが，手順的にはポイントである（図19）．そのためには，前方から上葉支を回る必要がある．まず，気管支周囲組織と気管支動脈を末梢に向かって剥き上げる．この時，左上葉全体は後方へ牽引する．#11リンパ節は，前方からはみにくいことが多いが，これを上葉支から剥離して，上葉気管支壁とリンパ節の間に入れるようにする．上葉支の上縁においては，A3の切離時にかなり剥離が進んでいるはずである．強弯のケリー鉗子か，直角鉗子（大）を上葉支に回す．上葉支の後面には肺動脈が走っていることを決して忘れてはならない．この操作では，少しでも抵抗があったら，無理に鉗子を押し込んではならない．テーピングができたら，上葉支をTA型ステープラーで閉鎖する．気管支壁をナイフで切離する時には，再度，裏側が肺動脈壁であることを忘れず，刃先を深く出してはならない．切離された末

#11

A3

上肺静脈

図19 肺門前方より上肺静脈を切離した後の視野

A1+2c

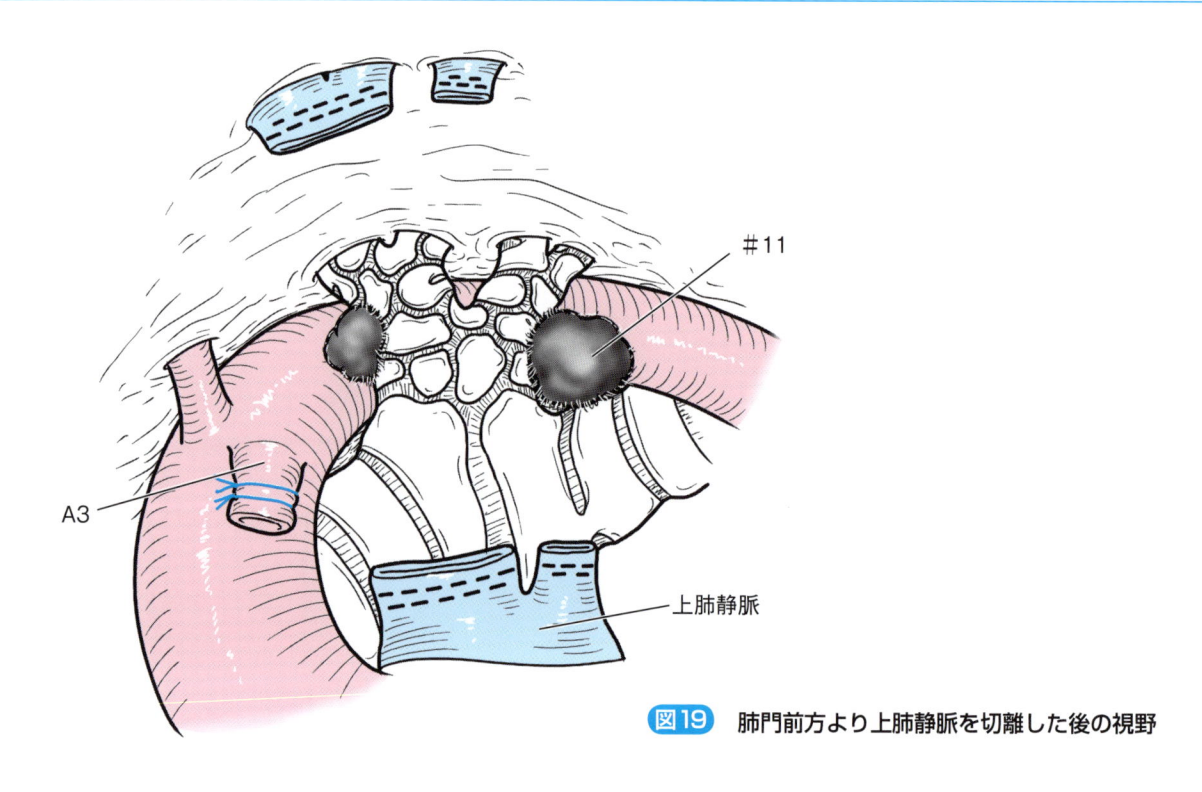

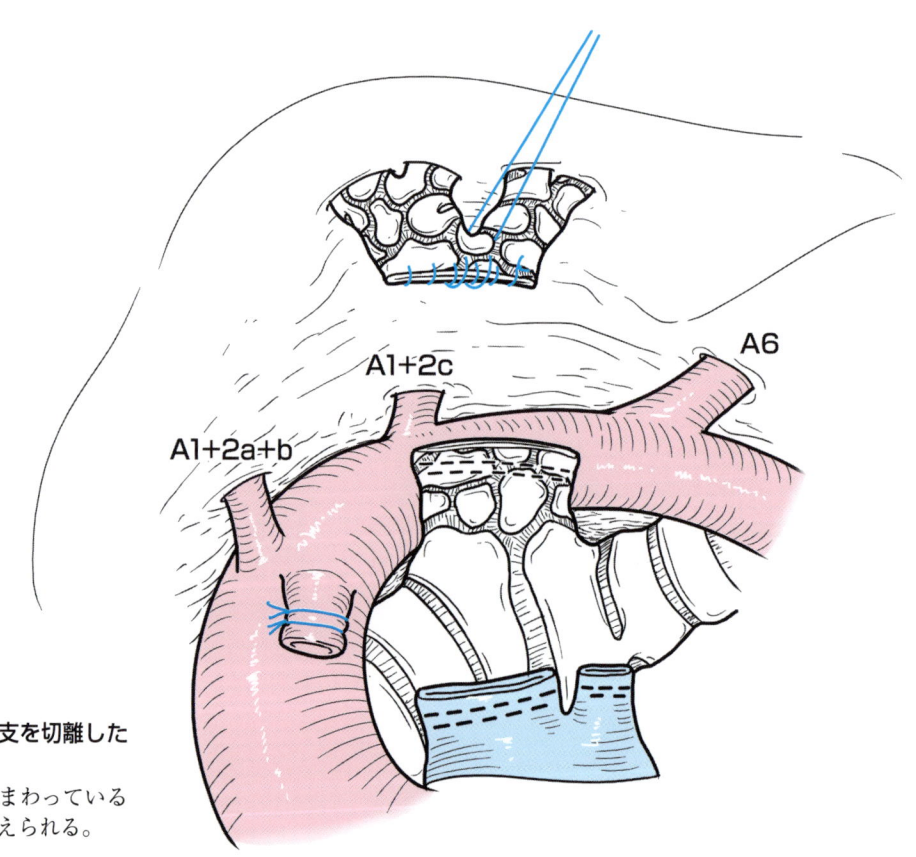

A1+2a+b

A6

図20
肺門前方より左上葉支を切離したところ
これで上葉支後方をまわっている肺動脈の全視野が捉えられる。

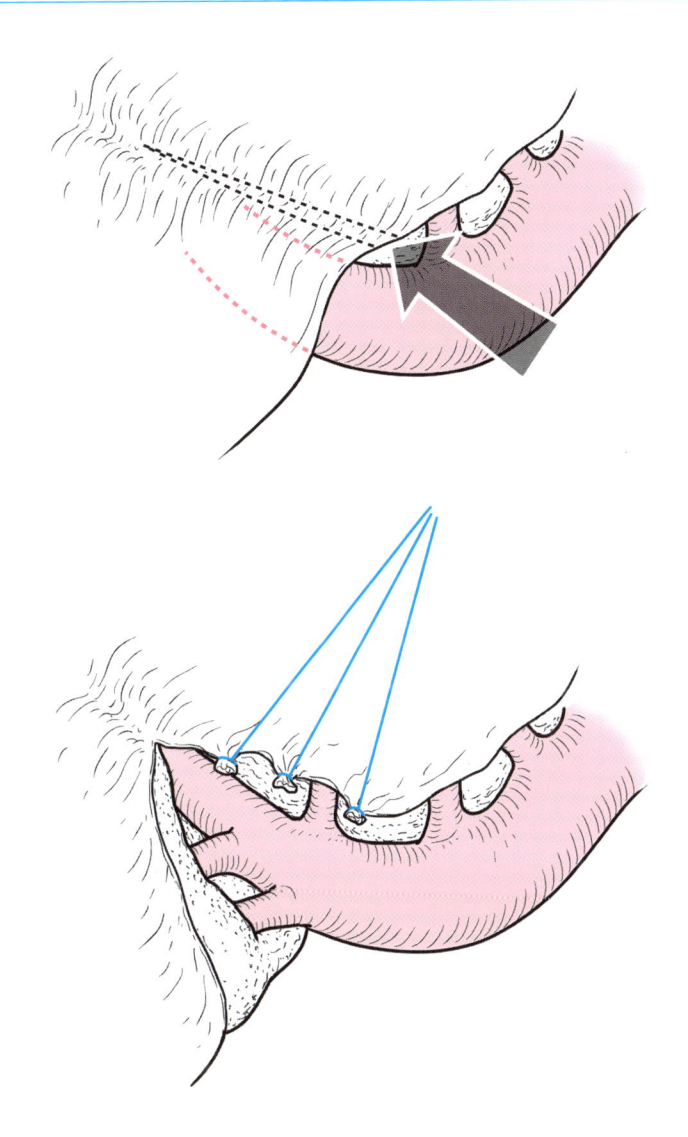

図21 A6直上で分葉が不良の時は匍匐前進法で少しずつ肺動脈壁を露出させるとよい

梢気管支は2-0 Proleneで結紮し，この糸を牽引用に利用する（これが必要！）。ここで改めて上葉気管支を創に向かって上方・後方に牽引すると，その背面にあった肺動脈本幹が姿を現す **図20**。分葉不全では，葉間から到達ができなかったところである。この時，左上葉全体は持ち上がっているから，上葉に流入する未処理の動脈枝が"立って"みえるはずである。多くて2〜3本（A1＋2c, A4, A5）あることが多いと思う。これらを丹念に，前方から結紮切離する。これで気管支と脈管の処理はすべて終了したので，葉間を前方から一気に後方に向かって割っていけばよい（エンドステープラー）。下葉に至る肺動脈を挟み込まないよう注意する。

この手順では，今みたように分葉がまったくなくとも上葉切除ができるが，もっぱら前方からの操作になることと，上葉支の処理が難しいこと（肺動脈損傷の危険性）が難点であろう。しかし，この手順は必ず覚えておかなければならない。

左上下葉間の分葉不全の場合のもう一つの方法は，右肺下葉で説明したのと同様であって，後方からの匍匐前進法による葉間の離断である。肺門

後方から縦隔胸膜を切開して肺動脈壁に到達した後、血管鞘内に入りここから末梢に向かって剥離を行う。距離が稼げたら、上葉側、下葉側の両方を鉗子で挟み、その間を電気メスで切離する。切離葉側はエンドループで絞めたほうがよい。これを繰り返しながら前方に向かって匍匐前進する。この操作を忍耐強く繰り返して、上葉へ流入する肺動脈枝（A1＋2cやA4, A5）を個別に処理していく（図21）。

このように、左側で上下葉間に分葉不全がある場合、これを克服する方法として、前方からアプローチして早い段階で上葉気管支を分断する方法と、後方からアプローチして匍匐前進法で葉間を分断する方法の2つがある。結論からいうと、左上葉については、前方からのアプローチ法は、左上葉支が切離できると一気に視野が展開して、葉間からは到達できない肺動脈の分枝をあまねく処理ができるという点で分があるかも知れない。肺門構造がすべて処理されてしまうと、ステープラーできれいに葉間を作成することができるので、特に高齢者の気腫性肺には有用な方法であろう。呼吸器外科医はこの2つの方法の両者に精通する必要があり、それらを適宜状況を見極めながら使い分けていくのがよい。

5. 左下葉切除術

A 解剖学的な考察

　左下葉をみると，肺門では葉間で気管支の上縁を肺動脈が走行する。肺動脈の走行方向は，右ではどちらかというと後方に向かう方向であったが，左では前に向かう方向である。左においても，下肺静脈は単独孤高であって，肺靱帯の処理が問題なければ容易にテーピングすることができる。ただ左においては，下行大動脈の存在について注意が必要であり，特に下肺静脈の尾側にある肺靱帯の切離においては（術創から最も深いこともあって），大動脈がかぶって視野が悪いことがあるばかりでなく，大動脈壁の損傷も稀ではあるが起こり得る。私も，肺靱帯近くにある腫瘍径の大きな肺癌を切除する際，肺靱帯側のマージンを稼ごうと少し深いところで肺靱帯を切離しようとしたことがある。視野は悪かったが，電気メスの先端部が大動脈壁に当たって壁貫通性の出血を招いた。これは，ひたすら圧迫止血することで事なきを得たけれども，注意したいところである。

B 手術手順　図1

　同じ下葉切除術でも，左下葉切除では右のよう

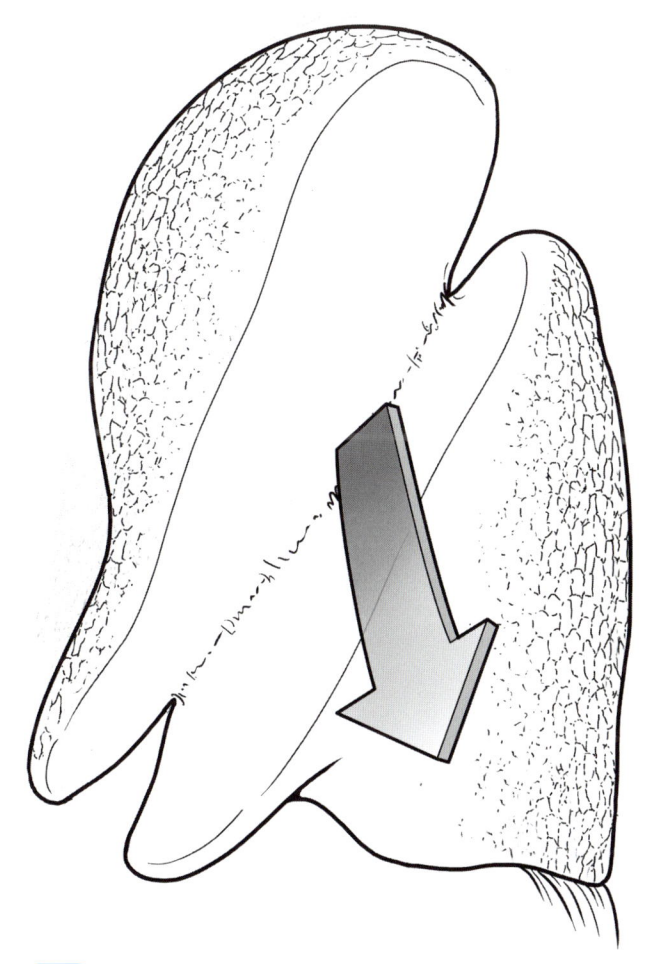

図1　左下葉切除術の手順

に頭側から尾側に向かってひと流れに手術を完遂することが難しい。同じ下葉切除術でも状況が少し違う。考えてみると，左では特に下葉気管支を早い段階で切離することが（もちろんやろうと思えばやれるが），右よりもやりにくいことがその理由である。左における上下葉気管支の分岐は"素直"ではなくて，すでに述べたように上葉支は斜め前方へ，下葉支はこれと逆に斜め後方に少しばかりねじれているからであろう。そのようなことから私は，左下葉については，同じ第5肋間の後側方小開胸法で行うのであるが，下葉支の切断は最後のステップにまわしている。

1 上下葉間に入る（肺動脈の切離）

左下葉切除術でも，第5肋間後側方小開胸から最も視野のよい上下葉間にまず入る 図2 。この部分の手順は上葉切除術と同じであるが，葉間での肺動脈の処理が上葉の場合と逆になるだけである。後方では，葉間の分離が必要になる場合も多いが，トンネルの作成は上葉の場合と同様である。肺動脈の切離操作は，少なくともA6付近で葉間が割られて視野がよくなった後にしたほうがよい。胸膜を切開した後，肺動脈壁に到達し，肺動脈血管鞘の中に入る。血管鞘は走行方向に広く切開し，上葉に至る末梢最終支まで確認しなければならないことも同様である。ここでの目標は，肺動脈の切離である。分岐のパターンによって方法は異なるが，最も多いのはA6と底幹動脈の2つの血管を別個に切離する場合であろう 図3 。この時，A6は二重結紮で，底幹動脈はステープリング（白カートリッジ）することが多い 図4 。問題は，上葉の舌区に流入する最終支（A5）か，A8などからかなり末梢で分岐する場合である。この時は，底幹動脈を一括して切離できないから，各区域動脈を別個に処理しなければならなくなる。

2 下肺静脈の切離

肺門後方に回り，縦隔胸膜の切開を食道の前縁付近ででき得る限り尾側に延長する。視野上無理

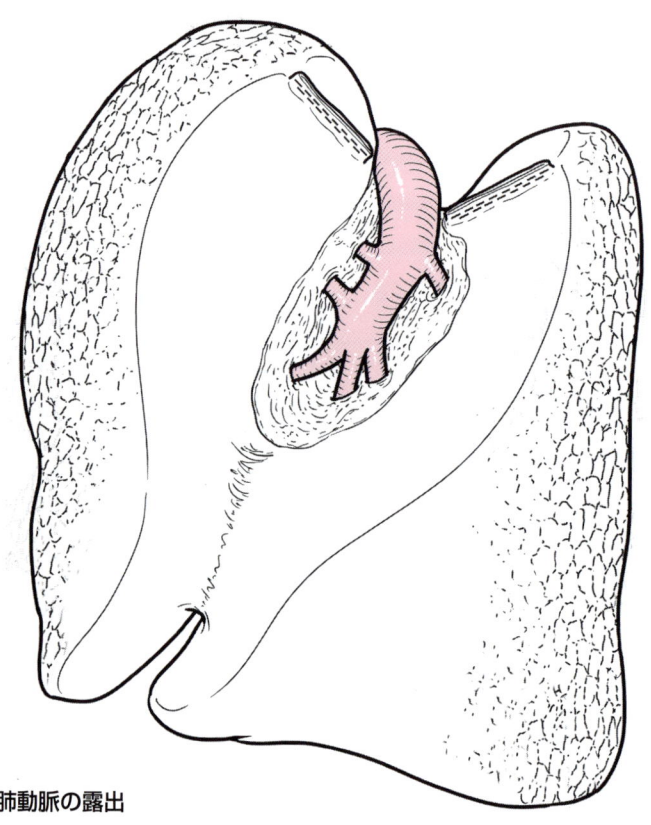

図2 葉間における肺動脈の露出

5. 左下葉切除術　167

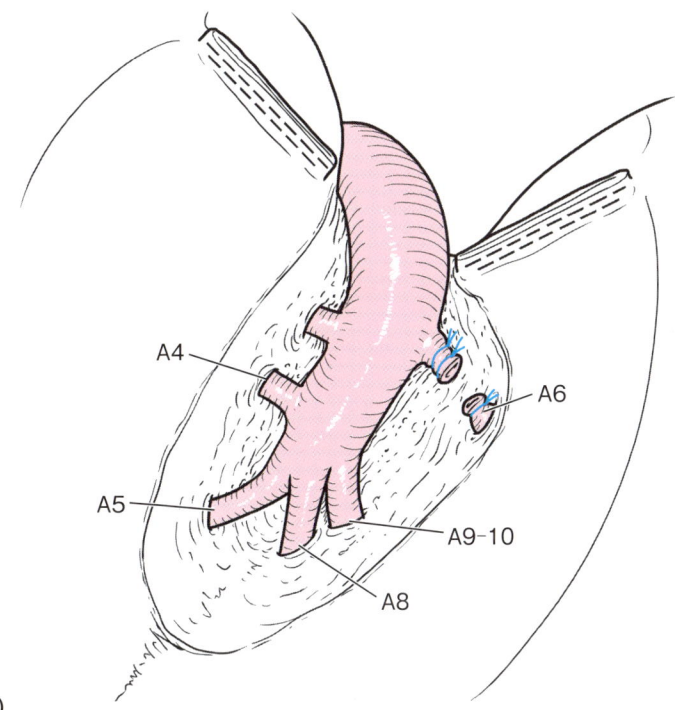

A4
A6
A5
A9-10
A8

図3　A6とA8-10肺動脈の切離（1）

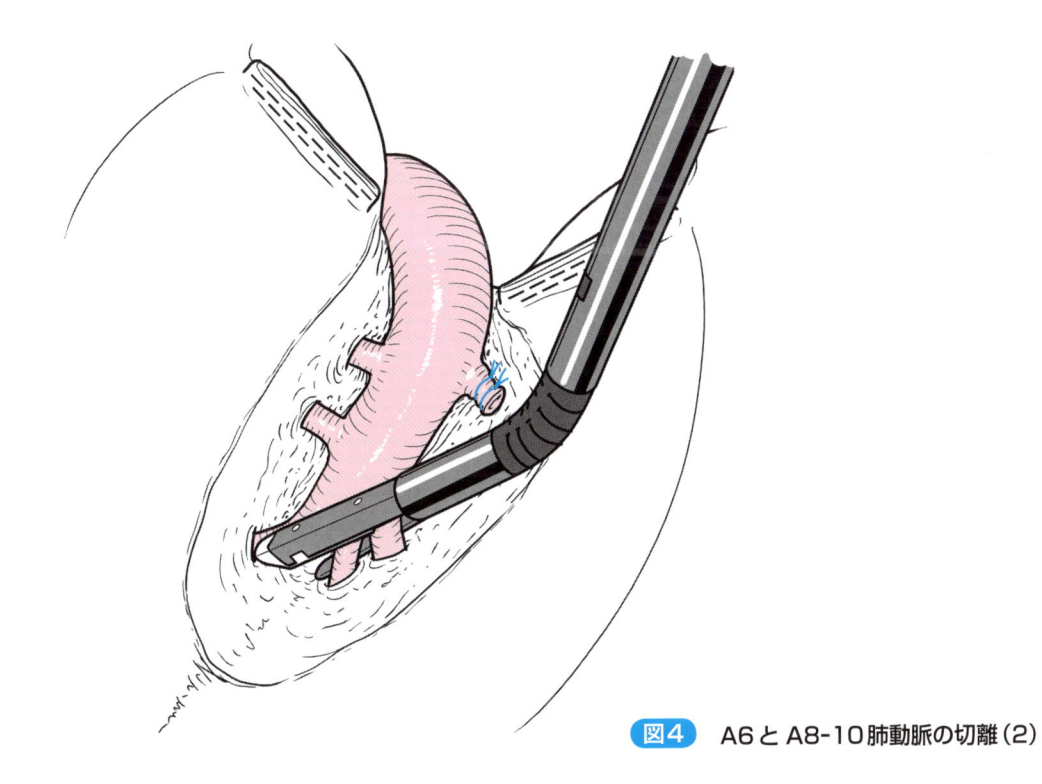

図4　A6とA8-10肺動脈の切離（2）

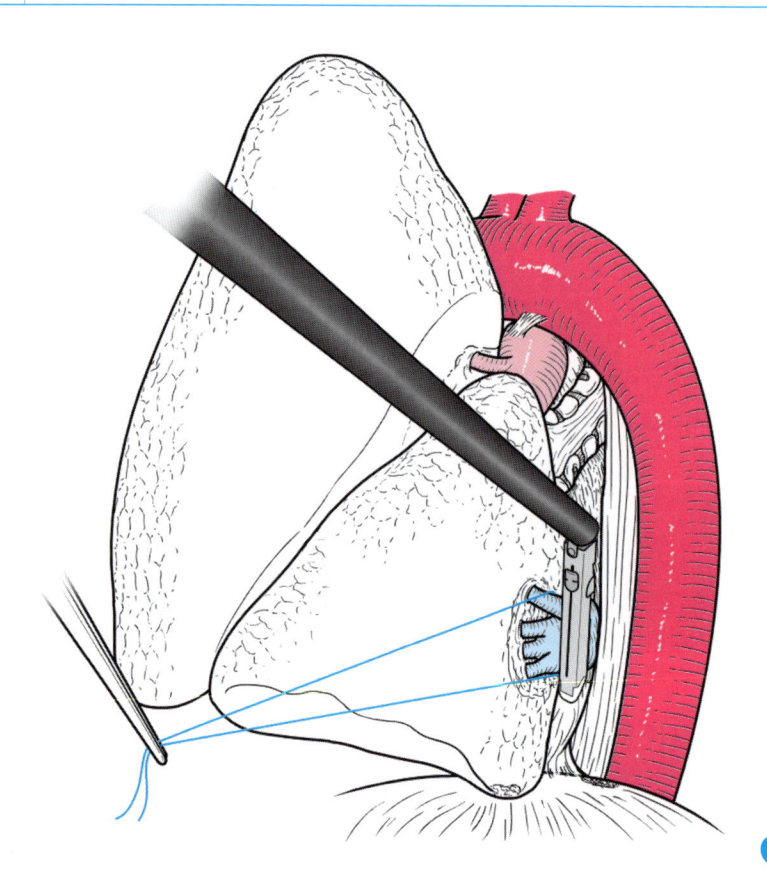

図5 左下肺静脈の切離

がなければ，縦隔胸膜切開線は横隔膜直上にまで延長する。縦隔胸膜の下には疎な結合組織があるから，迷走神経がしっかり確認できるくらいまでは，電気メスで払っておいたほうがよい。迷走神経はこの段階でベッセルループでテーピングして後方に牽引する。この段階で，でき得れば肺靱帯を切離して，肺靱帯組織そのものを下葉側に付けるようにしながら頭側に向かって剥離する。この時の目標は，下肺静脈の下縁に到達することであるが，肺門前方においても，心嚢との間の胸膜切開線を頭側に向かって延長しておいたほうがよい。ここで改めて，縦隔組織を肺側につけるようにしながら，下葉気管支と下肺静脈の表面から剥き上げる。下肺静脈は，しっかりと血管鞘の中に入り全周性に剥離する。下肺静脈は独立していることが多いので，エンドステープラー（白カートリッジ）で切離する（図5）。この時の注意点としてはステープラーの先端が心嚢を噛んでいないか，あるいは大動脈の壁を噛んでいないか（これは通常あまりないことだが）よく確認することである。視野があまりよくないので，ステープラーの先端はみえないこともある。胸腔鏡でよく確認したい。確認できるまでファイアをしてはならない。

3 上下葉間を切離する

下肺静脈が切れると，肺を頭側に牽引することができるようになり，とてもよい視野が得られる。この視野では，心嚢の表面に残っている縦隔脂肪織がよく確認できるので，これを把持して心嚢から下葉につけるようにして剥離する。くれぐれも逆の操作をしないことが重要である（図6）。すなわち，把持した縦隔組織の中枢側（心嚢側）で電気メスを使うのであって，末梢側（下葉側）で使うのではない。逆にやると縦隔組織は，心嚢側に遺残して"きたない"手術となる。癌に対する手術としては，褒められたものではない。この時点での目標は，下葉支下縁までの縦隔組織のクリアである（図7）。ここまでやったら，上下葉間

5. 左下葉切除術 | 169

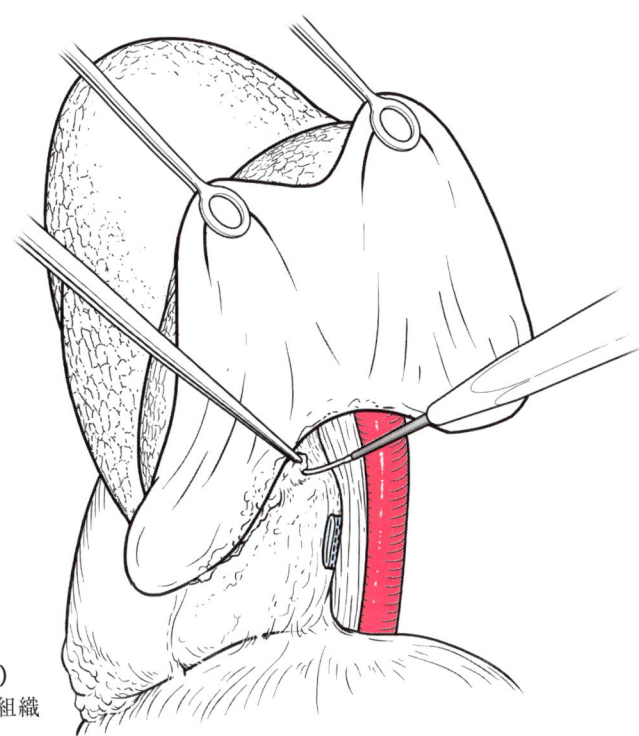

図6 下葉を心嚢(縦隔側)より剥離する(1)
左下葉気管支周囲のリンパ節(#121)と脂肪組織を剥離する。

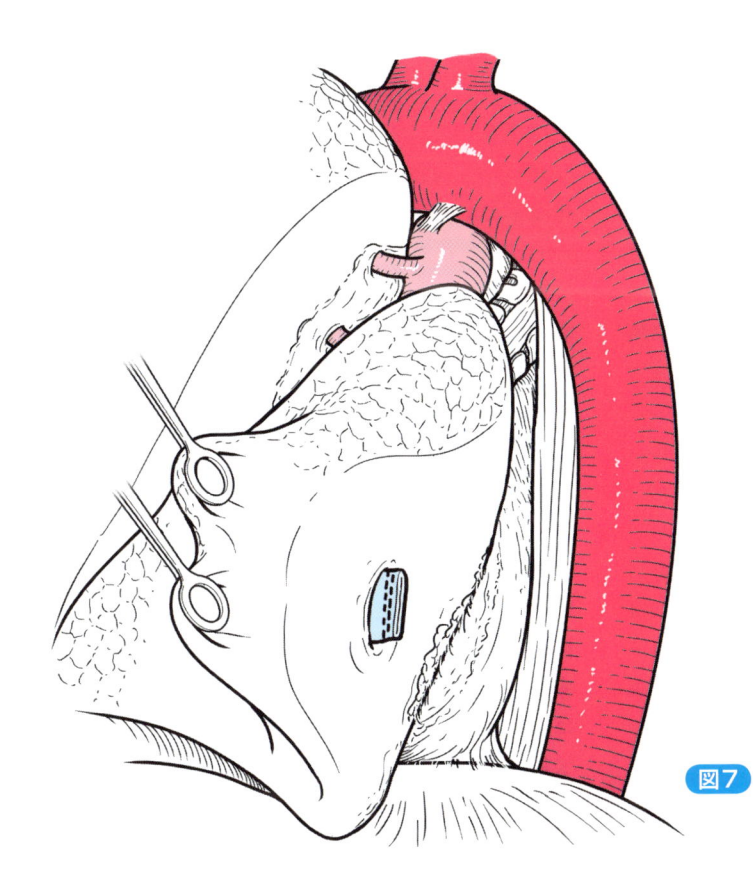

図7 下葉を心嚢(縦隔側)より剥離する(2)

図8 左下葉支の切断

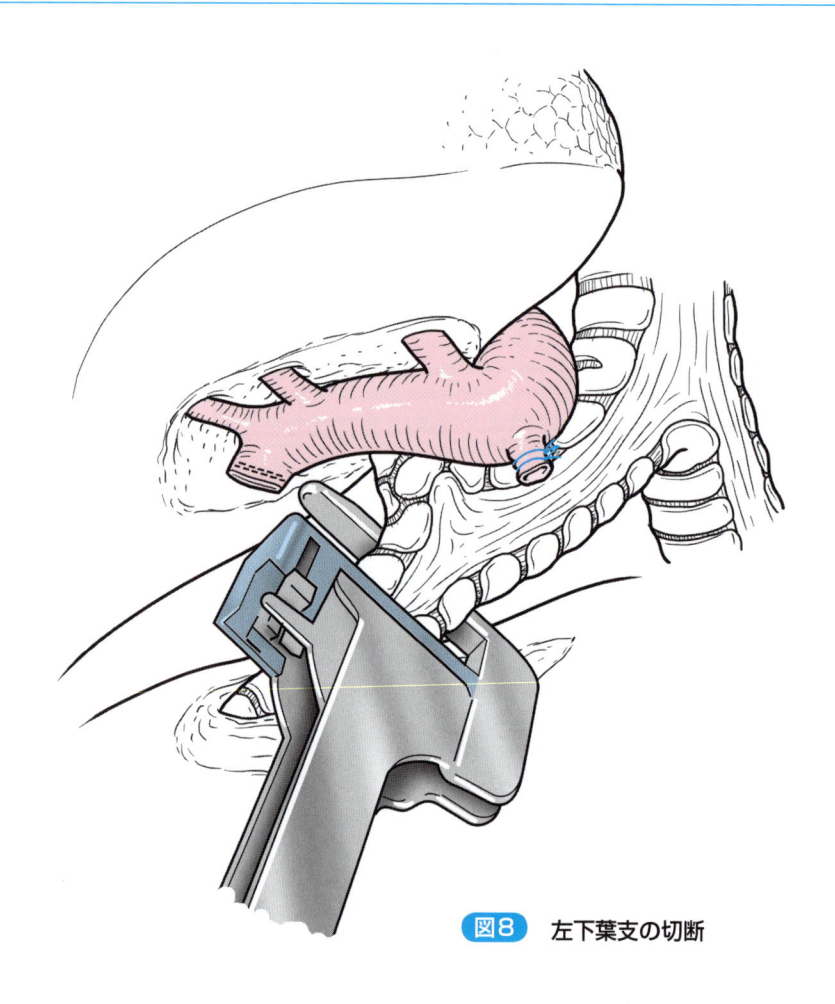

に戻る．分葉がよければ，剥離の終わった肺門前方に向かって後方から肺を割って進めばよい．分葉が悪ければ，#11リンパ節の外側から心囊前面にまでトンネルを作成する．#11の外側はすぐ肺実質になっているから電気メスで肺実質に入っていく必要がある．肺動脈はすでに切離されているから心配は少ないので，ステープラーで切離する．

4 下葉気管支の切断 図8

#11を郭清する．要領は上葉切除の場合と同じであるが，上葉支側から剥離して，股の部分を越え，下葉支側に剥離を進める．摘出した場合は迅速病理診断に供する．上下葉支の分岐部の付近では，太い気管支動脈がみられることもあるので，ときに結紮切離を要する．下葉支周囲の結合組織を末梢に向かって剥離し，上下葉支分岐部から距離をとる．左下葉支では，すでに膜様部は消失しているから，方向はあまり気にせずTA型ステープラーで閉鎖し，ナイフで末梢側を切断する．これで下葉切除術が完了する．

C 上下葉間の分葉不全に対する対処 図9

上下葉間の分葉が悪い時，上下葉間に入れない時の2つの方法を左上葉切除で解説した．すなわち前方から，肺静脈，A3，上葉気管支をすべて切離して，上葉支の向こう側を走る肺動脈（この部分が葉間の肺実質の下に眠っている部分）を前方から俯瞰するという方法と，後方からの匍匐前進法である．前者の方法は左下葉には使えない．左下葉切除術における対応を再度詳しく紹介しよう．

これは，葉間を後方から匍匐前進法で開けていく，誠に実直な方法である．まず，上下葉間の肺

5. 左下葉切除術　171

(a) 後方から切離を開始

(b) A6, A10が可視できるようになる

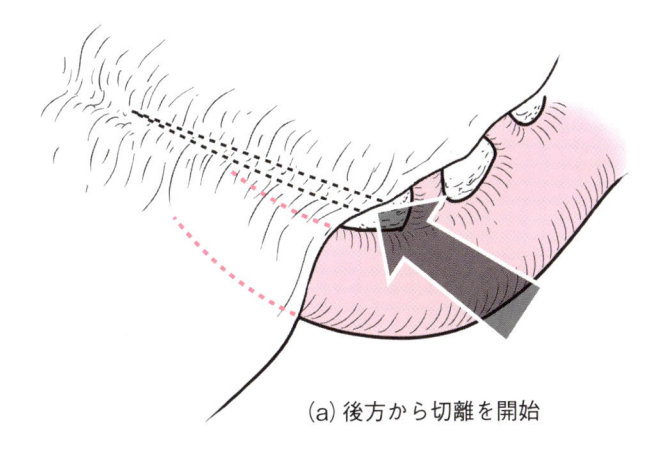

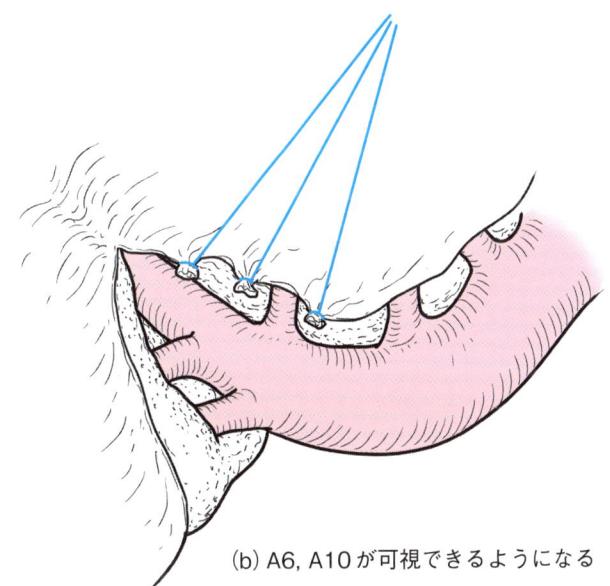

図9　左上下葉間の分葉不全で用いる"匍匐前進法"
"匍匐前進法"で肺門後方から肺動脈と肺実質の間に入り，葉間を分ける操作を開始する。温存される上葉側は結紮しながら進む。結紮糸は牽引糸として使用する。"匍匐前進法"で後方からの葉間分断が進んだ様子。

門後方付近で，肺動脈を求める。左上下葉を肺門前方に牽引すると，肺動脈が上葉支のちょうど後方を回る部分で，気管支に伴行するように存在する。この血管鞘を切開して，血管鞘の中に入り末梢に向かって血管鞘の中を進む。A6ばかりでなく，上葉に至るA1+2やA4が確認できるであろう。ここでの目標は，後方から肺動脈本幹の表面をトンネルを掘るように進むことである。2cm進めたら，肺動脈直上の肺実質を大直角鉗子やケリー鉗子で把持し，下側を電気メスで切離する。上葉側はエンドルーループで絞扼する。この操作1回で，少しずつ肺動脈が展開されていく。同じ操作を繰り返し，再び後方から血管鞘内の剝離を末梢に進める。2cmも進めたならまた肺実質を同様に割る。これらを3～4回繰り返すと，分葉不全の葉間はかなり割れてきて，A6からA8に至る肺動脈がみえるようになっているはずである。肺動脈の分枝の状態が把握できれば，それに応じて肺動脈を切離すればよい。以下の操作は同様である。この匍匐前進法による左上下葉間の切離方法は，左上葉切除術にもまったく同様に適応できる技術であることはすでに述べた通りである。

6. 右上中葉切除術

A 解剖学的な考察

　右上葉切除術の適応としては，右上葉（あるいは右中葉の）腫瘍が大きくて，隣接する肺葉に大きく浸潤してしまい，葉間での分離ができないことが主たる理由になるだろう。#11sの転移が節外性であるような場合はむしろ，気管支の問題であるから，上下葉切除をしても問題は解決されず，むしろスリーブ上葉切除術を考慮する必要がある。

　上中葉切除術は，上葉と中葉がそれぞれ解剖学的に独立していて，共通の構造がほとんどないことから，上葉切除術と中葉切除術をそれぞれ行うがごとき術式である。しいていえば，上肺静脈が共通幹であり，これを中枢側で一挙に切離すればよいから，むしろ操作は楽である。まとめれば，上中葉切除術は，中下葉切除術と比べると，肺葉切除術×2といった感じが強い二葉切除術である。

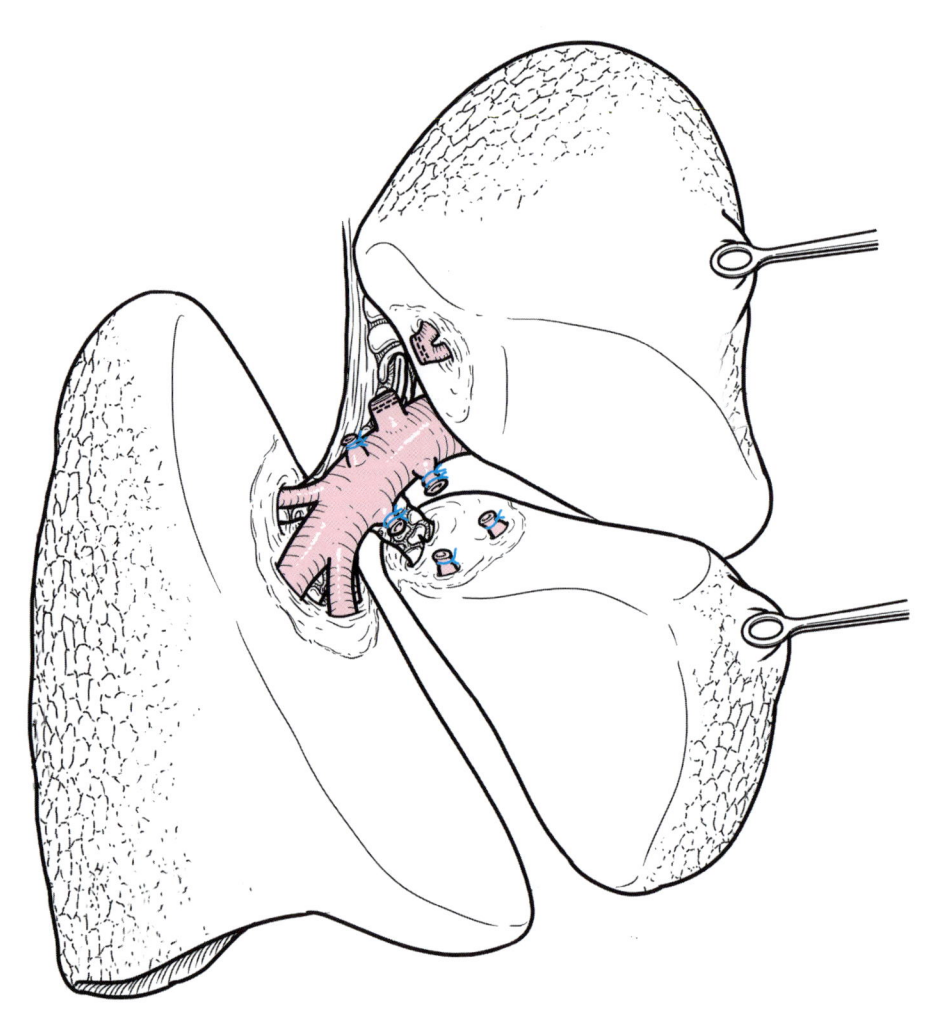

図1　上葉切除が終了した後，中葉支を切離する（右上中葉2葉切除）

B 手術手順

1 中下葉間，上下葉間に入る

　上中葉切除術を決意したら，まず中下葉間に入るのが賢明だろう．何度も書いたが，中下葉間の分葉がよいことが一番多いからである．下葉切除の項ですでに詳述したので反復を避けるが，中下葉間で肺動脈壁に取りつき，末梢に向かって肺実質を割りながら進み，最終的には中下葉間の中枢側と上下葉間を完全に分離する．上下葉間で中間肺動脈幹を露出できなくとも，中下葉間でA8付近を視認できる場合が多いからである．肺動脈へのアクセスは，まずその壁を直接視認できる場所を選択するに越したことはない．到達できた場所を取っかかりにして，血管鞘内を中枢側へ進んでいけばよい．肺動脈直上の肺実質が厚くなってきたら，匍匐前進法で，分離した肺実質の上中葉側をZ縫合するかエンドループ絞扼して少しずつ分離していく．ここでの目標は，中間肺動脈幹全体の露出であり，上行動脈から，A6末梢の広い範囲をきれいに展開するべきである．上下葉間は，少なくとも最初のこの時点で完全に分離を行っておいたほうがよい．分葉が悪ければ，中間肺動脈幹外側から中間気管支幹外側に向かってトンネルを形成してステープラーで分離する．これらの操作で，中間肺動脈幹から底幹肺動脈がきれいに露出できたはずである．ここでは，下葉に至るA6，底幹動脈を温存して，中葉に至る通常2本の枝と上行動脈が切離できるはずである．

2 上葉切除を完結させる

　この後の手順は，上葉切除術の項で述べたものと変わらない．#11sの郭清，上葉気管支の離断，上肺動脈幹の離断，肺静脈の離断の順に，すなわち上葉支を時計回りに回るように作業を進める．詳細は右上葉切除術の項を参照されたい．上肺静脈の切離のみは，上葉静脈と中葉静脈に分けての操作が必要ない．もっと中枢側で，上肺静脈として一括して切離して構わない．このほうがテクニカルには楽なはずである．

3 中葉気管支の切離

　ここで，中下葉間面に戻り，#11iの郭清と中葉支の切離を行う 図1 ．この部分のテクニックは，中葉切除で述べたものとまったく同様である．中葉支の切離もステープラーで行う．気管支の切離後，中下葉間を完全に分離する．この方法もすでに述べたように，分葉の程度によってステープリングするかエンドループ絞扼するかのいずれかである．これによって上中葉切除が完了する．

7. 右中下葉切除術

A 解剖学的な考察

　右側の3葉のうち，末梢側の2葉を切除する中下葉切除術は，解剖学的には葉切除術×2というわけにはいかない。中下葉切除術が必要となる状況とは，下葉あるいは中葉にある腫瘍が大きくて，中下葉間を越えて他葉に浸潤する場合と，#11iリンパ節が転移によって腫大し気管支からの剥離が困難である場合が多いと思われる。中下葉切除術での大きな特徴は，気管支を中間気管支幹で切断しなければならないことである。この部分の気管支は依然，主気管支と同じ構造を保持していて，結合組織の膜様部と馬蹄型気管支軟骨からなる構造が特徴的であるので，この閉鎖については，方向に配慮した肺全摘術の時と同じテクニックが必要である。

B 手術手順

　中下葉切除術の手順は，右下葉切除の場合とあまり変わらない。後側方小開胸を使うので，早い段階で動脈と気管支を処理する方針は右下葉と同様である。

1 上中葉間，中下葉間に入る

　右下葉切除と同様に，第1のステップは，上下葉間を割って中間肺動脈幹に到達することが目標である。ここでは，上葉に至る最終支，すなわち上行動脈の位置が確認できれば十分である。この末梢で中間肺動脈幹をテーピングした後，これを切離する（白カートリッジ）。注意点として，中葉に至る動脈（A5）が，上行動脈の中枢にある場合があるということである。その際は，個別の結紮処理が必要とされる。中間肺動脈幹が切離されれば，その直下に中間気管支幹が確認できるはずである。中間肺動脈幹と中間気管支幹の間には，#11sに連なるリンパ節を中間気管支幹に沿って郭清する。また，中間気管支幹を切断する準備として，中間気管支幹の内側，すなわち気管分岐部に連なる肺門リンパ節（#10）と，場合によっては気管分岐部リンパ節（#7）も中間気管支幹から剥離しておく必要がある。そのために，食道前縁における縦隔胸膜の切開を葉間胸膜の切開線に連続させて尾側に延長し，縦隔の疎性組織を切開する。#10リンパ節は摘出してもよいし，中間気管支幹から剥離して#7側につけておくだけでもよい。

　ここからの手順は，やりやすければ中間気管支幹の切断を行い，やりにくいようであれば（ステープラーの自由度がききにくい場合のこと）これを最後に回す。

2 下肺静脈の切離と肺靱帯の切離

　次に下肺静脈の切離と肺靱帯の切離を行う。この過程は，中下葉切除術においても下葉切除においても何ら変わることはない（右下葉切除術の項，149頁参照）。

3 中葉静脈の切離

　肺門に沿って，尾側からと右側に向かって縦隔胸膜を切開する。切開線は横隔神経のすぐ後ろのあたりである。この段階の目標は，上肺静脈全体の露出と，さらに上葉静脈と中葉静脈の分岐部の確認である。この段階においても，末梢側の縦隔組織を中下葉の肺実質につけるようにしながら心嚢から剥き上げていくことが重要である。上中肺静脈の分岐を確認したら，中葉静脈を丁寧に末梢に向かって剥き上げテーピングする。中葉静脈はステープリングによって切離する。

4 上中葉を分離する

　上中葉間の分葉は，あまりよくないことが多い。しかし，多少分葉が悪くとも，すでに中間肺動脈幹は切離されているから，中間気管支幹外縁から肺門前方（中葉静脈の上縁くらい）にトンネルを作成することはそれほど困難ではないはずである。上中葉間の分葉を分離する方法は，上葉切除（120頁），中葉切除（131頁）の場合と同様である。

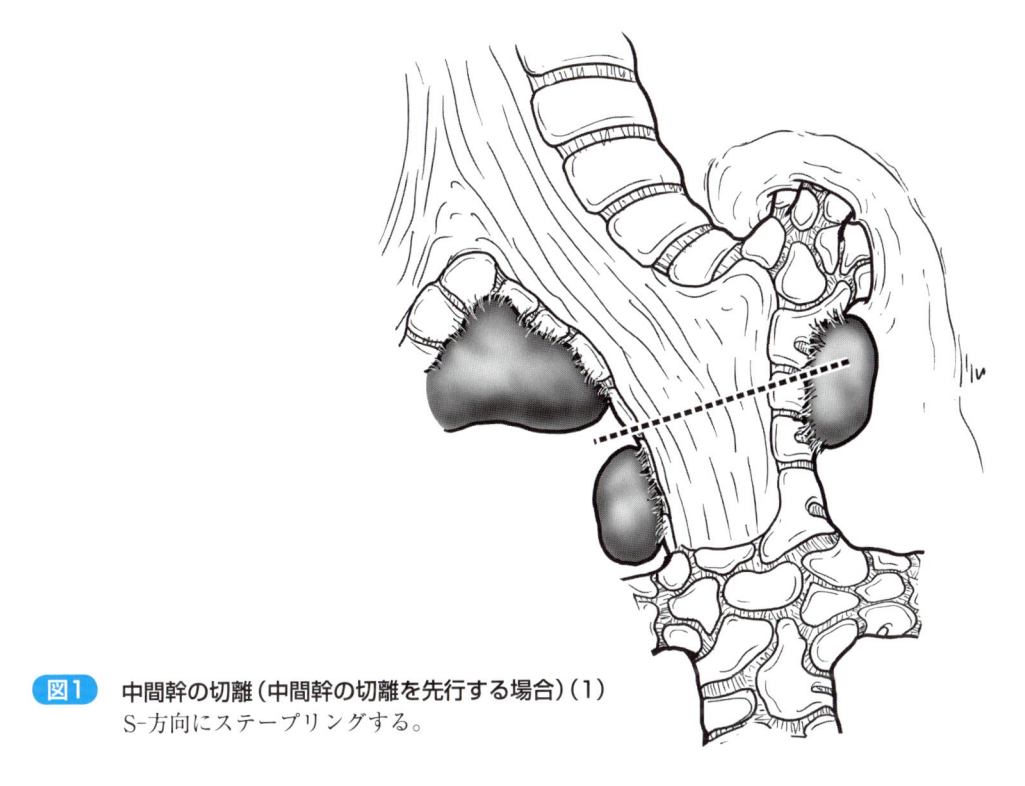

7. 右中下葉切除術 | 175

図1 中間幹の切離（中間幹の切離を先行する場合）(1)
S-方向にステープリングする。

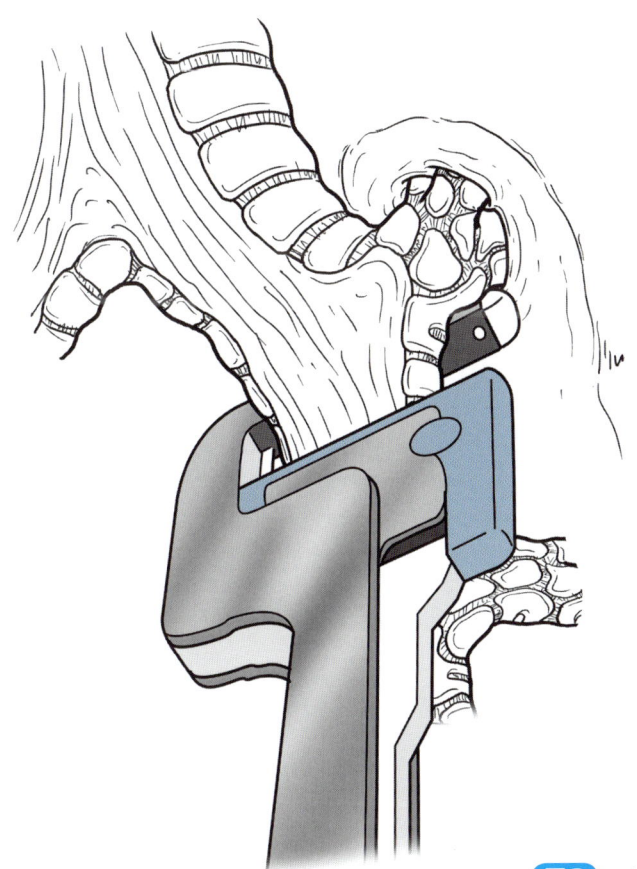

図2 中間幹の切離（中間幹の切離を先行する場合）(2)

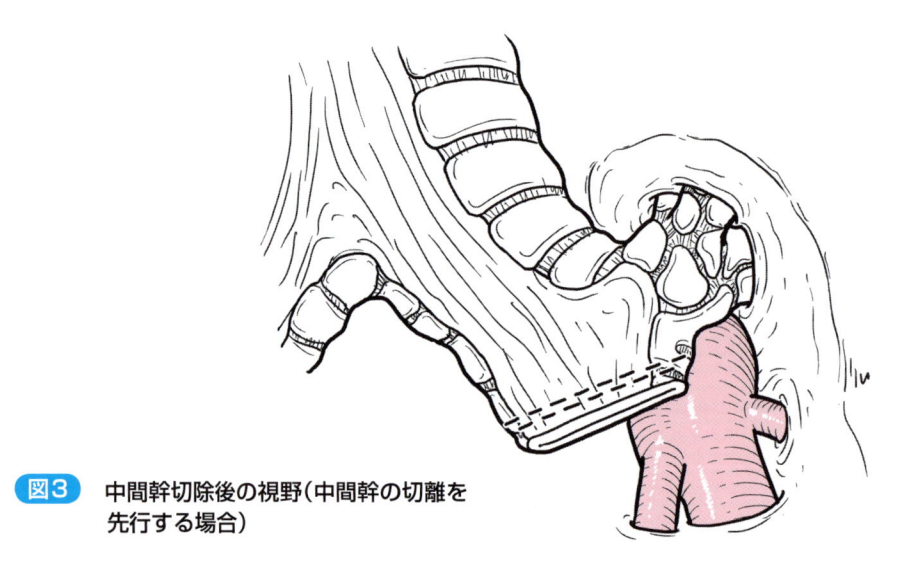

図3 中間幹切除後の視野（中間幹の切離を先行する場合）

5 中間気管支幹の切断

#11sのリンパ節は，可及的に郭清して右上葉支ぎりぎりまでの中間気管支幹をきれいに剥離しておく必要がある．中間気管支幹の外側から内側（#7側）に向かって，中間肺動脈幹中枢側を損傷しないようにテーピングする．この時点では，中間気管支幹のみであるが，テーピングした糸を末梢に向かって牽引して特に縦隔側から剥離をしておくことが必要である．中間気管支幹の切断方向はS-方向が原則である（図1）．中間気管支幹の扱いは，主気管支に対するそれと同様に考えるべきで，膜様部と軟骨部からなる形状を考えなければならない．馬蹄型軟骨もしっかりしていることから，TA型ステープラーで閉鎖したほうがよい．この時に，中間気管支幹は決して長く残してはならないが，一方，上葉支に近すぎる場合でも上葉支の変形と狭窄を招くことも忘れてはならない．上葉支と中間気管支幹の分岐部にある"パンツ型"の軟骨が，ステープル線にかかってしまうと上葉支全体が引きつれて狭窄しやすくなる．縫合線全体にわたって厚みが均一となるような配慮が必要である（図2）．通常は中間気管支幹断端部の被覆は必要がないが，高齢者，糖尿病の合併例については心膜脂肪織による被覆を行う．この場合，心膜脂肪織を尾側から誘導して，中間肺動脈幹断端から隔絶するように，3-0 Prolene 5-6針で断端に縫着する．これで中下葉切除術が完了する．

C 手順に関する考察

中間気管支幹の切断は，すでに述べたように可能であれば中間肺動脈幹に引き続いて行ってもよい（図3）．問題は，上中葉間が分離されていない状況で，中間気管支幹を周状に剥離することが難しい場合があることである．また，TA型ステープラーをうまくS-方向にもっていきにくい場合があることを承知しておきたい．ステープラーが思う方向にかけにくい時は，前述したように，この操作は最終段階にもっていけばよい．

【参考文献】

1) Overholt RH, Langer L. The Technique of Pulmonary Resection. Springfields, IL,: Charles C Thomas, 1951.
2) Cahan WG. Radical lobectomy. **J Thorac Cardiovasc Surg** 1960;39:555-73.（肺葉切除術によって肺全摘術に匹敵する予後が得られること，肺葉ごとのリンパ節郭清の範囲を提示したという点で重要な論文）
3) Lung Cancer Study Group, Ginsberg RJ, Rubinstein LV. Randomized trial of lobectomy versus limited resection for T1 N0 non-small cell lung cancer. **Ann Thorac Surg** 1995;60:615-23（肺葉切除術と縮小切除術の唯一の第Ⅲ相比較試験であるという点で重要な論文）

II-2. 肺全摘術 Pneumonectomy

A 肺全摘術の基本的な考え方

　肺癌に対する外科治療の中で，肺全摘術ほどその意義が大きく変遷した術式はないであろう。肺葉切除術の項（117頁）で解説したように，もともと肺全摘術は肺癌に対する切除術式としては標準的なものであった。初めて肺癌に対する外科治療が成功したのも，肺全摘術によるものであった。しかしその地位は，1960年代には肺葉切除術に取って代わられ，現在でその意義は"やむを得ない時の術式"にまで後退している。確かに生理学的にも，術後合併症という観点からも，"Pneumonectomy is a disease（肺全摘術そのものがすでに病気である）"とみなされるに至っている。

　国立がんセンター中央病院における術式別の変遷をみても，最近では，肺全摘術が占める割合が1％台までに低下していて，"稀な術式"の範疇に入るほど，その頻度は低下した。これは国立がんセンター中央病院のみの現象ではなく，わが国における一般的な傾向である。しかし，肺全摘術の割合がこれほど低いのは，世界的にみると日本に固有な現象で，例えばヨーロッパで行われた肺癌術後併用化学療法の重要な臨床試験IALTA studyなどをみると（The International Adjuvant Lung Cancer Trial Collaborative Group: Cisplatin-based Adjuvant chemotherapy in patients with completely resected non-small-cell lung Cancer. **N Engl J Med** 2004；350：351.），肺全摘術の占める割合は35％にも及び，全肺癌手術術式の3分の1は依然，肺全摘術であることがわかる。このような大きな違いの背景には，わが国とアメリカにおいては，肺門部に発生する扁平上皮癌が急速に姿を消し，代わりに肺野末梢に発生する腺癌が主たる切除対象となったことが一つの原因である。もう一つの重要な背景としては，極力肺全摘術を回避しようという外科医の"低侵襲化"マインドの醸成が挙げられるであろう。私も肺全摘術の割合があまりにもヨーロッパとの間で大きいので，仲の良いスペインのRami-Porta博士にその理由を尋ねたことがある。彼の答えは，「そりゃ肺全摘術を避けたい気持ちは一緒だけれど，とにかくスペインの肺癌はでかいんでどうしようもないんだよ」ということであった。別にヨーロッパの外科医に，低侵襲化という概念が希薄である，ということではなさそうであった。

B 肺全摘術の特性

　それでは，肺全摘術が必要となる状況とはいかなるものであろうか？
　右側：
① 腫瘍の局在が中下葉で，特に#11sリンパ節転移があるもの（ただしN2ではないもの）。しかも転移リンパ節が気管支壁に節外性に浸潤するもの
② 腫瘍の局在が中枢で，しかも腫瘍径が大きく，特に近位肺動脈の浸潤が著しいもの
　左側：
① 腫瘍の局在が中枢で，特に近位肺動脈が長距離にわたって浸潤を受けるもの
② 腫瘍の局在が下葉で，#11リンパ節に転移があって，葉間で肺動脈が浸潤を受けるもの

　特に，右中下葉の肺癌が#11sに転移しているだけで，全摘術にするかどうかは議論のあるところであろう。癌の浸潤が節外性で，気管支壁にしっかりと浸潤している場合は全摘術は避け得ないところであろうが，#11sに転移はあるものの，リンパ節の被膜は保たれ容易に気管支壁から剥離が可能である場合には，果たして全摘術は必要であろうか？　このような場合，全摘術が必要であ

るとするならば，#7転移がある場合には，すべてスリーブ全摘術が必要であることになる．したがって，私はたとえ葉間リンパ節(#11, #11s)に明らかな転移が認められても，被膜が保たれており，きれいに気管支壁から剥離が可能であれば，転移があるというだけで全摘術を行う必要はないと考えている．

C 肺全摘術のテクニカルな特徴

肺全摘術の術式としてのテクニカルな特徴は，大きなサイズの血管，すなわち気管支の処理が必要であるということである．気管支肺動脈については，それぞれ主幹の切断と閉鎖が必要である．肺静脈については，肺葉切除術における上下肺静脈を両方行えばよいだけである．気管支にせよ肺動脈にせよ主幹の切断と閉鎖については，肺葉切除術にない配慮とテクニックが必要である．

主気管支の切断閉鎖については，気管支に用いる手技(43頁)ですでに述べている．私は，左右を問わず，まずTA型ステープラーでS-方向に閉鎖する．その後断端の膜様部をさらに内側に内翻するように2-0, 3-0 Proleneで結紮閉鎖する．これらの縫合糸は残しておいて，心膜脂肪織を縫着する際に利用する．また，左主気管支の切断においては，挿管チューブの取扱いについても配慮が必要である．私は，基本的には左右を問わず，分離換気のためにBroncho-Cath(コヴィディエン/Mallinckrodt社製)の左型を用いている．唯一，左肺全摘術については，ちょうど主気管支の切断部に挿管チューブが位置するために不便であることから，左側で全摘術が予想される症例についてはあらかじめ右型の分離換気チューブを用いるようにしている．

主肺動脈の切離は，葉気管支動脈レベルと同様にエンドステープラーで行う．ただ，主肺動脈においては，万一のミスファイアが致命的になることから，必ず中枢にクランプを置いてからファイアをするようにしている．この配慮は決して怠ることのないようにしたい．

1. 右肺全摘術

すでに述べたように，"最初から肺全摘術を行う"ケースは実際にはそれほど多くはなく，肺葉切除術にしようと試行錯誤の末，これは肺全摘術にせざるを得ないとなることが多い。したがって手術手順としては肺葉切除術の延長として組み立てられることになるので，臨機応変に考えるべきである。ただし，切断場所が最も中枢の深部にくることから，主気管支の切断と閉鎖を最終段階にしたほうがよいことは間違いない。

A 解剖学的な考察

解剖学的には，気管支と肺動脈がそれぞれ主気管支，主肺動脈を扱うが，静脈の切離は肺葉切除術と何ら変わることがない（図1）。主気管支は左右で長さが異なり，明らかに右側が短い。右は平均2.5cmしかないのに対して，左は平均5.0cmである。気管支軟骨輪の数も平均すると右が6〜8個，左が9〜12個である。主気管支の構造は，中間気管支幹と同様に，2/3周を馬蹄型軟骨を主体とする軟骨部が，1/3周を膜様部が構成する。

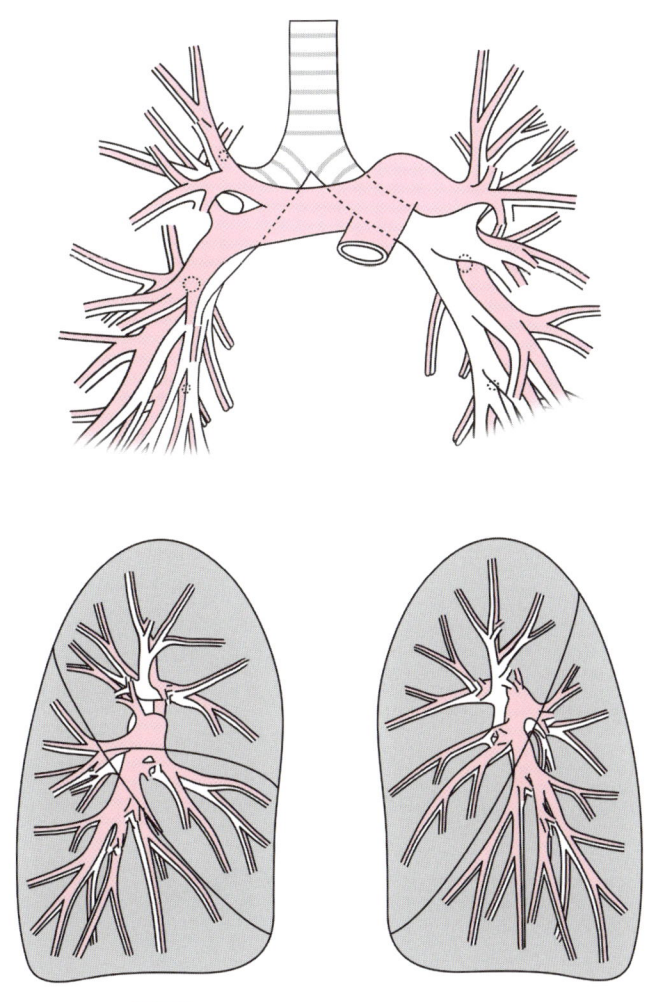

図1 肺門部における気管支と肺動脈
（西脇　裕. 肺癌X線診断ハンドブック. p8, 協和企画通信, 1984. より引用改変）

この切断と閉鎖にあたっては，術後気管支瘻の発生を最小限にとどめるための注意が必要である．主気管支の閉鎖法は，総論と以下に述べる各論で詳述している．

　主気管支とは反対に，主肺動脈については，心囊外の距離が右のほうが左よりも明らかに長い．さらに，左主肺動脈幹は心囊を出るとすぐにボタロ靱帯によって大動脈弓に固定されている．一方右では，心囊外に出た後，気管下部の前面をほぼ水平に走り，上大静脈の後方を回って右の肺門に現れる．右肺門において癒着などがひどい時に，上行大動脈と上大静脈の間を入っていけば，右主肺動脈のかなり中枢部へ到達することができる．あるいは，胸骨正中切開創を経由して気管に至る場合は，一度心囊内に入った後，心囊の後壁を切開するとその向こうに横走する右主肺動脈を捉えることができる．主肺動脈の心囊外の長さが特に左で短いことは，出血などの際に重要な意味をもつ．左では，中枢側のクランプが困難であること，したがって，出血が大事に至りやすいことを覚えておく必要があろう．

B 手術手順

　最初から右肺全摘術に取りかかる場合は，尾側から頭側に向かって作業を行うほうが能率的である．最後に主肺動脈，主気管支を切断して閉鎖するからである．

1 肺靱帯の切離と下肺静脈の切離

　肺靱帯の切離から取りかかる（図2）．肺門後方の縦隔胸膜の切開線は，食道前縁において肺靱帯付近から長く奇静脈下縁まで延長しておくほうがよい（図3）．肺門前方においても，縦隔胸膜

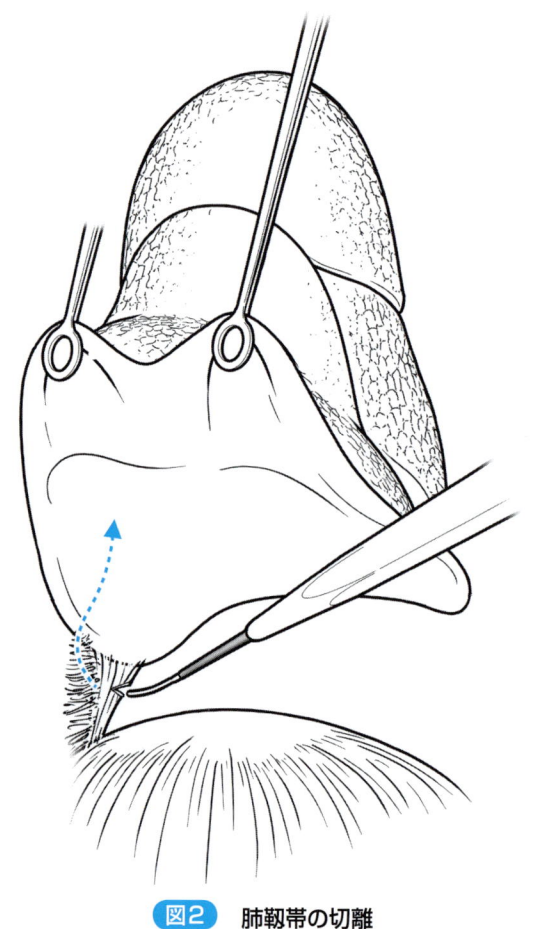

図2　肺靱帯の切離

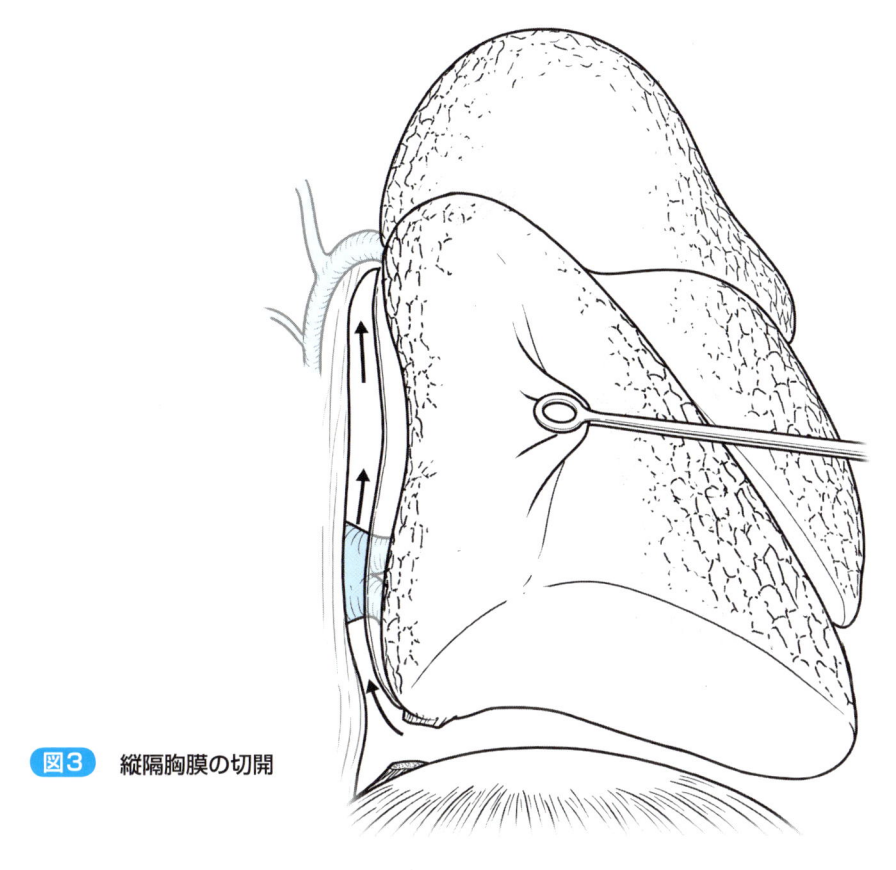

図3　縦隔胸膜の切開

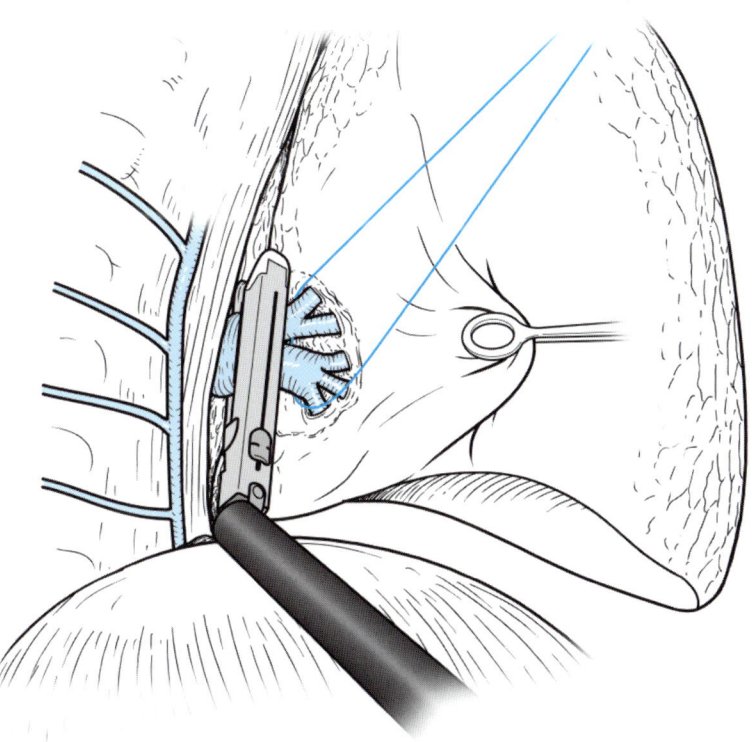

図4　下肺静脈の切離（ステープリング）

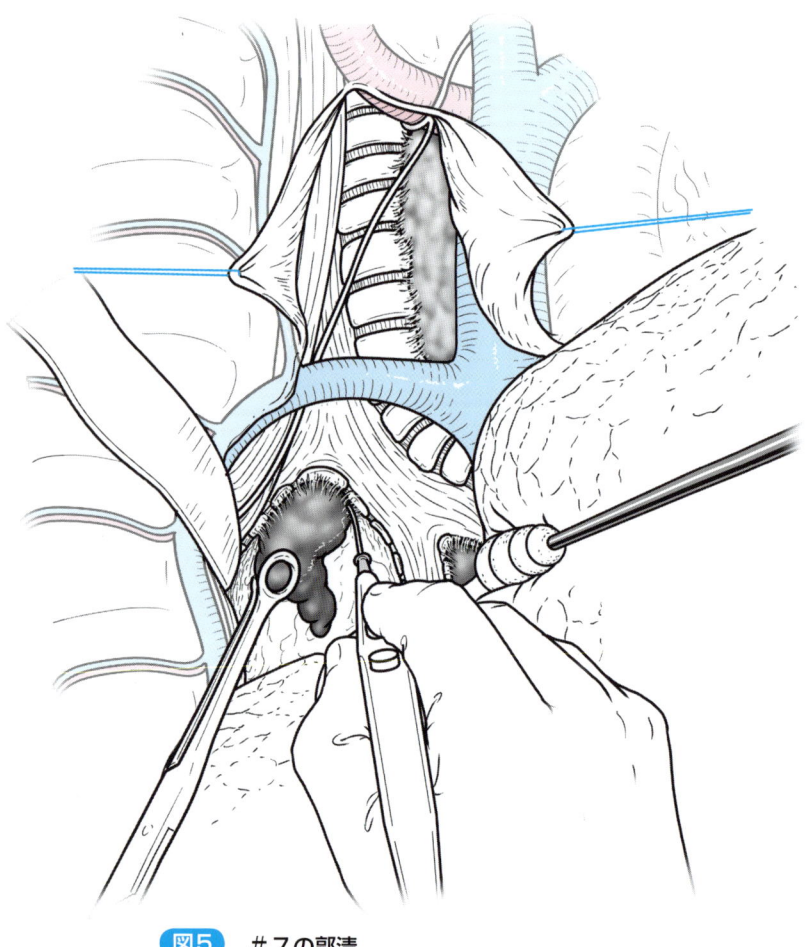

図5 #7の郭清
この操作は主気管支周囲の剥離にもなっている。

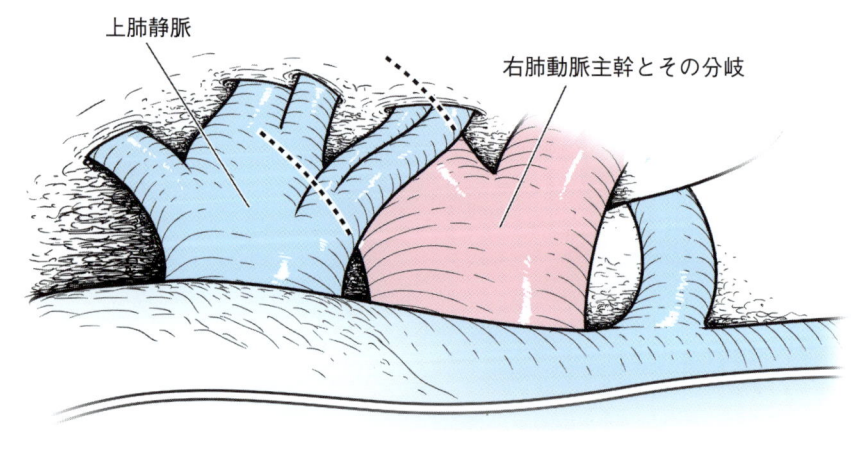

図6 上肺動静脈付近の展開
（肺門前方からみた視野）

上肺静脈
右肺動脈主幹とその分岐

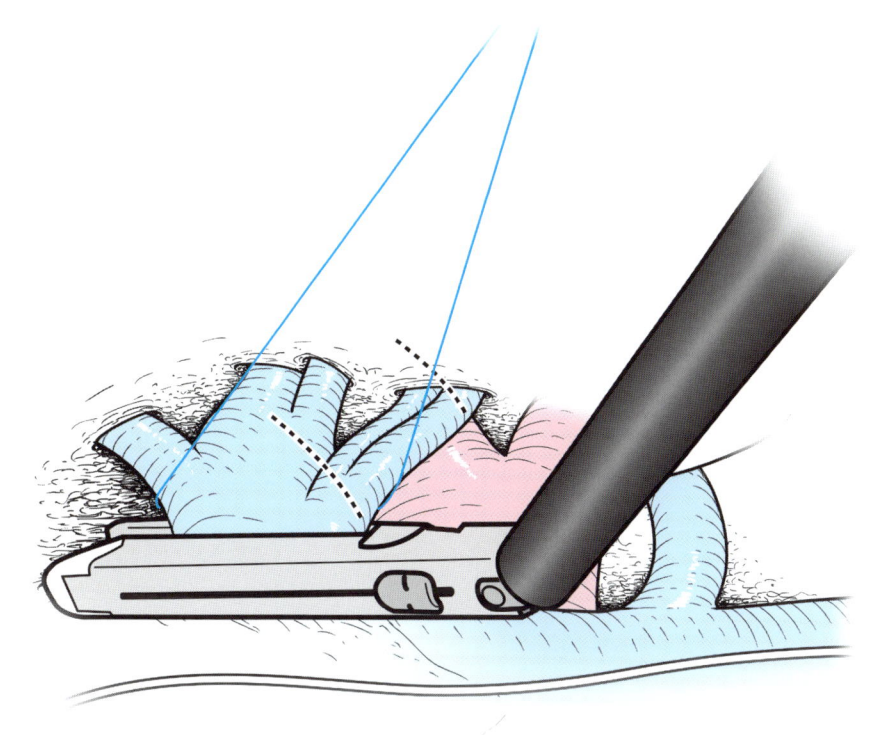

図7　上肺静脈の切離（ステープリング）

の切開線を横隔神経のすぐ後方付近において肺靱帯付近から，頭側に向かって上肺静脈付近にまで延長する．肺靱帯の切離に続いて，下肺静脈をエンドステープラーで切離する（図4）．この操作で，右肺全体は頭側へぐっと可動性が増したはずである．

2 気管分岐部リンパ節 #7 の郭清

肺門前方の操作に移る前に，私はこの時点で気管分岐部を郭清する．中間気管支幹に沿った #10 リンパ節とこれに連続する #7 をそれぞれ別個に摘出する（図5）．中間気管支幹に沿ってリンパ節の内側に気管支動脈が走行しているが，これは必要がなくなるので，適宜出血の防止のため切離する．#7 の郭清方法も別段特殊な操作はない．左側から流入する気管支動脈はできればエンドループ絞扼を行っておいたほうがよい．この段階の目的は，下縦隔郭清であることはもちろん，切断する主気管支の内側の整理でもある．

3 上肺静脈の切離

ここで肺門前方の操作に移る（図6）．右肺全体を後方に牽引し，上肺静脈を露出し，これをエンドステープラーで切離する（図7）．これらの操作は上葉切除術と何ら変わりがないが，この後主肺動脈を露出させるところが異なる．

4 主肺動脈の切離

奇静脈の下縁に向かって縦隔胸膜の切開を延長して，奇静脈下縁，主気管支，上肺静脈と心囊に囲まれた三角形の中にあるリンパ節と脂肪組織を摘出する．これらのリンパ節は，Naruke マップでは #4 から #10 とされるものであるが，新しい IASLC マップでは，奇静脈尾側にあるものをすべて #10 としている．この操作によって，右主肺動脈がかなりよくみえてくるので，肺動脈鞘の中に入って全周性の剥離を進める．この時に重要なことは，主肺動脈を，周囲の心囊，気管支から中枢側に向かって動脈鞘の中で十分鈍的に剥離することである．この"脱緊張"操作が大きな出血事故を防ぎ，万一の時でもクランプを可能にする余裕

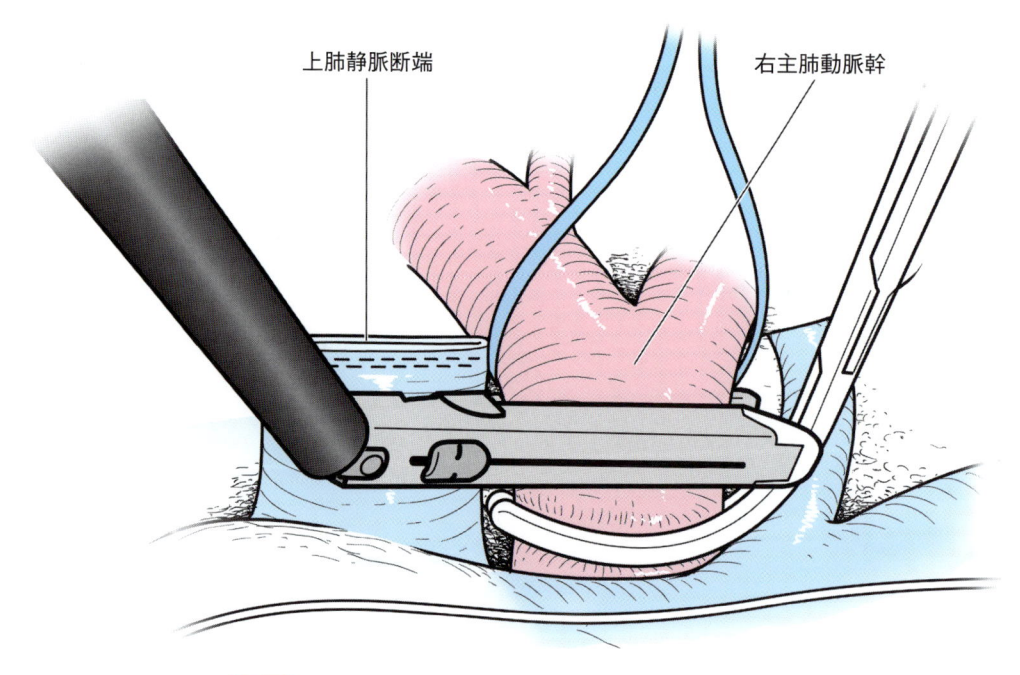

図8 主肺動脈幹の切離
（中枢はドベイキー鉗子で中枢側をクランプする）

を与えてくれる。十分な剥離と脱緊張が行えてからはじめて，主肺動脈を1-0絹糸がヴェセルループでテーピングする。テーピングした糸を軽く牽引して，さらに中枢側の剥離を成毛コットンで行っておく。肺動脈は，エンドステープラーで切離するが，万一のミスファイアに備えて，中枢側をドベイキー鉗子でクランプする（主肺動脈の場合，ミスファイアが起きた時はまず再クランプは不可能であり，大量の出血によってあっという間に視野は確保できなくなる）。その後で，慎重にエンドステープラー（白カートリッジ）を挿入する 図8 。カートリッジを閉じた後，再度過度な緊張がかかっていないか，血管が全周性にカートリッジ内に挟まれているかを確認する。ファイアにあたっては，エンドステープラー全体をむしろ押し付けるようにして，先端部に緊張がかからないようにする。切離後は，直ちに中枢断端を成毛コットン大で圧迫してoozingをコントロールする。

5 主気管支の切断と断端の閉鎖

　主気管支の切断は，気管支断端瘻の発生を招かないよう細心の注意を払って行う。今までの操作ですでに，主気管支の#7側はクリアになっているはずである。主肺動脈との間にある#10リンパ節や，#12リンパ節についてはもし残っているようであれば郭清することと，ここに左から流入する気管支動脈は結紮して切離しておくのがよい。これらのリンパ節や主気管支周囲の結合組織は，気管支周囲鞘を残すようにして外しておかなければならない。主気管支をここでテーピングする。この糸をさらに牽引して主気管支周囲の"掃除"を十分にしておく。次に，主気管支の切断に移るが，ここが最も重要な点で，切断の部位（ステープラーをかける部位）や方向に十分注意したい 図9 。気管支軟骨の硬さによって個人差はあるが，私は竜骨（分岐部にあるパンツ型の軟骨）を0番目として3番目の軟骨付近での切断を行うことが多い。また，気管支の長軸に対してきちんと直行する方向に切断することも重要である。ところが，実際の手術では，手前に右肺全体を牽引

(a) 右主気管支の展開

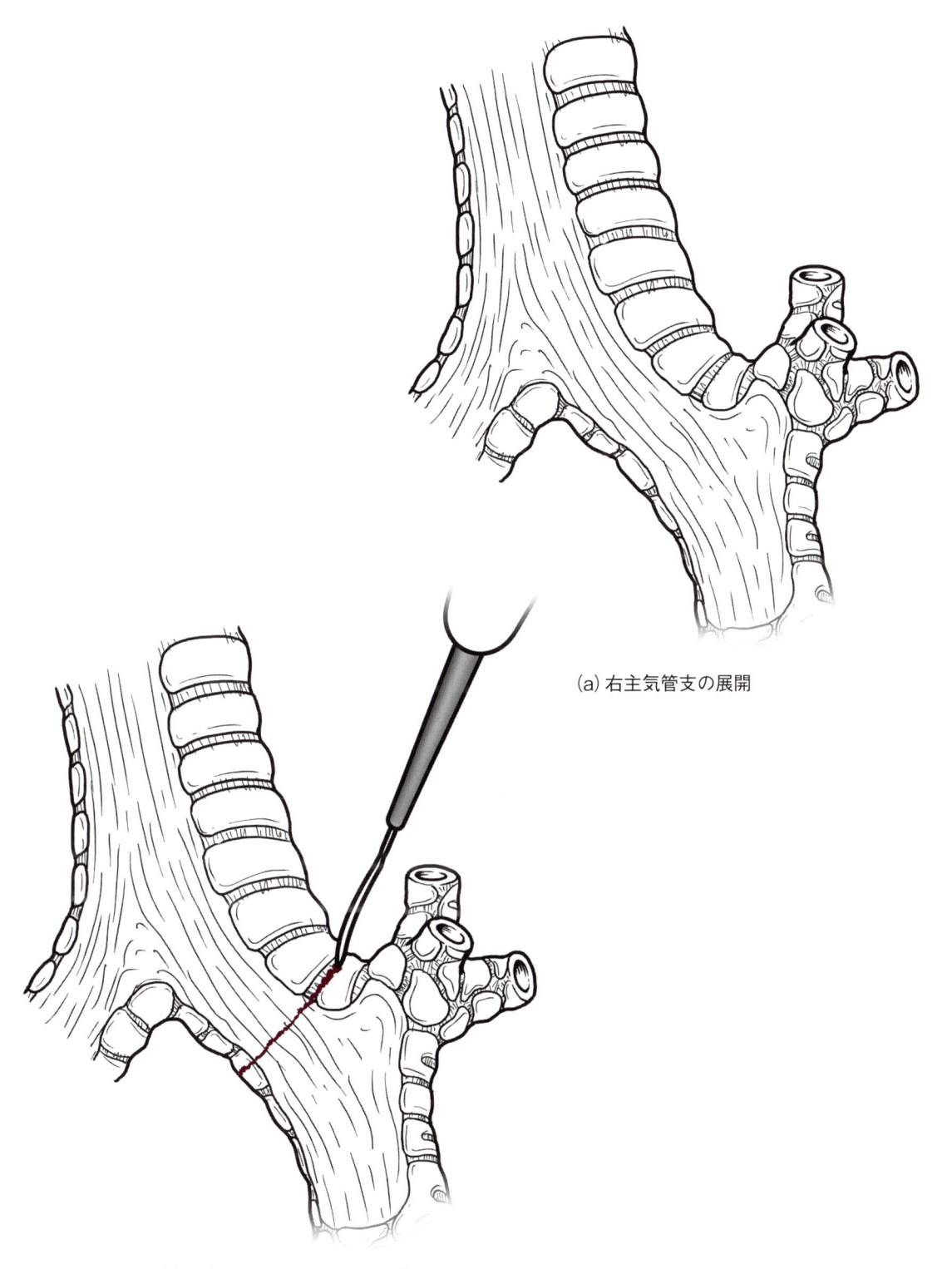

(b) 電気メスによるマーキング

図9 右主気管支の切断と断端の閉鎖
気管分岐部の竜骨（0番目）から数えて，2-3軟骨輪のあたりがステープリングの位置として適当であることが多い。内側・外側の両方に軽い電気焼灼の跡を付けておくのがよい。

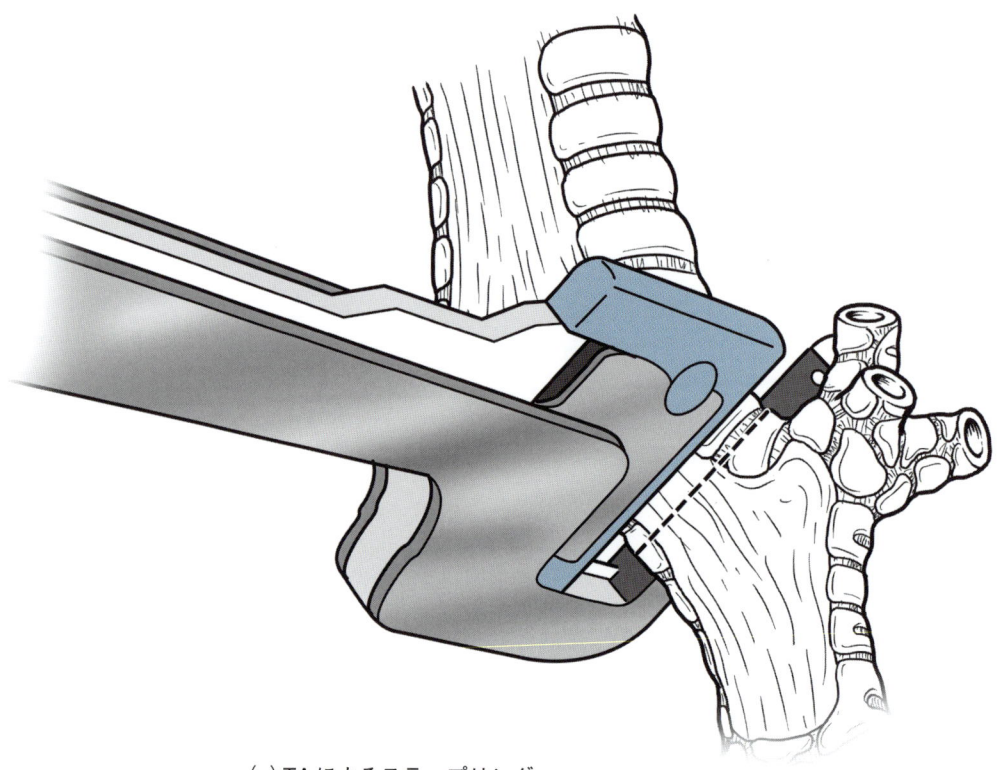

(c) TA によるステープリング
　　TA のブレードは，主気管支に対して直角に，予定の場所に置くようにする

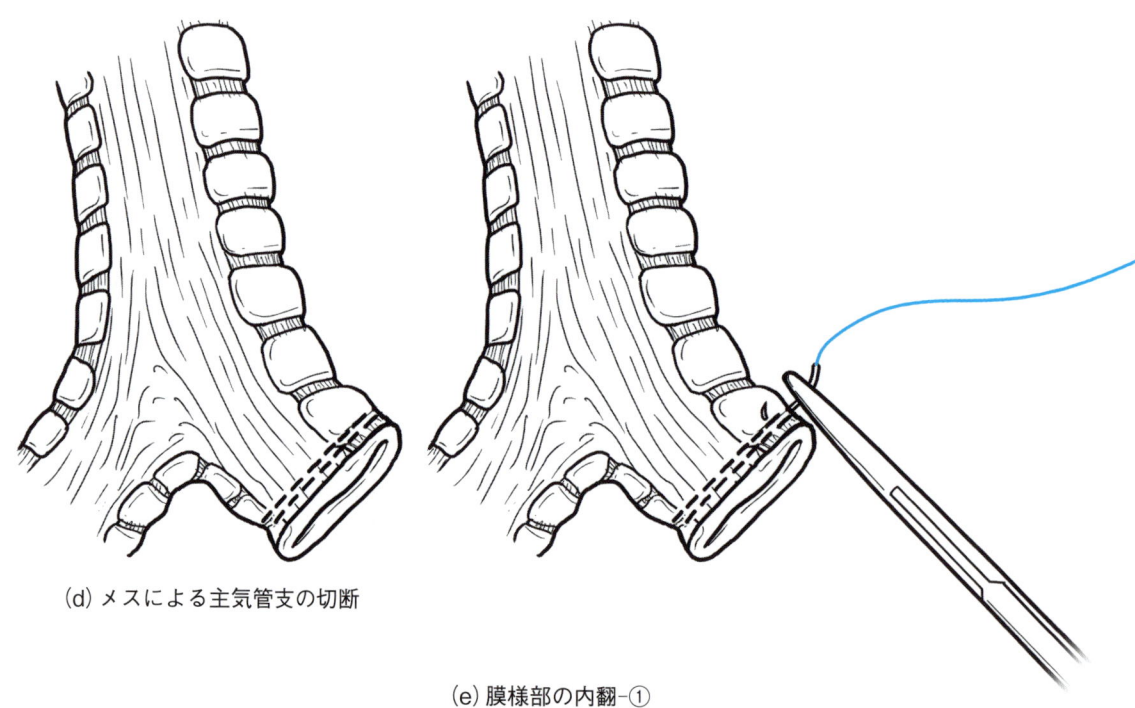

(d) メスによる主気管支の切断

(e) 膜様部の内翻-①
　　膜様部内翻のため断端両端に 2-0 Prolene をかける

1. 右肺全摘術　187

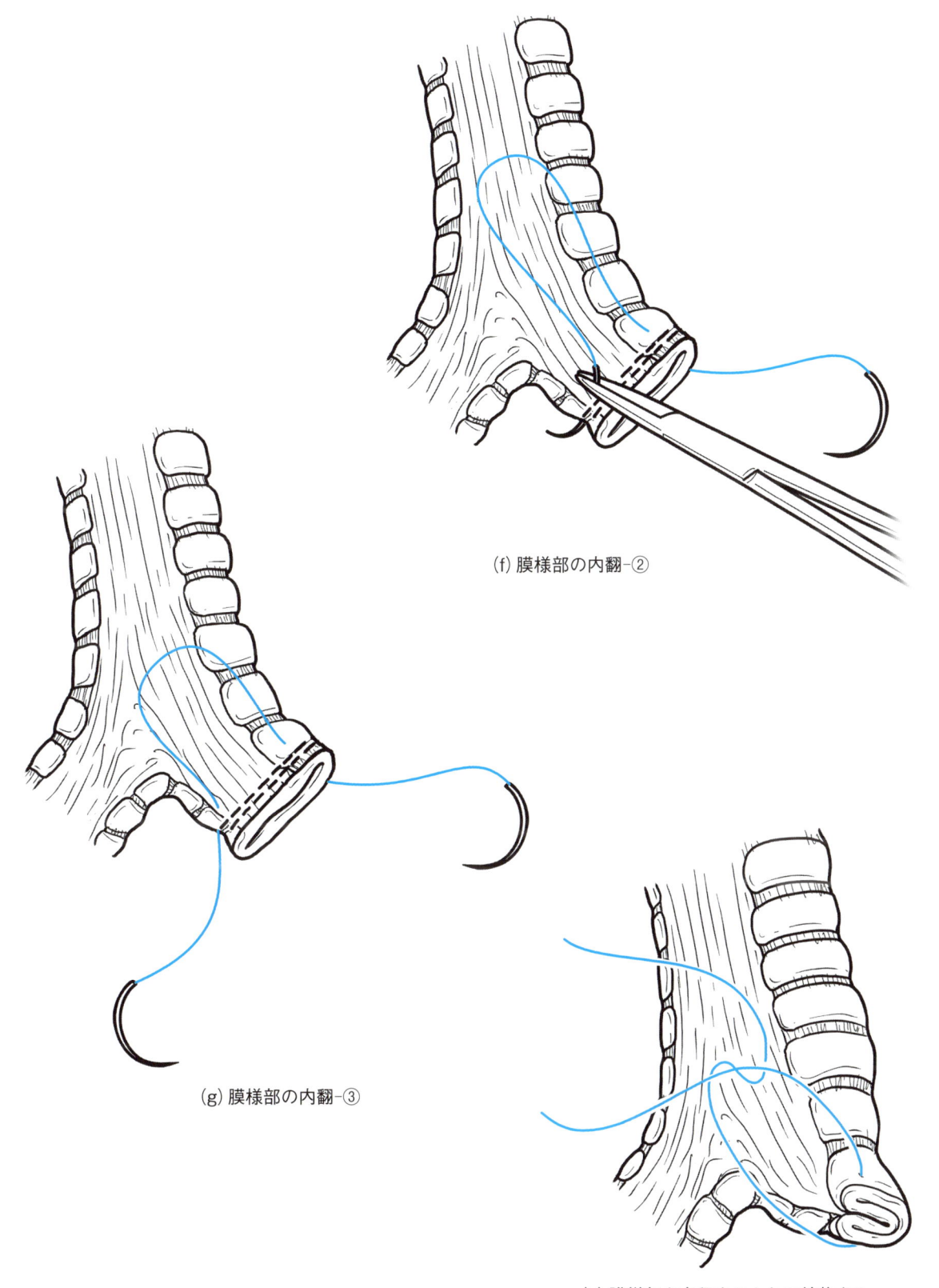

(f) 膜様部の内翻-②

(g) 膜様部の内翻-③

(h) 膜様部を内翻するように結紮する
主気管支断端が折りたたまれたところ

(i) さらに2〜4針で追加する

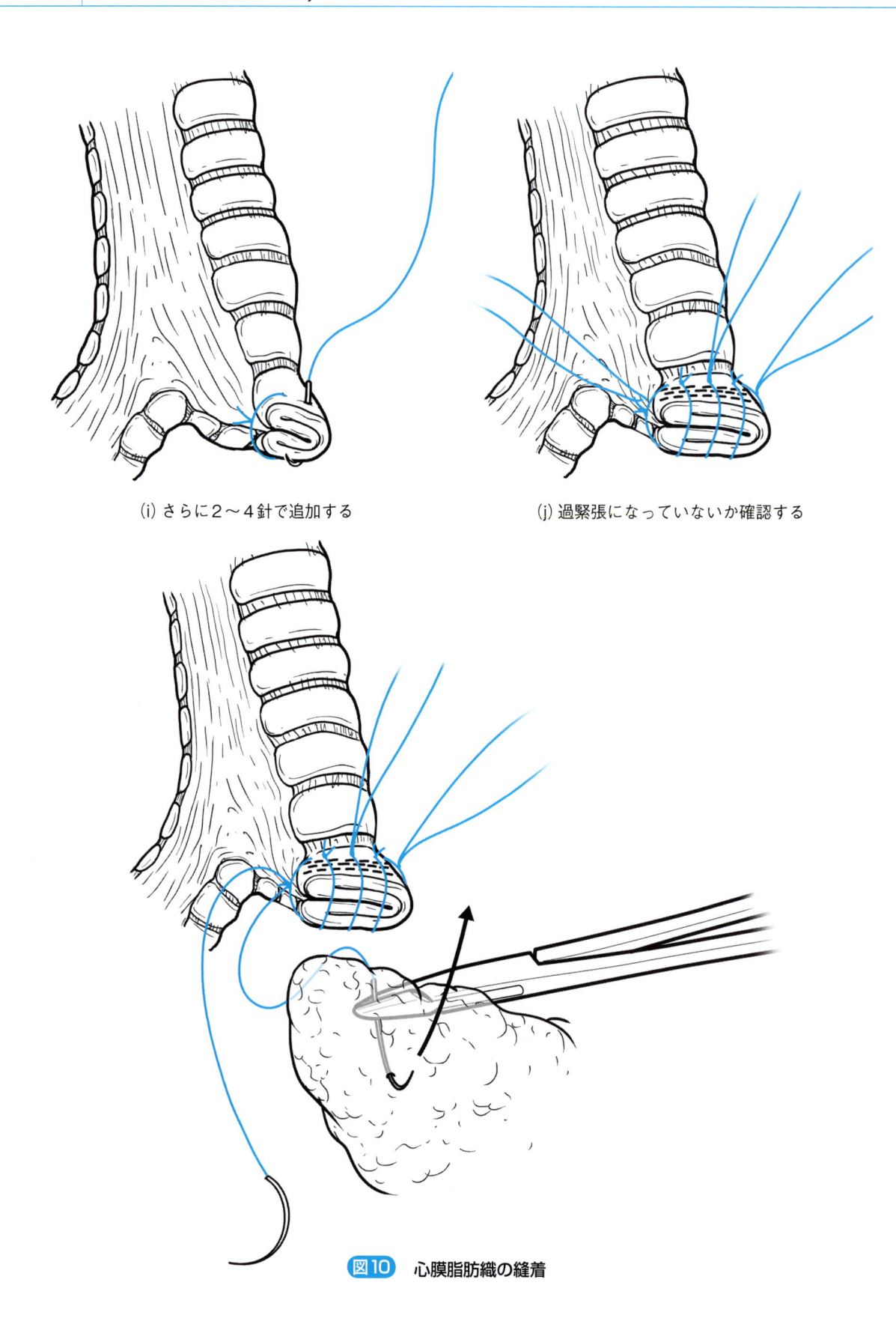

(j) 過緊張になっていないか確認する

図10 心膜脂肪織の縫着

しているために，予想以上に気管分岐部に近いところでステープラーをかけてしまうことが多いのである。そこで，私は電気メスを用いて目印を付けることにしている。主気管支の内側，外側の縁に電気メスで軽い焦げを作っておく（図9-b）。これを目標にしてTA型ステープラー（緑カートリッジ）を用いる（図9-c）。S-方向にかけるのであるが，注意点として，

① 主気管支の長軸に対して直角にかかっているか
② 左右対称に気管支が潰れているか
③ それによって気管支の全幅にわたって均一な厚みができているか
④ 気管分岐部に近寄りすぎていないか，逆に離れすぎていないか

をくれぐれもよく確認したい。ファイアしたら，カートリッジの遠位側をナイフで鋭く切り落とす。これで肺全摘術が終了する（図9-d）。

気管支断端ではステープラーの形成具合，断端の形状についてよく検分する。国立がんセンター中央病院では，このままで終了せずに，さらに追加縫合を行っているが，これについてはいろいろな意見があるであろう。私は，主気管支断端の構造力学的弱点が膜様部にあることを気管支断端瘻発生症例で観察しているので，脆弱な膜様部を内翻しようと考えたのである。そのため，ステープラーで形成された断端をさらに膜様部を内側にするように折りたたんでいる。2-0 Proleneを用いて断端の両端に縫合糸をZ方向にかける。さらに，2〜4針縫合を追加して断端をしっかり折りたたむ（図9-e〜j）。結局，この操作によって気管支断端の幅は半分になったことになる。Proleneは，針をすべてそのまま残しておき，最終的に心膜脂肪織を縫着するのに利用する（図10）。

2. 左肺全摘術

A 解剖学的な考察

　左側については，右側と対照的に主気管支が長く，主肺動脈幹が短いことが特徴である。主気管支は大動脈弓の下側をくぐって食道の前面を走行して左肺門に至る。左主気管支の切断にあたっては，右側より視野が不良であるのに加えて，切断位置については長くなりすぎて，ポケットを作成することにならないよう注意が必要である。左肺動脈は，心囊の外に出てから，第1枝であるA3が分岐するまでにあまり距離がない。しかも，ボタロ靱帯によって大動脈弓に固定されているから可動性も悪い。通常の左肺全摘術では，ボタロ靱帯の末梢側で主肺動脈を切離すれば十分であるが，心囊内血管処理が必要な肺門部の大きな肺癌や肺動脈近位部での損傷がある場合は，ボタロ靱帯は切離しなければならない。

　左肺全摘術で注意しておきたい点は2つである。一つは，すでに述べたように左肺動脈の主幹が心囊まで距離が短いこと，したがって，損傷が起きた場合クランプを行う余裕があまりなく，裂け込んでいくと修復が難しくなり，大出血に結びつきやすいということである。逆に，左主気管支は長すぎるので，主気管支の切断部位の選択に自由度がありすぎて，ときとして不適切な長さの断端が残ることがあるということである。

　このことに関しては，大変苦い思い出がある。70歳過ぎの紳士服のテイラーの方であった。左上葉に大細胞癌の大きな肺癌があり，主肺動脈幹を噛んでいたために左肺全摘術を行った。私がまだ国立がんセンターのスタッフになって数年しか経っていない頃であったと思う。国立がんセンターでは，一度スタッフになってしまうと，基本的には全部自分で手術を完遂しなければならず（呉屋先生には，ずいぶん助けていただいたのではあるが），当時の私にとっては，大変荷の重い難しい手術であったように記憶している。気管支を切断する最後のステップに到達した頃には，顎が出るような感じで，何とか全摘術を完遂したと思う。術後の回復は遅かったが，退院にまでこぎつけて一安心したものの，2週経ったところで奥さんから電話があり，高熱と汚い痰を出していて，近くの病院に入院したという。向こうの内科の先生の話では，肺炎を併発しているといわれたとのことであった。どうもおかしいと思って，レジデント一人を連れてその病院に往診してみると，果たして気管支瘻であり，胸部写真で左胸腔鏡の液面は下がり，右の健常肺に汚染胸水を吸い込んで浸潤陰影が広がっていた。その病院の部屋で直ちに胸腔鏡ドレーンを入れてみると，茶褐色の汚い胸水が一気に排出され，膿胸もかなり進んでいた。残念ながら，その病院の内科の先生には気管支断端瘻という発想はまったくなかったようで，何らの処置もされていなかったので病状は悪化する一方であったようである。もう少し早く連絡さえくれていればとも思ったが，とにかく何とかしなければならない。私はその日のうちに患者を国立がんセンターへ転院させ，夕方から開窓術を行った。その時，胸腔と気管支鏡の所見をみて愕然としたのは，左気管支断端がとても長かったからである。1cmくらいあったのではなかろうか。気管支断端が長すぎたために，先端部が阻血に陥って，気管支断端瘻を発生したのであった。初回手術で左主気管支を切断した頃，私には精神的余裕がなくて気管支断端の長さ，切断部位について十分吟味して処置することができなかったのである。優秀な助手がいて，「先生，それちょっと長すぎないですか？」といってくれれば，あるいはふっと我に返って考え直すことができたのかもしれないが，実際にはそのように事が運ばなかったのである。この症例の再手術では，普段はやらないが，TA型のステープラーを用いて長すぎる気管支断端を切り落として新しい断端を作成した。開窓術によって胸腔の状態が落ち着くのをみながら，段階的に筋肉充填と胸郭成形術を行ってようやく治癒にこぎつけたものの，胸壁の変形は残り，そうこうするうちに肺癌自体が再発して最終的には亡くなられた（癌死）。この経験を通して，

図1 肺靱帯の切離

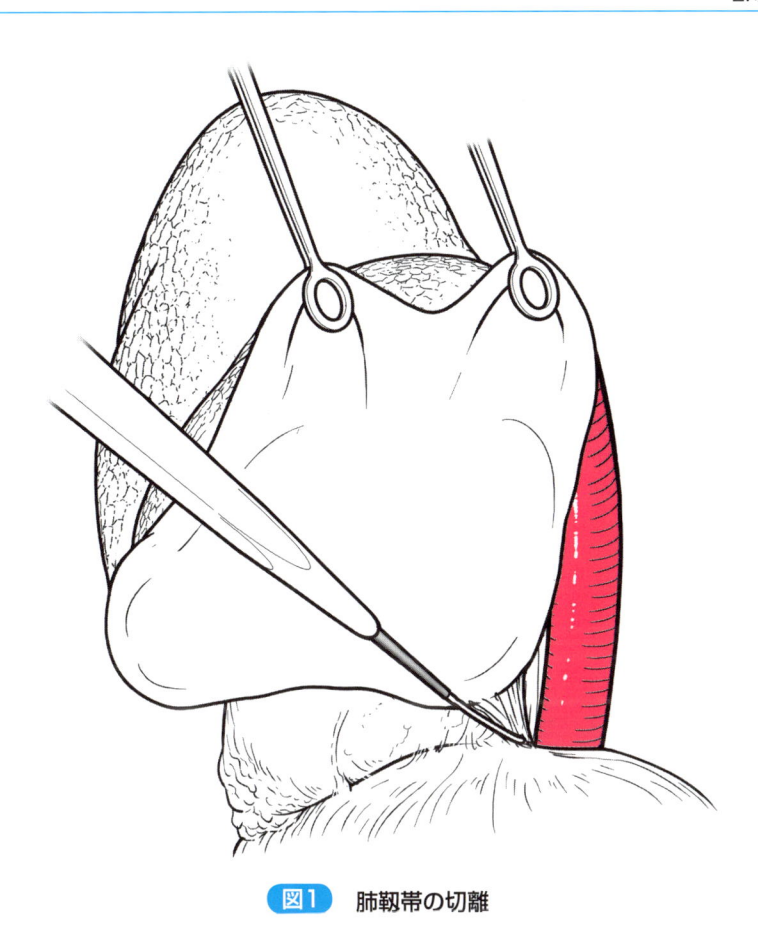

左肺全摘術における長すぎる気管支断端の恐ろしさを学んだが，現在の私の技術的観点からすれば，明らかに不合格となるべき手術であったと思う。外科医はこのようにして成長するものとはいえ，今でも申し訳なく思っている。それでもこの患者さんは私にとても感謝してくれ，よくなった後ぜひにといって私にダブルのスーツを仕立ててくれた。とても私の体型にピッタリとくる素晴らしいスーツだが，実際のところ申し訳ないのと恥ずかしいのとで，あまり袖を通さずに，今も衣装クローゼットに吊るされている。その代わり，私は左肺全摘術における気管支断端の切断部位については，今も人一倍神経を使うようになっている。

B 手術手順

最初から右肺全摘術に取りかかる場合は，尾側から頭側に向かって作業を行うほうが能率的である。最後に主肺動脈，主気管支を切断して閉鎖するからである。

1 肺靱帯の切離と下肺静脈の切離

肺靱帯の切離から取りかかる **図1**。肺門後方の縦隔胸膜の切開線は，食道前縁において肺靱帯付近から長く奇静脈下縁まで延長しておくほうがよい。肺門前方においても，縦隔胸膜の切開線を横隔神経のすぐ後方付近において肺靱帯付近から，頭側に向かって上肺静脈付近にまで延長する **図2**。肺靱帯の切離に続いて，下肺静脈をエンドステープラーで切離する **図3**。この操作で，左肺全体は頭側へぐっと可動性が増したはずである。

2 気管分岐部リンパ節 #7 の郭清

左側においても，肺門前方の操作に移る前に，私はこの時点で気管分岐部を郭清する **図4**。

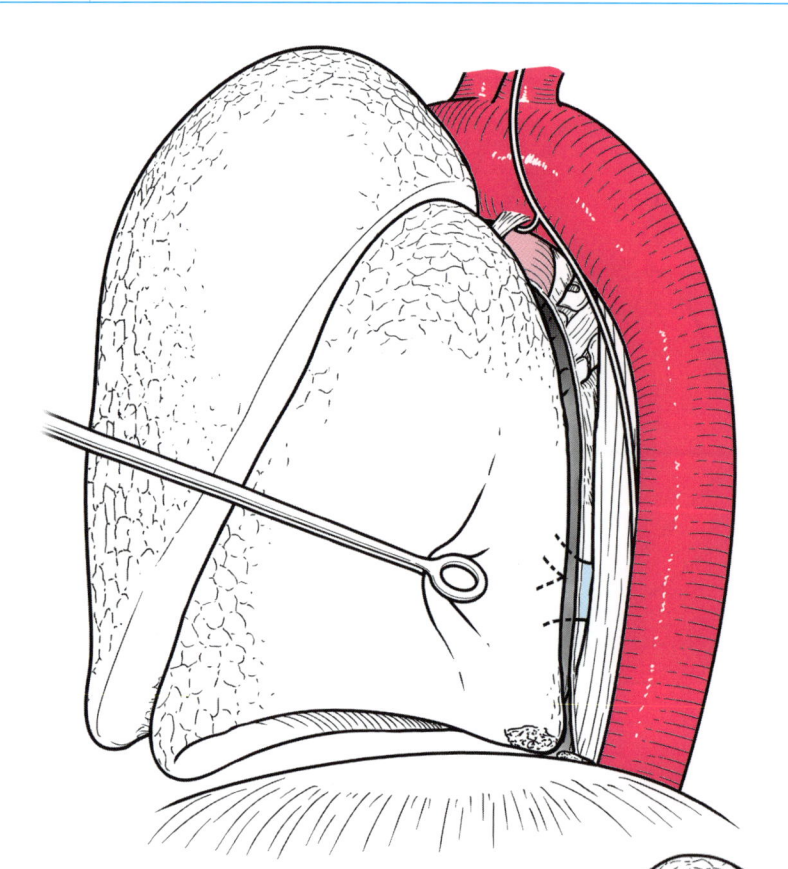

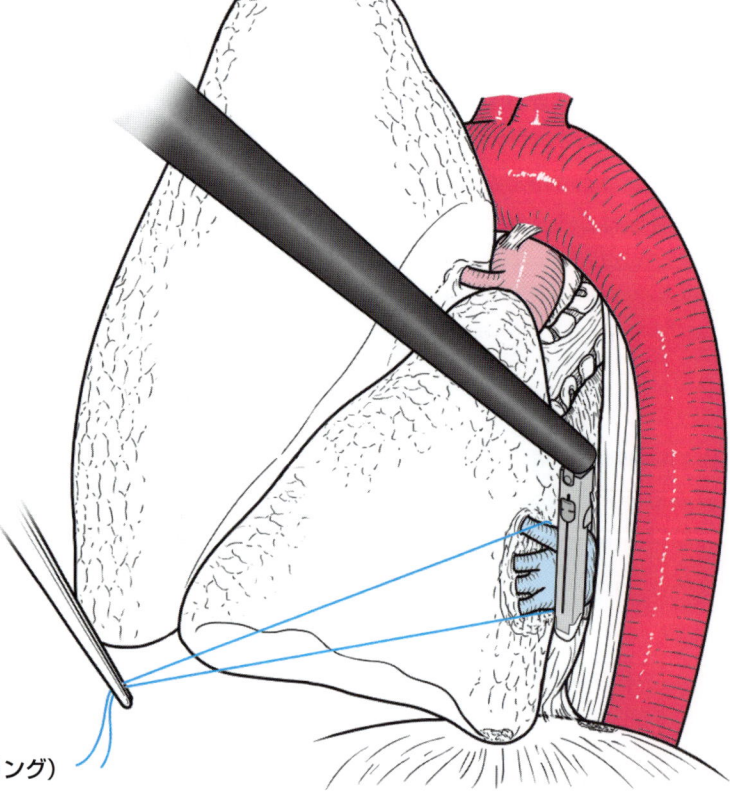

Ⅱ-2. 肺全摘術 Pneumonectomy

図2 縦隔胸膜の切開

図3 下肺静脈の切離（ステープリング）

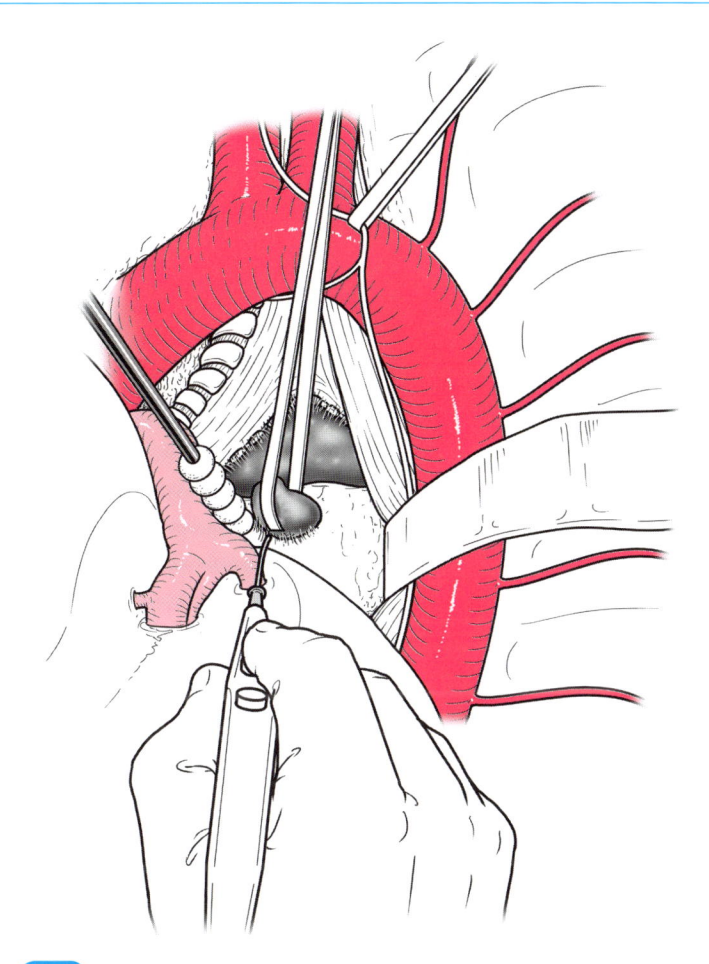

図4 #7の郭清
自在鉤によって食道と下行大動脈を後方へ圧排して視野を確保する。

中間気管支幹に沿った#10リンパ節とこれに連続する#7をそれぞれ別個に摘出する。左側では，自在鉤によって食道と下行大動脈をしっかり後方へ牽引しないとよい視野は得られない。#7の郭清方法はすでに述べたとおりである。

3 上肺静脈の切離

ここで肺門前方の操作に移る 図5。ここからの操作は，左上葉切除術とほとんど変わりがない。左肺全体を後方に牽引し，縦隔胸膜を横隔神経に沿って十分に切開した後，上肺静脈を露出し，これをエンドステープラーで切離する 図6, 7。

4 主肺動脈の切離

上葉切除術と異なる点は，大動脈弓下において，主肺動脈を確保する必要があることである。この操作は，大出血にもつながりかねないものであるから，慎重に行われなければならない。肺動脈前方にある脂肪組織は慎重に末梢側に向かって剝き上げる。左肺を牽引する角度を少しずつ変えながら，脂肪組織を除き，肺動脈本幹の血管鞘に至る。ここでも，肺動脈は血管鞘の中が最もスムーズに剝離がしやすいし，障害物がない。左主肺動脈は，ボタロ靱帯で大動脈弓に固定されているが，通常の肺全摘術では，この末梢で血管は切離する。#5リンパ節が腫大している場合でも，血管鞘の中であれば安全に全周を確保することができる。右側同様に，十分な距離にわたって剝離を

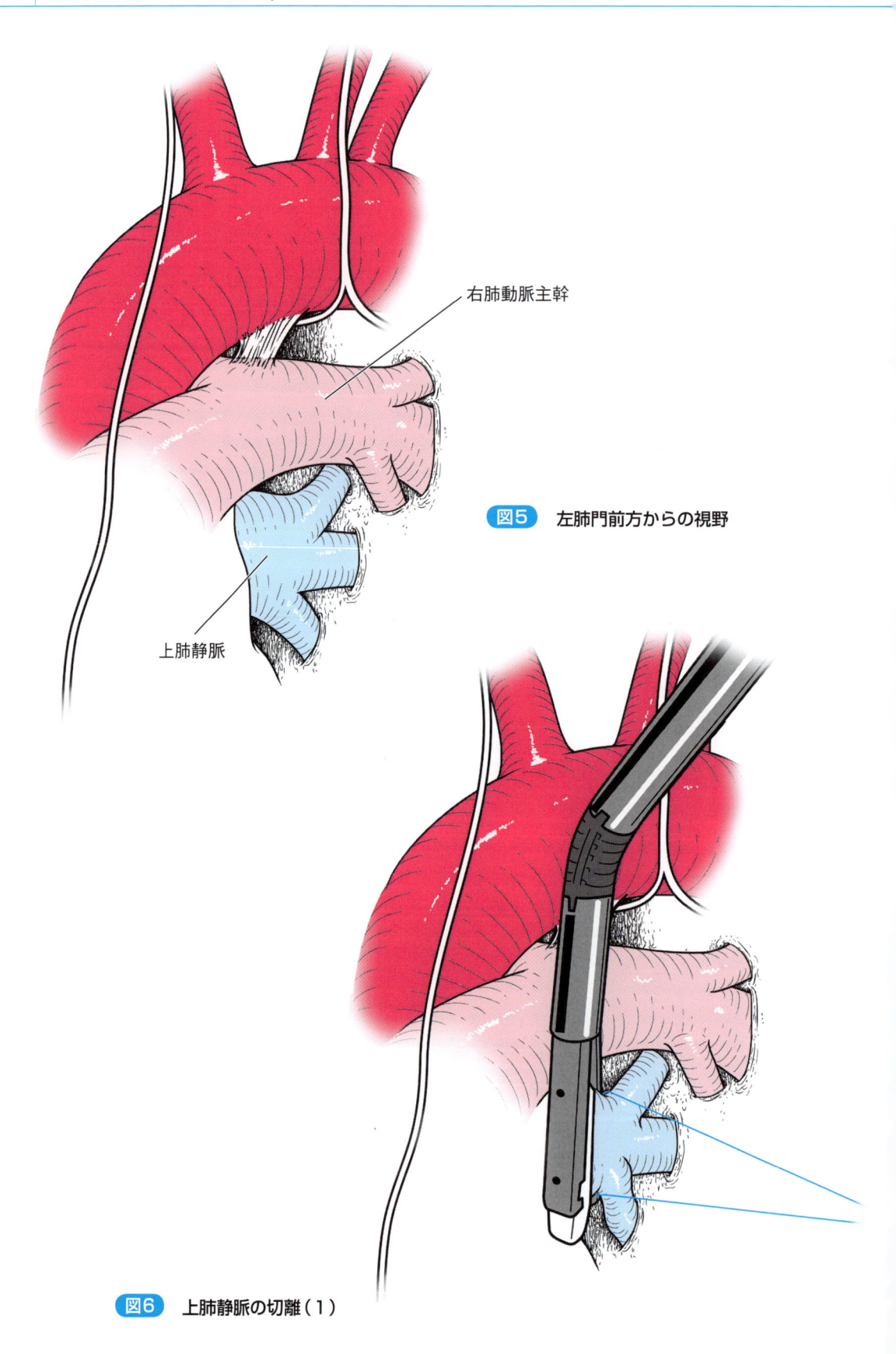

194　Ⅱ-2. 肺全摘術 Pneumonectomy

右肺動脈主幹

上肺静脈

図5　左肺門前方からの視野

図6　上肺静脈の切離（1）

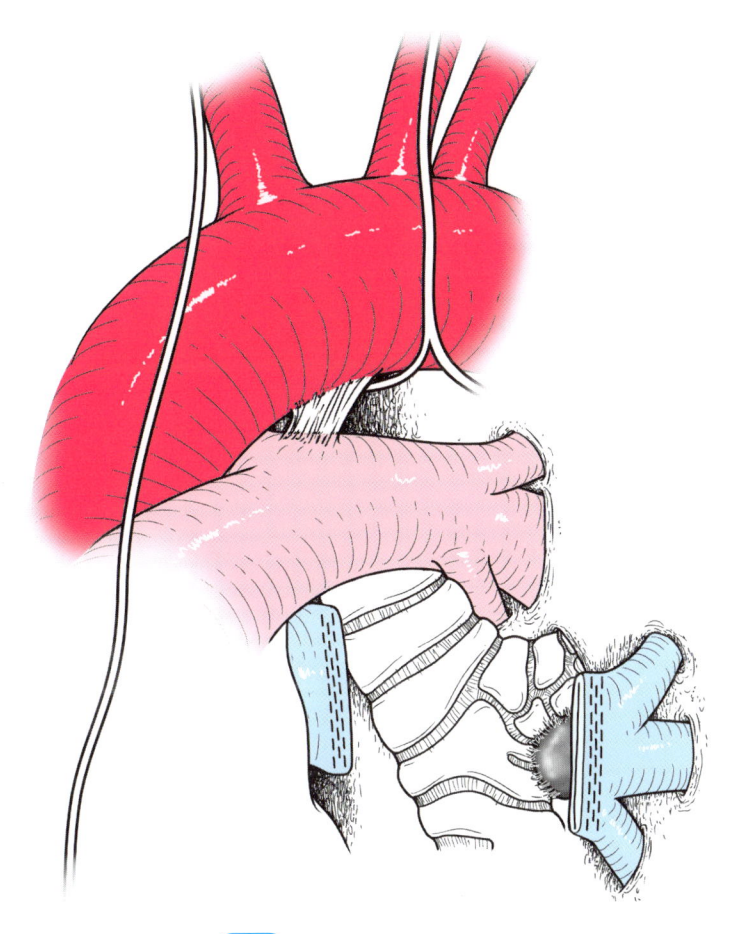

図7 上肺静脈の切離（2）

しておくことが安全な操作につながる。十分な剥離と脱緊張が行えてからはじめて，主肺動脈を1-0絹糸でテーピングする。テーピングした糸を軽く牽引して，さらに中枢側の剥離を成毛コットンで行っておく。肺動脈は，エンドステープラーで切離するが，万一のミスファイアに備えて，中枢側をドベイキー鉗子でクランプする。その後で，慎重にエンドステープラー（白カートリッジ）を挿入する（図8, 9）。左側では，大動脈が近傍に迫っているから，十分な余裕は取りにくいが，挿入角度を丁寧に調整することで対応する。カートリッジを閉じた後，再度過度な緊張がかかっていないか，血管が全周性にカートリッジ内に挟まれているかを確認するのも右側と同様である。切離後は，直ちに中枢断端を成毛コットン（大）で圧迫してoozingをコントロールし，その後ゆっくりドベイキー鉗子を外す。

5 主気管支の切断と断端の閉鎖

ここまでの操作で，血管系の処理は終了しており，左肺は十分可動性が出ている。主気管支の操作に移る前に，心嚢に沿って，前方から後方に向かって縦隔組織を肺側につけながら剥離しておいたほうがよい。心嚢に沿う面で剥離が進めば，先に郭清した気管分岐部のスペースに到達するはずである。これで，肺門組織は完全に縦隔側から剥離されている。

さらに，主気管支の頭側にある結合組織とリンパ節を剥離していく必要がある。これらの組織は，#10から#4に至るリンパ節でもある。大動脈弓の中に深く連なる組織であるが，反回神経の走行に注意してリンパ節を摘出する。これで，主

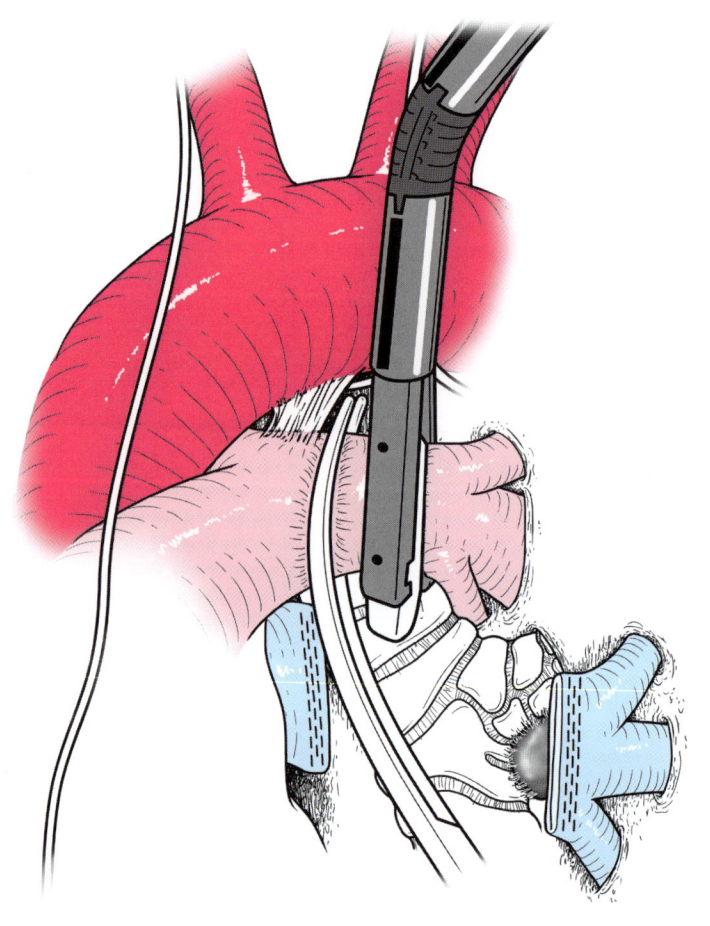

II-2. 肺全摘術 Pneumonectomy

図8 左肺動脈主幹のステープリング
中枢側とドベイキー鉗子でクランプする。

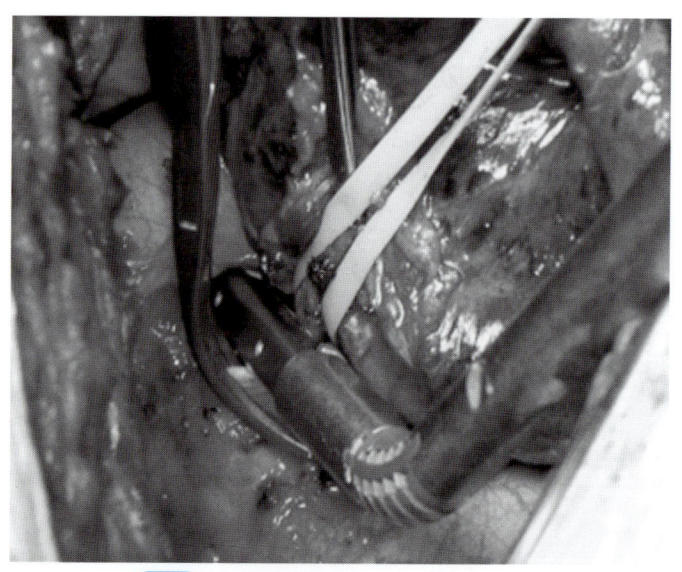

図9 左肺動脈主幹のステープリング

2. 左肺全摘術　197

図10　左主気管支と気管（分岐）部の展開

図11　TAによる左主気管支のステープリング（1）

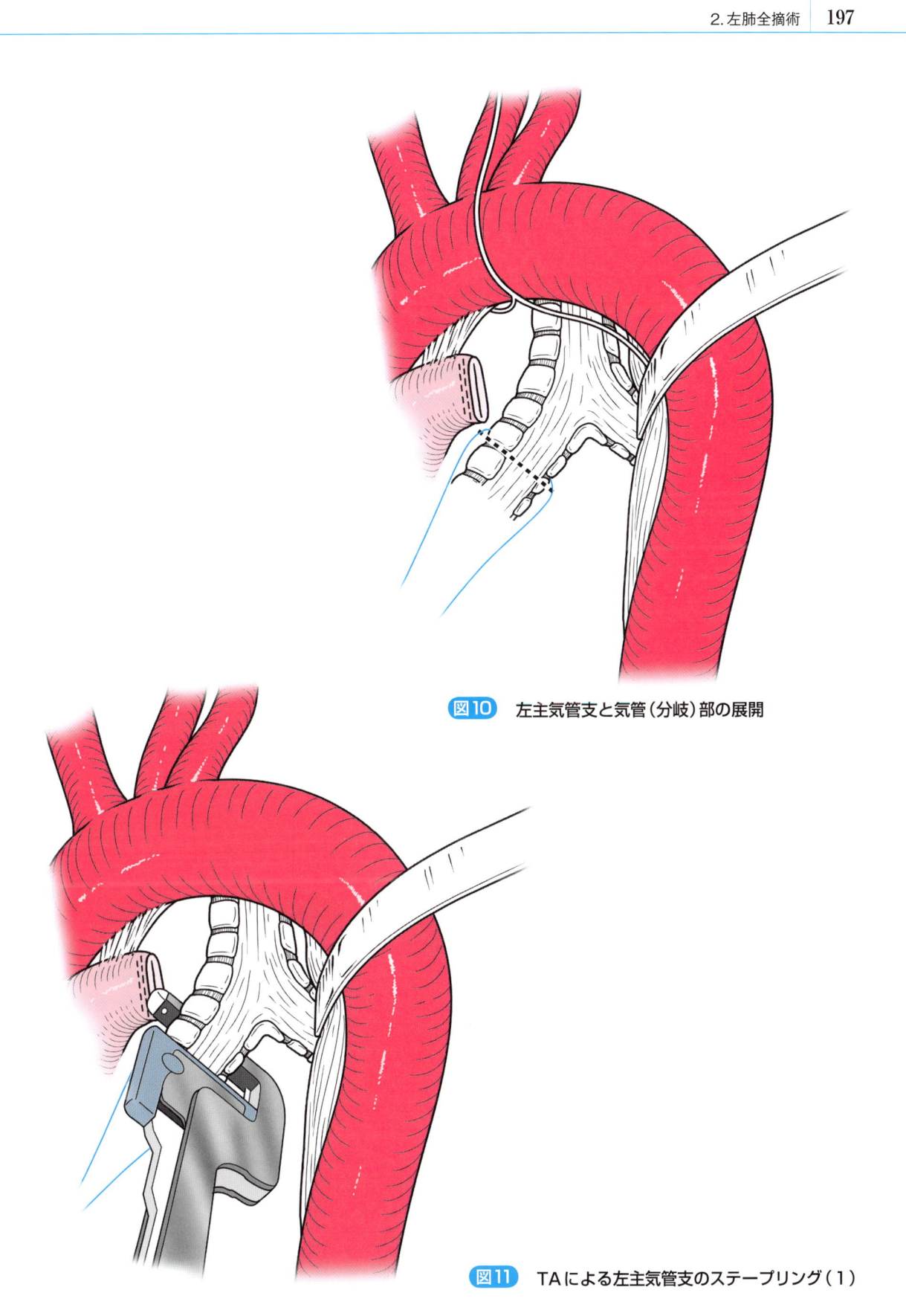

図12　TAによる左主気管支のステープリング（2）

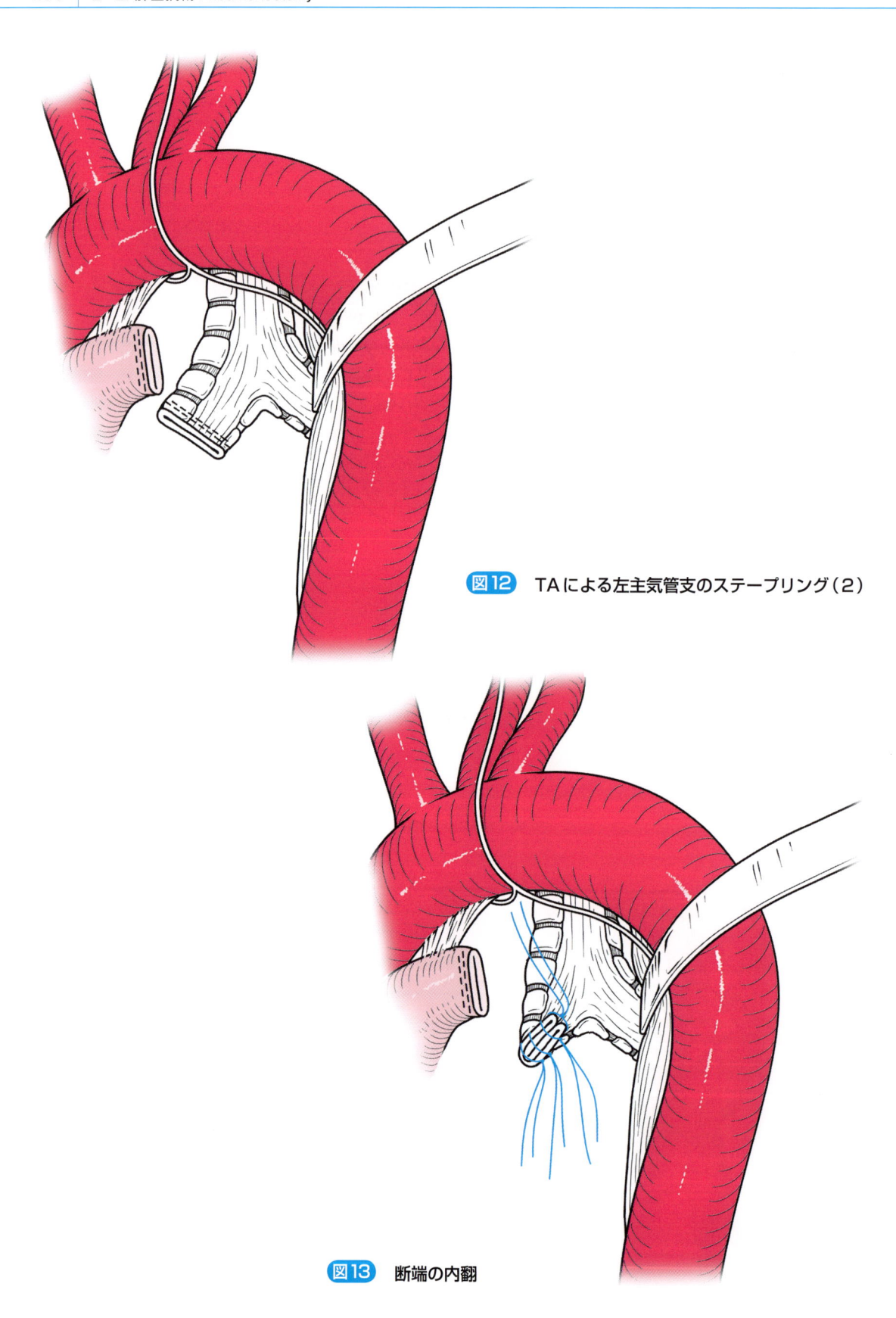

図13　断端の内翻

気管支周囲の剥離操作が終了したので，絹糸で主気管支をテーピングする(図10)。左側では，視野の展開が難しいから，自在鉤を大動脈，食道にかけて後方へ牽引する。右側でも述べたように，"ちょうどよい"場所で主気管支は切断したい。特に左側では分岐部から断端までの距離が長くなりやすい，すなわち末梢側で切ってしまいやすい。長すぎる気管支断端は，創傷治癒が遅れ，気管支断端瘻を作りやすい。先に紹介した症例である。

　左側においても，切断と閉鎖の方法における基本は右側と同様である。竜骨（分岐部にあるパンツ型の軟骨）を0番目として3番目の軟骨付近での切断を行うことも同様である。重ねて書くと，ステープラーをかける前に，電気メスで目安の印を付けることをぜひともお勧めする。これから以降の操作は右と同様である。TA型ステープラーをかけた後，主気管支を切断し(図11, 12)，さらに，内翻するように2-0 Proleneをかける(図13)。Proleneは，針をすべてそのまま残しておき，最終的に心膜脂肪織を縫着するのに利用する。左側では，断端を被覆する意義は右ほど大きくはない（大動脈弓下の縦隔組織に断端が隠れるからである）。しかし私は全摘術においては，特に気管支断端と肺動脈断端を分離する目的で被覆を行っている。心膜脂肪織は，気管支断端の他，心膜や大動脈周囲の脂肪組織にも固定して縫着を強固にする。

【参考文献】

1) Graham EA, SingerJJ. Successful removal of an entire lung for carcinoma of the bronchus. **JAMA** 1933;101:1371-4.（Grahamによる肺全摘術の成功例）
2) Allison PR. Intrapericardial approach to the lung root in the treatment of bronchial carcinoma by dissection pneumonectomy. **J Thorac Cardiovasc Surg** 1946;15:99-117.
3) Cahan WG, Watson WL, Pool JL. Radical pneumonectomy. **J Thorac Surg** 1951;22:449-73.（肺全摘術に系統的リンパ節郭清術を加えこれを"根治的"と称した）
4) Shamji FM, Deslauriers J, Daniel TM, et al. Postpneumonectomy syndrome with an ipsilateral aortic arch after left pneumonectomy. **Ann Thorac Surg** 1996;62:1627-31.

II-3. 肺楔状切除術あるいは肺部分切除術
Wedge resection

A 肺楔状切除術の基本的な考え方

　肺楔状切除術〔(wide) wedge resection〕は，肺部分切除術（partial lung resection）とも呼ばれ，ともに同じ術式を指す．英文の表記では，wedge resection とされることが多く，partial resection よりも一般的である．肺門において気管支肺動静脈を切断する術式，全摘術，葉切除術，区域切除術が系統的な解剖学的切除術（anatomic resection）と呼ばれるのに対して，楔状切除術においてはこれら肺門操作がないという点において，非解剖学的切除術（non-anatomic resection）と呼ばれる．また，肺癌手術においては，肺葉切除術が標準術式として一般的であるから，肺葉以下の切除範囲となる楔状切除術は，区域切除術とともに肺葉下切除術（sublobar resection）でもあり，かつ標準以下の手術であるから，肺癌に対する手術としては縮小切除術（limited resection）でもある（これは肺癌に対してのみである．「転移性肺腫瘍に縮小切除を行った」という発表を学会で聞いたことがあるが，転移性肺腫瘍に標準手術はないのであるから，これは間違った表現である）．

　肺癌における楔状切除術の適応は，治療的切除においてはほとんど，①高リスク患者に対する代替術式としての縮小切除，②早期肺癌（いわゆるGGO-BAC腫瘍など）に対する根治術，のいずれかに限られるであろう．転移性肺腫瘍に対しては，むしろ楔状切除術が選択されるほうが一般的である．

　楔状切除術は，実際には施行されることの多い術式であって，その原理，コツは十分習得しておくべきである．肺門操作がないからといって，安易にこれを行えば断端再発という不名誉な再発を惹起する．その一方，区域切除術や肺葉切除術では，切除領域の気管支，血管の分布次第で，肺実質の切除領域が規定されるのに対して，楔状切除術では，これらの制約に切除範囲を策定することができる（非解剖学的切除）．したがって，場合によっては，腫瘍の切除にあたって区域切除よりも安全な切除マージンが確保できることさえある．

B 楔状切除術のテクニカルな特徴

　技術的にみると，楔状切除術とは，肺の胸膜表面から気管支血管系の処理をせずに切除を開始して，腫瘍を含む肺実質を三角形，あるいは台形に切り出すものである．当然のことながら，腫瘍の大きさと局在から適応に限界がある．

1 楔状切除術の制限

　まず，局在を考えてみよう．結論からいうと，楔状切除術を施行する場合，腫瘍は肺実質の外套1/3にあるべきである．もう少し正確にいうと，腫瘍の最深部が肺実質の外套1/3の線以外にあるべきである 図1 ．これ以上腫瘍の最深部が肺実質に深くなると，当然，切除されなければならない肺実質の三角形は大きくなり，切除断端の最深部はかなり肺門に近接する．このことは，術後のトラブル，実際には残肺の膨張障害，術後出血，残肺の変形などが起こり，縮小切除術としてのメリットを消滅させる．さらに重要なことは，楔状切除術が形状的に肺門に頂点を置く三角形になることから，腫瘍からの切除マージンがどんどん近くなることも念頭に置いておかなければならない．結論として，このような深い場所にある腫瘍には，楔状切除をしてはならない．

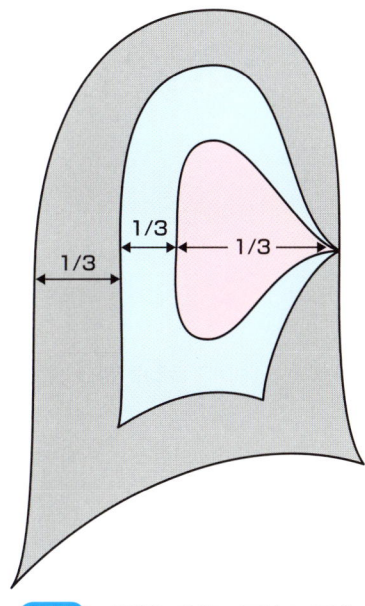

図1 楔状切除術の可能な領域

腫瘍径についても同様のことがいえる。楔状切除術において，腫瘍からの外科的マージンはどの程度であるべきかという議論が学会ではよくなされている。最低でも2cmというのが最もよく聞く返答であるが，実際，楔状切除術における切離線から腫瘍までの距離は簡単に測れるものではない。三次元的な計測がなされてはいないからである。だから私はこのような議論はいつも，懐疑をもって聞いている。そうではあっても，一定以上のマージンは必ず確保できなければならない（私のコツは後で述べる）。仮に2cmを確保するとすると，腫瘍が3cmあれば，3＋2＋2＝7cmの距離が三角形の底辺として必要であり，肺実質内部でもこれを確保するとなると，直径3cmの腫瘍の場合かなり大きな台形の切除容積が必要である **図2** 。右上葉であれば，底辺が7cmとなる立方台形は，ほとんど右上葉の全体に匹敵することになってしまう。このように考えると，安全な楔状切除術の限界は2〜2.5cmであり，少なくとも3.5cmを超えるものは無理であるといえる。3cmは，その局在によって，やれるかやれないかのぎりぎりのところといえるであろう。

2 胸腔鏡下楔状切除術は良い術式か？

胸腔鏡下肺切除術が始まった当初は，もっぱら楔状切除術が行われていた。これが次第に肺葉切除術までに拡大されてきた経緯がある。さて，胸腔鏡手術に関する経験が蓄積された現在，胸腔鏡下の楔状切除術は推奨されるべき術式といえるであろうか？

結論から述べると，私は胸腔鏡下の肺切除術としては，楔状切除術は最も好ましくなく，でき得る限りやるべきでない術式であると考えている。後でも述べるが，楔状切除術の成否を分けるのは安全な外科マージンにかかっている。特に，高リスク患者の肺癌切除術として楔状切除術を行う場合には，ただ一度の治療チャンスであるといってよい。それが断端再発することは極力避けなければならない。

胸腔鏡下肺楔状切除術の欠点（それも重大な欠点！）を列挙する。

① 腫瘍が少しでも胸膜下にあると，その局在が曖昧で判然としない。
② 術中触診をしないので，腫瘍から切離線までの距離の実感がまったくない。
③ 特に切除が進んで肺門側に近づくと，外科マージンの距離はいっそうわからなくなる。
④ 切除が進むと，切除される側の肺は，フグ提灯のようになってぱんぱんとなり，よけいに切離線が不明瞭化する。
⑤ ステープラーの挿入方法が一方向からになりやすく，二等辺三角形は作りにくい **図3** 。大抵の場合，不等辺三角形になり，腫瘍から離れた部分で意味もなく大きな肺実質がとれていることが多い。
⑥ 切除肺を検索してマージンが不足していることがわかっても，再切除はほとんど不可能である。

これほど欠点が揃った胸腔鏡手術は少なく，胸腔鏡下肺葉切除術よりずっとクオリティの低い手術しかできない。しかも，得失をよく考えてみるとよい。

胸腔鏡手術：ポート3カ所，2×3＝6cmの皮切で，障害肋間は異なる3肋間
小開胸：8cmの皮切で，障害肋間は1つのみ

どちらのほうが痛みが少ないか明らかであろう。しかも，小開胸では直接腫瘍と肺を触知して

図2 楔状切除の大きさ

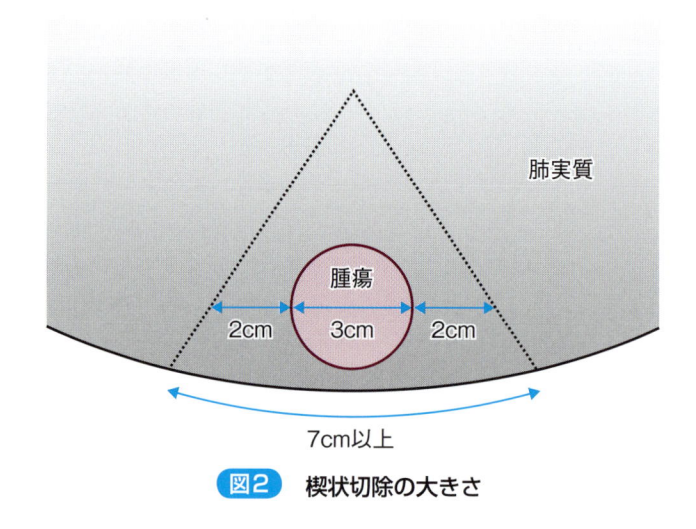

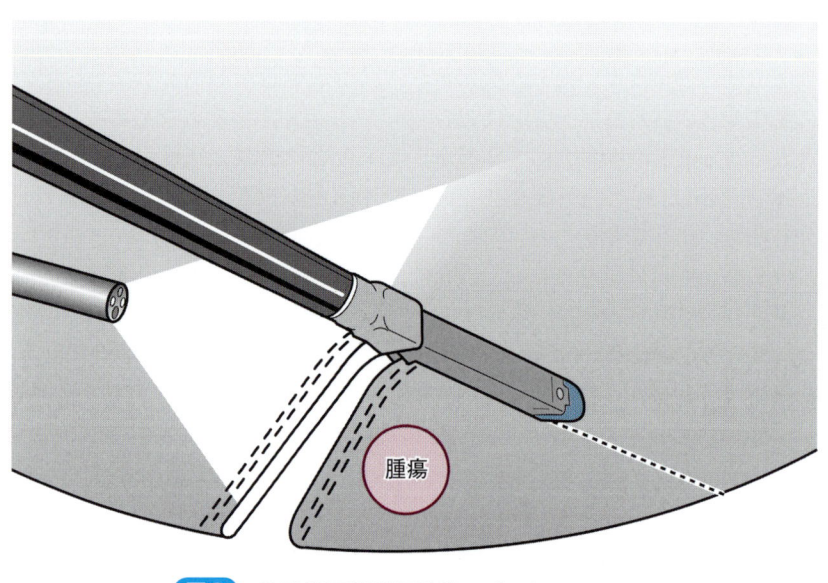

図3 胸腔鏡下楔状切除術のピットフォール

距離の確認ができるのである．別の項でも述べることがあろうが，もうそろそろ盲目的に胸腔鏡を行う態度は改めたらよいのではなかろうか？ 腫瘍の局在を胸腔鏡下で行えるように，コイル，バリウム，リピオドールを腫瘍周辺に術前CTガイド下に注入する試み(マーキング)が紹介されているが，手間も時間もかかり，益は少ないと思う(私自身，コイル注入法をずいぶん前に発表したが，手間がかかるのと，触れれば簡単にわかること を学んだのでやめた．ある意味，無責任な発表であったと反省している．Asamura H, et al. Computed tomography-guided coil injection and thoracoscopic pulmonary resection under roentgenographic fluoroscopy. **Ann Thorac Surg** 1994;58:1542-4.)．

結論として，小開胸で直接触ることが最も信頼できる，しかし最も安価で確実な方法である．

C 手術手順

1 開　胸

楔状切除術の開胸は，基本的に腫瘍直上の小開胸である。方法は開胸法の項（17頁）を参照されたい。重要なことは位置を間違えないことである。特に横隔膜近傍では，臥位になると予想以上に横隔膜が挙上して病変が頭側に移動することがあるから，1肋間ほど頭側に開胸創をおいたほうが良い結果が得られることが多い。

2 病変の触知

この小開胸では，病変を直接触知することができるから，よほど淡いGGO病変以外必ず病変の位置を特定することができる。両下葉の病変で横隔膜に近いものについては，肺靱帯の切離を行ってから触診をしたほうがよい。また，葉間に近いものや，縦隔胸膜に近いものについても同様に，臓側胸膜，縦隔胸膜をそれぞれ必要に応じて切開しておくと，肺の可動性が増して触診が容易となる。病変はよく触知して，副病変がないかなどを確認したほうがよい。ただ，淡いGGO病変や小さな転移性肺腫瘍などは，いじりまわしているうちに病変が崩れてしまい，わからなくなってしまうことがあるから注意したい。病変が予定通り，楔状切除術で対応可能であるかについてもこの時点で判断する。

3 肺実質の切離

まず，腫瘍を中心とした切除全体のデザインを想定し，おおよその切離線について見当をつけることが大切である（図4）。ここではじめて，T1鉗子を用いて病変を把持する。左手で病変の位置を確認しながら確実に鉗子のリングの中に病変を落とし込む。この操作は基本的にやり直さず，1回で行うよう心がける。次に，病変から十分な距離をとって（水平距離で3cm以上！）切離線を想定し，それを挟むように2本のリンパ節鉗子で肺の表面を把持する（図5）。想定する切離線を指で探り，深い部分でも腫瘍から（実際にはT1鉗子のリングから）十分距離があることを確認してステープラーを装着する。カートリッジの長さと高さの選択はケースバイケースであるが，少しでも厚ければ緑の，そして長めの（45，60mm）のものを選択する。噛み具合と位置をもう一度確認してからファイアする（第1ファイア）（図6）。第2ファイアは，第1ファイアの反対側にまったく同じ手順で行う。これからが問題で，第3，第4ファイアについては肺実質の深部になるので注意が必要である。ここでも，左手で，肺実質を触診して，T1鉗子のリング縁から十分な距離があるように切離ラインを想定する（図7）。1横指分以上の正常肺を常に確保しながら，切離線を決めていくのである。これは，開胸して肺を触っていなければ絶対にできない。胸腔鏡下楔状切除術では決してできないことであるが，「切離にあたっては2cm以上の確保を心がけています」などというコメントを学会では何度も聞いている。私は「そんなことできるわけなかろう」といつも思っていた。胸腔鏡下にステープラーを進めている時，ど

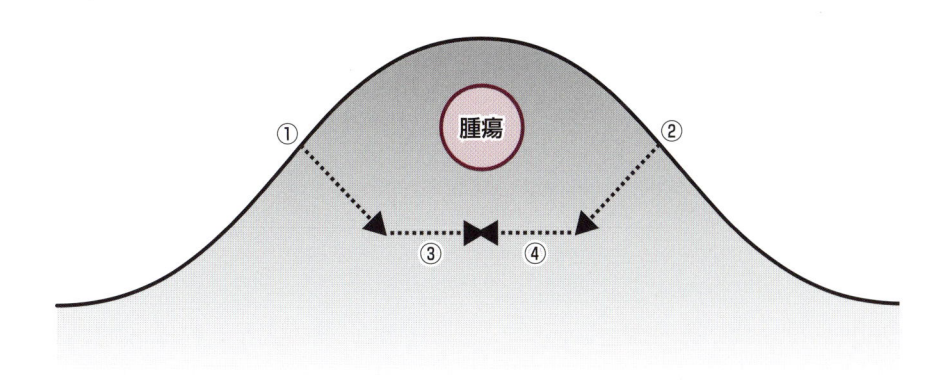

図4 楔状切除の手順

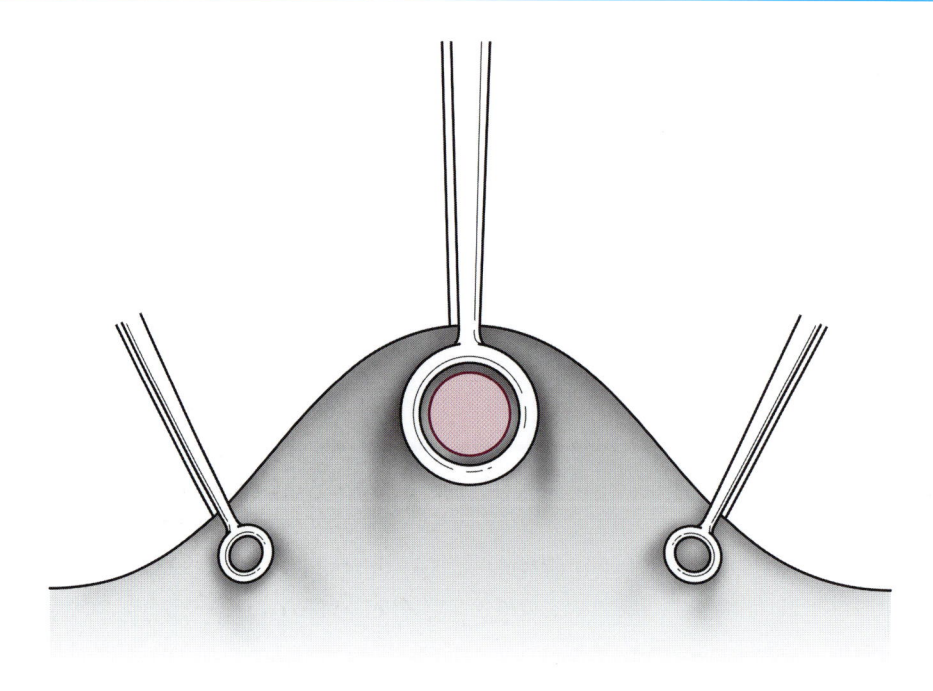

図5 リング鉗子とリンパ節鉗子の装着

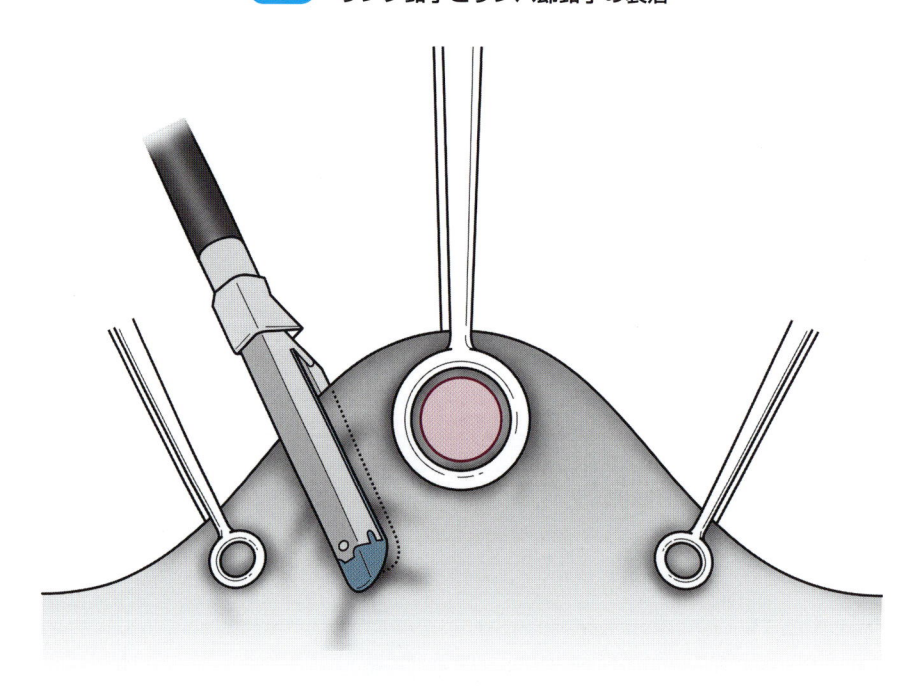

図6 第1ファイア

うすればステープラーの位置が腫瘍から2cmであるとわかるのであろうか？　いくら何でもそれはいいすぎであろう。

第3ファイア（図8）以降は肺実質も厚くなるから，緑カートリッジのほうが望ましい．前の切離線と交わってドッグイヤを作らないよう，成毛コットンを使って残存肺を押し下げてファイアする．病変の大きさによっては第3ファイアで切除

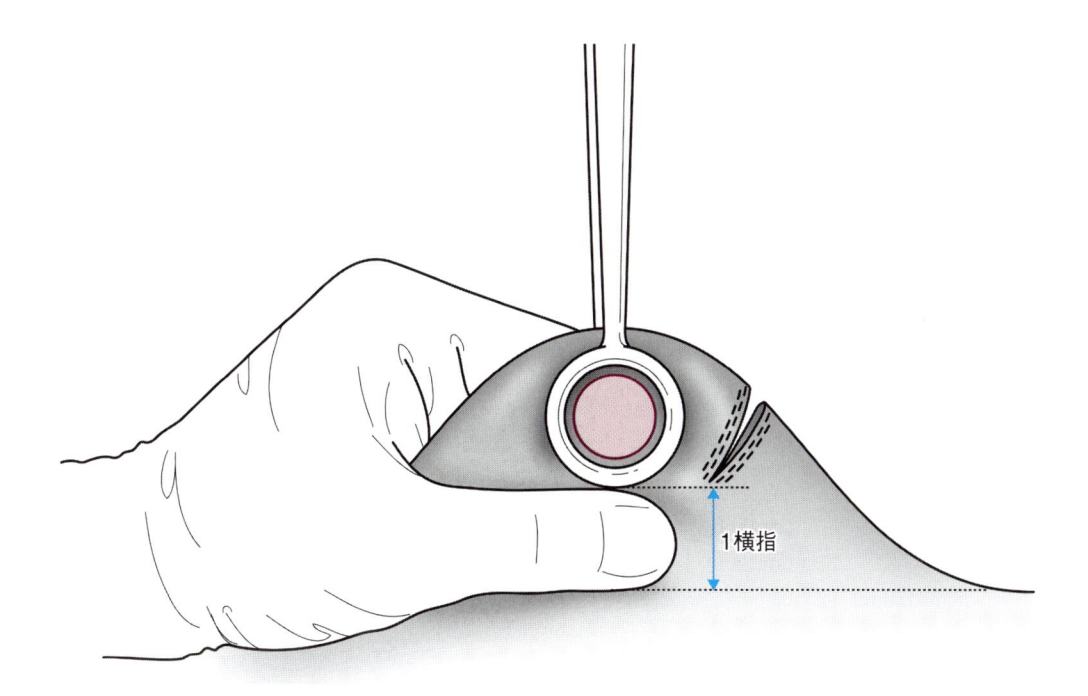

Ⅱ－3. 肺楔状切除術あるいは肺部分切除術 Wedge resection | 205

図7 ステープル切離予定線の触診

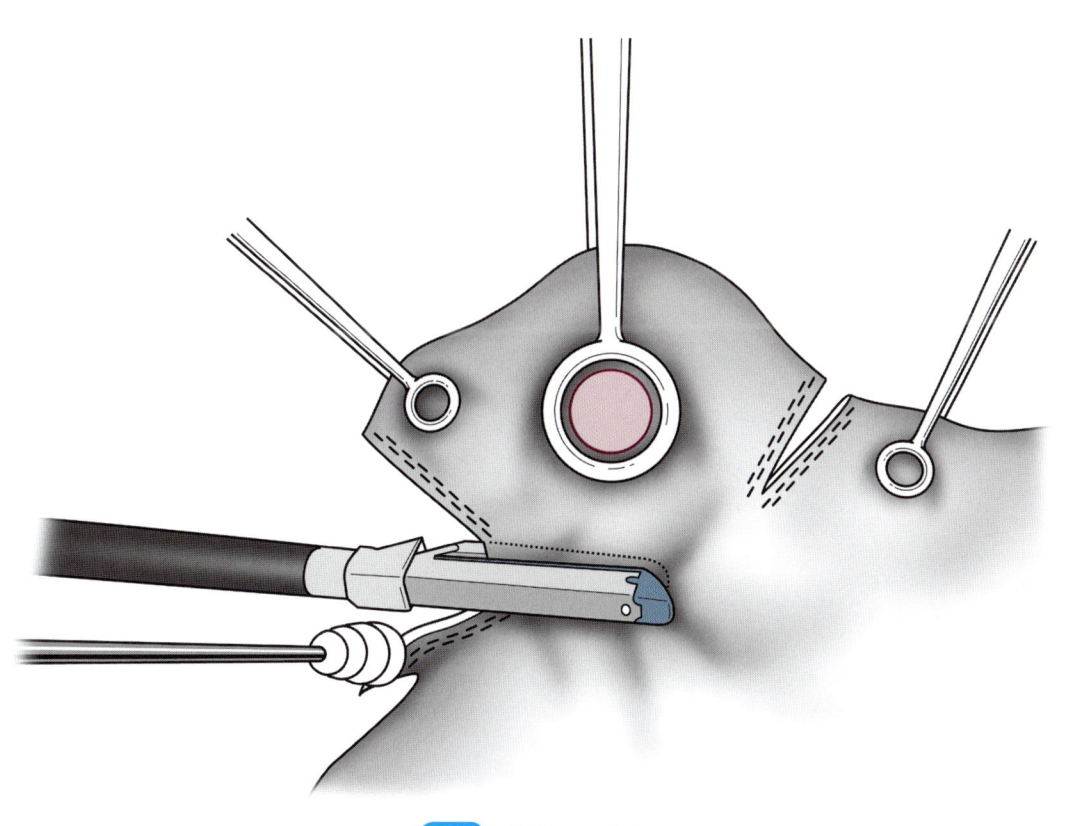

1横指

図8 第3ファイア

が終了できるが，2cm程度の腫瘍では，通常4回程度のファイアが必要なことが多い．

最後に，かなり厚めの組織が残って，エンドステープラーでは対応が困難な場合がある．その時は，TA型ステープラーをかけて，切除肺側は電気メスで直接切り離す方法をとるべきである．

切除された肺組織は必ず手に取り，ステープルラインと腫瘍の間に指が入って，正常肺組織が触知できるようでなければならない．直ちに病理の先生に断端までの状況を検索してもらうべきである．ステープルラインの継ぎ目は，ときに術後再開胸の原因となる術後出血やエアリークの原因となる．肺が再拡張すると継ぎ目には大きな圧力がかかるからである．特に最も深部での出血やエアリークは止まりにくい．理由は肺門に近く，その部位での血管や気管支はより太いことが多いからである．自信のない部分については，2-0 ProleneのZ縫合を用いて結紮しておいたほうがよい．

【参考文献】

1) Landreneau RJ, Sugarbaker DJ, Mack MJ, et al. Wedge resection versus lobectomy for stage I (T1 N0 M0) non-small-cell lung cancer. **J Thorac Cardiovasc Surg** 1997;113:691-700.

II-4. 肺区域切除術 Segmentectomy

A 区域切除術の基本的な考え方

　区域切除術は，私がレジデントの頃は，ほとんど行われることがなく勉強する機会も少なかった。私の師である成毛韶夫先生は，外科手術について天才的・本能的センスを備えていて，（私たち助手が悪くて）視野の展開がまずくてもうまいこと手術を完遂してしまうし，口径差の大きな気管支形成術の調整などでは，素晴らしい技術をもっていた。しかし，私の記憶では，成毛先生は区域切除術はほとんどおやりになっていないと思うし，肺葉内の細かい解剖学的知識が必要とされるこのような術式は正直，不得意とされていたように思える。まあ，必要性も当時はあまりなかったように思う。

　肺癌に対する外科切除術においては，現在なお，肺葉切除術が標準術式であることは肺葉切除術の項ですでに述べた通りである。これを標準とすると，肺葉以下の肺実質を摘出する区域切除術や楔状切除術は sublobar resection（適当な和訳はない）の範疇に入り，標準以下であるからともに縮小切除術 limited resection でもある。これら縮小切除術が肺癌に対する標準術式となれなかったのは，LCSGの無作為化試験の結果である。

　しかし近年，より小型で病理学的にもより早期の肺癌が，特に日本とアメリカにおいて，実地の臨床の場で数多くみられるようになっている。この背景には，CT画質の向上，肺癌に対するCT検診プログラムの普及，肺癌の発生要因の変化，などが挙げられるだろう。不思議なことに，日本とアメリカにおいては，組織型で腺癌の割合が急激に増加している。また日本では，50歳代から70歳代にかけての非喫煙者の女性にその発生がみられるという現象がある。依然，扁平上皮癌が多いヨーロッパや他のアジア諸国と対照的な現象である。このような現状を踏まえると，より小型でより早期の肺癌に対しては，縮小切除術で対応が可能ではないかという疑問が当然湧いてくるのである。しかも，LCSGの無作為化試験が行われたのは，すでに20年以上を経過した1980年代であり，この頃と現在を比較すれば，対象となった肺癌の病理はもちろん，術前ワークアップの精度（CTの画質やPETの導入）に格段の違いがあるのだから，このLCSGの臨床試験の結果はいまだ有効といってよいのか，大きな疑問を感じるのは当然のことといえよう。この臨床試験に対する批判的事項は，肺葉切除術の項，表1（118頁）に掲げてある。

　このようなことから，アメリカ（CALGB）と日本（JCOG）で，ともに直径2cm以下の末梢肺癌を対象として無作為化試験がほぼ同時期に開始されることとなった。試験のデザインは 図1 に示す通りである。これら新しい臨床研究が，LCSGの無作為化試験と大きく異なる点を挙げれば，

① 腫瘍径が2cm以下（LCSGでは3cm以下）
② 非劣性試験である（LCSGは優越性試験）
③ 登録予定症例数が1,000例を超える（LCSGでは300例）
④ 術後肺機能のデータがセカンダリーエンドポイントとして評価される（LCSGでは予算の関係で肺機能の評価は完遂できなかった）

などである。現在進行中の無作為化試験の考え方をまとめると，末梢発生の小型肺癌に対して区域切除術を行っても，肺葉切除術に比べて少なくとも予後が不良であることはなく（非劣性であること），その一方，肺機能の点では有意に区域切除術で機能が温存されることがともに証明されれば，標準術式を区域切除術にしてよかろうと結論するものである 表1 。すなわち，予後が同等であれば肺機能がより保持される術式を選択する

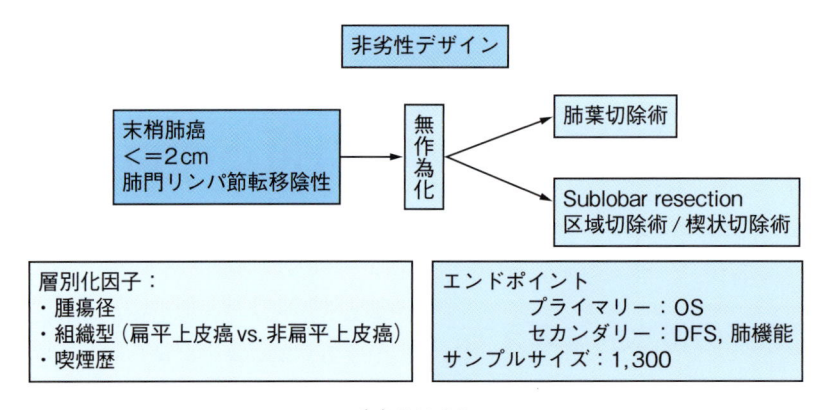

(a) CALGB

非劣性デザイン

末梢肺癌
≤＝2cm
肺門リンパ節転移陰性
→ 無作為化 →
- 肺葉切除術
- Sublobar resection 区域切除術/楔状切除術

層別化因子：
・腫瘍径
・組織型（扁平上皮癌 vs. 非扁平上皮癌）
・喫煙歴

エンドポイント
プライマリー：OS
セカンダリー：DFS，肺機能
サンプルサイズ：1,300

(b) JCOG

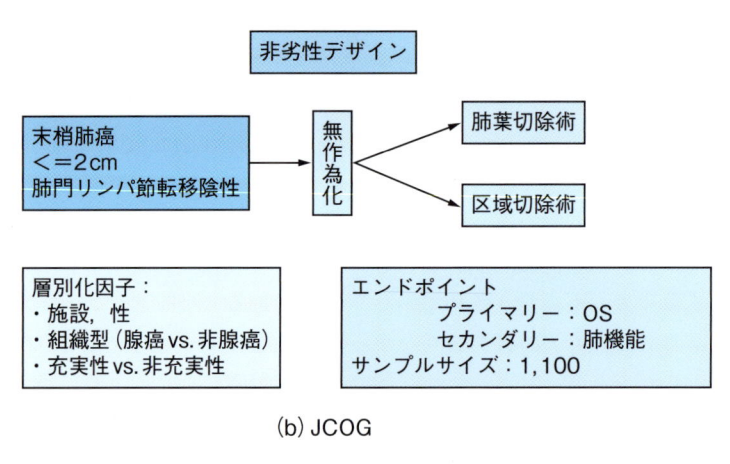

非劣性デザイン

末梢肺癌
≤＝2cm
肺門リンパ節転移陰性
→ 無作為化 →
- 肺葉切除術
- 区域切除術

層別化因子：
・施設，性
・組織型（腺癌 vs. 非腺癌）
・充実性 vs. 非充実性

エンドポイント
プライマリー：OS
セカンダリー：肺機能
サンプルサイズ：1,100

図1 CALGBとJCOGの無作為化試験のデザイン

表1 現行（CALGB, JCOG）試験の解釈

予後	肺機能	選択（結論）
差なし	区域切除術が勝る	区域切除術
差なし	差なし	肺葉切除術（消極的選択）
区域切除術が劣る	区域切除術が勝る	肺葉切除術
区域切除術が劣る	差なし	肺葉切除術

肺葉切除術の有用性は2つのエンドポイントを両方を満足した場合のみ

という考え方である．これらの無作為化試験に結論が出るまでは，区域切除術を標準術式と考えることは難しいのが現状である．

日本では，区域切除術は結核性病変などの非腫瘍性，炎症性疾患に対して行われることが多かった．このような，非腫瘍性疾患を対象とする"古典的な"術式は，本質的に悪性腫瘍を対象とする術式と異なっている．すなわち，このような"古典的"区域切除術では，対象とする患者が比較的若年であることから，区域間の肺実質をフィンガーフラクチャー法で割いていってもエアリークはコントロール可能である．また，対象疾患が悪性腫瘍でなければ，区域のドレナージルートである区域間静脈について，それほど神経質になる必要はない．しかし，悪性腫瘍に対する根治術として区域切除術を考える場合には，対象患者が高齢であることや，悪性細胞の播種するルートのクリアランスを念頭に置かなければならない．

B 区域切除術の特性

そこで，現在行われている区域切除術の類型を考察して，肺癌に対して行う術式としてどのような区域切除術がよいかを考察する．同じ sublobar resection でも，楔状切除術が非解剖学的 non-anatomic resection であるのに対して，区域切除術が解剖学的 anatomic resection である点にまず大きな差異がある．解剖学的とはすなわち，肺門において肺動静脈，気管支の切断を行う術式であり，区域切除術以上の術式はすべて解剖学的切除術であり，また当然肺実質の切除範囲はこれらの支配領域になる．区域切除術のテクニックの要点は，これら肺動静脈，気管支の切断方法（あるいは場合によっては温存方法）と，肺実質における区域間面の離断方法の2つに集約されるといってよいであろう．

肺における区域の基本構成をみると（図2），区域気管支とそれに伴行する区域肺動脈によって

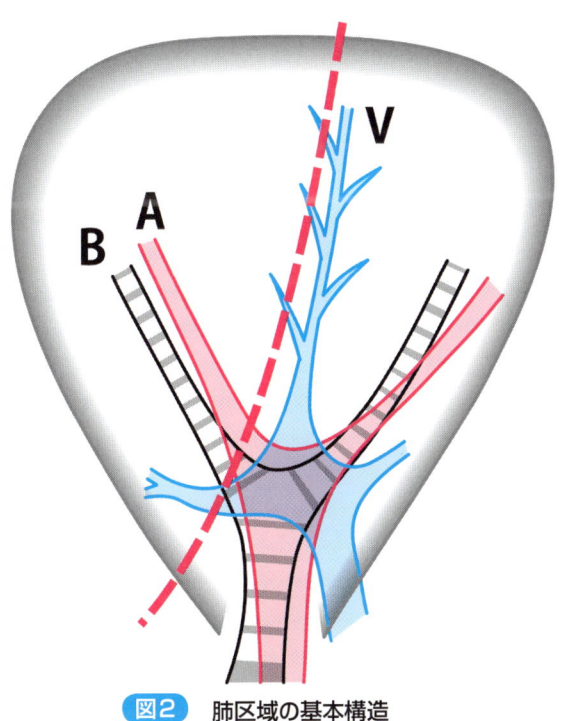

図2　肺区域の基本構造
A, 肺動脈；B, 気管支；V, 肺静脈

(a) 古典的区域切除術

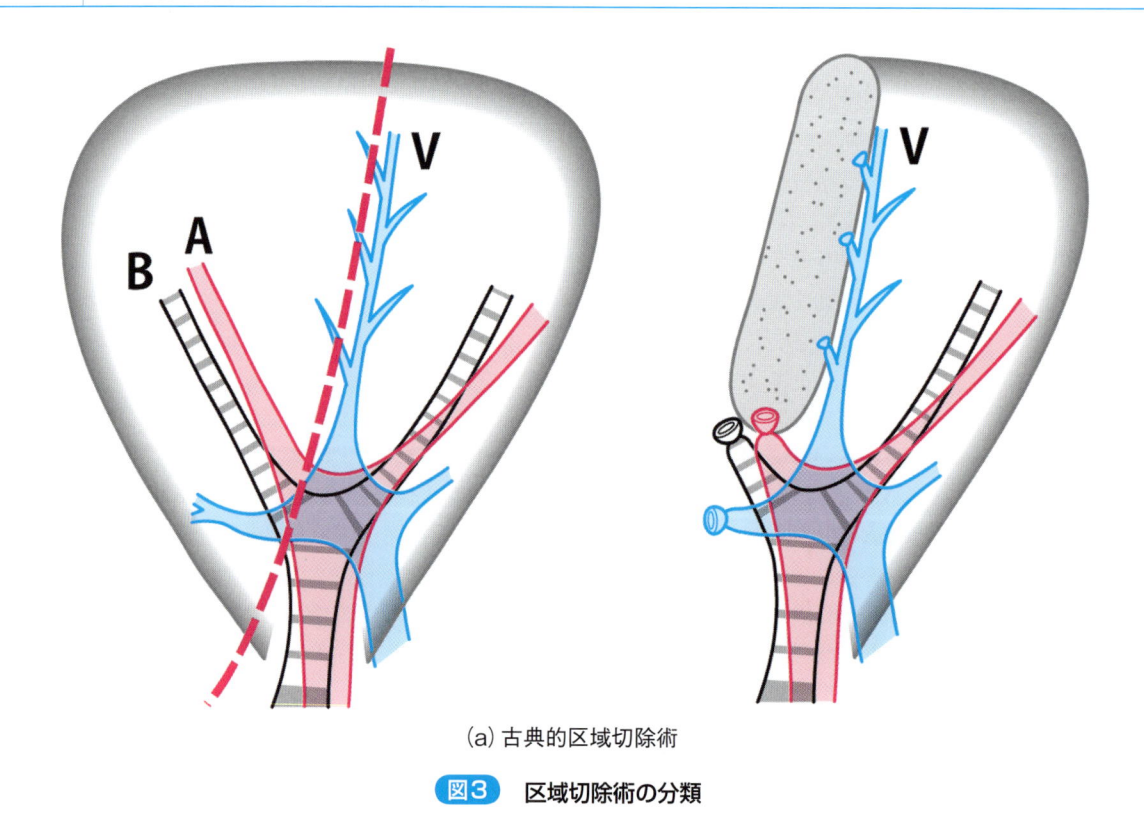

図3 区域切除術の分類

肺実質は支配され，区域間肺静脈はこれらと別に区域間を走行する。したがって，区域とは，区域間静脈同士，あるいは区域間静脈と臓側胸膜で挟まれる領域である。

　区域切除術の術式をいくつかに分類して考えてみよう。図3-aは，"古典的区域切除術"の概念図である。区域肺動静脈は肺門で切断されるが，区域間静脈は温存され，これを含む肺実質面が区域間面となる。すなわち，肺静脈では，当該区域に流入する枝のみが払われ，隣接する残存葉からの枝はすべて温存するということである。この術式では，区域間静脈を温存しながら区域間面を割るので，ステープラーによる区域間の離断は一般に困難である。図3-bは"簡便型区域切除術"である。区域肺動脈気管支が肺門で切断されるのは同じであるが，この方法では区域間肺静脈も切断してしまう。このために，隣接区域からの静脈流も遮断される。区域間面は"大体この辺"というところでステープリングされる。結果的には，本来の区域よりも少し大きな範囲が切除される。図3-cは，"簡便型区域切除術変法"とでも呼ぶべきもので，区域肺動脈のみを切断し，区域間静脈は残す方法である。基本的には古典的区域切除術と同じであるが，正確な区域間面にはこだわらないから，本来の区域よりもやや狭い範囲でステープラーがかけられる。図3-dは，"区域切除術もどき"というもので，実態は大型の楔状切除術である。気管支肺動静脈はすべて末梢で切断されるから，解剖学的切除術でもない。したがって，この方法は通常区域切除術とは呼ばない。まとめてみると，これら4つの方法のうち，多少の差はあれ，前者3つを区域切除術と呼んでもよかろうというのが私の考えである。

　次に，それぞれの得失を考えてみよう。古典的区域切除術は，本来の区域切除術であるが，まず区域間静脈が温存される点，肺癌根治術として許容されるかが問題であろう。もともと，肺葉切除を回避して機能を温存しようというのが，非悪性疾患に対して行われていた区域切除術のコンセプトであるから，静脈は温存できればそれに越したことはないのであった。しかし，悪性疾患を対象と考えた場合は，静脈そのものや周囲の結合組織

総論 211

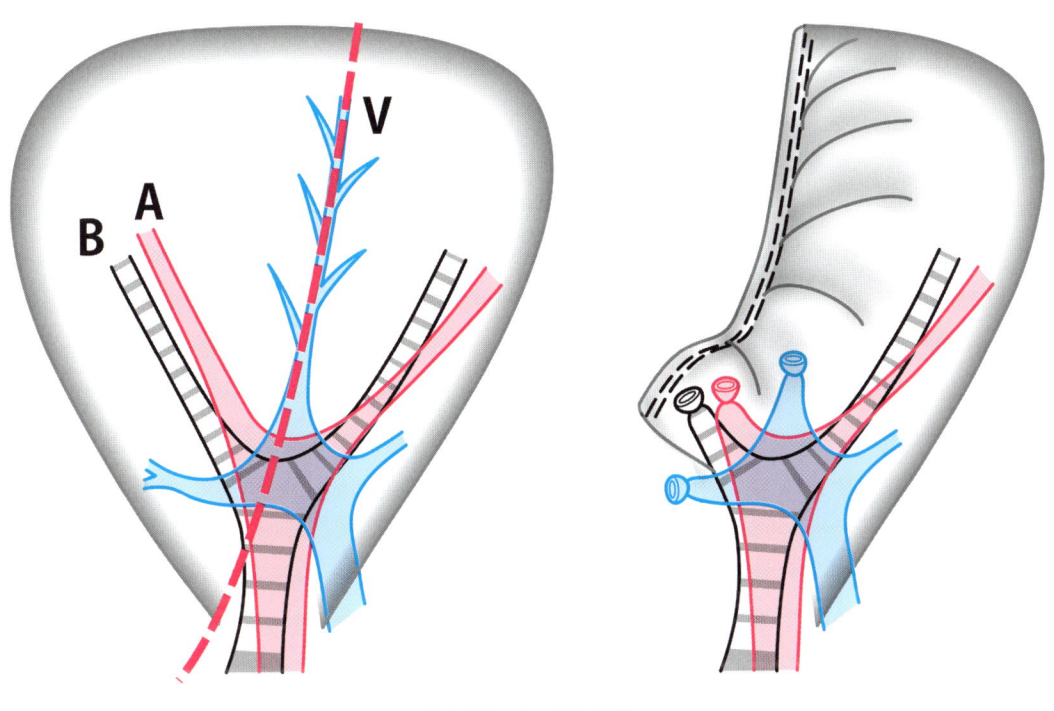

(b) 簡便型区域切除術

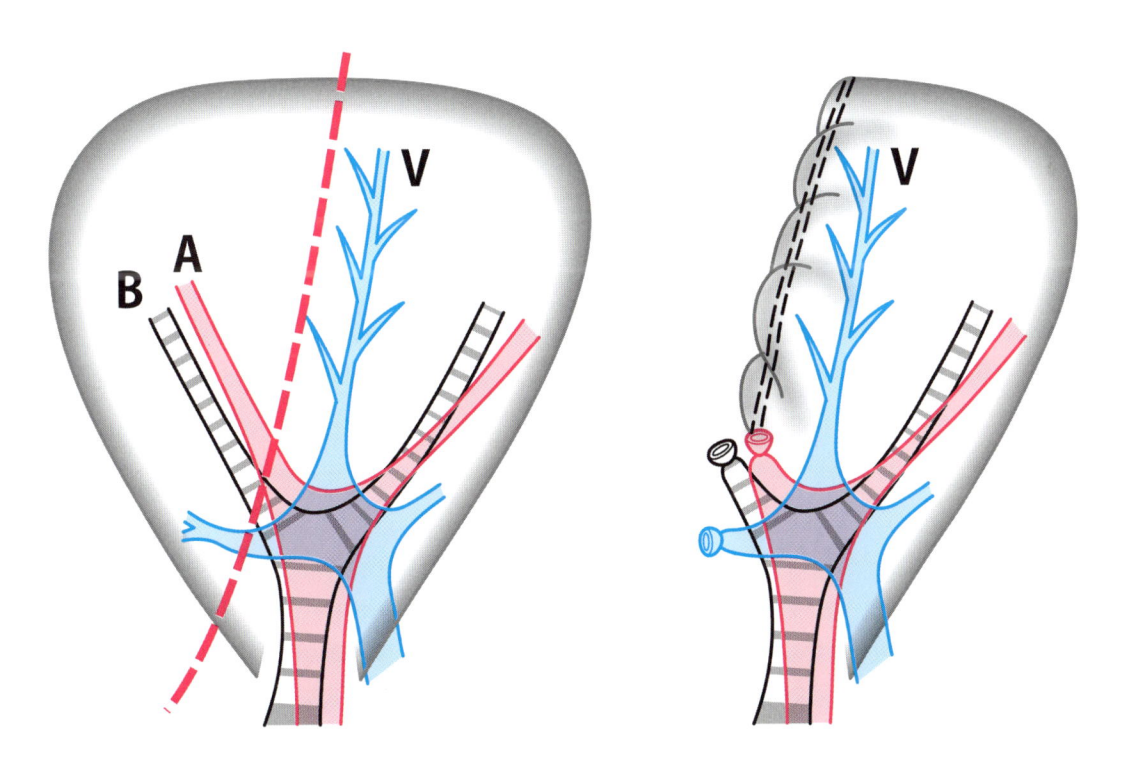

(c) 簡便型区域切除術変法

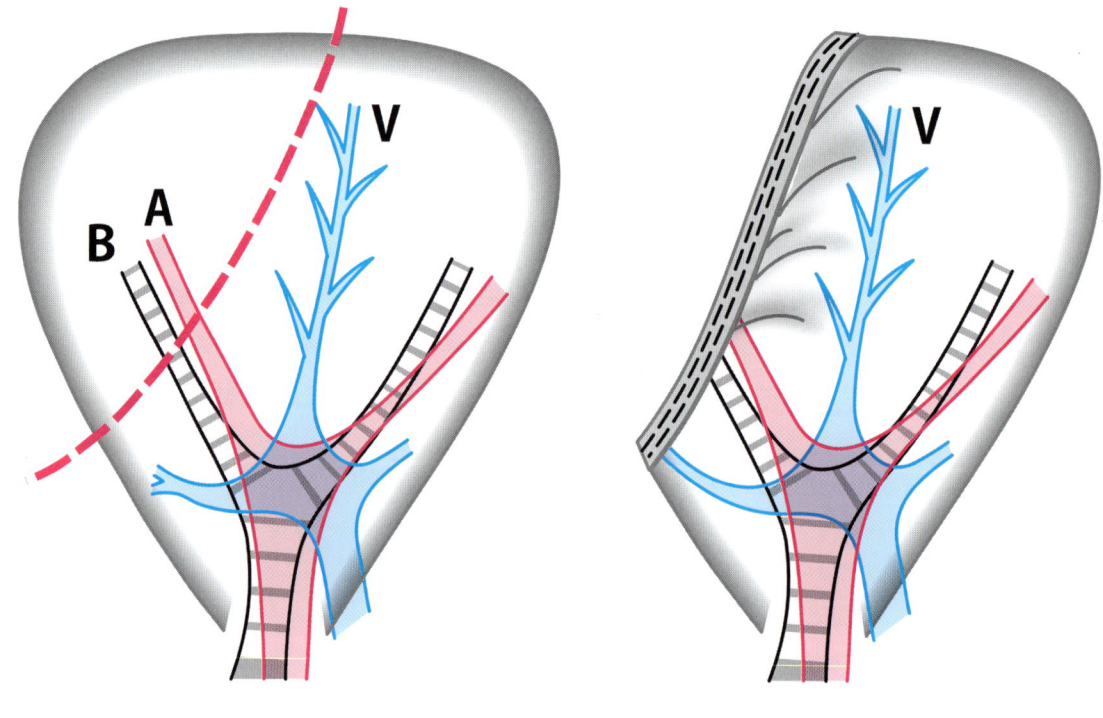

(d) 区域切除術もどき

にあるリンパ管が悪性腫瘍にとってのドレナージルートになることは考えておかなければならないであろう図4．また，古典的区域切除術は，なんといっても時間がかかり，おそらく肺葉切除術よりも1時間以上をよけいにみなければならない．そういった意味で，区域間静脈をわざわざ手間をかけて温存する意義は，肺癌根治術としてはあまり"有利な"取引ではないかもしれない．また，区域間静脈を温存するためには，肺実質を直接割りながら進まなければならない．通常電気メスで肺実質の離断を行うが，この方法では，特に高齢の重喫煙者（気腫性変化の進んだ肺実質）では，術後のエアリークがどうしてもコントロールしにくい．このような点から，私は"簡便型区域切除術"が肺癌に対する根治術としては最も望ましいのではないかと考え，国立がんセンター中央病院では，ほとんどの症例でこの方法を行っている．もちろん，区域間面をステープラーで処理する方法の欠点，すなわちステープリングによって区域離断面が押し潰されるために，残存肺実質の有効体積が減少するという点は一考に値する．こ

れから当分，いろいろな意見が出るであろう図5．

ただ，古典的区域切除術にこだわって，区域切除術に肺葉切除術よりもずっと長い時間を費やしていたのでは，何のための縮小切除術であるのかわからない．自己満足の誹りを免れなくなってしまうので，できる限りバランスよく考えたいものである．

C 区域切除術における肺実質の離断方法

肺葉切除術にない区域切除術特有のテクニックが区域間面の離断であろう．すなわち，区域切除術では，肺葉の中で肺実質を離断する必要がある．その方法のポイントは，①区域間面の同定と，②区域間肺実質の離断法の2つであろう．

①の区域境界面の同定については，区域間静脈の位置と当該区域のインフレーションによって総合的に勘案されるものであるが，もともと区域間の肺実質は連続していて，Cohn's poreによって

胸膜
気管支
肺動脈
区域間肺静脈

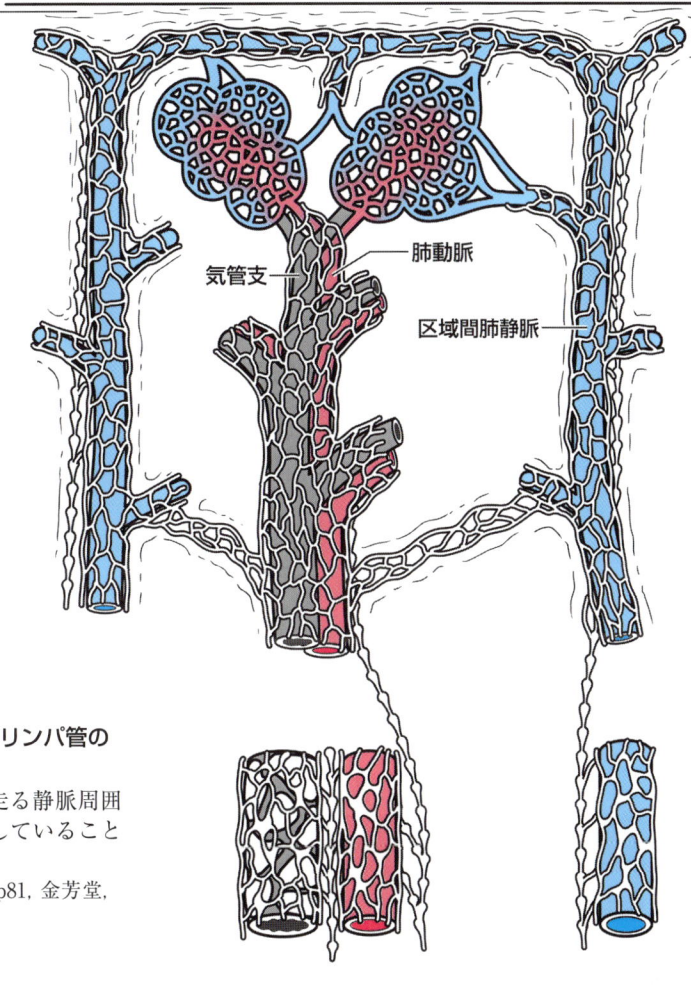

図4 区域間結合組織と静脈周囲のリンパ管の
　　　ネットワーク

白い脈管構造がリンパ管。区域間を走る静脈周囲
にもリンパ管のネットワークが発達していること
に注意！
(岡田慶夫. 肺癌―その成り立ちと臨床. p81, 金芳堂,
　1991, より引用改変)

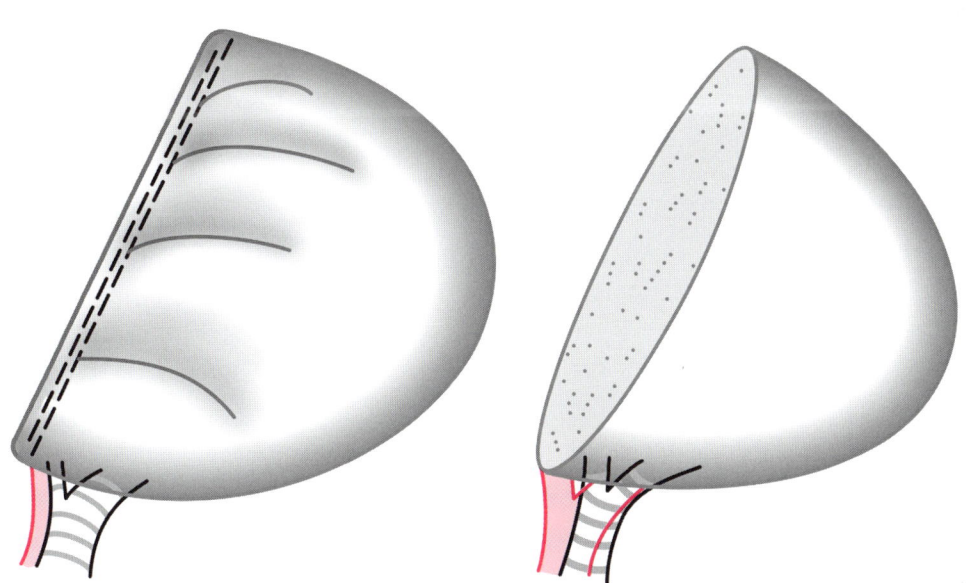

図5 ステープリングと電気メス離断の違い
　　　残存肺の拡張に対する影響は無視できない。

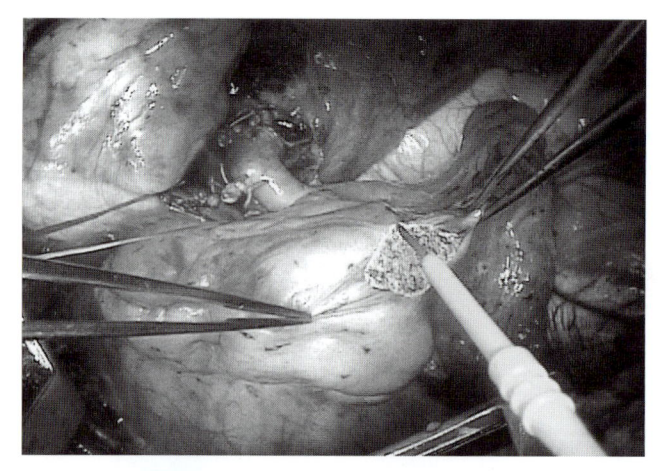

図6 電気メスによる肺実質の離断

区域間をまたがって肺胞腔は連続しているから（おそらくそのほうが生物学的には適応能力が高いだろう），必ずしも換気を工夫しても明確でないことも多い．換気の方法として，当該区域をクランプして残る区域に送気してインフレーションを促進し，その境界を求める方法と，岡田，坪田らのHFJを用いた逆の方法，すなわちあらかじめ当該区域を含めた葉全体に送気した後に，当該区域以外から脱気させて含気虚脱ラインを求める方法がある．前者は簡便であり，後者はHFJを含めた多少の手間が必要である．

②の離断法としては，大きく分けて，ステープラーの使用の有無ということになろう．

i) ステープラーを使用しない区域間肺実質の離断
　・フィンガーフラクチャー法
　・電気メスによる焼却
　・その他

ii) ステープラーによる区域間肺実質の離断

すでに述べたように，ステープリングした場合，断端の臓側胸膜が引きつれるので，残存肺の実質的な容積は引きつれた分減少する 図5 ．その一方，ある程度気腫性変化の強い肺であっても，術後のエアリークに悩まされる確率は減少するし，なんといっても早く済む．一方，ステープリングに頼らず区域間を離断すると，残存肺はほとんどそのままの形状が保持できる．おそらく，有効肺容積も最大限維持されるであろう．

フィンガーフラクチャー法では，機械的に肺実質を割いていくため，当初少なからぬ出血とエアリークがみられるので，温生食（温度はなるべく高いほうがよい）を浸したタオルを離断面に押し当てる．健康な肺実質では，この操作で驚くほど出血とエアリークが止むので，残った出血点，エアリーク点だけを重点的に結紮すればよい．

電気メスの場合は，比較的高い凝固モードで軽い焦げができるくらいでゆっくりと肺実質を離断する 図6 ．区域間を走行する静脈に沿って肺実質を割ってゆくので，この静脈から切除する区域に流入する静脈の枝は，いちいち処理していかなければならない．電気メスの操作を誤って区域間静脈を損傷してしまうと，今までの苦労は報われない．

D 区域切除術の適応の考え方

本書は手術書であるから，手術の適応についてくどくどと解説する気はないのだが，肺癌根治術として区域切除術については，触れざるを得ない．

まず大前提として，区域切除術は，まだ肺癌の標準手術としての地位を確保していない．したがって，腫瘍径の大きな肺癌（直径2cmを超えるもの）については，特に患者が若くて，予備能力が十分ある場合には，極めて慎重な適応が望まれるという点である．これらの患者は，現在の標準手術である肺葉切除術に十分耐術能があり，再発の

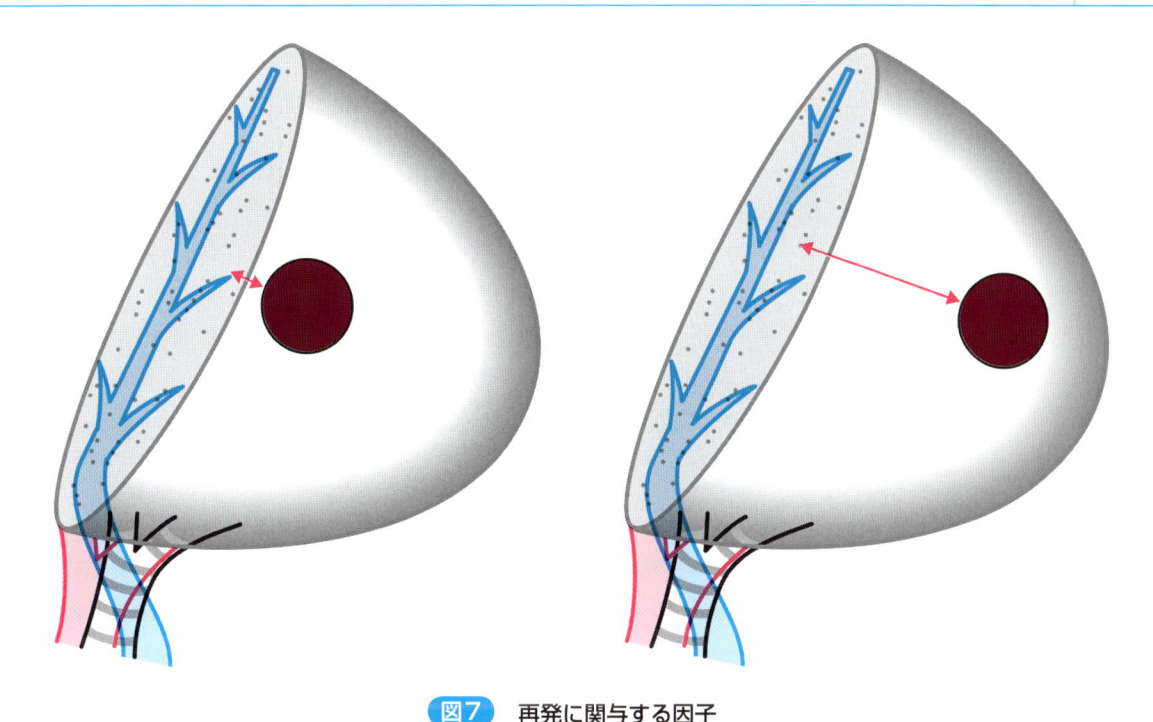

図7 再発に関与する因子
区域切除術後の再発を左右するのは，結局区域離断面から腫瘍までの距離である。

リスクをわざわざ増大させてまで肺実質を温存する意味が乏しいからである。こういった good risk の患者で，腫瘍径が大きなもの（学会では3cmを超えるものにまで区域切除術を行っているという報告もみられる）に区域切除術を行い，再発が起きた場合は深刻な事態と考えるべきであろう。もちろんこれが標準手術ではなく，局所再発の可能性が高いことを患者が十分理解したうえでこれを希望すれば別であるが，そのようなオファーをすること自体の意味合いが問われることになろう。

一方，比較的早期の肺癌（CT上GGOを呈する病理学的な早期癌や微小浸潤癌など）に対する縮小切除術は国立がんセンター中央病院においても行われてきた。その理由として，これらの比較的早期の肺癌は，肺葉切除術を標準とすべきと結論したLCSGの無作為化試験の対象外であり，したがって，この臨床試験の結果に束縛されないと考えているからである。そして，これらの比較的早期の肺癌に対する標準術式はいまだ定義されていないと認識されるから，区域切除術を行うことは現状でも許容されるということである。

E 肺癌における根治術としての区域切除術—"テクニックマニア"に陥らないしっかりした考え方をもとう

区域切除術の総論を締めるにあたって，もう一度大事な考え方を総括しておこう。

① 区域切除術は，まだ肺癌の標準手術としての地位を確保していない。したがって，腫瘍径の大きな肺癌（直径2cmを超えるもの）については，特に患者が若くて，予備能力が十分ある場合には，極めて慎重な適応が望まれるという点である。これらの患者は，現在の標準手術である肺葉切除術に十分耐術能があり，再発のリスクをわざわざ増大させてまで肺実質を温存する意味が乏しいからである。

② 現在，比較的早期と考えられる肺癌に区域切除術が許容されるのは，これらがLCSGの無作為化試験の対象外であり，したがって，この臨床試験の結果に束縛されないと考えているからである。そしてこれらの比較的早期の肺癌に対する標準術式は，いま

だ良質の臨床試験によってプロスペクティブに検討されて結論が出ているわけではないから，区域切除術を行うことは現状でも許容されるということである。

③ 区域切除術後に，区域間の切離面上に肺癌がひとたび再発した場合は，再手術は極めて困難である。残存葉のみを切除すること（completion lobectomy）は，まず半分の症例に行えればよいほうで，場合によっては，残肺全摘術 completion pneumonectomy となることを覚悟しなければならず，これは患者にとって大きな不利益となる。

④ 肺癌に対する区域切除術で，最も再発と直結する問題は，区域間離断面から腫瘍までの距離である 図7 。私は肺癌に関する区域切除術については，"区域静脈を追い，ここで区域間面を設定する"いわゆる古典的区域切除術にこだわらないことを強く勧める。この方法は，確かに何やらきれいな手術を行ったような達成感があるのであるが，この方法にこだわると，腫瘍離断面距離に対する注意がおろそかになる。優先順位は，安全な外科マージンが第一である。区域間静脈を残すことにこだわると，これを切って隣接区域に切り込むことを躊躇するようになり，結果として外科マージンは不十分となる。区域間の切離面は，腫瘍からの距離によって臨機応変に変更されるべきであるのに対して，区域間静脈にこだわってしまうと，その場所で離断面が規定されてしまうということである。繰り返しているが，区域間の離断面は，腫瘍からの距離によって決定されるのであって，区域間静脈の位置や含気虚脱ラインで決定されるのではない。加えて，区域のちょうど真ん中の都合のよい場所に腫瘍があってくれるとは限らず，むしろ実際にはどちらかに中心がずれていることのほうが多い（したがって，どちらかの区域間に近い）はずである。「区域間静脈を残して区域間面をきれいに切断できなければ，きちんとした区域切除術とは呼べない」といった主張をする先生もいらっしゃるようだが（区域切除教），それこそとんでもない本末転倒の議論ということができるだろう。何のために区域静脈を残すのか，肺癌の根治術における意味をもう一度原点に立ち戻って考えるべきであろう。

⑤ 区域間静脈の周囲には，切除される区域からのリンパ流を受けるリンパ管のネットワークが存在すること，すなわち癌の転移ルートとなり得ることを考慮する必要があろう。

1. S6区域切除術

A 解剖学的な考察

　左右のS6区域切除術は，最も行われることの多い区域切除術であり，この手技には習熟する必要がある．左右でそれほど大きな手順の違いはないが，ここでは右側の手順を紹介する．

B 手術手順

　最も一般的には，上下葉間から肺動脈に到達して，A6を結紮切離し，そのすぐ下にあるB6を切離し，さらに尾側に向かって操作を進め，肺静脈と区域間の切断に至る手順であろう．

　上下葉間で中間肺動脈幹に到達する手技は，右肺上葉切除術で十分説明しており，S6区域切除術でも同様である．分葉がよければ，臓側胸膜を割って中間肺動脈幹に直接アクセスするし，分葉が悪ければ下葉を中間気管支幹後面から起こして，中間肺動脈幹の側面をみてから，匍匐前進法で少しずつ中間肺動脈幹を露出していけばよい（130頁参照）．

　中間肺動脈幹の解剖を改めてよく観察する．S6区域切除術ではA6のみを結紮切離（図1）すればよいのではあるが，上行A2動脈やA4，A5などとの関係をよくみておいたほうがよい．稀に，A6が2本あったり，上行A2動脈と共通幹であったりすることがあるから，これらには注意を払う．A6は通常二重結紮した後，結紮切離する．A6が切離されると，そのすぐ下にB6が確認できる．中間肺動脈幹と中間気管支幹の疎な結合組織を払ってやれば，B6の根部を十分露出させることができるはずであり，これを6号絹糸でテーピ

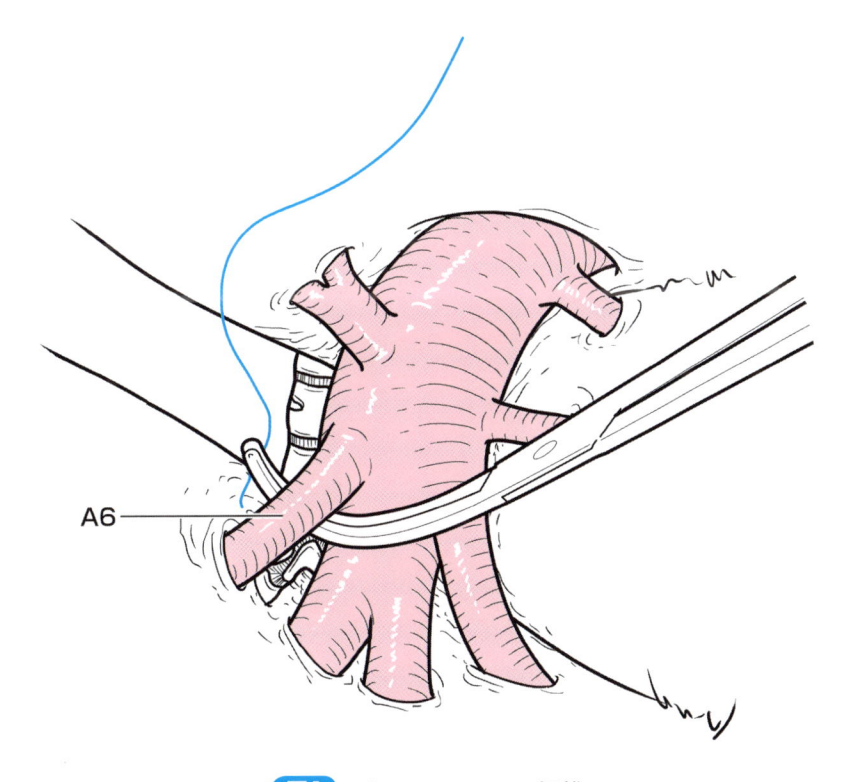

図1 葉間からのA6の切離

図2 B6気管支の切離と閉鎖

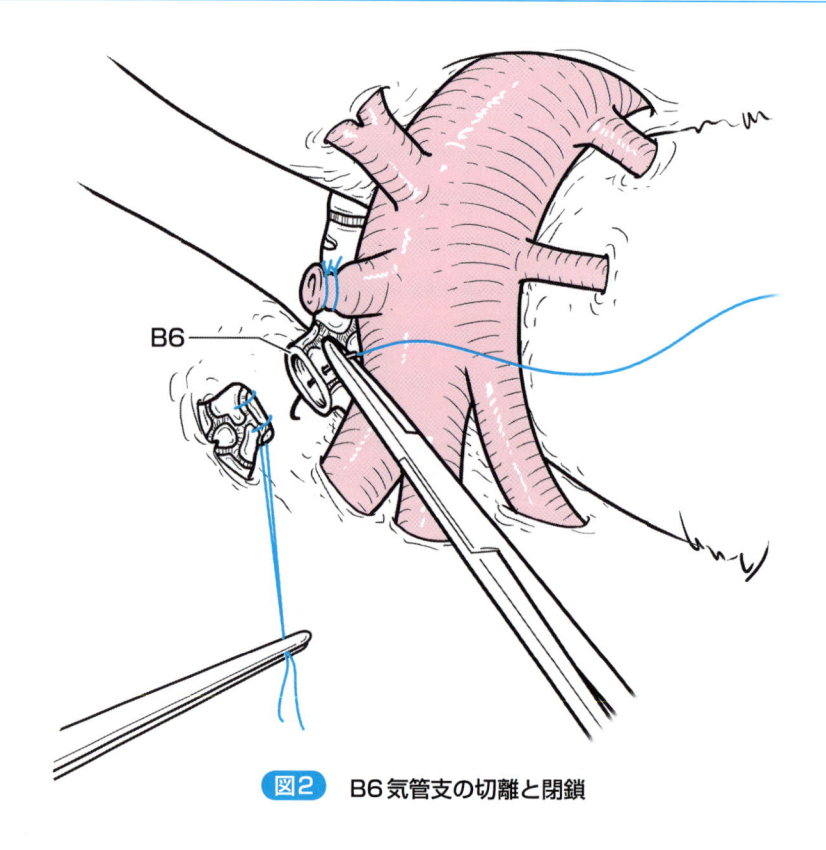

ングする。

　B6の切離は，どのような方法を用いても問題がない。比較的スペースがあればステープリングでもよいし，スペースが狭いようであれば，ナイフで切離した後，3-0ないしは4-0 Proleneで縫合閉鎖すればよい（図2）。縫合閉鎖の方法も，径が小さければ貫通結紮で十分だし，大きければ2〜3針の単純縫合をすればよい。区域気管支レベルの気管支瘻は，私の長い経験でもまだ遭遇したことがない。この後，末梢側はそれこそどうでもよいが，S6区域の肺門側を牽引するという意味で，3-0 Proleneで末梢側気管支断端をZ縫合で閉鎖し，この糸を把持用に利用する。

　気管支を切離したら，ここで換気を行い，底区とS6の大まかな区域境界を把握する。境界線（面）表面の臓側胸膜に電気メスでマーキングをしておくとよい（図3）。ただ，区域間面は容易にわかる症例とそうでないものがあって，その境界線を特定することはときとして困難である。岡田，坪田らによる含気虚脱ラインの同定方法は，この逆のやり方である。下葉全体を虚脱させた状態にしておき，切離した（あるいはクランプしたB6の末梢側）気管支断端からジェット換気で空気を送り込み，S6の範囲のみを膨張させるものである（図4）。大変よいアイデアであるが，ジェット換気が必要なため多少面倒な点が難点である。また，区域間を電気メスなどで直接横断しようという場合を除くと（すなわちステープラーで区域間を分断する簡易型区域切除術では）それほど厳密な区域間面の同定が必要ではないので，ケースバイケースで使うべきテクニックといえるだろう。S6は円錐形をしているために，底区側においては多くの区域と接していて，S6と底区の区域間面は予想以上に大きい。

　次に，下葉S6の肺実質を縦隔胸膜から起こして，中間気管支幹，下葉支から起こす操作が必要である。また，この操作によって下肺静脈上縁に到達することができ，これに引き続いて，下肺静脈全体を露出する。実際には，V6のみをみつければよいのであるが，底区静脈とV6との分岐を

1.S6区域切除術 | 219

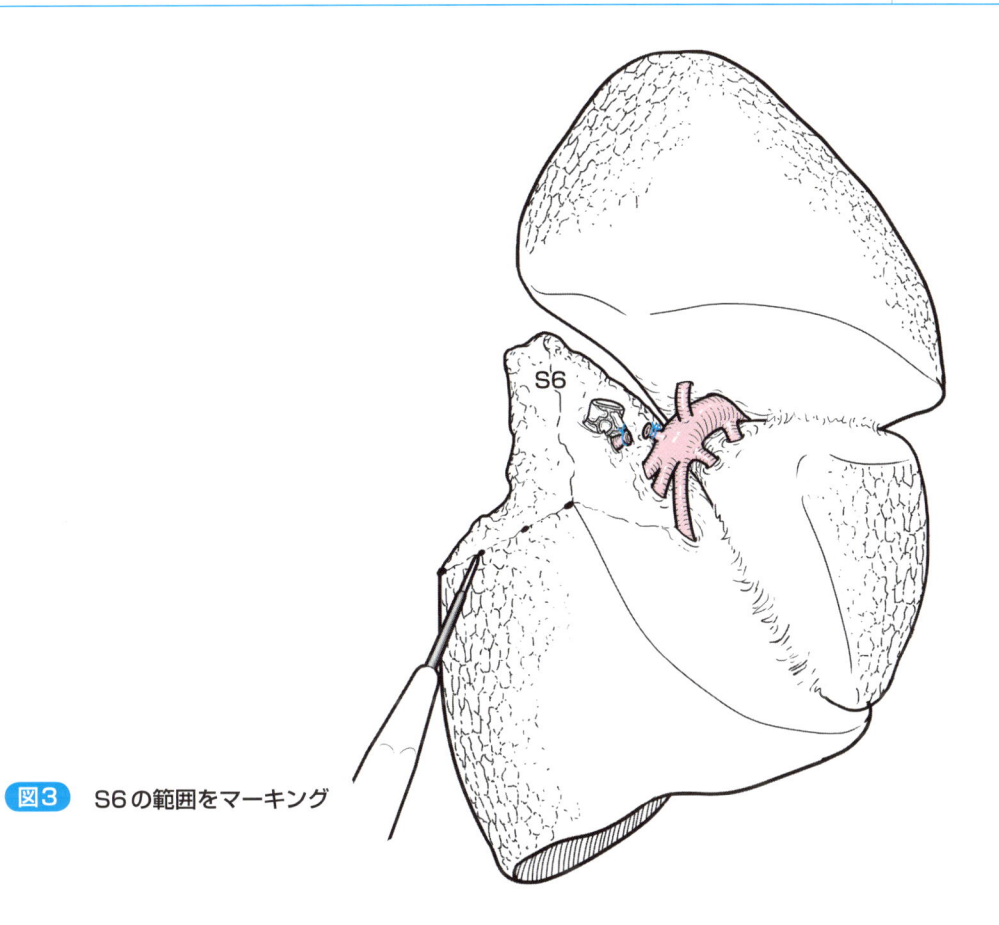

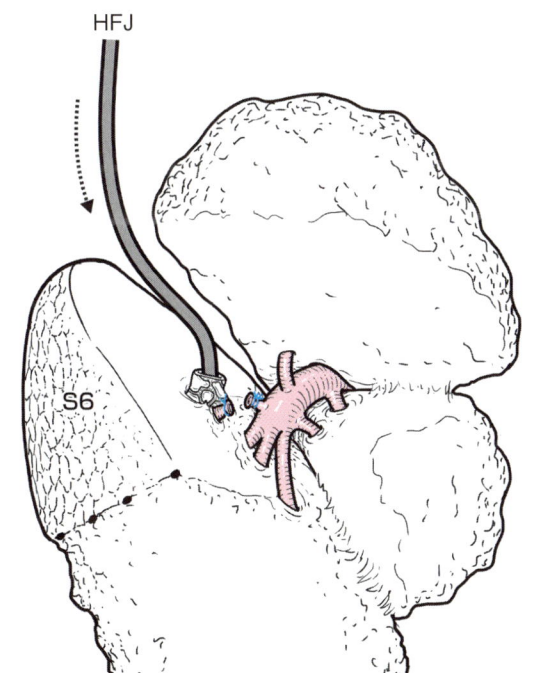

図3　S6の範囲をマーキング

HFJ

図4　HFJによるS6のinflation（含気虚脱ラインの同定）

図5 V6の同定

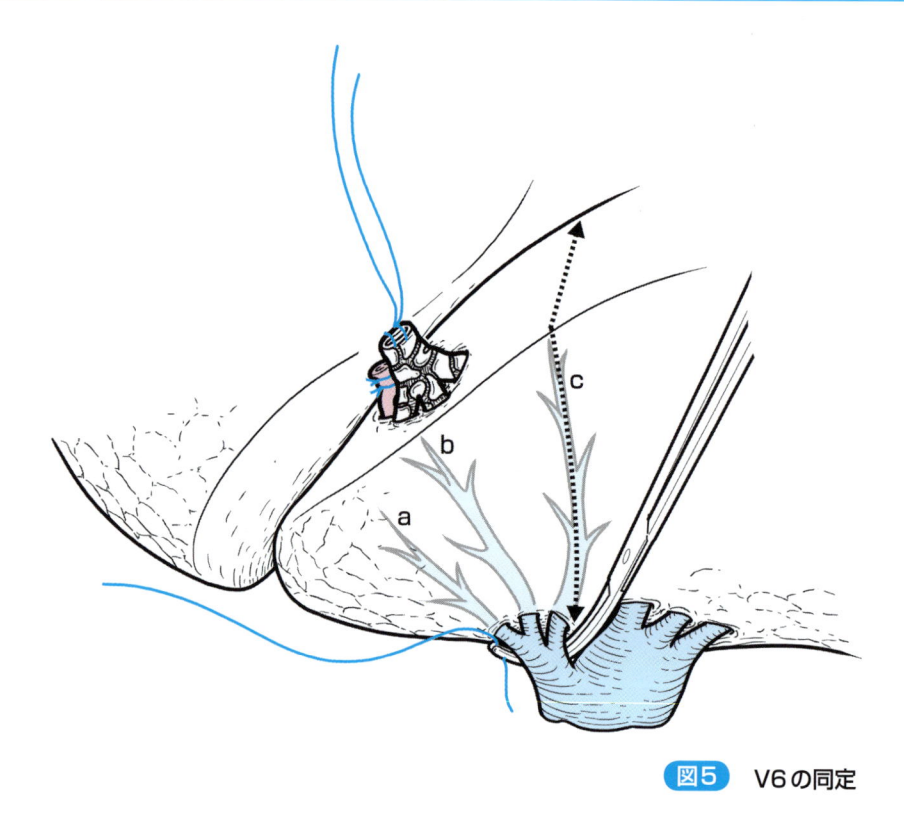

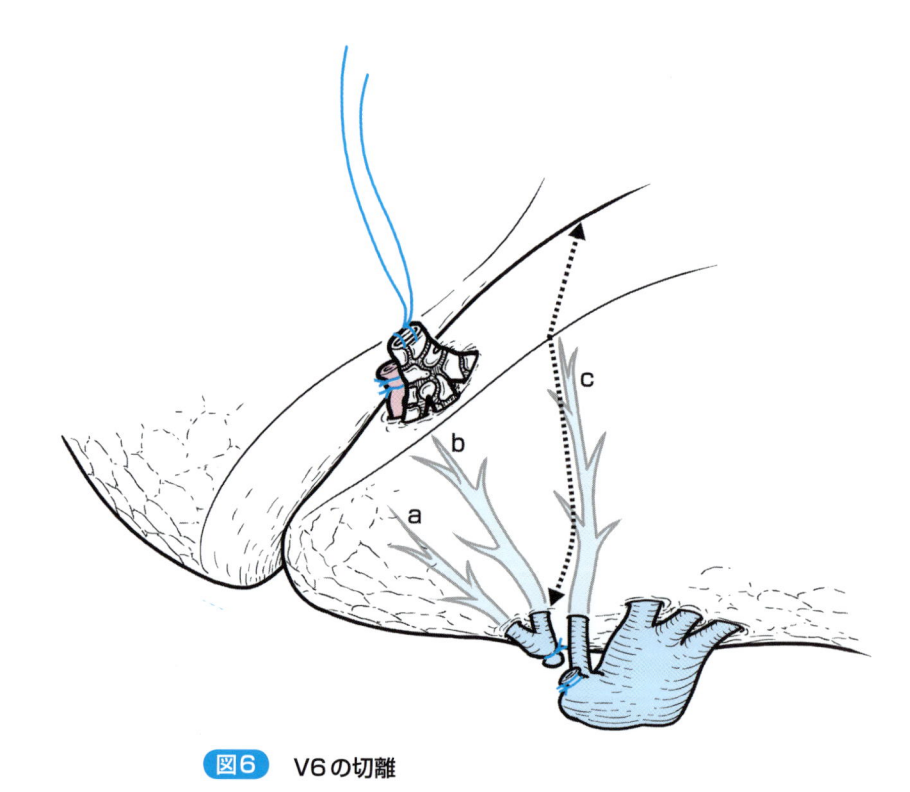

図6 V6の切離

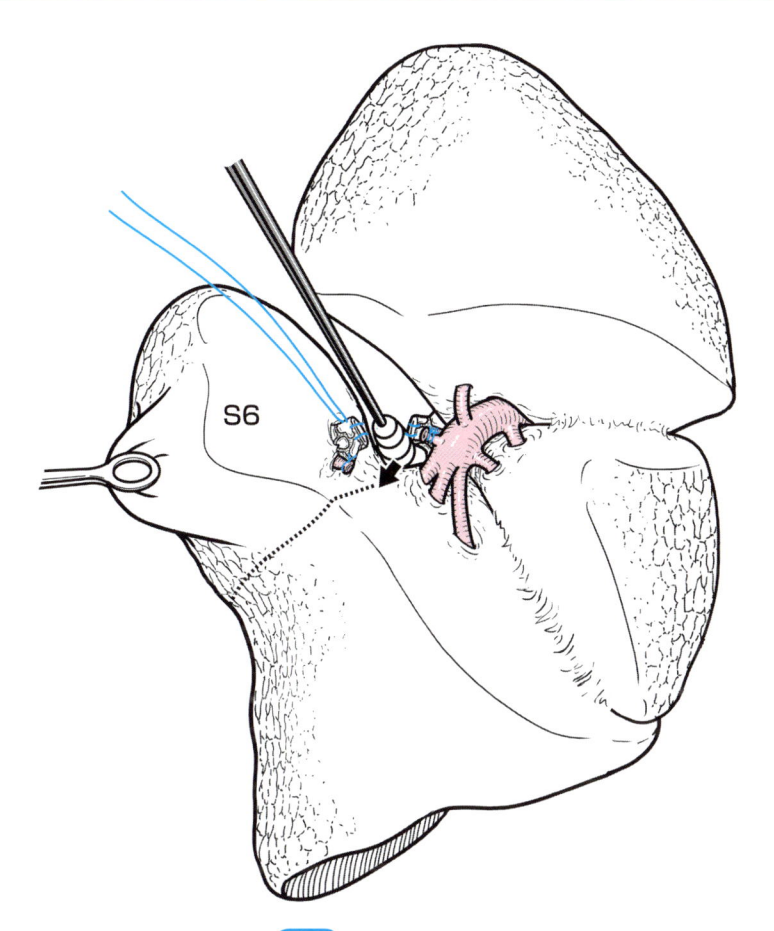

図7 S6肺実質を底幹肺動脈より浮かせる

正確に把握するためには下肺静脈全体像の確認は行ったほうがよい．V6は，簡易型の区域切除術では一括して切離する**図5**．区域間静脈の温存を行う場合は，V6a, bのみの切離**図6**となり，V6cの温存を図るわけである．V6は通常それほど大きな枝ではないから，どのような処理方法を用いてもよい．

最後に，もう一度，底区の換気を行い，区域境界を把握する．この時，S6の肺実質を，改めて底幹肺動脈から"浮かせる"あるいは"起こして"おく操作が必要である**図7**．こうしないと，ステープラーを望み通りの区域間面にアプライすることが難しくなる．ちょっとした操作だが，とても重要である．また，ステープラーで区域間を作成する場合には，先に切離したB6, A6, V6の末梢側断端がすべてステープラーの同側切離側に入るよう，常に切断中は気に留める必要がある．

特にV6の断端は，アリス鉗子などで把持して常にわかるようにしておきたい．電気メスでのマーキングを頼りに，まず後方側から6cmカートリッジで切断を開始する**図8, 9**．次のカートリッジ（第2発目）は前方から入れ，中間肺動脈幹の上にアンビルを乗せてこれを損傷しないよう切断を進める（S7, S8との境界になる）．第3発目のファイアは，第1，第2発目との仕上がり具合によって変わってくるが，これらと直行する方向，すなわち下葉の外側から縦隔に向かう方向にかける**図10**．第4発目以降の必要性はケースバイケースであって，まず3発以内で切除が完了できるはずである．

切除標本を改めてつぶさに検分し，肺門構造がすべて切除範囲内にあること，そして何といっても，腫瘍から肺実質の切除断端までの距離が十分であることを確認する．

図8 後方からステープラーを入れて（第1ファイア）肺実質を切断する

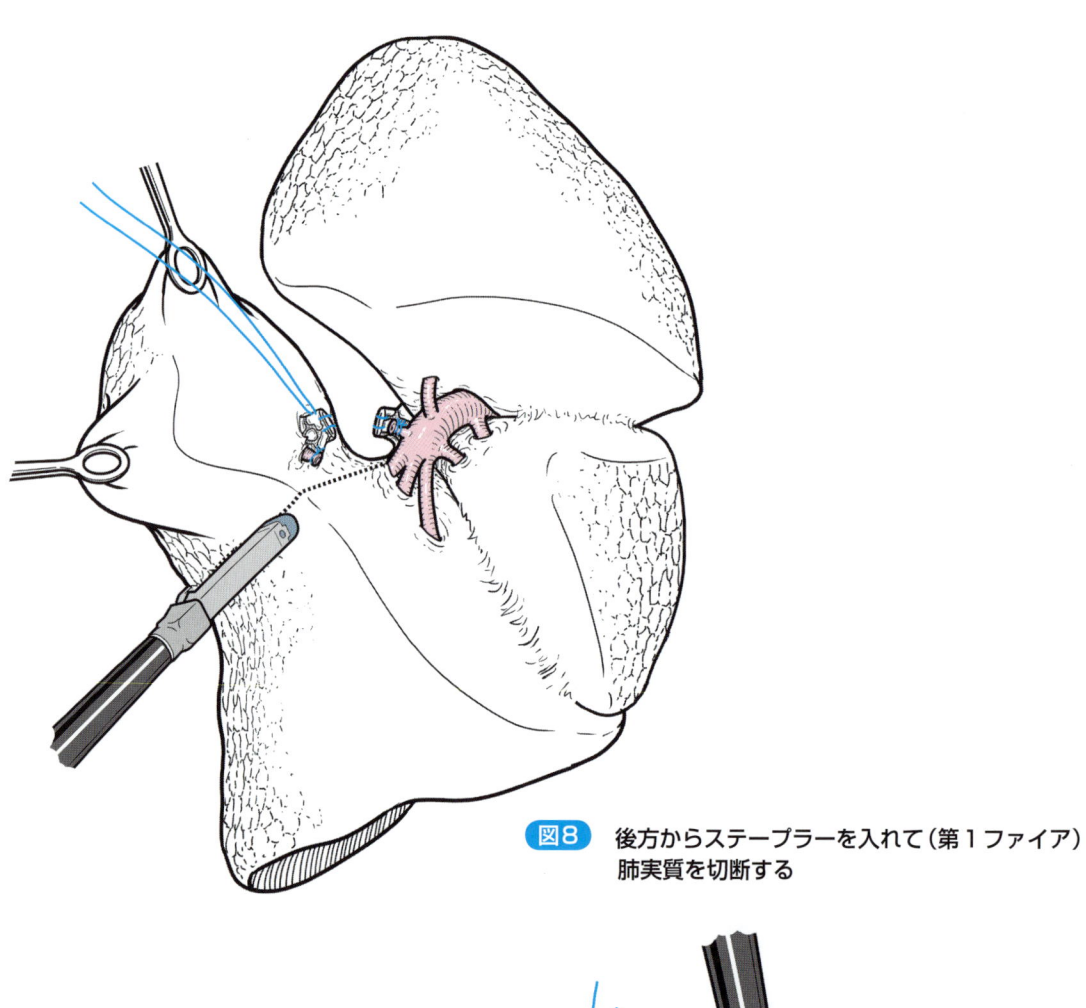

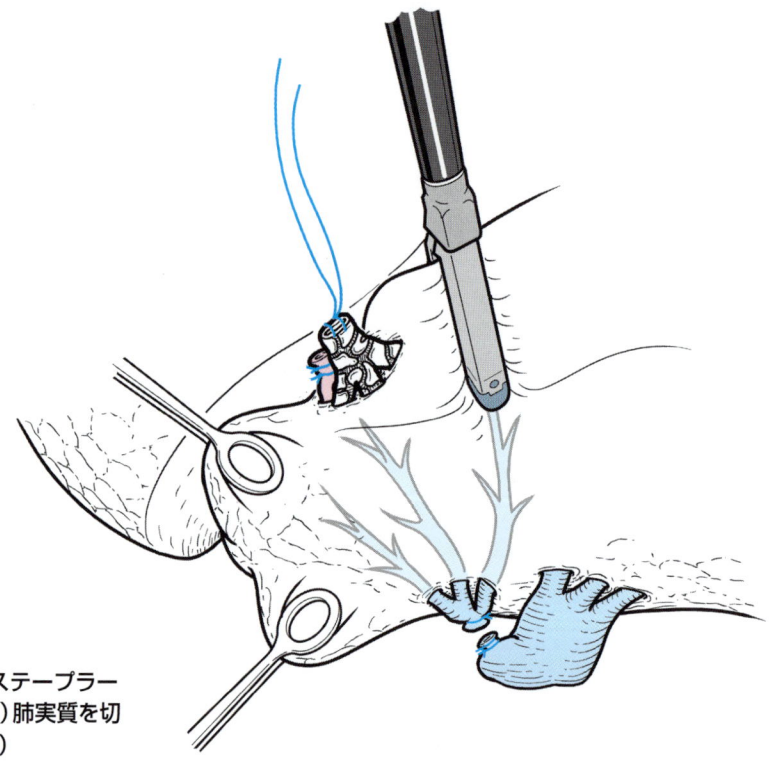

図9 V6cに沿って後方からステープラーを入れて（第1ファイア）肺実質を切断する（後方からの視野）

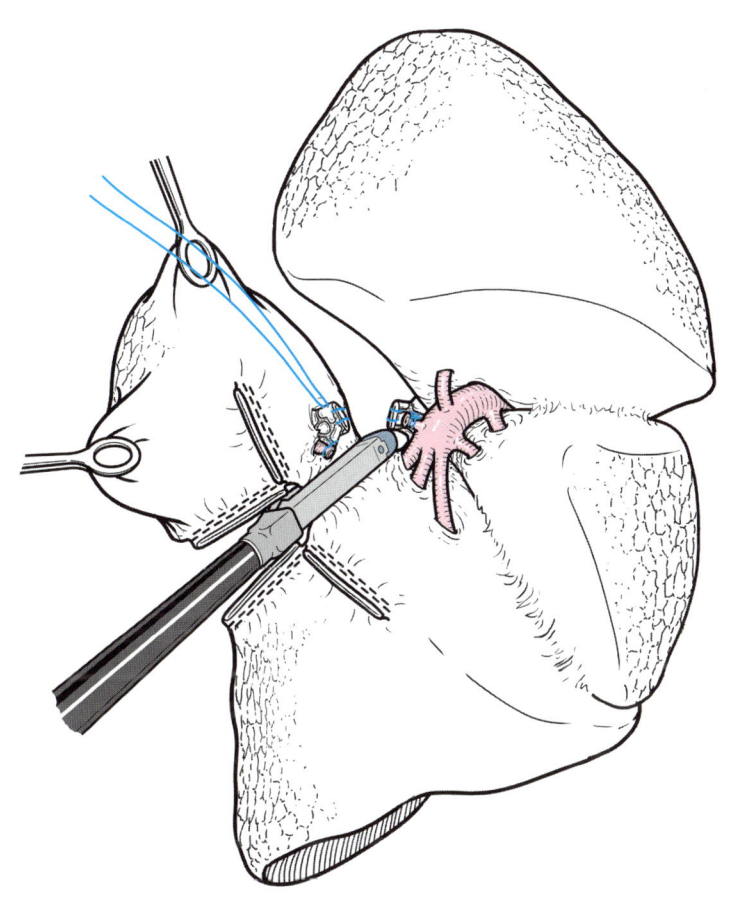

図10 第3ファイア
第1, 第2ファイアに直行する方向からステープリングする。

2. 左上区域切除術（簡便型区域切除術）

A 解剖学的な考察

　左上葉の，上区域切除術と舌区域切除術は，ちょうど裏返しの関係にある術式である。区域切除術としては，最も施行される機会が多いし，右側では上葉切除術に相当する。

B 手術手順

1 葉間の分離と肺動脈上区枝の処理

　上区域切除の手順はいろいろ取り得るが，われわれの好む後側方小開胸では，葉間から取りかかるのが視野からいって最も取っつきやすい。この点，左上葉切除術と変わらない。葉間の臓側胸膜を切開して肺動脈壁に到達するのが一般的であるが，左上葉切除術ですでに述べたように，分葉が悪ければ，肺門後方から匍匐前進法で後方より順次葉間を分ける。この視野で，上区へ流入する肺動脈枝A1＋2cなどを結紮切離できるはずである。葉間から舌区に流入する肺動脈枝はよく確認して温存する。

　上葉気管支の後方（背側）を回る左肺動脈幹の血管鞘剥離を上記の操作に引き続いて中枢側へ継続する。この過程で，A1＋2a, b, A3を露出し，切離することが目標である。この部分の操作は，左肺上葉切除術と変わりがないから，その項（154頁）を参照されたい。注意点として，縦隔型のA4＋5の存在であり，その多くはA3と共通幹をなす 図1 。慌ててこれを切離してしまうと舌区域は温存できない。通常A3は比較的太いので，ステープラーが利用できればそのほうが安全だろう。

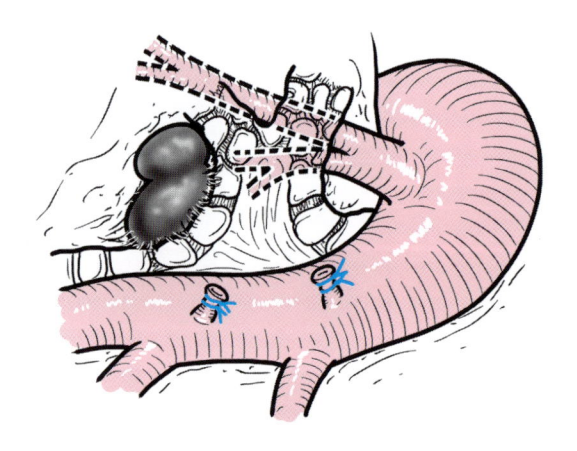

2 上区域気管支の切離

　ここで，肺動脈の裏にある気管支の処理に移る。葉間の肺動脈を退けると，上葉気管支全体を確認することができる。ここにある#11リンパ節を摘出し，気管支動脈の切離を行い，気管支の末梢に向かって剥離を行う 図2 。ここでの目標は，上区支と舌区支の分岐部を明らかにすることにある。そして，上区支を後方からテーピングする 図3 。この時点で，上区支をクランプして換気を行い，上舌区域間線（面）をみておくとよい。大まかに，電気メスで胸膜表面にマーキングしておく 図4 。そして，上区支をステープラー（青カートリッジ）で切離する。末梢側には，牽引のための支持糸をかけておくとよい 図5 。

3 上区域肺静脈の切離

　手順1の段階で行った縦隔胸膜の切開線を肺門前方において，下葉との境界付近まで延長して伸ばす。この時点で，横隔神経をベッセルループでテーピングして，前方に牽引する。上肺静脈に乗っている脂肪組織とリンパ節を上葉に付けるように剥き上げ，上肺静脈を露出させ，上区静脈を確認してテーピングする。

　通常，上区のS3と舌区の境界を形成するのはV3a, bなどの肺静脈である。古典的区域切除術は，これらの静脈が乗る面をもって区域間面としてV3を温存しながら区域間を割るわけであるが，簡便型では，V3を含む上区静脈はすべてを切離する。舌区静脈枝が温存されることを確認して，ステープリング（白カートリッジ）して上区静脈を切離する 図6 。

図1　A3とA4＋5の共通幹（縦隔型）
　　　上葉支の前方を降りている。

2. 左上区域切除術（簡便型区域切除術） 225

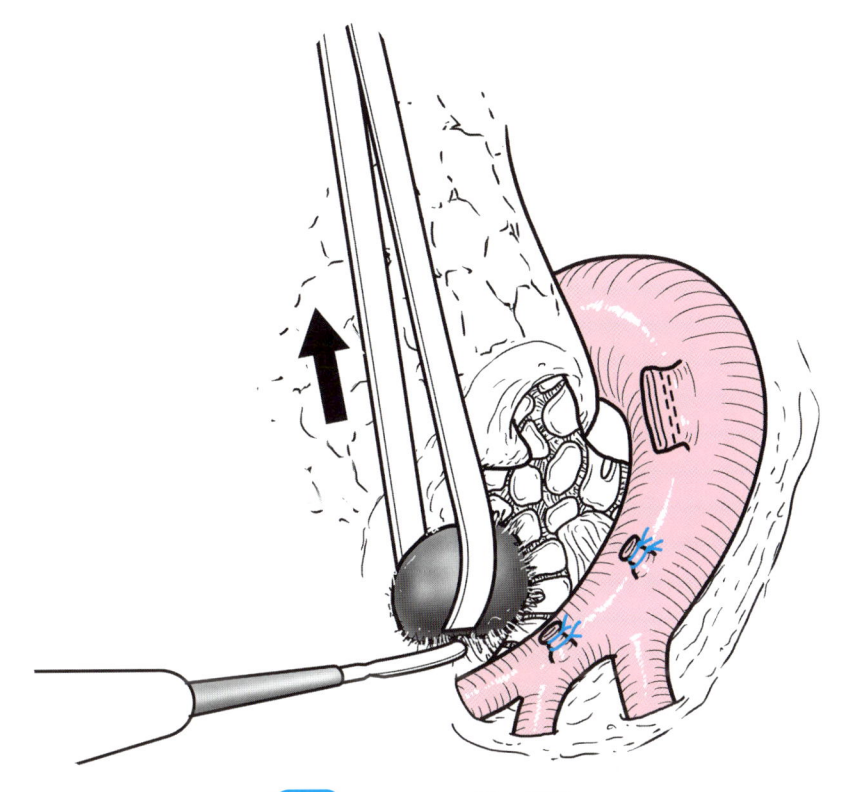

図2 #11リンパ節の郭清

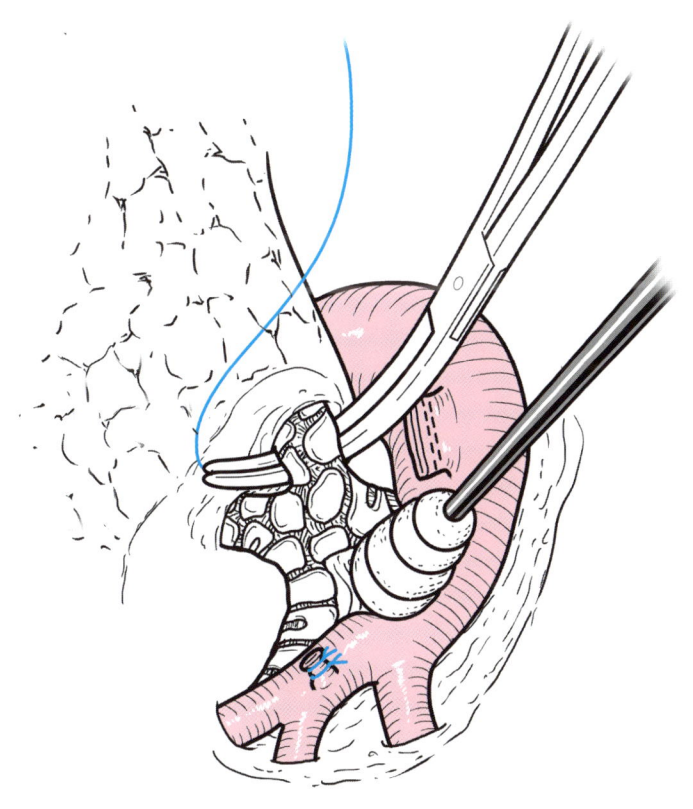

図3 上区域気管支のテーピング

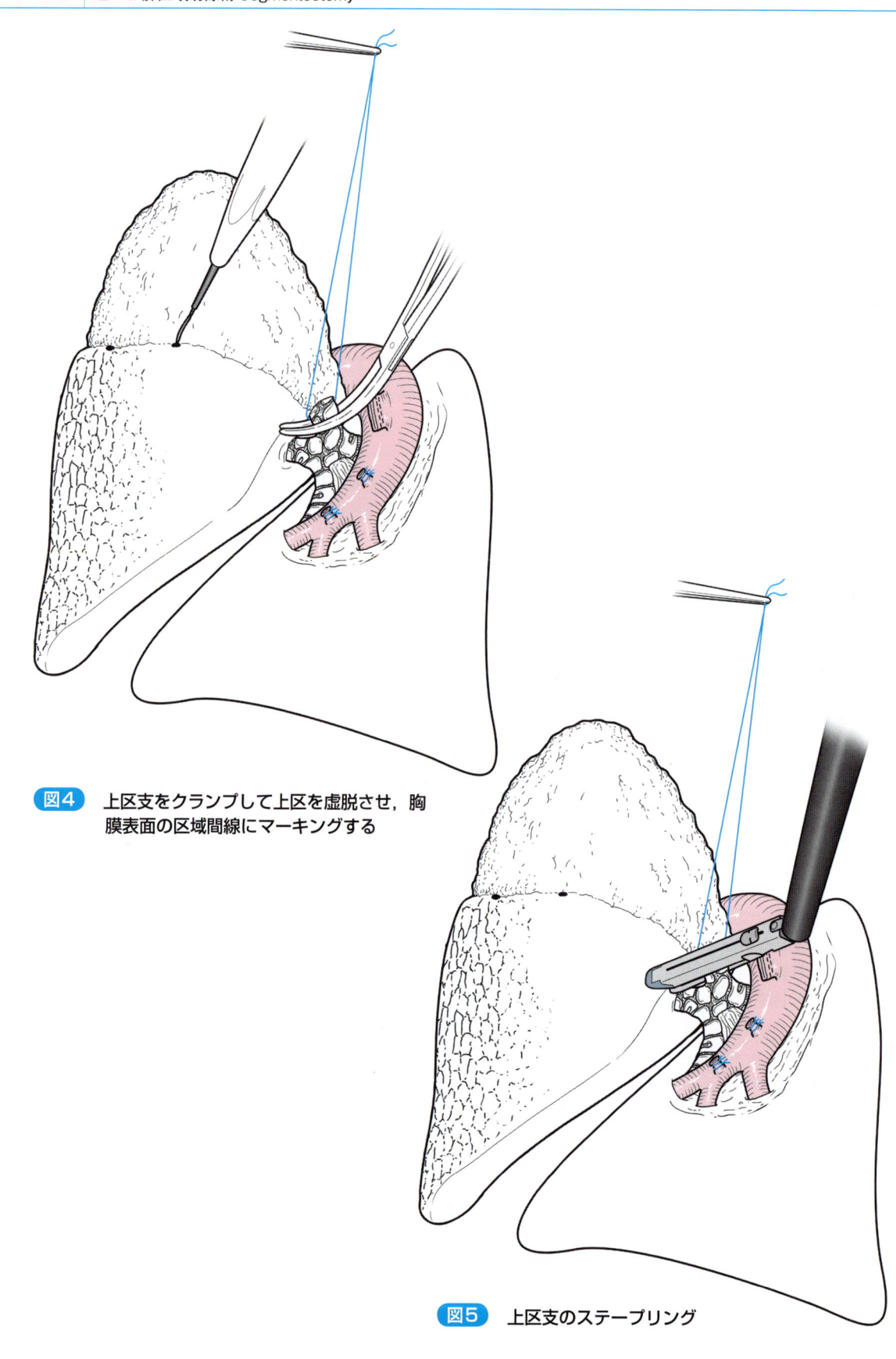

図4 上区支をクランプして上区を虚脱させ，胸膜表面の区域間線にマーキングする

図5 上区支のステープリング

図6 左上区静脈のテーピングとステープリング

4 上舌区域間の切断

　最後に，再度換気を行って，上舌区域間線（面）を確認して目安をつける．まず，やりやすい後方からステープラーを挿入し（青ないし緑カートリッジ），S4との境界を切離する．どの区域切除術においても同様であるが，気管支断端，肺静脈断端が，切離線の内側にあるよう常に注意を払う．第2発目は通常は前方から，S3とS5の境界を切離する（図7）．これ以降のファイアは，状況によって外側から入れるか，後方からの切離線を延長するかケースバイケースで判断する．ステープルライン間にギャップがある場合は，2-0 Proleneによって Z縫合を追加して切離線を補強する．残った舌区に十分換気が保たれていることを確認することが重要である．

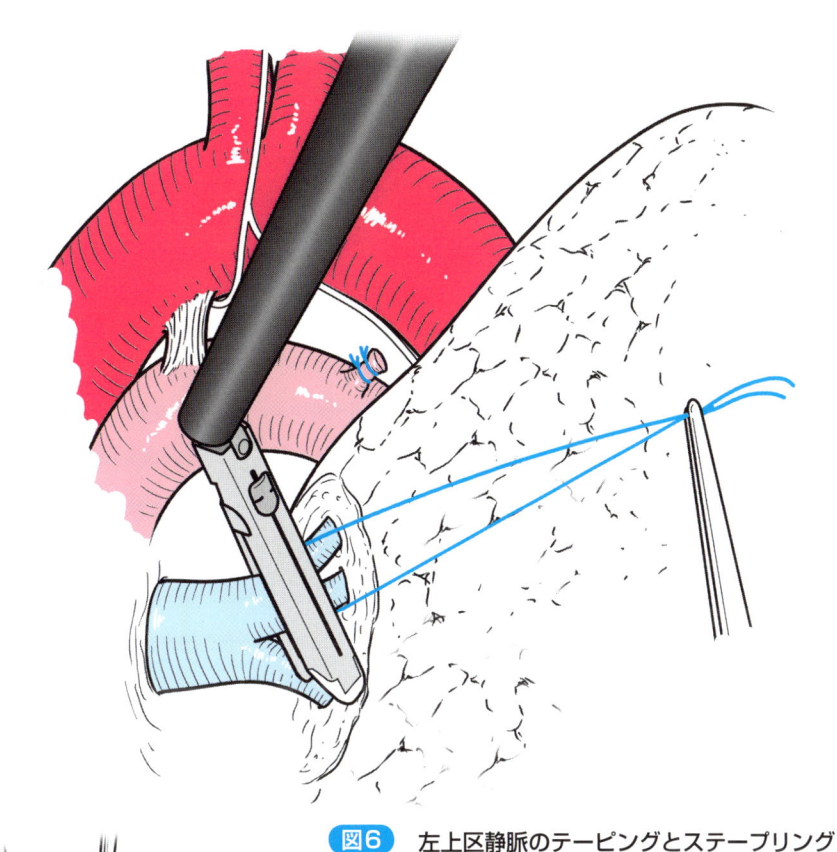

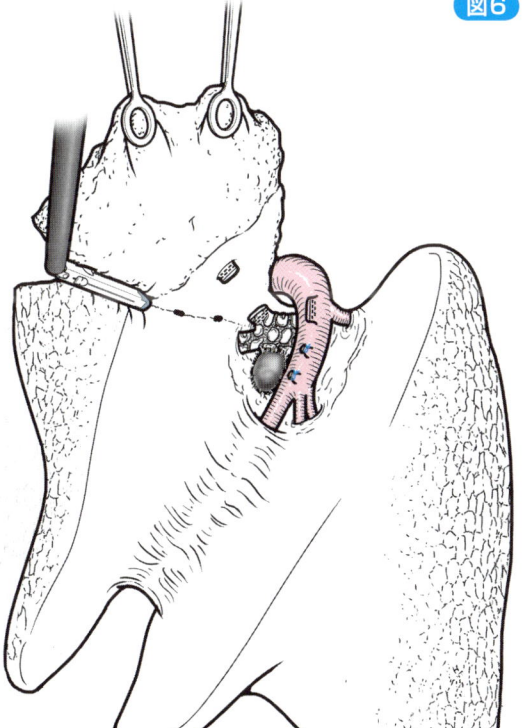

図7 上舌区域間肺実質の切断（ステープリング）
前方からステープルを入れているところ．

3. 左舌区域切除術（簡便型区域切除術）

A 解剖学的な考察

　左舌区域切除術は，右側では中葉切除術に相当する。すでに解説した上区域切除術の裏返しの術式であって，上区域切除術で切断したものを温存し，温存したものを切断すればよいだけである。当然，区域間面も基本的に同じものである。手順は，着手点は同一であるが，上区切除術が肺門を反時計回りに進むのに対して，舌区域切除術では，時計回りに進んで肺門前方に至る点が異なる。

B 手術手順

1 葉間の分離と肺動脈上区枝の処理

　最初の着手点と操作は基本的に上区域切除術と変わらない。しかし，進行方向は逆であり，葉間で到達した肺動脈の末梢方向に向かって剝離を進める。分葉が悪い場合の舌区域切除術は少しアプローチに工夫がいるので，これについては後で解説する（分葉が悪い場合の対応は，上区切除術の場合は，すでに述べたように後方からA6の上を匍匐前進法で分けていけるけれども，舌区域切除術ではこれを行っていては舌区肺動脈枝までの脈距離がありすぎるのでどうもうまくないのである）。ここは，A8に沿って肺動脈を葉間で末梢に追い，A4＋5，あるいはA4，A5を求めて結紮切離する 図1 。上区切除術の逆なのでA1＋2cより中枢側は注意して温存する。

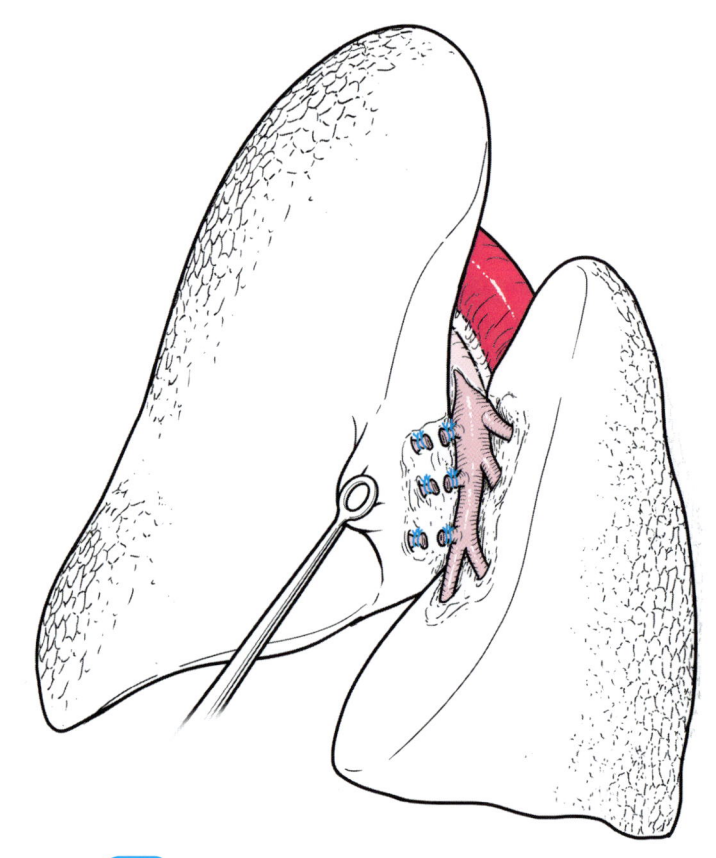

図1　葉間からA4，A5などの枝を結紮処理する

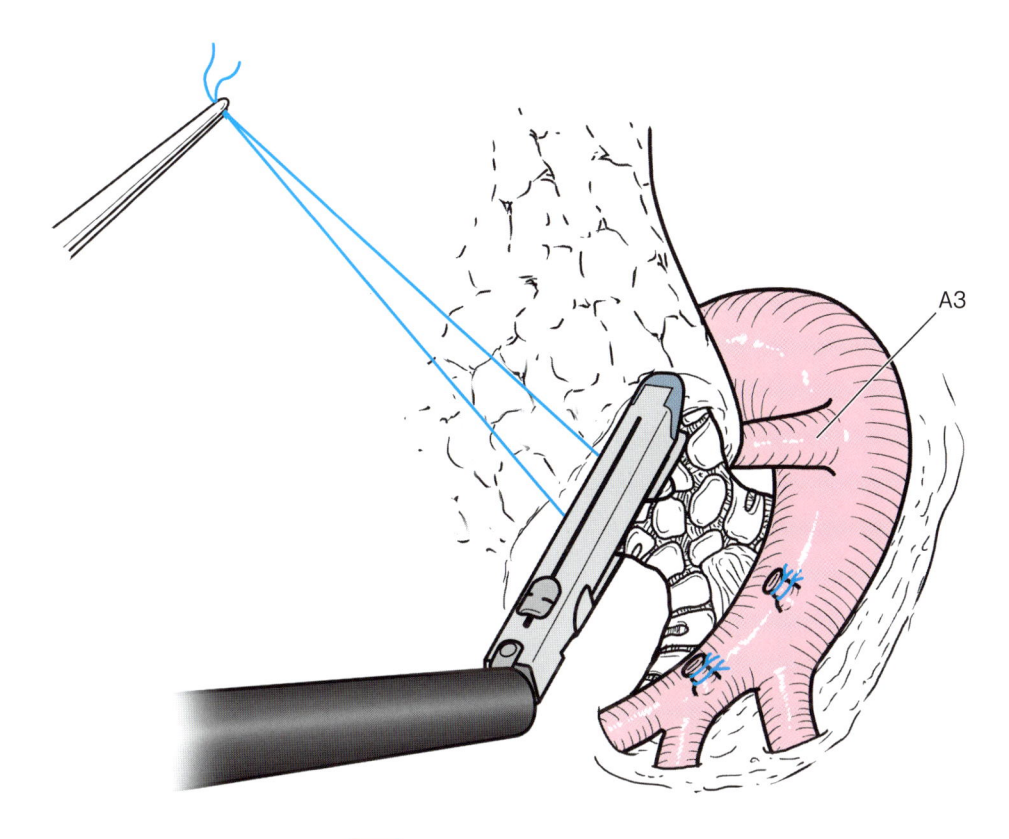

図2 舌区支のステープリング

2 上区域気管支の切離

　この後，肺動脈の裏にある気管支の処理に移る。葉間の肺動脈を退けると，上葉気管支全体を確認することができる。ここにある #11 リンパ節を摘出し，気管支動脈の切離を行い，気管支の末梢に向かって剝離を行う。ここでの目標は，上区支と舌区支の分岐部を明らかにすることにある。そして，舌区支を後方からテーピングする。この時点で，舌区支をクランプして換気を行い，上舌区域間線（面）をみておくとよい。大まかに，電気メスで胸膜表面にマーキングしておく。そして，舌区支をステープラーで（青カートリッジ）で切離する 図2 。末梢側には，牽引のための支持糸をかけておくとよい。さらに，#11 リンパ節を摘出したところから，肺門前方にトンネルを作成し，（分葉が悪ければ）ここで一気に舌区下葉間をステープラーで分断する。

3 舌区域肺静脈の切離

　手順2の段階が終わると，舌区支末梢にかけた牽引糸を頭側に引っ張ると，舌区全体が頭側に持ち上がる。この視野で，肺門前方から上肺静脈に乗っている脂肪組織とリンパ節を上葉に付けるように剝き上げ，上肺静脈を露出させ，舌区静脈を確認してテーピングする。上区切除術と同様のことであるけれども，通常，上区のS3と舌区の境界を形成するのはV3a，bなどの肺静脈である。古典的区域切除術は，これらの静脈が乗る面をもって区域間面としてV3を温存しながら区域間を割るわけであるが，簡便型では，V3は温存して舌区静脈のみを切離する。もちろん，V3が太くてしっかりしている場合には，舌区静脈に加えてV3も切離してしまってもよい。上区静脈枝が温存されることを確認して，ステープリング（白カートリッジ）して舌区静脈を切離する 図3 。

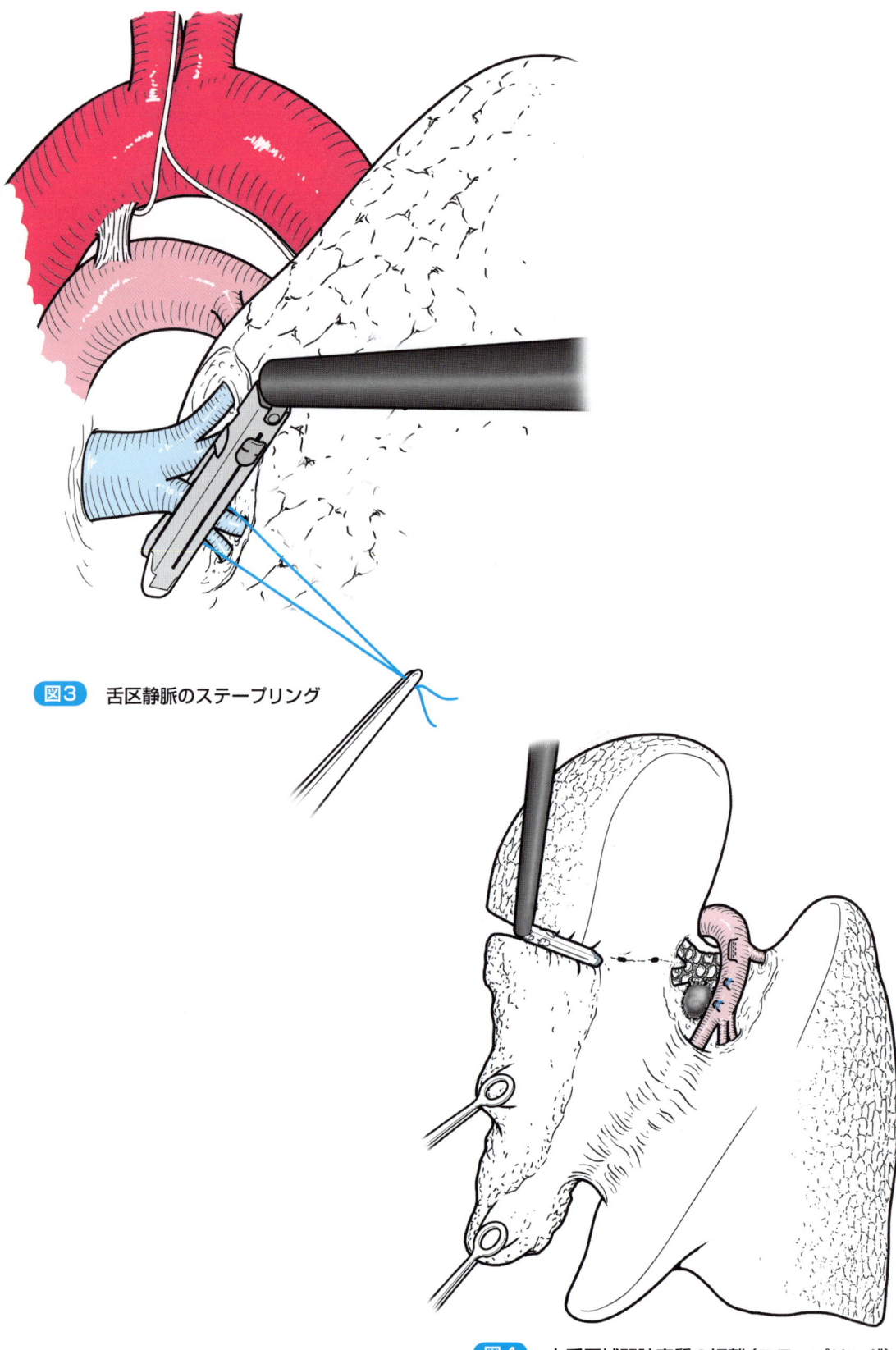

230　Ⅱ-4. 肺区域切除術 Segmentectomy

図3　舌区静脈のステープリング

図4　上舌区域間肺実質の切離（ステープリング）

4 上舌区域間の切断

最後に，再度換気を行って，上舌区域間線（面）を確認して目安をつける．この部分の操作も上区域切除術と変わらない．まず行いやすい後方からステープラーを挿入し（青ないし緑カートリッジ），S4との境界を切断する．どの区域切除術においても同様であるが，気管支断端，肺静脈断端が切離線の内側にあるよう常に注意を払う．2発目は通常は前方から，S3とS5の境界を切断する（図4）．これ以降のファイアは，状況によって外側から入れるか，後方からの切離線を延長するかケースバイケースで判断する．ステープルライン間にギャップがある場合は，2-0 Proleneによって Z縫合を追加して，切離線を補強する．残った舌区に十分換気が保たれていることを確認することが重要である．

C 左上下葉間に分葉不全がある時の上区域切除術，舌区域切除術に関する考察

左肺においては，時々ひどい分葉不全に遭遇する．上葉切除術，下葉切除術のいずれにおいても，葉間で肺動脈が捉えられないので，結構苦労する．しかし，上葉切除術においては早い段階で，肺門前方から肺静脈，気管支を切離することで，その裏側にある動脈にアクセスできることは左上葉切除術の項で解説した通りである．この方法は，肺門前方からのみのアクセスとなる胸腔鏡下肺葉切除術においても使われるテクニックであることもすでに紹介した．また，下葉切除術では，葉間を後方から匍匐前進法で分割していき，下肺静脈の切離と組み合わせることで，後方からの視野が展開できることを示している．

実は，上下葉間の分葉不全がある場合に行う区域切除術のうち，舌区域切除術にはかなりの工夫が必要なのである．逆に，葉間とはもともとかかわり合いのない上区域切除術では，上下葉間の分葉不全はその影響をほとんど受けない．

それではなぜ，舌区域切除術がやりにくいのか？　上葉切除術では，分葉不全の時には上葉気管支を切離して動脈にアクセスするとよいことはすでに述べた．舌区域切除術ではどうか？　確かに葉間から肺動脈に到達できないので，肺門前方からのアプローチで始めなければならないであろう．

1）舌区域静脈の切離

まず，肺門前方で縦隔胸膜を切開して上肺静脈を露出させ，舌区静脈と上区静脈の分岐部を見極める．舌区静脈をステープラー（白カートリッジ）で切離する．併せて上区静脈はテーピングしておく（図5）．上肺静脈の裏には，上葉気管支がみえるはずであるが，実はよくみえない．上区静脈が残っているので，上葉気管支全体を見渡す視野は得にくいのである．しかも，舌区域切除術では上舌区支の分岐部より末梢までを露出させなければならない．この視野ではいかにも難しい操作であって，これが肺門前方からの舌区域切除術を困難にさせている理由の一つである．しかし，分葉が悪い時はこの状況で頑張るほかはない．

2）舌区域気管支の切離

慎重に上葉気管支周囲を末梢に向かって剥離し，上舌区支の分岐部を目指す．舌区の同定にあたっては，自信がなければ気管支鏡で確認を行ったほうがよい．舌区支が確認できればこれをステープラーないしはナイフで切離する（図6）．これでまた少し視野が広がったわけであるが，それでも依然よくはない．ここからようやく，上葉支の向こう側を旋回する肺動脈の横腹がみえるのであるが，前方アプローチの場合の上葉切除術では，ここで肺動脈の前方がほぼみえるようになるのに，舌区支を切離しただけでは，あまり視野がよくない．

3）舌区域肺動脈枝の切離

ここからの肺動脈の操作は，症例によって視野が大きく異なるだろうが，目標としては，葉間肺動脈をきちんと剥離して露出させ，舌区動脈の枝を切離することである（図7）．しかし，肺動脈の壁に到達できる意義は大きい．葉間の肺動脈幹外側壁（というか，葉間に面する部分）を血管鞘の中で剥離しておく．場合によっては，ここで肺門前方から肺動脈に向かって一気に肺実質をステープラーで離断する（図8）．すなわち，上下葉間よりも上舌区域間をまず分離してしまうということである．

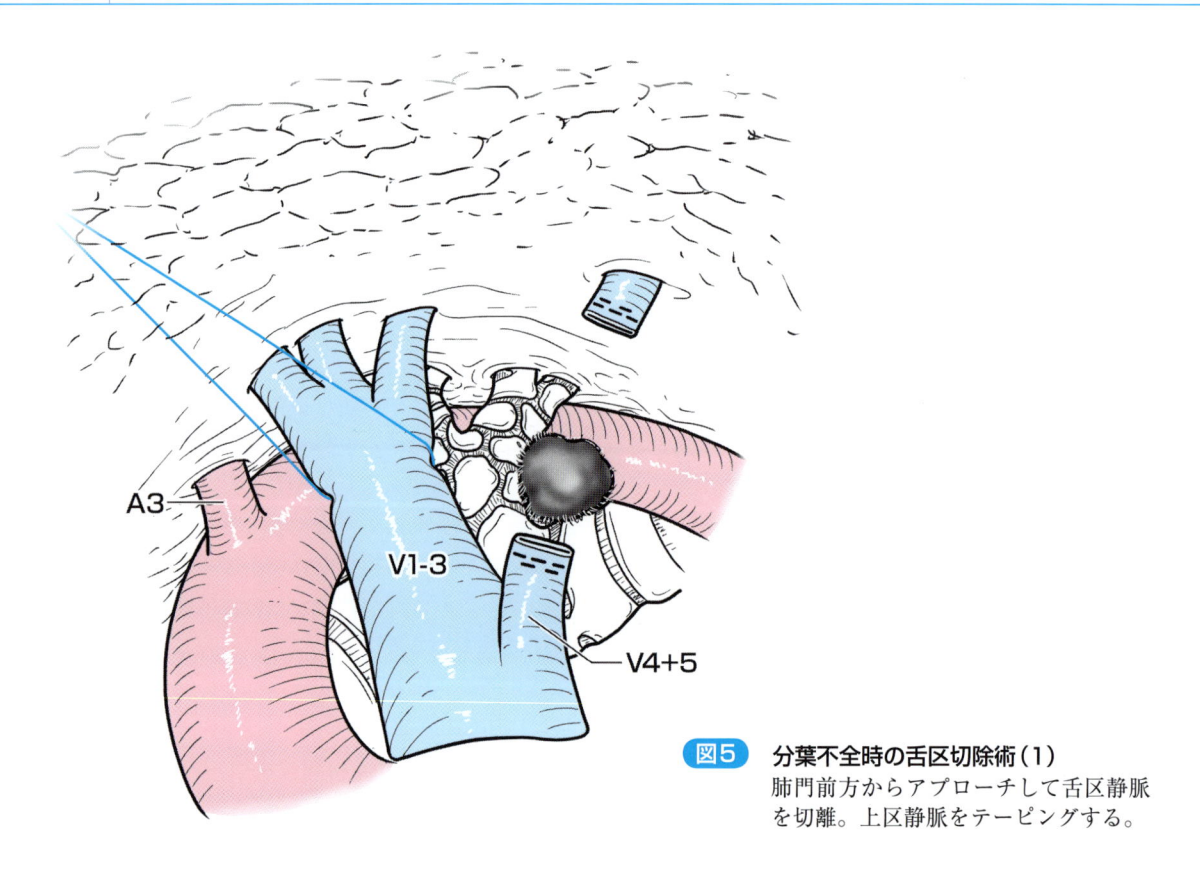

図5 分葉不全時の舌区切除術（1）
肺門前方からアプローチして舌区静脈を切離。上区静脈をテーピングする。

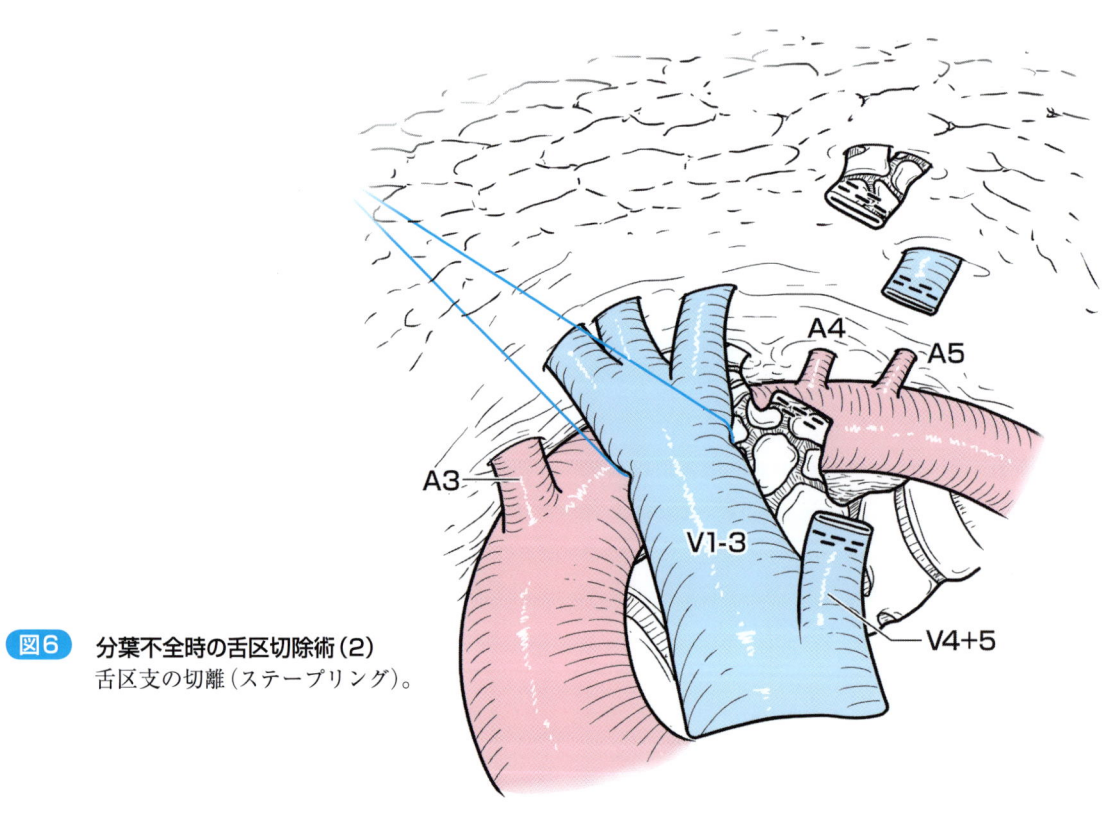

図6 分葉不全時の舌区切除術（2）
舌区支の切離（ステープリング）。

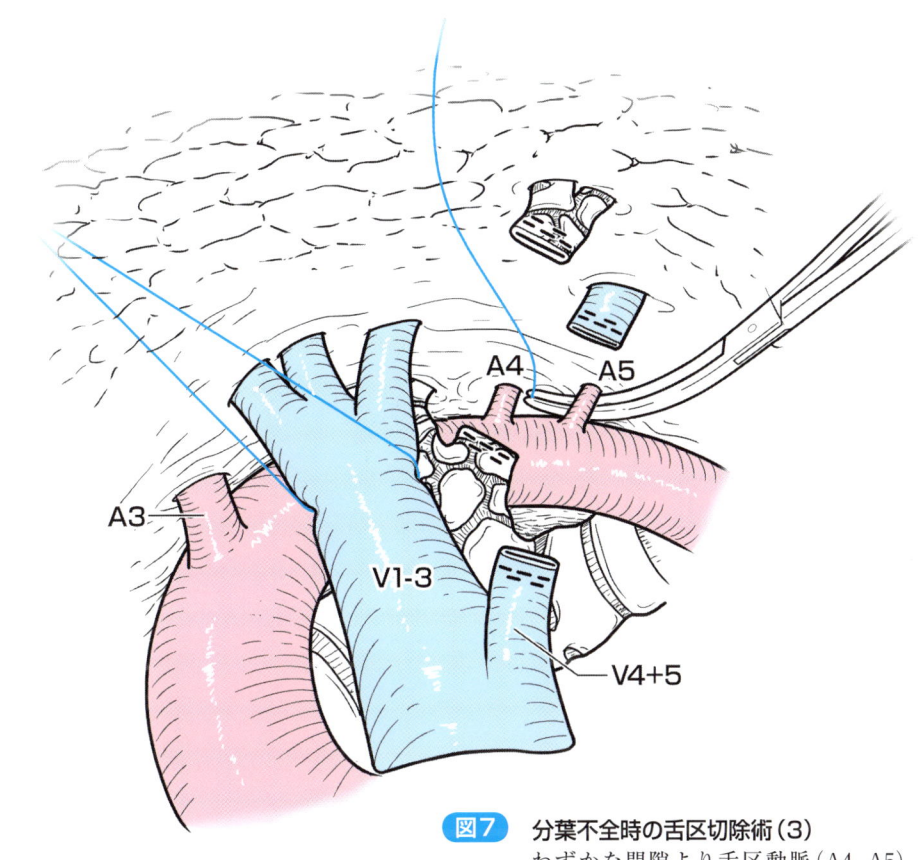

3. 左舌区切除術（簡便型区域切除術） 233

図7 分葉不全時の舌区切除術（3）
わずかな間隙より舌区動脈（A4, A5）を結紮切離。

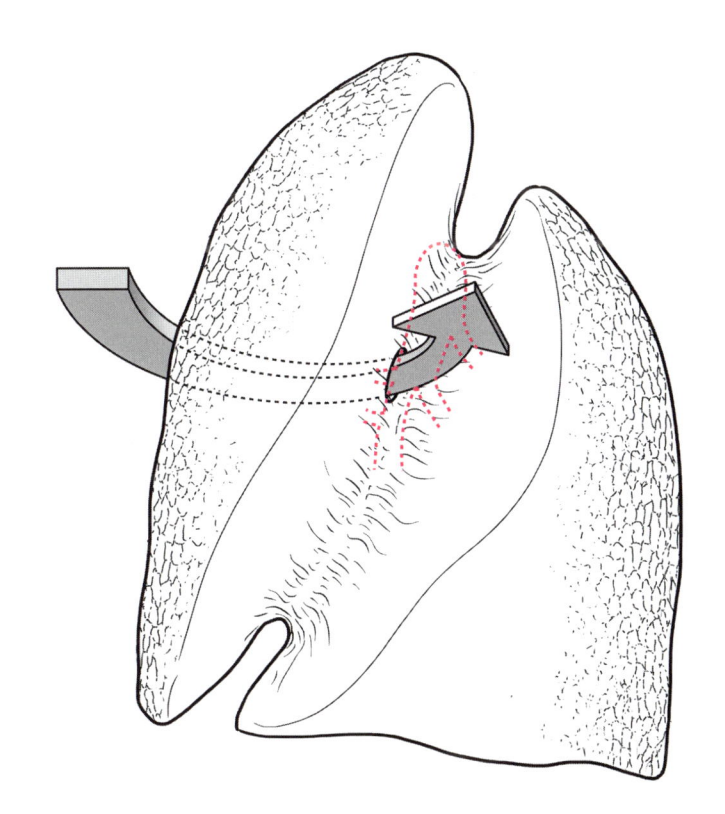

図8 上舌区域間の肺実質を切離する（ステープリング）

4）舌区域肺動脈枝の切離と上下葉間の分離

これで，葉間の肺動脈が捉えられたので，肺動脈表面の肺実質を末梢に向かって匍匐前進法で分けていくことができよう。この操作を繰り返しながら，舌区に流入するA4，A5などの分枝は（前方から未処理のものが残っている場合は）順次結紮切離していくことができる。最終末梢枝が切離できれば，残る分葉不全の肺実質をステープラーで切断分離すればよい。舌区支はすでに切離されていて，舌区支の断端付近から肺門前方へのトンネルは，比較的容易に作成することができるからである。これで，上下分葉不全の場合の舌区域切除術が終了したことになる。肺門を中心に，前方から時計回りに手順は進行したことになる。

4. 右上葉 S3 区域切除術（古典的区域切除術）

A 解剖学的な考察

　右上葉の中で，S2，S3 の区域切除術は，切除する肺実質が小さいので，古典的区域切除に向いている区域切除術である。ここでは，S3 区域切除術を紹介する。

B 手術手順

1 肺静脈の整理と切離

　S3 区域切除術では，S3 と S1 との境界が V1b となり，S2 との境界が V2c となって，これらの脈管を含む面をもって区域間面とすることになる（図1-a, b）。したがって，肺静脈の処理にあたっては，これらの血管をあらかじめ肺門で同定して作業を進めなければならない。肺門前方で縦隔胸膜を切開して上肺静脈全体を露出する。まず，中葉静脈と上葉静脈の分岐部を同定しなければならない。さらに，肺尖に向かう V1 は比較的簡単に同定できるはずで，まずこれをテーピングする。V3 は上肺静脈の中でも前方に位置していて，V3 の奥に比較的太い中心静脈 V2 があって肺実質深部へ向かっている（図2）。S3 区域切除術では，V3 はどの枝も切離してかまわないので，まずこれを結紮して切離する（図3）。一般に，上中葉間の分葉が完全であることは比較的稀であるから，この段階で，上中葉間を完全に分離しておいたほうが，あとが楽になる。右上葉切除術の第 1 ステップと同様にして，葉間から中間肺動脈幹に到達する。この際，上行動脈 ascending A2 は注意して温存する。中間肺動脈幹の血管鞘と V3 切離断端の間にトンネルを作成して，これをステープラー（青または緑ステープラー）で切離する。これによって，中間肺動脈幹から肺門前方に至る視野が得られたはずである。この時の注意点として，上行動脈 ascending A3 の存在である。それほど存在頻度が高い動脈ではないが，肺門前方からあるいは葉間から確認ができるので，適宜結紮

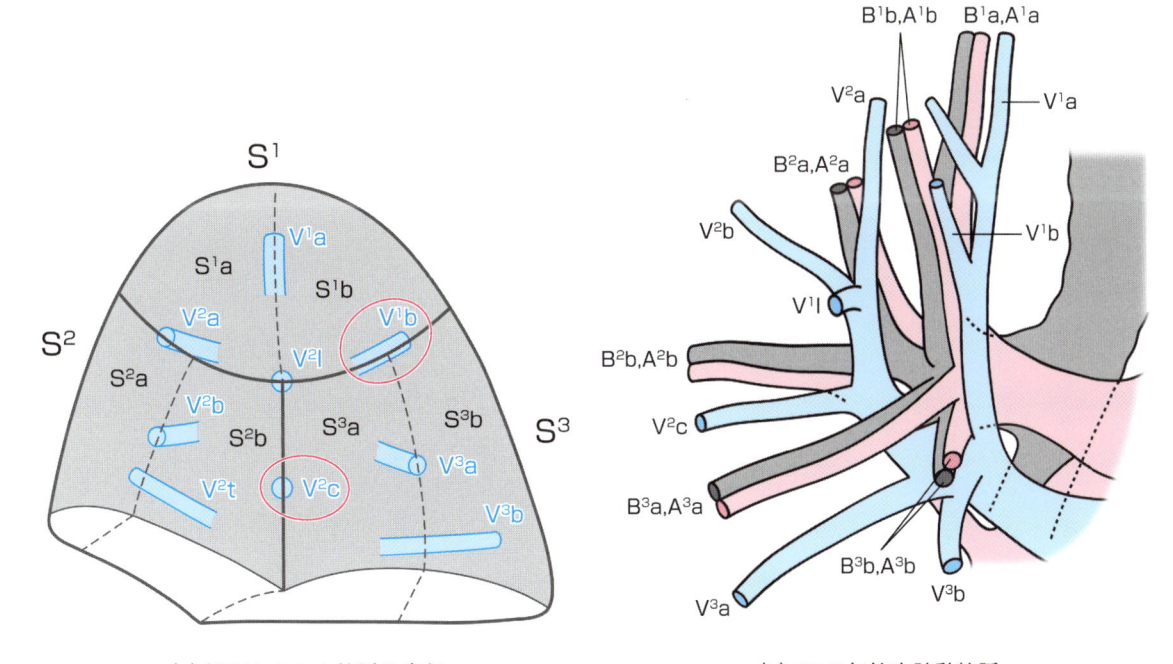

(a) 側面からみた静脈の走行　　　(b) S3 の気管支肺動静脈

図1　S3 区域の解剖

（西脇　裕. 肺癌 X 線診断ハンドブック. p12, 協和企画通信, 1984, より引用改変）

図2 S3の肺門構造（肺動静脈）

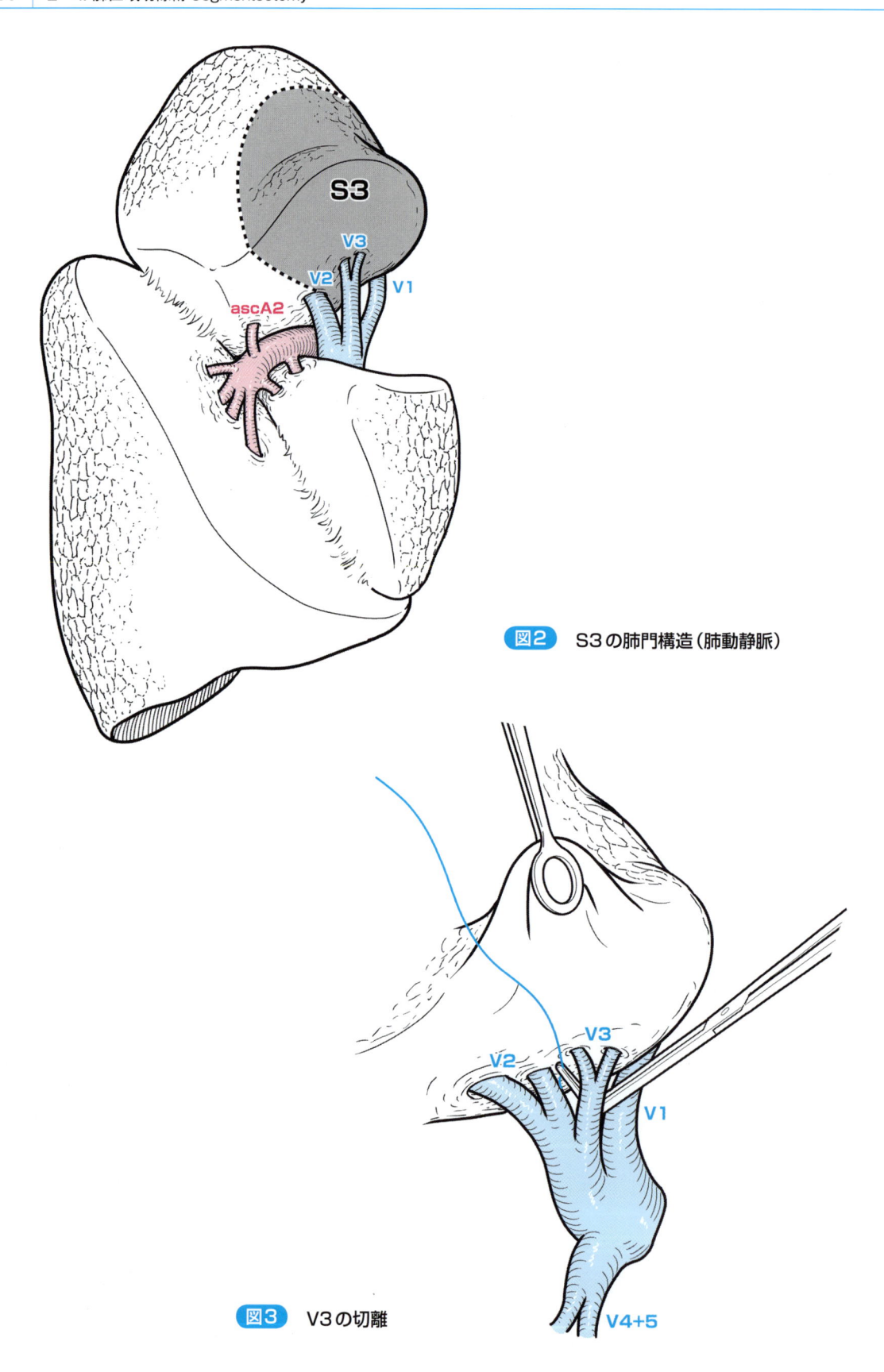

図3 V3の切離

図4 A3の切離

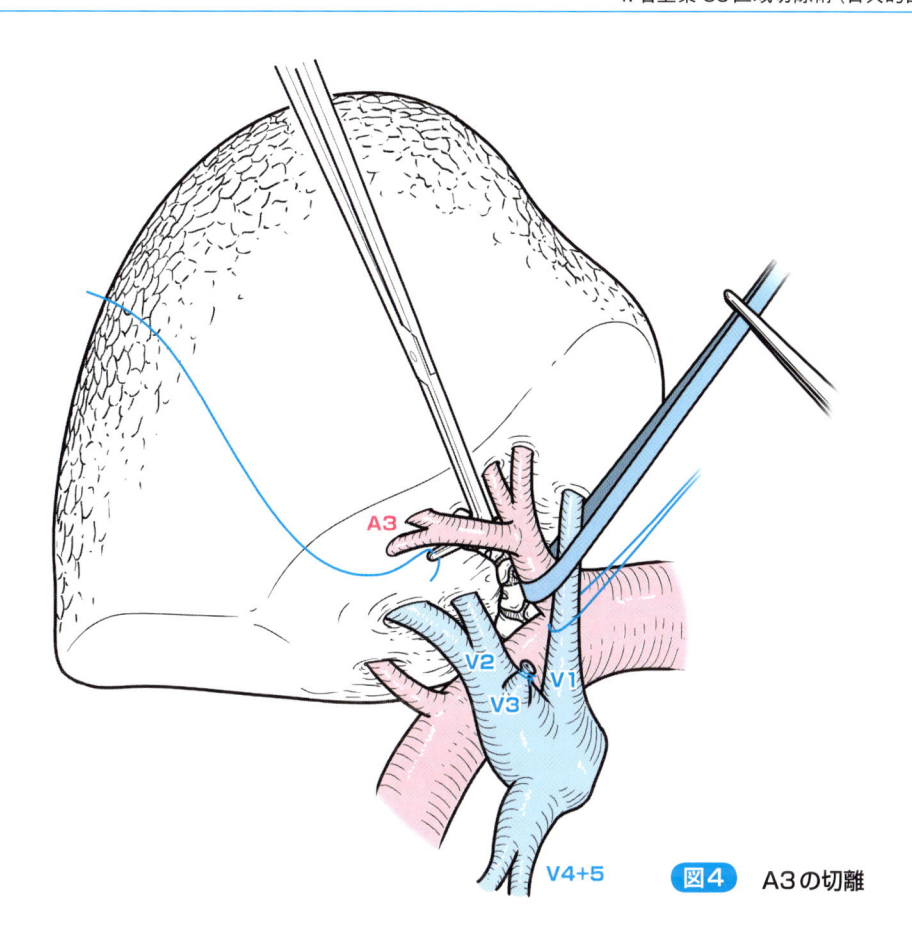

切離する．トンネル作成時に損傷して出血させることのないように注意が必要である．

2 B3とA3の切離

次に，動脈と気管支の操作に移るが，右上葉については肺門前方から静脈，動脈，気管支の順に並んでいる．ここでの目標は，A3とB3の切離である．上肺静脈の頭側にある上肺動脈幹をまずテーピングし，さらに上肺動脈幹を末梢に向かって剥離してそれぞれの分枝を確認する．A3は前方に伸びる枝であり，これが確認できたら直ちに結紮切離する（中枢は二重結紮）**図4**．これによって上肺動脈幹全体の可動性が増したはずであるが，これ以降の操作を行いやすくするために，V1にもテーピングを行ったほうがよい．上肺動脈幹の背側にある上葉気管支にアクセスするが，通常，肺動脈と気管支の間には#12u，#11sリンパ節が介在する．これらをV1を跳ね上げた状態の狭い隙間から摘出する．この操作によって上葉気管支の前面がようやく明らかとなる．末梢に向かって上葉気管支の剥離を行い，A3と並行して前方に走るB3を確認しテーピングする．ここでB3のクランプテストを行い，S3の領域を把握する**図5**．胸膜表面に電気メスを用いてマーキングする．また，B3の同定に自信がなければ躊躇なく気管支鏡による確認が必要である．ここで，B3を切離する**図6**．中枢側は，3-0 Proleneで貫通結紮するか，もちろんステープリングでもよい．末梢側の気管支断端は吊り糸をかけて牽引ができるようにする．

3 区域間肺実質の離断

前項までの操作ですでに，気管支肺動脈の切離が済んでいるのであるが，ここからが古典的区域切除術の難しいところである．B3の末梢気管支断端にかかっている牽引糸は，これからの操作を

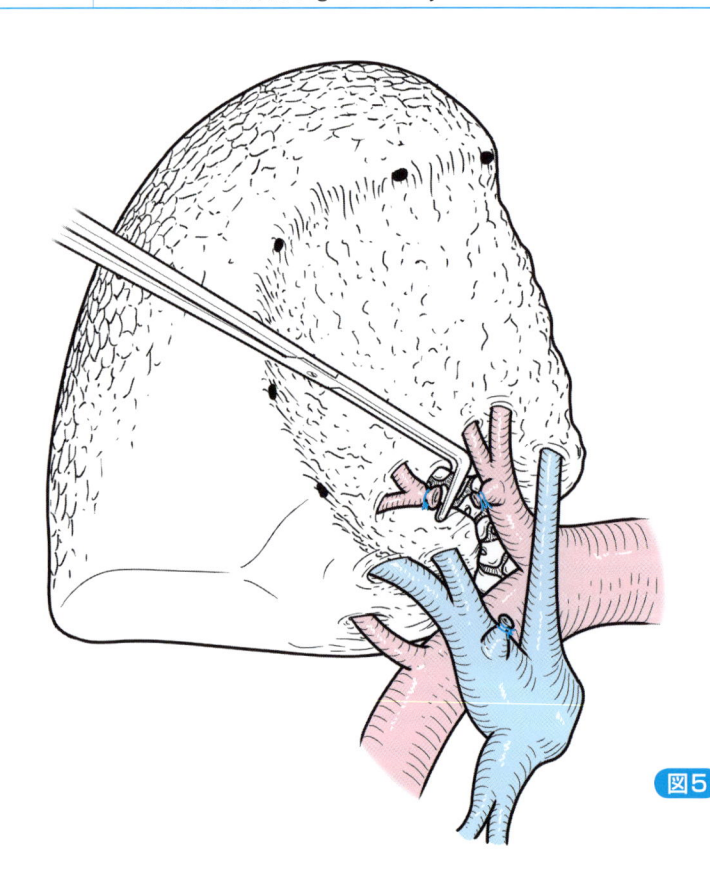

図5 B3のクランプによりS3の範囲を同定し，マーキングする

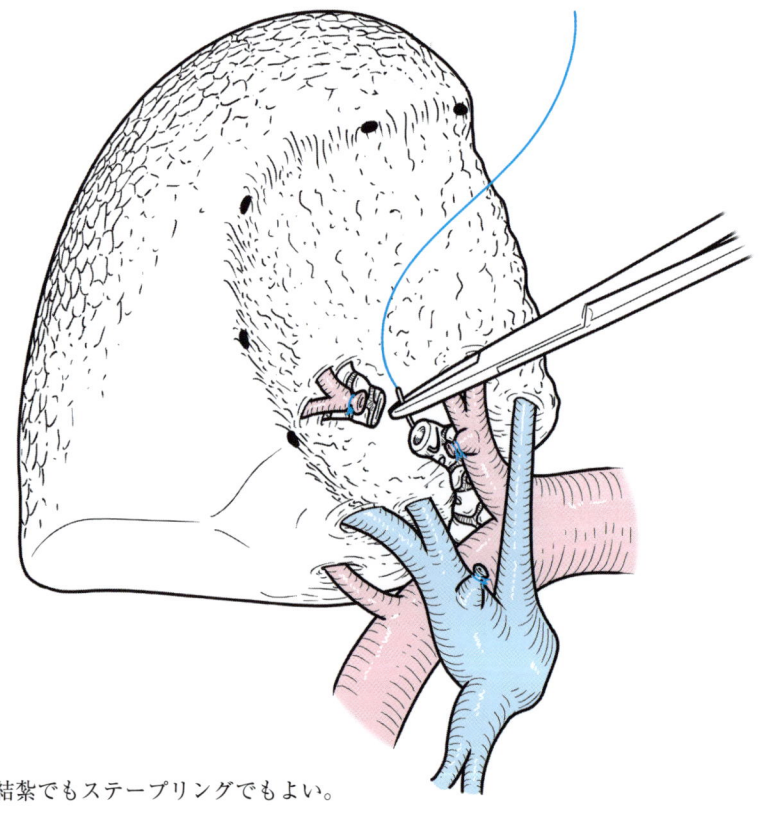

図6 B3の切離
中枢気管支は貫通結紮でもステープリングでもよい．

図7 V1面の離断

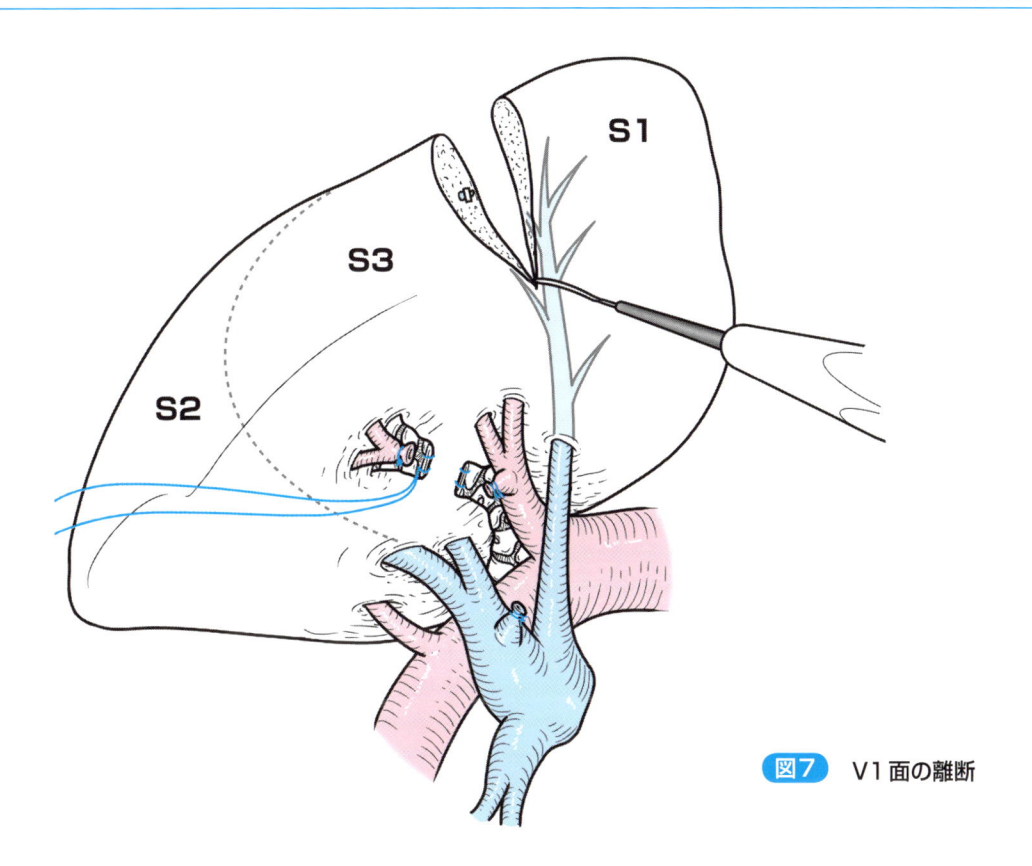

行うため，テーピングしたV1を潜ってS3側へ抜いておく必要がある．この後，まずV1の中枢から末梢に向かって，肺実質を電気メスで割りながら追っていく．この時，V1bを損傷しないように，V1bのS3側で肺を割っていくのがコツである．ある程度のところで，マーキングした末梢側からも肺実質を割り（図7），両離断面がつながるようにする．この時，V1bからS3に流入する細かい静脈枝に遭遇するが，適宜結紮して切離し末梢側は単なる電気メスによる焼灼か，クリッピングを行う．同時に，胸膜表面の末梢側からも肺実質を割る（この時は，電気メスのパワー60程度の高出力で行ったほうがよい）．これら二つの操作で，S1との境界である区域間面が形成されたはずである．次にS2との区域間面の分割に移る（図8）．この場合も，肺門からV2を末梢に向かって追っていく必要がある．解剖学的には，S3とS2を境するのがV2cになるので，この静脈を捉えるように肺実質を割っていく．この場合も，

V2のS3側をV2そのものを損傷しないように切断していくことが重要であり，V2からS3に流入する細かい静脈枝は結紮切離していく．ここでもある程度の操作が進んだら，胸膜表面からの切断を開始し（すでに付けておいたマーキングが参考になる），中枢側の切断部と連結させる．区域間面の設定が正しければ，肺実質の離断中あまり大きな出血はみられないはずである．たびたび大きな出血がみられるようであれば，区域間面の策定に誤りがあるのではないかと考えて，もう一度全体を見渡す必要があろう．

肺実質の離断が中枢側とつながることで，S3区域切除術が完了する（図9）．切除終了後，離断面を観察する．解剖学的に正しい古典的S3区域切除術であれば，区域間面にV2，V1bなどの血管が綺麗に温存され，それらが肺門部で一堂に会するところがみえているはずである．また，残上葉を喚起してみると，残上葉はよく広がり，肺の離断面からの出血，エアリークはごくわずかの

図8　V2面の離断

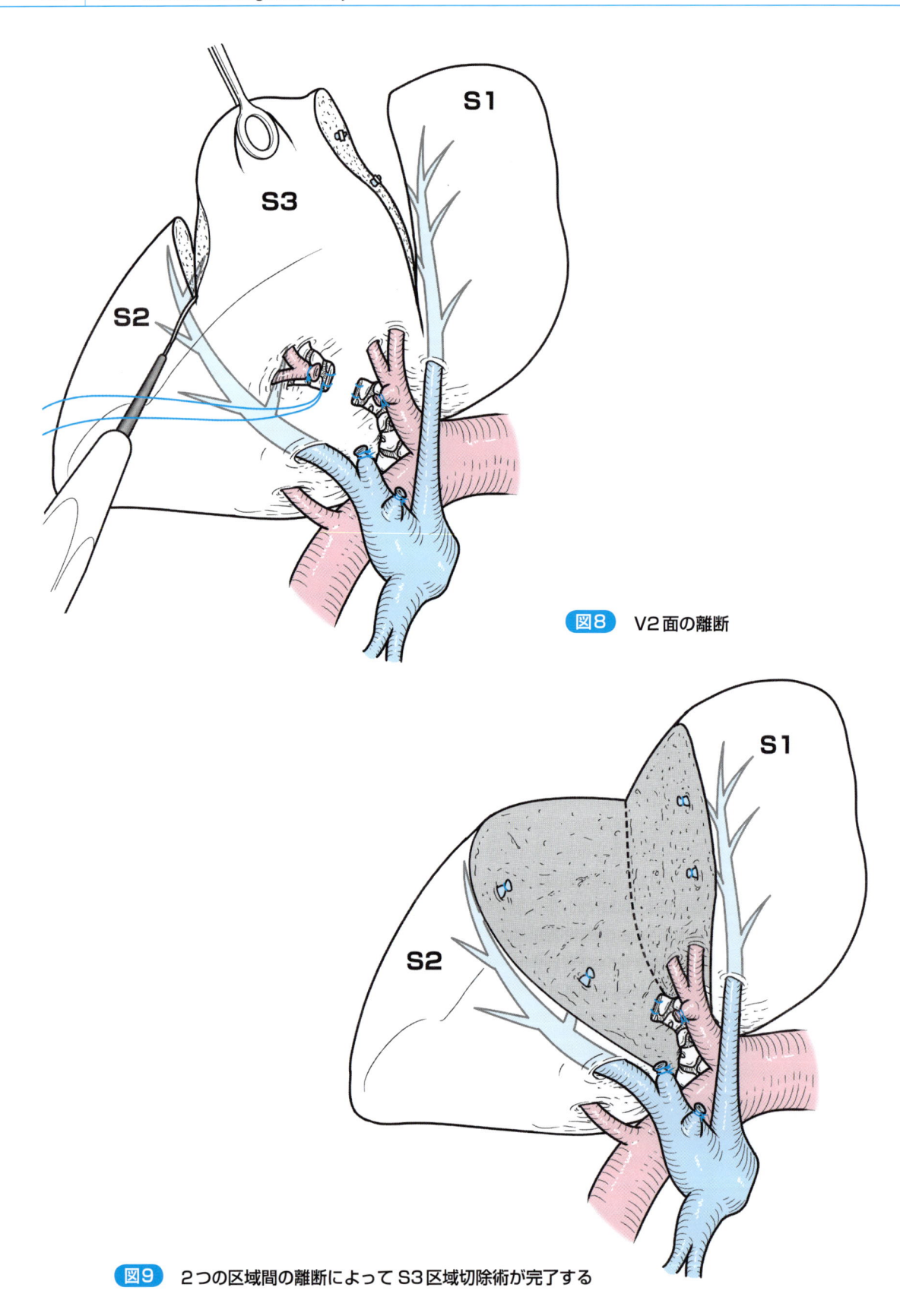

図9　2つの区域間の離断によってS3区域切除術が完了する

みということになっているはずである。確かにこの光景をみると，肺実質の区間をステープラーで処理した時と比較すると，残肺の拡張が良好であることがわかる（ただし，電気メスでとステープラーで離断した場合の実際の肺機能上の差ははっきりしない）。離断面からのエアリークが多い場合は，隣接区域に切り込んでいることを意味しているので，これらエアリーク部の中枢側が開存していることを考えると，縫合などによって閉鎖する必要があろう。

C | 縦隔型肺動脈のある場合の上区域切除術

左上葉の上区域切除術における注意点を述べておこう。左舌区への肺動脈の枝は，A6よりも下位で葉間から起こるものが70％あるが，A3より早く縦隔側より分岐し，上葉気管支の前面を通るもの（いわゆる"縦隔型"）が30％にみられる（両者の複合を含めて）。また，これら縦隔型のA4，5がA3と共通幹を作ったり，ごく近傍に隣り合いながら分岐していることがある。

このような縦隔型の舌区動脈をもつ症例の上区域切除術で，縦隔型の舌区動脈をA3とともに切離してしまうと，上区域切除術は達成不可能となる。舌区域への肺動脈血の供給がストップしてしまうからである。

上区域切除術の施行にあたっては，このようなことを十分念頭に置き，A3の切離の前に，その太さ，形状，走行方向を十分吟味したい。大抵，共通幹をなす場合は，「あれっ」と思うほど血管が太い。縦隔型であることが判明した場合は，肺門前方からの剥離を十分に行って，A3とA4＋5の分岐部を十分見極めなければならない。多少肺実質を電気メスで割ってでも，A4＋5を末梢に追わなければならない。肺門における区域間面の離断にあたっては，A4＋5を温存する必要があり，そのためには多少の"クビ（切り代）"をとっておかなければならないからである。

参考文献

1) Churchill ED, Belsey R. Segmental pneumonectomy in bronchiectasis. **Ann Surg** 1939; 109: 408-16.
2) Jensik RJ, Faber LP, Milloy FJ, et al. Segmental resection for lung cancer. A fifteen-year experience. **J Thorac Cardiovasc Surg** 1973; 66: 563-72（区域切除に関するJensikの重要な論文）
3) Jensik RJ, Faber LP, Kittle CF. Segmental resection for bronchogenic carcinoma. **Ann Thorac Surg** 1979; 28: 475-83.
4) Warren WH, Faber LP. Segmentectomy versus lobectomy in patients with stage I pulmonary carcinoma. **J Thorac Cardiovasc Surg** 1994; 107: 1087-94.
5) Okada M, Yoshikawa K, Hatta T, et al. Is segmentectomy with lymph node assessment an alternative to lobectomy for non-small cell lung cancer of 2 cm or smaller? **Ann Thorac Surg** 2001; 71: 956-61.
6) El-Sherif A, Gooding WE, Santos R, et al. Outcomes of sublobar resection versus lobectomy for stage I non-small cell lung cancer: a 13-year analysis. **Ann Thorac Surg** 2006; 82: 408-16.

II-5. 肺門・縦隔リンパ節郭清術 Hilar/mediastinal lymph node dissection

　わが国における肺癌根治手術においては，癌腫病巣を含む肺葉以上の切除と肺門・縦隔リンパ節郭清術が標準とされている．想定されているリンパ節郭清の効果は，正確な病期診断と局所制御の向上による予後の改善である．前者の意義についてはほぼ異論のないところであるが，後者の予後改善の効果についてはいまだ十分なエビデンスは乏しい．ごく最近，ACOSOG（American College of Surgeons Oncology Group）が系統的郭清術とサンプリングの間での無作為化試験を行い，特に予後についての結果が発表された．これについては後で詳述する．ここで，リンパ節郭清という場合には，想定する領域に含まれるリンパ節を周囲の脂肪組織ともコンパートメントとして摘出することをいい，これを"系統的な郭清"と呼ぶ．通常，リンパ節郭清とはこのことを指し，リンパ節個々を別個に取り出す場合は，"サンプリング"と呼んで区別している．北米での標準的な"リンパ節郭清"が，われわれの呼ぶ系統的郭清と同等であるのか，郭清とサンプリングの違いはどこにあるかなど大いに議論があるところであるけれども，この議論は他に譲りたい．

A リンパ節郭清とは？

　リンパ節郭清の手技は，Memorial病院のCahanが1962年に発表した"Radical lobectomy"という論文で示した術式と考え方が端緒であろう．この論文が秀逸であった点は，Cahanは，肺葉ごとのリンパ節転移のパターンについて，それほど詳細なデータをもっていたわけではないのにもかかわらず，現在でもほとんど踏襲されている郭清すべき領域を当初から肺葉ごとに設定していたということである．まさに，臨床医の慧眼といえるであろう．現在では，Narukeらが提唱したリンパ節マップによってリンパ節転移の記載が標準化され，これに基づく詳細な解析の結果，ほぼ肺葉ごとにリンパ節郭清範囲が設定されて標準化されたと考えてよいであろう．

　ただ，リンパ節郭清の議論をする前に，生検，サンプリングなど，リンパ節に関するいくつかの術式をどのように定義して使用したらよいか，認識を新たにしておく必要があろう．これについては，ESTS（European Society of Thoracic Surgeons）の定義が大変わかりやすい．この論文の内容は押さえておくべきである（Lardinois D, et al. ESTS guidelines for intraoperative lymph node staging in non-small cell lung cancer. **Eur J Cardiothorac Surg** 2006;30:787-92）．ここにおいては，biopsy, sampling, lymph node dissectionの3術式について，下記のような定義がなされている．

Selected lymph node biopsy（選択的リンパ節生検）: One or more multiple suspicious lymph node(s) are biopsied. This is only justified to prove N1 or N2 disease in patients in whom resection is not possible (exploratory thoracotomy).

Sampling（サンプリング）: Sampling is the removal of one or more lymph nodes guided by preoperative or intraoperative findings which are thought to be representative. Systematic sampling means a predetermined selection of the lymph node stations specified by the surgeon.

Systematic nodal dissection（系統的リンパ節郭清）: All the mediastinal tissue containing the lymph nodes is dissected and removed systematically within anatomical landmarks.

Lobe-specific systematic node dissection（選択的リンパ節郭清）: The mediastinal tissue containing specific lymph node stations are excised, depending on the lobar location of the primary tumor.

　ここでは，"systematic", "selective" などの形容詞についても言及がなされている．日本語では，系統的，選択的と訳されているが，最近日本では原発巣の肺葉ごとにリンパ節の郭清を行う選択的郭清が一般化しつつあるので，そもそも系統的とはどのような郭清であるべきかという土台の定義が揺るぎつつあるといってよいのかもしれない．

　ごく最近，北米で行われていたリンパ節郭清に関する重要なランダム化試験の結果が出版された（Darling GE, et al. Randomized trial of mediastinal lymph node sampling versus complete lymphadenectomy during pulmonary resection in the patient with N0 or N1 (less than hilar) non-small cell carcinoma: results of the American College of Surgery Oncology Group Z0030 trial. **J Thorac Cardiovasc Surg** 2011;141:662-70）．この結果については，きちんと押さえておく必要があるだろう．

　N0 または N1 の非小細胞肺癌患者1,111人が，縦隔サンプリング MLNS 群（555人）と縦隔郭清 MLND 群（556人）に無作為に割り付けられ，このうち，MLNS 群498人，MLND 群525人が解析に適格であるとされた．この臨床試験の主評価項目は生存であり，5年生存率でリンパ節郭清群が8％良好となることを仮定してサンプルサイズが計算されており，このことは MLND 群の hazard ratio が0.75となることを意味している．重要な結果をまとめると，次のようになる．

① 21例（4％）の患者において，MLNS では検出されなかった縦隔リンパ節転移（pN2）が MLND によって確認された．
② 5年無再発生存率は，MLNS 群で69％，MLND 群で68％であり，両群間に有意差は認められなかった．中間生存期間もそれぞれ，8.1年と8.5年であり，同様に有意差は認められなかった．

　すなわち結論として，MLNS が陰性の場合には，MLND をさらに追加して施行したとしても，新たにリンパ節転移が発見される患者は4％しかおらず，しかも予後の改善は期待できないとするものであった．一方，結論には次のような一文が付加されている．「しかしこれらの結果は，画像診断のみで病期診断された患者や，より進行した病期の患者については一般化することはできない」．

　ここで，この臨床試験について解説をしておこう．まず，この無作為化試験の対照群は "郭清なし" ではないということが重要な点である．論文を詳しく読めばわかるが，通常では行われないような綿密な "系統的なサンプリング" が対照群にされているということである．サンプリングする領域は，右で2R, 4R, 10R, 7，左で5, 6, 7, 10L といった入念なものである．これらを術中に迅速診断してすべて陰性だった場合に，本研究に登録されて術中に無作為化割付を受け，そのまま終了する群と，さらに完全郭清を行う群に分けられる．したがって，この試験の結果をもって，N0, N1 の時には，「縦隔をまったくいじらなくてよいのだ」と結論することはできないのである．論文に掲載されている総会での質疑応答記録をみても，discussant が，「プロトコールで規定されているサンプリングは，とても "real world sampling" ではなく，このようなサンプリングを行っている外科医はほとんどいない」とコメントしているのもこのためである．また，著者自身も，この結論が一人歩きするのを怖れているのか，生存に関するメリットが確認できないにもかかわらず，「外科医は，比較的早期の肺癌患者に対して，侵襲的縦隔診断（縦隔鏡や MLNS/MLND）を行わないことを正当化するために，本研究の結果を用いることはできない」と記載しているのである．これについても，discussant からは，「生存のメリットが確認されていないのに，より良い病期診断のためだけに，なお完全郭清を推奨する論法がわからない」という批判を受けている．

　結局，この研究の結果を冷静に解釈するならば，「系統的なサンプリングを行って術中の迅速病理診断で陰性であった場合には，完全郭清を追加しても診断的観点からも，予後の観点からも利益は少ない」というところになろう．これは，

「T1N0であれば，縦隔郭清は不要である」というものでは決してないということを押さえておきたい。

B リンパ節マップ：歴史とIASLCマップの作成

　本書の執筆とちょうど並行して，リンパ節マップ（チャート）を改訂して新たに世界共通マップを作成する動きが進んできた。この過程については，私自身が深くかかわったことと，向こう10年にわたって大きな改訂がなされないであろうということから，その成立過程を解説しておこうと思う。

　各臓器癌のTNM病期分類は，UICC（Union Internationale contre le Cancer）が，その策定と維持を行っている。ほぼ10年周期で改訂が行われ，2010年から新たに第7版が使用されている。TNM分類の改訂案の創出や改訂案の検討過程は，臓器癌によってさまざまであり，統一されてはいない。ただ，肺癌の病期分類改訂にあたっては，肺癌を中心的に扱っているmulti-disciplinaryでinternationalな学会であるIASLC（International Association for the Study of Lung Cancer）が主体的に関与することを明示し，そのStaging Committeeが実際の作業にあたるという枠組みが設定された。この目的のために，IASLC Staging Projectというデータベースの構築と解析が進められ，その結果を基盤として新しい病期分類の提案が作られたのである。この一連の作業をリードしたのがPeter Goldstraw委員長である。Goldstraw先生は，TNM改訂にあたって，リンパ節マップについても，新たなものを策定しようと考えたのが，新しいリンパ節マップ創設の端緒である。

　2009年の段階で，世界では2種類のリンパ節マップが流布していた（図1）。一つが主として日本で用いられている，Japanese-Narukeマップ（成毛マップ）である。いうまでもないが，もともとリンパ節マップは日本においてその考え方が提起され，論文化されたものである。成毛先生の大きな業績の一つであるが，国立がんセンター内では，故石川七郎先生が病理の得意な成毛先生に与えられた学位論文のテーマでもあったと聞く。日本では，これがほとんど修正されることなく，肺癌取扱い規約にも収載されて，このマップに従ってリンパ節部位の記載が行われてきたのである。一方，アメリカでは成毛マップをmodifyしたATSマップ（American Thoracic Societyマップ）が主として用いられてきた。MD Andersonがんセンターの Mountain 先生は，さらにこれを改良したMountain-Dreslerマップを1997年に発表している。そして世界的に，どちらのマップがどう使われているかをみると，圧倒的にMD-ATSマップが用いられていて，本家の日本だけがオリジナルの成毛マップをほとんど修正することなく用いているという状況となった。

　それぞれのマップには，長所と欠点があった。まず，成毛マップであるが，各リンパ節ステーションに対する解剖学的な定義が曖昧な点である。例えば，#10リンパ節は主気管支周囲のリンパ節ということになる。しかし，厳密にいえば，#7も主気管支周囲のリンパ節である。また，#10に連続する#4リンパ節は気管気管支角にあるリンパ節ということになるが，#10や#3との境界ははっきりしていない。したがって，どうしても観察者間の食い違いが生じる。また，上縦隔などは，ステーションが細かく分けられすぎているという点も問題であった。

　MD-ATSマップでも，同様に各ステーションの定義に問題があったが，何といっても胸膜の翻転部をもって，N1とN2リンパ節の境界とするという定義が最大の問題点であった。胸膜の翻転部は，CTで捉えられる解剖学的な構造物でないこと，容易に位置が変わり得ることなどがその理由である。

　結局この2つのマップでは，N1とN2の2つの領域の境界付近にあるリンパ節の定義に違いと混乱があり，結局使用するマップによってN1とN2の診断がぶれるという結果を生んだ。このことは，病期がⅡ期になるかⅢ期になるかという重要な違いとも関連してしまう。このような混乱を避けるために，新たなリンパ節を作ろうという方向に向かうこととなったのは当然であった。

　IASLCのStaging Committeeには合計8つの

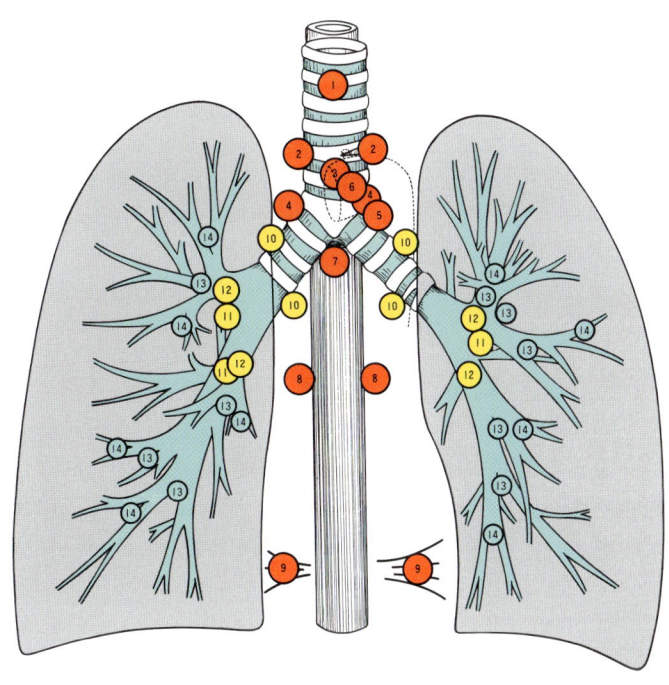

Ⅱ-5. 肺門・縦隔リンパ節郭清術 Hilar/mediastinal lymph node dissection | 245

Japanese-Naruke map
(日本肺癌学会編. 臨床・病理 肺癌取扱い規約 (第6版), p102, 金原出版, 2003. より転載)

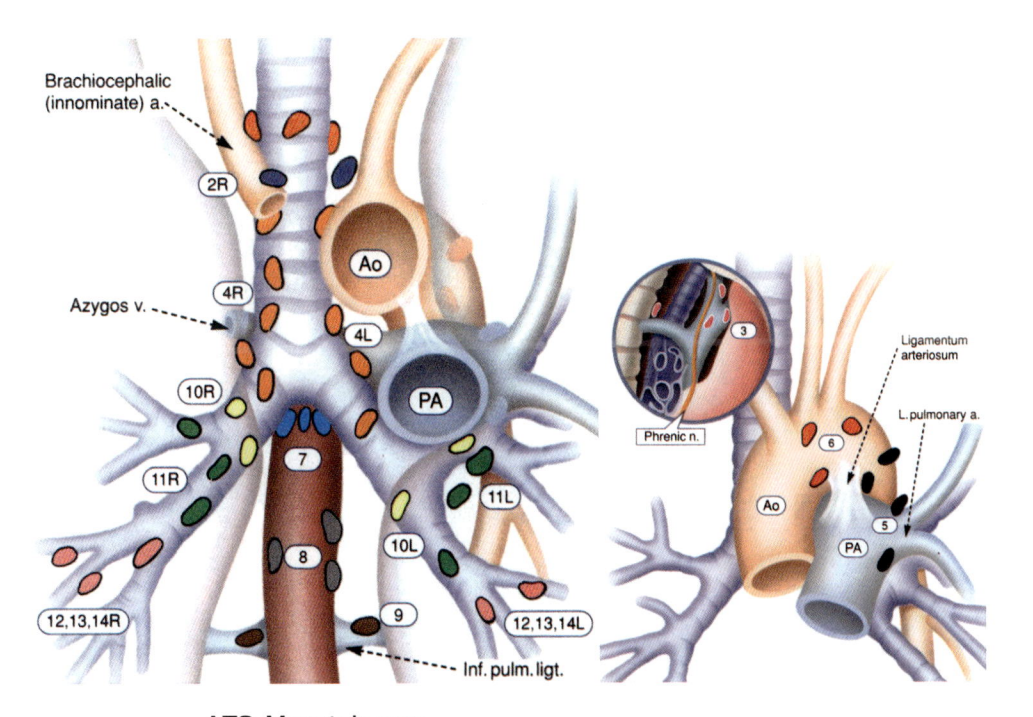

ATS-Mountain map

図1 Different Maps
(Mountain CF, Dresler CM. Regional lymph node classification for lung cancer staging. **Chest** 1997 ; 111 : 1486-7. より転載)

subcommitteeが設けられ，それぞれの主題についての検討が行われたが，その一つがlymph node chart subcommitteeで，リンパ節マップの検討にあたった（というか，あたることになっていた）。当初，Staging Committeeの委員長であるGoldstraw先生は，"zone"という概念を導入することで，簡単にこの問題を乗り切れると考えていたようである。すなわち，各ステーションの定義に差があっても，ステーションを部位ごとにまとめたゾーンという概念を用いれば，マップ間の違いはなくなるであろうと考えたのである。しかしこれはいささか乱暴な議論で，ゾーンの基礎となるステーション（レベル）の定義が異なれば，ゾーンの定義も結果として異なる，ということは当然であった。そこでもう一度，各レベル，ステーションの定義をはっきりさせて，新しいマップを作り直そうということになったようである（私が関与したのはこれ以降である）。

ところが，TNM改訂には改定案提出に締め切りの期日があるにもかかわらず，lymph node chart subcommitteeでの作業は一向に進まず，開店休業の状態であった（他の検討項目については順調に作業が進み論文化されていった）。この理由は，はっきりいってこのsubcommitteeを担当した委員長が，当然行うべき作業をまったく行わなかったという単純な理由によるものであって，国際信義上も大きな問題であった。このような国際的に大事な作業が放擲されることなど，私にも信じ難い事態であったが，私は当初まったくこれにかかわっていなかったので，そのような深刻な事態をあまり認識はしていなかったのである。この事態を重くみたGoldstraw委員長が，私にこの作業を進捗させるよう指示を出されたのが2006年11月であった。スペインのバルセロナで開かれたPorta博士主催のリンパ節郭清のワークショップの折（私はえらく大変なライブサージェリーをやらされて辟易した覚えがある），Goldstraw先生は私に話があるから朝食に付き合えといわれ，2人で会への出席をやめて長々と相談した。その折，Goldstraw先生は，作業が停滞している原因（そしてそれが改善する見込みがないこと），今後の計画（"とにかく時間がないから急げ"），方向性（"Valerieと至急連絡を取り合って作業を開始せよ"）を指示されたのである。もっともその時点で，私はstaging committeeの委員ですらなかったが，2007年になってGoldstraw委員長の命で急遽委員に任命され，この作業を行うこととなった。Goldstraw先生は，成毛マップとMD-ATSマップのギャップをよく理解されており，日本とアメリカから代表を選ばれたのだと思う。成毛先生のオリジナリティをよく尊重してくれたものと感謝して，私は作業を開始した。Valerieとは，NYのMemorial Sloan-KetteringがんセンターのRusch先生のことである（本書の「発刊に寄せて」も執筆していただいた）。何事にも生真面目なRusch先生は，作業の遅延を大変危惧していて，その原因についても顔をしかめていた（控えめな彼女にしてはえらく怒っていた）。私は，原案をもってNYに行き，彼女と2人でまずじっくりと原案を作成した。2007年6月のことである。

　その際の基本方針は，
① N1とN2の領域を胸膜翻転部とする定義をやめる
② 各ステーション（レベル）を解剖学的に定義し，隣接領域との境界を明確にする
③ これらを，解剖学的指標を用いて記載する
④ ゾーンの概念の妥当性は，後ほど検討することとし，当面ステーションごとの記載を進める

というものである。この原案は，2007年9月のソウルでの世界肺癌学会の時のstaging committeeで検討され，さらにその後の1年にわたる再検討を経て，2009年に入ってようやく完成をみた（図2,3）。その成果がJ Thorac Oncol誌に掲載されたのは，2009年4月になってしまった。この論文の共著者は，実際に汗をかいて作業にあたったものだけがリストされた。もちろん，他のsubcommittee報告はすべて出版済みであり，一番最後の報告となった。ところが，完成したリンパ節マップにも版権の問題が生じて，当初予定していない図譜が出版されたりして混乱した（今は，MSKCCのマップもコピーフリーで収載されている）。その混乱の折に，私が作成したマップが（図4）である。結局残念ながら日の目をみな

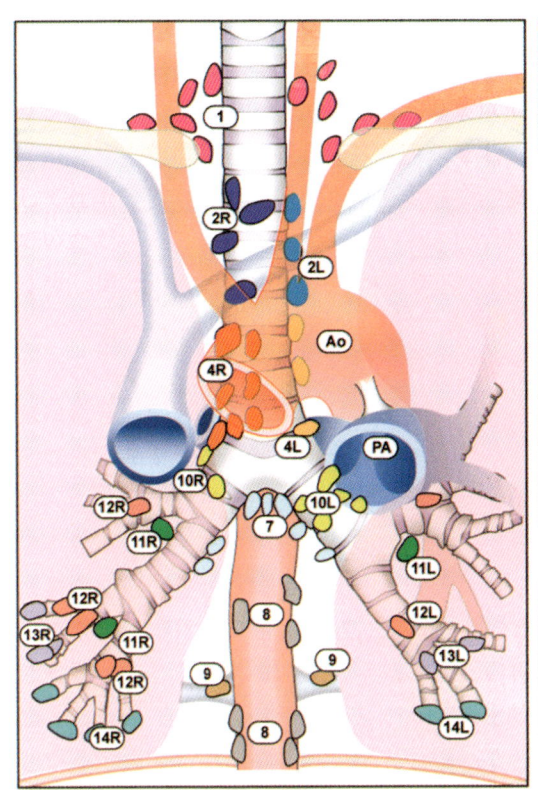

II-5. 肺門・縦隔リンパ節郭清術 Hilar/mediastinal lymph node dissection 247

Supraclavicular zone

● 1 Low cervical, supraclavicular, and sternal notch nodes

SUPERIOR MEDIASTINAL NODES

Upper zone

● 2R Upper Paratracheal (right)
● 2L Upper Paratracheal (left)
● 3a Prevascular
● 3p Retrotracheal
● 4R Lower Paratracheal (right)
● 4L Lower Paratracheal (left)

AORTIC NODES

AP zone

● 5 Subaortic
● 6 Para-aortic (ascending aorta or phrenic)

INFERIOR MEDIASTINAL NODES

Subcarinal zone

○ 7 Subcarinal

Lower zone

● 8 Paraesophageal (below carina)
● 9 Pulmonary ligament

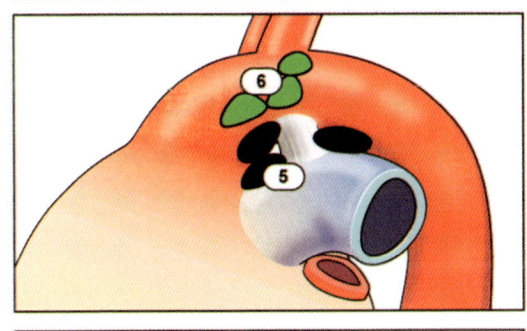

N1 NODES

Hilar/Interlobar zone

○ 10 Hilar
● 11 Interlobar

Peripheral zone

● 12 Lobar
● 13 Segmental
● 14 Subsegmental

図2 International Association for the Study of Lung Cancer Nodal Chart with Stations and Zones.
（Copyright ©2009 Memorial Sloan-Kettering Cancer Center.）

Supraclavicular zone
1 Low cervical, supraclavicular, and sternal notch nodes

SUPERIOR MEDIASTINAL NODES

Upper zone
- 2R Upper Paratracheal (right)
- 2L Upper Paratracheal (left)
- 3a Prevascular
- 3p Retrotracheal
- 4R Lower Paratracheal (right)
- 4L Lower Paratracheal (left)

AORTIC NODES

AP zone
- 5 Subaortic
- 6 Para-aortic (ascending aorta or phrenic)

INFERIOR MEDIASTINAL NODES

Subcarinal zone
- 7 Subcarinal

Lower zone
- 8 Paraesophageal (below carina)
- 9 Pulmonary ligament

N1 NODES

Hilar/Interlobar zone
- 10 Hilar
- 11 Interlobar

Peripheral zone
- 12 Lobar
- 13 Segmental
- 14 Subsegmental

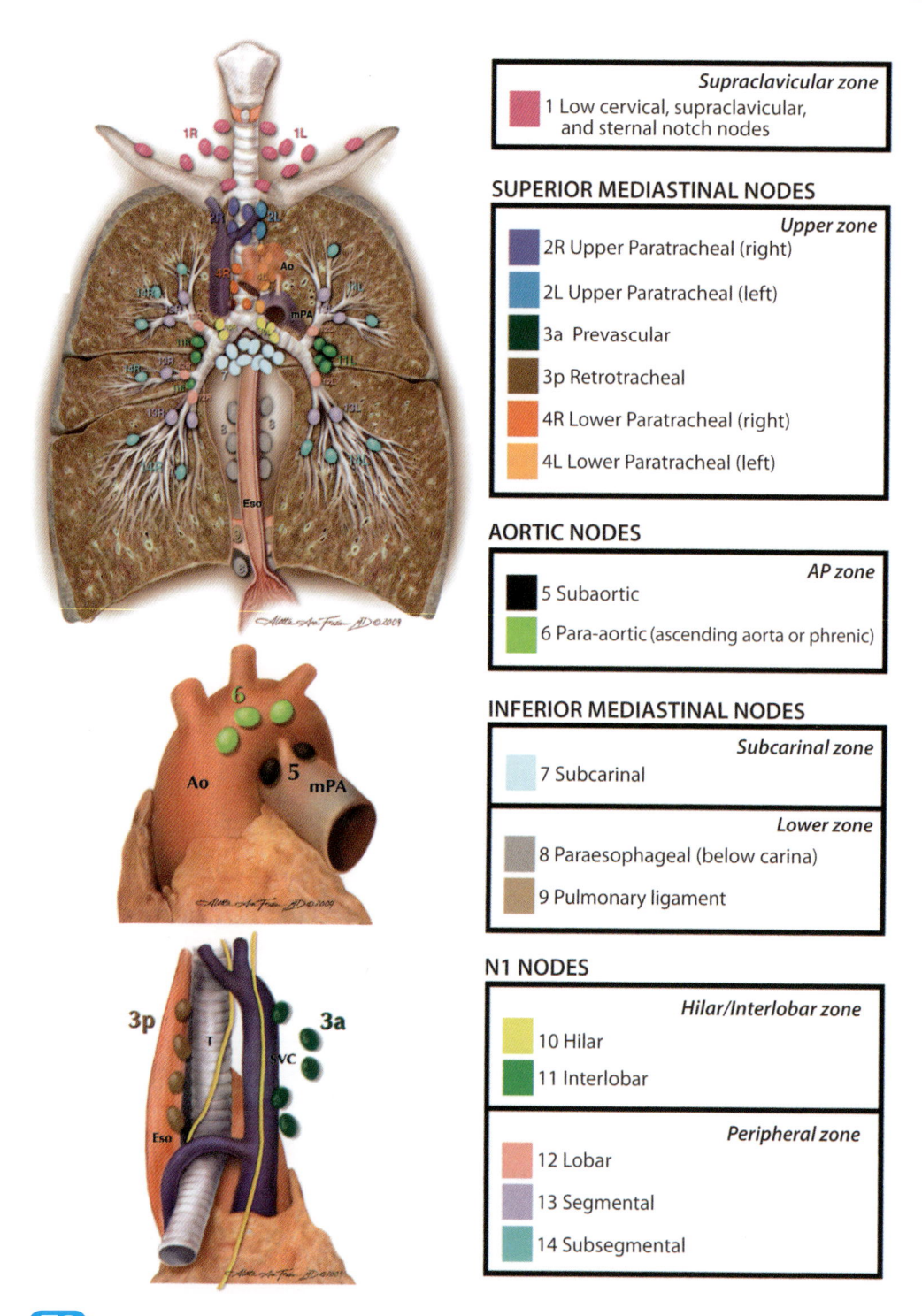

図3　International Association for the Study of Lung Cancer Nodal Chart with Stations and Zones.
（Copyright ©2008 Aletta Ann Frazier, MD.）

II-5. 肺門・縦隔リンパ節郭清術 Hilar/mediastinal lymph node dissection

(a)

(b)

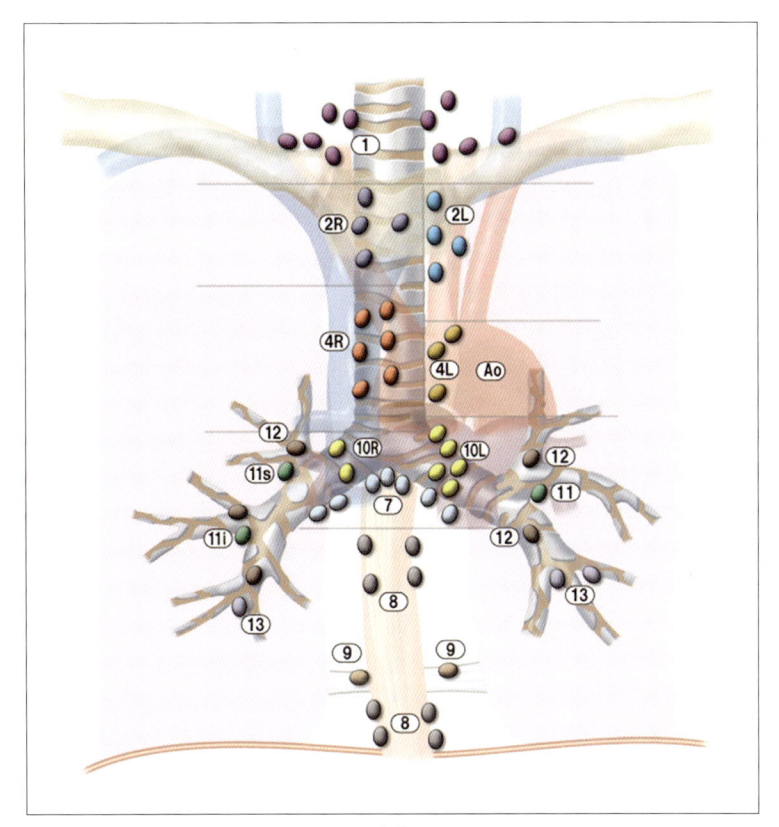

(c)

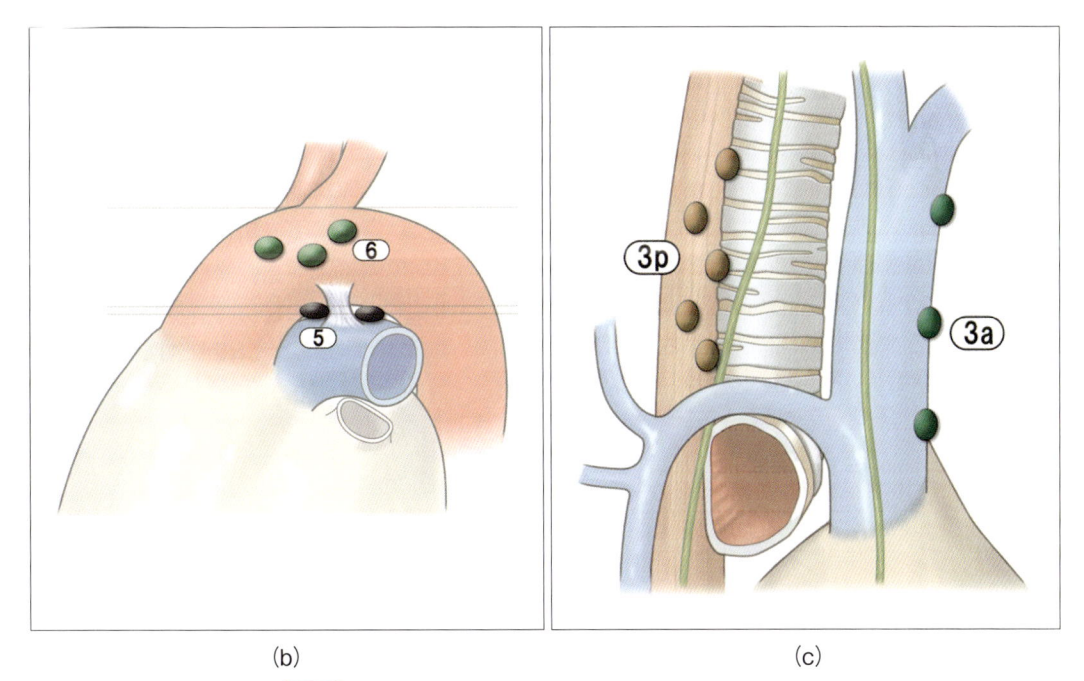

図4 日の目をみなかった Asamura nodal chart

かったが，境界線などを記入してわかりやすくしたものである。

NYでのRusch先生と私の相談は4時間にも及んだが，日曜日の午後に，彼女の静かなオフィスで誰にも邪魔されずに検討は進んだ．Rusch先生は，私の提案に辛抱強く耳を貸してくれた．彼女は，私が最も尊敬し敬愛するアメリカの外科医である．緻密な論理構築とたゆまぬ勉学，そして几帳面さで，到底私には追いつけないような仕事を世に送り出している．外科手術でも，どこにそんなエネルギーがあるのかと思うほど，積極果敢であり，何よりも学問への真摯な態度は尊敬に値する．私の彼女への畏敬の念は最大級である．こう在りたいと思う外科医がそこに実現されている気がする．本物のacademic surgeonである．

その一方，とにもかくにも，マップ改訂におけるすべての作業の遅延は，責任ある立場の人間が無責任であったことに起因する．リンパ節マップは，成毛先生の残した日本固有の遺産であるから，これに対する発展的維持はわれわれの最も大切にすべき作業であるはずであったが，結果的には，全体の作業は遅延し，議論は未消化になった．このことを，私は返す返すも残念に思い，また国際的にも恥ずかしく思う．しかし，私がここに書き残さなければ誰にもこの事情が伝わらないと思い，将来のため詳しくこの事情を書き残したのである．

が問題となった．結論としては，両者が接近しすぎているのである．結局，上縦隔は，気管後と血管前を除けば，2分するので十分であろうということになった．そうすると，ステーションが一つ余ってしまった．かといって，ナンバーを繰り上げるわけにもいかず，逆にそれではということで#1を屋上に上げるがごとく，鎖骨上の領域に用いることとしたのである．上縦隔を3分したことで，随分とすっきりとしたと思う．

2番目は，上縦隔における左右の境界である．従来は，気管正中線が上縦隔においては左右の境界であったが，新しいマップでは気管の左縁が境界線となった．これは，気管前にあるリンパ節は，特に右にあるリンパ節が正中を越える場合が多く，この帰属は右となるべきであるという理由による．右においては，上縦隔では正中を越えて左側に寄って郭清することができるが，左の気管前リンパ節は大動脈弓があって通常は到達ができない．

3番目は，下縦隔の問題であった．気管分岐部をどのように定義するかであった．結局なかなかよい案がまとまらず，気管分岐部を従来より大きな3角形のエリアとして解決を図った．

表1 は，各リンパ節レベルの解剖学的な定義の一覧を示す．今後は，ワークショップなどを世界各地で開催し，さらに使い勝手のよいものに改善していくことが必要であろう．

C | IASLCマップの特徴

今回の新しいマップの考え方と特徴を，私とRusch先生の議論を基礎として紹介する．特徴の一つは，今までN3領域としてリンパ節マップには表示されなかった鎖骨上窩領域を#1としたこと，その結果，上縦隔は#2，#3，#4と一つ少ない3領域のみとなったことである．この理由を述べる．当初，上縦隔は従来通り，#1～#4と4領域とすることになっていたが，各領域を解剖学的に決めていけばいくほど，その領域は狭小化した．特に，腕頭動脈，腕頭静脈を両方とも境界として採用すると，正中位では，そもそもどちらが頭側にあるのか，その位置の差はどの程度なのか

D | 選択的縦隔郭清 lobe-specific systematic node dissectionということ

リンパ節郭清の基本的な手術手技を，初めて整理して発表したのは，すでに述べたようにMemorial Sloan-KetteringがんセンターのCahan博士である．肺葉切除術の項でも解説したが，"Radical lobectomy"と題するこの論文は，大変な名著であると思う．驚くべきことは，当時の乏しいデータに立脚しながらも，肺葉ごとに，リンパ節郭清の範囲を明示していることである．そしてそれが，今日の観点でも極めて理に適った妥当なものであるということである．

肺癌におけるリンパ節転移経路の研究が進むに

表1　リンパ節の部位の規定

大分類	略語	小分類（リンパ節部位の命名）	リンパ節の部位の規定（以下の領域に存在するリンパ節を指す）
鎖骨上窩リンパ節	#1R #1L	鎖骨上窩リンパ節	上縁：気管輪状軟骨下縁 下縁：左右鎖骨および正中では胸骨柄上縁 右側：#1R，左側：#1L（左右は正中線で分ける）
上縦隔リンパ節	#2R	右上部気管傍リンパ節	上縁：右肺尖，胸膜頂および正中では胸骨柄上縁 下縁：気管と左腕頭静脈尾側縁の交点 左側縁：気管左側縁
	#2L	左上部気管傍リンパ節	上縁：左肺尖，胸膜頂および正中では胸骨柄上縁 下縁：大動脈弓上縁 右側縁：気管左側縁
	#3a	血管前リンパ節	上縁：胸膜頂，下縁：気管分岐部，前縁：胸骨後面， 後縁：右側は上大静脈前縁，左側は左総頸動脈
	#3p	気管後リンパ節	上縁：胸膜頂，下縁：気管分岐部までの気管後壁より後ろに位置するリンパ節
	#4R	右下部気管傍リンパ節	右側気管傍および気管前に存在するリンパ節 上縁：気管と左腕頭静脈尾側縁の交点 下縁：奇静脈弓尾側縁 左側縁：気管左側縁
	#4L	左下部気管傍リンパ節	気管左側縁と動脈管索の間に存在するリンパ節 上縁：大動脈弓上縁 下縁：左主肺動脈の上内側周囲縁 右側縁：気管左側縁 左側縁：動脈管索
大動脈リンパ節	#5	大動脈下リンパ節	動脈管索の外側に存在するリンパ節 上縁：大動脈弓下縁 下縁：左主肺動脈の上外側周囲縁
	#6	大動脈傍リンパ節	上行大動脈，大動脈弓の前方および外側に存在するリンパ節 上縁：大動脈弓上縁の接線レベル 下縁：大動脈弓下縁
下縦隔リンパ節	#7	気管分岐下リンパ節	気管分岐部と左右気管支に囲まれた領域のリンパ節 上縁：気管分岐部 下縁：右側は中間気管支幹下縁，左側は左下葉気管支の上縁
	#8	食道傍リンパ節	食道に接して存在するリンパ節（気管分岐部リンパ節を除く） 上縁：右側は中間気管支幹下縁，左側は左下葉気管支の上縁 下縁：横隔膜
	#9	肺靱帯リンパ節	肺靱帯内にあるリンパ節 上縁：下肺静脈 下縁：横隔膜
肺門リンパ節	#10	主気管支周囲リンパ節	主気管支の周囲および主肺動脈，肺静脈中枢側周囲に存在するリンパ節 上縁：右側は奇静脈下縁，左側は左主肺動脈上側周囲縁 下縁：左右葉間
	#11	葉気管支間リンパ節	葉気管支間に存在するリンパ節 上中葉間リンパ節（#11s）：右上葉気管支と中間気管支幹との間のリンパ節 中下葉間リンパ節（#11i）：中下葉支との間のリンパ節
	#12	葉気管支周囲リンパ節	葉気管支周囲に存在するリンパ節
肺内リンパ節	#13	区域気管支周囲リンパ節	区域気管支周囲に存在するリンパ節
	#14	亜区域気管支周囲リンパ節	亜区域気管支周囲またはさらに末梢の気管支周囲に存在するリンパ節

（日本肺癌学会編．臨床・病理 肺癌取扱い規約（第7版），p56，金原出版，2010．より転載）

つれて，肺葉ごとにリンパ節転移の経路が固有にあることが明らかになってきた．特に，両下葉の肺癌は，気管分岐部で対側に乗り換えて縦隔を登ることは，治療上重要な点であろう．その一方で，リンパ管のコネクションには個人差が相当あり，必ずしも画一的でない点も明らかになっている．国立がんセンターにおいても，肺葉ごとのリンパ節郭清について検討が進められ，術中のリンパ節の迅速診断の活用ということも必須の条件としているのであるが，その郭清範囲を肺葉ごとに変えるようになっている．先に紹介したESTSの論文にもすでに，lobe-specific lymph node dissectionという定義が示されていることをみると，このような考え方は呼吸器外科医の間で次第に一般化しつつあるのかもしれない．

国立がんセンターにおける郭清範囲と方針は次の通りである．

右上葉：上縦隔を郭清し，迅速診断は，#11s，#10，#4Rの3カ所を行う．すべて陰性であれば，上縦隔のみの郭清で終わり，一つでも陽性であれば，気管分岐部の郭清を追加する．

右中葉と下葉：気管分岐部を含む下縦隔を郭清し，迅速診断は，#11i，#10，#7の3カ所を行う．すべて陰性であれば，下葉の場合は#4Rをさらにサンプリングして，陰性であればそれで終了する．一つでも陽性であれば，上縦隔の郭清を追加する．中葉は原則として上，下縦隔はともに郭清する．

左上葉：上縦隔(#5，#6)を郭清し，迅速診断は，#10，#11，#5の3カ所を行う．すべて陰性であれば，上縦隔のみで終わり，一つでも陽性であれば，気管分岐部の郭清を追加する．

左下葉：気管分岐部を含む下縦隔を郭清し，迅速診断は，#10，#11，#7の3カ所を行う．すべて陰性であれば，#5をサンプリングして終了する．一つでも陽性であれば，上縦隔の郭清を追加する．

この方針では確かに，病理医の負担が大きい．最低でも3カ所以上の迅速病理診断がリンパ節だけに関して提出される．国立がんセンターでは，現在では主腫瘍についても迅速診断で確定診断をつけていることが多いから，1例について4点以上の迅速診断ということになっている．これらについては，各施設の実情に応じた対応が求められることになるだろう．

E 縦隔郭清手技

リンパ節郭清の基本は，定義にもあるように，リンパ節を含む脂肪組織を一塊として摘出することにある("郭"とはスペースを意味する．ここを完全にきれいにしてしまうという意味で，"郭清"になる)．また，肺癌における縦隔のリンパ節郭清においては，すべての領域をen-blockに摘出することが解剖学的にできない．しかし，各領域，コンパートメントごとには，en-blockの切除を目指すべきである．

私は，リンパ節郭清の手技は，ほとんど電気メスのみで行っている．ハーモニックスカルペルなどの使用を試したこともあるが，時間がかかってあまり得策ではない．郭清においては，郭清する領域のリンパ節-脂肪組織をリンパ節鉗子で一塊として把持し牽引しながら，良好な層で剥離を行うことが原則である．

術後の乳糜胸に対する予防策として，リンパ節の郭清断端を結紮処理すべき部位が3カ所存在する．右の上縦隔の下端がまず重要である．ここはリンパ流が左右で交差する部位でもあり，太い胸管の分枝が存在する．気管の前方で主肺動脈の上縁付近にあたり，ちょうど上縦隔の郭清が終了して，リンパ節-脂肪塊が最後に切断されて摘出されるところであるが，この組織を切断する前に，大直角鉗子で確実にこれを把持して，エンドループで結紮すべきである．ここが，術後の乳糜瘻の発生部位として一番多い．次に結紮すべきは，気管分岐部リンパ節の最奥の部分である．ここも，気管分岐部を郭清する際には，最後になる部位であるが，気管支動脈を含むことも多く，結紮して郭清断端を処理すべきである．3番目は，左上縦隔の#5，#6の郭清時に注意すべき部位で，大動脈弓上縁付近である．このあたりは，電気メスで切り飛ばされることが多いが，稀に乳糜胸の発生部位となり得る．術終了前に，特に注意深く観察

すべき部位で，少しでも乳糜が認められた場合には，必ず結紮をしておいたほうがよい。

1 右上縦隔郭清

① 上縦隔胸膜の切開

奇静脈上縁に沿って，縦隔胸膜を切開する。これと直行する方向に，さらにほぼその中央を気管の前縁に沿って頭側に切開を行う。すなわち，反転したT字型に切開線を置く（図5-a）。この切開によってできた両側の胸膜フラップを"観音開き"の要領で側方に展開する。後方では気管の後方まで，前方では上大静脈の後縁まで，上方では反回神経の反回部までがその範囲である（図5-b）。こうすると，上縦隔スペースを走る迷走神経が露出するので，ヴェセルループでテーピングして，まず前上方へ牽引する。迷走神経の心臓枝が数本縦隔へ至るのが視認できるので，これらは本幹付近で切離して迷走神経を単離する。次に，迷走神経を逆に後方へ牽引すると腕頭動脈を旋回する反回神経付近がよくみえるので，神経の走行に注意しながら縦隔脂肪織を迷走神経から外して落としておく（図5-c）。

② 上大静脈からの剥離

次に，気管前方のリンパ節と脂肪組織を一塊として，後方へ牽引しながら上大静脈の後壁から剥離する（図5-d）。この時，縦隔から大静脈へ流入する細い静脈や椎骨静脈が出現するので，細いものについては電器焼灼，しっかりしたものについては結紮して切離する。左右腕頭静脈の分岐部を越えてこの層で頭側に剥離を続ける。

③ 気管前壁からの剥離

次に，反回神経の分岐部を確認しながら，上縦隔の上方（頭側）にある脂肪組織を気管より電気メスで剥離する（図5-e）。この際，気管固有鞘を走行する栄養血管がなるべく温存される層で剥離を行うことが大切である。これらが全部剥離されて，生の気管壁が剥き出しになるのは"剥きすぎ"であると考えたほうがよい。気管からの縦隔組織

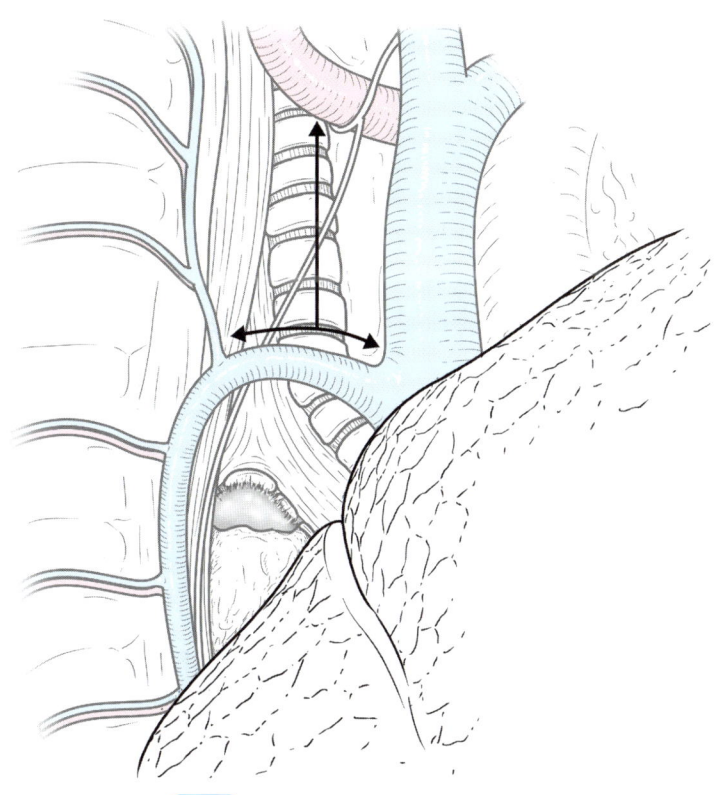

図5-a 上縦隔胸膜に置く逆T字切開

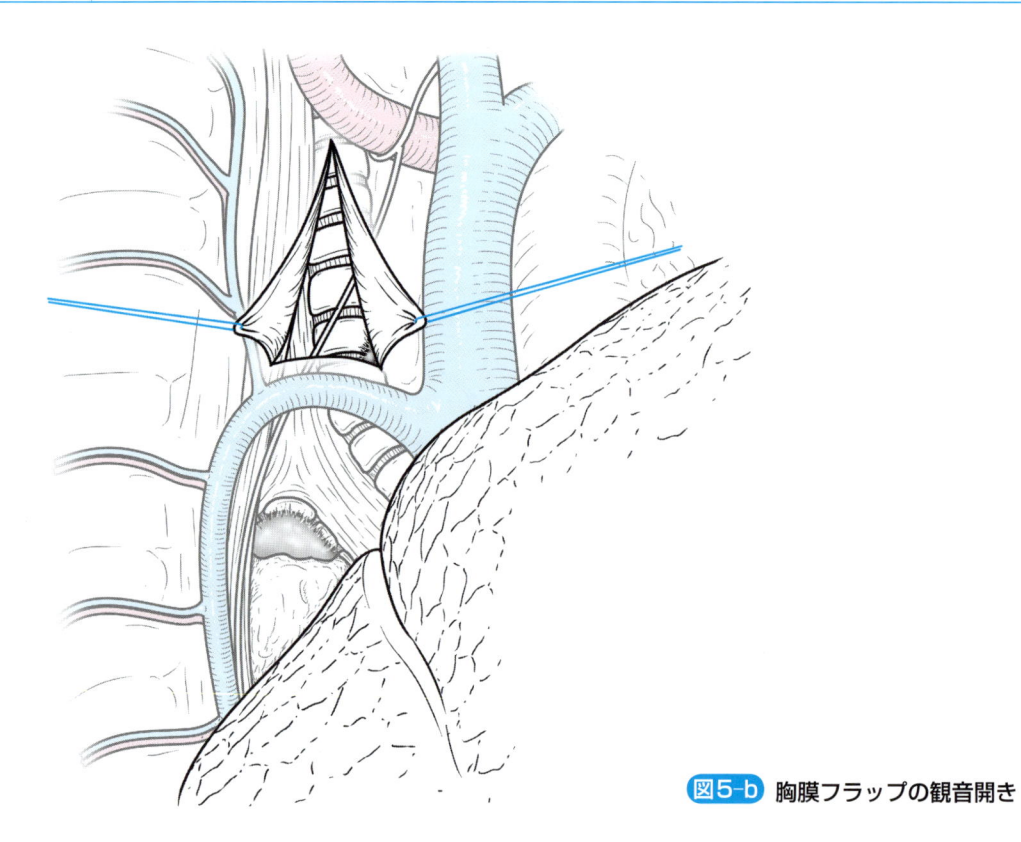

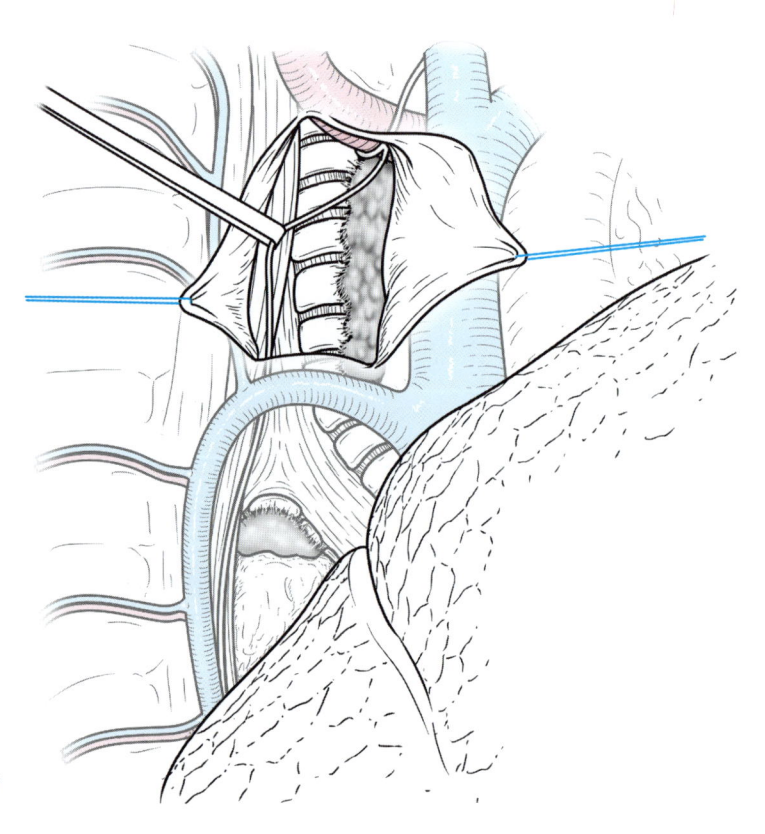

254　Ⅱ-5. 肺門・縦隔リンパ節郭清術 Hilar/mediastinal lymph node dissection

図5-b 胸膜フラップの観音開き

図5-c 迷走神経のテーピング

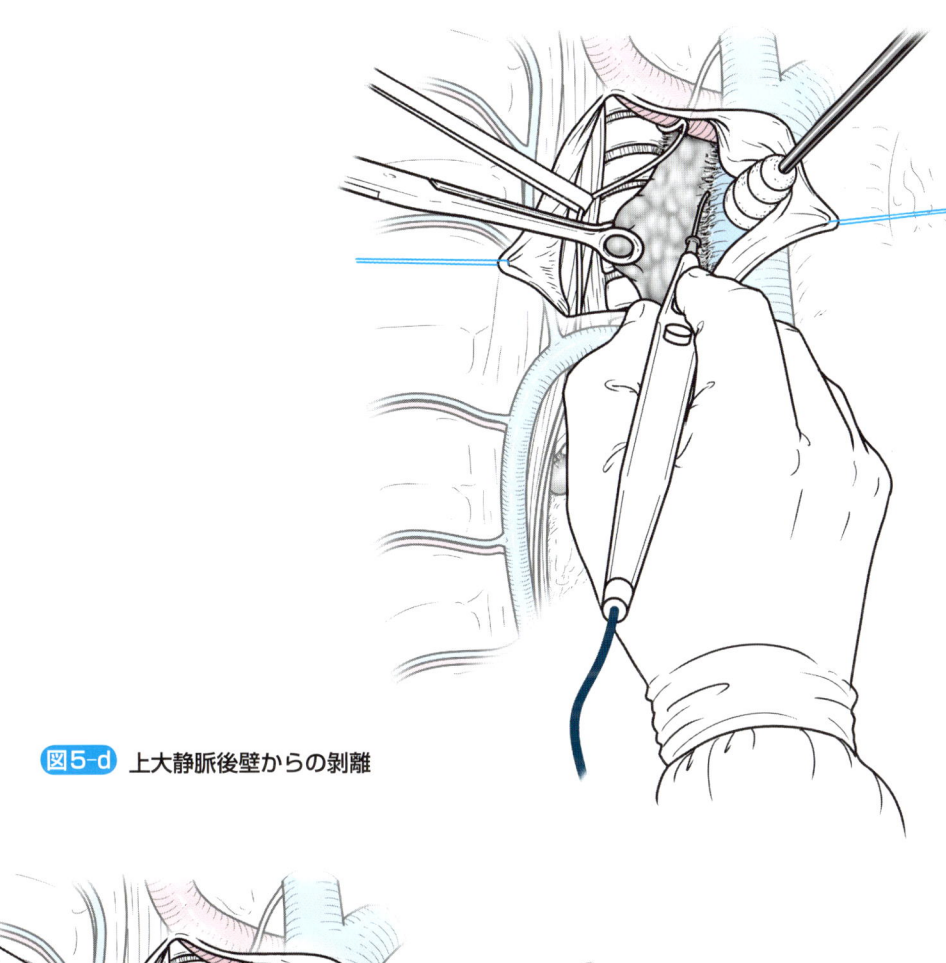

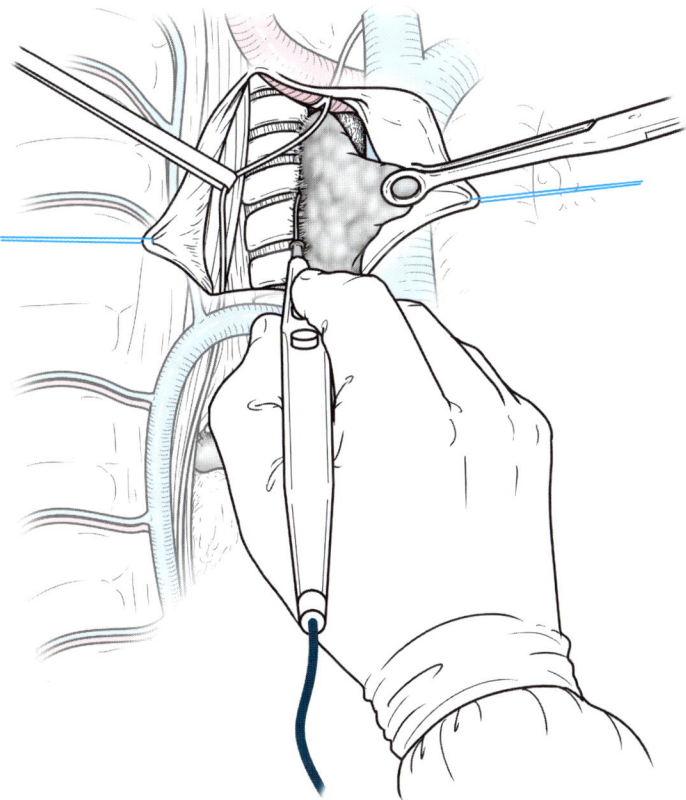

Ⅱ-5. 肺門・縦隔リンパ節郭清術 Hilar/mediastinal lymph node dissection

図5-d 上大静脈後壁からの剝離

図5-e 気管前壁からの剝離

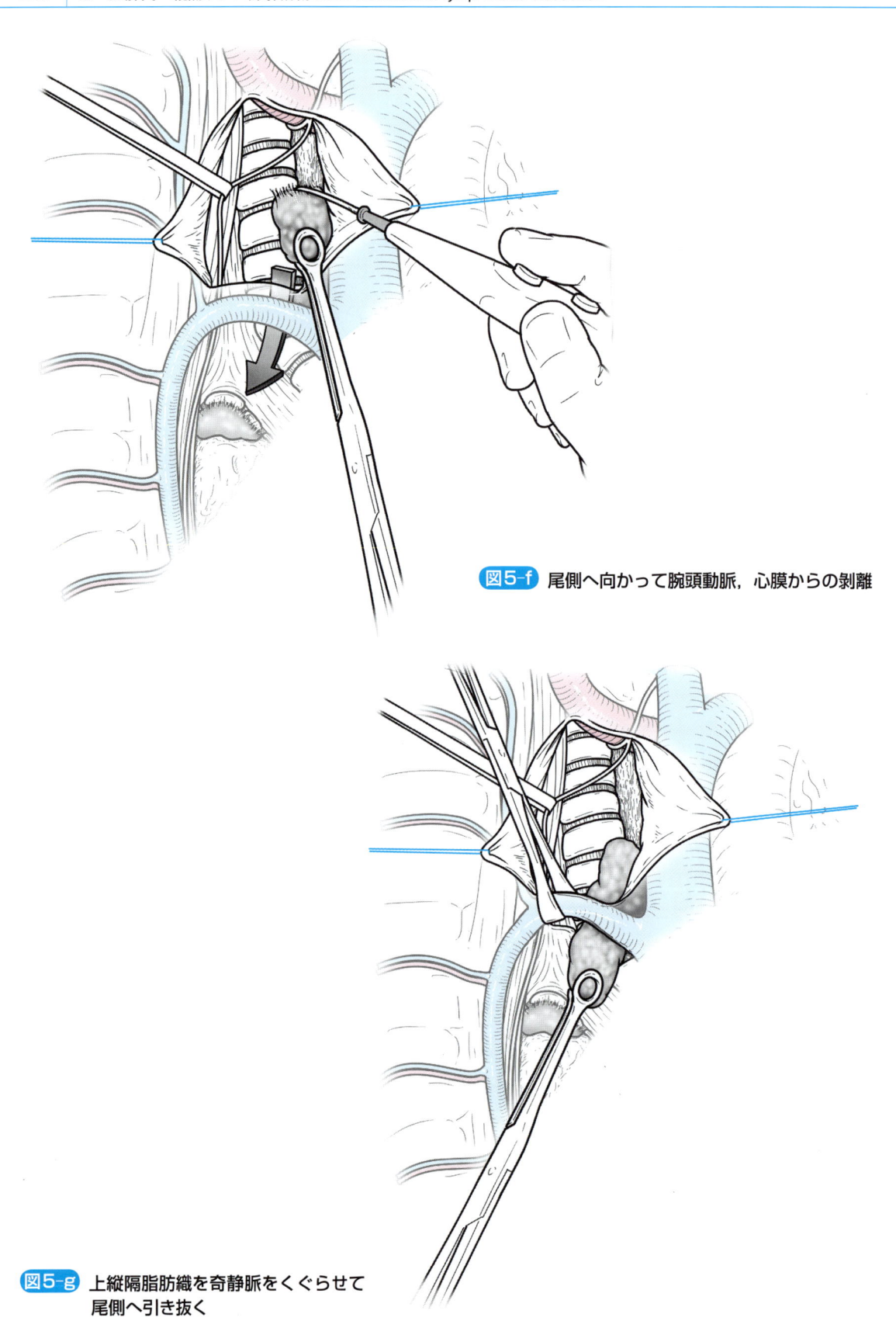

II-5. 肺門・縦隔リンパ節郭清術 Hilar/mediastinal lymph node dissection

図5-f 尾側へ向かって腕頭動脈，心膜からの剝離

図5-g 上縦隔脂肪織を奇静脈をくぐらせて尾側へ引き抜く

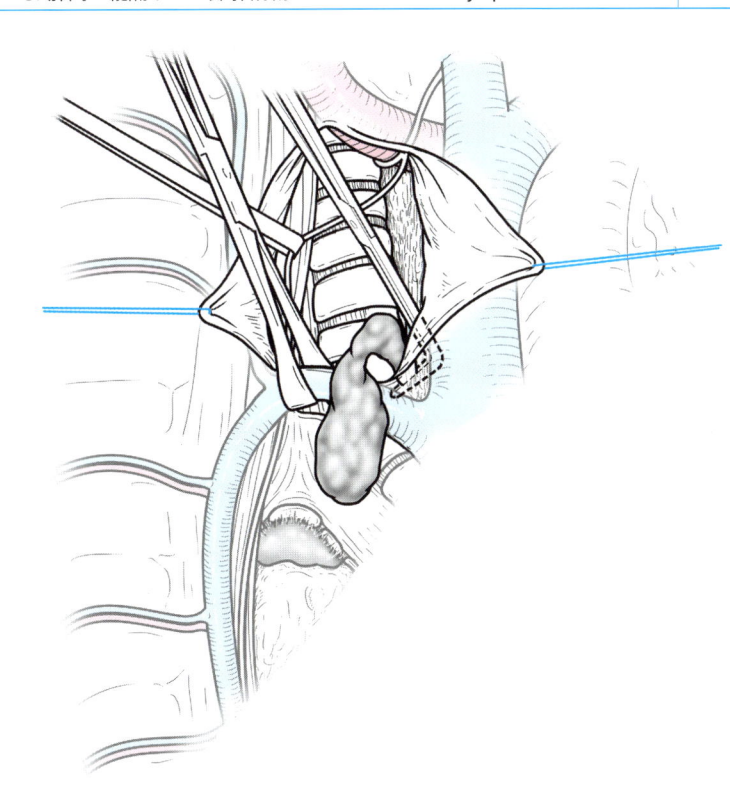

Ⅱ-5. 肺門・縦隔リンパ節郭清術 Hilar/mediastinal lymph node dissection | 257

図5-h 上縦隔脂肪織の最尾側を直角鉗子で把持する

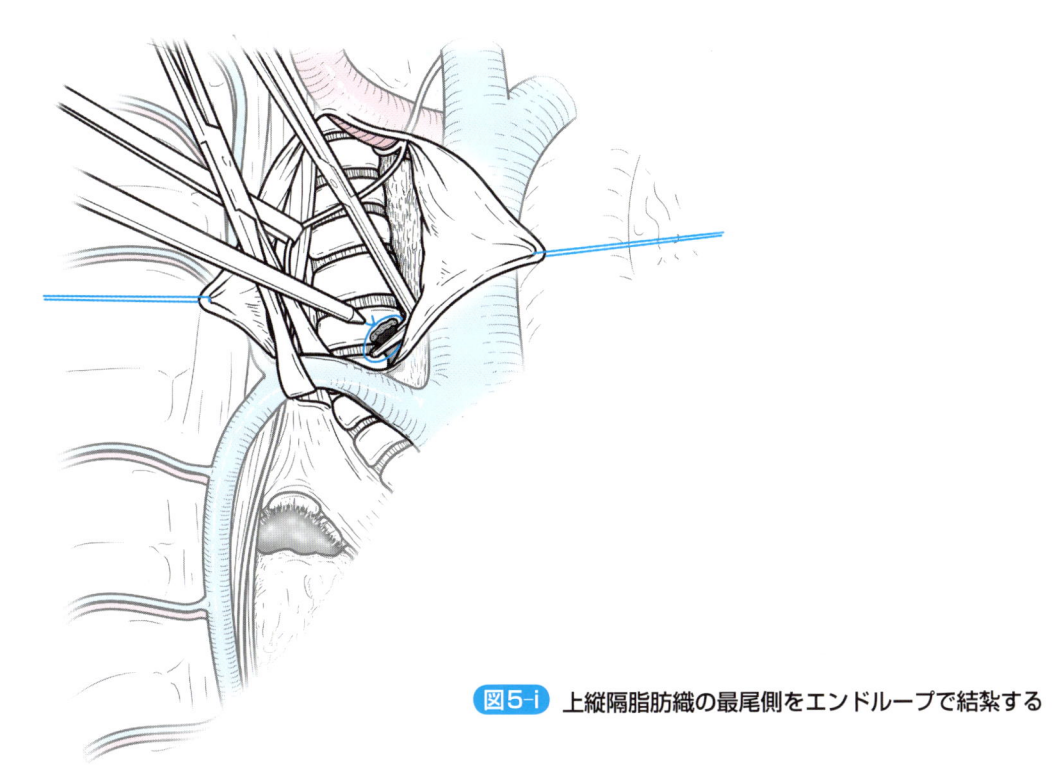

図5-i 上縦隔脂肪織の最尾側をエンドループで結紮する

は奇静脈よりも上方まで，とりあえずやっておけばよい．

④ 上縦隔脂肪織の大動脈弓からの剥離

これら2つの操作で，上縦隔脂肪織は，前方が上大静脈から，後方が気管から剥離をされて，グラグラになったはずである．ここで初めて上縦隔脂肪織をリンパ節鉗子でしっかりと把持する（図5-f）．尾側に軽く緊張をかけて牽引しながら，電気メスで上縦隔脂肪織を尾側に向かって，腕頭動脈の壁を露出しつつ剥離を行っていく．すなわち，これが重要なことであるが，郭清すべき上縦隔リンパ節の上縁は腕頭動脈であり，前方は，先の操作で確認した腕頭静脈，上大静脈の壁を露出する層で，後方は気管前壁である．

尾側への剥離を行う層は，縦隔側は心囊のすぐ外側の層である．この層で剥離が進むと，出血はほとんどみられず，リンパ節を切断してしまうこともない．大動脈弓の側壁が次第に明らかになるが，心囊を破らない層を意識する．前壁側では，上大静脈からの小さな枝に遭遇することがある．もちろん末梢側は，電気凝固で構わないが，中枢側の上大静脈壁上においては，結紮するか，少なくともクリッピングをしておいたほうがよい．

⑤ 上縦隔尾側の操作

授動された上縦隔脂肪織が奇静脈上まできたら，奇静脈をくぐらせてこれを奇静脈下縁に引き出す（図5-f, g）．最後に，気管分岐部の前面，肺動脈，上大静脈の3カ所からの剥離を行い，特に気管分岐部前面については，直角鉗子でこれを把持した後（図5-h），切断する．この部位は，リンパ漏が起こりやすいので，エンドループなどでしっかりと結紮する（図5-j）．

2 右下縦隔郭清

右下縦隔において郭清すべきリンパ節は，#7～#9であるが，これらをen-blockに摘出することは現実的には無理である．

① 気管分岐部リンパ節の視野確保

気管分岐部のリンパ節の郭清については，上手な視野の展開が重要である．右中間気管支幹に沿って存在する#10～#7は通常連続していることが多く，それらの境界がない場合も多い（ただし，新しいリンパ節マップではいずれも#7となる）．

下縦隔胸膜の切開線は，食道の前壁に沿うラインであり，奇静脈下縁に沿う線から延長されて横隔膜に至る．まずこの線で胸膜を切開し，胸膜フラップを後方へ展開し，迷走神経にテーピングをしてこれを牽引する．気管分岐部において良好な視野は，中間気管支幹を成毛コットンで前方に，食道をヘラ鉤で後方へ牽引することによって初めて得られる．第1助手がこの2つの機器を使って視野を作る．

② 気管分岐部リンパ節の摘出

リンパ節郭清は，中間気管支幹に沿う#10リンパ節から開始する．これをアリス鉗子で把持して，中間気管支幹より剥離分離しつつ，主気管支に沿って中枢側へ向かう（図6-a）．同時に心囊からも頭側に向かってリンパ節を遊離する（図6-b）．ある程度剥離できたところで，食道の前面に挿入して自在鉤を強く後方へ牽引し，対側の#10リンパ節を左主気管支から剥離する（図6-c）．気管支動脈を認めた場合には，結紮切離する．気管分岐部リンパ節がある程度グラグラになってきたところで，リンパ節鉗子に替えて，これを牽引する．この後は，左主気管支続いて右主気管支からの剥離を進め，最終的には最奥の部分を直角鉗子で挟んでから切離する（図6-d）．ここは，エンドループなどでしっかりと結紮しておいたほうがよい（図6-e）．気管支動脈からの出血や乳糜の漏出がないかを十分観察しておく．

③ 下縦隔の郭清

下縦隔は，系統的に郭清することは難しく，実際には個々のレベルごとにリンパ節を摘出することとなる．下縦隔でリンパ節が存在するのは，肺靭帯組織（#9）と食道壁に沿ってこれに付着する#8リンパ節である．肺靭帯については，これを切離する段階で，リンパ節が靭帯組織に含まれるようにすることが重要である．

3 左上縦隔郭清

左上縦隔郭清は，通常，肺葉切除が終了した後に行われる．左側上縦隔は右側上縦隔と比較すると一塊として郭清することは困難である．#5，#6の領域と，#4の領域は別個に行う必要がある．

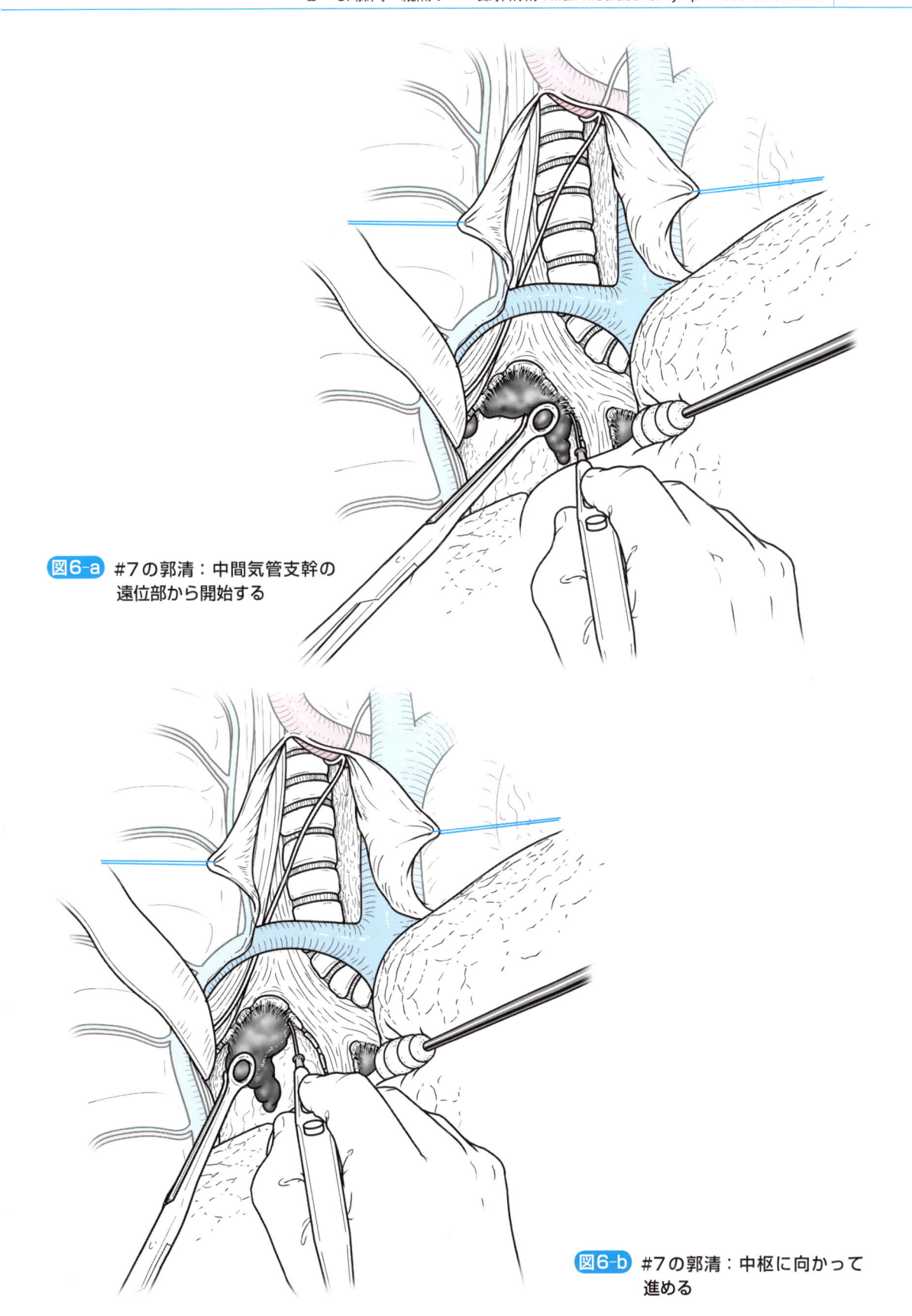

Ⅱ-5. 肺門・縦隔リンパ節郭清術 Hilar/mediastinal lymph node dissection

図6-a #7の郭清：中間気管支幹の遠位部から開始する

図6-b #7の郭清：中枢に向かって進める

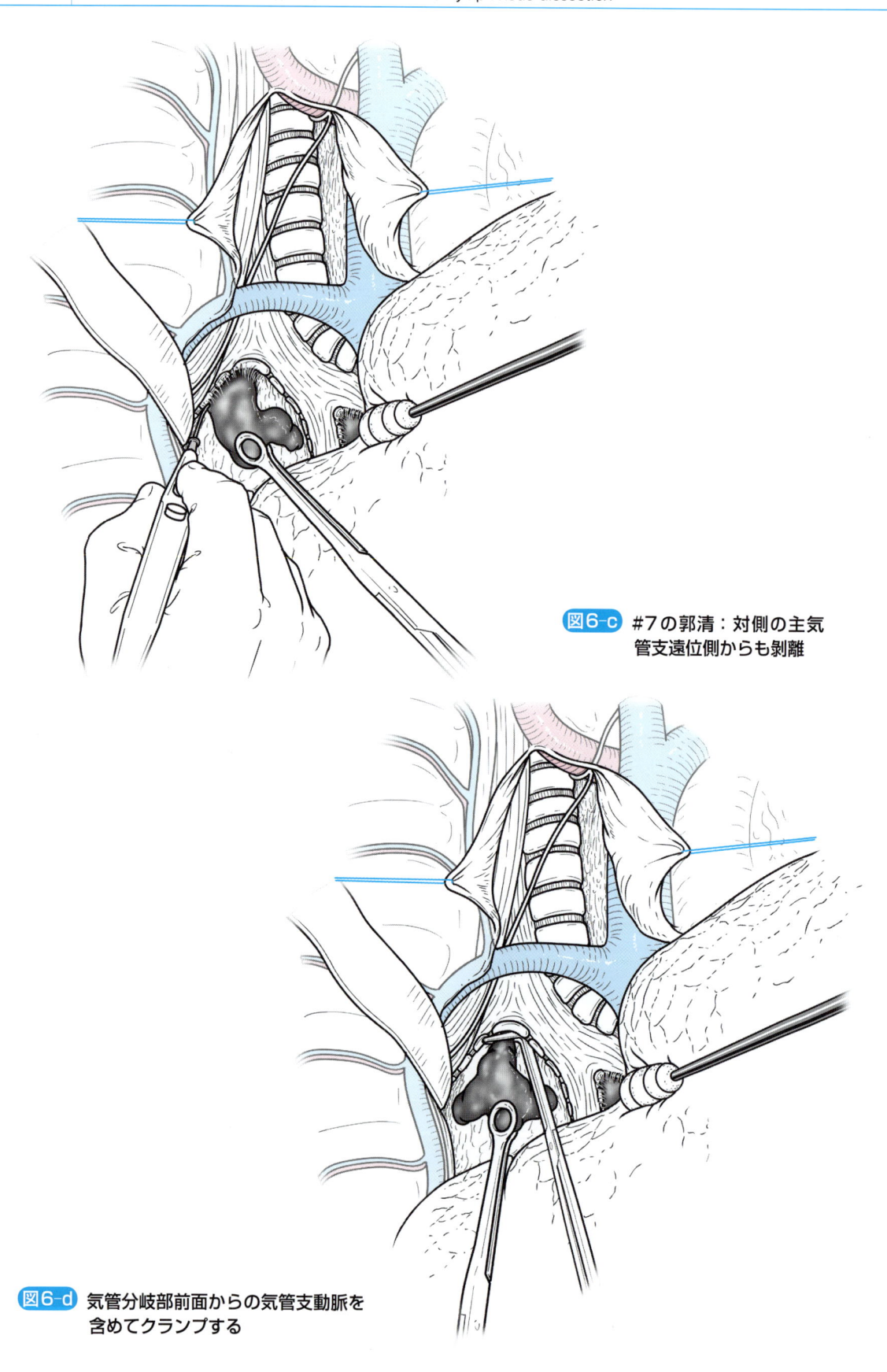

II-5. 肺門・縦隔リンパ節郭清術 Hilar/mediastinal lymph node dissection

図6-c #7の郭清：対側の主気管支遠位側からも剝離

図6-d 気管分岐部前面からの気管支動脈を含めてクランプする

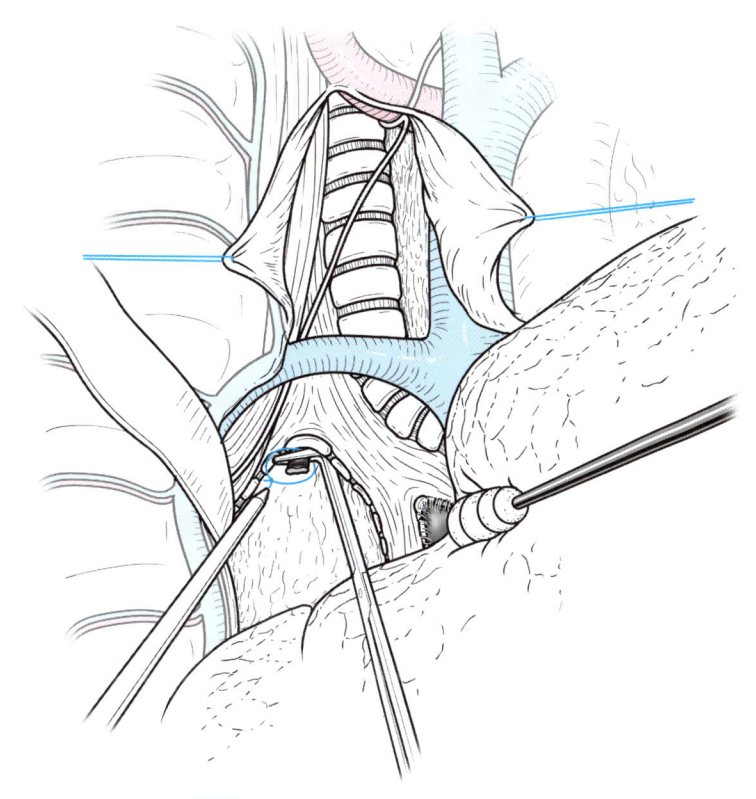

図6-e 断端はエンドループで絞扼する

① #5,#6の郭清,上縦隔胸膜の切開

#5,#6の領域とは,横隔神経の後方,迷走神経の前方,大動脈弓上縁の下方,左肺動脈本幹の上方にある領域を指す。肺門前方の縦隔胸膜の切開は,右と同様に,肺動脈上縁とそこから大動脈弓の頭側まで伸びた逆T字の形状で行う 図7-a 。縦隔胸膜のフラップを左右両側に展開して,横隔神経と迷走神経の両方にテーピングする 図7-b 。ボタロ靱帯外側にある #5,#6リンパ節の郭清は,方向として後方から前方に向かって行う。

まず,迷走神経を後方へ牽引しながら,#5リンパ節の脂肪組織を鑷子で把持し,ボタロ靱帯を露出させるように丁寧に剝離を行う 図7-c 。迷走神経から分枝する反回神経が極めて近いので注意が必要である。この脂肪組織がグラグラになってきたらリンパ節鉗子でこれを把持して前方に牽引しながら,ボタロ靱帯がきれいにみえるような層で剝離を進める。

② #6領域のリンパ節郭清

一方,#6については,頭側から両神経に挟まれる領域にある脂肪組織とリンパ節を尾側に向かって郭清し,①によってグラグラになっている#5領域のリンパ節脂肪織と合わせる。

③ 上縦隔リンパ節郭清の完成

横隔神経をさらにもう1ヵ所でテーピングし,横隔神経に沿う脂肪組織を縦隔胸膜から削いで落とす。これをさらに,前方から後方に向かって心膜から剝がし,最終的に一塊として摘出する。郭清断端は術後のリンパ漏防止のため,エンドループで絞扼する 図7-d 。

④ #4～#10リンパ節の郭清

左主気管支に沿う #10～#4 の郭清は,別個に行わなければならない。主気管支と左肺動脈の間にある#10リンパ節を中枢に向かって剝離を進めると,主気管支は大動脈弓内に入っていくから,大動脈弓に軽くに自在鉤をかけて視野を展開しながら#4に至る。この時#4前方を走行する反回神経に十分注意しながら,リンパ節を摘出する。#4と#10の境界を認識することは困難であろう。

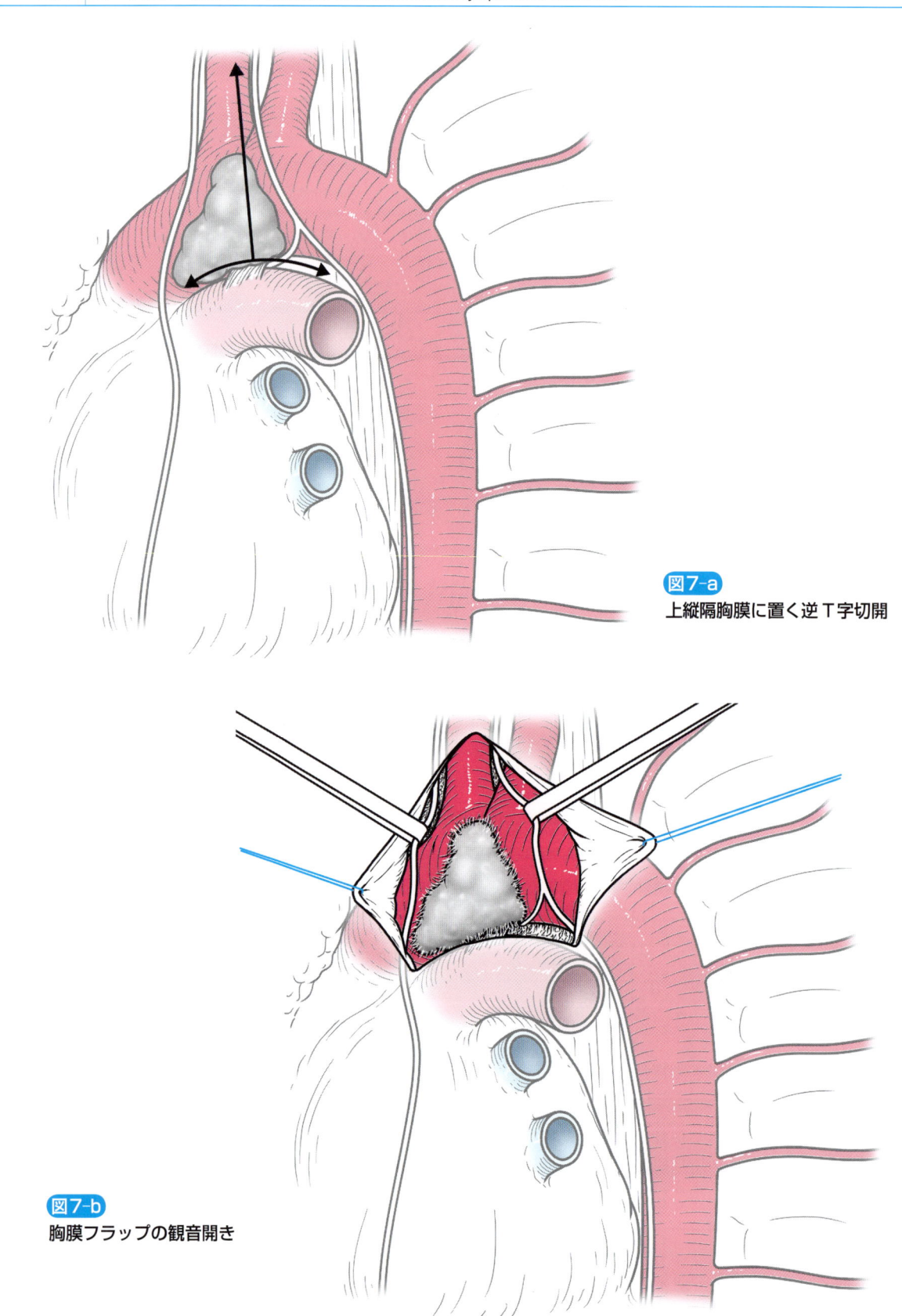

II-5. 肺門・縦隔リンパ節郭清術 Hilar/mediastinal lymph node dissection

図7-a
上縦隔胸膜に置く逆T字切開

図7-b
胸膜フラップの観音開き

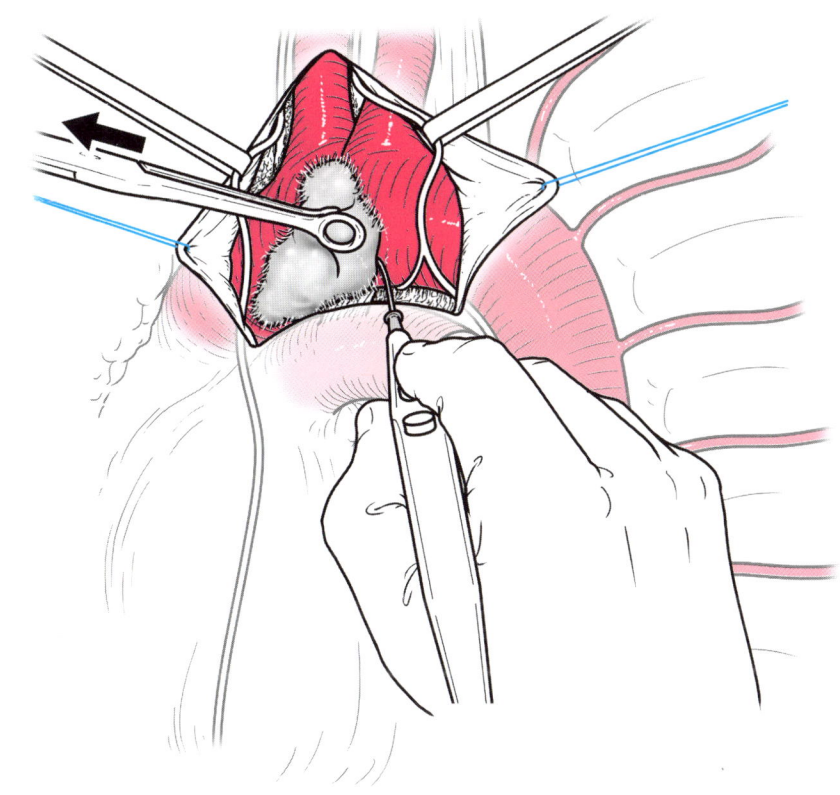

Ⅱ-5. 肺門・縦隔リンパ節郭清術 Hilar/mediastinal lymph node dissection | 263

図7-c #5, #6リンパ節郭清は後方より前方へ向かって行う。ボタロ靱帯をきれいに露出させる

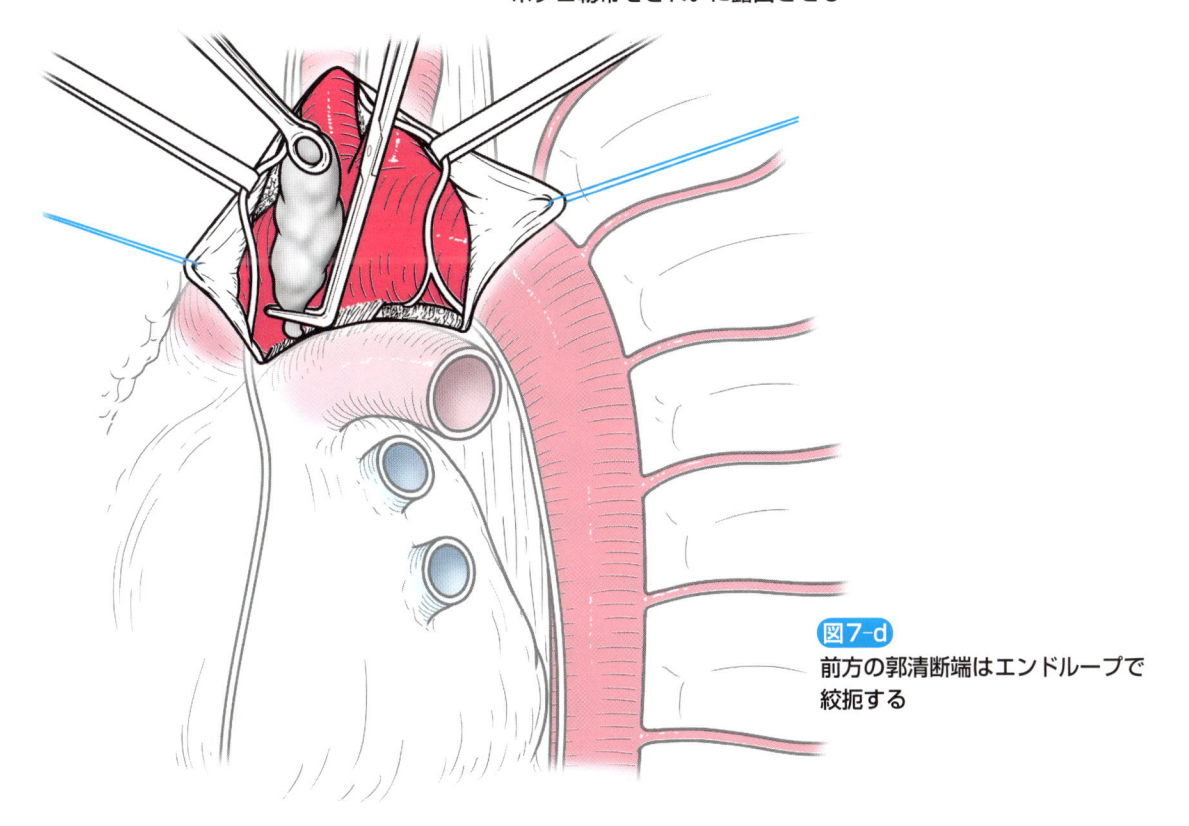

図7-d 前方の郭清断端はエンドループで絞扼する

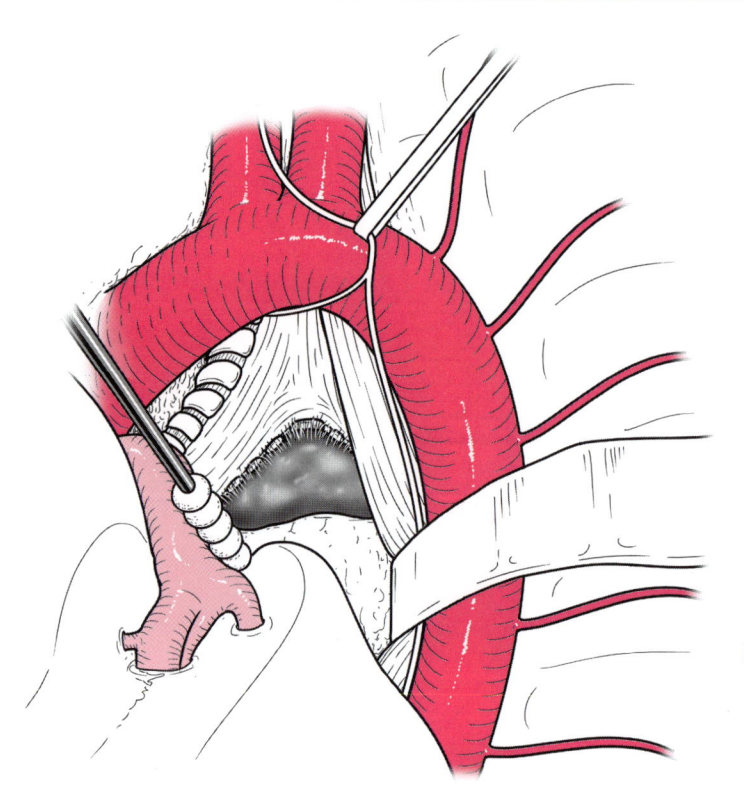

II-5. 肺門・縦隔リンパ節郭清術 Hilar/mediastinal lymph node dissection

図8-a #7, 気管分岐部の術野展開

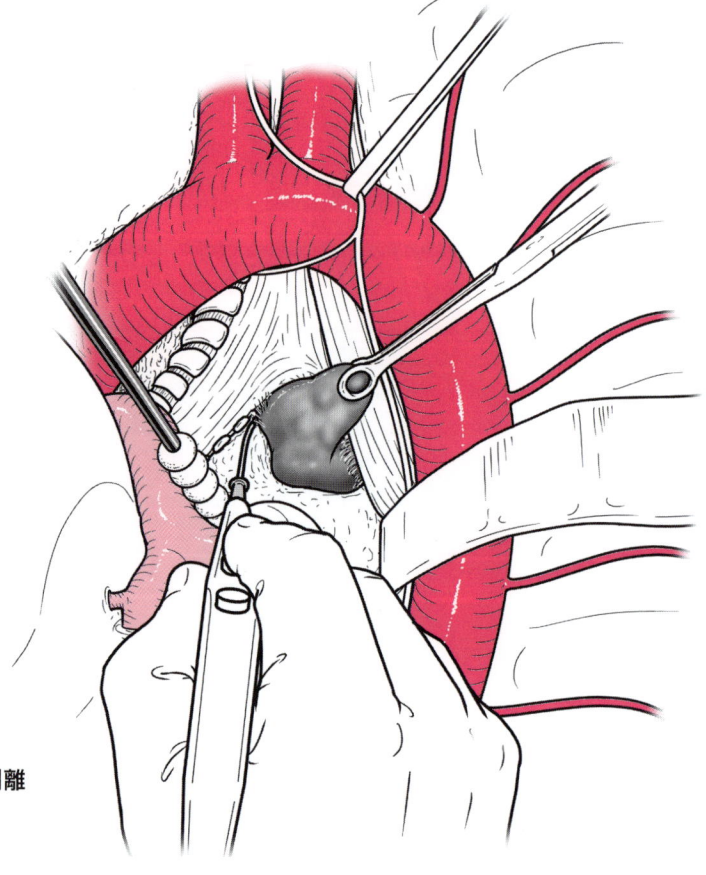

図8-b 同側の左主気管支遠位から剝離を開始する

4 左下縦隔郭清

　左下縦隔郭清の手順も右とほぼ同様である。唯一，大動脈の走行があることが解剖学的に異なる点である。食道の前面で縦隔に入っていくが，この際，気管支動脈が横切ることがあるので，これは注意深く結紮処理しておくほうがよい。迷走神経もテーピングした後に後方へ牽引する。右側に比べると，左側では気管分岐部が奥深いので，自在鈎で食道と大動脈を後方へ牽引するとともに，成毛コットン（小）などで左主気管支を前方へ牽引する（以上は第1助手が行う）ことで，視野を確保することができる（図8-a）。リンパ節そのものを気管分岐部から剝離する手順は右側と同様である（図8-b）。

　#8，#9領域についても右側と同様である。

【参考文献】

1) Cahan WG, Watson WL, Pool JL. Radical pneumonectomy. **J Thorac Surg** 1951;22:449-73.（Cahanによる記念碑的論文で，郭清の概念が定義された）
2) Cahan WG. Radical lobectomy. **J Thorac Cardiovasc Surg** 1960;39:555-72.（Cahanによるもう一つの記念碑的論文で，この時すでに，原発巣の部位による選択的郭清の概念が提唱されている）
3) Naruke T, Suemasu K, Ishikawa S. Lymph node mapping and curability at various levels of metastasis in resected lung cancer. **J Thorac Cardiovasc Surg** 1978;76:832-9.（成毛マップを初めて世に問うた重要な論文）
4) Asamura H, Nakayama H, Kondo H, et al. Lobe-specific extent of systematic lymph node dissection for non-small cell lung carcinomas according to a retrospective study of metastasis and prognosis. **J Thorac Cardiovasc Surg** 1999;117:1102-11.（選択的郭清に関する論証）
5) Okada M, Tsubota N, Yoshimura M, et al. Prognosis of completely resected pN2 non-small cell carcinomas: What is the significant node that affects survival? **J Thorac Cardiovasc Surg** 1999;118:270-5.（選択的郭清に関する論証）
6) Watanabe S, Asamura H, Suzuki K. Recent results of postoperative mortality for surgical resections in lung cancer. **Ann Thorac Surg** 2004;78:999-1002.（選択的郭清に関する論証）
7) Lardinois D, De Leyn P, Van Schil P, et al. ESTS guidelines for intraoperative lymph node staging in non-small cell lung cancer. **Eur J Cardiothorac Surg** 2006;30:787-92.（ヨーロッパにおける術中リンパ節評価の用語の定義集で，合理的な分類がなされている）
8) Allen MS, Darling GE, Pechet TT, et al. Morbidity and mortality of major pulmonary resections in patients with early-stage lung cancer: initial results of the randomized, prospective ACOSOG Z0030 Trial. **Ann Thorac Surg** 2006;81:1013-20.（リンパ節の系統的郭清と系統的サンプリングを無作為化して比較した重要な研究。予後は2011年に発表されている）
9) Rusch VW, Crowley J, Giroux D, et al. The IASLC Lung Cancer Staging Project: proposals for the revision of the N descriptors in the forthcoming seventh edition of the TNM classification for lung cancer. **J Thorac Oncol** 2007;2:603-12.
10) Detterbeck F. What to do with "surprise"N2: intraoperative management of patients with non-small cell lung cancer. **J Thorac Oncol** 2008;3:289-302.（リンパ節郭清に関する優れた総説で，ほとんどの主要論文を網羅している）
11) Rusch VW, Asamura H, Watanabe H, et al. The IASLC lung cancer staging project: a proposal for a new international lymph node map in the forthcoming seventh edition of the TNM classification for lung cancer. **J Thorac Oncol** 2009;4:568-77.
（新しいIASLCマップに関する重要な論文）
12) Darling GE, Allen MS, Decker PA, et al. Randomized trial of mediastinal lymph node sampling versus complete lymphadenectomy during pulmonary resection in the patient with N0 or N1 (less than hilar) non-small cell carcinoma: Results of the American College of Surgery Oncology Group Z0030 Trial. **J Thorac Cardiovasc Surg** 2011;141:662-70.（リンパ節の系統的郭清と系統的サンプリングを無作為化して比較し，予後に差のないことを証明した重要な論文）

II-6. 気管支形成術
Bronchoplastic procedures

A　気管支形成術の基本的な考え方

　比較的再建手技の少ない呼吸器外科手術では，気管支形成術は気道の再建という意味で，最も呼吸器外科らしい手術といえるだろう。気管支という他に類型のない構造物を再建する手技は，呼吸器外科医の専売物件である。

　ところが，この手技が登場する機会は近年著しく減少している 図1 。この手技のよい適応であった肺門部の中枢気道に発生する扁平上皮癌が著しく減少したためである。私が国立がんセンターのレジデントであった1980年代には，気管支形成術は全肺癌肺切除術のうち，10％以上を占めており，日常ありふれた手術であった。1988年の国立がんセンターにおける全肺癌肺切除術159例中，実に18例（11.3％）が気管支形成術であった。しかし，約20年後の2007年においては，526例中わずかに3例（0.6％）のみという変わりようである。肺癌という狭い範囲に限定しても，この間，いかに疾患の構造が大きく変貌したかを示している。これは，肺癌検診の方法論（喀痰細胞診の意義の減少）などにも大きな影響を与えた。

　このあたりの扁平上皮癌の減少と腺癌の増加の原因については，今なおはっきりしていない。ある疫学者は，たばこのフィルターの改善にその原因を求めている。すなわち，たばこのフィルターが改善され喫煙者が吸入するタールのパーティクルが小型化したため，気管支の中枢部でこれらが沈着することなく末梢部に運ばれるためという。本当のところはわかっていない。気管支形成術が，これほど頻度が少ない術式となると，修練医がこれを十分マスターする機会はほぼないし，ましてや上級医の指導の下でこの術式の研鑚を積むことは不可能といってよい。上級医自身の経験が減ってしまったのだから。実際には，呼吸器外科医は，この術式をいきなり自分でやらなければならないというぶっつけ本番状態になるというのが最近の実情であろう。そのような意味で，本書は意義があるのかもしれない。

　このように施行される頻度が極端に減少した状況（たまにしかやらないので，いつでもできる単純な術式をということ）で，この術式を考えなければならない。しかも，最近の術式は低侵襲の方向に向いているから，比較的小さな開胸創でこの術式を行うという観点も必要である。

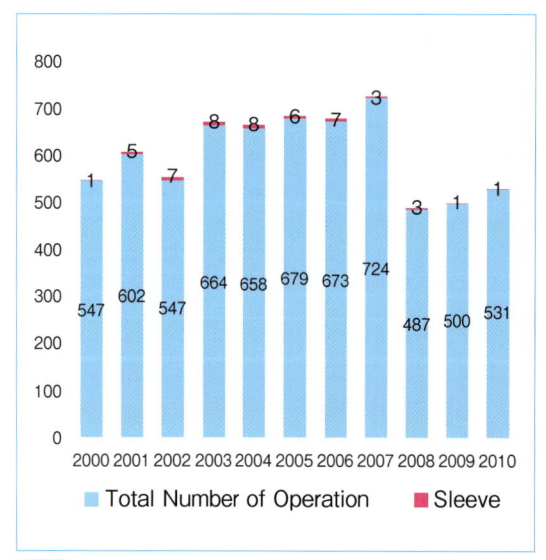

図1　国立がんセンターにおける気管支形成術の割合の変遷

B　気管支形成術の考察

　気管支の端々吻合は，頻繁に行われる気管支断端の閉鎖よりも，創傷治癒という観点では自然である。気管支の壁同士において，層々に創傷治癒が図られるからである。気管支断端の閉鎖では，断端部において気管支の壁が層々に癒合すること

はなく，断端部周囲に形成される肉芽組織によって二次的な閉鎖機転が働くので，こちらのほうがむしろ非生理的な治癒過程といえるかもしれない。

C 気管支形成術における気管支の切断部位の決定

気管支形成術において，気管支をどの部分で切断するかという点は，極めて重要な点である（図2）。特に末梢側の気管支がどのくらいの長さ残っているかという点は，吻合部の創傷治癒に大きな影響を与える。例えば，右スリーブ上葉切除術において，末梢側の中間気管支幹の長さをどの程度確保するかということであるが，いくつかの要因が関与する。基本的には，吻合部における気管支壁内の血流が十分であることがまず第一に重要であるが，中枢側が切断され，気管分岐部，中間気管支幹周囲のリンパ節が郭清されている時には，気管支動脈経由の血流はかなり低下しているので，長めに残った中間気管支幹の中枢側は最も阻血に陥りやすいということになろう。この場合，思い切ってB6の直上くらいで中間気管支幹を切断したいところであるが，その一方で，気管支全般について，末梢に至るほど気管支壁が薄く細くなるので，吻合そのものがやりにくくなる側面ももっている。このあたりの加減は，ケースバイケースで気管支の壁の厚みや色調から判断するしかないであろう。はっきりいえることは，阻血傾向の強い，長い末梢側の気管支は吻合するべきでないということである。

ずいぶん前のことであるが，右スリーブ上葉切除術で大変苦労した症例を経験した。あまり栄養状態のよくない患者であったが，2nd spurにかかる扁平上皮癌に対して右スリーブ上葉切除術を行った（図3）。術中は特に吻合に苦労することもなく，順調に手術は終えた。術後の経過も当初は問

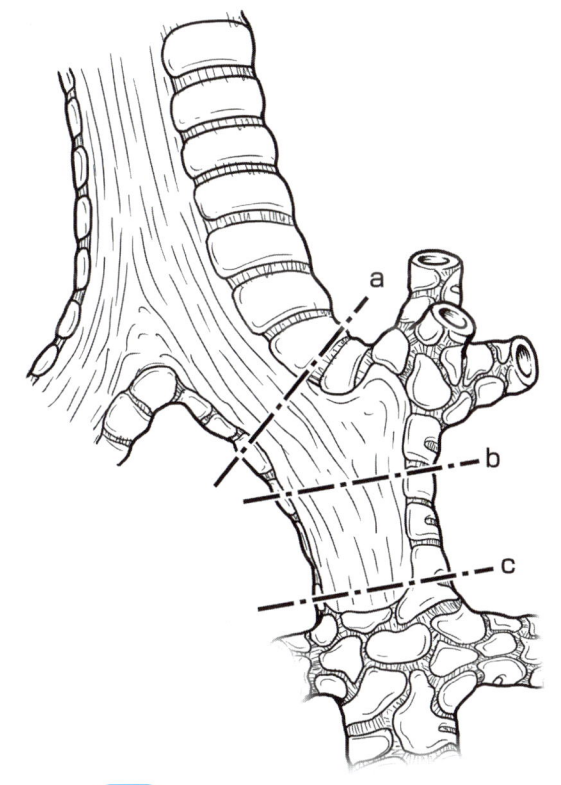

図2 どこで気管支を切断するか？
bで切離した時，b-c間の阻血が強くなる場合がある。この時のa-b吻合はむしろ危険である。

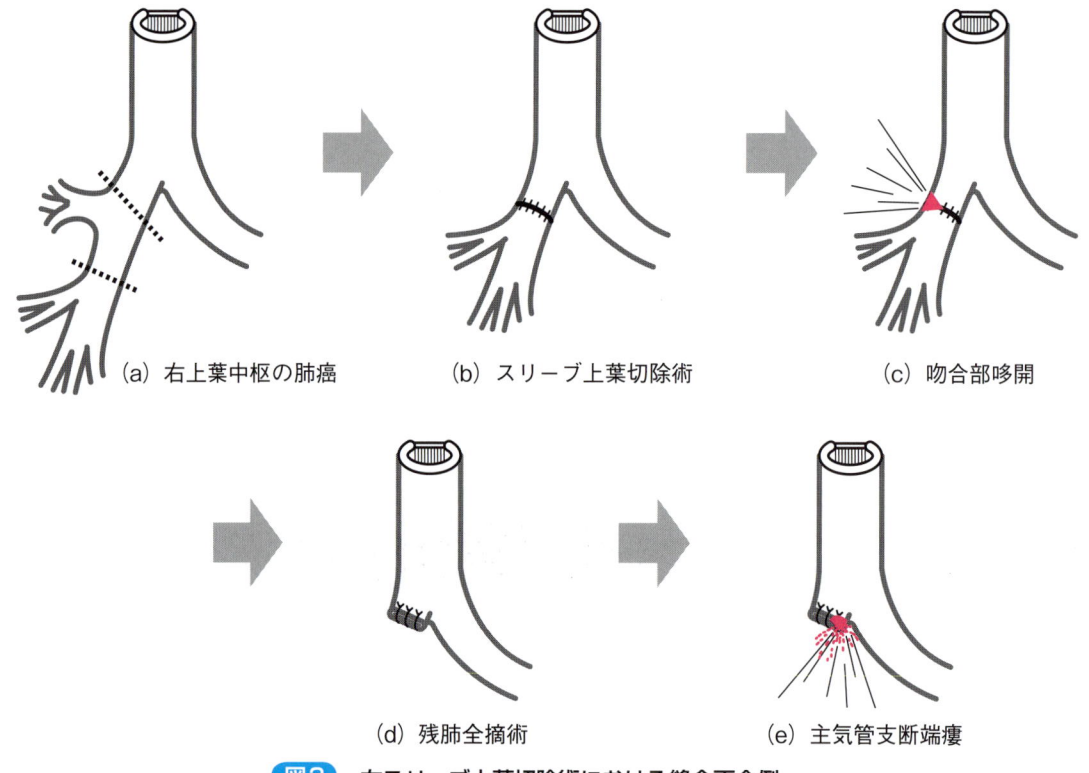

図3　右スリーブ上葉切除術における縫合不全例
残肺全摘術後の主気管支断端にも縫合不全が発生した。

(a) 右上葉中枢の肺癌
(b) スリーブ上葉切除術
(c) 吻合部哆開
(d) 残肺全摘術
(e) 主気管支断端瘻

題がなかったが，吻合部付近の色調が悪く，白苔がのるような明らかな創傷治癒の遷延があった。そうこうするうちに，血痰が出始めたので，これは気管支肺動脈瘻に発展するのではいかと危惧して，術後11日目に残肺全摘術に踏み切った。幸い，胸腔内は汚染されておらず，膿胸の状態ではなかった（ということは，まだ気管支内腔と胸腔が交通していなかった）。右残肺全摘術の気管支断端は新たに切り直し（といってもこれが問題で，距離の短い右主気管支では，スリーブ切除術後に再切除する余裕がほとんどない。このことはよく覚えておくべきである），断端をしっかりと被覆して再手術を終了した。ところが，この右主気管支が術後6日で再び破綻して，膿胸となったのである（主気管支断端瘻）。これは開窓術で対応し，膿胸腔の管理に大変難渋した。この症例では，右主気管支の血流が極めて乏しく，2回の外科的操作においていずれも十分な創傷治癒が図られなかったことがわかる。実際の気管支壁内の血流は，気管支動脈の解剖学的生理学的な走行状態，動脈硬化などの病理学的な状態が複雑に関与しながら，それらを決定しているので，個々人の状態を正確に評価することはできない。したがって，本症例のように，極端に気管支血流が落ちてしまっている場合など（非常に強い血液供給源となっていた気管支動脈を切断してしまったのかもしれない），一定の比率で創傷治癒が著しく遅れる症例が含まれ得ることは認識しておくべきである。このように，右スリーブ上葉切除術で縫合不全をきたした場合は，残肺全摘術で切り直した主気管支においてもまた縫合不全が発生する可能性が高い。

D 粘膜下縫合と全層縫合　図4

国立がんセンターで継承されてきた気管支形成術の手技の一つが粘膜下縫合である。故成毛韶夫先生はこの方法を推奨され実行されてきた。縫合糸を粘膜下から入れて外へ出すことで，気道内

(a) 粘膜下縫合

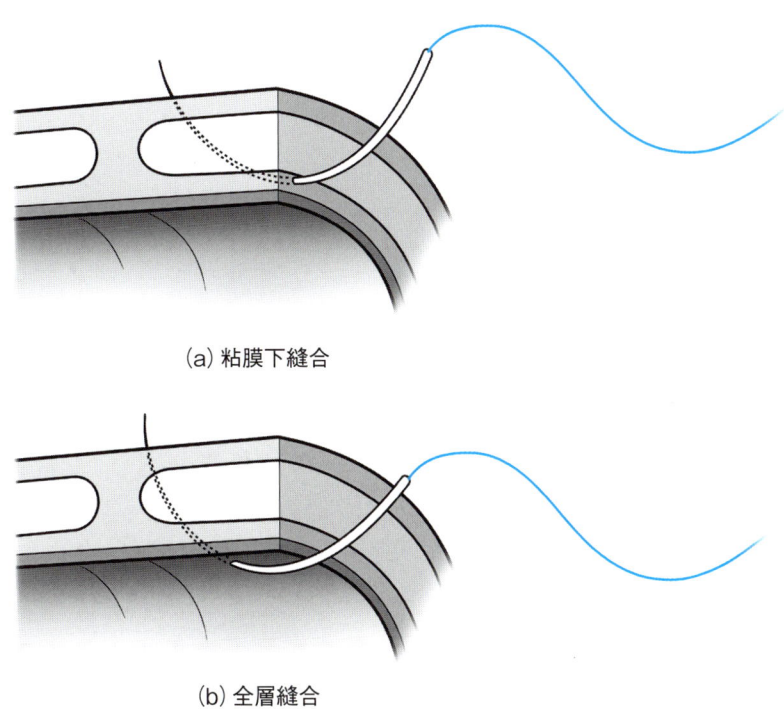

(b) 全層縫合

図4 粘膜下縫合と全層縫合

腔の粘膜表面に縫合糸が露見しないようにしようというものである．これによって吻合部の粘膜の癒合を促進し，併せて吻合部での喀痰の滞留を防止しようというものであった．この方法によって吻合がなされた気管支形成術では，確かに吻合部がきれいであり，うまくいった症例では吻合線がわかりにくいほどの出来上がりが期待できる．それで，現在私が粘膜下縫合を行っているかといえば，行っていない．

　その理由を述べておこう．まず，粘膜下縫合を行うためにはうまく粘膜下に針を進めなければならない．成毛先生は，ほとんど苦労なくこの手技を行っていたように記憶するが，自分がやってみるとこれが結構難しい．外科医として成毛先生のレベルには到底到達できないかなと思っていたが，ふと気付いたのは，"昔の症例はやりやすかった"のではないかということであった．すなわち，ひと時代前の気管支形成術の対象は，ひどいヘビースモーカーが多く，気管気管支粘膜の肥厚（気管支腺の増生も含む）が際立っていたのである．このため，気管支粘膜層を視認し，肥厚した粘膜下の層に針を刺入することも比較的容易であ

ったのである．ところが，気管支粘膜が薄いと（もっともこれが正常）粘膜下の層は見分けにくく，うまく針を刺入できても運針の途中で粘膜がめくれあがったり，裂けたりしてしまうのである．このようなことから，粘膜下縫合がうまくいかないような症例が昨今では増えているように思えるのである（もちろん成毛先生は文句なしに上手であったと思うが）．それと，全層縫合で内腔に縫合糸が露見していても，ほとんど障害がないことも経験則としてわかっていたし，肺移植においては相当に口径差のある吻合で，いわゆるtelescopicに吻合がなされるに及んで，粘膜下縫合に拘泥する必然性がなくなったようである．それで，私は現在はほとんど全層をしっかりかけることを最優先にして，吻合を行うようにしている．学会で，私はもう粘膜下縫合にはこだわらずに全層でやっているといったら，成毛先生はえらく不機嫌であった．

E 一括結紮と順次結紮

　気管支の吻合にあたっては，糸掛けを全部済ま

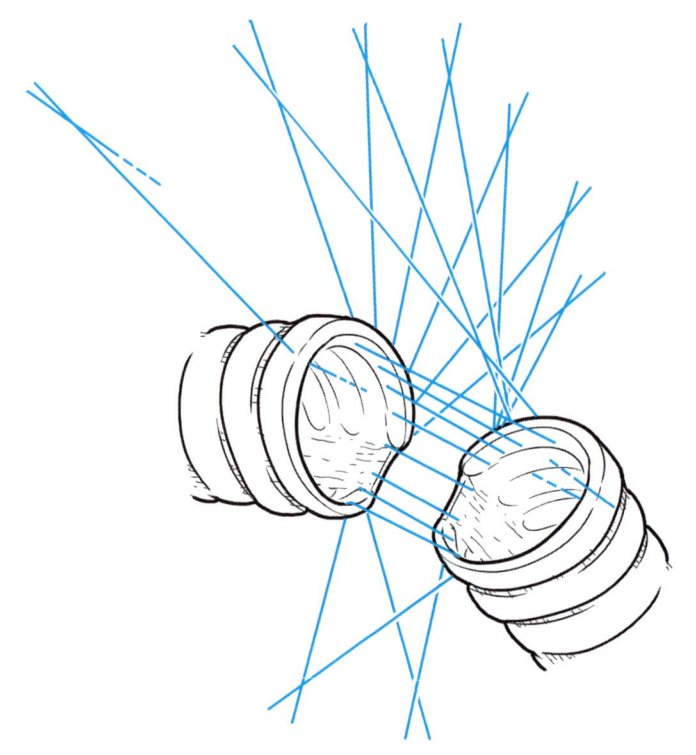

図5 全周に糸をかける方法 "一括法"（糸さばきが必要）
あなたはこの結紮を絡めずに完遂する自信はあるか？（しかも前回行ったのは1年前という状態である）

せた後おもむろに一括して結紮をしていく一括法 **図5** と，順次縫合結紮を進めていく順次法がある。香川医科大学の前田昌純先生の一門はこの一括吻合結紮方法をとられ，詳細にその方法は解説されている（中元賢武ら．気道形成術の臨床―気管気管支吻合に際しての糸さばきの工夫．**臨床外科** 1990；43：197-201）。しかし，私は以下に述べるように順次法をとっており，これを強く推奨する。理由は次の通りである。

① 現在の開胸創は小さい。その小さい狭い穴に，一時に多くの糸が集中することは混乱の元である。糸は創縁からかなり直角に近い角度で吻合部に集中して到達する。これらの糸を一括して管理することは至難の業である **図6** 。

② 一括法の利点として，緊張の強いギャップの大きな吻合でも利用できる点が挙げられている。私の考えは，順次法で寄せられないような緊張の強い形成術はやめておいたほうがよいという立場である。可動性に富む末梢気管支は，気管と異なり，かなりのギャップを埋めることができる。私は幸か不幸か，緊張が強すぎて寄らないという経験はしていない。その範囲でやってきただけなのかもしれないのだが。

③ すでに何回か述べたように，気管支形成はもはやルーチンの手術ではない。たまにしかやることない稀少手術である。このような手術はなるべく単純でなければならない。わざわざ練習したり，思い出したりしないと混乱するような複雑な術式ではいけない。人間は，同時に3つ以上のものは管理できない（その点，両手両足を同時に使うオルガニストは奇跡の技である）。だから術野における糸の本数が少ない順次法がよいのである。

④ 順次法では，吻合の締まり具合をみながら口径差の調整が可能である。このため微妙

総論 271

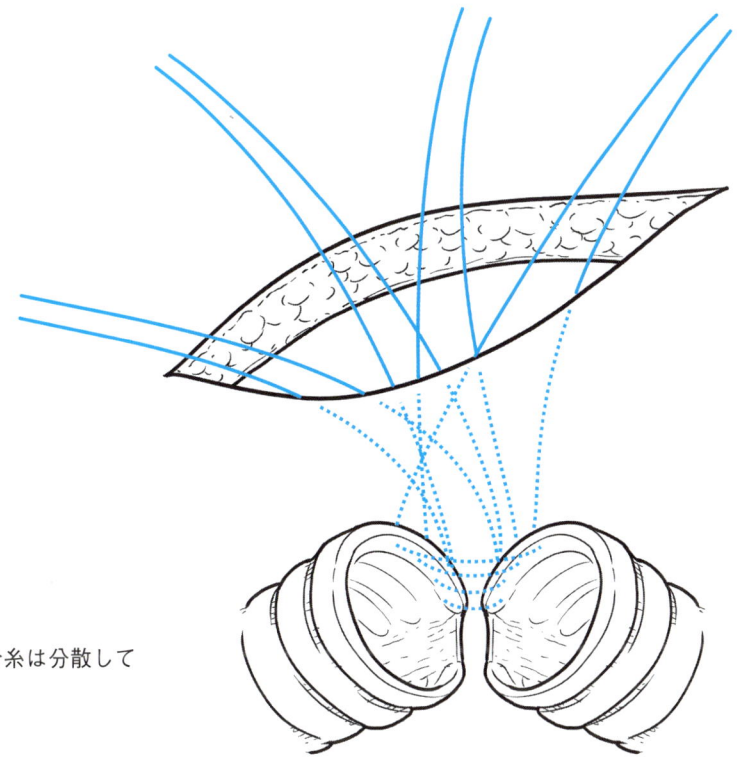

(a) 創が大きければ各吻合糸は分散して絡みにくい

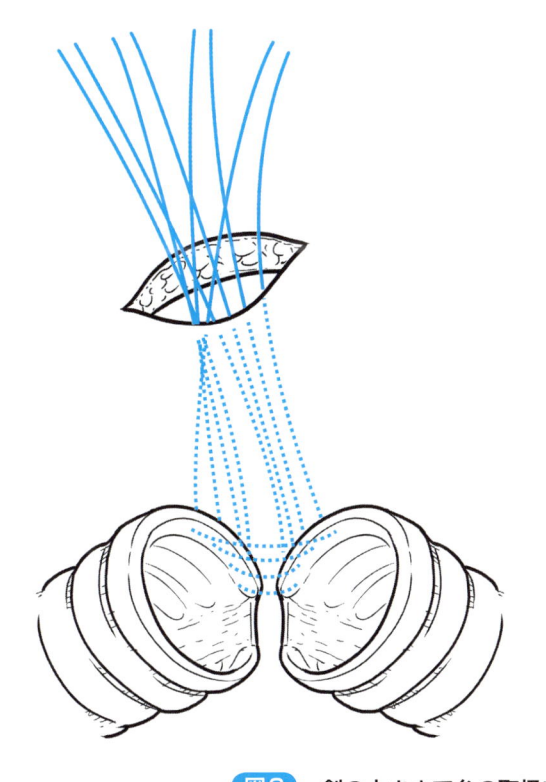

(b) 創が小さければ各吻合糸がお互いに接近してコントロールは困難になる

図6 創の大きさで糸の取扱いは難易度が異なる

な刺入点の調整ができる．
⑤ 特別な練習がいらない（たまにやっても忘れていない！）

F 気管支形成術の吻合糸

　気管支形成術に用いられる縫合糸の選択については，モノフィラメントがよいとか，吸収糸がよいとか，さまざまな意見がある．結論からいえば，どうやらあまりこだわるほどの意味合いはないようである．私は，Proleneを好んで用いているが，糸そのものの理由ではなく，針の優秀性によるものである．針が鋭くて切れ味が抜群によいこと，頑丈で多少硬化した気管支壁を容易に貫通できる丈夫さをもっていることがその理由である．吸収糸ではないから，術後年余にわたって糸が残るが，これに起因するトラブルは経験していない．吸収糸であるべきか否かについては，私の感触はあまり関係ないのではないかというところである．

　モノフィラメントか編み糸か，という点についても，編み糸であるVicrylでうまくいっているようだから，それほど重要性は高くないことなのかもしれない．ただ，気管支壁を貫通した糸をたぐっていくような場合，モノフィラメント糸は確かに抵抗が少ない．気管支壁が薄く弱いようなケースでは，予想外の力が加わって気管支壁を裂いてしまうことが起こりかねないので，この点では明らかにモノフィラメント糸に軍配が上がる．編み糸については，その細かい糸の隙間に細菌がついて局所感染の温床となるという議論があるが，これも多少後付けの理屈に過ぎないような感が否めない．

　気管支吻合における縫合糸について，私が重要視することは，切れ味の鋭い針と滑りやすく結紮した時に伸びにくい糸である．吸収性などはほとんど考慮に入れていない．そのような観点からProleneを用いているが，実際に選択の幅は広いだろう．

G 口径差の調整

　気管支形成術では，吻合する口径差の違いは避け得ないものである．異なる個体間の吻合である肺移植においては，あまりに大きな口径差がある場合はtelescope型の吻合が用いられている．

　荒井他嘉司先生の「肺切除術-局所解剖と手術手技」（朝倉書店）の中には，口径差の矯正法として，中枢の太い気管支を楔状に切除して修正する方法が紹介されている（図7）．これも一つの解決法だろうが，気管支の縫合線と直角方向にもう一つ縫合線が増える点が，全体としての縫合不全のリスクを一段上げることになるだろう．

　しかし，荒井先生が「大抵の場合修正を必要としない」と記載しているように，同一個体同士の吻合ではほとんど口径差を大きく修正する必要はないと思われる．すなわち，吻合中の微調整でほとんど対応が可能であるということである．先にも述べたように，順次法では，実際の締まり具合，寄り具合，縫合の遺残距離などをみながら，

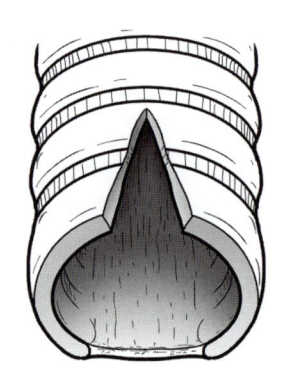

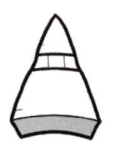

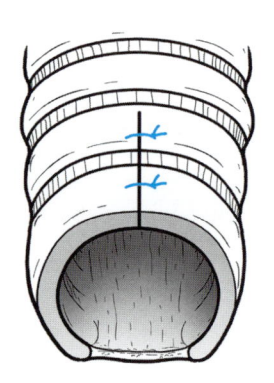

図7 口径差の調整法

縫い方を少しずつ変えていける良い点がある。実際に吻合糸が結紮されてみると，予想以上に片方のみが寄ってしまってアンバランスになるという事態があるので，これは助かる。実際の微調整は，本で記述することはほとんど不可能で，動物的な勘に頼るほかない。これについて私の知っている限り成毛先生が最も優れたセンスをもっていたように思う。ただ私ら凡人の場合の知恵として，一つの方法を紹介しておくと，肺全摘術における主気管支の切断の時のようにマーキングをしておくことである。膜様部の縫合においては，馬蹄型の軟骨の端から端までが縫合するべき部分なので，始発と終点が決まっているのである。どこが中点かよく見極めて，中点とできれば1/4点に電気メスで印を付けておく（糸でもよいが）のがよい。このマークを目安にして運針していけば，後半でひどい口径不一致になる心配はないと思う。

H 吻合部被覆の意義

気管支断端の処理法（総論）においてすでに議論したことが，気管支吻合部にもまったく同様に当てはまる。断端部であれ吻合部であれ，それらを被覆する際に想定される目標は2つである。一つは，気管支吻合部における創傷治癒の促進であり，もう一つは破綻時の気管支瘻，気管支血管瘻の回避である。結論から述べると，前者の効果はほとんど期待するべきでなく，後者を念頭に被覆を行っている。再開胸になった症例で，気管支断端や吻合部に装着された心膜脂肪織をみると，大抵は手術時よりもいささか萎縮気味で，これらを気管支から剝離してもあまり出血がみられることはない。すなわち，心膜脂肪織から気管支壁への新生血管の増生はあまりなく，したがって，創傷治癒の促進はあまり期待できないということなのではなかろうか。私は，もっぱら吻合部が哆開した時のことを考えて吻合部を被覆している。例えば，スリーブ上葉切除術では，吻合部は中間肺動脈幹と接しているから，縫合不全の場合は直ちに

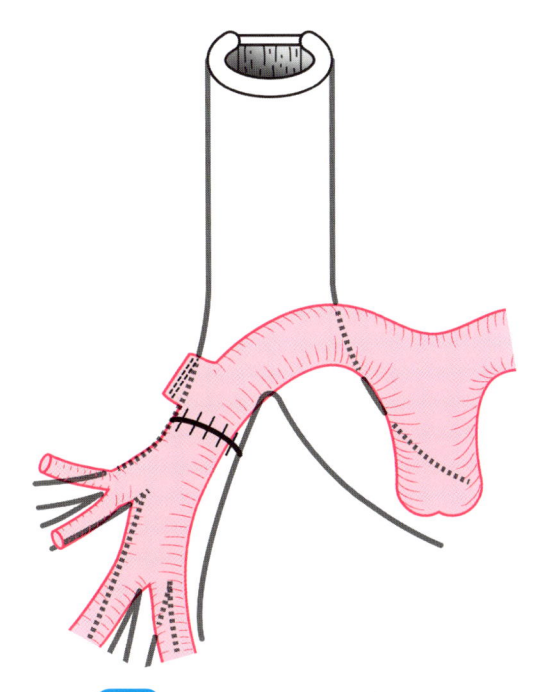

図8 縫合不全と気管支肺動脈瘻

穿通して致命的な気管支肺動脈瘻が発生し得る（図8）。この場合は，たちどころに大喀血が起きて窒息状態になる。もし気管支吻合部と肺動脈の間に機械的な介在物があれば，縫合不全は防げなくとも，気管支肺動脈瘻の発生は取りあえず防ぐことが期待できる。したがって，心膜脂肪織は気管支吻合部と肺動脈を分離できるように介在させるのである。そのような意味で，依然吻合部被覆の意義は大きいと認識しておくべきだろう。

本項では，施行される頻度の高い4つの術式を中心に解説を行うが，右中下葉のスリーブ2葉切除術とか，左下葉のスリーブ切除術とかは，意外なほど適応となる症例がない。いずれも，上葉気管支を90度回転させて主気管支に吻合するものであるが，気管支の軸が回転するため，ある意味非生理的で，縫合不全のリスクも高くなる。これらについては，ほとんど施行される機会が少ないので，解説はしていない。

1. 右スリーブ上葉切除術

A 解剖学的な考察

　右スリーブ上葉切除術では，気管支の切断と吻合は通常最終ステップとして行われるべきである．気管支の自由度が確保されていなければ，理想的な部位での気管支の切断ができないからである．右スリーブ上葉切除術においては，通常の上葉切除術の手順に則って切除を進める．したがって，開胸創も現在上葉切除術で行っている後側方小開胸であって，術者は患者の背側に立って操作を行うものと考えてほしい．前鋸筋の開いていないこの視野では，患者の背側に立ったほうが視野は取りやすいし，気管支形成術における運針も，この方向からのほうがやりやすい．

B 手術手順

1 気管支の切断

　後は気管支を切断するだけ，というところから手順を述べる．中間肺動脈幹はベッセルテープでテーピングして，切断と吻合時に視野を確保するために牽引できるようにしておいたほうがよい．上葉切除術でなんとか切除ができそうだ，という症例の場合は，まず上葉気管支をナイフで切断し，切除された上葉気管支の断端を迅速病理診断で評価してもらうことになろう．この結果で，スリーブ上葉切除術が決断されることになる．

　まず，右主気管支と中間気管支幹に吊り糸（牽引糸）をかける 図9 ．私は好んで，3-0 Ti・cronを用いているが，これを気管支切断部から5〜

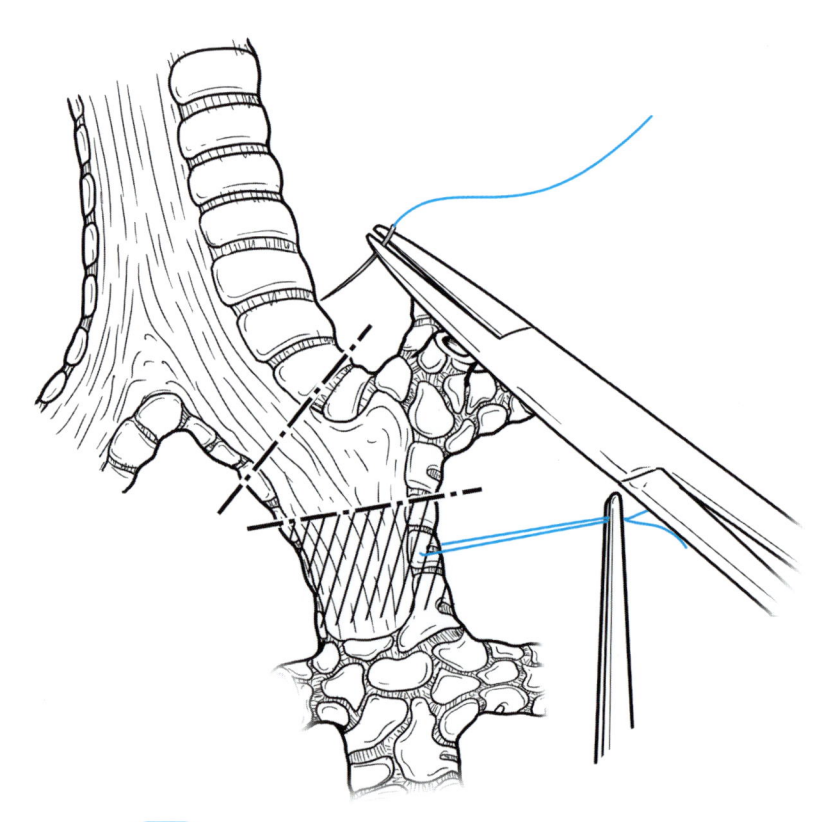

図9　切離線の外側に吊り糸（stay suture）を掛ける

図10 気管支壁の切離（末梢側）

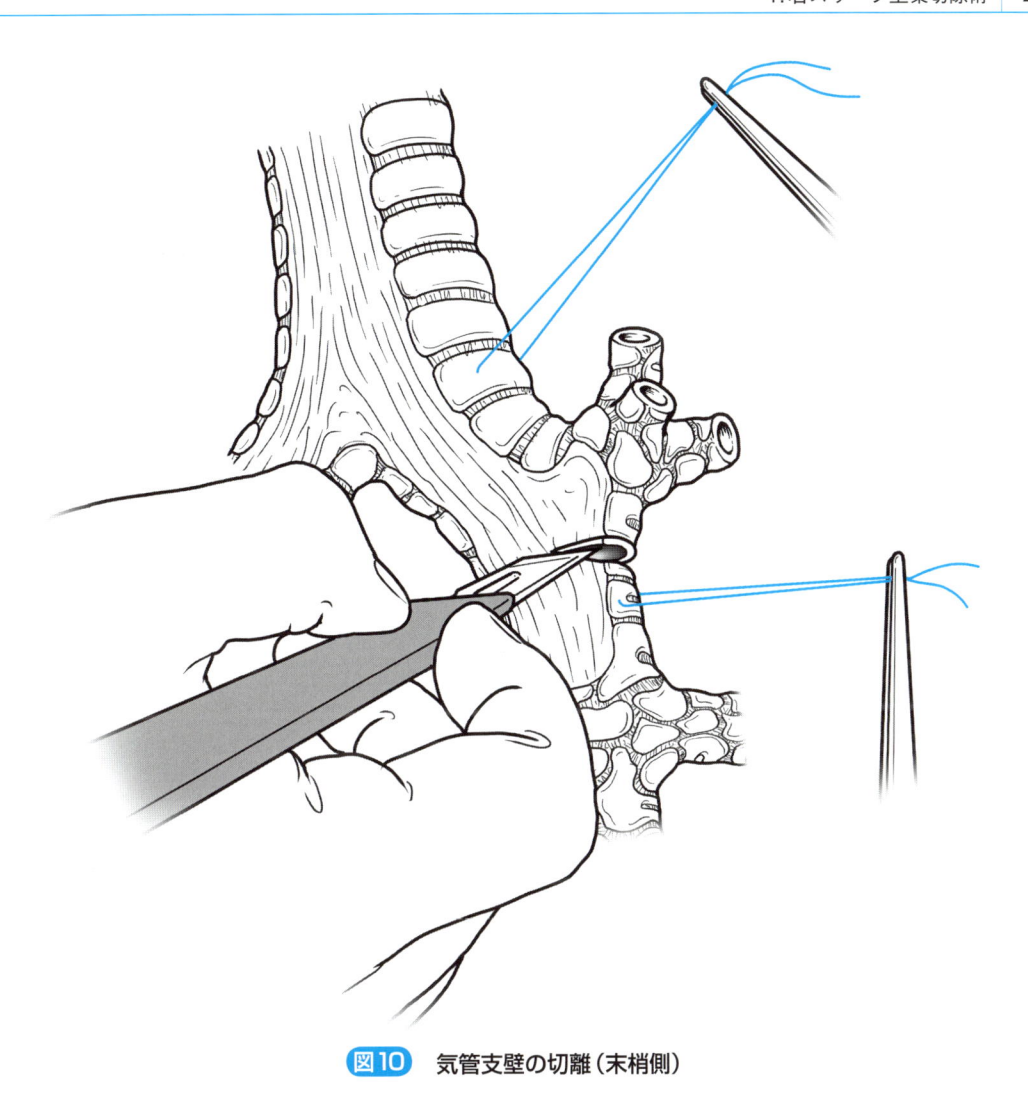

10mm程度離した気管支の右側面（術野に向いている側）にかける。この糸はむしろ滑りにくいので，吻合糸には向かない分だけ，牽引糸には向いていると思う。この吊り糸は中途半端に浅くかけると牽引した時に気管支壁に裂傷を起こすから，全層にしっかりかけたほうがよい。

この後，主気管支と中間気管支幹の両者を切離する。通常，末梢側から切り離したほうが操作はしやすい（図10）。気管支の切断には原則として尖刃ナイフを用いるが，気管支壁が硬ければメッツェンバウム剪刀のほうが切りやすいこともある。膜様部はナイフが走りにくいので，メッツェンバウム剪刀を使ったほうがよい。ここで注意することは，膜様部は切っていくそばから収縮していくことである。自分の想定するラインで切れているつもりが，実際残る気管支側へラインが寄ってしまっていることが多いので，膜様部は少し取り側に入るつもりくらいのほうがうまくいく。末梢側が切断されたら内腔から腫瘍の状態をよく観察して，中枢側気管支の切断ラインを最終的に決定する（図11）。末梢側の中間気管支幹の切断方法も中枢側と同様で，膜様部の扱いには切りすぎないような注意が必要である。これで上葉切除術が完了したが（図12），もちろん両気管支断端の病理学的な評価は必須である。

2 吻 合

吻合に入る。まず，中枢，末梢の両側にかけら

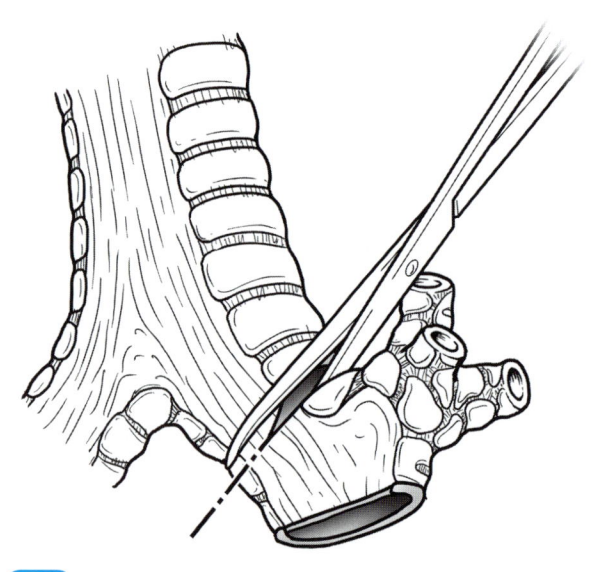

図11 中枢側の膜様部の切離
メッツェンバウム剪刀を用いて膜様部を切離する。

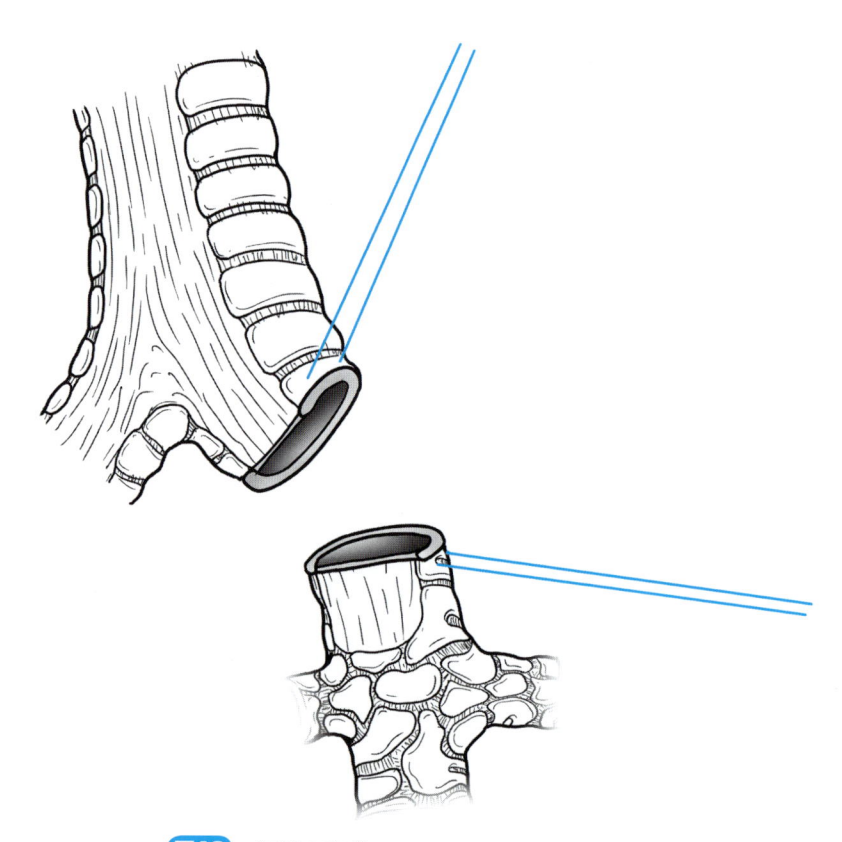

図12 切離の完成
ギャップの大きさ，口径差の大きさをよく観察する。

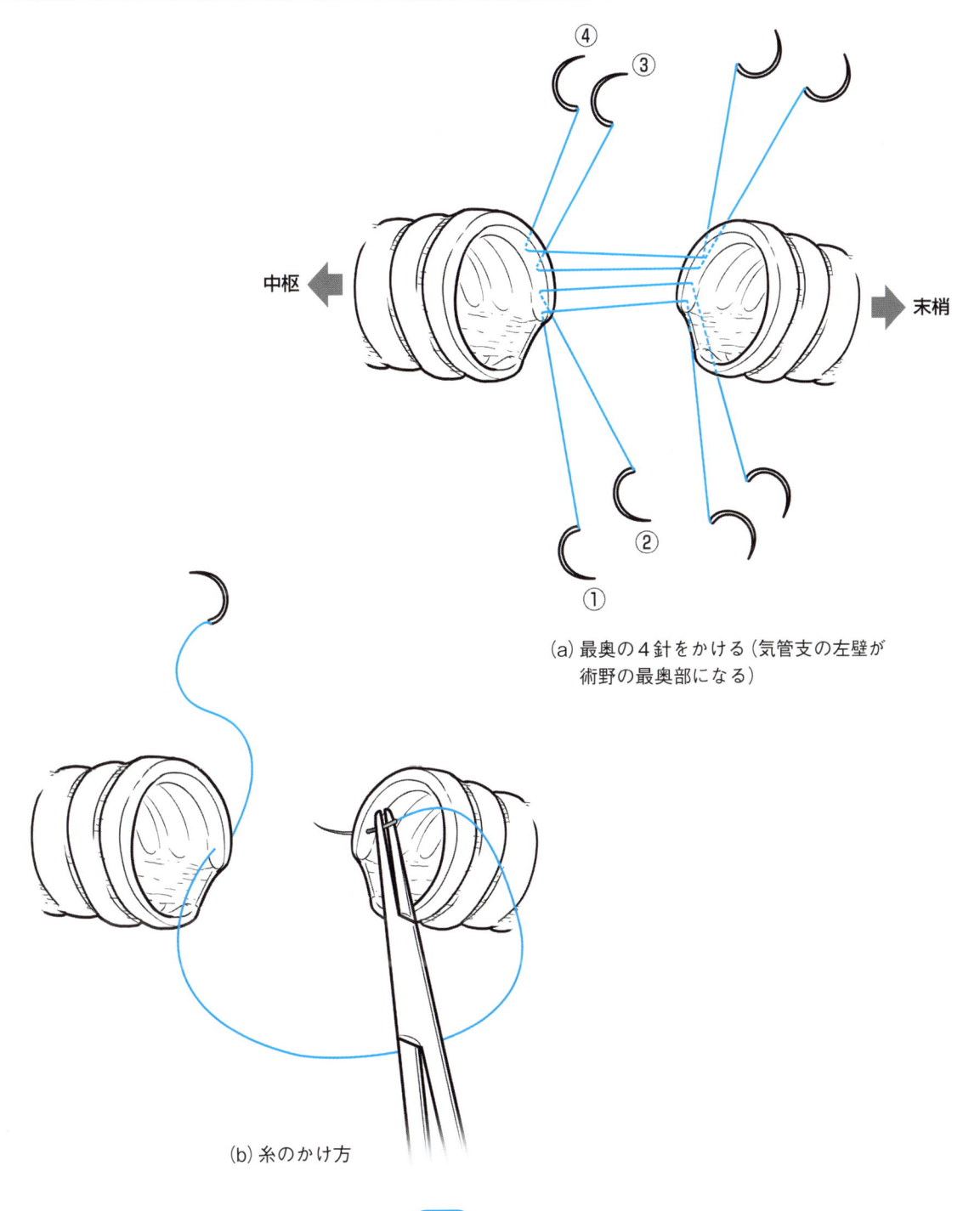

(a) 最奥の4針をかける（気管支の左壁が術野の最奥部になる）

(b) 糸のかけ方

図13 吻合手順
針は大体，切離断端から4mmくらいのところを貫通させている。

れたTi・cronの牽引糸を引っ張って，気管支断端のギャップが許容範囲内で，吻合を行った場合，過重な緊張がかからないことを確認する。気管支の可動性がしっかりしていることを確認する。吻合糸は，3-0 Proleneの両端針（SH）を用いる。針の小さなRBは運針がかえってやりにくいので勧められない。気管支壁の薄い症例では，4-0 Proleneを使用することもあるが，基本的には大きな差は

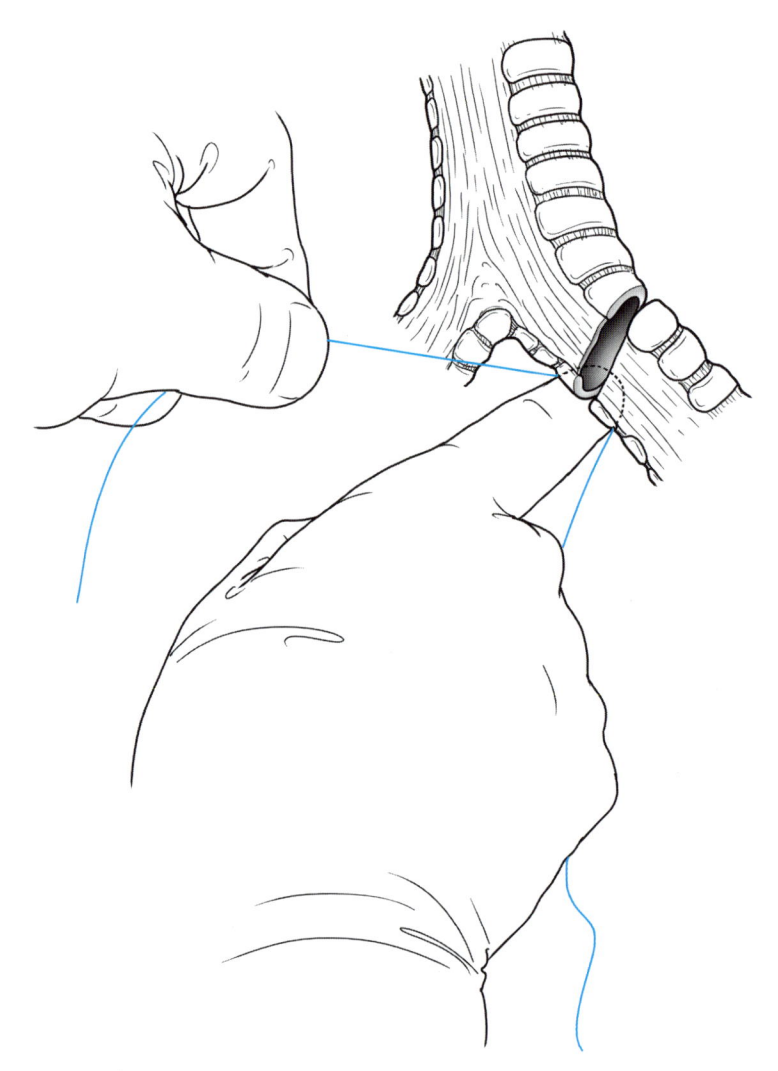

(c) 最奥の4針を結紮する。気管支の裏へ示指をまわす

ないものと思われる。
　私の吻合法は，国立がんセンターで日常行われてきたもので，「人間は3つ以上のものは同時に扱いにくい動物である」という認識に拠っている。まず，術野からみて最奥部の気管支左壁に4針糸をかける（①から④の順に）図13-a。両端針であるから，内腔から針を運んで内から外に向かって針を抜く 図13-b。この時の気管支壁の針の通し方についてであるが，気管支の切離断端からの距離は，平均で4mm程度である。小さく取りすぎると，結紮時にカッティングを起こして裂けてしまうので注意が必要である。糸の端は，術者側から最初の2針分の糸（①と②）を出し，次の2針分の糸（③と④）を助手側に出す。すなわち，2針ずつ糸を前後に振り分ける。この程度だと，比較的狭い開胸創からの操作，糸がお互いに絡んだりすることはほとんどない。私はここで，一気にこの4針分を縫合する。助手に牽引糸（特に末梢側を）引き寄せてもらい，結紮中に過剰な緊張が吻合部にかからないよう配慮する。結紮操作も①から④の順に行うのがよい。結紮にあたっては，胸腔内に入れる示指を気管支の裏側にしっかり滑り込ませて，違う方向への過度の緊張を避けながら，結紮点がしっかりと形成されるようにする 図13-c。結紮が終了しても，両端針の針の部分は切り落とさずにそのまま置いてお

1. 右スリーブ上葉切除術 | 279

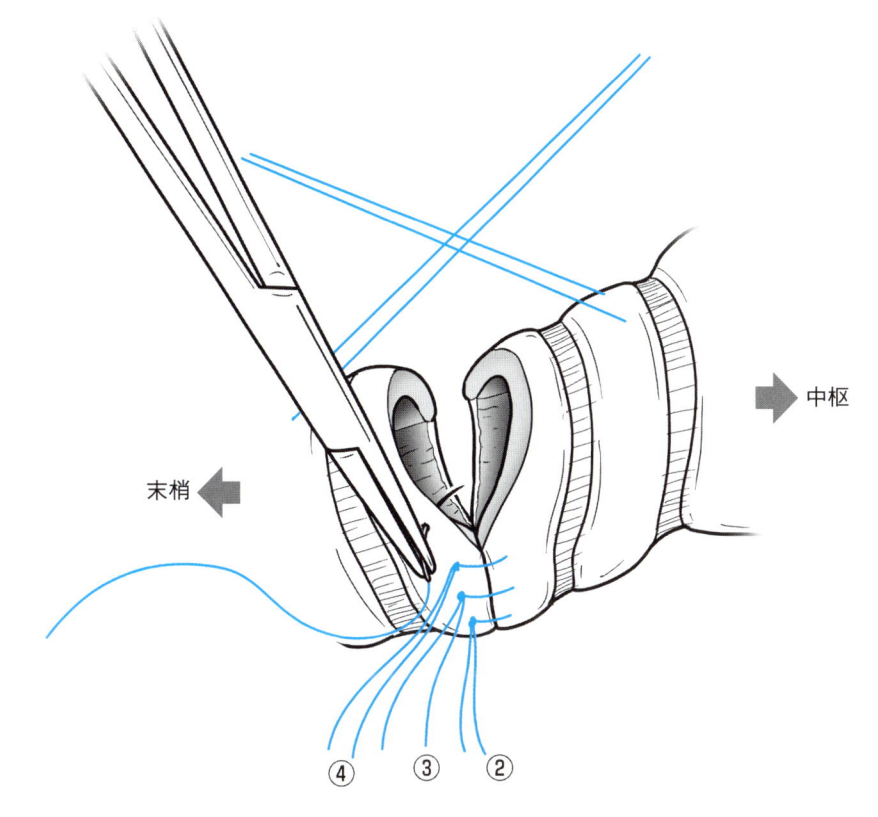

④ ③ ②

(d) 4針の結紮が終了(前方からみたところ)

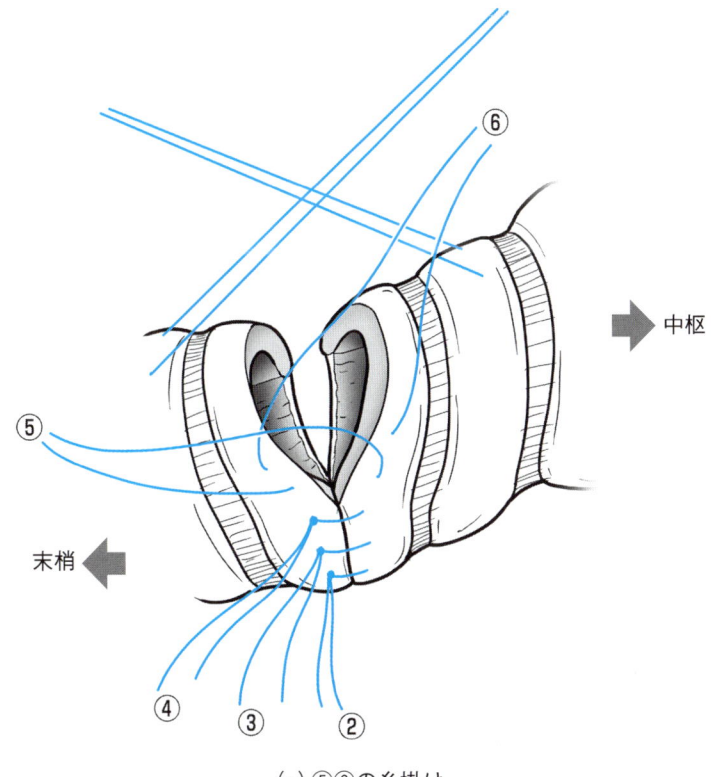

⑥
⑤
④ ③ ②

中枢
末梢

(e) ⑤⑥の糸掛け

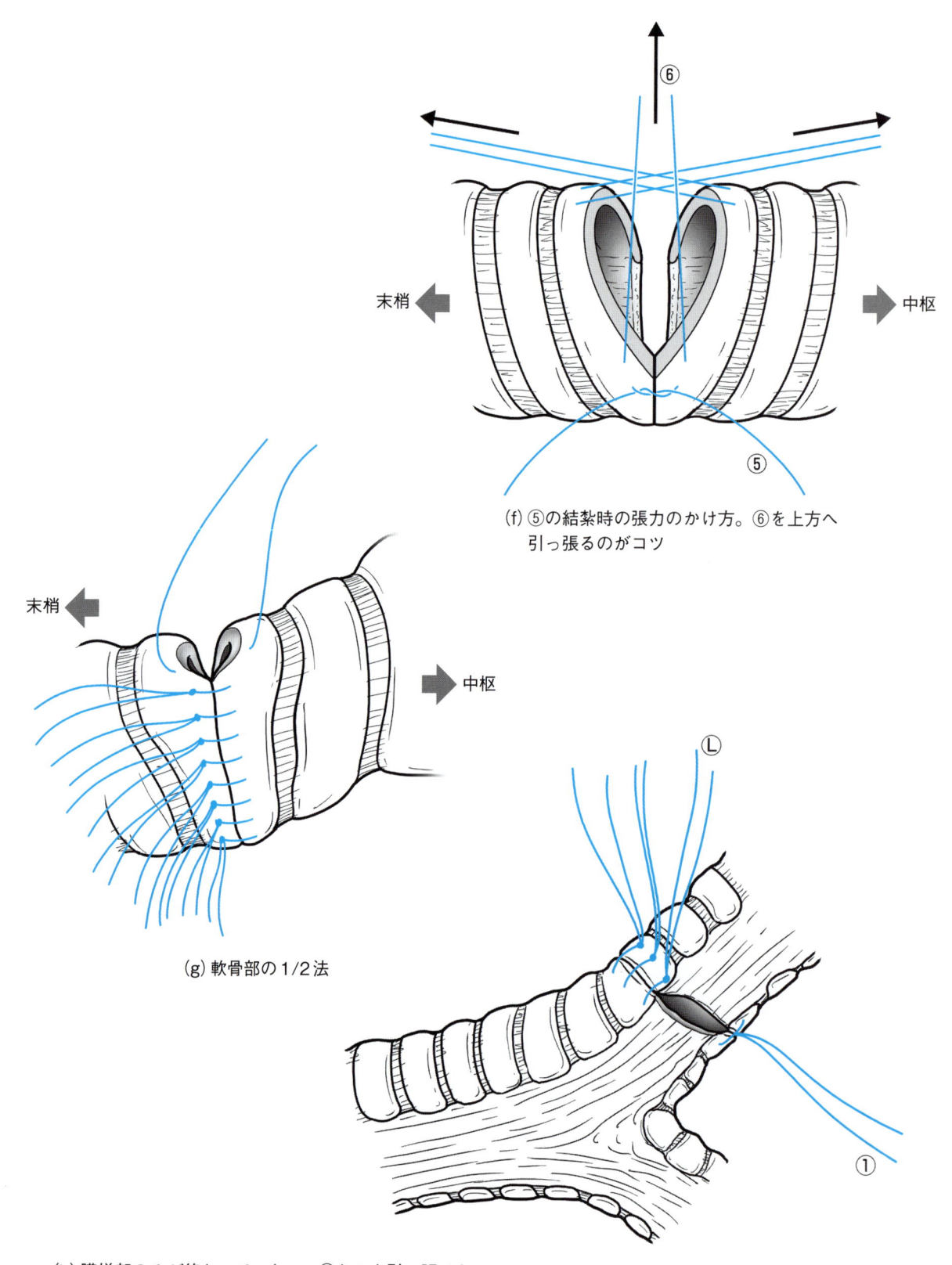

280　Ⅱ-6. 気管支形成術 Bronchoplastic procedures

末梢　　　　　　　　　　　　　　　　　　中枢

(f) ⑤の結紮時の張力のかけ方。⑥を上方へ
　　引っ張るのがコツ

末梢　　　　　　　　　　　中枢

(g) 軟骨部の1/2法

(h) 膜様部のみが終わっていない。①とLを引っ張ると
　　全体の見通しがよくなる

1. 右スリーブ上葉切除術 | 281

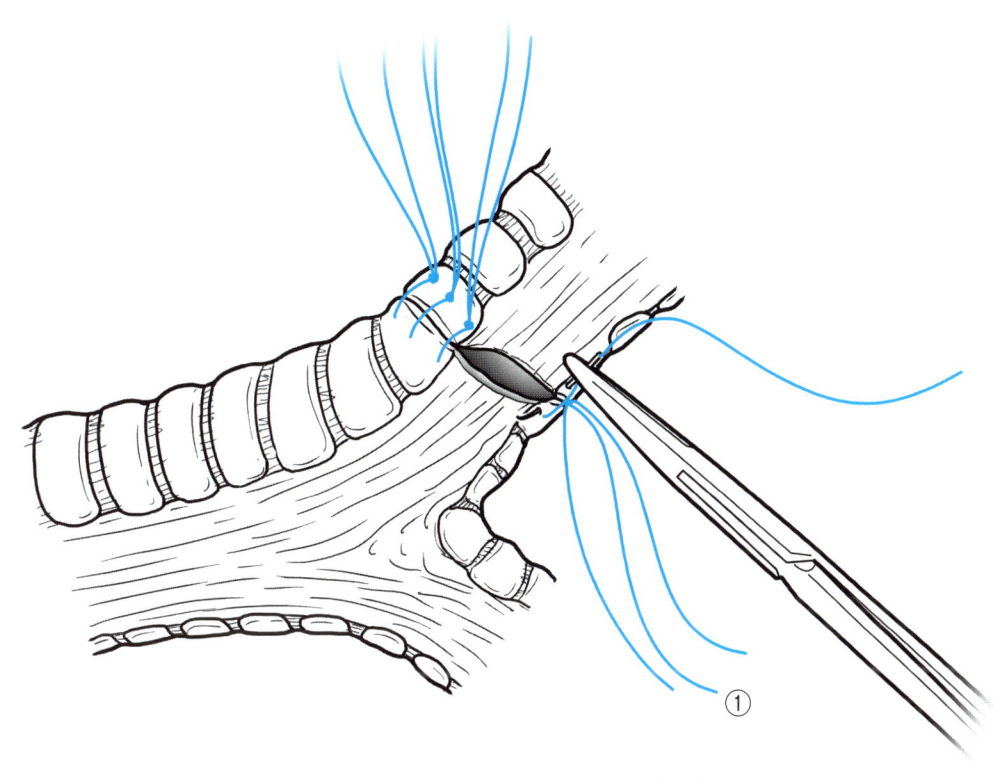

(i) 膜様部の連続縫合開始（RB針，①側）

き，心膜脂肪織の縫着にそのまま利用する．③と④の糸は，できれば助手に結紮してもらうほうがよいが（指が気管支の裏へ回しやすい），助手の技量に問題がある場合は，術者がそのまま①と②に引き続いて③と④も結紮する．4針分結紮ができると，吻合部にかかる緊張は通常であればかなり分散されているはずである（図13-d）．

次からは，④に引き続いて気管支軟骨部を順次縫合しながら結紮していく（順次縫合結紮）．方法は，まず2針分（⑤と⑥）の糸掛けを行う（図13-e）．縫い方は先の4針と変わりがない．そして，⑥の糸を助手に手前側に持ち上げるように牽引させる．そうすると，この糸の力は両側の気管支壁を引き寄せるように働くので，これを助力として⑤の糸を結紮するのである（図13-f）．⑥の糸はここでは結紮しない．さらに1針糸掛けを行った後に，同様にこれを手前に牽引して，⑥の結紮操作を行う．あとは，気管支軟骨部全体にわたってこの操作を繰り返していく．要するに，2針ずつかけてある状態を常に保ちながら，そのうちの1針を結紮するという1/2法を順次行っていくわけである．これは単純な方法で，糸のもつれも起こりようがない（図13-g）．軟骨部全体に行うと書いたが，実際には吻合がかなり進むと，浅いほう（気管支の右壁側）においては，1/2法ではなく，5～6針分を膜様部直前までかけてしまい最後に一括して結紮するほうがよい（早い）．この頃には，Ti・cronの牽引糸はほとんど意味がなく糸さばきの混乱の原因になるだけだから，撤去してしまったほうがよい．この部分では，途中から"口径差の調整"ということも常に念頭に置いて作業を進める必要がある．このあたりの調整はそれこそ勘とセンスに頼らなければならないところであり，成毛先生は天賦の才能があった（運動神経か？）．

さて，これで軟骨部全体の吻合が終わったことになる．縫合糸は心膜脂肪織縫着のため残しておくが，邪魔であれば3針に1針程度を残して間引いて切ってしまってよい．最後に膜様部を吻合する．軟骨部にかかった両端の糸，①と最終縫合糸Lを改めて牽引して膜様部の視野をよくする

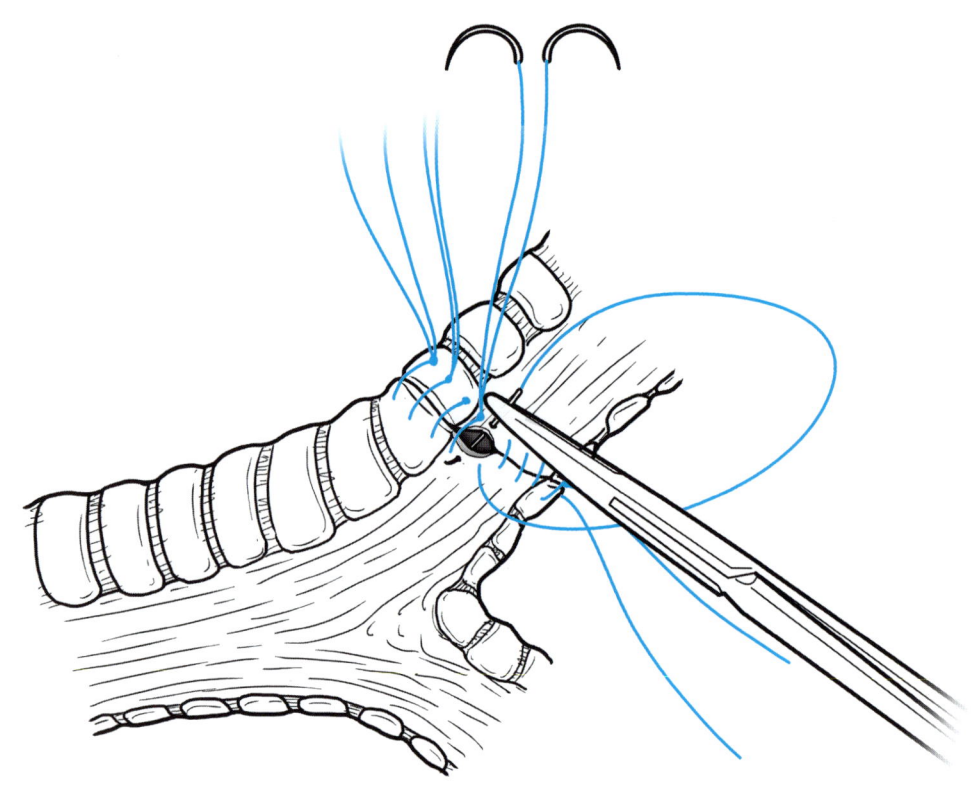

(j) 膜様部の連続縫合が終わろうとしているところ

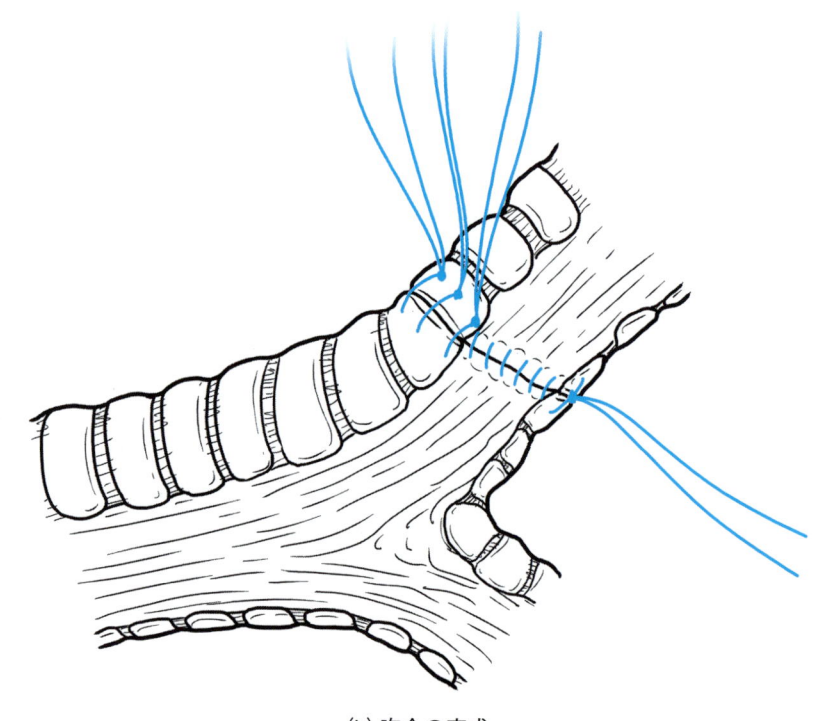

(k) 吻合の完成

図14 心膜脂肪織による吻合の被覆

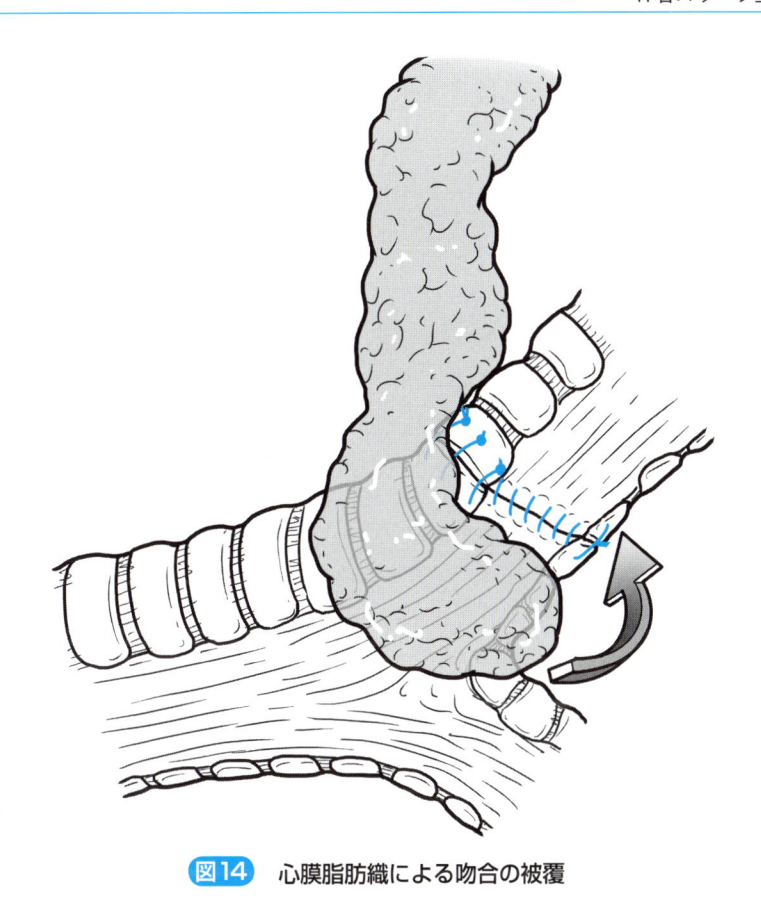

図13-h ）。ほとんどの場合，膜様部は連続縫合を行っている。膜様部の連続縫合には，針の曲率半径の小さいRB針を用いたほうがよい。①にほとんど重なるようにして縫合を開始する 図13-i ）。第1針目を結紮した後，連続縫合で膜様部を縫っていけばよい 図13-j ）。膜様部最終糸L付近にももう1針RB針をかけて結紮しておき，最終的にはこれと連続縫合してきた糸を結紮して膜様部の縫合が終了する 図13-k ）。

直ちに，20cmH₂O程度の気道内圧でリークテストを行う。ほとんどの場合，エアリークはなく縫えているはずである。エアリークがある場合はその部位をよく観察し，運針が粗かった場合は，追加縫合を挿入する。

3 吻合部の被覆

被覆の意義についてはすでに述べた通りで，吻合部と中間肺動脈幹を隔離することが目的である。横隔膜付近から起こしてきた心膜脂肪織は，まず緊張のないように中間肺動脈幹の前方からその下を潜らせるようにして引き出し，吻合部に乗せる。吻合部全体を余裕をもって覆えることを確認してから，気管支吻合の時に使用した針付きのProleneによって吻合部に心膜脂肪織を縫着してゆく 図14 ）。さらに数針，必要があれば心膜などに追加の縫着を行ってもよい。中間肺動脈幹を覆う必要はない。むしろ，心膜脂肪織によって血流が阻害されていないかを観察しておいたほうがよいであろう。心膜脂肪織縫着後にもう一度，リークテストを行い，気管支吻合部からのエアリークがないこと，肺が拡張した状態でも心膜脂肪織によって中間肺動脈幹が絞扼されないことを確認しておきたい。

2. 右楔状スリーブ上葉切除術

A 解剖学的な考察

　上葉切除術は，断端が腫瘍陽性になり断端の閉鎖ができないが，よくみると上葉支の分岐部（2nd spur）への浸潤は軽微であり，中枢への進展もみられないというような症例では，分岐部を最小限に切除するにとどめる楔型のスリーブ切除術が選択されよう。

　この方法は，管状に切除をしないことで，気管支内の血流が一部であれ保たれている状態にあること，吻合する距離が短くて済むこと，吻合が行いやすいことなどの利点が挙げられる。その一方，図15に示すように，吻合部の長軸を180度のアラインメントに維持することがもともとできず，屈曲した歪んだ吻合部を作りやすい欠点をもっている。図15-aのような楔状切除術では，ほんの少しの吻合長でよいけれども，角度 a が大きいので，出来上がりの歪みは当然大きくなる（内腔側へ突出する）。これは，縫合不全や吻合部狭窄に直結する。楔状切除術では，無駄と思うほど，しっかりと前後に割を入れて角度 a を小さくするようにデザインが必要である。

B 吻合手技

　右上葉のスリーブ楔状切除術においては，いかにうまく切離線を決めるのかがポイントである図16。まず末梢側で2nd spurを含むように，後方（膜様部）と前方（軟骨部）に切開を入れる図16-a。すでに述べたように，2つの切離線のなす角度が大きすぎる時には，吻合部が内腔側へ落ち込んで大きな狭窄を作るので，常にこの点を念頭に置く。ここから気管支内腔を直接観察して，病変の進展が2nd spur近傍にとどまること確認する。中枢側もほぼ対称になるように切離線を加えて楔状切除を完了する図16-b, c。改めて，楔の角度 a をみてみるとよい。2つの切離線を縫合しても，大きな歪みが発生しないかどうかを見極める。

　自分から遠い側の吻合（前方）から開始する。右上葉の場合，手前側は膜様部となっている（術者は患者の背側に立っている）。4-0 Prolene両端針で，内腔から外に向かって針を出す操作を両側について行う図17。糸針かけを3～4針行ったところで，これらの糸を引っ張ってみてapproximationの具合をみる（あまりに歪んでいないか？）。

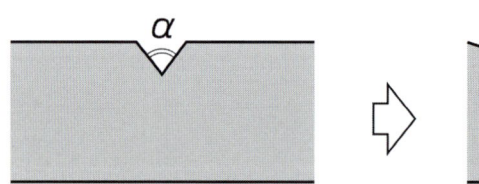

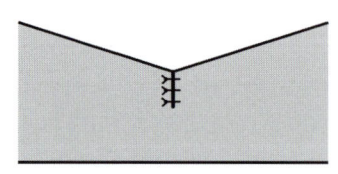

(a) 楔の角度が大きい時（吻合線は短いが，歪みが大きい）

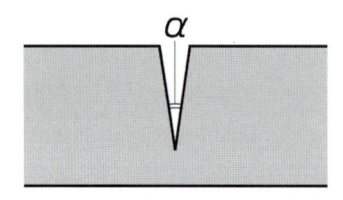

(b) 楔の角度が小さい時（吻合線は長いが，歪みが小さい）

図15 スリーブ楔状切除術の際のアラインメント

(a) 末梢側の切離

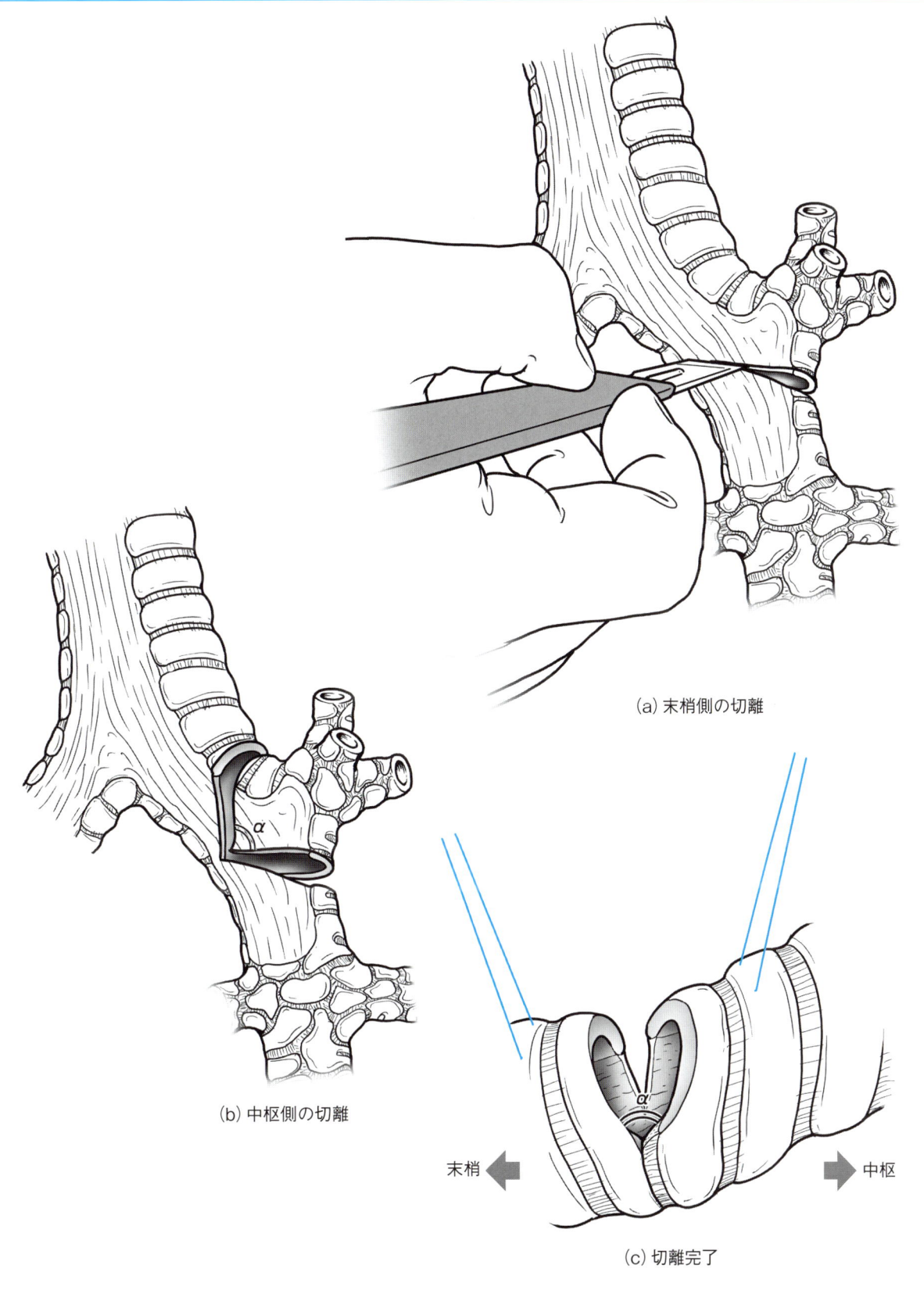

(b) 中枢側の切離

末梢 ←   → 中枢

(c) 切離完了

図16 スリーブ楔状切除術における気管支の切離

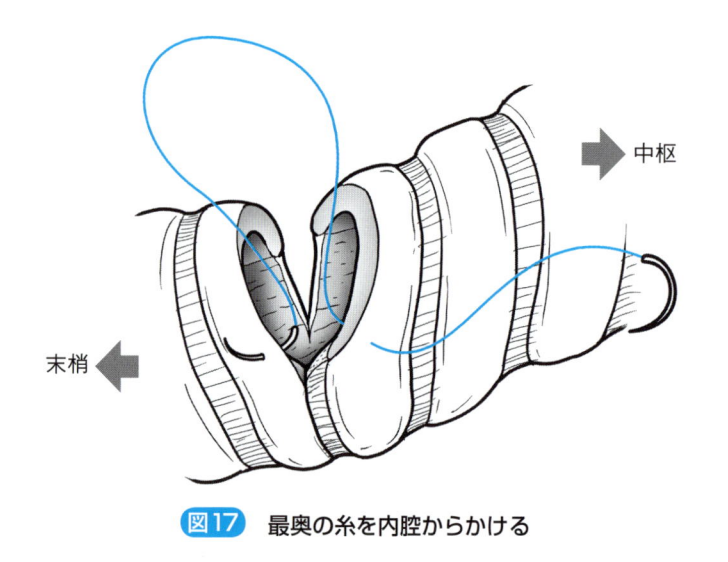

中枢

末梢

図17 最奥の糸を内腔からかける

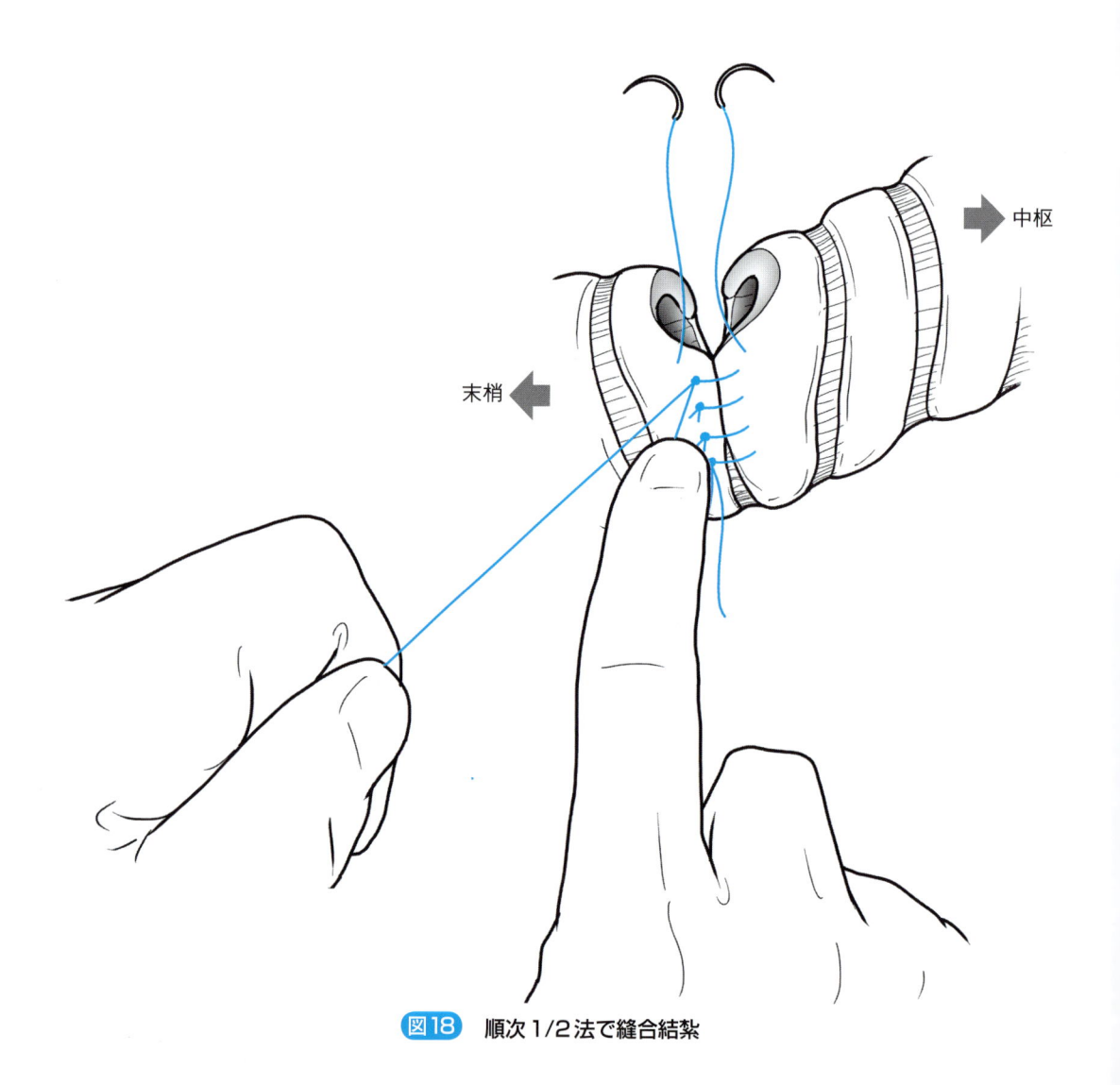

中枢

末梢

図18 順次1/2法で縫合結紮

良さそうであれば，最初の3針はそのまま結紮する．そして，他のスリーブ切除と同様に，手前の1針を引っ張り，奥の1針を結紮するという操作を全長にわたって繰り返す（図18）。術者手前の膜様部そのもの，あるいは膜様部付近は，すべて運針を行ってから一括して結紮すればよい．

　問題は，出来上がりである．吻合部でその両側にある気管支が屈曲せずに吻合されているかがポイントであり，屈曲のひどいものは術後トラブルのもとであり，場合によってはtake downを決意して吻合をやり直す必要もあろう．

3. 左スリーブ上葉切除術

A 解剖学的な考察

　右上葉と比較すると，左上葉のスリーブ切除術は難しい。もともと解剖学的に，左肺動脈は上葉気管支の後方をまわって葉間に下りてくるために，上葉支付近で長くたわんでいるのである。左スリーブ上葉切除術では，この肺動脈が吻合操作の邪魔になって，吻合操作を難しくしているのである。ほとんどの症例では，肺動脈を後方へ牽引して視野を確保しながら吻合を行わなければならない。また，左気管支においては中間気管支幹という構造が存在しないので吻合される末梢側の気管支は下葉支であり，ほとんどの症例では膜様部と馬蹄型の軟骨部からなる肺外気管支の構造はもはやなく，全周性に軟骨が敷石状に並ぶ肺内気管支の形状をとるということである。すなわち，構造の異なる肺外気管支と肺内気管支の吻合をすることになるということである。このことは，吻合に際して，末梢側気管支の捻れや口径差の調整がより難しいことを示している。これらの左スリーブ上葉切除術の特性は認識しておくべきである。

B 手術手順

1 気管支の切断

　以上のような右との違いがあっても，私の実際の手順は右とほとんど変わらない。ここでも，後は気管支を切断するだけ，というところから手順を述べる。肺動脈はベッセルテープでテーピングして，切断と吻合時に視野を確保するために牽引できるようにしておくことは，左側では特に必須である（図19）。上葉切除術でなんとか切除ができそうだ，という症例の場合は，まず上葉気管支をナイフで切断し，切除された上葉気管支の断端を迅速病理診断で評価してもらうことになろう。この結果で，スリーブ上葉切除術が決断されるこ

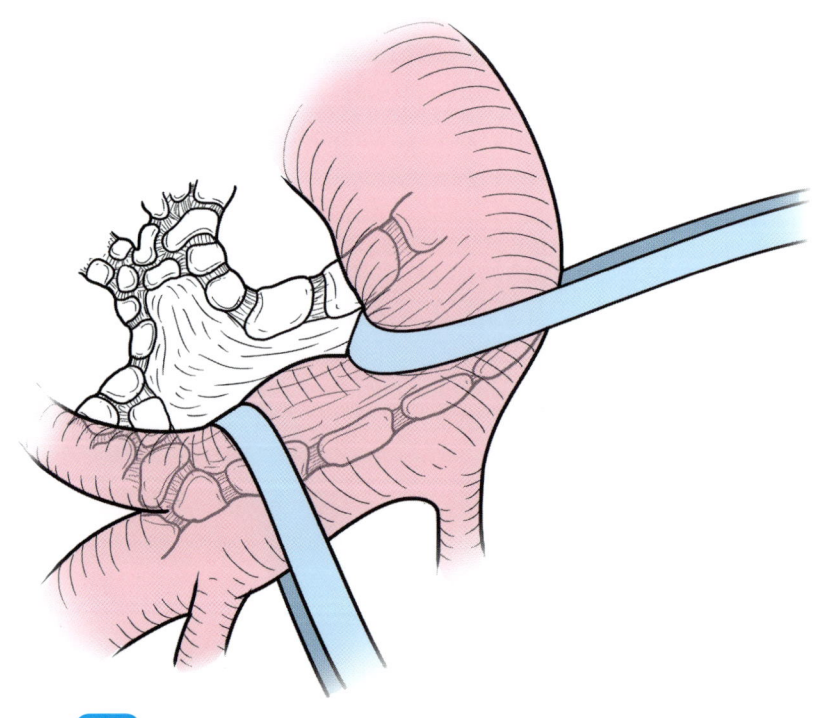

図19　左上葉支と肺動脈（テーピング済み）の位置関係（後方から）

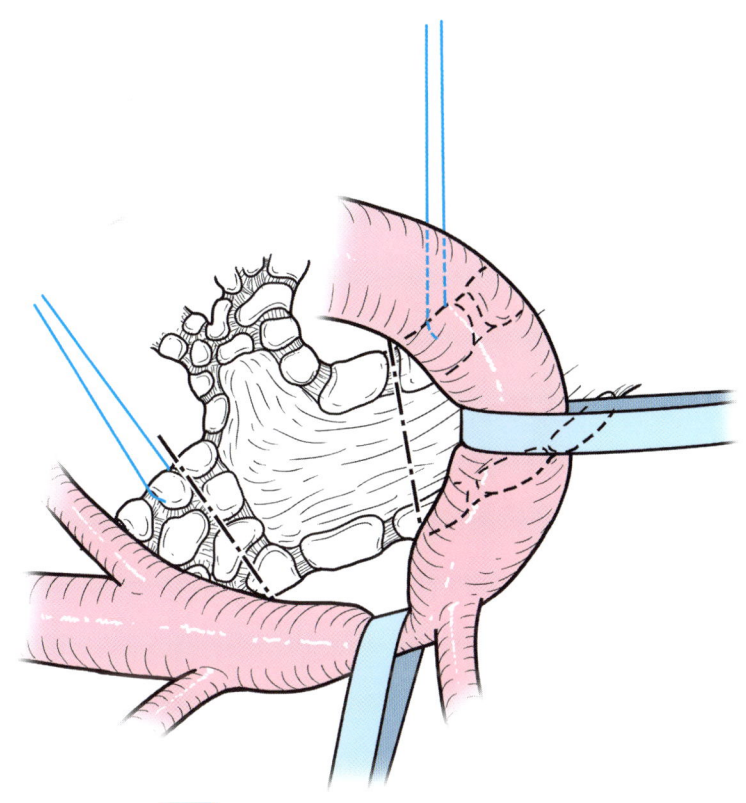

図20 左上葉支の上下で吊り糸をかける

とになる。

準備も右同様で，左主気管支と下葉気管支（B6の直上付近）に3-0 Ti·cronで吊り糸（牽引糸）をかける（図20）。この後，主気管支と下葉気管支の両者を切断する。主気管支の切断は右と同様であるが，下葉支については，B6直上付近でも膜様部はなくなり，肺内気管支の構造になっている。この構造では気管支壁も薄い。気管支の長軸に対してきちんと直角になるように切断線を確保する。これで上葉切除術が完了したが，もちろん両気管支断端の病理学的な評価は必須である（図21-a, b）。

2 吻 合

吻合に入る。まず，中枢・末梢の両側にかけられたTi·cronの牽引糸を引っ張って，気管支断端のギャップが許容範囲内で，吻合を行った場合，過重な緊張がかからないことを確認する（図22）。さらに左側では，気管支が短くなるとももと長かった肺動脈との長さの差がさらに大きくなる。そのような観点から，肺動脈がたわんで変形し血流障害を起こさないことを確認する必要がある。吻合支も同様に，3-0 Proleneの両端針（SH）を用いる。

右上葉と同様の順序で吻合を行う（図23）。術野からみて最奥部の気管支右壁に4針糸をかける（図中①から④の順に）であるが，ここで右と異なるのは末梢側の下葉気管支に膜様部がない（あることもあるけれども）ことである。そこで，第1針目（①）においては，末梢側の対応刺入部位を特定することが難しい（図23-a）。軟骨部と軟骨部を合わせるという手法がとれない。そこで，両気管支の切離断端を術野に無理なく置いてみて，刺入点のはっきりしている中枢側の主気管支から捻れなく対応する部位を見極めるしか方法がない。とはいっても，①は主気管支の右壁後方にあるのだから（よって，中央にあるのではない），この対応点がB6直上にくる，といったことはないは

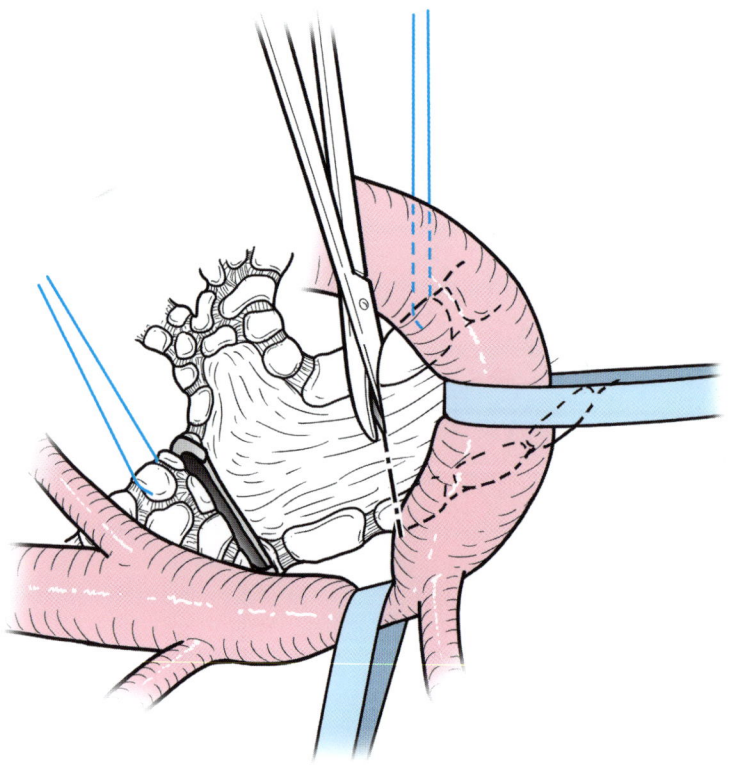

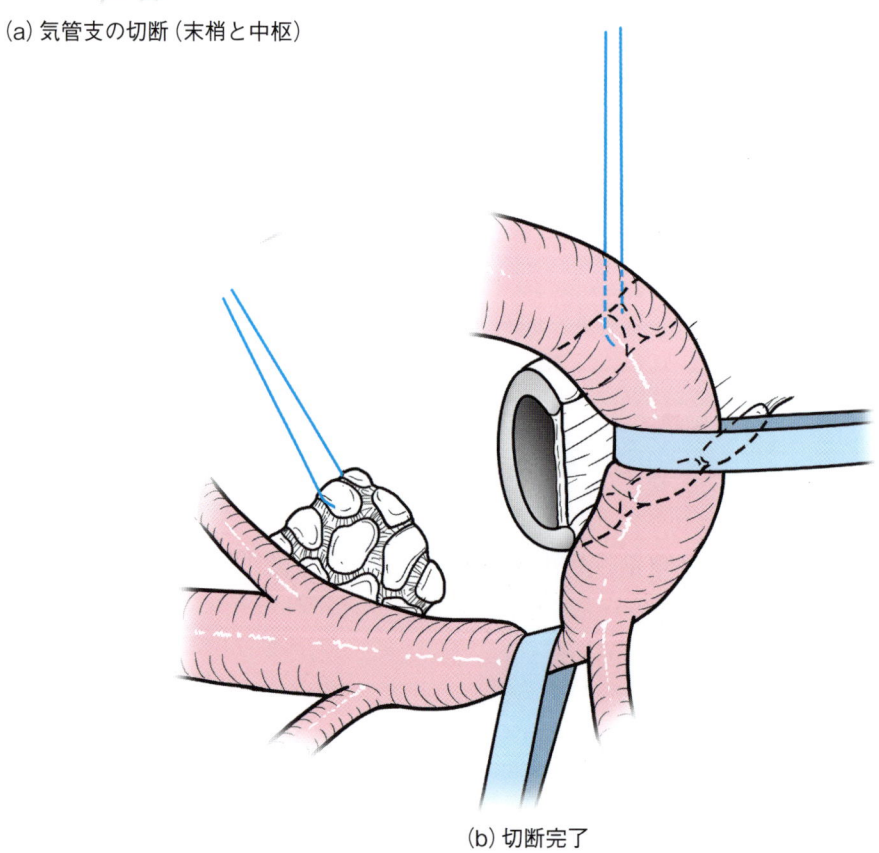

Ⅱ-6. 気管支形成術 Bronchoplastic procedures

(a) 気管支の切断（末梢と中枢）

(b) 切断完了

図21 気管支の切断

3. 左スリーブ上葉切除術 | 291

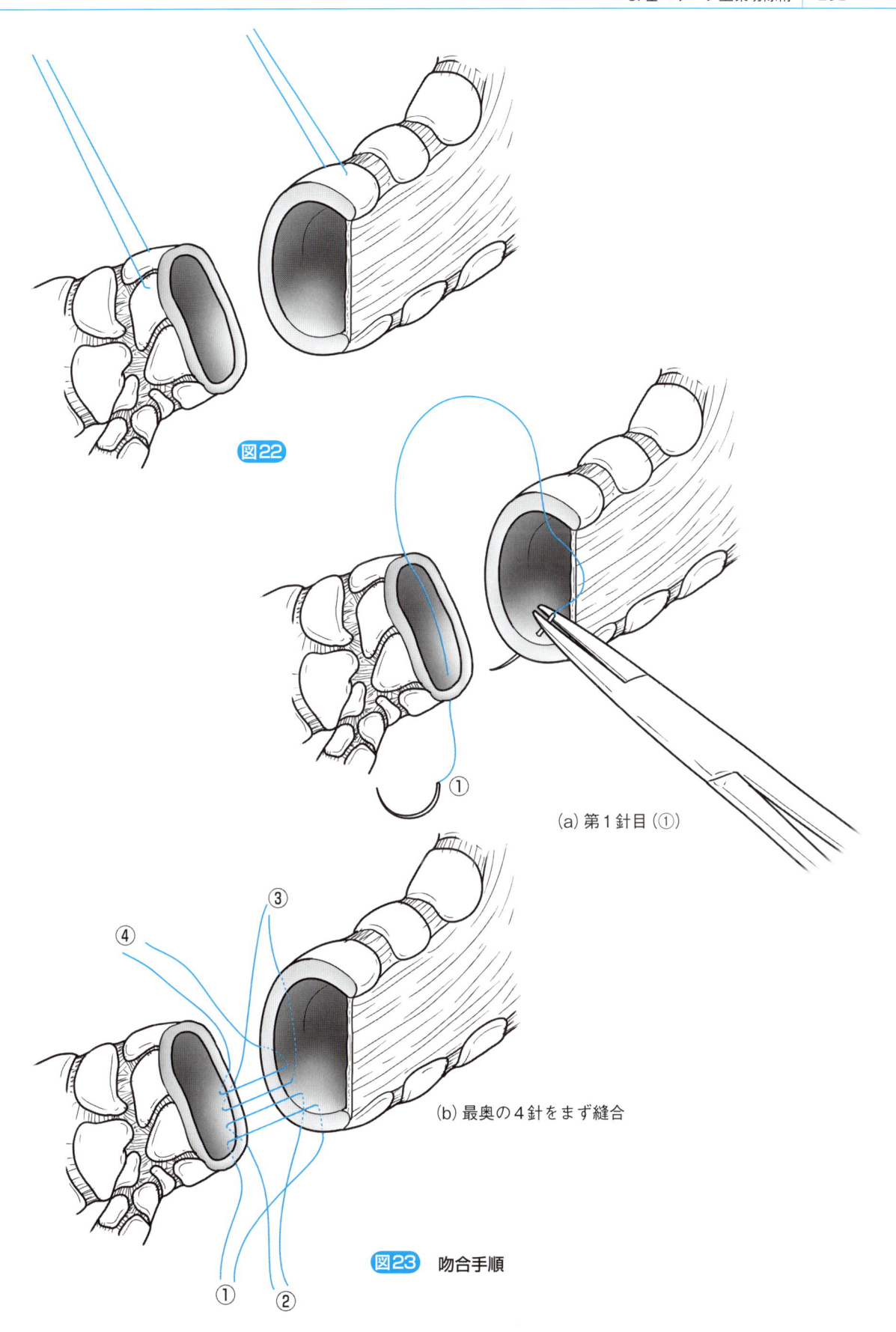

図22

(a) 第1針目（①）

(b) 最奥の4針をまず縫合

図23 吻合手順

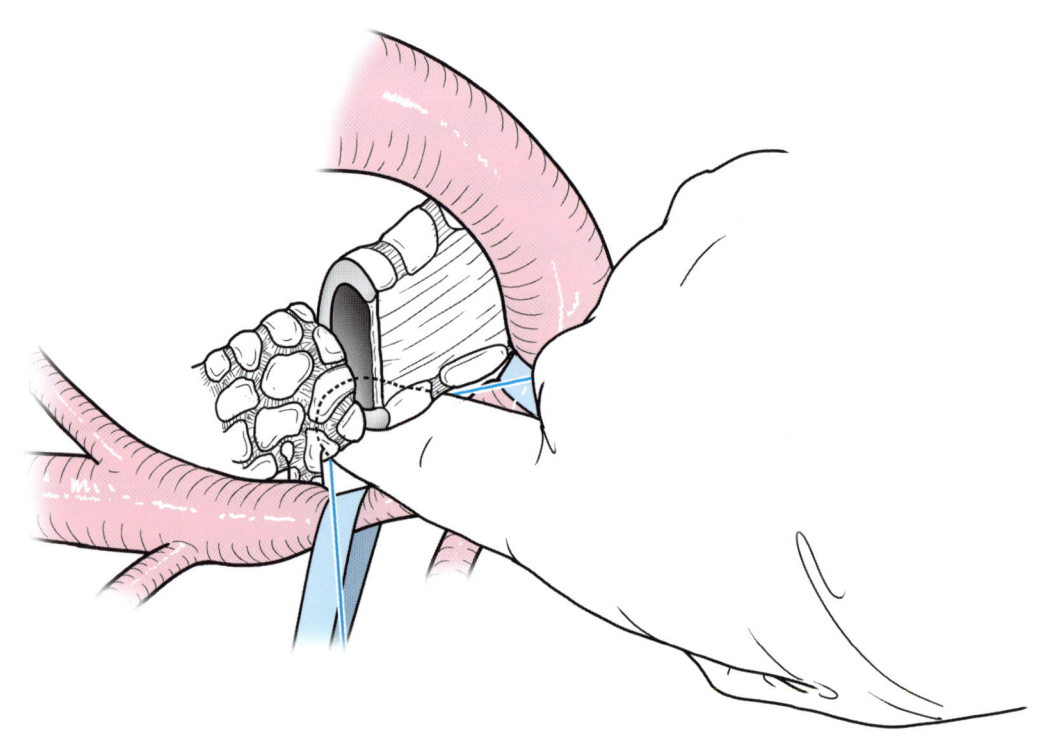

Ⅱ-6. 気管支形成術 Bronchoplastic procedures

(c-1) 縫合糸の結紮：肺動脈の上から示指を挿入する

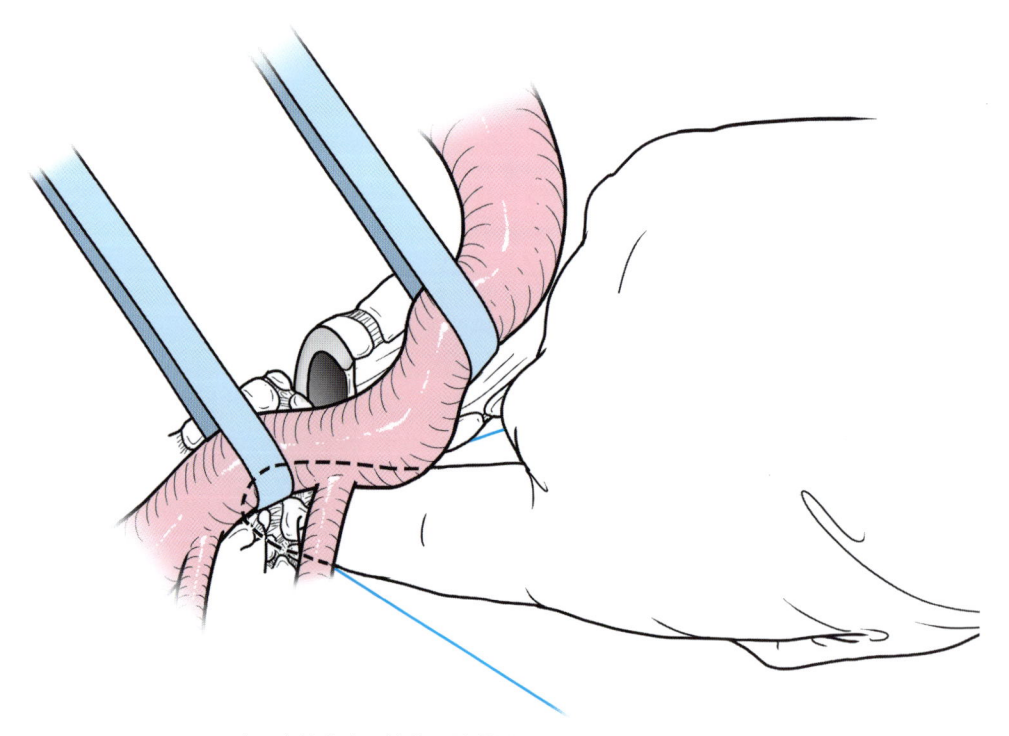

(c-2) 縫合糸の結紮：肺動脈の下から示指を挿入する

(d) 膜様部の連続縫合の開始

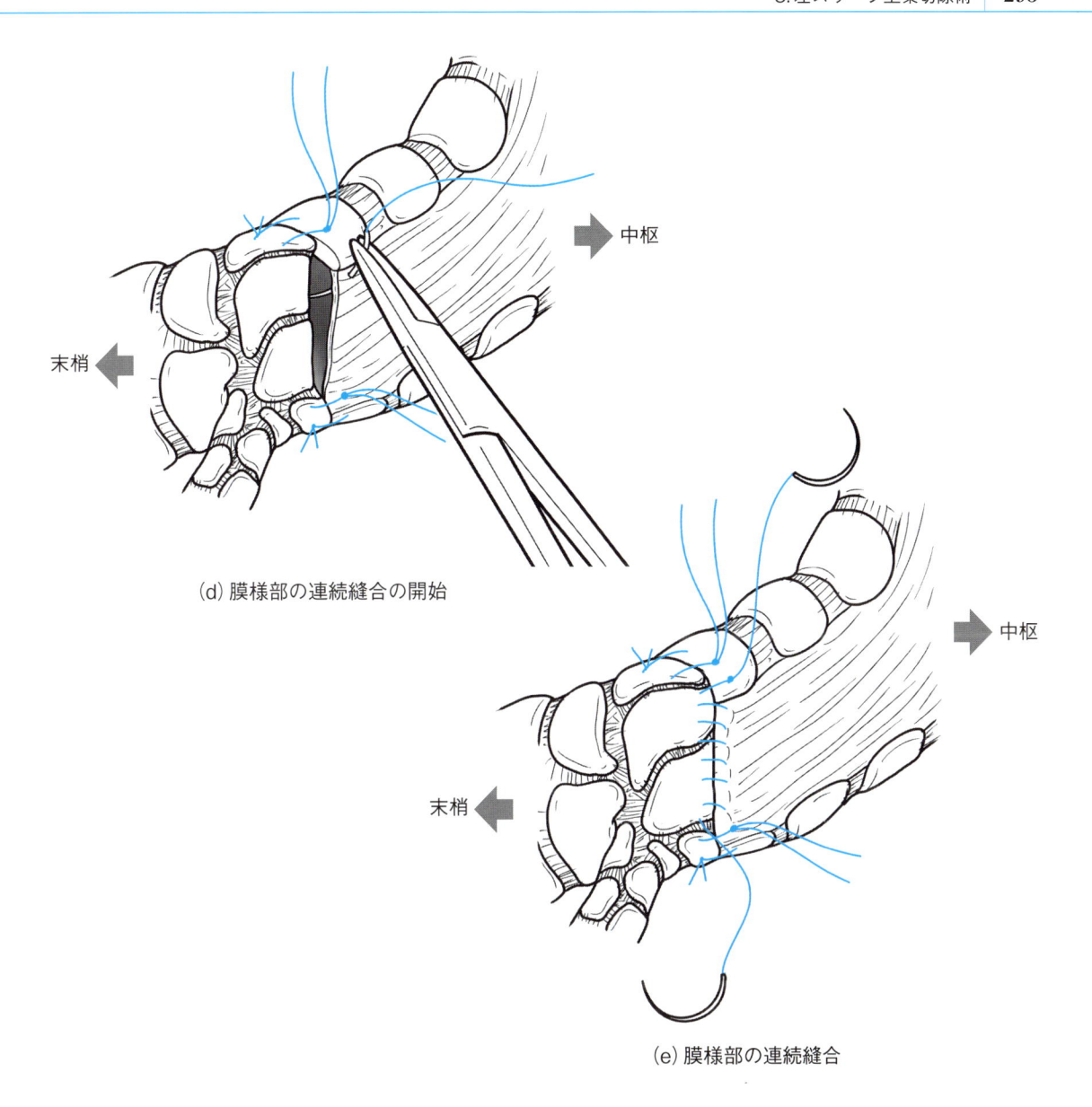

(e) 膜様部の連続縫合

ずである。やはりB6の右側であって，気管支全体の後方寄りになるという予測はつくはずである。

縫合の順序は，右と同様で対称的なだけである。①の位置は，中枢側の主気管支においては軟骨部の最も縁のところで，ここから最奥部右壁側の4針を結紮する（図中①〜④）図23-b。右と同様に，2針ずつ計4針を結紮してしまう。この後の1/2法もまったく同じような手順である。右との違いとしては，肺動脈がどうしても視野にかかったりしてみえにくいことであるから，これについては助手によって適宜牽引をすることで対応

する図23-c。口径差も右と比較すると比較的大きなことが多いから，1針ごとに全体をみながら調整を進める。主気管支側で軟骨部全体の縫合結紮が終了したら，膜様部の操作に移る。

繰り返すが，左側では末梢側の下葉気管支に膜様部がない肺内気管支の構造である場合のほうが多い。よって，膜様部同士の吻合ができない。この部分の吻合については，右同様にRB針を用いた連続縫合でもよいし，1/2法を①の隣から反対側に行っていってもどちらでもよい図23-d。膜様部同士の縫合にならないから，連続縫合では

多少糸の締まり具合を調整することが難しいし，末梢側の下葉支において軟骨のカッティングを招くかもしれない。下葉気管支の壁の厚みや硬さなどをみながら，ケースバイケースで対応する。私は多くの場合，右同様に連続縫合している（図23-e）。

直ちに，20cmH$_2$O程度の気道内圧で，リークテストを行う。ほとんどの場合，エアリークはなく縫えているはずである。エアリークがある場合はその部位をよく観察し，運針が粗かった場合は追加縫合を挿入する。

3 吻合部の被覆

左スリーブ上葉切除術においても吻合部と肺動脈が隣り合わせになるから，吻合部と肺動脈を隔離するために心膜脂肪織を介在させたほうがよい。心膜脂肪織は緊張のかからないように肺動脈の下を潜らせるようにして引き出し，吻合部に乗せ，気管支吻合部をくるむようにする。吻合部全体を余裕をもって覆えることを確認してから，気管支吻合の時に使用した針付きのProleneによって吻合部に心膜脂肪織を縫着していく。さらに数針，必要があれば心膜などに追加の縫着を行ってもよい。心膜脂肪織によって血流が阻害されていないかを観察しておいたほうがよいであろう。心膜脂肪織縫着後にもう一度，リークテストを行い，気管支吻合部からのエアリークがないこと，肺が拡張した状態でも心膜脂肪織によって肺動脈が絞扼されないことを確認しておきたい。

4. 右スリーブ肺全摘術

A 解剖学的な考察

　気管分岐部切除を伴うスリーブ全摘術を行う機会は，今日では著しく減少している。しかし，肺門癌が多かった頃に施行された症例においても，実際スリーブ全摘術については本当のところ適応は妥当であったのか，現在の視点では疑問が残る。転移のある気管分岐部リンパ節の節外浸潤が原因となる分岐部浸潤癌は，すでにbulky N2の状態であるから，今日の治療体系の中で外科切除の対象とはなり得ない。もっと単純に，N2転移が術前から明らかであった分岐部浸潤癌自体が，外科切除の適応とはならないと考えるべきだろう。国立がんセンターから1990年に報告された気管分岐部切除に関する論文においては，スリーブ全摘術20例の報告がなされているが，このうちN0は4例，N1は3例のみで，実に他のすべての症例がN2またはN3であった。これらN2-3症例の予後が，例外的なものを除いて期待できないことは当然であろう。

　肺全摘術自体が極めて珍しくなった現在，スリーブ全摘術の適応となる症例は極めて限られたものとなった。国立がんセンター中央病院においてもまたしかりである。実際には，右上葉肺門付近に発生する肺癌で，葉間あるいは肺門部のN1までのリンパ節転移にとどまり，右主気管支の近位を侵すために全摘術ができない症例ということになろう。気管分岐部リンパ節転移が理由となるスリーブ全摘術については，私はあまり賛成する気になれない。こういったbulky N2については，たとえ切除が可能であっても到底治癒するとは思えないからである。主気管支が長くて気管分岐部まで距離のある左側については，いっそう適応となる症例が少ないはずで，現在では博物館もののレア症例であろう。

　気管分岐部を切除するスリーブ全摘術の特徴は，術中換気が必要とされることであろう。このためには術中換気用のチューブを術野から挿管する必要があり，吻合操作はこのチューブとの格闘でもある。ところが実際には，気管支の吻合は，スリーブ全摘術のほうがスリーブ肺葉切除術よりずっとやさしい。気管支壁がしっかりしていて厚く縫いやすいばかりではなく，縫合糸を締めても軟骨がカッティングを起こすリスクが低いからである。

B 手術手順

1 気管分岐部周辺の準備と気管支の切断

　ここでも，後は気管支を切断するだけ，というところから手順を述べる。すなわち，上下の肺静脈，右肺動脈幹は切離され，気管分岐部リンパ節の郭清が終了して主気管支のみで肺がつながっている状態である。スリーブ全摘術においては気管と左主気管支の切断が必要であるから，上縦隔のリンパ節郭清もまず終了しておいたほうがよい（上縦隔に多発転移があるような症例では，もちろんスリーブ全摘術はやめておいたほうがよい）。まず，気管と左主気管支にテーピングする。左主気管支の中枢付近は剝離しなければならないが，この奥に左反回神経が走っていることを忘れてはならない。また，気管気管支への血流を維持するためにも，左側の上縦隔は極力いじらないほうがよい。"手を抜く（囲碁の用語）"場所がなければならない。成毛コットンを用いて，気管分岐部の可動性が得られるよう，鈍に剝離しておく程度がよいだろう（でも必要）。気管の左壁を保護するという態度は上縦隔郭清時に特に必要である。

　次に術野挿管のための準備をしなければならない。麻酔科とは仲良くしておかないと，この手術はやりにくい。私は，スリーブ全摘術のための術野挿管チューブとして，ラセン入気管内チューブ（ロング型，6.0mm，26Fr，富士システムズ社製）を好んで使ってきた（図24）。適当な硬さ，チューブ径の細さ，扱いやすさのためである。カフはショートカフにしておいたほうが，チューブがずれた時の換気不良を回避できる。術野挿管の準備を麻酔科に依頼する（慣れていない麻酔科医はス

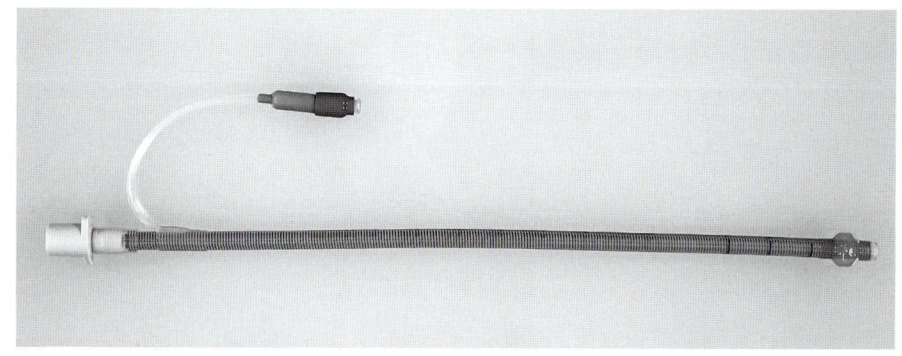

図24 術野挿管用のチューブ
（富士システムズ社製）

リーブ全摘術では遠慮してもらったほうがよい）。術野挿管チューブを取り出して延長管とのコネクションを確認し，覆布に穴を開けて延長チューブを麻酔科医に渡し，麻酔機とのコネクションを確認してもらう。覆布の穴は粘着テープで閉鎖する。

次に，気管と左主気管支に牽引糸を置く。スリーブ肺葉切除術と同様に，3-0 Ti・cronで気管と左主気管支の右側面にしっかりと刺入してこの糸を把持する。切断予定部から1〜1.5 cmくらい離すのがよいだろう。この時点で，予定吻合線まで気管が下りてこられること，左主気管支が抵抗なく持ち上がることを確認しておくのがよい 図25-a 。

次に挿管チューブの移動を行う。移動してしまうと片肺換気ができなくなるから，この後の一連の操作は手際よく進める必要があるので，準備を十分整えて始めたい。その時点では，片肺換気の挿管チューブが（われわれの場合 Broncho-Cath 左型）が左主気管支に挿管されている。このチューブを経由して内腔を観察できる細径気管支鏡も準備しておきたい。まず，このチューブを主気管支中枢側へ引き抜いて固定してもらう必要がある（また後で左主気管支へ再挿管するのでしっかりと，しかし外しやすく）。十分左肺を過換気しておいてから操作を開始する。

2 気管と気管支の切断

Broncho-Cathチューブはずっと引き抜いて気管の中間位くらいに先端をもっていってもらう 図25-b 。そこから急いで細径気管支鏡を入れ，気管支内腔を観察し，中枢気管側と左主気管支との切断ラインを決定する。術野から24ゲージの細い注射針を刺して内腔から確認してもらうのがよい。切断線が決まったら，尖刃刀ナイフを用いて左主幹の軟骨部から切断する 図25-c 。通常左主気管支にまで浸潤が及ぶことは少ないからパンツ型の竜骨から数えて3リング以内の部位で切断ができるはずである。このあたりの注意点はスリーブ葉切除術と同様で，縮み込みやすい膜様部については切りすぎにならないように配慮する。これに引き続いて直ちに術野挿管を行う。ラセン入気管内チューブを左主気管支に十分な深さ挿入したら，左主気管支の右前壁（2時くらいの位置）と気管支断端に3-0 Ti・cronをかけ，この糸で結紮してチューブを固定する 図25-d, e 。この位置が悪いと，吻合時の運針がとてもやりにくくなるので注意する。カフに空気を注入してから換気を行い，十分な酸素飽和度が確保されること，エアリークがないことを確認する。術野挿管チューブはさらに覆布などに適当な位置で固定して安定させる 図25-f 。次に気管の切断になるが，内腔からも腫瘍の進展範囲を肉眼でよく観察する。最終的な切断部位は，もちろん腫瘍の浸潤程度によって決定される 図25-g 。切断方法も左主幹と変わりない 図25-h 。これで右スリーブ全摘術が完了した。

切除された気管支の両断端を，迅速診断で病理学的に検索してもらうことは当然である。

4. 右スリーブ肺全摘術 | 297

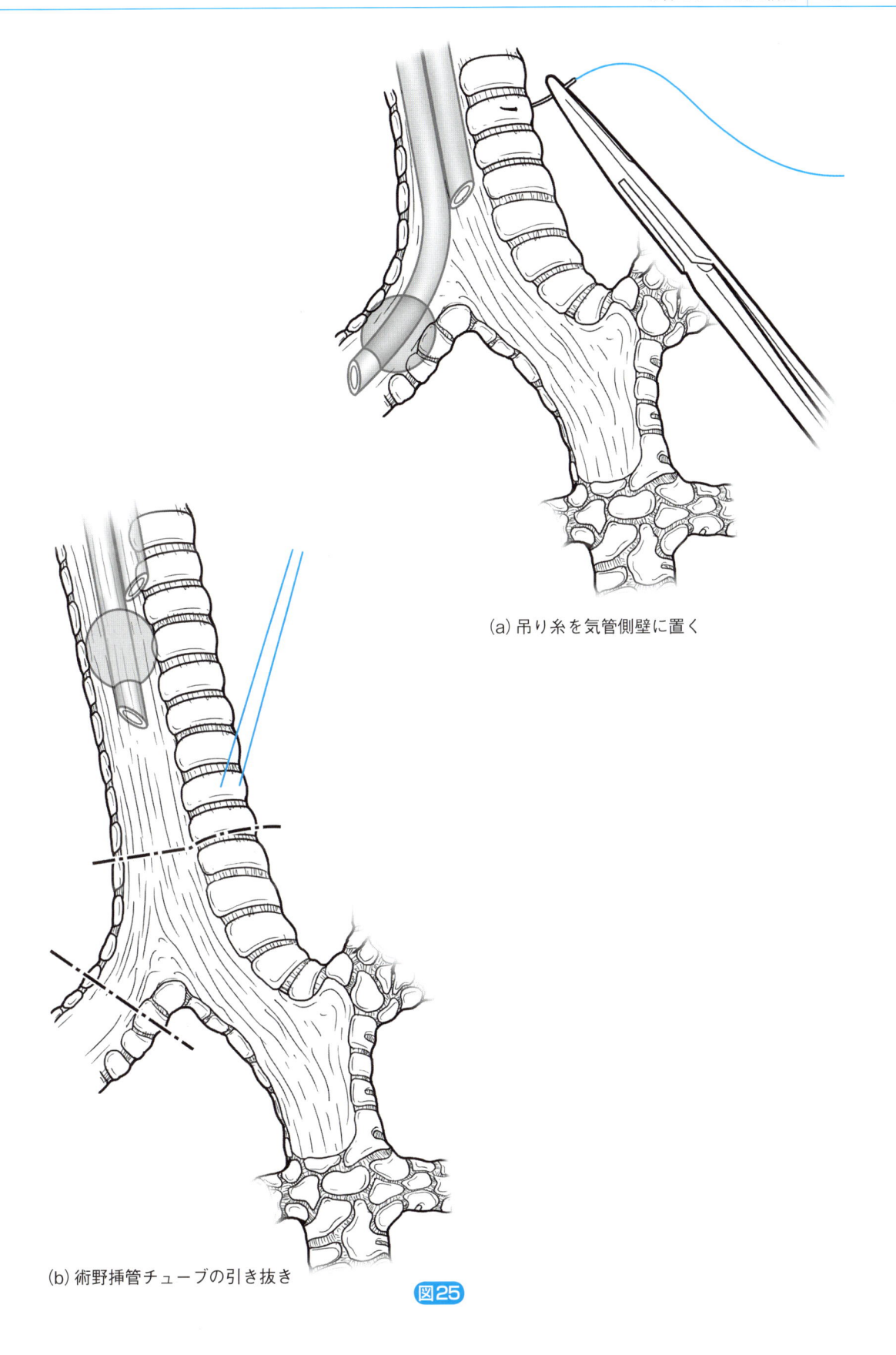

(a) 吊り糸を気管側壁に置く

(b) 術野挿管チューブの引き抜き

図25

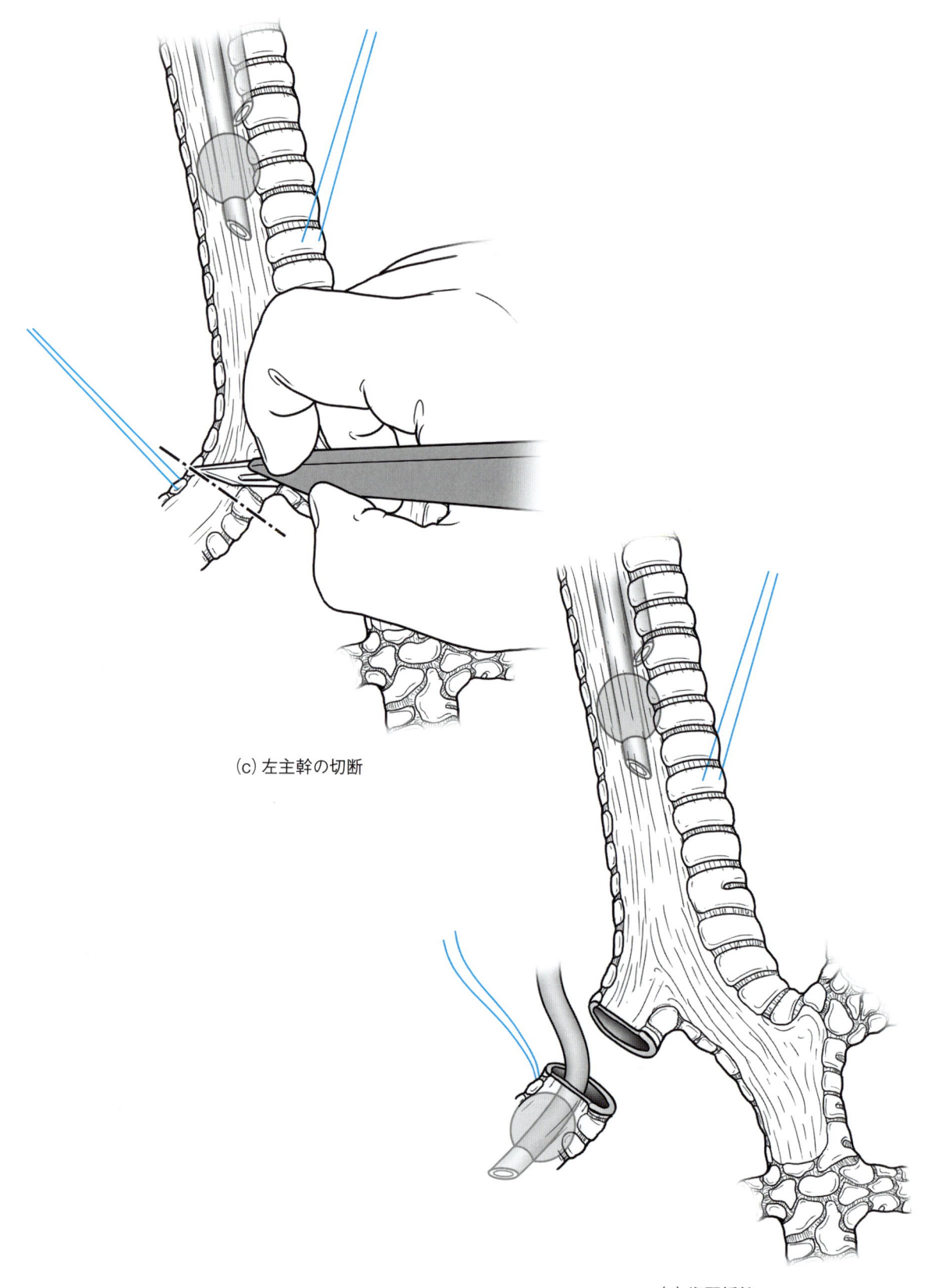

298　Ⅱ−6. 気管支形成術 Bronchoplastic procedures

(c) 左主幹の切断

(d) 術野挿管

4. 右スリーブ肺全摘術 | 299

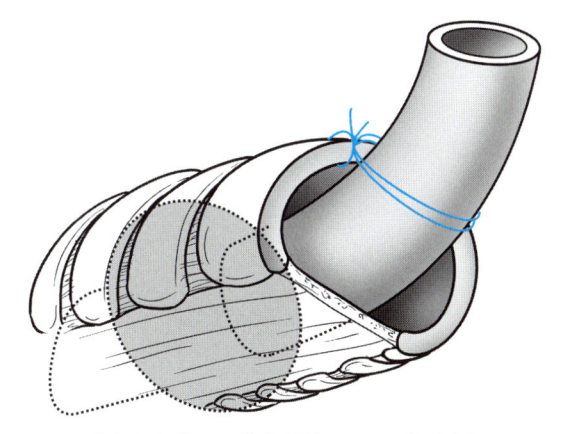

(e) 左主幹への術野挿管チューブの固定

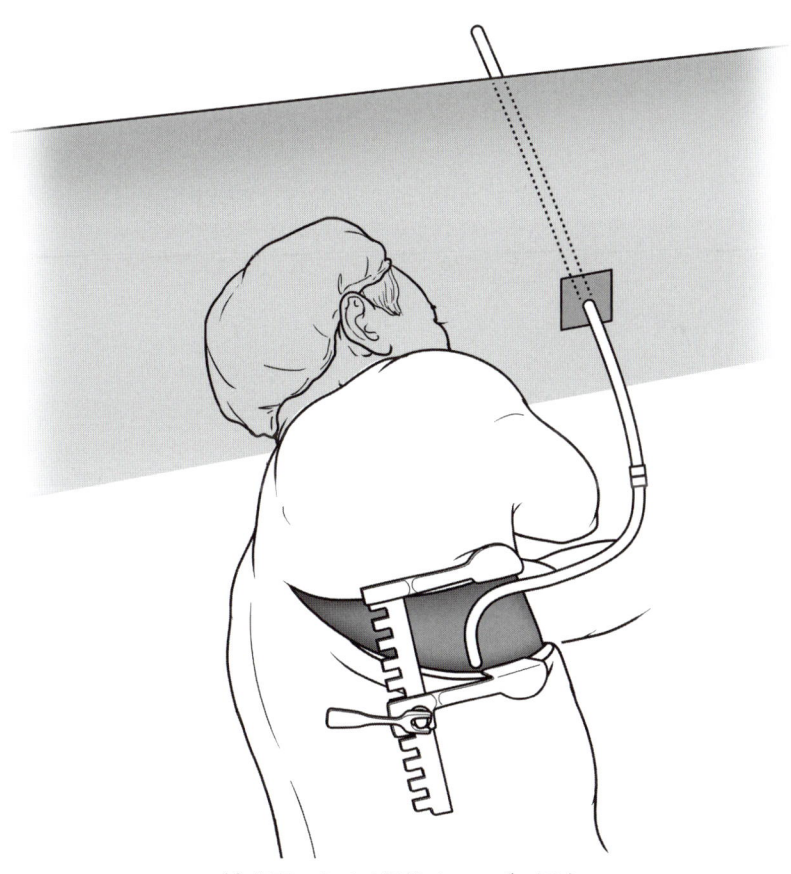

(f) 術野における挿管チューブの固定

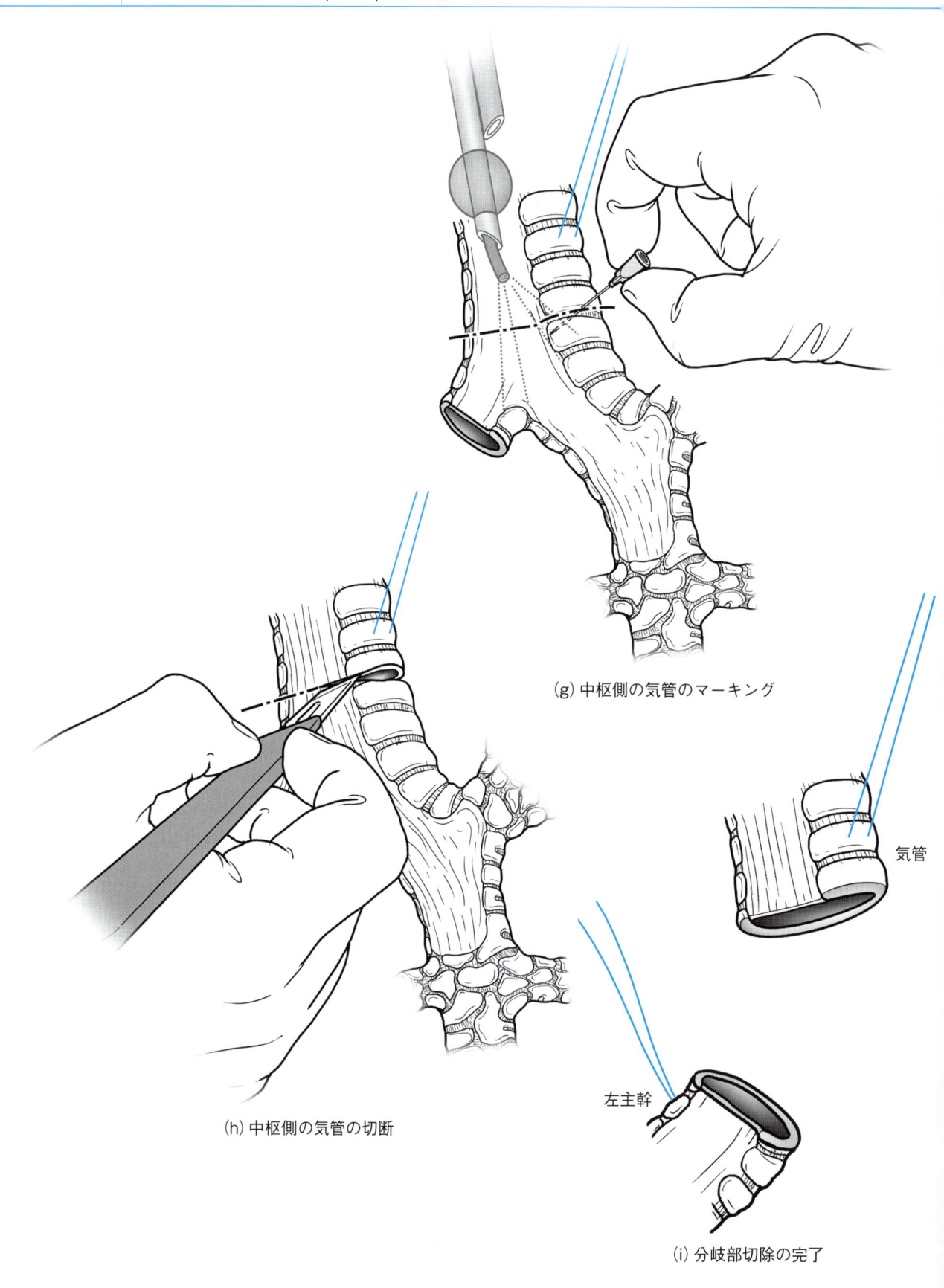

300　Ⅱ-6. 気管支形成術 Bronchoplastic procedures

（g）中枢側の気管のマーキング

気管

（h）中枢側の気管の切断

左主幹

（i）分岐部切除の完了

4. 右スリーブ肺全摘術 | 301

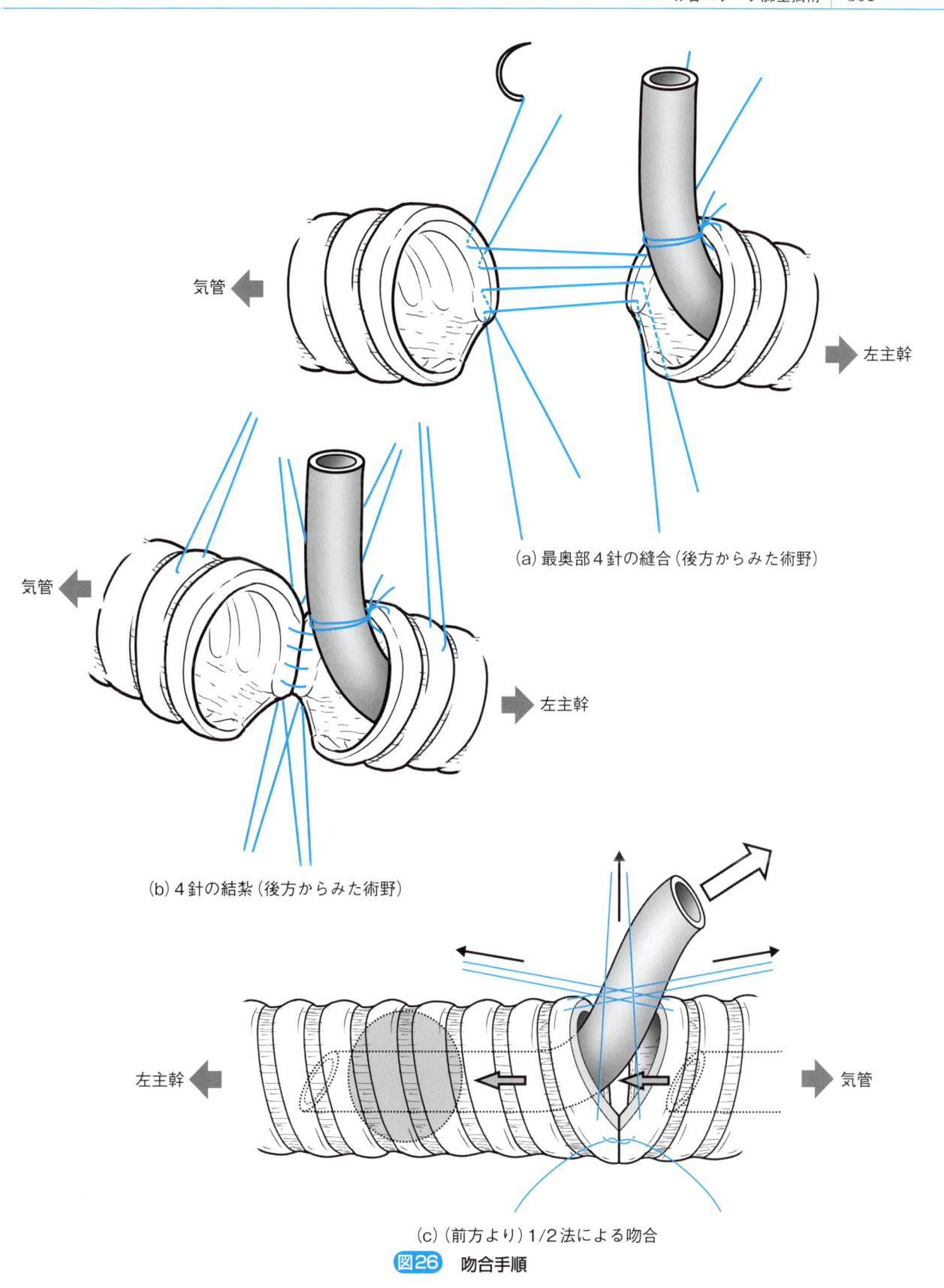

(a) 最奥部4針の縫合（後方からみた術野）

(b) 4針の結紮（後方からみた術野）

(c)（前方より）1/2法による吻合

図26　吻合手順

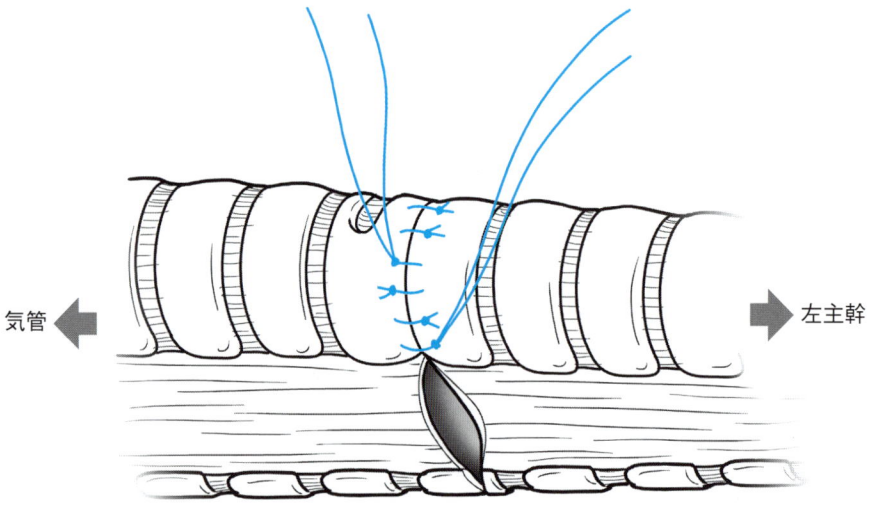

302　Ⅱ-6. 気管支形成術 Bronchoplastic procedures

気管 ←　　→ 左主幹

(d) 軟骨部の縫合の完了

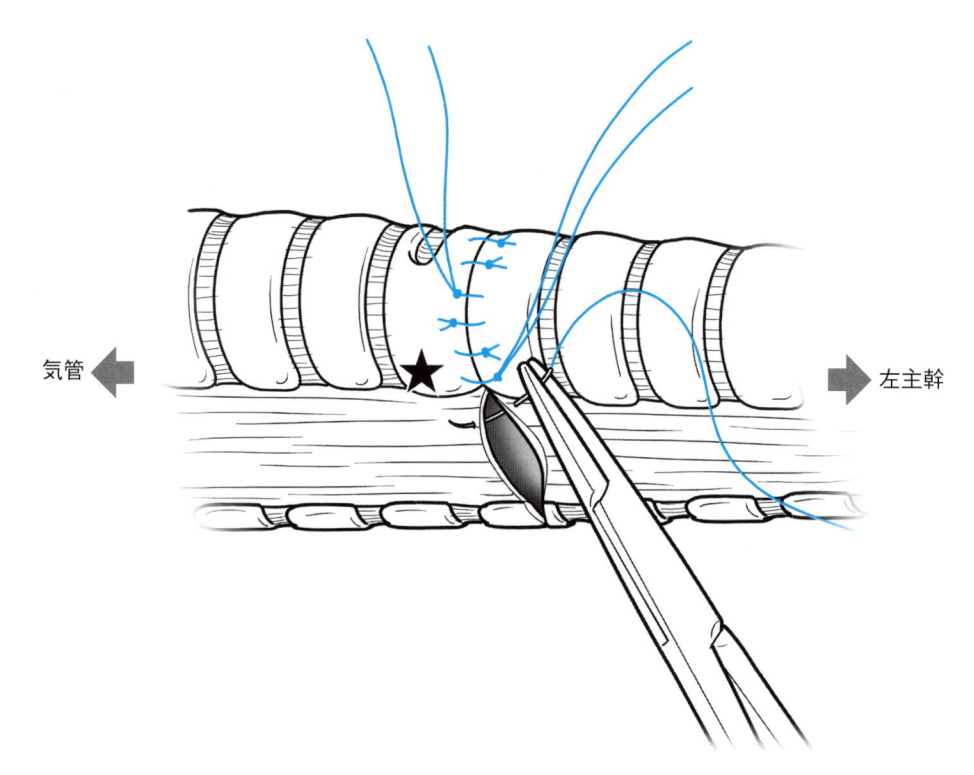

気管 ←　　→ 左主幹

(e) 膜様部の連続縫合 (1)
（★印は連続縫合の始点）

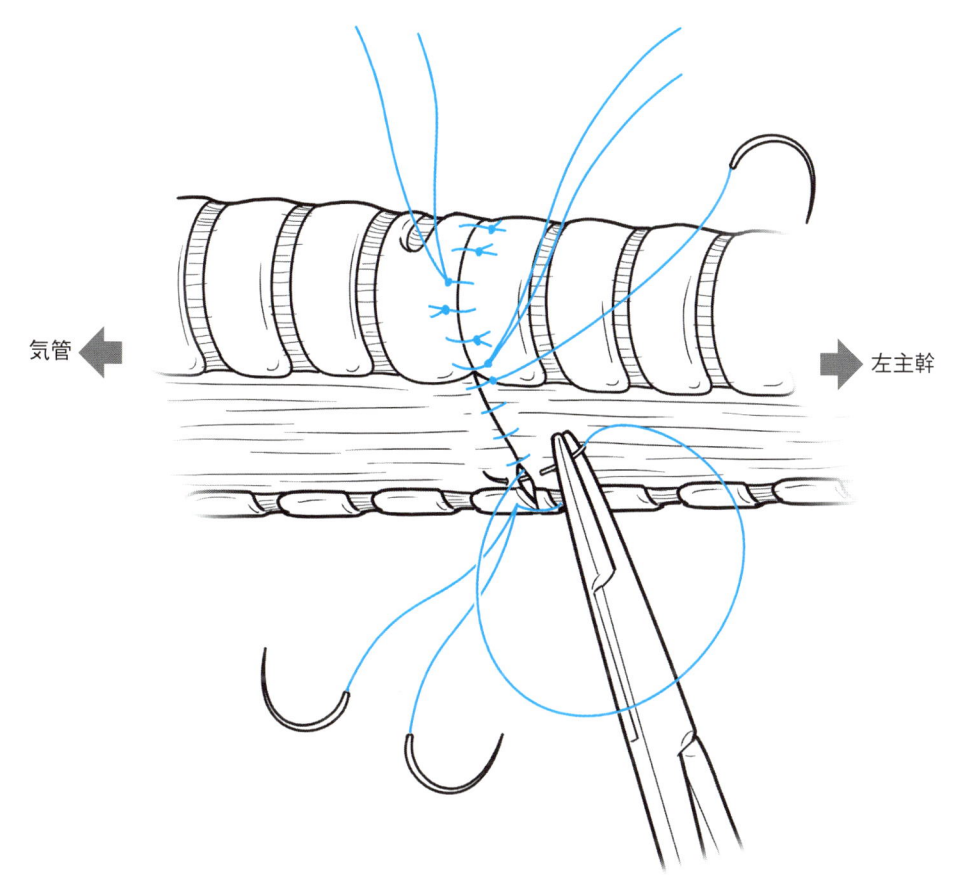

(f) 膜様部の連続縫合（2）

3 吻　合（図26）

　気管-左主気管支吻合の方法は，すでに述べたスリーブ肺葉切除術とほとんど変わりない。唯一，術野挿管チューブがあることくらいである。ここにおいても，底辺の4針を最初に縫合結紮し 図26-a, b，軟骨部について1/2法で順次縫合と結紮を繰り返す 図26-c。膜様部は連続縫合するというものである。この詳細については，右スリーブ上葉切除術で解説したので，反復は避けたい。縫合糸は3-0 Proleneである。

　右スリーブ全摘術の縫合の特徴は，術野挿管チューブの扱いである。運針や結紮では常に問題となる。径の細い術野挿管チューブを選択したのも運針のしやすさを考えてのことである。径が太いと，運針をするスペースが限られるので，極めて不利である。術野挿管チューブを処遇するのは助手の役割で，チューブを鑷子でよけて，術者の運針を手助けしなければならない。順次法では，最奥部から縫合が開始されるから，術野挿管チューブを患者の右前方に寄せる必要がある。術野挿管チューブを左主気管支壁に固定する時に，2時のあたりとしたのはこのためである。

　これ以外の操作は，右スリーブ上葉切除術と同様に進行する。最初の4針は順次結紮し，この後は1/2法で順次結紮と縫合を繰り返し，軟骨部の右側端を目指す。ここでも，軟骨部の正中線を少し越えたあたりで1/2法を止め，一気に縫合糸のみをかけてしまってよい。ここでの重要なポイントは，術野挿管チューブ抜去のタイミングである。症例によるが，私は1/2法を止める点（正中を少し越えたあたり）で，術野挿管チューブを抜去する（過換気後に）図26-d。固定糸は完全に取り除く。そして，先端が気管中点付近に抜かれていたBroncho-Cathをゆっくりと麻酔医に口から押し込んでもらい，左主気管支に誘導する。吻合部に引っかからないような細心の注意が必要で

図27 吻合部の被覆

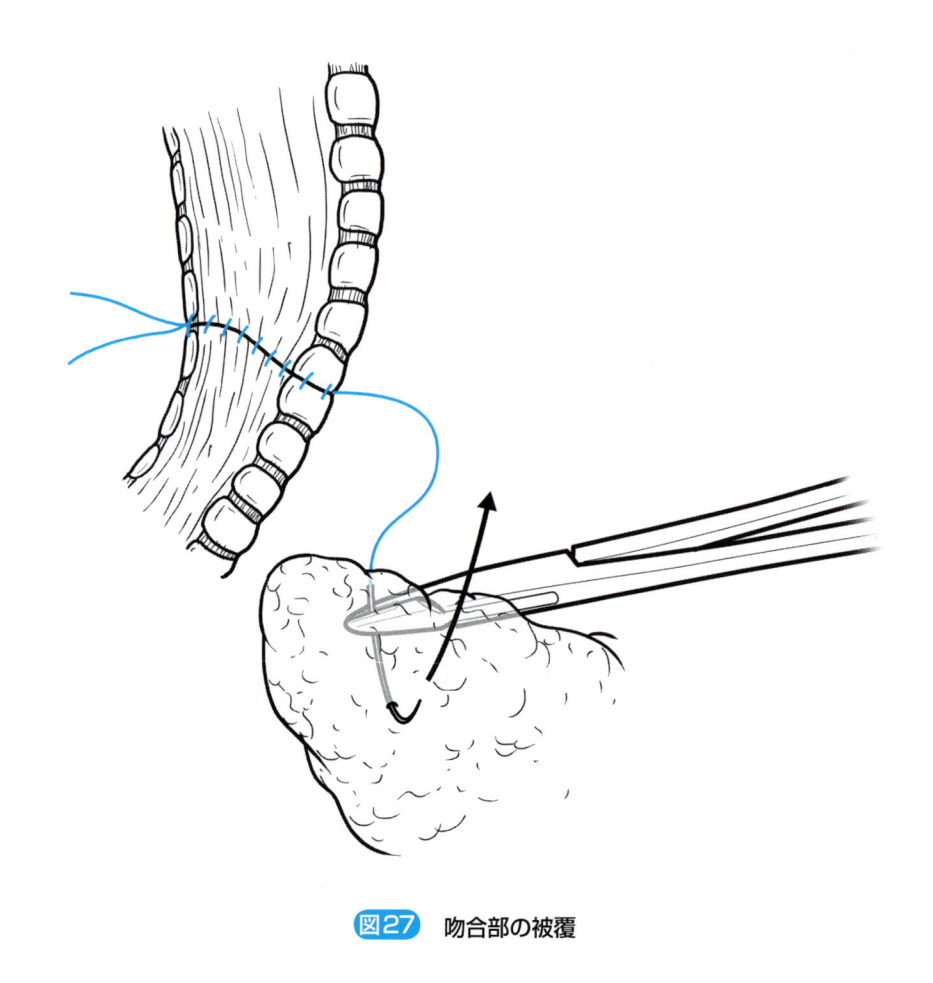

ある．左肺の換気が確立できたら，気管右壁の縫合糸をすべて結紮して軟骨部の縫合結紮を終える．膜様部も同様に連続縫合する．この際の糸（Prolene）は，RBでもSHでもよい．図中の★から膜様部反対側に向かって連続縫合を行い，反対側の縫合糸と結紮する（**図26-e, f**）．

スリーブ全摘術では，ここでまだ作業は終わらない．左主気管支に挿入されている挿管チューブの先端を，吻合部近位側に引き抜かなければならない．そうしないと，シーリングテストが行えないからである．先端のカフが吻合線を越える時には，ゆっくりと抵抗のないように引き抜かなければならない．この後，20cmH₂Oくらいの内圧で換気を行い，エアリークのないことを確認する．エアリークがある場合はその部位をよく観察し，運針が粗かった場合は，追加縫合を挿入する．

4 吻合部の被覆（**図27**）

被覆の意義についてはすでに述べた通りで，吻合部と中間肺動脈幹を隔離することが目的である．横隔膜付近から起こしてきた心膜脂肪織は，緊張のないように自然に前方からもってきて，吻合部を覆うようにのせる．吻合部全体を，余裕をもって覆えることが重要であるが，おそらく吻合部を一周させることはできないであろう．吻合部と肺動脈断端の間に介在させておけば十分である．気管支吻合の時に使用した針付きのProleneによって吻合部に心膜脂肪織を縫着していく．さらに数針，必要があれば心膜などに追加の縫着を行ってもよい．心膜脂肪織縫着後にもう一度リークテストを行い，気管支吻合部からのエアリークがないことを確認しておきたい．

5. 左スリーブ肺全摘術に関するコメント

　左スリーブ全摘術の適応となる症例は，右に比してさらに少ない。当然のことであるが，左主気管支が長いためで，これを浸潤して分岐部近傍を浸潤する肺癌は一般には少ない。通常，左肺全摘術を行った結果，断端が陽性であった場合がこれに該当するのであろうが，癌細胞の遺残が粘膜内のみである場合には，リスクの高いスリーブ全摘術を行うより，術後放射線治療を考慮したほうがよい場合が多いと思う。

　左スリーブ全摘術は，左開胸のまま大動脈弓下で分岐部の切除と再建が可能であるとする主張もみられるが，通常この視野での気管-右主気管支吻合は，安全に自信をもって行えるものではない。私は経験がない。

　左肺全摘術で主気管支の断端が陽性で，スリーブ全摘術を決断した場合は，ここでいったん断端を閉鎖して閉胸した後，胸骨正中切開で前方から気管分岐部に到達するのが正攻法であろう。まず，前方の心膜を切開して心囊腔に入り，上行大動脈と上大静脈の間で，後方の心膜を再度切開すると，気管分岐部前方に到達することができる（図28）。右主肺動脈が横走しているのでこれをテーピングして持ち上げると，ようやく右主気管支を含めた気管分岐部周囲の全貌をみることができる。

　ここで，前方から気管と右主気管支を切断して術野挿管し，気管-右主気管支吻合を行うのである（図29）。右スリーブ全摘術では右側面からの吻合操作になったが，この場合は真正面からの吻合操作になる。この吻合手順は，気管切除術，吻合の方法と同一であるから，その項（300頁）を参照していただきたい。

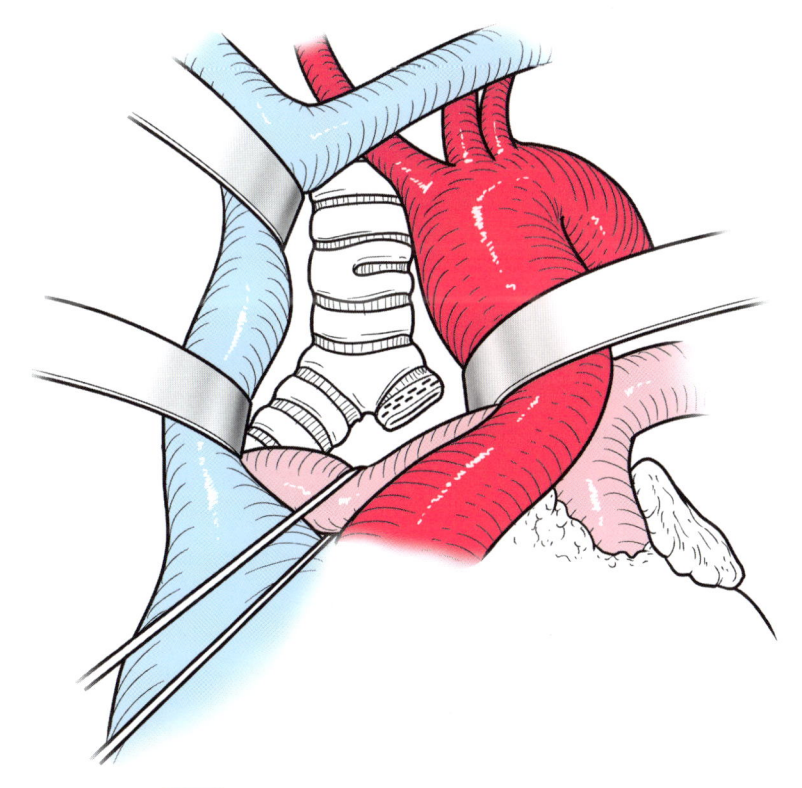

図28　**左スリーブ全摘術におけるアプローチ**
経心膜経由で気管分岐部へ到達する。

II-6. 気管支形成術 Bronchoplastic procedures

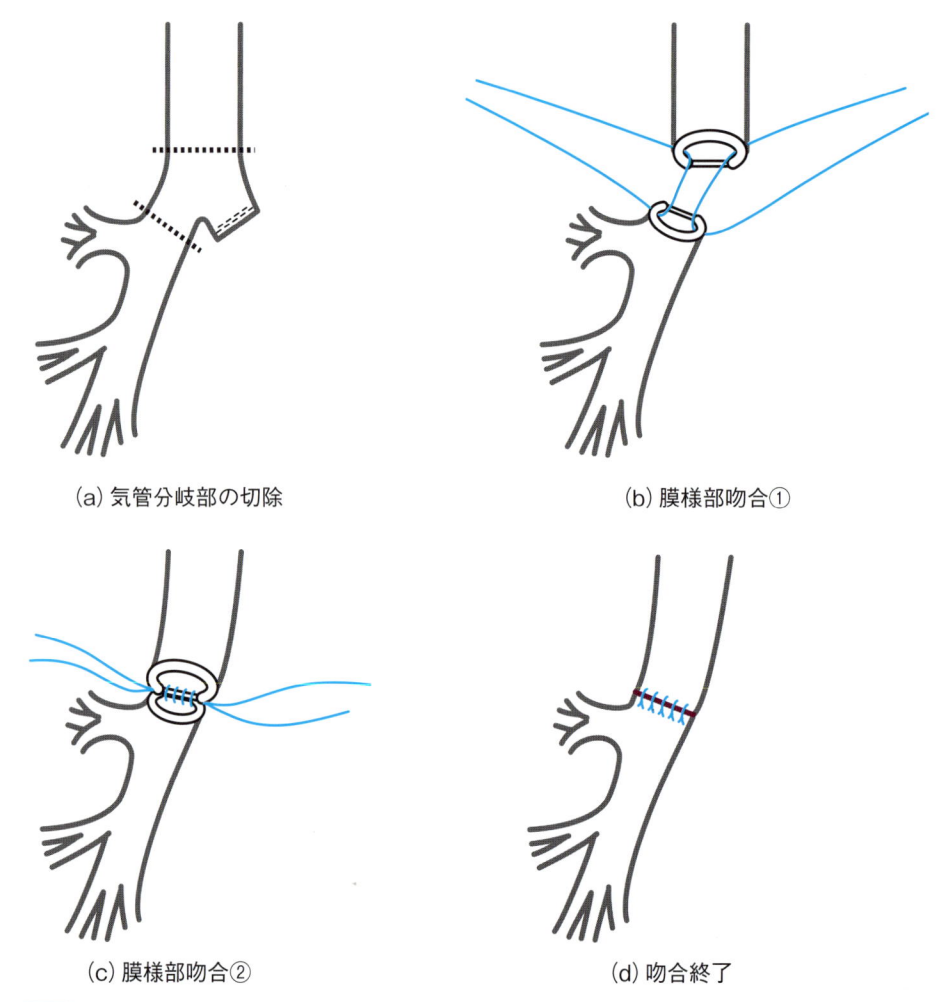

(a) 気管分岐部の切除

(b) 膜様部吻合①

(c) 膜様部吻合②

(d) 吻合終了

図29 左肺全摘術で断端陽性であった場合のスリーブ全摘術（胸骨正中切開からのアプローチ）

　左スリーブ全摘術の適応は少なく，開胸創が2つになることから，手術時間も長くリスクは高い。たとえ粘膜内に癌の遺残があっても，極力これを回避して，術後放射線治療を併用したほうがよいと思う。われわれの検討では，断端遺残癌が粘膜内であれば，再発率は一般に低く局所の制御は良好である（Kawaguchi T, et al. The impact of residual tumor morphology on prognosis, recurrence, and fistula formation after lung cancer resection. **J Thorac Oncol** 2008；3：599-603.）。

【参考文献】

1) Paulson DL, Shaw RR. Bronchial anastomosis and bronchoplastic procedures in the interest of preservation of lung tissue. **J Thorac Cardiovasc Surg** 1955；29：238-59.
2) Ferguson MK, Lehman AG. Sleeve lobectomy or pneumonectomy：optimal management strategy using decision analysis techniques. **Ann Thorac Surg** 2003；76：1782-9.
3) Deslauriers J, Gregoire J, Jacques LF, et al. Sleeve lobectomy versus pneumonectomy for lung cancer：a comparative analysis of survival and sites of recurrences. **Ann Thorac Surg** 2004；77：1152-6.

II-7. 気管管状切除術・吻合術
Tracheal resection/anastomosis

　気管管状切除術と吻合術は，技術的には難度の高い手技であるが，呼吸器外科医が実際にこれを行う機会は極端に少ない。ところが，実際に気管管状切除と端々吻合を必要とする状況とは，例えば，気管腫瘍のために患者が強い呼吸困難を訴えて突然外来に現れる，といった比較的手術までの時間に余裕がない状況も多い。したがって，普段からそういった場合に備えて手技・手順について頭の中を整理しておくのは意味のあることだと思われる。

A 気管の局所解剖

　気管の全長は9～13cmで，これを構成する軟骨輪は16～20個である。気管は，"頸部気管"と"縦隔気管"という構成成分からなり，図1では，上から軟骨輪に番号を入れているが，第1から第6軟骨輪までを頸部気管といい，第7軟骨輪以下の下部気管を縦隔気管という。両者の境界は第2胸椎の高さである。また，前面が甲状腺に覆われるのが第2～4軟骨輪で，周囲に甲状腺が付着するのが第6軟骨輪までということになる。よって，基本的に甲状腺が関与する気管の部分が頸部気管で，その下が縦隔気管ということなる。気管の栄養血管は上方が下甲状腺動脈で，下方は気管支動脈である 図2 。

　気管の端々吻合では，吻合可能な切除範囲の限界がよく議論される。Grilloらの比較的古い論文が，これについては示唆を与えてくれる（Mulliken JB, Grillo HC. The limits of tracheal resection with primary anastomosis. **J Thorac Cardiovasc Surg** 1968；55：419-21.）。ここでは，15例の死体を対象に気管の可動性を検討している。これによると，気管の授動だけで平均4.5cmの吻合可能な可動性が得られ，右の肺靱帯と下肺静脈下縁の心膜切開によってさらに1.4cmの追加可動性が得られ，合計5.9cmが吻合可能なギャップの長さであるという結論が示されている。ただこれは，生体においての限界を超えているか，限界一杯であると認識すべきであろう。「何リングとってうまくいった」というような報告が学会でよくあるが，「何リングとって失敗した」という報告はないので，うまくいった報告だけを聞いてその通りにやると失敗する。学会での報告や教科書の記述とはもともとそのようなものである。

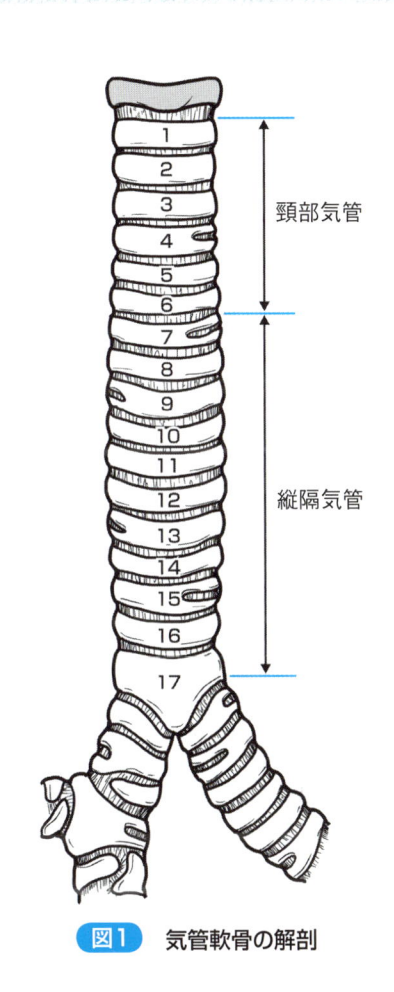

　気管の可動性を得るもう一つの方法として，上

図1 気管軟骨の解剖

下甲状腺動脈

気管支動脈

気管支動脈

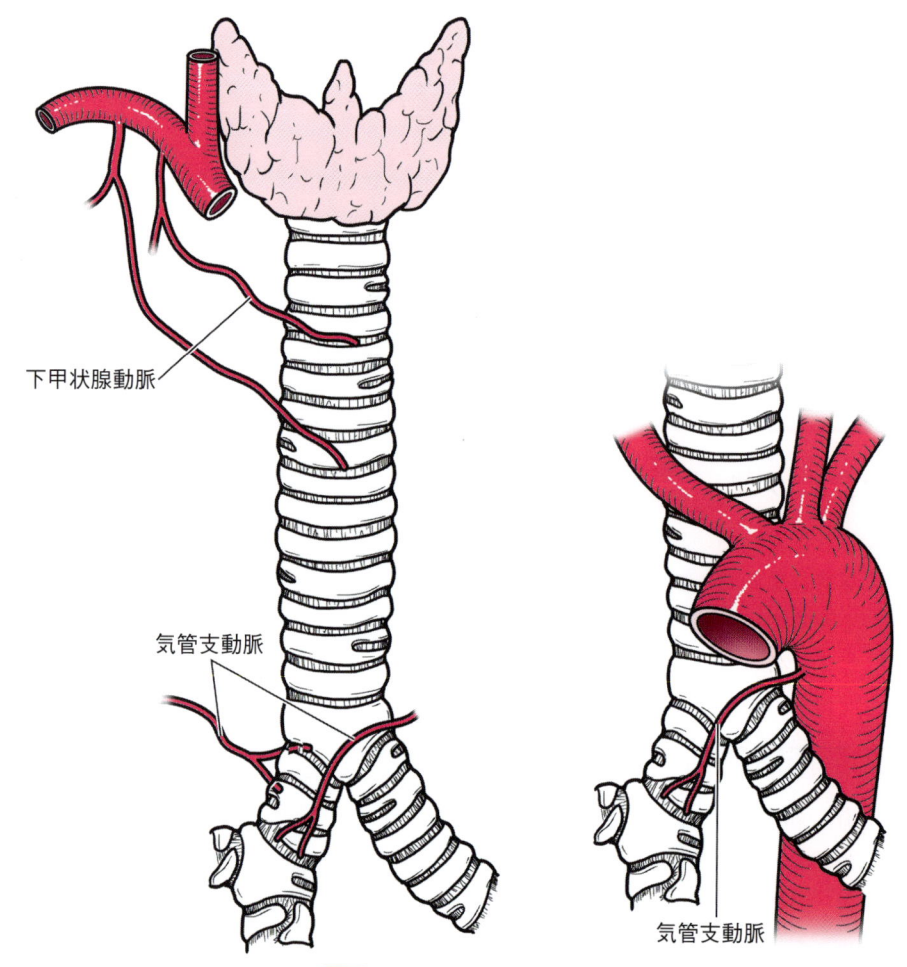

図2 気管の血流（栄養血管）

部気管については Montgomery の suprahyoid release という有名な方法が知られている（Montgomery WW. Suprahyoid release for tracheal anastomosis. **Arch Otolaryngol** 1974；99：255-60.）。ただ，この方法については，確かに気管は下に移動できるけれども，喉頭機能に少なからぬ障害が発生し，嚥下困難や誤嚥が問題となることも知っておくべきで，私には経験がない。

B 気管へのアプローチ法の選択

　気管の端々吻合における手術のプランニングでは，そのアプローチ法，すなわち胸骨正中切開か右開胸かということを考える必要がある。Grilloらの文献をみると，頸部気管には胸骨正中切開ないし襟状切開を用い，縦隔気管には右開胸を用いるのが基本であるとされている。しかし，頸部気管は胸骨正中切開，縦隔気管は右開胸というふうに単純に考えてよいものか，私自身は少し疑問に感じるところである。上縦隔のリンパ節郭清の時に経験するが，右開胸でみることのできる上縦隔スペースの広さはかなり個人差がある。上縦隔がかなり詰まって狭いことがしばしば経験される。このような時には，第4肋間開胸をしても縦隔気管の大部分は開胸創の上方になり露出できる気管長も短い。そして，この辺に吻合があるような時には，運針が行いにくいのではないかと思われる。右開胸のよいところは，吻合の最初に膜様部の縫合をやらなくて済むのでその分縫合がやりやすく，スリーブ全摘術とまったく同じ手順となることである。一方，胸骨正中切開では，気管の追加切除が視野という点からは気兼ねがいらないこ

とと，胸腔内で癒着がある場合でも，それを突破して気管に到達する必要がないという利点がある。総合的に私はどう考えているかというと，単純にすべての縦隔気管の吻合を右開胸でやるということには無理があると思う。右開胸で行える気管の切除範囲は思ったより狭いのではないか。具体的には，気管分岐部から比較的近く狭い部分の切除吻合が右開胸の適応であり，それ以外の場合には胸骨正中切開で行っておいたほうが安全であろう。

C 吻合テクニックの実際

胸骨正中切開から行う気管端々吻合のテクニックの実際について解説する。気管へ正中から到達するためには，心膜腔を経由してその後面でもう一度外に出て，そこで右肺動脈を露出してテーピングすることが最初のステップとなる。もちろん気管前面を横切る腕頭動脈，左腕頭静脈のテーピングも必要である。ケースバイケースではあるが，左の腕頭静脈は切離しないと吻合のための良い視野は得難いと思う。

そのうえで，気管の露出と単離になるが，後方にある食道との間の剝離の際に反回神経を損傷しないように注意を払う。気管端々吻合術の対象となる疾患としては，腺様囊胞癌が中心になると思われるが，この腫瘍は周囲への浸潤傾向はあまりみられないので，気管周囲の剝離は鈍的に行うほうが反回神経の損傷を起こしにくいと思う。

1 心膜切開と気管への到達

胸骨正中切開での気管への到達に際しては，心膜を前方で十分に切開し，後方に向かって大動脈と上大静脈の間で，これを心膜翻転部を含めて切り下げていき，右肺動脈と気管分岐部が露出されるようにする。つまり，心膜翻転部の向こうまで十分に切り下げるということが必要である。解剖学的には，右肺動脈は心基部の裏を通っているから，心膜切開を十分行わなければこれを露出できない（心囊内血管処理の項，95頁参照）。また，肺動脈の損傷を防ぐために，十分これを授動することが必要である。気管周囲の剝離では，特に反回神経損傷に注意を払う。その際，私は成毛コットンを使用している。多くの症例では，左腕頭静脈は切離しないと吻合がしにくい。この血管は健常人であれば切離してもまず問題ないので，気管前面部分約5cm程度の両端をエンドステープラーで切離している。

2 気管の管状切除

次に，気管の切離範囲の確定，管状切除，術野挿管を行う。当然遠位端の確認と切離が先になる。術中に気管支鏡を行ってもらい，切離の遠位端を内視鏡的に指示してもらって，術野で気管にツベルクリン針でマーキングする。切離の前に，stay sutureを末梢側，中枢側の両方へ置く（3-0 Ti・cron）。その後，メスを使って鋭的に気管を切離する。膜様部は注意して切離しないと裂けたりするおそれがあり，メスで鋸を引くように切るのではなく，メッツェンバウム剪刀を使うかメスを逆向きに使って鋭く切離したほうがよい。このあたりの操作は基本的にスリーブ全摘術と変わらないので参照されたい（295頁）。

この後，術野挿管を行って気管の断端に術野挿管チューブを固定する。術野挿管チューブの固定の位置は，この後の吻合操作を円滑に行うために大変重要である。軟骨輪の前面ほぼ中央部で，やはり3-0 Ti・cronで固定する。気管壁には，糸をあまり中途半端にかけるとかえって裂けたりするので，しっかりかけたほうがよい。さらに創縁などの覆布にもチューブを固定しておく必要がある。術野挿管チューブについても，管状肺全摘術において詳述しているが（295頁），ショートカフ付きの径6.0mmの非常に細いラセン入チューブを使う。口径の細いチューブを使うことが，膜様部の縫合の際，有利となる重要な点である。術野挿管チューブの先端は左主気管支まで進めて，結果的には左片肺換気にする。こうしておけば，多少のことがあっても術中換気の状態が悪くなることはなく，安定して手術ができる。

術野挿管が済んだならば，内腔から腫瘍の状態を観察し，あわせて気管支鏡で近位切離線を決定して，躊躇なく末梢側と同様な点に注意して（きれいな切離面を作るよう）切断する。切除した気

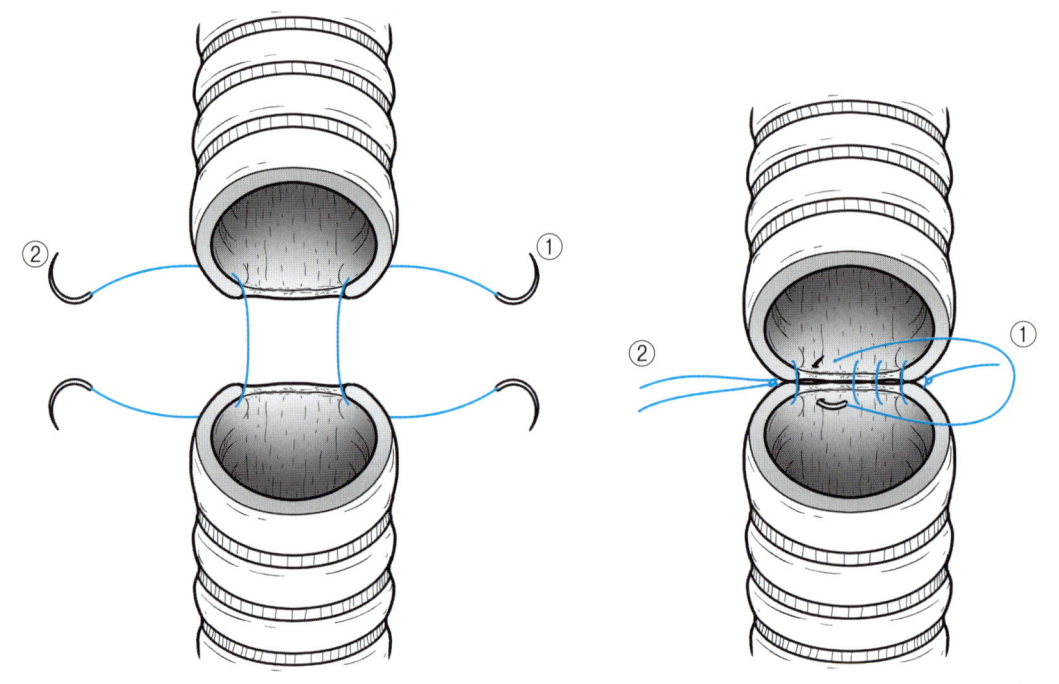

(a) 左右両端の軟骨部縁に 3-0 Prolene をかける
(b) 腔内で行う連続縫合．本図では術野挿管チューブは省略している

図3 気管の端々吻合（1）

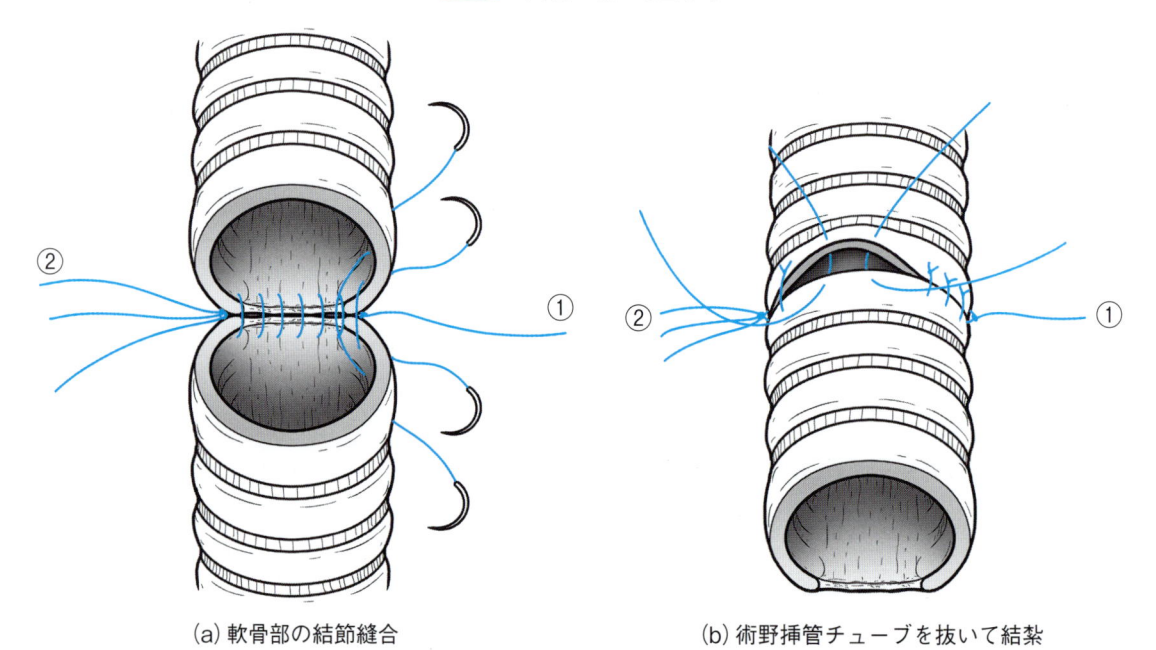

(a) 軟骨部の結節縫合
(b) 術野挿管チューブを抜いて結紮

図4 気管の端々吻合（2）

管の断端は術中病理検索に供する．

3 気管の端々吻合

いよいよ気管端々吻合を行うが，この場合，ど のような技術的課題があって，それにどう対処す るかを考察しておこう．

まず，胸骨正中切開で気管の前方から行う吻合 では，自分から向かって一番奥にある気管後面，

すなわち膜様部の縫合を先に行わなくてはいけないということに留意する。いうまでもなく，膜様部は気管の構造では一番脆弱で裂けやすい部位である。この部位をまず緊張の強い吻合操作の最初に縫合しなければならないことが一番問題になるわけである。その時に1カ所に力がかからないように配慮しなくてはいけない。

私の吻合方法は，一口でいうと，膜様部を気管内腔から連続縫合を行い，その後で軟骨部を両側から結節縫合するというものである。図3, 4は術野挿管チューブを消去して描いている。

まず，両端針を，膜様部ではなくて軟骨部の一番後方の左右の縁にかける 図3-a 。この際，縫合糸の選択が非常に重要で，私は3-0 Prolene (RB1)を使っている。この縫合糸の針は弯曲が大きく小さなもので，これによってあまり苦労することなく気管内腔で運針が可能となる。間違っても，弯曲の少ない大きな針であるSHを用いてはならない。この針糸は軟骨部の結節縫合用に使う。Stay sutureを牽引して，これら膜様部両側の糸を縫合する。

そして，一方の糸①（患者の右側に立っている自分よりも遠い左側にかかった糸）を内腔に出して，順次気管の内腔で連続に運針をして膜様部を連続縫合する 図3-b 。スリーブ全摘術では，膜様部の縫合が最後であったが，正面から行う気管吻合ではここがファーストステップになる。ただ，連続縫合することは，ここでも同じである。右端まで連続縫合したら，気管腔外に出し，糸②と結紮する。結局，膜様部の連続縫合を容易にするために，径の小さな術野換気チューブと弯曲径の小さい針が有効なのである。そして，術野換気チューブは前壁に固定していないと膜様部はうまく縫うことができない。

次に，軟骨部は，スリーブ肺全摘術と同様に，順次結節縫合で吻合する 図4-a 。すなわち，すでにスリーブ肺葉切除術の項で述べたように，"1/2法"を行う。詳細はこの項（281頁）を参照されたい。同じく，3-0 Proleneを用いるが，この部位では，針はSH針を用いるのがよい。縫合は，気管左壁，膜様部を縫合した糸①から開始する。まず，2針しっかりと軟骨部に針を通した後，②側の糸を結紮する。この操作を順次行っていくが，気管吻合の場合，口径差を気にする必要がないことと，壁がしっかりしているので，ある意味ではスリーブ肺葉切除術よりは容易であると思う。

次に，数針を残した時点で，術野挿管チューブを引き抜き，元の気管内チューブを上から送り込む。この時，吻合部に圧力がかからないような配慮が必要である。最後の数針は，一気に全部縫合糸をかけてしまってから，最後に一括して結紮する 図4-b 。

そして，もう一度，吻合部よりも遠位にある挿管チューブの先端を吻合部の上まで引き抜く。この際にも，吻合部にチューブの先端が引っかからないようにゆっくりと誘導する必要がある。

最後に，吻合部に生理食塩水をかけてエアリークがないかどうかを確認する。気管吻合部の被覆については，使えるのは心膜脂肪織か胸腺である。吻合部を被覆したからといって，吻合部の創傷治癒が促進されるという効果を期待するのではなく，吻合部と腕頭動脈との間に何かを介在させることによって，縫合不全が起きた場合の気管血管瘻を少しでも防ぎたいという意図である。

4 閉 胸

閉胸にあたっては，心膜切開を行った前・後面のうち，少なくとも前面については連続縫合で閉鎖するべきである。これ以外については，通常の胸骨正中切開創の閉鎖と変わりがない。

【参考文献】

1) Mulliken JB, Grillo HC. The limits of tracheal resection with primary anastomosis: further anatomical studies in man. **J Thorac Cardiovasc Surg** 1968;55:418-21.
2) Montgomery WW. Suprahyoid release for tracheal anastomosis. **Arch Otolaryngol** 1974;99:255-60.（有名な舌骨上リリースに関する論文）
3) Grillo HC, Mathisen DJ. Primary tracheal tumors: treatment and results. **Ann Thorac Surg** 1990;49:69-77.

II-8. 血管形成術のいろいろ
Angioplasty

腫瘍切除にあたって，肺動脈そのものに浸潤がある場合，あるいはごく近傍にまで浸潤がある場合には，肺動脈をクランプして本幹を形成する技術が必要になる．気管支形成術と併用する場合もあれば，この技術が単独で必要となる場合もある．肺動脈の形成術が必要となるもう一つの場合が，術中の肺動脈損傷に対する対応の一つとしてである．

総論でも解説したが，肺動脈，肺静脈からなる低圧系の肺循環血管を主として取り扱うのは呼吸器外科医のみである．壁が極めて脆弱なこれらの血管を形成，縫合する技術は特殊であるが，必ず習得すべきものである．

A 肺動脈欠損部の縫合閉鎖

腫瘍切除の結果として肺動脈本幹に欠損が生じた場合は，基本的に縫合閉鎖で対応できることが多いと思う．左上葉切除術時に本幹近傍に迫った腫瘍を切除した結果，本幹に図のような欠損孔が生じた場合を考えてみよう（図1-a）．

第一に，全体の1/3周以下の欠損であればまず直接縫合を行っても問題はない．しかし，できれば狭窄（図1-b）を回避するために，血管の長軸と直角方向に縫合を行いたい（図1-c）．ただし，欠損部の形状や壁の状態次第のことであるから，柔軟に考え，なるべく無理な張力がかからないような方向を模索する．

縫合糸は5-0 Proleneの両端針である．縫合線の両端にProleneをかけ，それぞれ結紮する（2点支持糸）．糸は，針を付けたままモスキートペアンで把持する．両端の糸は縫合線の外側（つまり欠損孔の外側の健常部）になるべくかけるようにする．そうすることで，両端での出血を回避することができる．直線の連続縫合では，（図2）のように縫合線をなるべく術者（自分）に直角になるようにおくことが最も自然でやさしい運針を可能にするが，これは術創の位置などにも左右される．原則は覚えておいたほうがよい．縫いやすい側のProleneを選んで連続縫合を行う．助手は縫合糸を把持するが，引っ張りすぎて脆弱な壁を裂いてしまうことのない程度に，軽い緊張をかけるのが重要である．肺動脈の縫合にあたっては，壁縁からのバイトはほんの数ミリ程度，バイトの歩みも数ミリ程度になると思う．連続縫合の距離が長い場合は，ちょうど中点にもう1針を置いてもよい．

連続縫合をする時の運針について述べておくと，まず，第1助手は左手で糸を軽く牽引して緊張をもたせる．術者は左手で把持している鑷子で血管壁Aを把持して，糸針を刺入する（図3-a）．持針器でAの反対側でこれを受け取り，血管壁Bに同様に糸針を刺入する．助手は，術者が血管壁Bの刺入操作を行っている間に，術者の邪魔にならないようにしながら，血管壁Aの刺入部近辺で糸を鑷子で把持しておく（図3-b）．術者は，助手がこの操作をしたことを確認したら，一気に針を抜いて糸をたぐる．術者による糸のたぐりが終了する直前に，助手は糸の把持を解放する．この一連の動作を，術者と助手が協調して行うことで，連続縫合の糸を緩ませずに能率よくさばいていくことができる．

中点に結紮糸がある場合には，途中でこの糸に乗り換え，端まで連続縫合を行い，最終的には空気抜きを行った後，結紮により内腔を閉鎖する．

B 肺動脈欠損部のパッチ閉鎖法 図4

肺動脈の太い部分での大きな欠損は，パッチ閉鎖しなければ動脈内腔の狭窄が起こる．パッチと

Ⅱ-8. 血管形成術のいろいろ Angioplasty

(a)

(b)

(c)

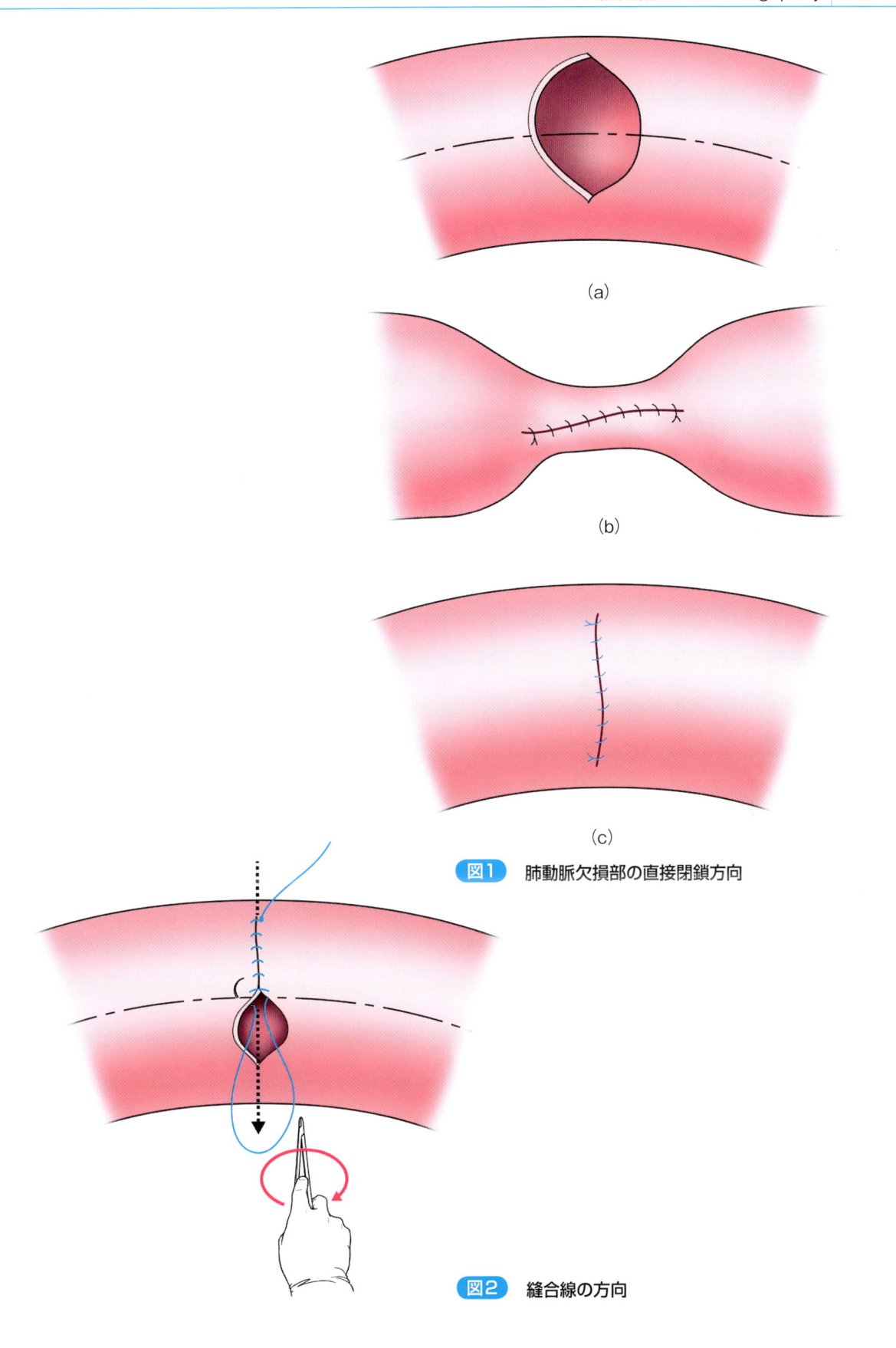

図1 肺動脈欠損部の直接閉鎖方向

図2 縫合線の方向

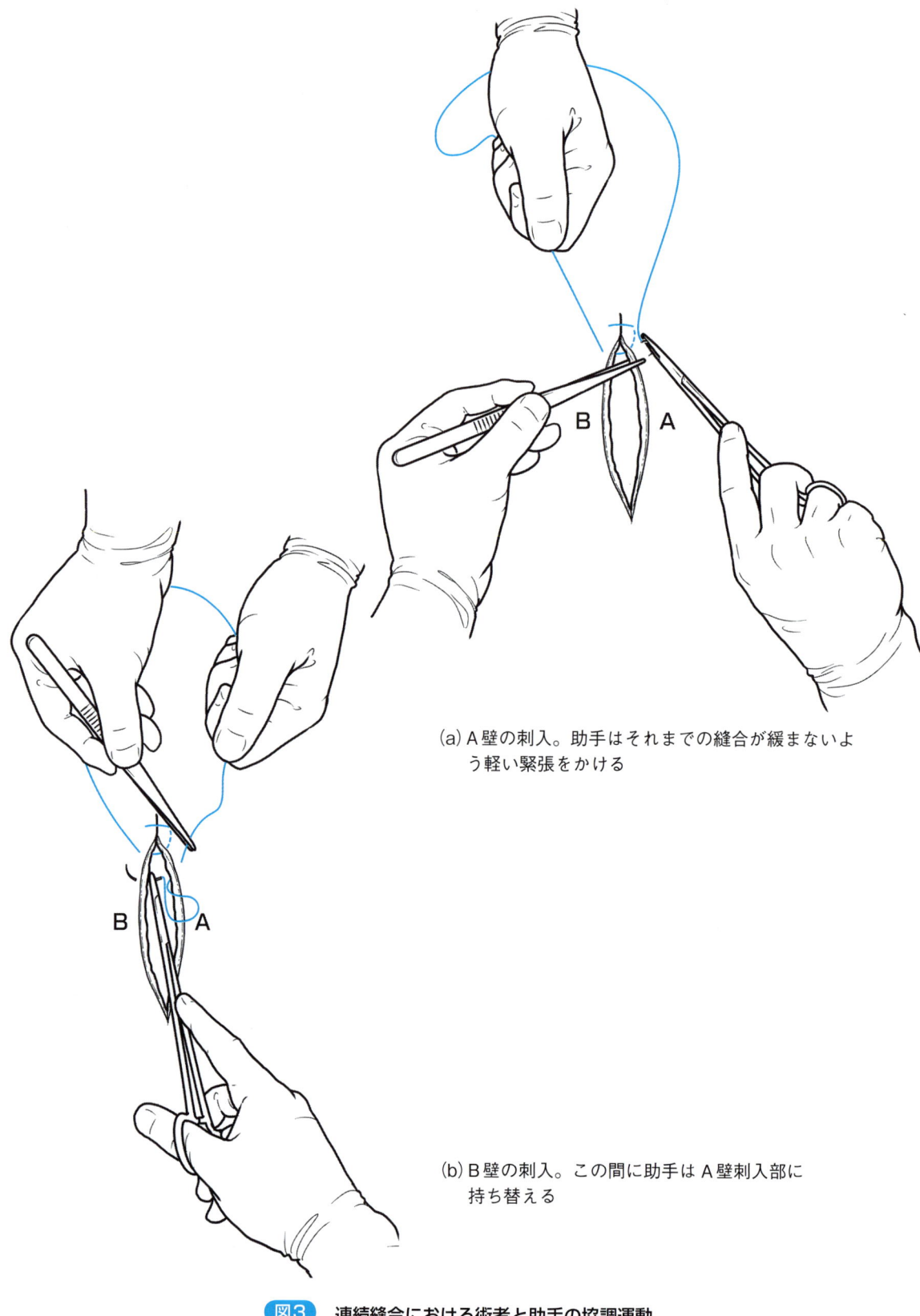

Ⅱ-8. 血管形成術のいろいろ Angioplasty

(a) A壁の刺入。助手はそれまでの縫合が緩まないよう軽い緊張をかける

(b) B壁の刺入。この間に助手はA壁刺入部に持ち替える

図3　連続縫合における術者と助手の協調運動

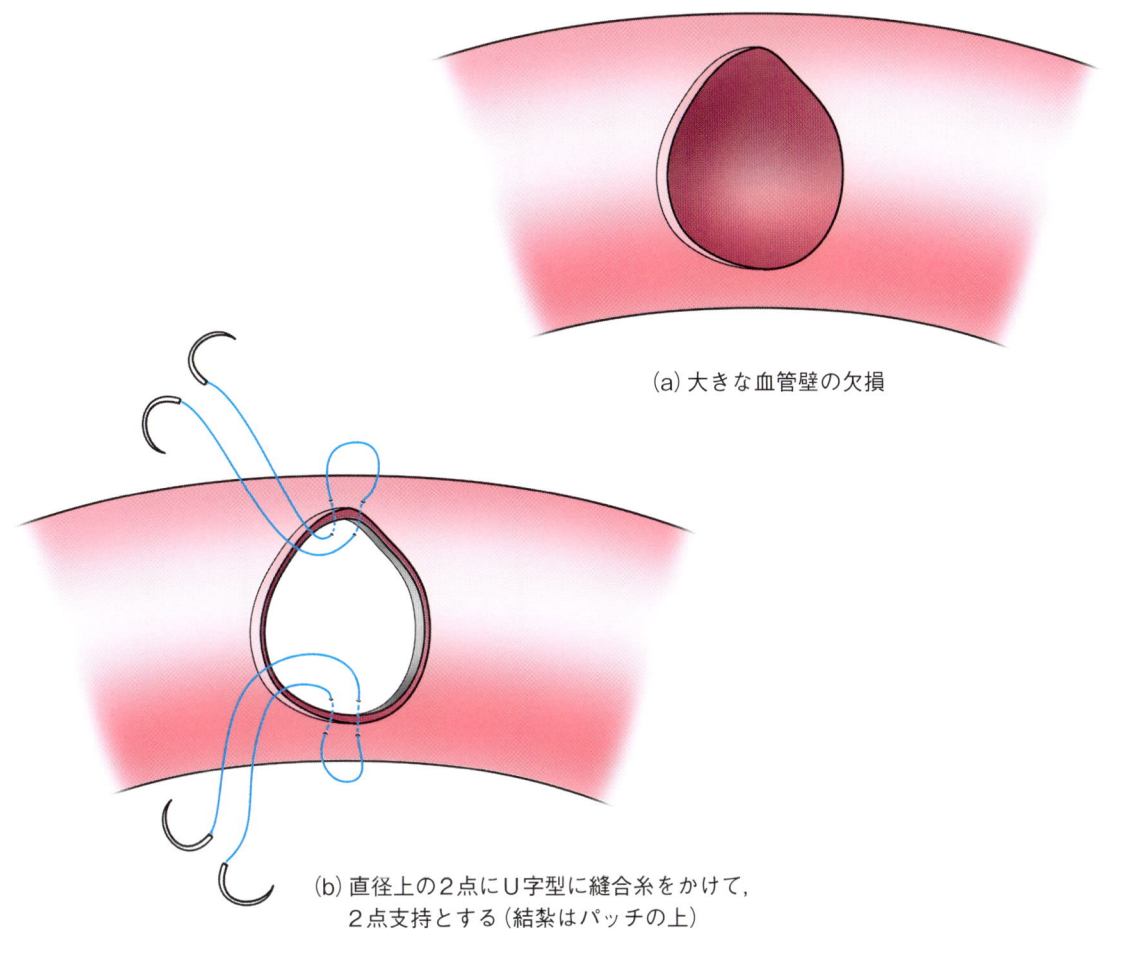

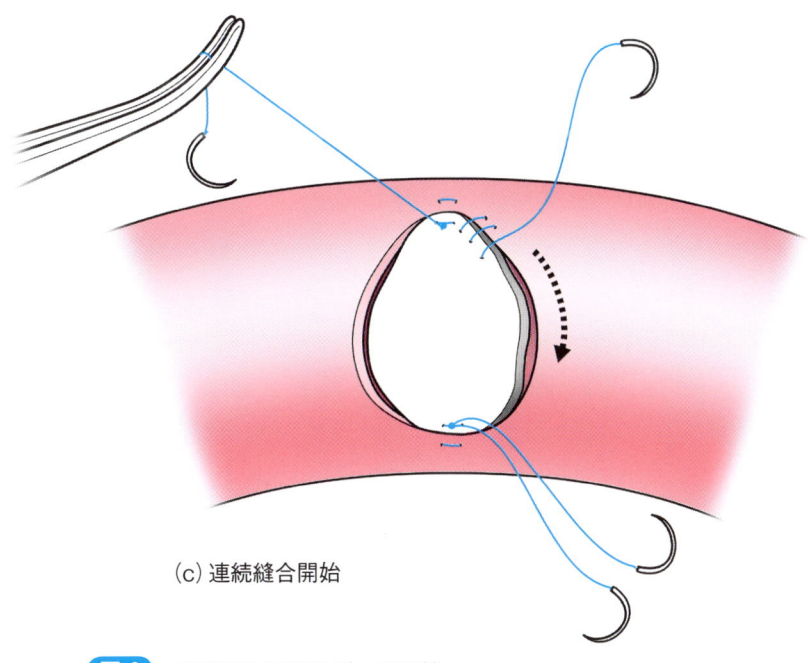

Ⅱ-8. 血管形成術のいろいろ Angioplasty

(a) 大きな血管壁の欠損

(b) 直径上の2点にU字型に縫合糸をかけて，2点支持とする（結紮はパッチの上）

(c) 連続縫合開始

図4 肺動脈欠損部のパッチ閉鎖

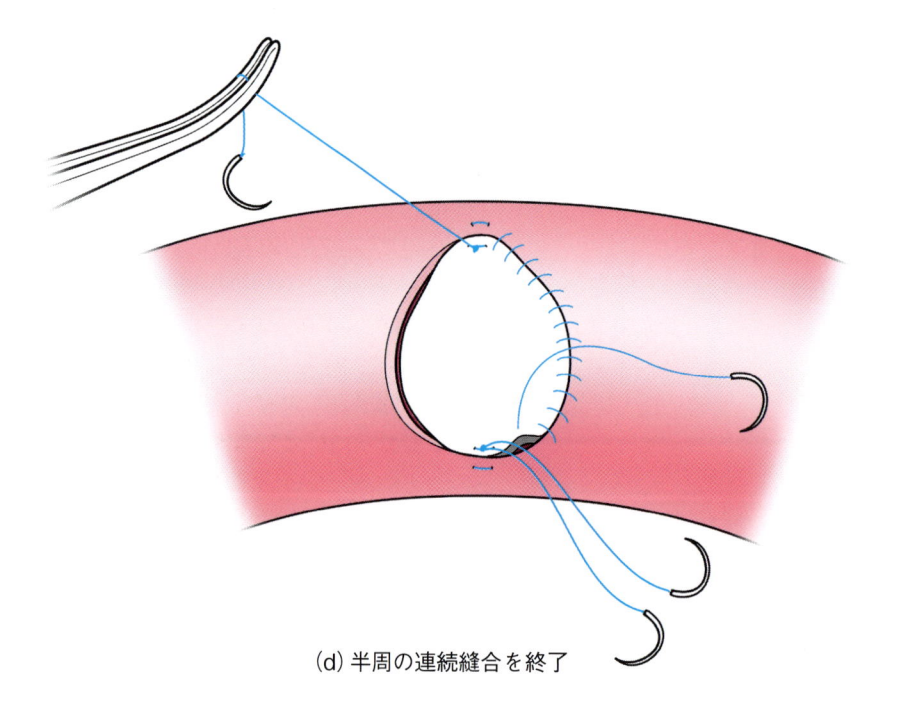

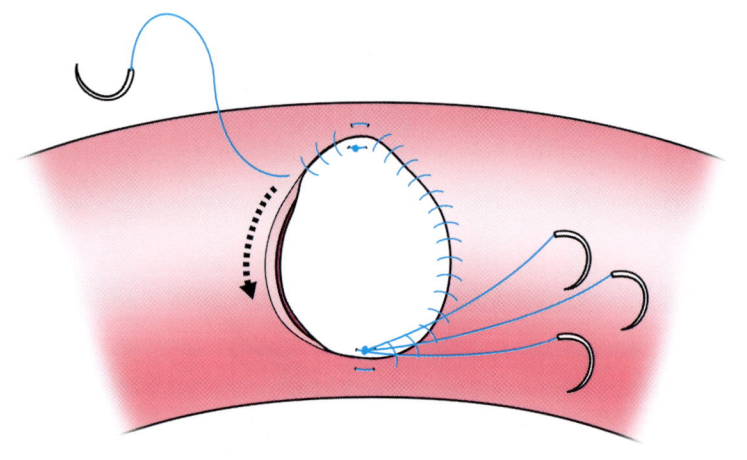

316　Ⅱ-8. 血管形成術のいろいろ Angioplasty

(d) 半周の連続縫合を終了

(e) 対側の結紮糸と結紮

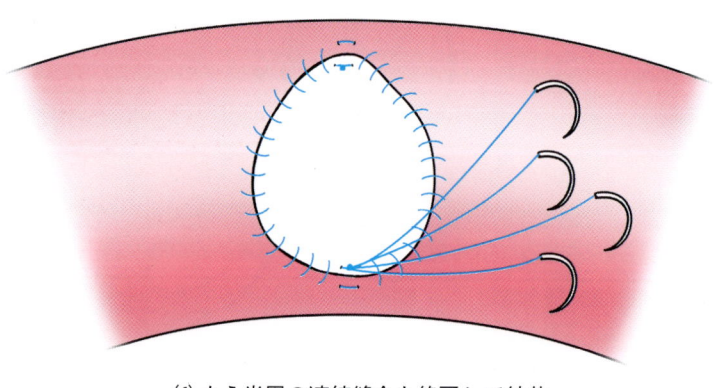

(f) もう半周の連続縫合も終了して結紮

しては，ゴアテックスシートと心膜が使用できるが，私は縫いやすくて丈夫であるという理由から，ゴアテックスシート（厚み0.1mm）を用いている。もっとも，どちらもとても縫いやすい代物ではないが，心膜はまったく腰がないので，シート状にして把持すること自体が難しい。それで，私はゴアテックスシートを用いている。それほどたくさん使った経験はないが，血栓ができたとか，狭窄したとかいう問題は経験したことはない。心膜を利用する場合は，心膜の内腔側が血管腔の内側になるように使用するとよい。この点，ゴアテックスシートは表裏がない。ゴアテックスシートを用いる場合，最も重要なコツは，欠損部よりも自分ではかなり大きめと思ってトリミングをすることである。1.5倍くらいと思ってよい。実際縫合してみると，縫い代が結構締まってゴアテックスシートはかなり小さくなるのである。大きすぎると思うくらいでちょうどよい。

縫合には5-0 Proleneの両端針を用いる。まず，ゴアテックスシートの対側にある2点で結節縫合をする 図4-b 。できれば，術者からみて最も遠いところと，最も近いところの2点を選ぶのがよい（術野の関係でなかなかそうもいかないことが多いが）。そのうち，遠い側の右側にある糸針を選んで自分に向かって連続縫合を行う 図4-c, d 。こちらのほうが左側より縫いやすいので，まずこちらを片付けてしまうのである。バイトと糸運びは必要以上に細かくする必要はない。この糸は，近いところの糸と結節縫合をして終わる。今度は，左側の連続縫合を同じように向こう側から手前に向かって行う 図4-e 。最後の3針程度を残したところで，ヘパリン生食を注入する。最後まで縫い終わったら，連続縫合の糸を閉め込む前にもう一度ヘパリン生食をサーフロー針で注入して空気を抜き，最後に手前の糸と結紮する 図4-f 。

デクランプは原則通り，末梢側から行い，血液の漏出があるようならば，その部位を狙ってZ縫合を追加する。肺動脈の取扱いの項でも述べたが，低圧系であるから，圧迫することでかなりの出血はコントロールが可能である。あわててZ縫合はせずに，圧迫で10分間様子をみることをまずすべきである。パッチの部分で肺動脈に狭窄がないことは十分確認したい。

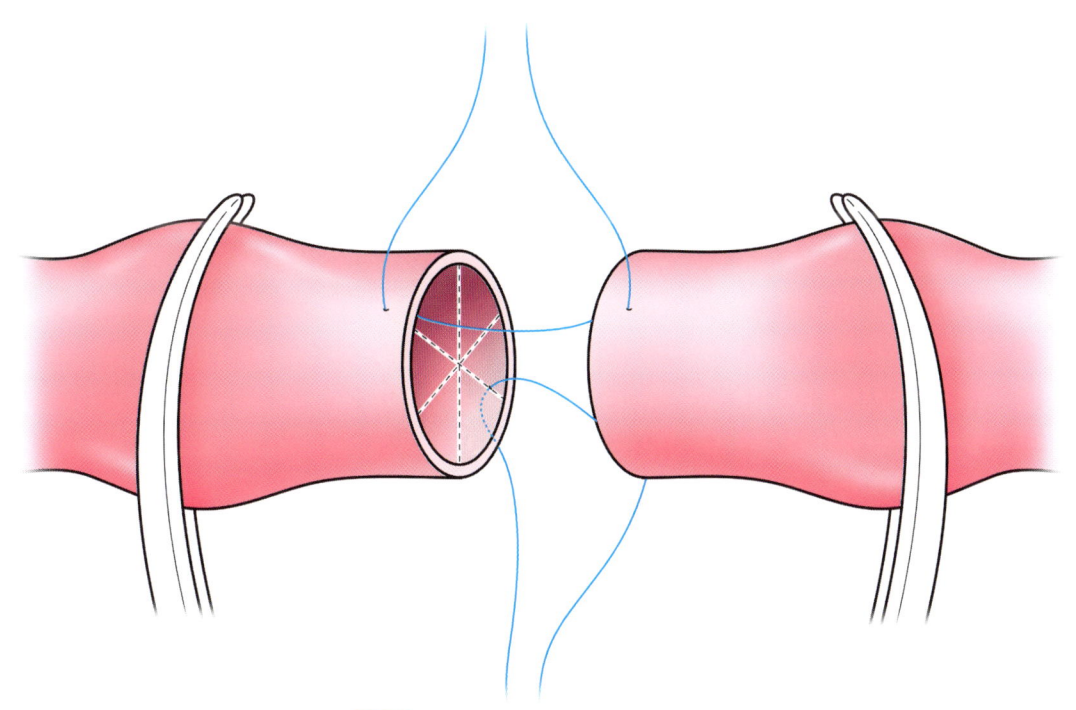

図5 端々吻合における最初の2針
4時と10時の方向に2点支持糸を置く。

C 肺動脈-肺動脈の端々吻合

肺動脈同士の端々吻合は，稀に必要となることがあるが，その適応はほぼ左上葉肺癌で気管支形成術と併用する（ダブルスリーブ手術）場合に限られるであろう．右側でこれを行った記憶は私はない．

肺動脈同士の端々吻合で注意すべきは，やはり作業中の緊張のかけ方にあると思う．この点，大循環の動脈系の血管手技よりもずっと難度が高い．容易に壁が裂けてしまうので，少なくとも強すぎない張力が必要である．

私は，2点支持で行うことが多い．5-0 Proleneの両端針2本を使い，血管周の2点を選び，まずこれを縫合結紮する．この2点の選び方であるが，私は 図5 のように奥の糸は真横からみて4時くらい，手前の糸は10時くらいに置くようにしている．これは，まず裏側の縫合が必要であるが，肺動脈の場合血管を鉗子ごとひっくり返すような操作が事実上できないからであり，多少裏側の後壁を縫いやすくするためである．

後壁側の連続縫合の糸は，4時の糸と結紮する（図6-a〜c）．同様に，前壁側を4時の糸から開始して連続縫合する．最後の2針程度は緩めにし

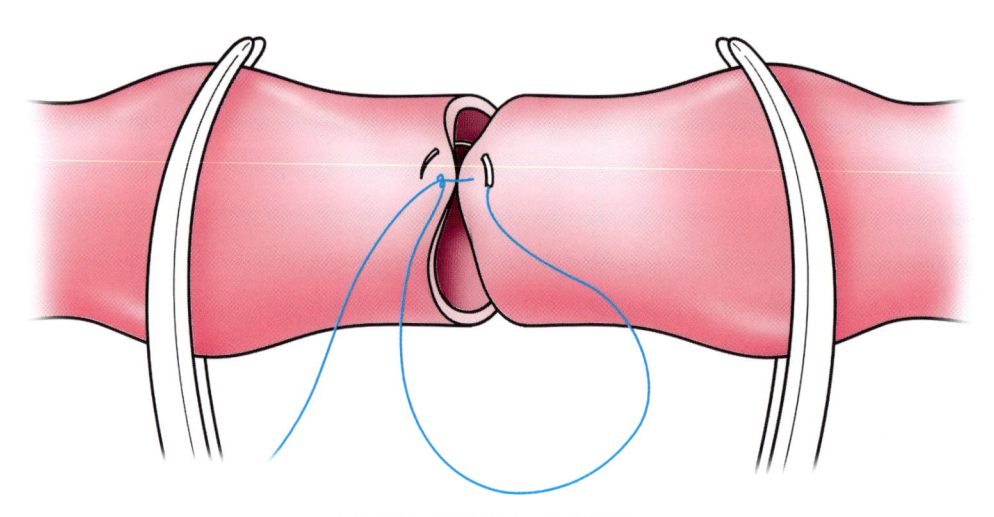

(a) 裏側の連続縫合から開始する

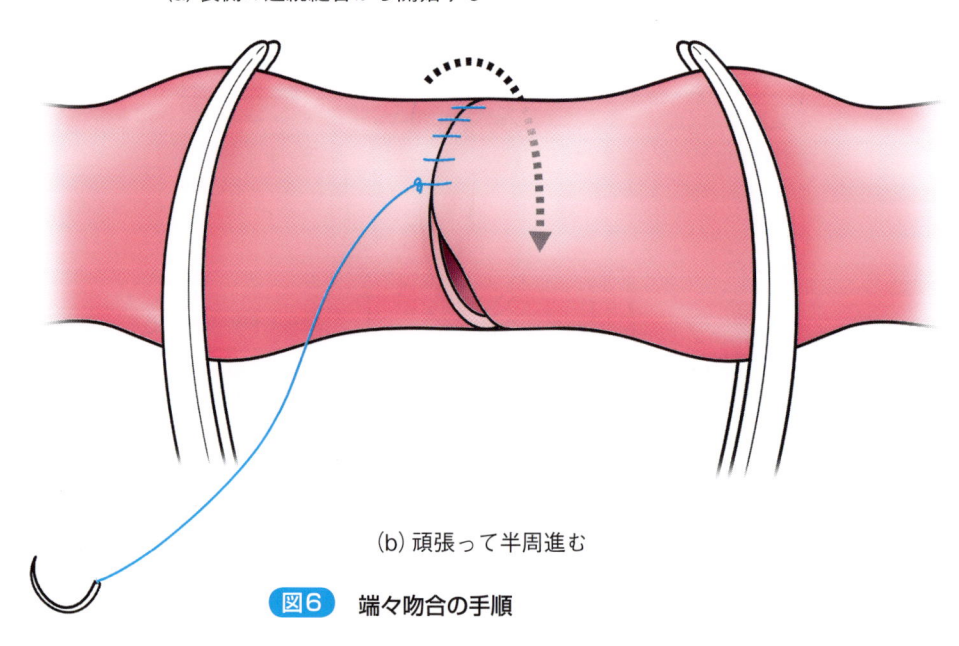

(b) 頑張って半周進む

図6 端々吻合の手順

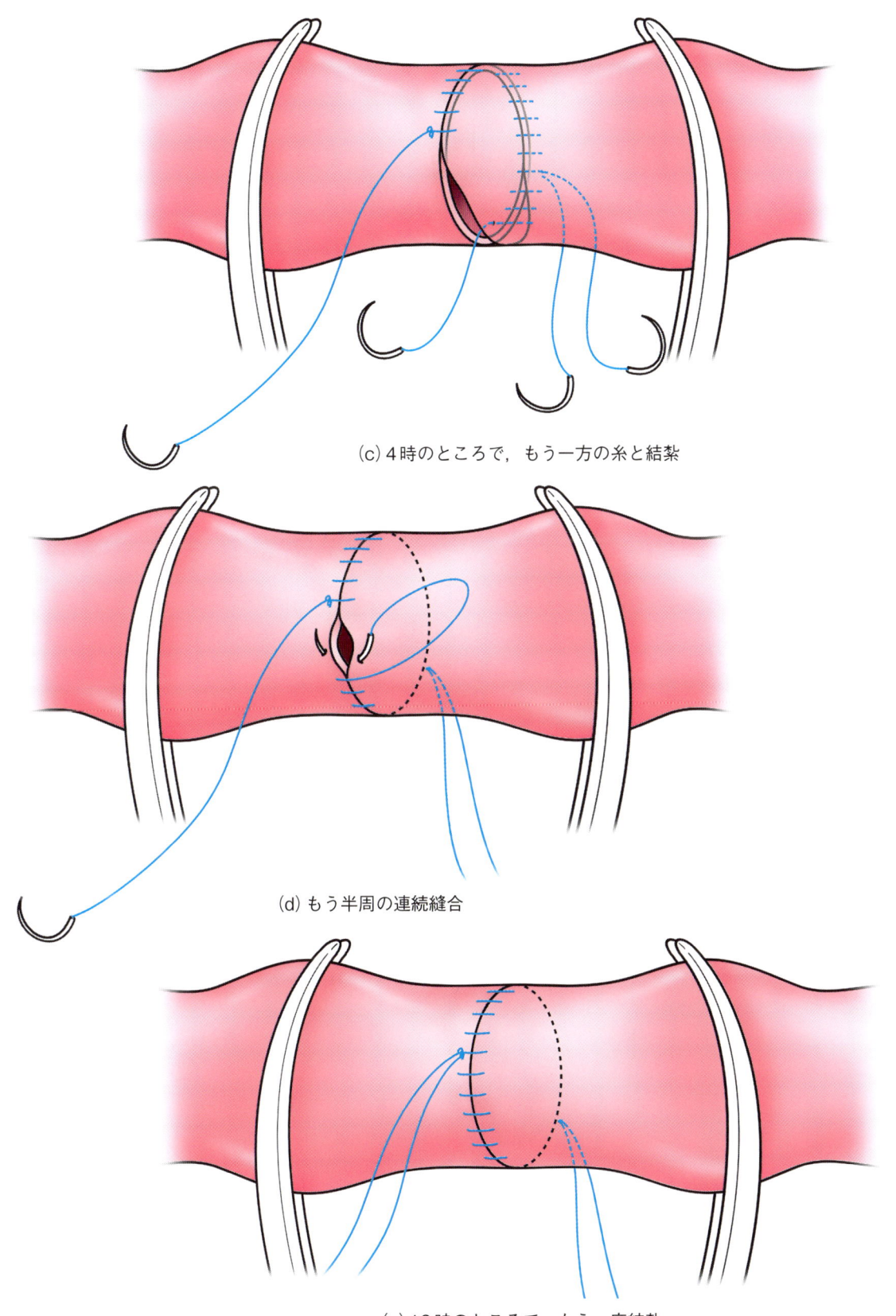

Ⅱ-8. 血管形成術のいろいろ Angioplasty

(c) 4時のところで，もう一方の糸と結紮

(d) もう半周の連続縫合

(e) 10時のところで，もう一度結紮

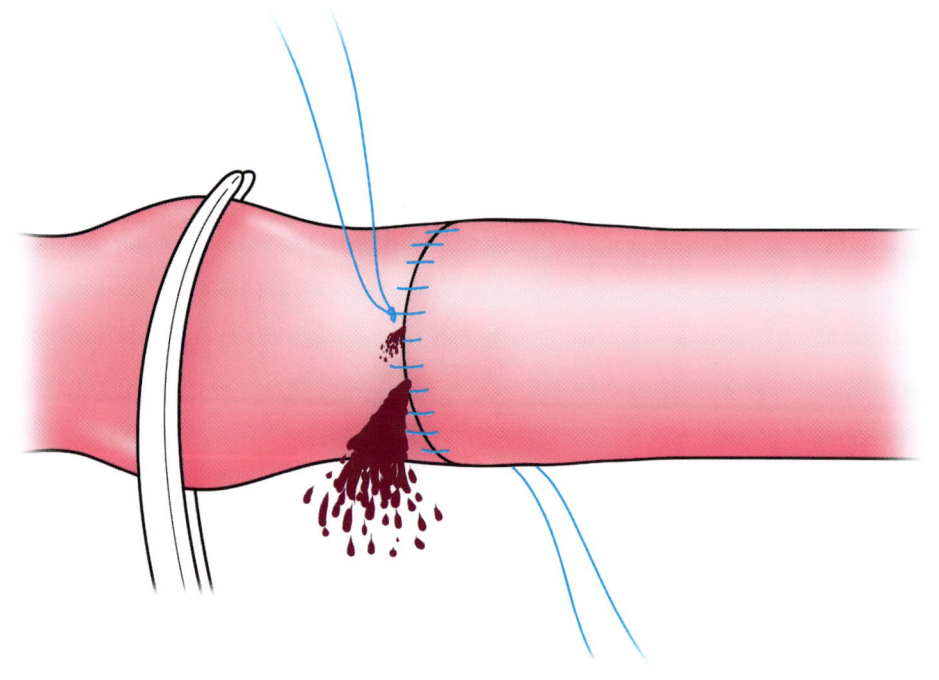

(a) 末梢をデクランプして，血液漏を確認する

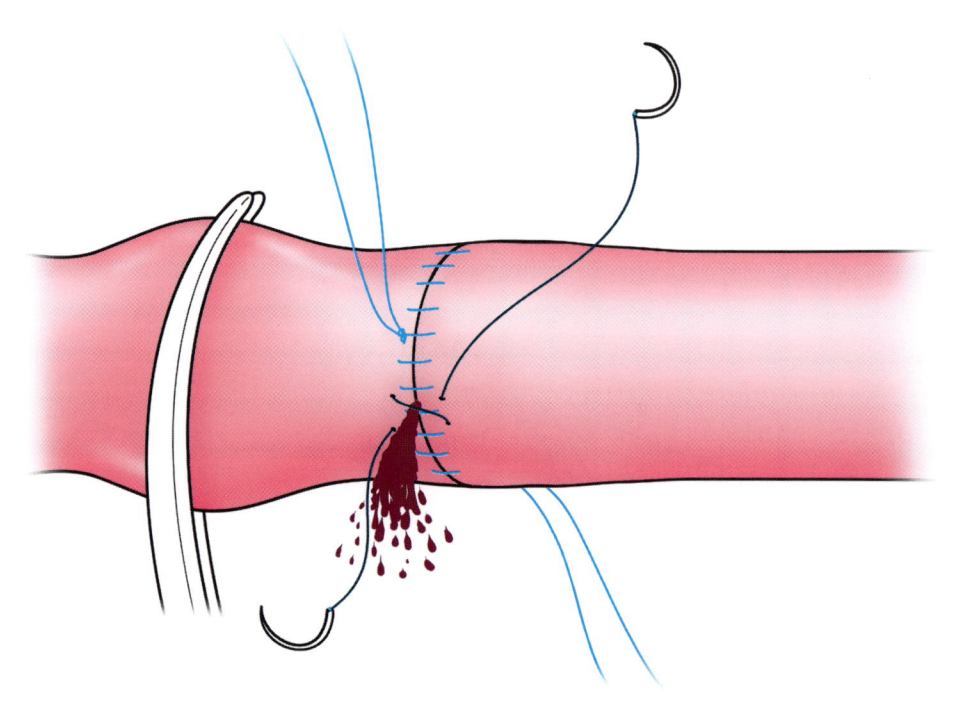

(b) 血液の漏出が多い部分には Z 縫合をかける

図7 漏出部の Z 縫合

て，隙間から血管内腔にサーフロー針でヘパリン生食を注入して空気抜きをし，最後に10時の糸と結紮して縫合を終了する（図6-d～e）。

クランプの解放は末梢側から行う。血液漏出部についてはZ縫合を追加して対処する（図7）。過剰なZ縫合の追加は，血管壁に裂傷を生むので，すでに血管処理の項で述べたように，押さえ込みに期待する。術中の15分は極めて長い時間であり，かなりの出血がこれでコントロールされるはずである。

D | 腕頭静脈-人工血管の端々吻合

腕頭静脈（あるいは上大静脈，右心耳）と人工血管（リング付きPTFEグラフト）の端々吻合は，特に静脈系への浸潤がある悪性縦隔腫瘍の切除において必要となる技術である。いわゆる右側の縦隔型肺癌が上大静脈に浸潤するような場合にも適応となる。その多くは，左腕頭静脈から右心耳への血行再建であり，左腕頭静脈とグラフト間，右心耳とグラフト間の吻合が必要である。これ以外では，上大静脈と右腕頭静脈の間にも用いられるが，実はこの手技では，末梢側のグラフト-右腕頭静脈吻合は胸鎖関節の裏にあり，肺尖部胸壁浸潤癌で述べた鎖骨下腔を開く手技を用いないと吻合は容易ではない。

大循環の静脈系の再建には，通常リング付きのPTFEグラフト（ゴアテックス）が用いられることが多く，私も好んで用いている。左腕頭静脈では8mmか10mmの口径のものが多く用いられ，上大静脈においては8～12mmのものが用いられることが多い。左腕頭静脈は意外と細い場合が多く，径8mmのグラフトを用いてもなおグラフトとの間に口径差があることがあり，これを修正するテクニックが必要である。

ここでは，リング付きPTFEグラフトを右心耳と左腕頭静脈に間置する吻合を紹介する。

E | 手順の実際

1 グラフト端の形成と準備

リング付きグラフトは，吻合に使う両端のリングを約1～2cm長取り外す（図8-a, b）。吻合部直前までリングが付いていると吻合はやりにくい。大抵の場合，左腕頭静脈は細いので，グラフト側を（図8-c, d）のようにS字を描くように斜めに切り落としたほうがよい。この目的は，吻合部を少し広げて，狭窄を防止することである（口径差の修正ではない！）。グラフトと腕頭静脈を比較すると，壁の性状としては，グラフトのほうがよほどしっかりとしていて丈夫であり，筒状の形状が保持されている。これに対して静脈壁はまったく剛性がなく形状は保持できていない。このように性状の異なる2つの構造物を吻合する場合は，剛性の乏しいほうが狭くなりやすい。そこで，形状保持力の強いグラフトの口径をむしろ少し広げてやることで，吻合部の狭窄を防止しようということなのである。ただ，これにも許容範囲があって，口径差が大きくなりすぎると，弱い静脈壁が裂けることになるので注意したい。

2 吻合の実際

① 左腕頭静脈-グラフト吻合

この吻合にも5-0 Prolene両端針を用いる。（図9-a, b）のようにAとBの2カ所のポイントで縫合を行い結紮する。この後は，Bから後壁側の連続縫合を行う（図9-c）。連続縫合にあたっては，血管-グラフトをひっくり返すことで（グラフト中枢がまだ固定されていないので可能）壁の丈夫さが異なるものを吻合する場合には，構造の弱い側が裂けやすいのはいうまでもないので，張力のかけ方については十分注意する。径の小さな腕頭静脈については多少細かく，切り口を斜めにして広げたグラフト側は少し粗めに糸をかけ，Aまで進む（図9-d）。この糸はAの糸と結紮する。肺動脈の場合と違って，腕頭静脈の吻合では鉗子を動かして，吻合局面を変えることができるので，後壁の視野をよくするようにしてしっかりと縫う必要がある。前壁側もBからもう一方の糸針を用いてAに向かって連続縫合を行う（図9-e）。最終的に縫い終わる前に，サーフロー針を用いてヘパリン生食を注入して空気抜きを行う。デクランプ後の血液漏出については，ここでもZ縫合を追加する。この時グラフトの中枢側は少し長めに残

(a)　(b)　(c)　(d)

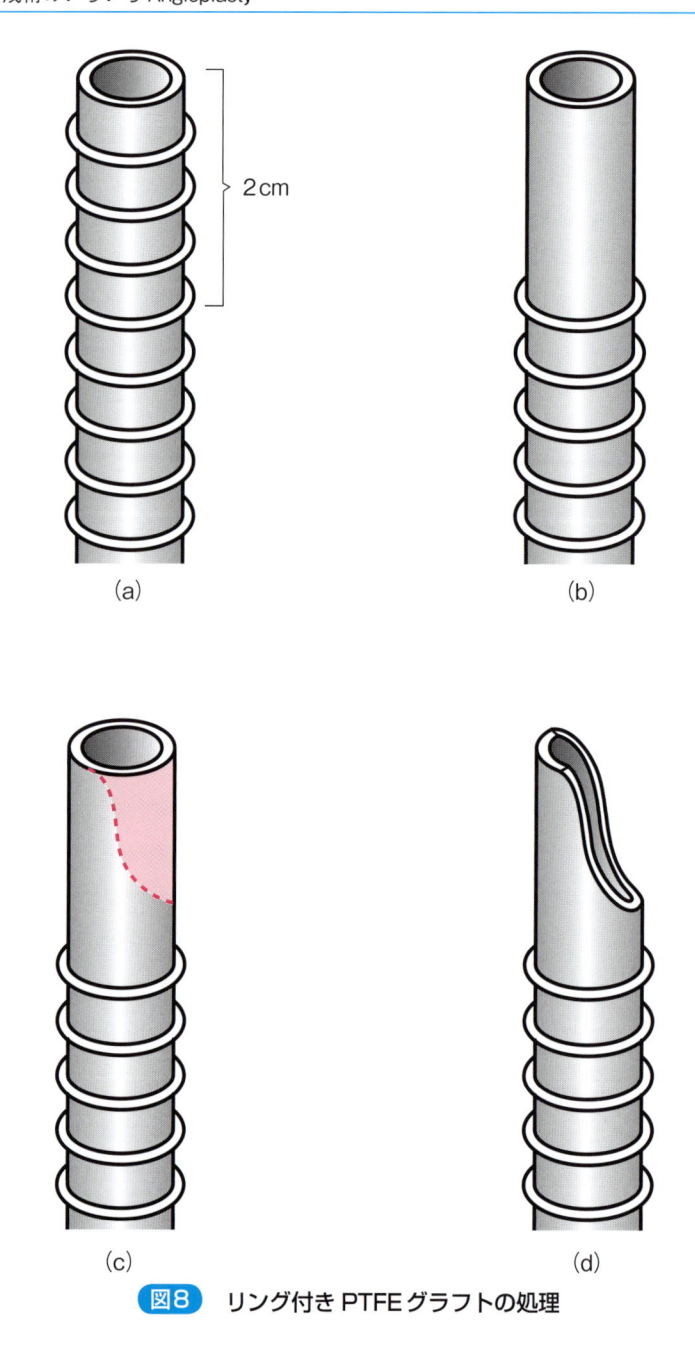

図8　リング付き PTFE グラフトの処理

しておく．

　ただ，中枢側の縫合が済んで，グラフト全体の血流がデクランプされるまでは，むしろ正常の状態よりも血管内圧は高いから，部分デクランプの状態ではそれほど神経質に止血を行う必要はない．

② **右心耳-グラフト吻合**

　右心耳の端をサティンスキー鉗子で少し深め（1.5〜2cm）にクランプする（図10-b）．この位置は，グラフトが左斜め上方から素直に届く位置で，あまり前壁にありすぎるのはよくない（グラフトが前方から押されて右心耳との吻合部が押し潰される）．右心耳にメッツェンバウム剪刀で約1cmの切開を置き，サティンスキー鉗子内にある右心耳の肉柱筋を切開して内腔をできるだけなめらかにする（図10-c）．

　ここでグラフトの長さを最終的に決定する．グ

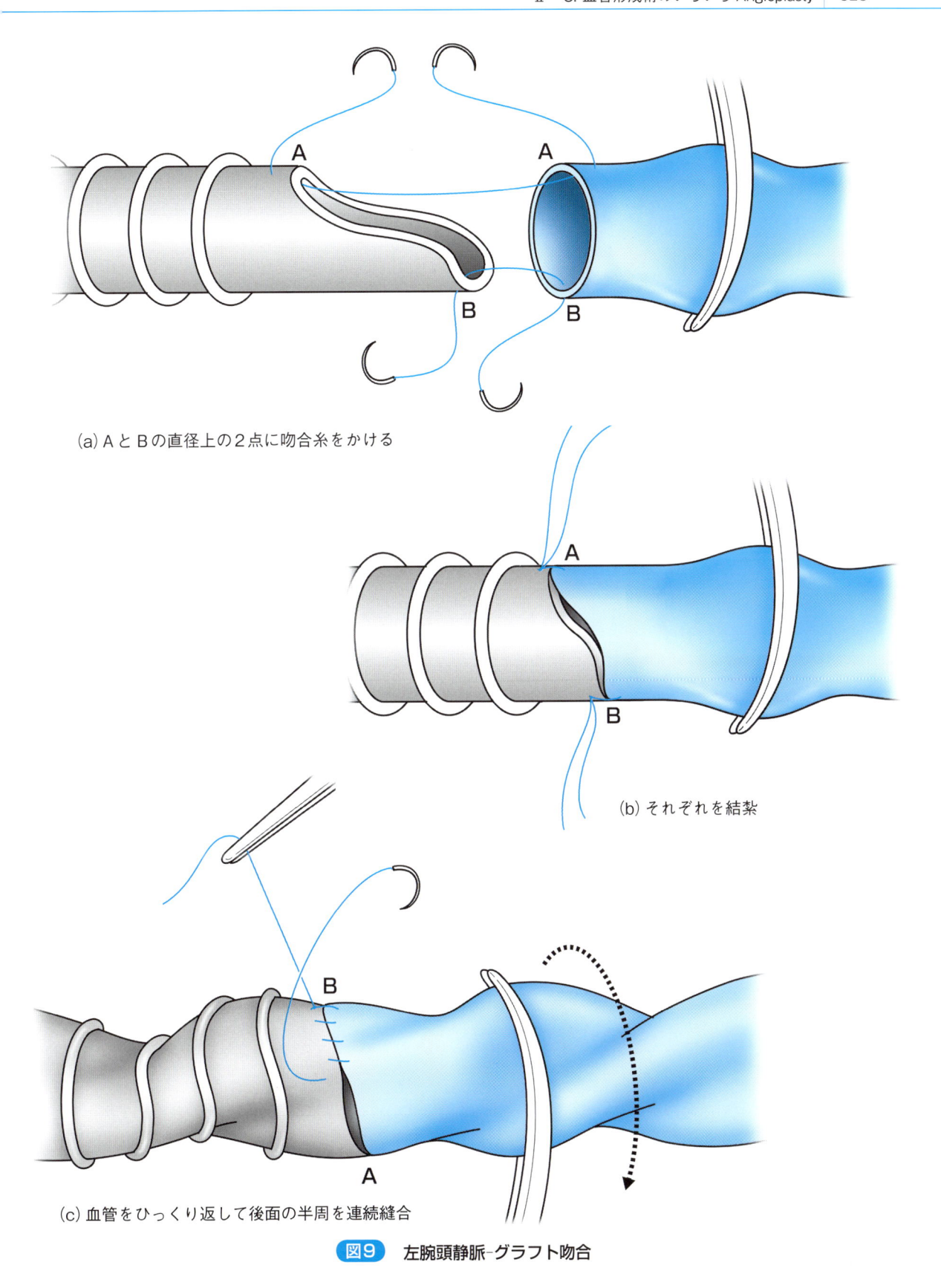

Ⅱ−8. 血管形成術のいろいろ Angioplasty

(a) AとBの直径上の2点に吻合糸をかける

(b) それぞれを結紮

(c) 血管をひっくり返して後面の半周を連続縫合

図9 左腕頭静脈−グラフト吻合

(d) Aで縫合糸を結紮

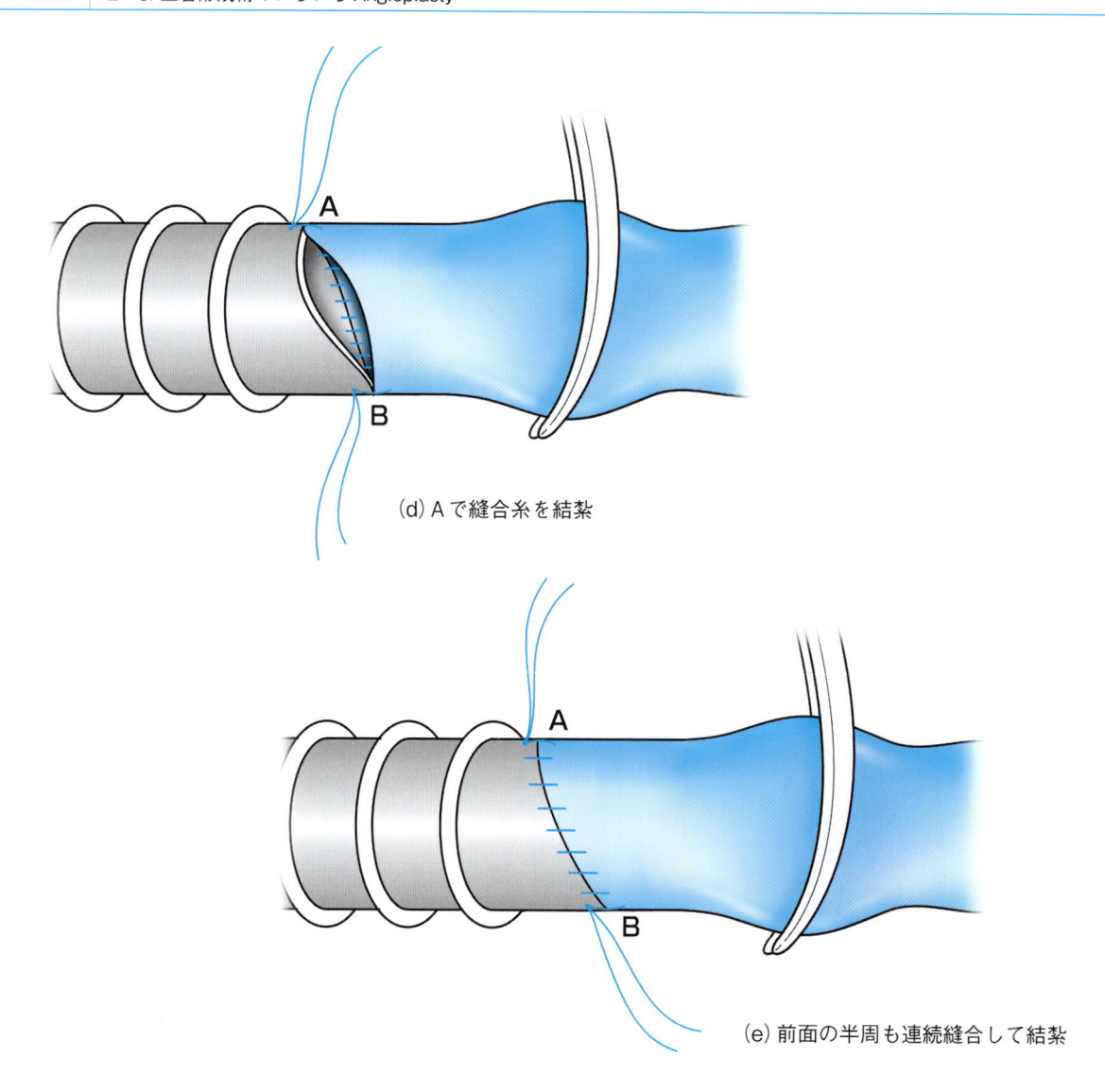

(e) 前面の半周も連続縫合して結紮

ラフトは，緩やかな緊張をもちながら右心耳に到達するのがよい（図10-d）．短すぎるグラフトはグラフト右心耳吻合部を押し潰してしまうが，逆に，長すぎるグラフトは胸腔内でたわみ捻転したり，血栓形成を招きやすい．ちょうどよい長さを決めたら，そこでグラフトを切断し，端にあるリングを抜き取る．

右心耳壁は弱いが，左腕頭静脈に比べると，ずっとしっかりしている．右心耳の吻合部の大きさは任意に調整できるから，逆にこの吻合ではグラフトの断端をS字に調整する必要はあまりない．この吻合も5-0 Proleneの両端針を2針用いて連続縫合する（図10-e, f）．この部分は，他の部分の吻合法と変わりがない．

中枢吻合中は，図10-gのように，A, B, Cの3点でクランプがかかっているはずである．中枢部（右心耳-グラフト）の吻合が終わる直前に，A, Bのクランプを解除し，グラフト内の空気を抜き血液でグラフトを満たす操作が必要である．その後直ちに再クランプをしてヘパリン生食の注入を行った後，中枢部の吻合を終了する．

改めて，A, Bのデクランプを行い，中枢部の吻合を確認する．この状態は，正常よりも圧が高いが，血液の漏出が多ければZ縫合を追加する．ここで，Bを再々クランプした後に，右心耳のCをデクランプする．ここで中枢吻合部の血液漏出

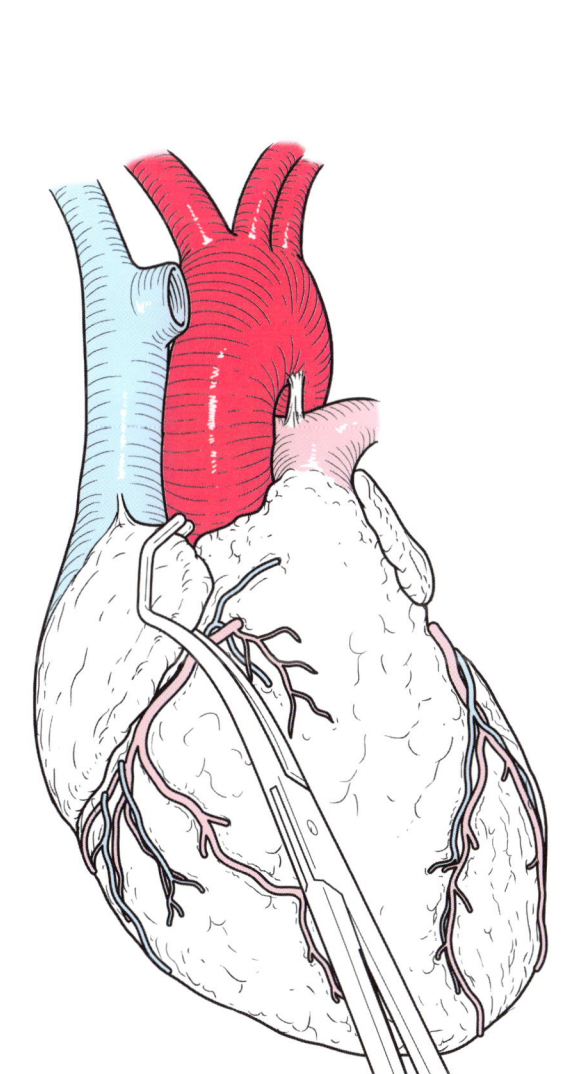

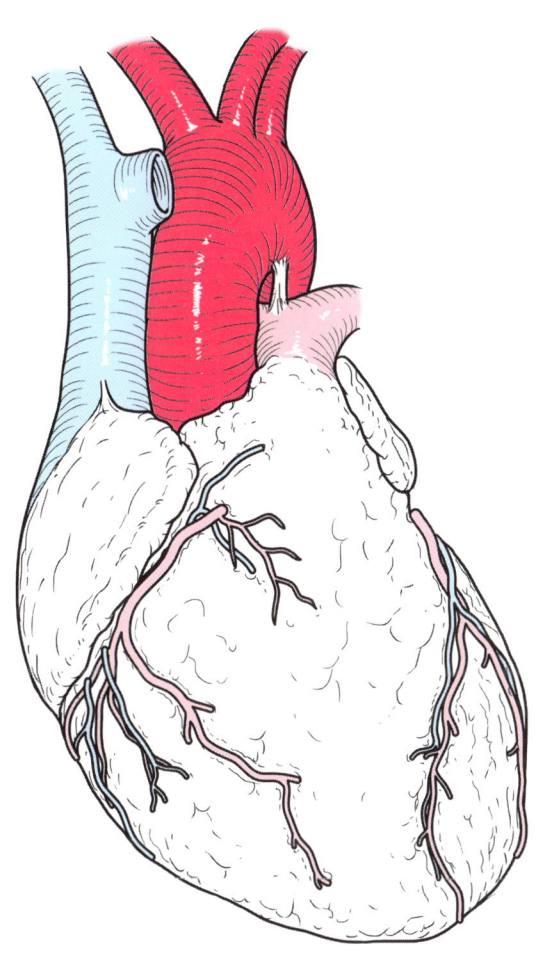

Ⅱ-8. 血管形成術のいろいろ Angioplasty

(a) 心嚢を切開して右心耳を十分露出する

(b) サティンスキー型鉗子で右心耳をクランプ

図10 右心耳−グラフト吻合

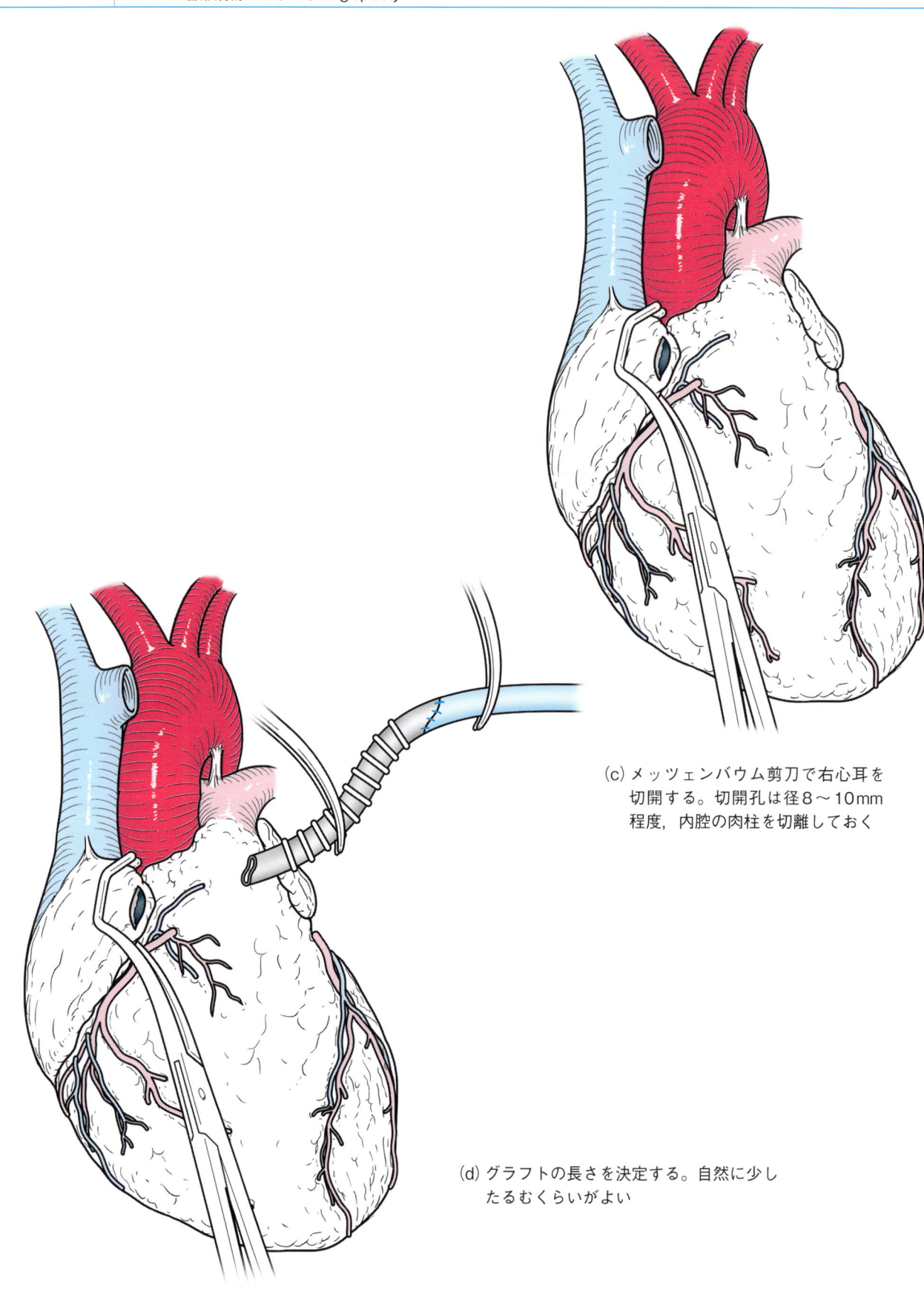

(c) メッツェンバウム剪刀で右心耳を切開する。切開孔は径8〜10mm程度，内腔の肉柱を切離しておく

(d) グラフトの長さを決定する。自然に少したるむくらいがよい

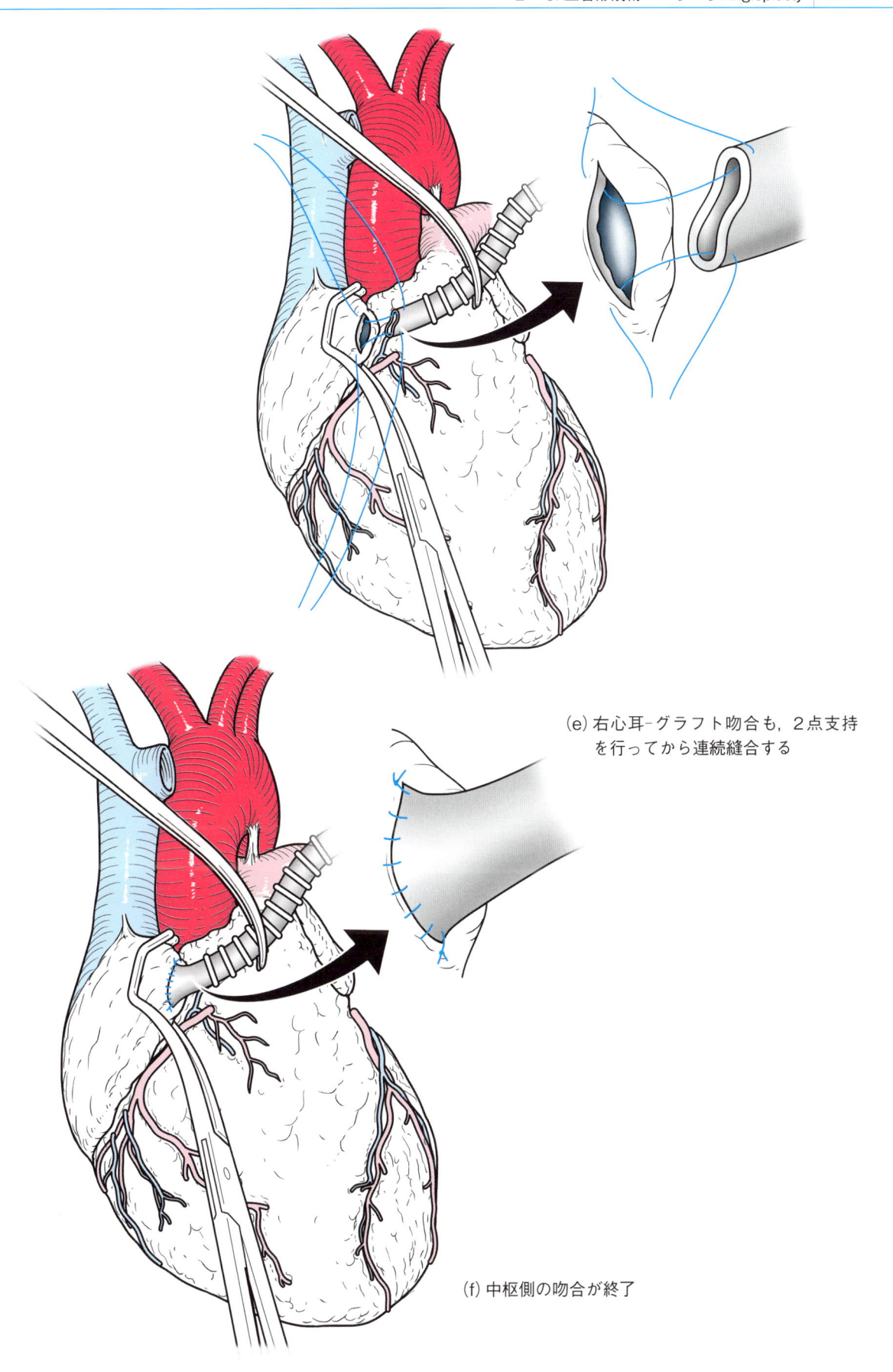

(e) 右心耳-グラフト吻合も，2点支持を行ってから連続縫合する

(f) 中枢側の吻合が終了

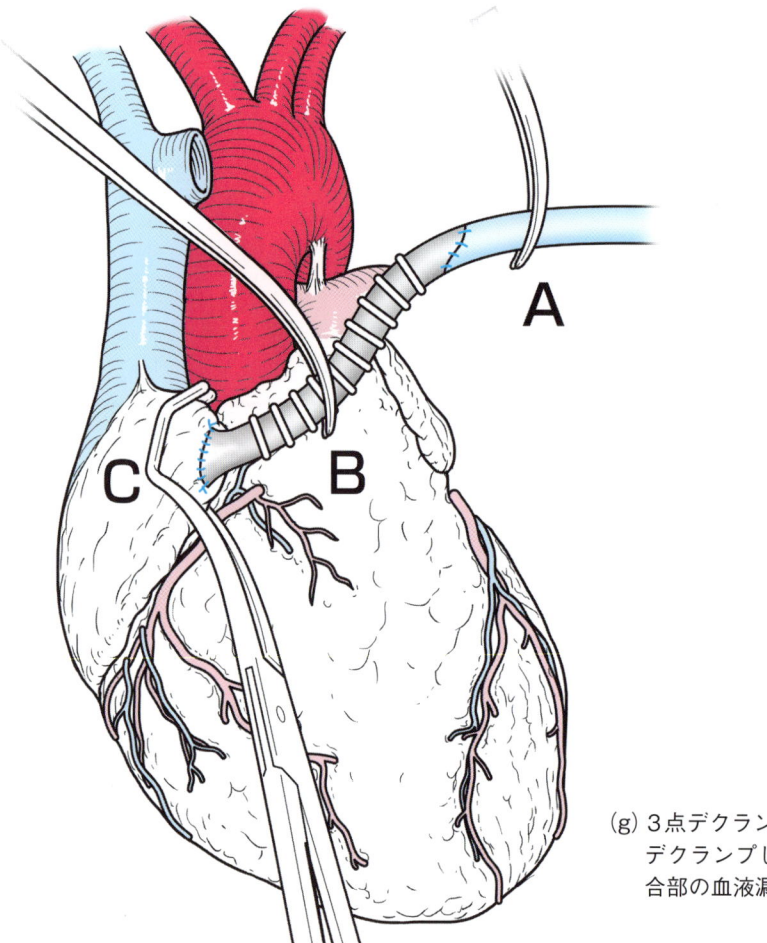

(g) 3点デクランプの順序。まずA, Bをデクランプして空気を抜き，中枢吻合部の血液漏を確認。Cをクランプ

をもう一度確認する。ここで問題がなければ，Bをデクランプして血流を再開させしばらく観察する。

③ グラフト開存性の評価

グラフト内の血流状態は，拍動のある動脈系とは異なり，なかなかわからないので，私はグラフトにツベルクリン針を打ち立てて観察するようにしている。これは吻合終了時と閉胸前に行ったほうがよい。

血液の噴出がない場合は，グラフトをもむことなく，右心耳と腕頭静脈に再クランプをしてグラフトを切開すべきである。血栓形成があればこれを除去してグラフト内をヘパリン生食で十分洗浄し，血栓形成の原因を修正しなければならない。その理由は大抵，①グラフトが長すぎてたわみ，その部分で血流が障害されている，②グラフトとの吻合部のいずれか，あるいは両方がまずくてそこで狭窄をきたしている〔この中には，縫合は問題がないが，グラフトと既存構造（腕頭静脈か右心耳）とのアラインメント不良によるものが含まれる〕のいずれかである。問題点を探り改善する。

〖参考文献〗

1) Rendina EA, Venuta F, De Giacomo T, et al. Sleeve resection and prosthetic reconstruction of the pulmonary artery for lung cancer. **Ann Thorac Surg** 1999;68:995-1002.
2) Shrager JB, Lambright ES, McGrath CM, et al. Lobectomy with tangential pulmonary artery resection without regard to pulmonary function. **Ann Thorac Surg** 2000;70:234-9.

II-9. 他臓器の切除を含む拡大切除術 Extended resections

A 拡大切除術の基本的な考え方：是か非か？

　どの部位の癌においてもそうであるが，その外科治療は技術の向上に伴って拡大の道を歩む。しかしその限界が知れると，やがて縮小化や低侵襲化が進み，他モダリティとの協調が図られる。肺癌については，1980年代に拡大手術の探求がなされたが，思うように予後の改善はされず，1990年代に胸腔鏡などの内視鏡手術が始まると，人々の関心は一気に縮小切除術や低侵襲切除術に向かうようになった。肺癌に関しては，疾患構造の変化（扁平上皮癌の減少と末梢腺癌の増加）も相まって，拡大手術はすっかり陰を潜めるようになっている。学会におけるシンポジウムやワークショップの主題の変遷をみれば，その傾向は明らかである。

　国立がんセンター中央病院においては，1980年代から1990年代前半にかけて，肺癌に対して体外循環下に，特に大血管系を対象とする拡大切除術を行おうという試みがなされた。このため，当時高価な体外循環装置が循環器科さえない癌病院で購入されたのである。この装置さえあれば，局所進行癌のほとんどが切除可能であり，これによって飛躍的に治療成績の向上が図れると喧伝されたものであった。しかし，当初の予想に反して（というか当初から適応となる症例などそれほどなかろうという懐疑的意見も多かったのだが），これらの対象となる症例は極めて少なく，実際にこのような手術を行ってもほとんどの患者が遠隔転移で死亡することが明らかになるに及んで，国立がんセンター中央病院から体外循環下の手術は姿を消した。購入された大きな体外循環装置もいつの間にか手術室から姿を消し，これをみなくなってから久しい。

　今から考えると，循環器外科のない国立がんセンターが体外循環装置を購入して維持すること自体が，はなはだ無理なことであった。こういう医療機械は，常にエキスパートによって使用され続けている必要があり，思い出した頃"たまに"使うような使い方は極めて不経済で，かつ医療安全管理上大きな問題があったのである。例えば私が担当した左房浸潤例では，defibrillator がその時になって通電しないという笑えないことがあった。手術を手伝ってくださった慶應の川田光三先生は指で心筋を叩いて刺激するという有様で，それでも心拍が戻ってよかったという具合であった。

　他臓器合併切除は，胸壁を除くと，どの部位であれ手術のリスクが応分に高くなる。私はよく冗談で，T8とかT12とかいう言い方をする。これは，他臓器浸潤が2カ所あるいは3カ所同時にある場合であって，これらに対する手術はまず禁忌であると考えてよい。

　かつて，国立がんセンターにおいて，食道と下行大動脈の両者を同時に合併切除した左肺癌症例があった。大動脈を人工血管で置換して再建し，食道は切除後に後縦隔ルートで全胃管を挙上して再建している。これは，通常であれば行うべきでない多臓器合併切除術であった。同一胸腔内で，汚染手術である消化管の切除と吻合を行い（食道の内腔が開放されている），さらに人工物である人工血管で大動脈を置換したからである。術後からすぐに胸腔ドレーンからの排液が異常に多く，当初は乳糜胸であろうなどと考えられていたのだが，どうも排液の色調と性状が普通ではない。今でもよく覚えているが，やや混濁した濃い黄色を呈していた（山吹色とでもいうべきもの）。そうこうするうちに，案の定というべきか，突然ドレーンから鮮血が溢れ，患者はあっという間にショック状態に陥った。どう考えても，大動脈のグラ

フトが破綻したとしか考えられず，患者は病棟において失血死亡した。これがT8（大動脈と食道）に対する手術の典型的な失敗例である。

　他臓器合併切除術は，特に心大血管系については，他の診療科と緊密な連携が必要である。国立がんセンターのような癌の専門病院では，どうしても他領域の専門家がいないので，このような手術は向いていないのである。もしも，緊密に連携のできる心臓血管外科医がいれば，この手術には決して同意しなかったであろう。他臓器合併切除術は，それが安全に無理なく施行できる医療機関でのみ行われるべきで，医療安全管理が厳格になった現在では，より一層の適応縮小が続いていると思う。

　他臓器合併切除術の対象となる臓器は，胸壁，心膜，上大静脈，大動脈，左房，椎体，横隔膜，食道などである。胸壁，心膜を除くと，これらの臓器が切除の対象となることは，現在では極めて少なくなった。標準的な呼吸器外科医は胸壁/心膜の合併切除が無理なくできればよく，左房などの合併切除は行う機会も稀である（私もそうである）。私の経験を紹介するが，読み物風に考えて読んでいただければ十分であると思う。食道，大動脈に至っては，私は経験がない（あまりしたくもない）。

1. 胸壁合併切除術

胸壁合併切除術は，今日においてもなお遭遇する機会が多い。肺癌の局在が末梢側にシフトしたので肺癌と胸壁の距離は比較的短縮しているのである。しかし，胸壁に浸潤する癌はほとんどが低分化癌，扁平上皮癌であり，末梢にあっても高分化腺癌が胸壁に浸潤することは少ない。その前に，胸膜播種を起こすのが一般的である。胸壁に浸潤する癌病変を切除する場合，腫瘍から胸壁切除断端まで，どのくらいの距離が必要かということが問題である。これについては，明確な平均値のようなものが合意されているわけではない。私の場合は，2cmくらいを必ず確保するようにしている。そうはいっても，高位の肋骨においてはこれらの距離を確保できないこともあり，大体の基準であると考えてよいであろう。

A 胸壁の切除と再建

胸壁を切除する時，どの部位で，どのくらいの切除をした場合に，胸壁の補塡が必要となるかについては知っておかなければならない。理由はよくわからないが，胸壁に浸潤する癌は後壁に多く，また上葉に多い。胸壁に浸潤する中葉の癌など，ほとんどみたことがない。その結果，胸壁の切除は第2～第6肋骨の後方が圧倒的に多いと思う。

胸壁再建の必要性について考えてみよう。胸壁欠損が大きい時の不都合は，何といっても奇異性呼吸である 図1。吸気位で胸郭を広げて胸腔内圧が下がった時，胸壁欠損部は逆に胸腔内に落ち込み，呼気位で胸郭を縮めて胸腔内圧が上がった時，胸壁欠損部は逆に胸腔内から突出するという動きが生じる。このことは，肺の換気効率を阻害する結果となる，というものである。多発肋骨骨折などの外傷においては，flail chestとしてしばしば問題となるものと本質的に同じ病態である。したがって，ある程度以上の胸壁欠損はこれを防止するために再建が必要であるということになる。それではどの程度からの欠損がその対象となるのか？

通常第2ないし第3肋骨肋間の部分切除では，まず胸壁を再建する必要性はほとんどない。目安は4本以上であろう。もちろんこれには切除する胸壁の幅も大いに関係があり，10cmを超える広いものは切除肋骨が3本であっても，再建の必要が生じる。

もう一つ再建の必要性を左右するのが，肩甲骨

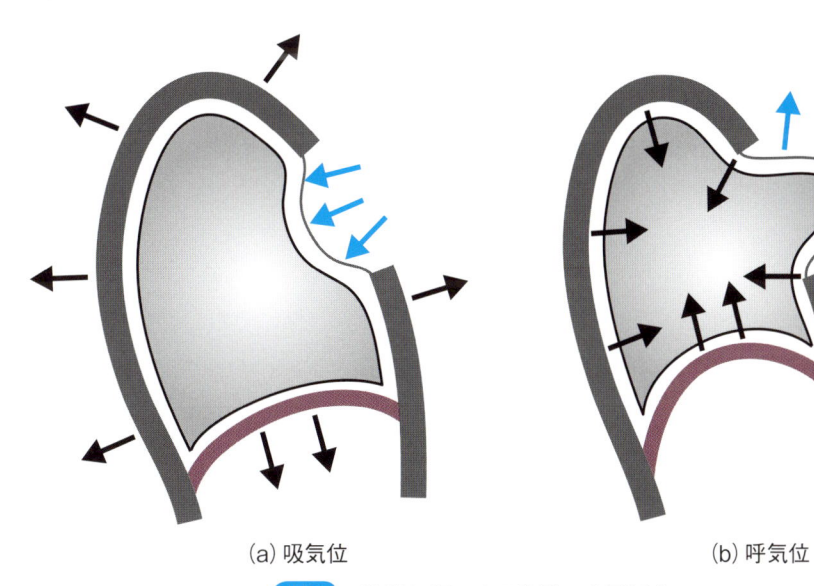

(a) 吸気位　　　　　　　　(b) 呼気位

図1 胸壁欠損による胸壁の奇異運動

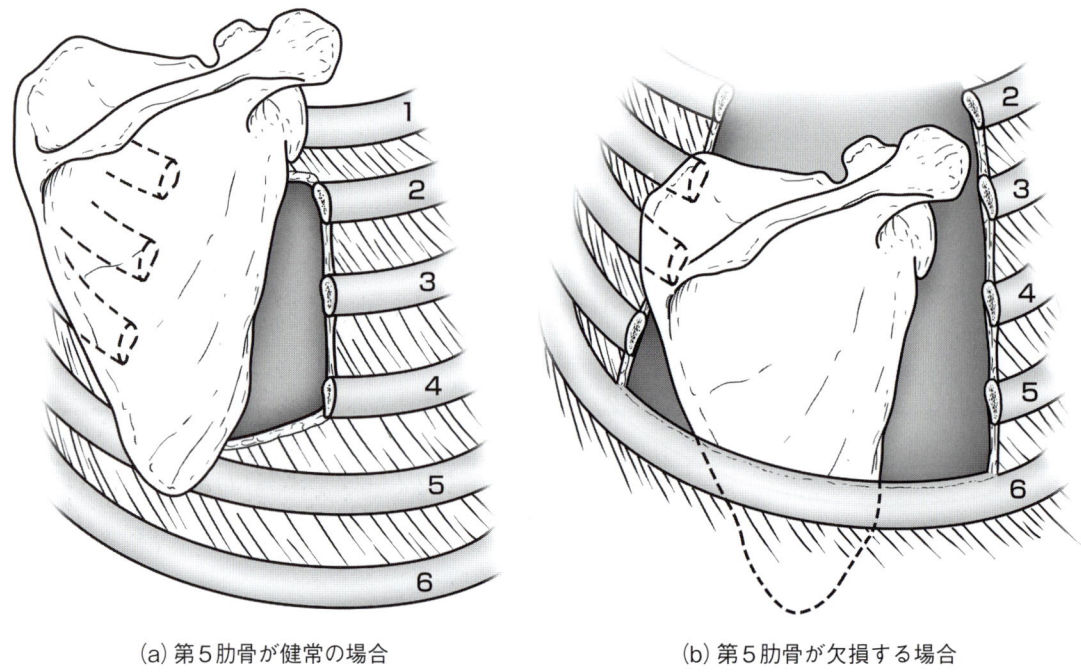

(a) 第5肋骨が健常の場合　　　　　　　　　　　　(b) 第5肋骨が欠損する場合

図2　胸壁欠損と肩甲骨との関係

との関係である。通常，肩甲骨の下縁は第5，第6肋骨付近にある。したがって，少なくとも第4肋骨より高位の後方胸壁は，たとえそれが切除されても肩甲骨のカバーを受けることができる。よって，この部位の胸壁は切除範囲が少々広くとも再建する必要がない。

しかし，第5肋骨が切除されていると，状況は異なってくる 図2 。肩甲骨は，肋骨がなければ当然簡単に胸腔内に落ち込む。ほとんどの場合，肩甲骨の下端は第5肋骨よりも低いので，第5肋骨が動揺なくしっかりしていれば，これを乗り越えて肩甲骨が胸腔内に落ちることは少ない。ところが第5肋骨がなかったり，固定が悪いと，肩甲骨がこれを乗り越えて胸腔内に落ち込んで戻らなくなる（ヘルニアの嵌頓や脱臼に似ている）。患者は耐え難い痛みに見舞われ，上肢の動きも（肩甲骨の位置が異常に偏位するので）制限される。実際，肩甲骨脱を起こした患者を診察したことがあるが，えらい痛がりようで，「先生何とかしてくれよーっ！」という状態であった。痛みが強くて，とてもそのまま整復作業ができる状態ではなかった。このように，あまりに痛みが強い場合には，静脈麻酔下に還納しなければならない。

こういう理由で，第5肋骨が動揺なく残っているかは，胸壁再建を考えるうえで重要なのである。すなわち，第5肋骨が切除されるか不安定な場合は，例えば第4～第6肋骨切除の場合，3本の切除であっても胸壁再建を行うということである。

B 手術手順

1 胸壁切除

ここでは，右の第3～第5肋骨の切除をお示しする。第4肋骨を中心とした胸壁に浸潤する肺癌が右肺上葉にあって，これを切除する場合である。胸壁の切除は，肺門授動のやりやすさによって，上葉切除術の最後の段階にくることもあるし，最初の段階にくることもある。

この場合，第5肋間開胸，すなわち第6肋骨の上縁で開胸がなされるとする。今日われわれは，胸腔鏡という大変有力な武器をもっているので，特に胸壁切除術では，これを切除範囲や開胸位置の決定にうまく使うことが求められる。開胸に先立って，胸腔鏡を行うべきで，第4肋間で開けるか，第5肋間で開けるかが胸壁再建で大きな分か

1. 胸壁合併切除術 | 333

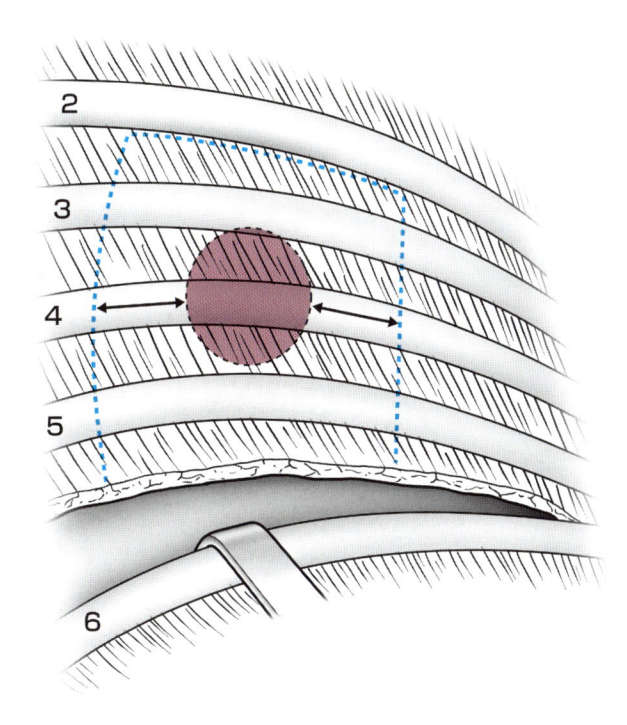

図3 胸壁切除のデザイン
腫瘍辺縁から少なくても2cm以上離して切除ラインを設定する。

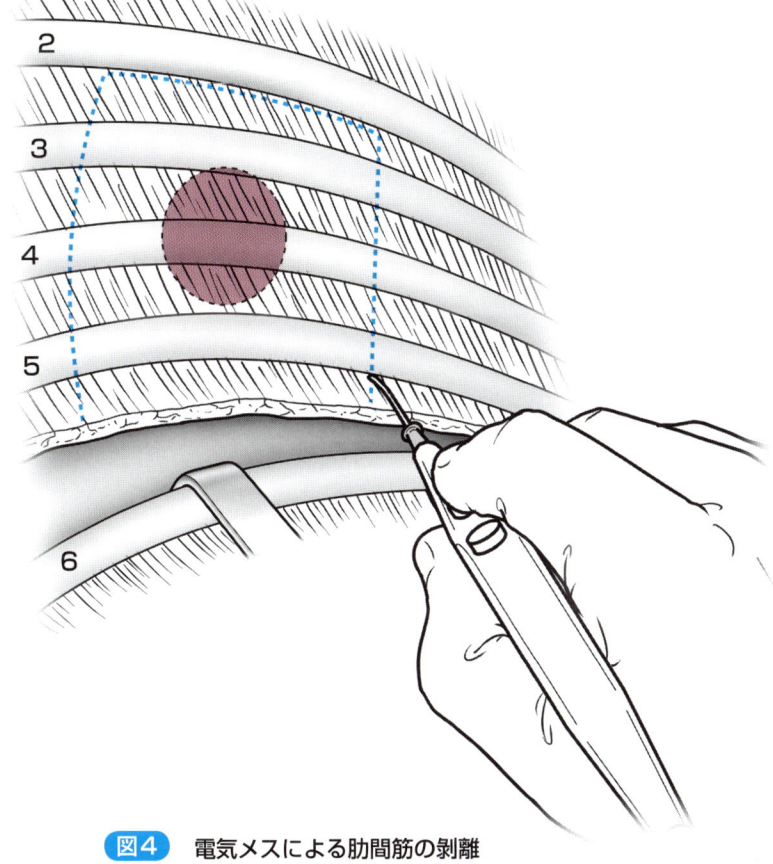

図4 電気メスによる肋間筋の剥離

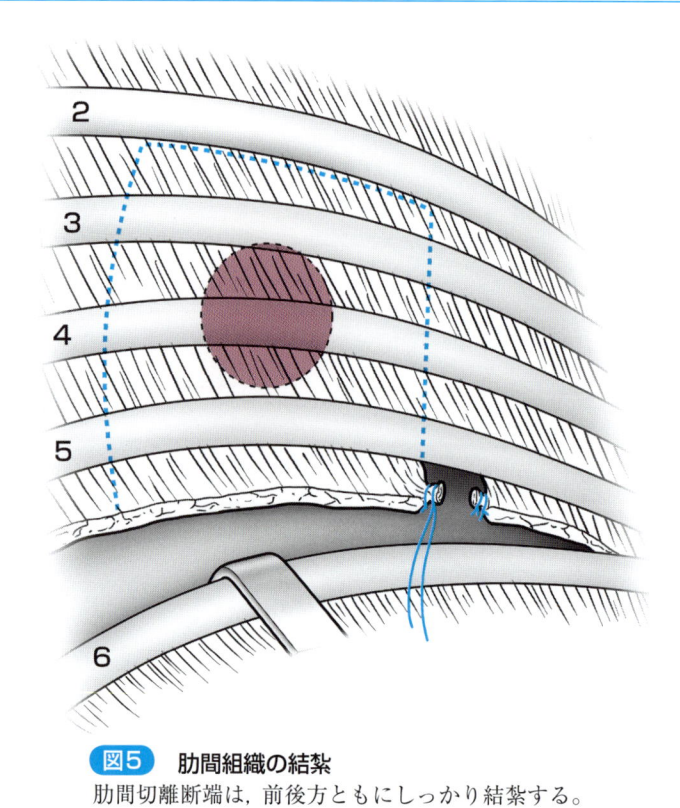

図5 肋間組織の結紮
肋間切離断端は，前後方ともにしっかり結紮する。

れ目になることもあり，慎重に対応したい。
　腫瘍の進展範囲から2cm以上離れたところで，胸壁の切除ラインをイメージする**図3**。このライン上で，電気メスでまず第5肋間を肋骨から約2cmの範囲で剝離する。肋骨の後面に沿わせて肋間を切離し，肋間組織をコッヘルで把持する。電気メスで切離して**図4**，両側をしっかり結紮する**図5**。腫瘍側の結紮糸は残しておいて端を把持する。次に，第5肋骨の上縁で第4肋間組織を約1.5cmにわたり剝離し，肋骨剪刀で第5肋骨を切断する。この時に重要なコツは，必ず1〜1.5cm程度の長さの肋骨を分節状に切離するということである**図6**。よく，1点で肋骨を切除するのみで胸壁切除術を行っているビデオ画像をみかけるが，実はこれでは，この肋骨を切断した後，その上の肋間組織の結紮と切断が大変やりにくくなるのである。狭すぎて作業ができない。分節状に肋骨を切断することで確実な肋間血管の処理を心がけたほうがよい**図7**。胸壁の切除は，この操作を繰り返し頭側へ第1肋骨肋間ごと

に行っていく。第4肋間組織（腫瘍側の結紮糸は，第5肋間組織とともにまとめて把持し後方へ牽引する）に続いて第4肋骨の切断を行う。
　もう一つ重要な点は，腫瘍の前側，後側のバランスよく作業を進めることである**図8**。このあたりのコツは，言葉にしにくいが，要するに視野がどの程度とりやすいか，腫瘍を含めた胸壁の可動性がどの程度とれるかなどによって決まってくる。したがって，この症例の場合，第4肋骨切除が終わった段階で，後方の操作に移り，第5肋間組織（腫瘍側結紮糸は把持），第5肋骨，第4肋間組織（腫瘍側結紮糸は把持），第4肋骨の切断を行う。後方においても，肋骨は分節状に切り出し，隙間を作ることで肋間組織の処理を確実に行うようにしなければならない。ここで改めて腫瘍の頭側における切除ラインを決定する。腫瘍の可動性や胸壁の色調の変化などからこれを判断する。
　前方において，第3肋間組織に続いて第3肋骨を切除する。第3肋骨のあたりでは相当胸郭胸壁が小さくなってきているので，腫瘍とのマージン

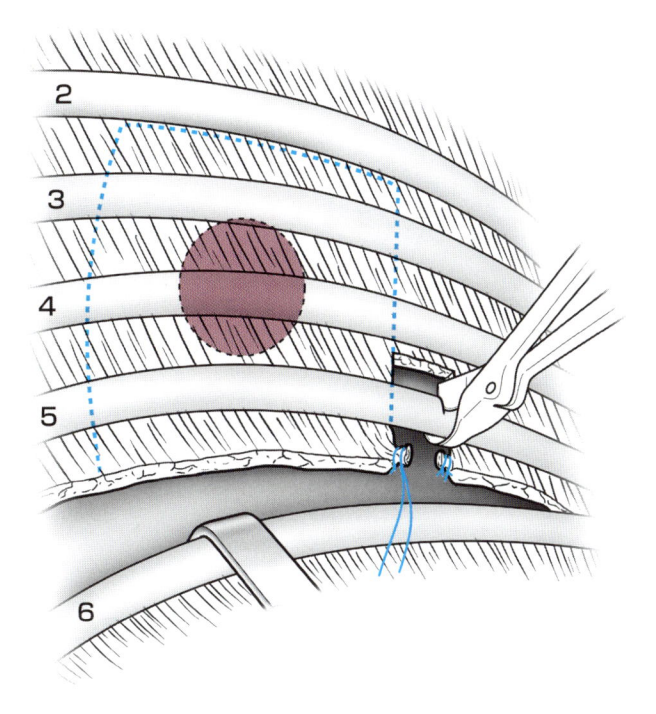

図6 肋骨の切断（分節状）
肋骨は1点のみで切断せず，分節状の切断が有利である．引き続いての上位の肋間操作が楽になる．

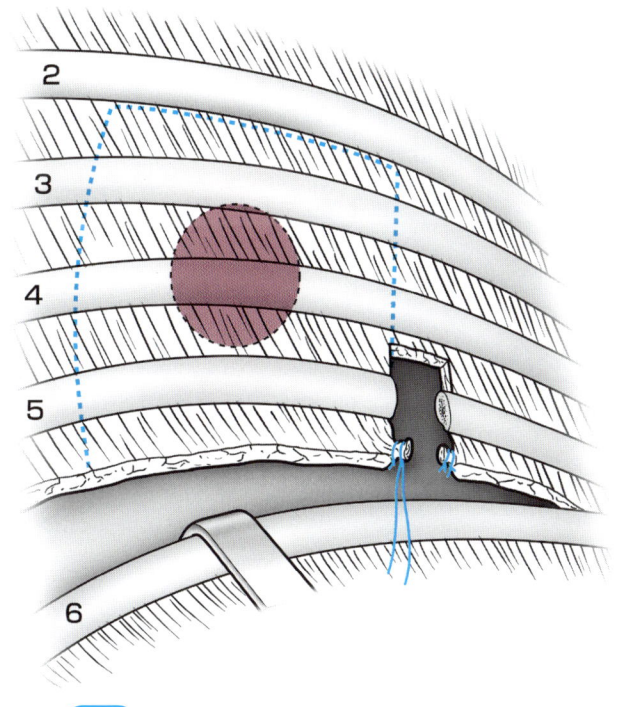

図7 肋骨を分節状に切断したところ

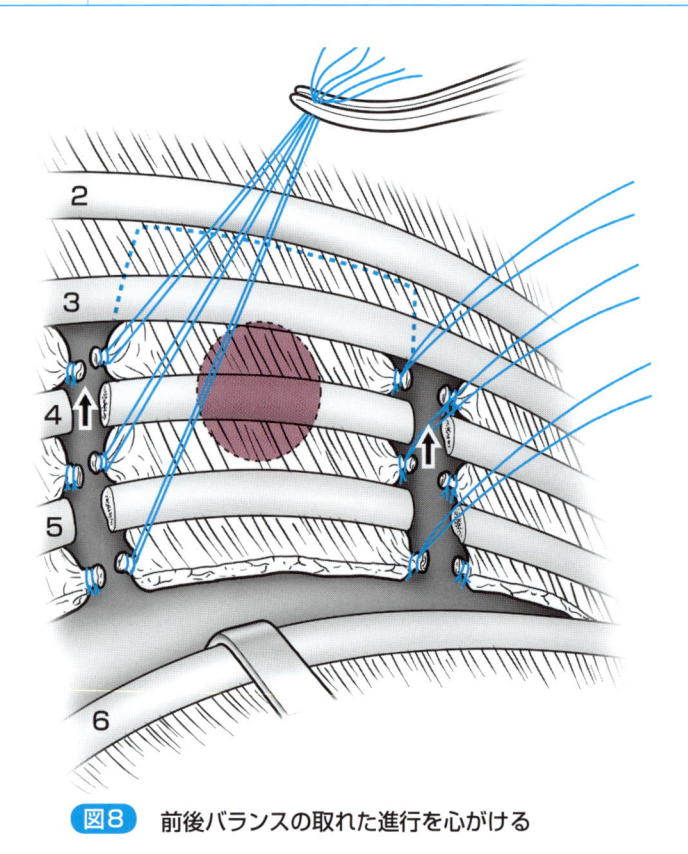

336　II-9. 他臓器の切除を含む拡大切除術 Extended resections

図8　前後バランスの取れた進行を心がける

図9　第2肋間筋の切離

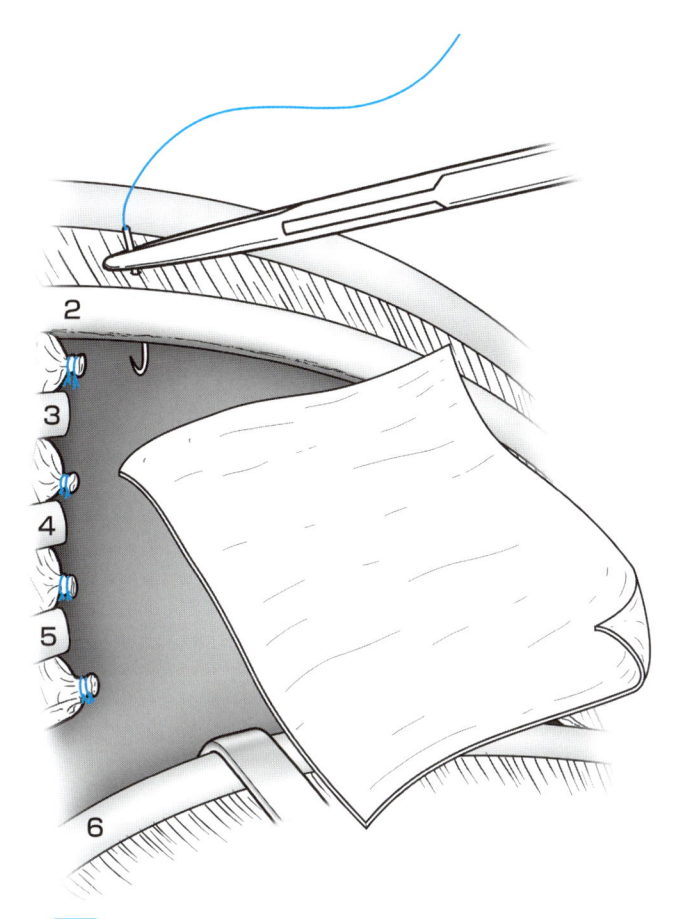

図10 ゴアテックスシートによる再建（頭側より開始）

についてはよく吟味する。この症例では，第3肋骨に付着する第2肋間筋を第2肋骨から外して上方マージンとする。第3肋骨の前方切断部から後方に向かって付着部を電気メスで外す。ここでまた後方操作に移り，後方で，第2肋間と第3肋骨を切断する。前方からの第2肋間筋とつながれば，第3肋骨から第5肋間までの胸壁切除が終了する（図9）。

2 胸壁再建

　この症例では，切除肋骨が3本である。しかし肩甲骨を支える重要な第5肋骨が切除されているので，胸壁再建を行うべきである。再建材については，私はもっぱらゴアテックスシートを用いている（1mm厚）。ゴアテックスシートによる胸壁の再建では，太鼓に張られた膜のようにしっかりとした張力が維持できるように胸壁に貼り付けなければならない。この操作を円滑に運ぶため，糸針が重要であり，0 Proleneが極めて有用である。針の曲率半径が大きく，モノフィラメントであって組織の貫通がよく，結びやすい。

　手順のコツは，一方向から縫着を開始して，かけた糸をある程度グループにして結紮をしてしまい，ゴアテックスシートの張力をみながら調整をしていくのがよい。まず，胸壁欠損部に当てておよその面積を決定する。ゴアテックスシートが大きすぎる場合には，トリミングして大まかな調整をしておく（大きすぎた場合は後で切り落とせるから切りすぎないようにする）。この症例の場合は，まず一番奥の第2肋骨の最後方上縁から縫合を開始する（図10）。第1肋間からゴアテックスシートへ一気にProleneでZ縫合をかける（図11）。

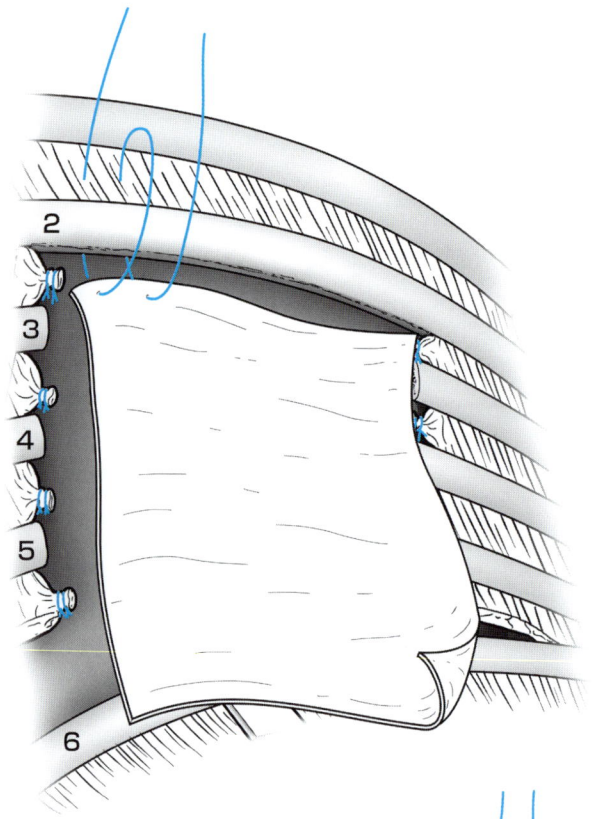

338　Ⅱ-9. 他臓器の切除を含む拡大切除術 Extended resections

図11　ZにProleneをかける（1）

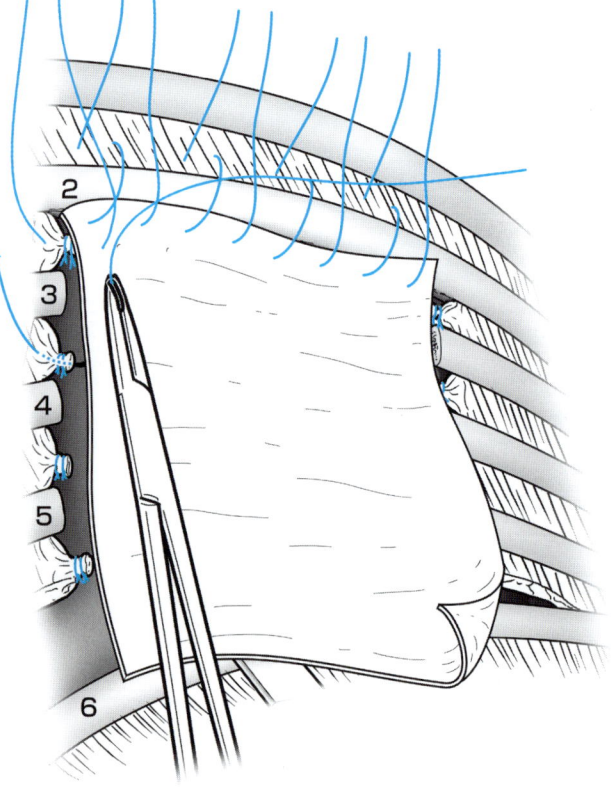

図12　ZにProleneをかける（2）

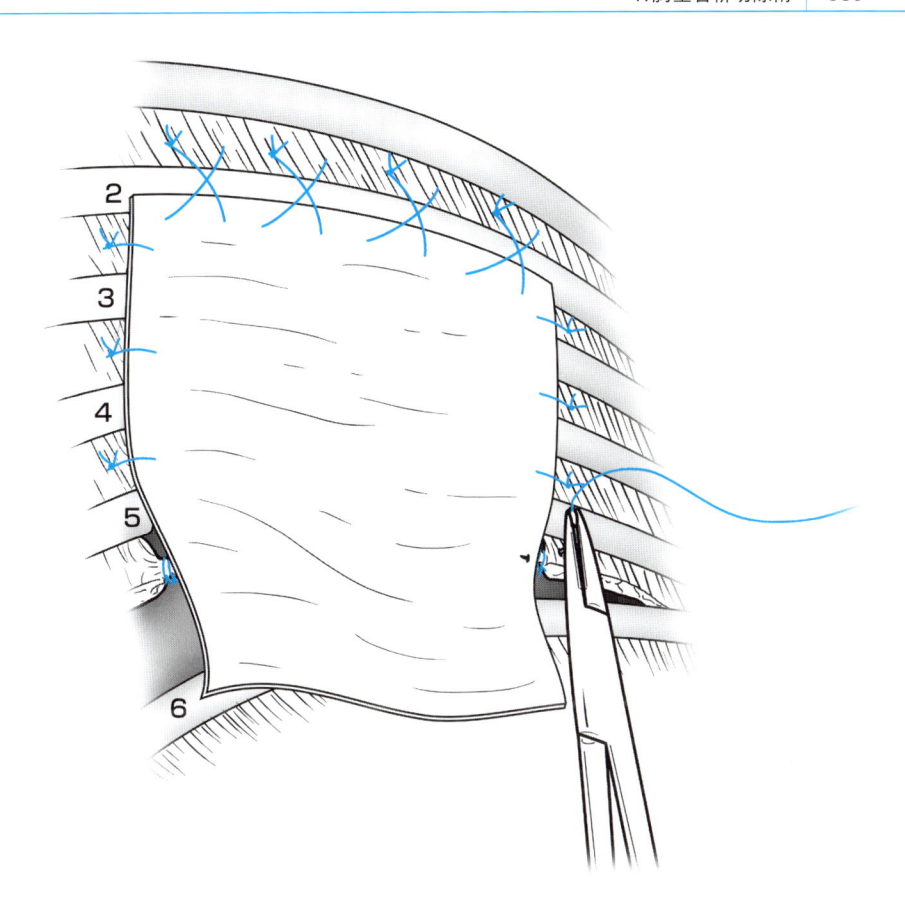

図13 シートの張り具合をみながら，さらに縫着を進める

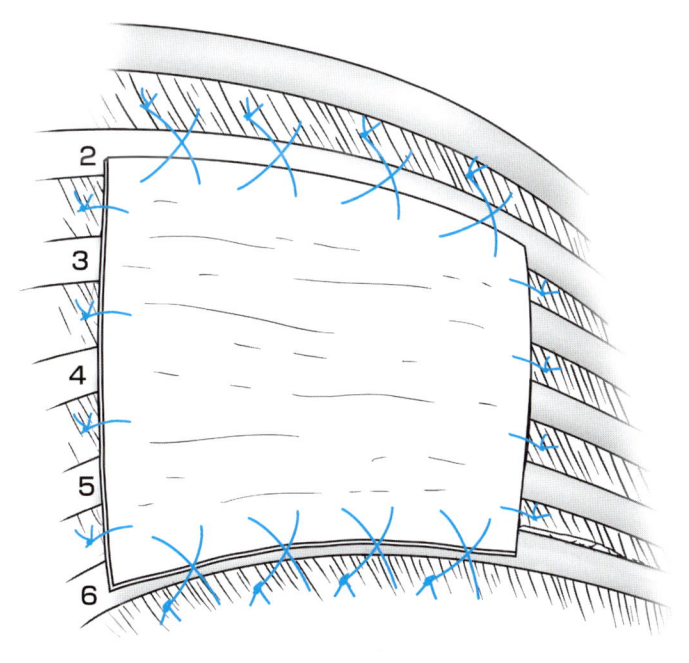

図14 胸壁再建の完成

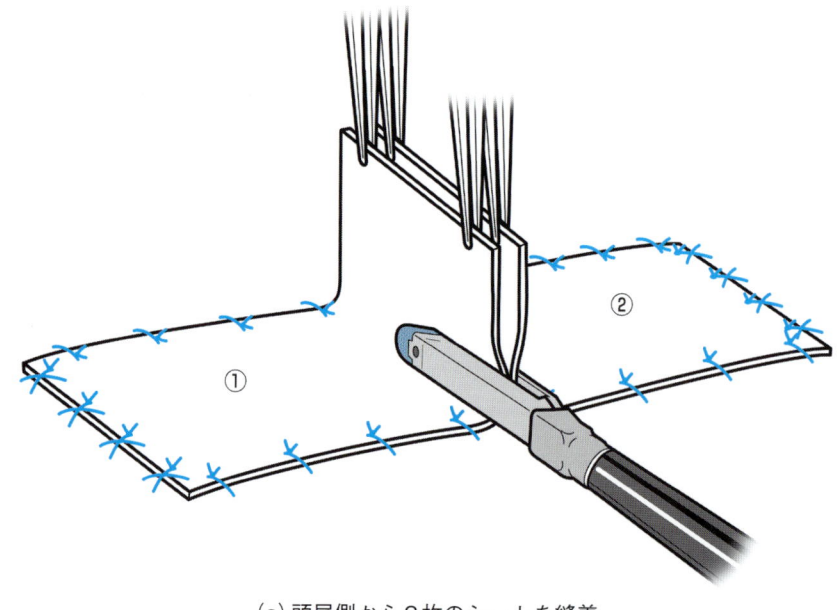

(a) 頭尾側から2枚のシートを縫着

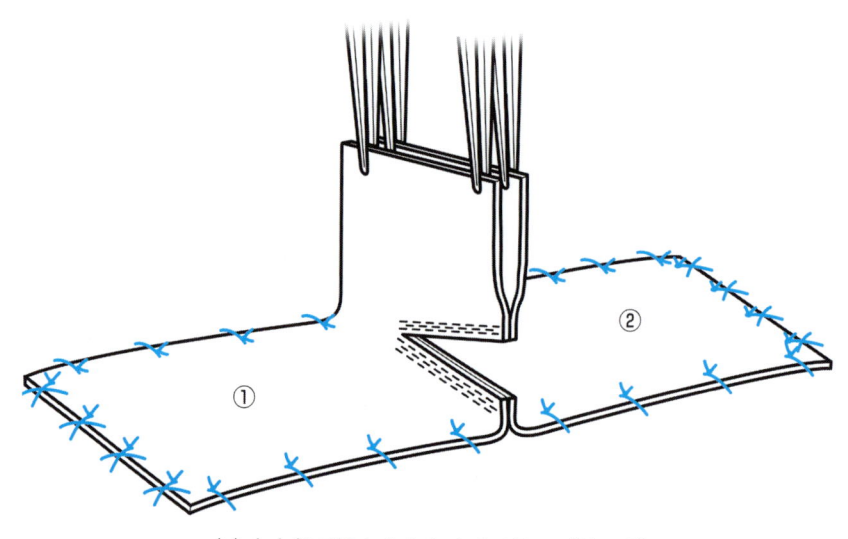

(b) 中央部で張力をもたせてステープリング

図15 広い欠損に対するゴアテックスシート2枚（①と②）の重ね使いの方法

　これを，第2肋骨全長にわたって行い（横方向），結紮する。頭尾側方向の縫着は，肋間組織にしっかりかける。これが脆弱な場合は，肋骨に錐で穴を開けてここへProleneを通す。まず後方で，第2肋間，第3肋間，第4肋間，第5肋間にすべて糸をかけ，ここですべて結紮する（図12）。これでゴアテックスシート膜の張り具合はかなり感じがつかめてきたと思うので，少し強すぎるくらいの気持ちで，前方で，第2肋間，第3肋間，第4肋間，第5肋間に糸をかける（図13）。この部分は結紮せずに糸を把持しておいて，最後に第6肋骨にZ縫合ですべて糸掛けを行い，一気に結紮する。これで張力を保ったゴアテックスシートを胸壁に貼ることができたはずである（図14）。

　閉胸する際には，このゴアテックスシートの外側の層に必ず1本ドレーンを留置しておきたい。

3 大きな胸壁欠損に対してゴアテックスシートを用いる場合のテクニック

 胸壁の欠損が大きいとゴアテックスシート1枚では欠損部を覆うことができない場合がある。私が用いているのは，厚みが1mmのものであるが(2mmでは厚みがありすぎてどうも縫いにくかったり，切りにくかったりして扱いにくい)，その大きさは80～120mmである。胸壁欠損部が大きい時には，欠損部の形状に合わせてトリミングすると1枚ではとても覆いきれないことがある。その時はどうしたらよいのであろうか？

 一つは，ゴアテックスシートをあらかじめ2枚つなぎ合わせて倍の大きさにして，それを縫着すればよいのである(図15)。別にどうということはないが，この際のやりにくさはシートがえらく大きくて，邪魔になり，胸壁に縫着しにくいことである。また，シートが大きいと，これを全体にわたって均一に緊張をもたせることが難しくなる。

 私の好きな変法をご紹介しておこう。どうも1枚では欠損部の再建が無理そうだと判断したら，欠損部の上方(頭側)と下方(尾側)に，別々に1枚ずつゴアテックスシートを縫着するのである。例えば，第3肋骨下縁から第7肋骨までの広い範囲に欠損が生じているとしよう。この場合は，ゴアテックスシート①を第3肋骨および前後方の胸壁切除断端に縫着する。この際，5つある肋間のうち，上方3肋間，第3，第4，第5肋間までに縫着しておいて，ゴアテックスシートの下方はトリミングしないで余らせておく。一方，下方においてはゴアテックスシート②を第8肋骨に縫着した後，前後方の胸壁切除断端については下方から，第7，第6肋間に縫着し，シート②の上方も余らせておく。そこで，トリミングしないで余らせておいた①，②のシートをひとまとめに重ねて，コッヘル数本で把持して引っ張るとしっかりした緊張が生まれるはずである(図15-a)。この状態で，ステープラーをかけると(45mmあるいは60mmの青カートリッジ)，余分なシートがトリミングされるのとしっかりした緊張をシート全体にもたせることが可能である(図15-b)。

 この方法は，最後のステープリングでゴアテックスシート膜全体に緊張をもたせるという点がミソである。注意点としては，2mm厚のシートは，ステープラーがうまくかからないということである。1mmなら大丈夫であるから，こちらを使ったほうがよい。

2. 心膜合併切除術

A 解剖学的な考察

　心膜の合併切除術も，第一に腫瘍の直接浸潤のため心膜を合併切除する場合と，第二に心嚢内血管処理をする際に心嚢を大きく開く場合に，施行する必要がある技術である。

　心嚢合併切除術と再建は技術的にはやさしいので，技術的な問題点は少ない。心嚢の欠損部は，大きさによっては修復の必要さえないものである。ただ，致命的な合併症も発生し得ることから，これらに関する知識は押さえておきたい。

　心膜欠損に伴う合併症は，心脱転 cardiac torsion である（図16）。心臓が心膜腔から胸腔に逸脱することによって生じる急性循環不全を特徴とする合併症で，早期の修復がなされなければ死亡に至り得る重篤な合併症である。

　心脱転は，胸腔が"カラ"になった全摘術後に発生することが圧倒的に多い。右と左では病態が大きく異なることを覚えておきたい。左側においては，心嚢の欠損部から右心室を中心とする心臓の一部が逸脱し嵌頓することが病態の本質である（図16-a）。したがって，これに伴う心室レベルで運動制限が発生する（それほど重篤にはならない）。ところが，右側では，上下大静脈を中心軸として心臓全体が大きく回転する心脱転である（図16-b）。大静脈は捻転するから，急性に循環不全（静脈還流の障害）が発生するばかりでなく，大静脈から右房にかけて裂傷を生ずることもある（心拍動があるので壁に過緊張が生じる）。このようなことから，右の心脱転のほうが重篤なのである。

　このようにみると，左側では心嚢の欠損部が中途半端に小さかったために心室の一部が嵌頓したのであり，むしろ十分大きかったら嵌頓は起きなかったのである。ところが，右側では欠損が大きければ大きいほど，心臓全体が捻転して右胸腔に逸脱するということなのである。これらの知識を土台にして，心膜合併切除術後の心膜再建を考えるべきである。

B 手術手技

1 心膜切除術

　心嚢内血管処理の場合は，心嚢を切開する部位，方向は，血管に到達する方向に依存するので，心嚢内血管処理の項（95頁）を参照されたい。

　腫瘍の浸潤による心膜合併切除術の場合は，腫瘍の浸潤部位から5～10mmの距離をもって心膜を切開し，腫瘍の心膜内腔への露出状態を観察する。心嚢液の細胞診検査を行うのは当然である。まず，心膜をアリス鉗子などで把持して持ち上げ，メッツェンバウム剪刀で小孔を穿つ。その縁を2本のアリス鉗子でつまみ上げ，腫瘍辺縁に沿って平行に切開を延ばす。心膜の切除範囲は，腫瘍の進展範囲に依存し，定型的な切除方法や範囲はない。

2 心嚢欠損部への対処

　心膜欠損が十分小さければ，そのまま放置しても差し支えない。しかし，直径4cmを超えるものについては，直接縫合かパッチ閉鎖で対応する。どちらがよいかはケースバイケースで，心嚢内での心臓の動きいかんである。

　直接縫合の場合は，縫合糸は3-0 Proleneで，連続縫合でよいだろう。欠損孔が閉鎖するにつれて心嚢腔は小さくなるので，十分な心臓の動きが保たれているかをみながら縫合する。

　パッチ閉鎖する場合は，ゴアテックスシート（0.1mm厚）を使用する。欠損部よりも大きめの（縫い代を確保する）シートをトリミングして用意し，同じように3-0 Proleneで連続縫合して縫着する。目的は心脱転の防止だから，それほど密に縫う必要はないし，もちろんwater-proofに縫う必要などまったくない（図17）。

2. 心膜合併切除術 343

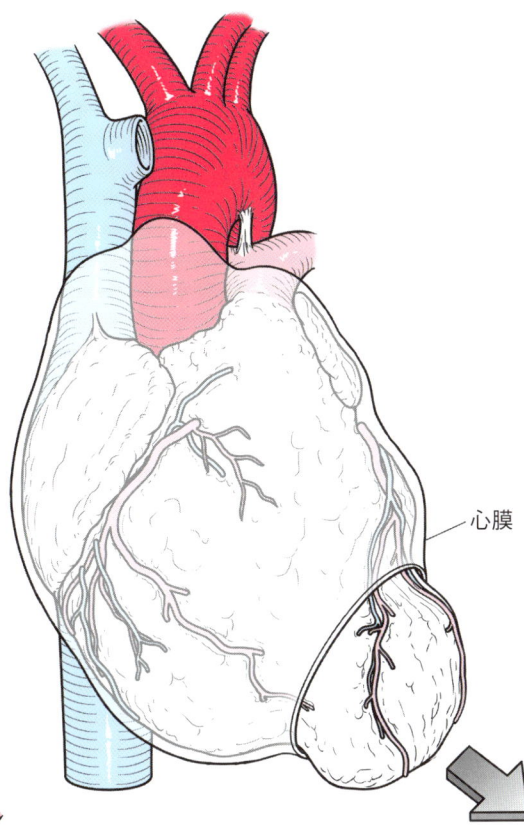

(a) 左　側
心膜欠損部からの"ヘルニア"が実態である。欠損孔が中途半端な場合に発生する。拍動のために嵌頓が一層進行する

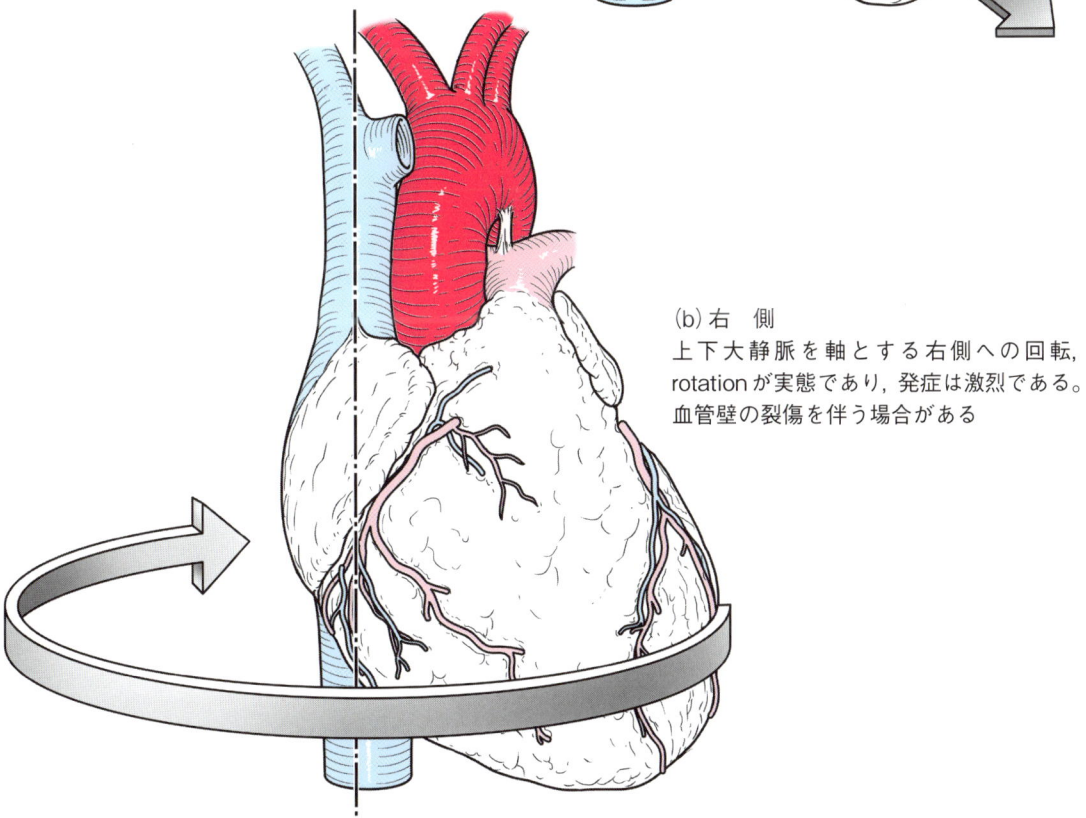

心膜

(b) 右　側
上下大静脈を軸とする右側への回転，rotationが実態であり，発症は激烈である。血管壁の裂傷を伴う場合がある

図16　左右の心脱転

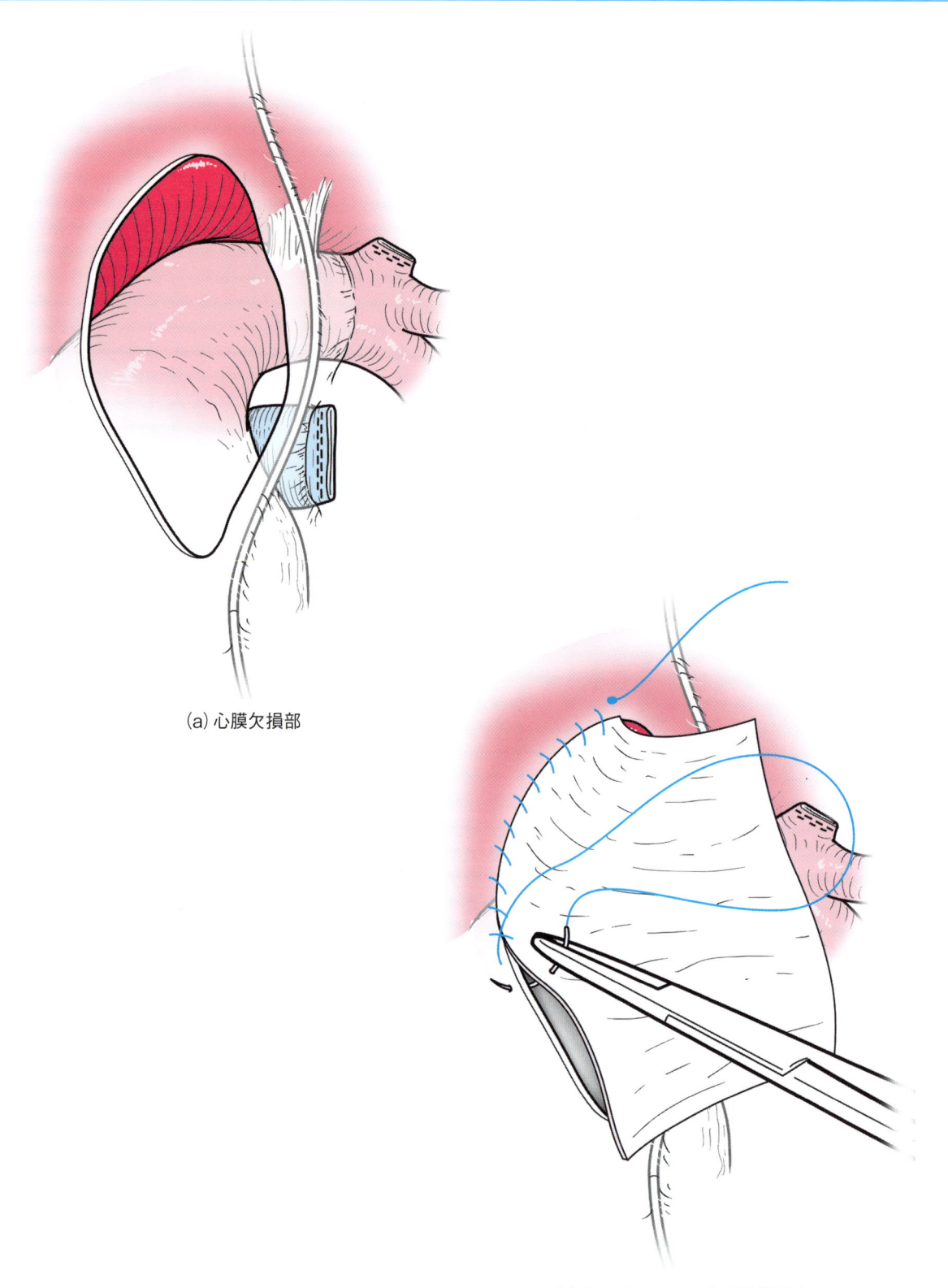

344　Ⅱ-9. 他臓器の切除を含む拡大切除術 Extended resections

（a）心膜欠損部

（b）3-0 Prolene による連続縫合

　図17　ゴアテックスシートによる心嚢補填

3. 左房合併切除術

　左房合併切除術については，あまり楽しい記憶がない。体外循環下に左房内に突出した腫瘍を切除したこともあるし，拍動下にクランプをかけて切除を行ったこともあるが，数年前に行ったこの手術では，十分な配慮をしたのだが，腫瘍栓が大循環に飛んでしまい，全身性の塞栓症を招いてしまった。今でも，最もリスクの高い手術の一つとみなされるであろう。ここでは，詳細な手技の解説ではなく，私の経験した手術の概要を紹介することにした。

A｜症例（1）

　患者は，51歳女性の大腸癌肺転移であった。腫瘍の一部が右下肺静脈内腔から左房内にポリープ状に突出していた（親指の先端くらいの大きさ）図18-a。左房内に突出する部分も大きいので，術前の評価としては，鉗子処理による下肺静脈-左房の合併切除はまず困難であろうと判断していた。このように，左房に突出する腫瘍は症例（2）でみるように，鉗子のスリップダウンなどによる大量出血の危険性以外に，術中腫瘍を鉗子が離断して大循環系に飛ばしてしまうことによる腫瘍塞栓の可能性を常に念頭に置いておかなければならず，術前に十分その危険性を患者に周知しておかなければならない。

　本症例では，このような評価を術前にしていたので，体外循環下に左房合併切除を行うことを前提に準備を行った。胸骨正中切開で開胸したところ，腫瘍が下肺静脈沿いに中枢へ進展している所見以外には切除不能の要因はなかったので，下葉切除術を行うべく，肺門処理と，葉間処理を行った。予想通り，術野の触診所見，術中エコー所見から，母指頭大のポリープ状腫瘍が左房内腔に突出しており，鉗子処理は困難であると判断した。そこで，まず体外循環を確立（右房脱血，上行大動脈送血）し，通常の開心術の要領で上行大動脈の遮断とcardioplegiaを行った後に左房を切開した。

　体外循環下に肺癌などの悪性腫瘍を切除しなければならない状況は，可能性としては，主として2つ考えられる。その一つは，左肺動脈主幹の中枢部分を浸潤する左肺門の肺癌である。この場合は，切除の対象が右心系に属する左肺動脈（右室）であるから，左心系が開くことはないので，上行遮断とcardioplegiaは不要である。拍動下に肺動脈を切開することが可能である。もう一つが，本症例のような左房に浸潤する腫瘍を切除する場合であり，この場合は左心系が開くので，基本的には上行遮断とcardioplegiaが必要となり，その分患者の負担も大きくなる。体外循環下の肺癌切除術の考え方については，この章の冒頭でも議論しているので，ここではこれ以上詳しくは述べない。ただ，最近は体外循環の方法も軽量化が進んでおり，大腿動静脈で送脱血を行う経皮的心肺補助装置（percutaneous cardiopulmonary support, PCPS）なども利用することができるので，これは呼吸器外科医にとっても恩恵であろう。ここで述べた2つの適応よりもむしろ，気管などを閉塞する気管腫瘍などの切除と再建に大いに利用価値が高いと思う。PCPSを使えば，吻合の妨げとなる術野挿管と換気の煩わしさから解放されて，確実な吻合ができるだろう。体外循環を用いるこれらの手術はいずれの場合であっても，心臓血管外科との協調が必須であり，あえていえば，国立がんセンターのような癌の専門病院には不向きな手術であろう。

　左房を切開すると，予想したとおりに母指頭大のポリープ状腫瘍が左房内腔に突出していたので，下肺静脈開口部を含めてこれをくり抜くように左房壁を切除し，左下葉切除術を完了した図18-b。左房壁はそのまま連続縫合によって閉鎖し，体外循環から離脱した。

　術後経過は順調で，特に合併症もなく順調に退院したが，約7カ月後に多発肝転移によって再発した。

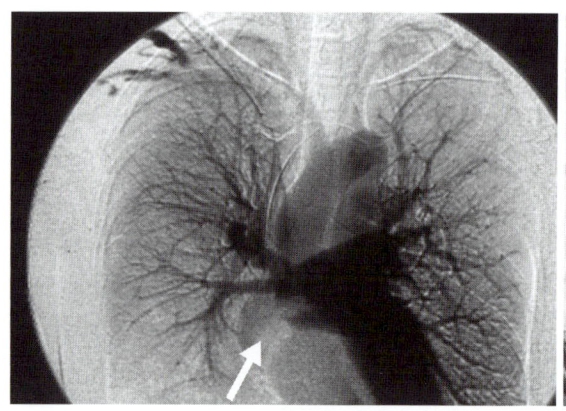

(a) PAG 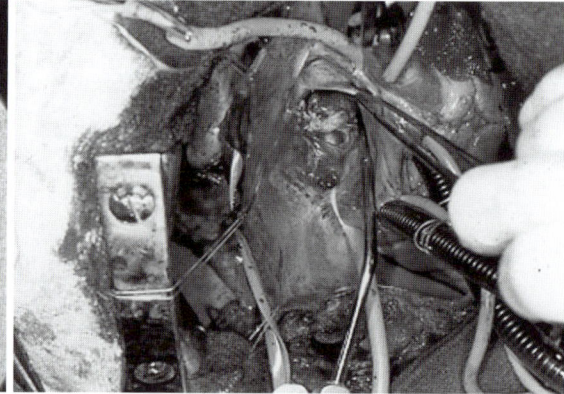　　　　　　　　　　　　(b) 術中所見

図18

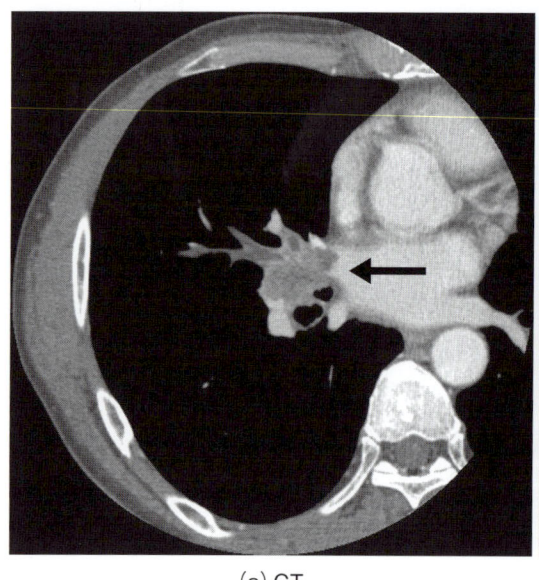

(a) CT 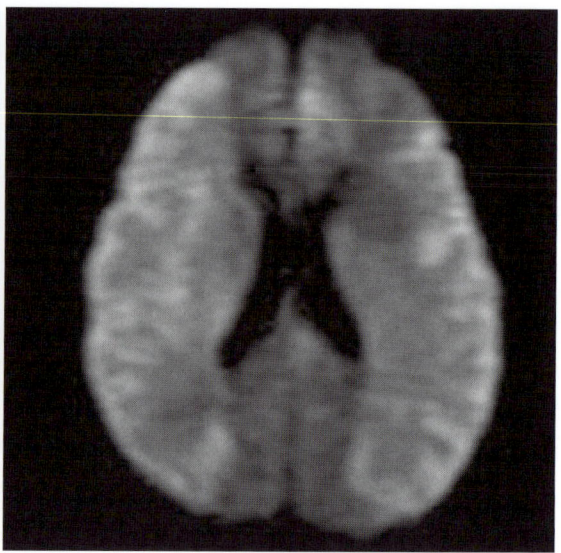　　　　　　　　　　　　(b) 脳MRI

図19

B 症例（2）

　患者は，58歳男性の重喫煙者の医師であった。右下葉に発生した低分化非小細胞肺癌で，#11iリンパ節に転移があり，これと連続する腫瘍が肺静脈内腔（下肺静脈ではなく，中肺静脈の内腔であった）から左房内腔に浸潤して突出していた（図19-a）。腫瘍の最深部は明らかに左房内腔にあり，左房合併切除が必要とされる状況であった。重喫煙者でもあり，何とか肺全摘は回避したいという状況であった。手術前の心づもりとしては，何とか中下葉切除と左房合併切除で完全切除を図りたいというものであった。患者ご本人は医師であり，この手術の困難性を十分に理解していたと思う。特に出血や腫瘍塞栓は，この手術に関しては予期し得る致命的な合併症で，手術自体リスクの極めて高いものであることを説明した。

　手術所見としては，やはり#11iの転移したリンパ節から発した腫瘍は，右中葉静脈の内腔から左房にポリープ状に突出しているようであった。左房壁を慎重に触診したところ腫瘍の突出はそれほど大きなものとは思われず，左房クランプによ

3. 左房合併切除術 | 347

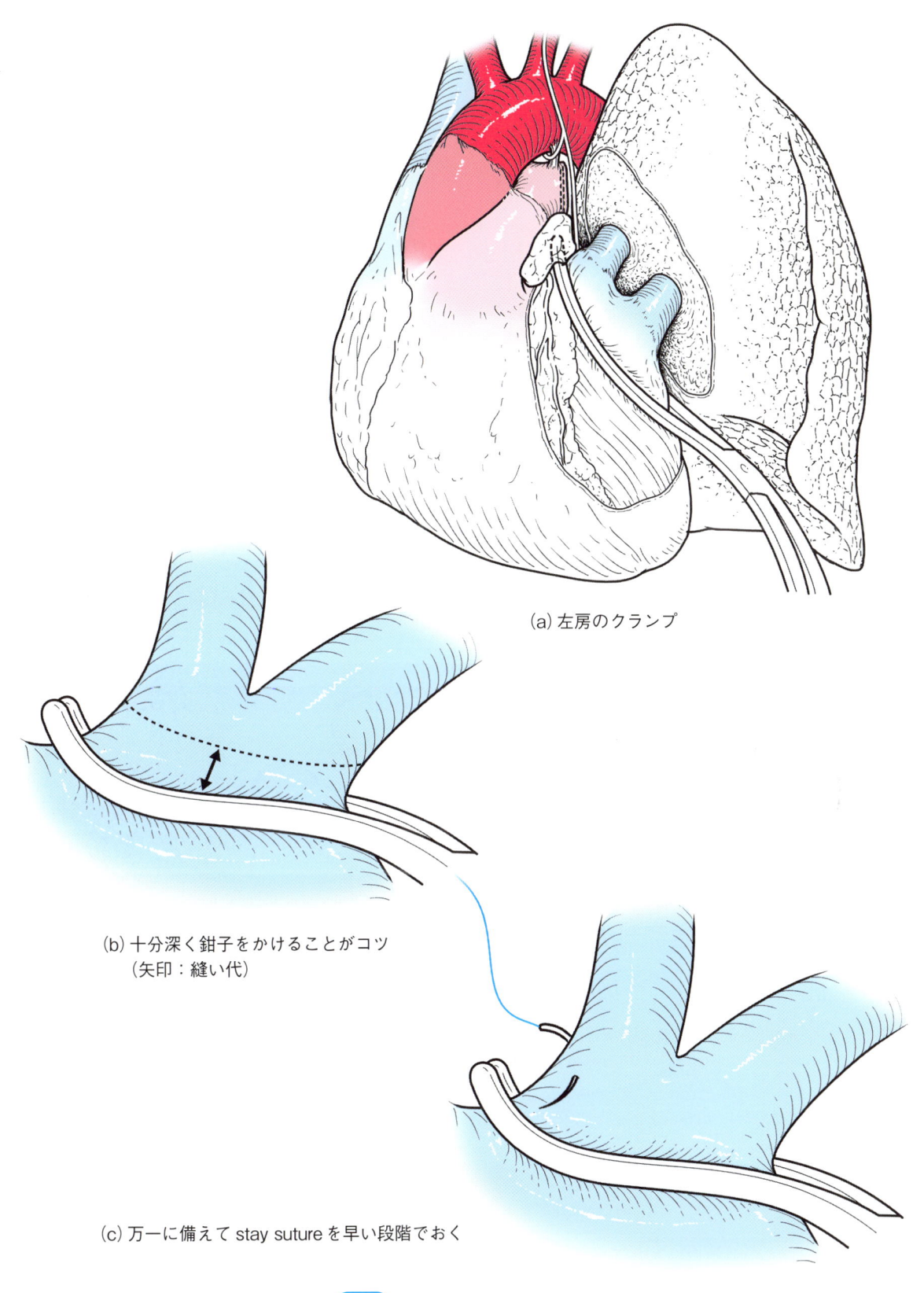

(a) 左房のクランプ

(b) 十分深く鉗子をかけることがコツ
（矢印：縫い代）

(c) 万一に備えて stay suture を早い段階でおく

図20　左房壁の切除と閉鎖

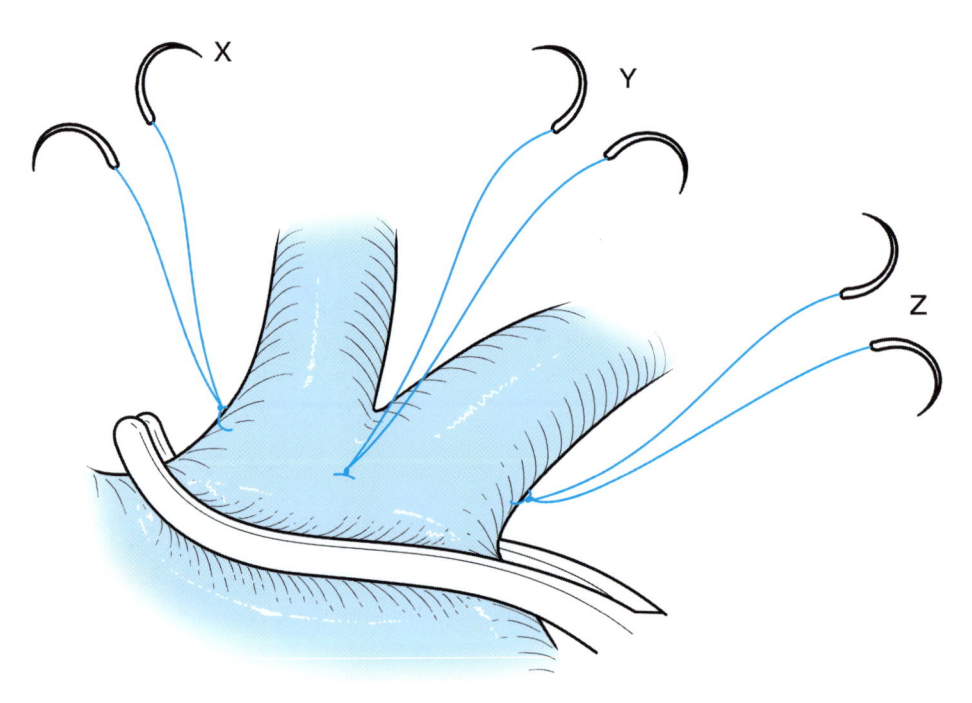

348　Ⅱ-9. 他臓器の切除を含む拡大切除術 Extended resections

(d) Yのstay sutureは壁を確実に貫通しておく

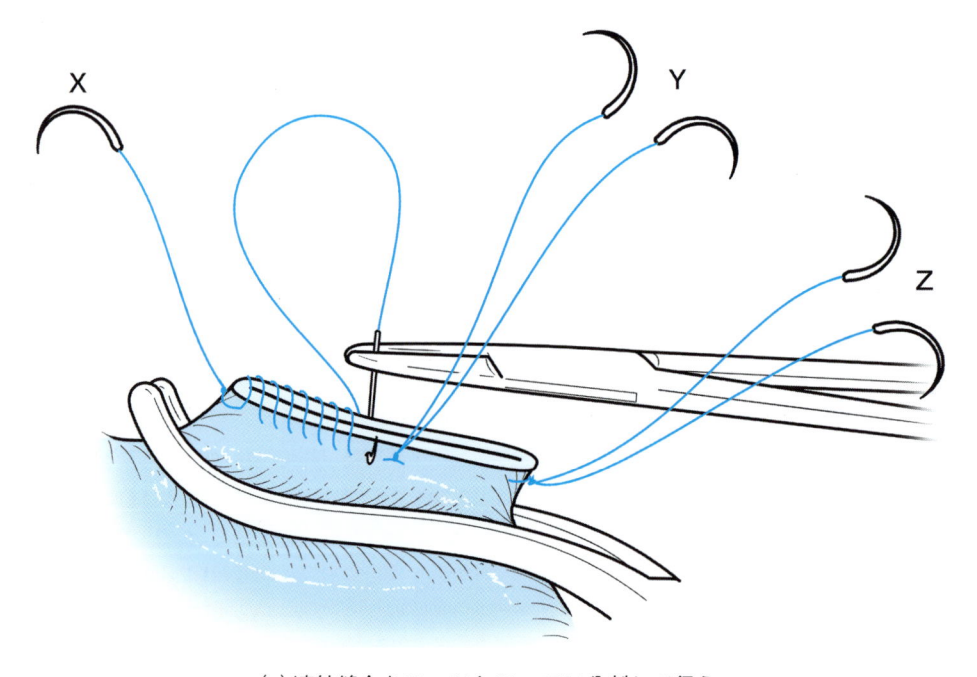

(e) 連続縫合をX〜YとY〜Zに分割して行う

って対応ができそうであった。そこで，右中葉静脈の根部にしっかりとクランプをかけて左房壁を切開して腫瘍と中肺静脈を切断した。腫瘍先進部は崩れやすく，容易に崩れてくるような感じであった。

　左房壁の切除断端に，3点で支持糸をかけ，万一のクランプのスリップに備えた後，3-0 Proleneの連続縫合でこれを閉鎖した。この後，右上葉の#12uリンパ節の腫大も明かであったことから，結局右肺全摘とならざるを得なかった。手術時間は3時間35分，総出血量は172mlで，術中の循環動態は極めて安定していた。

　問題は，術後であった。まず麻酔からの覚醒が遅いので，手術室で経過をみていたところ，convulsionなどの出現があり，眼球位置の異常などがみられた。この時点で腫瘍栓のflushが強く疑われたので直ちに脳CT等を行ったが，残念ながら腫瘍栓のflushとこれに伴う梗塞の発生と考えざるを得ない状況であった。腫瘍栓による梗塞は右上肢などにもみられ，かなり広い範囲に腫瘍が撒布された状態であることがわかった 図19-b 。意識は戻らず，術後約40日で死亡された。

　この症例では，結果的に私の術野における最終診断以上に腫瘍が左房内に入り込んでいたことと，腫瘍自体が崩れやすかったことなどから，残念な結果につながったと思われる。この症例からの教訓は，左房クランプにあたっては，自分の想定範囲を遙かに超える大きなクランプを心がけるということである。そのためには，本症例のように，中肺静脈から突出する腫瘍程度であっても，左房の半分を噛み込んでしまうほどの大きなクランプを行っていれば，あるいはこのような腫瘍栓のshowerは防止できたかもしれない。

C 手術手順

　まず左房合併切除術を行うにあたって，留意することは，"鉗子のかけ方"であろう。すでに何度も述べてきたように，左房合併切除術を行う対象の一つが，左房内にポリープ状に突出する腫瘍である。鉗子のクランプのために左房内腔で腫瘍がクラッシュされることは大きな合併症を引き起こす。

　鉗子をかけるラインについては，最小十分であることが必要であり，術中の触診と，できればエコーを用意してその範囲を慎重に決定したい 図20-a 。次に留意すべき術中の事故は，鉗子の滑脱による大出血である。ここで扱う対象は，常に拍動していて鉗子が外れる方向に圧が加わり続けていることを忘れてはならない。そして，ひとたび滑脱が起きた場合には，あまりに出血が大量であって，視野は一瞬にして失われると思ってよい。このような事故を防止する注意点は，①鉗子縁から切離線までの距離を十分確保すること，②万一鉗子が滑脱しても左房壁を保持できるような吊り糸（stay suture）をかけることの2点である。

　 図20-b は，腫瘍からの距離を十分とって左房に鉗子がかかったところである。この時に，鉗子の先端がきちんと出ていること，鉗子の把持の状態が安定していることを確認する。私は左房の場合，3点に吊り糸をかけるようにしている。両端と中央である。この3点を把持できていれば万一鉗子が滑脱しても，何とかこれを頼りに鉗子をかけ直すことができるのではないかと思うからである。両端針の4-0または3-0 Proleneでしっかり左房壁を貫通して針をかけ，結紮をする 図20-c 。中央のYについては，両端針をUの字にかけてしっかりと壁を貫通して結紮する 図20-d 。ここまでの準備をしておいてから，これら吊り糸の末梢側で左房を切離する。切離線に腫瘍などの遺残がないかどうかをよく肉眼的に確認する。Xの糸を用いて真ん中のYまで連続縫合を行い，Yの糸と結紮する 図20-e 。さらにもう一方のYの糸を用いてZまで連続縫合を行い，Zの糸と結紮する。左房壁は肺動脈壁と比べるとずっと構造もしっかりしており，連続縫合自体には，それほど技術的な問題はないはずである。

　縫合線に問題がないことを確認したら，ゆっくり一段階ずつデクランプをして血液の漏出がないことを確認する。血液漏のある部分にはZ縫合を追加すればよい。

【参考文献】
1) Suzuki K, Asamura H, Watanabe S, et al. Combined resection of superior vena cava for lung carcinoma: prognostic significance of patterns of superior vena cava invasion. **Ann Thorac Surg** 2004;78:1184-9.
2) Spaggiari L, D'Aiuto M, Veronesi G, et al. Extended pneumonectomy with partial resection of the left atrium, without cardiopulmonary bypass, for lung cancer. **Ann Thorac Surg** 2005;79:234-40.

II-10. 肺尖部胸壁浸潤癌の切除術
Surgery for superior sulcus tumor (SST)

1. "Superior sulcus tumor (SST)" についての歴史的な理解：肺尖部胸壁浸潤癌の臨床病理学的特性

　肺尖部で胸壁に浸潤する肺癌は，そのすべてではないが，Pancoast tumor, superior sulcus tumor (SST) などと呼称されている。これらの腫瘍と肺尖部付近の解剖学的事項との関連について，さらにそれらに対する認識が歴史的にどういう変遷を経てきたかについてまず知識を整理してみようと思う。本書は手術書ではあるけれども，この腫瘍については呼称や歴史的な側面を理解しておいて欲しいと思う。

　1932年に Henry K. Pancoast は肺尖部付近に発生して独特の症状を呈する一群の疾患をJAMAに報告した (Pancoast HK. Superior pulmonary sulcus tumor. **JAMA** 1932；99：1391-6)。"Superior pulmonary sulcus tumor" と題する論文で，現在読んでも，その臨床像の的確な記載には感心させられる重要な文献である 図1 。この論文で記載されている内容は，Netter の CIBA collection にわかりやすく図説されているのでご覧いただくことをお勧めする。Pancoast によると，「問題の腫瘍は，胸郭入口部 thoracic inlet の非常に限局した場所に発生するものであって，臨床的に以下の特徴を有する」と記載されている。その特徴は，第1に肩から患側の腕に放散する痛み，第2に Horner 症候群 (ptosis, mydriasis, anhydrosis)，第3に上肢の筋萎縮，そして第4に胸部X線写真で，肺尖部に均一な腫瘍陰影が認められることとされている。このような腫瘍を，彼が初めて "superior pulmonary sulcus tumor" という名前を付けて 1932 年に発表したのである。

　これ以降，Pancoast tumor という名前は非常に一般的になったのであるが，実は，この病気の病態に関する理解という点では，Dr. Pancoast は大きな勘違いをしていたということがこの文献をよく読むとわかる。実は彼は，この腫瘍は胸壁原発の腫瘍であって，肺原発の腫瘍だとは夢にも思っていなかったのである。要するに，胸壁腫瘍だと思っていたのだ。彼の文献の中には，この腫瘍は，「肺尖部の肺癌や肋骨の肉腫などの隣接する臓器に発生する腫瘍と区別されるものだ」と記載されていて，「肺癌ではない」と明言してしまっているのである。そして，「胸尖部腫瘍 apical chest tumor という名称は使うべきではなかろう」とも述べている。そして決定的に，「superior pulmonary sulcus tumor という名前を付けるのがよいであろう。というのもこの名称を使えば，肺，胸膜，肋骨，あるいは縦隔起源でないことをはっきり示せるからである」としているのである。

　われわれは現在，SSTの実態が肺尖部肺癌であることを常識として知っているが，Dr. Pancoast は胸壁腫瘍だと思っていたという点を覚えておくべきだろう。1983 年の Ann Thorac Surg に，Teixeira というブラジルの先生がわかりやすいレビューを書いていて，Dr. Pancoast の間違いをきちっと指摘している (Teixeira JP. Concerning the Pancoast tumor: what is the superior pulomary sulcus？**Ann Thorac Surg** 1983；35：577-8.)。「Pancoast の間違いは，この腫瘍が bronchopulmonary origin であることを否定してしまったことである」ということである。病態の認識は誤ったけれども，Pancoast の名前はずっと歴史に残ったというのが真相である。

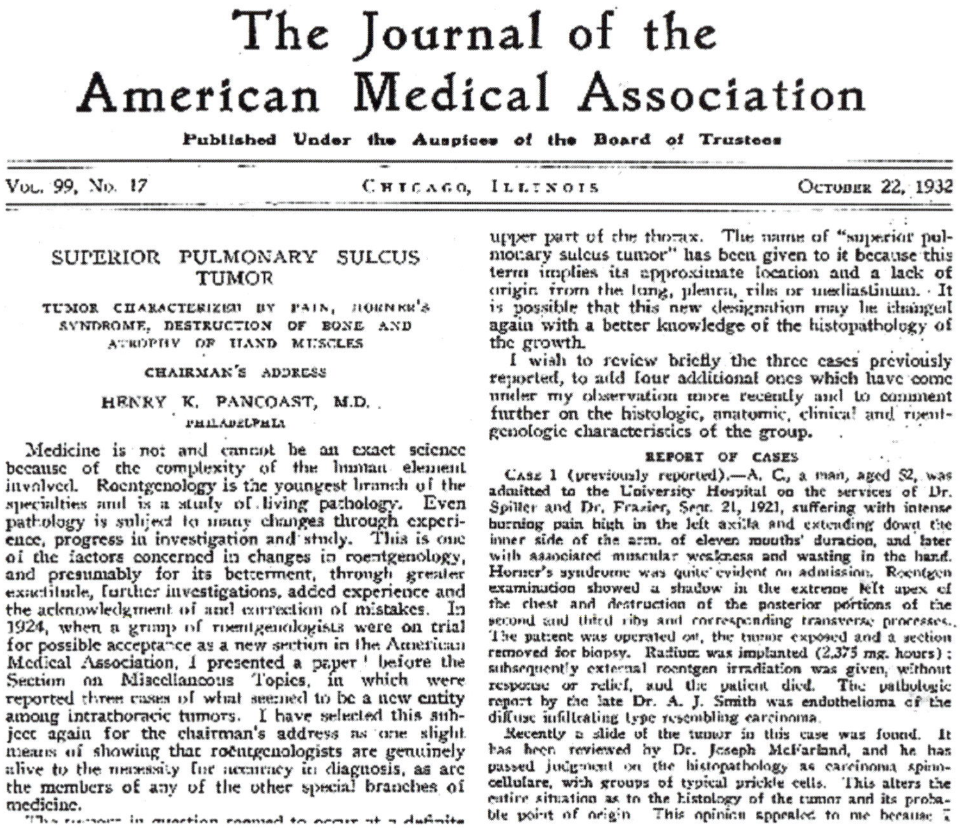

The Journal of the American Medical Association

Published Under the Auspices of the Board of Trustees

Vol. 99, No. 17 CHICAGO, ILLINOIS October 22, 1932

SUPERIOR PULMONARY SULCUS TUMOR

TUMOR CHARACTERIZED BY PAIN, HORNER'S SYNDROME, DESTRUCTION OF BONE AND ATROPHY OF HAND MUSCLES

CHAIRMAN'S ADDRESS

HENRY K. PANCOAST, M.D.

PHILADELPHIA

Medicine is not and cannot be an exact science because of the complexity of the human element involved. Roentgenology is the youngest branch of the specialties and is a study of living pathology. Even pathology is subject to many changes through experience, progress in investigation and study. This is one of the factors concerned in changes in roentgenology, and presumably for its betterment, through greater exactitude, further investigations, added experience and the acknowledgment of and correction of mistakes. In 1924, when a group of roentgenologists were on trial for possible acceptance as a new section in the American Medical Association, I presented a paper[1] before the Section on Miscellaneous Topics, in which were reported three cases of what seemed to be a new entity among intrathoracic tumors. I have selected this subject again for the chairman's address as one slight means of showing that roentgenologists are genuinely alive to the necessity for accuracy in diagnosis, as are the members of any of the other special branches of medicine.

The tumor in question seemed to occur at a definite upper part of the thorax. The name of "superior pulmonary sulcus tumor" has been given to it because this term implies its approximate location and a lack of origin from the lung, pleura, ribs or mediastinum. It is possible that this new designation may be changed again with a better knowledge of the histopathology of the growth.

I wish to review briefly the three cases previously reported, to add four additional ones which have come under my observation more recently and to comment further on the histologic, anatomic, clinical and roentgenologic characteristics of the group.

REPORT OF CASES

Case 1 (previously reported).—A. C., a man, aged 52, was admitted to the University Hospital on the services of Dr. Spiller and Dr. Frazier, Sept. 21, 1921, suffering with intense burning pain high in the left axilla and extending down the inner side of the arm, of eleven months' duration, and later with associated muscular weakness and wasting in the hand. Horner's syndrome was quite evident on admission. Roentgen examination showed a shadow in the extreme left apex of the chest and destruction of the posterior portions of the second and third ribs and corresponding transverse processes. The patient was operated on, the tumor exposed and a section removed for biopsy. Radium was implanted (2,375 mg. hours); subsequently external roentgen irradiation was given, without response or relief, and the patient died. The pathologic report by the late Dr. A. J. Smith was endothelioma of the diffuse infiltrating type resembling carcinoma.

Recently a slide of the tumor in this case was found. It has been reviewed by Dr. Joseph McFarland, and he has passed judgment on the histopathology as carcinoma spinocellulare, with groups of typical prickle cells. This alters the entire situation as to the histology of the tumor and its probable point of origin. This opinion appealed to me because I

図1 PancoastのJAMA論文（1932年）

2. Superior sulcusはどこか？

　Pancoast以降にもSSTという名称をめぐって，いろいろと混乱がみられている。もともと，これが解剖学的な正式名称ではないことから混乱が生まれているのである。そもそも superior (pulmonary) sulcusとは何を，どこを指すのかということである。先ほども紹介したように，Dr. Pancoastは，もともと肺癌ではなく胸壁の腫瘍と認識してSSTという名前を付けたのだから，彼はsuperior sulcusは当然胸壁側，少なくとも肺外の部位の名称としてこれを用いたに違いないのである。私は，この分野で大きな成果を上げたDr. Paulsonの文献も随分当たってみたけれども，superior sulcusについてきちんとした定義は，私の調べた範囲では発見することができなかった。このように，superior sulcusの定義は，実のところ昔から結構曖昧なまま使われていたようなのである。

　なぜ，私がこの言葉の来歴に興味をもったのかといえば，当時レジデントであった私に対して，ある先生が極めて断定的に，「それは肺表面に第1肋骨によって生じる凹みのことで，この凹みのあたりに発生する肺癌をSSTというんだ」と答えたからである 図2 。私はその頃，いろいろ文献を読んでいたので，肺外の腫瘍（よって肺癌ではない）を想定して，この特殊な腫瘍は命名された経緯があるのだから，そもそも肺の一部の構造物の名称として使われるのはおかしいと思ったのであり，この説明には納得がいかなかった。それで，私はさらに文献を当たりまくって，すでに紹介したブラジルの先生の論文に行き当たり，ようやく合点がいった次第である。私と同じように，ブラジルの先生も疑問を感じたに違いない。

　それでは，実際にどこが superior sulcus かというと，鎖骨下動脈後方にできる陥凹（弓隆部）を指すというのが結論である 図3 。すなわちこれは胸壁の一部である。そして，肺尖部にできた肺癌がここに浸潤することによって，一連の症状を起こしたものを現在では，Pancoast tumorであるとか，SSTと呼んでいるのである。右側よりも左側のほうが，その陥凹部はわかりやすいと思う。この部位にある構造物は，交感神経幹，腕神経叢，肋骨，椎体であって，これらに腫瘍が浸潤すれば，Pancoastが記載した症状が現れることになる。腕神経叢浸潤は，当然尾側から頭側に向かって起こるわけだから，患側上肢の症状は，はじめは尺側の近位部から知覚の異常や痛みが現れるのも十分説明が可能である。結局現在では，superior (pulmonary) sulcusもsuperior sulcusもsulcus pulmonarisも同じ意味で使われ，今ではpulmonaryが抜けてsuperior sulcusが一般化しており，ここを浸潤する肺癌をSSTと呼んでいるというのが実態である。

　私は，この調査結果を意気揚々として抄読会で報告したし，静岡の近藤先生はたびたびこの文献を重宝がって引用するようになった。しかし，どういうわけか，この文献的考察を受け入れてくれない先生もいて，悲しい思いをしたものである。「でも，SSは肺の凹みだよ」というのである。"で

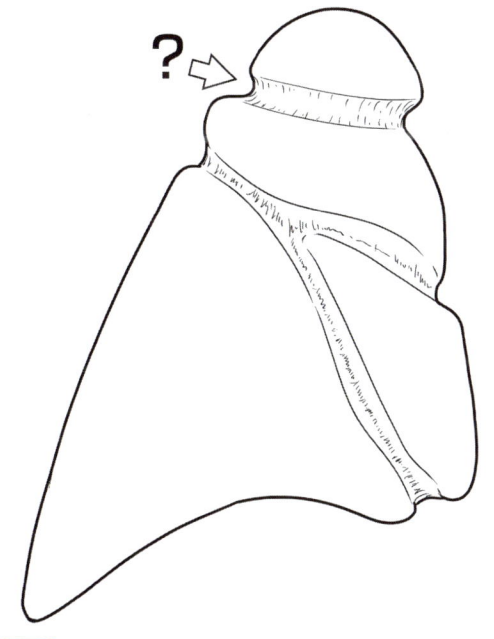

図2　第1肋骨によってできる凹みがsuperior sulcusか？

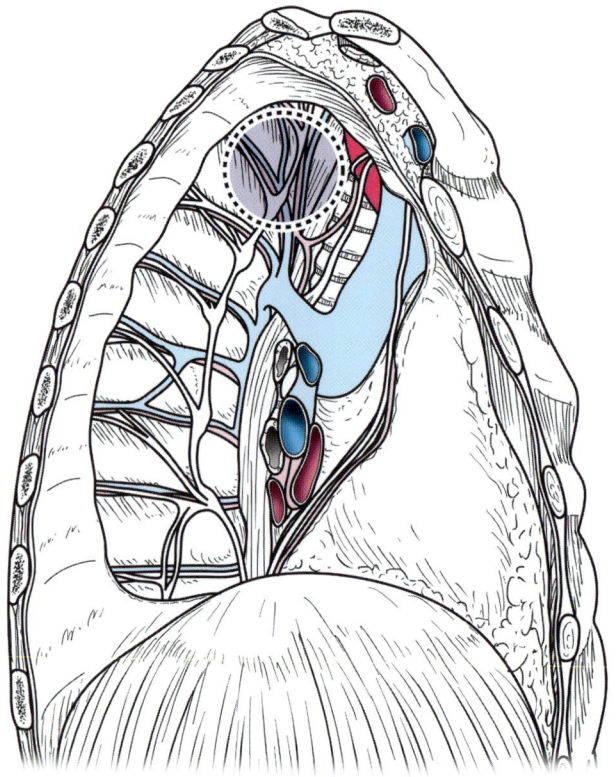

354　Ⅱ-10. 肺尖部胸壁浸潤癌の切除術 Surgery for superior sulcus tumor (SST)

(a) 右側の superior sulcus

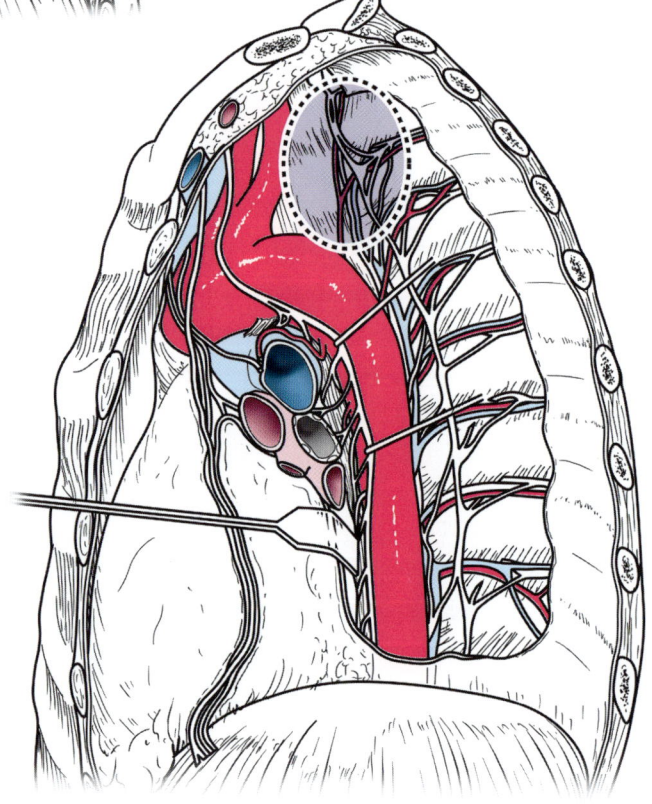

(b) 左側の superior sulcus

図3　"Superior sulcus" とはどこか？

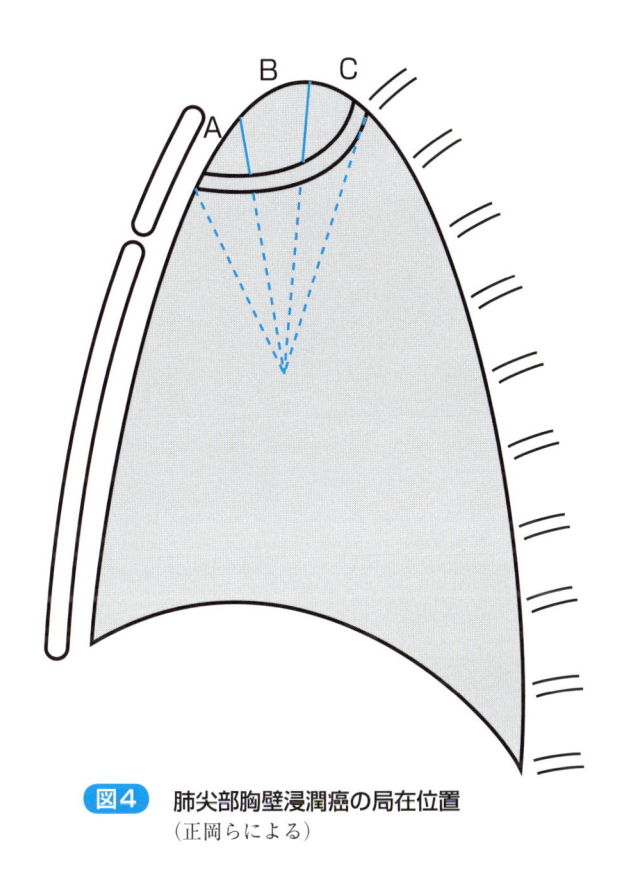

図4 肺尖部胸壁浸潤癌の局在位置
（正岡らによる）

も"とはいったいどういう意味だろうか？ このように，世の中には，頭の中にある自説を他人からの示唆では変更しようとしない類いの人間が一定の割合でいるが，ことに医学の世界では当人にとっても周りの人にとっても，これほど馬鹿馬鹿しいことはない。多分この先生は今でも問われれば，SSとは肺の凹みであると答えることだろう。もっとも，これ以降SSTのことはほとんど話題に上らなくなったが．

このような定義に従うと，SSTは狭義の意味で使う限り，胸腔のかなり後方にあって後胸壁，縦隔を浸潤するものを指すこととなる．ところが実際には，肺尖部の胸壁浸潤癌は前方に浸潤することも十分あるわけで，正岡先生は肺尖部胸壁浸潤癌を一括して取り上げて類型に分類されている．正岡先生は，肺尖部を前方から後方に向ってA，B，Cに3等分して分け，CあるいはB＋Cの浸潤があるものがSSTであって，A，A＋B程度のものは，anterior apical tumorと呼んで区別している（図4）．

肺尖部胸壁浸潤癌の3パターンをお示しする（図5）．これら3例は，私と近藤先生が苦労して一緒に切除した一連の症例である．第1例が，前方の浸潤を主体とする，正岡先生のいうanterior apical tumorであり，前胸部痛のみしか症状としては認められないものである（図5-a）．第2例は，逆に後方の第1，第2肋骨，椎体を主として浸潤するもので，左上肢に及ぶ強い背部痛のほか，典型的なHorner徴候を示していた，狭義のSSTに相当するものである（図5-b）．第3例は，前後全部型とでも呼ぶべきもので，肺尖部の胸壁を広範に浸潤している（図5-c）．このような症例は，狭い肺尖部の空間を腫瘍がすべて占拠しており，技術的には切除の大変難しいものといえる．

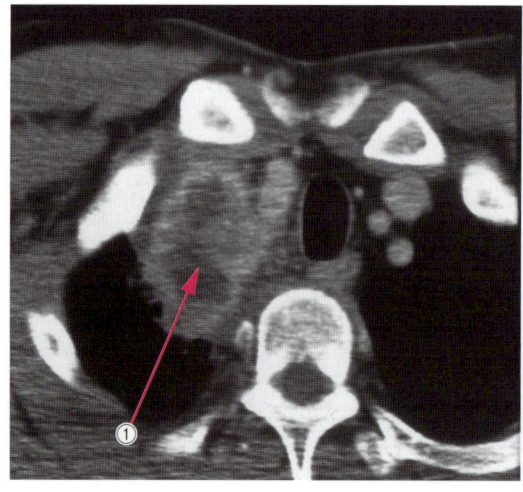

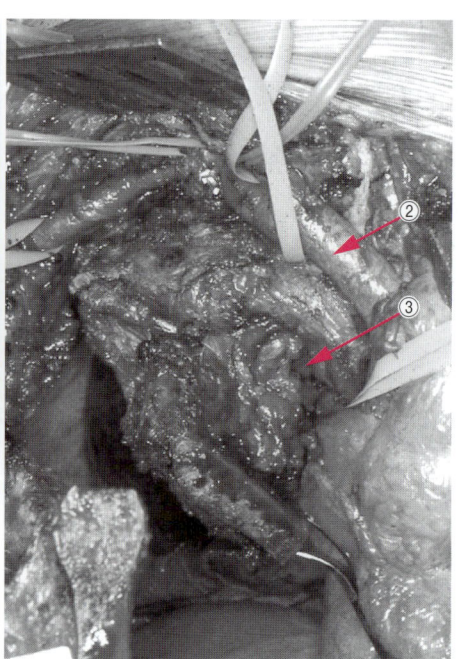

(a) 前方型：CT と手術所見
① 腫瘍
② 腕頭動脈
③ 腫瘍

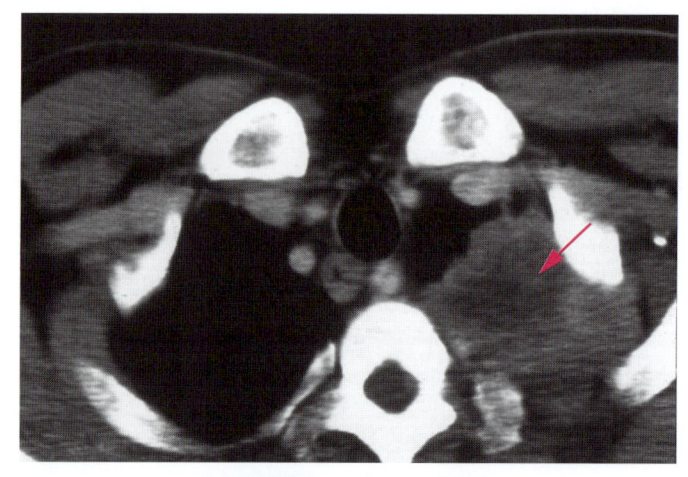

(b) 後方型：CT（矢印：腫瘍）

図5 SSTの類型

　胸壁への浸潤パターンによって，それぞれアプローチが違ってくるということが，この手術の面白いところでもあるし，逆にアプローチのやり方を間違えると大変苦労するということになると思う。呼吸器外科医がその技術や知識を最も発揮できる手術である。

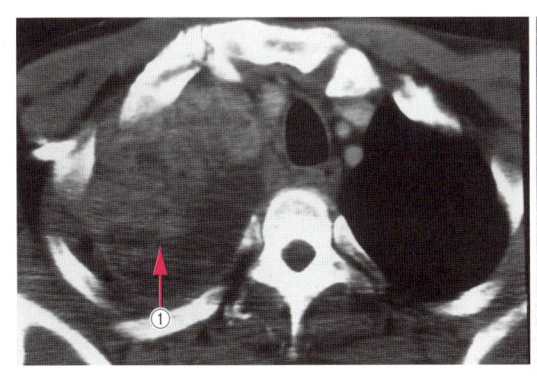

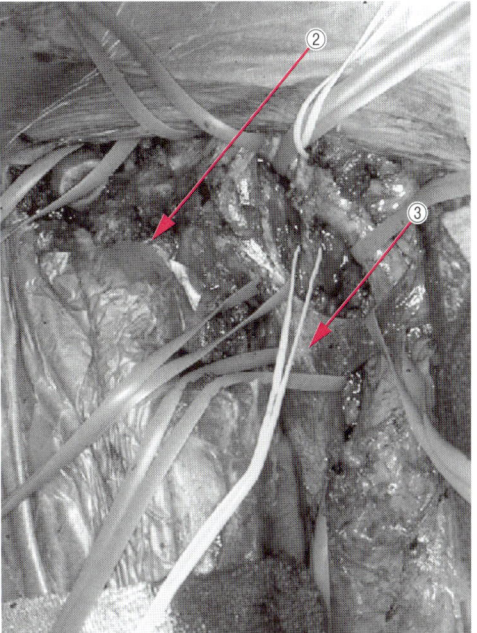

2.Superior sulcus はどこか？

(c) 全部型：CT と手術所見
① 腫瘍
② 腫瘍
③ 腕頭静脈と上大静脈

3. SSTに対する基本的な治療方針

　SSTに対する基本的な治療方針は，Paulsonが術前照射とそれに続く外科切除という方針の有効性を示して以来，長い間これが一般化されて踏襲されてきた。もともとそれほど症例数の多い病態ではないから，無作為化試験で治療方針の比較検討を行える状況には現在もない。近年北米では，導入療法として化学療法と放射線治療を行った後に外科治療を行うというPaulsonよりも一歩踏み込んだ治療方針が出され，第Ⅱ相試験としてその有効性が検証されている。Intergroup trial #0160 図6 がそれで，その結果はすでにJTCSに2001年にpublishされている。JCOGもこの後でこれと非常に似たようなトライアル，JCOG #9806 図7 を行い，ほぼ同様の結果が出ている。この両者の生存曲線を合わせて示したのが 図8, 9 である。

　Intergroup #0160のデザインは，N1までのSSTに対して，導入療法としてCDDP-Etoposide 2コースと同時胸部照射45Gyを行った後に外科切除を行い，さらに術後CDDP-Etoposide 2コースを追加するというものである。症例集積は111例で，T3が80例とT4が31例入っている。導入療法の手術完遂率は92%，導入療法の治療関連死亡が2.7%。手術適応症例は95例で，そのうち実際に開胸が行われたのが83例で，そのうち76例（92%）で完全切除が可能であった。術後死亡が2例（2.4%）に起こっているが，病理学的CRは65%と高率であったことが特筆される。遠隔成績は，2年生存が55%で，完全切除できたものについては70%である。SSTに対する積極的な治療の成績として，頭に入れておくべき最新のデータだと思う。生存曲線をみると右側でplateauに達していることから，治癒できる症例が確かにあることがわかる。プラクティスにおいても，SSTに対してはupfrontでの手術ではなく，最低でも放射線治療を，できれば化学放射線治療をやることが一般

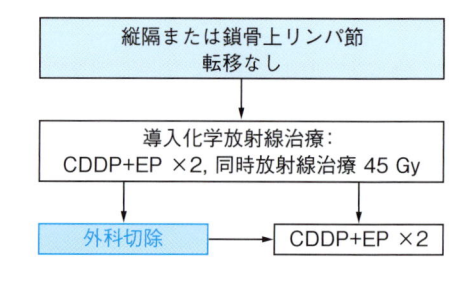

図6 Intergroup 0160の研究デザイン

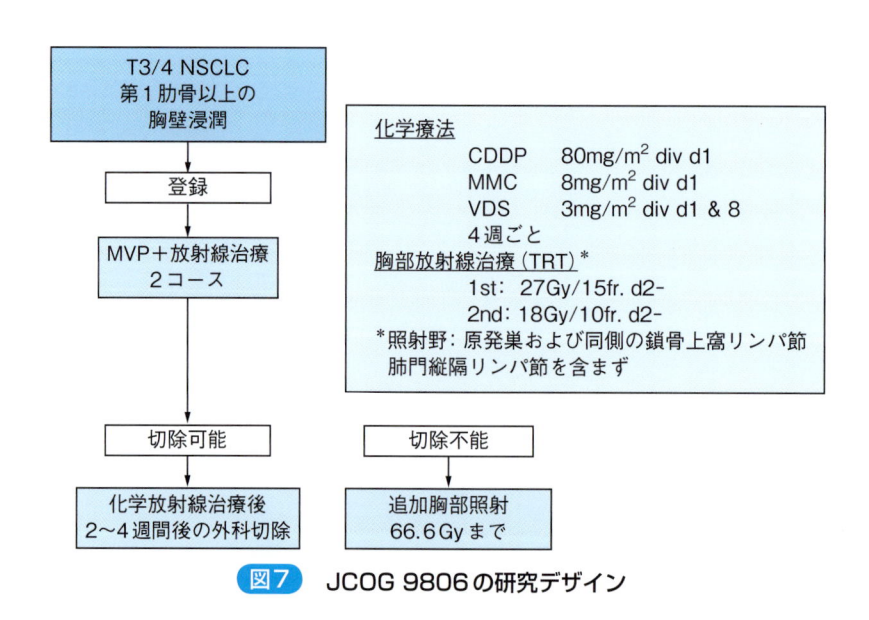

図7 JCOG 9806の研究デザイン

図8 2つの研究の全生存

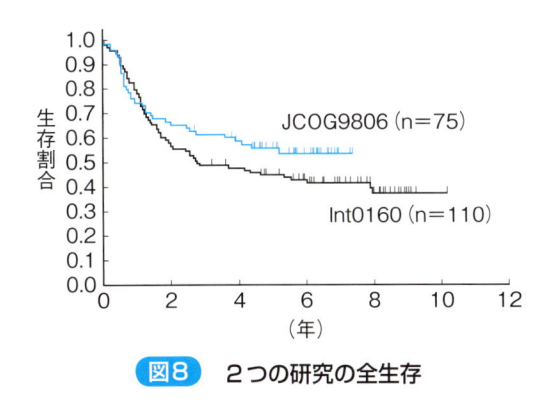

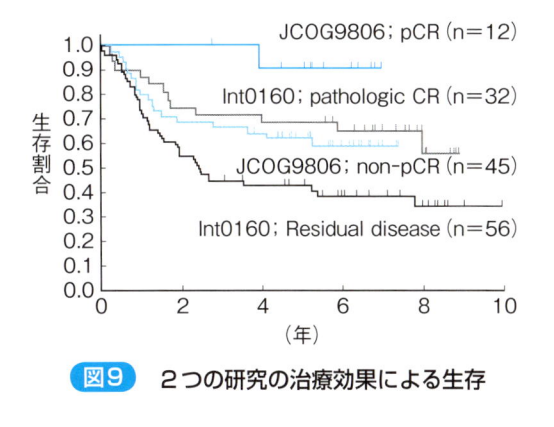

図9 2つの研究の治療効果による生存

化していると思う。特にSSTの場合，放射線治療の効能は，狭い肺尖部で腫瘍が縮小することで手術操作を容易にするという利点も大きいと思う。その一方，放射線の照射野に対する配慮も必要であり，特に，できれば肺門を照射野から除外するべきであろう。そうしなければ，照射野は極めて広いものとなり，術後の合併症を引き上げるリスクとなる。

4. 後方浸潤を主体とするSSTの切除術

A 皮切とアプローチ

　SST切除のためのアプローチはどういうものがあるかというと，主に後方を切除するための切開としては，私たちも行っている，あえて名前を付ければ拡大後側方切開あるいは大Cの字開胸（図10）とでもいうべきものと，正岡先生の提唱されたhook incision（図11）などがある．Hook incisionは，鉤型の皮切方法で，腋窩を中心として前方と後方の両方で上方に切り上げており，前方では乳頭上方に達する．この方法では，術中に上肢を前後に移動させることによって，胸郭入口部の十分な視野を得ることを狙っているのが特徴とされているが，私の個人的な感想としては，前方は乳頭線上まで切り上げたとしても，それほど術野の改善にはならないことと，肋間開胸を前方で行いにくくなるという欠点があると思う．

　私たちの方法は，特別な切開線というわけではなく，すでに総論で述べた後側方開胸基本線そのものなのである．通常の後側方切開線を，無理なく頭側へ軽い円弧を描きながら，場合によっては僧帽筋の上縁まで延長していくという方法である．注意点としては，必要以上に皮切線を正中線に近づけないということもすでに述べた通りである．

　この開胸のコツとしては，胃外科の手術において使われる"吊り上げ鉤"の使用である（図12）．これによって，助手一人分の労働力が削減できる．吊り上げ鉤のための支柱は開胸側と反対側に立てる．広背筋の切離が済んだところで肩甲骨に吊り上げ鉤をかけて頭側へ牽引すると，とてもよい視野を展開することができる．通常の胸壁浸潤癌でもそうであるので，ぜひ試していただきたい．

B 手順考

　肺尖部の胸壁浸潤癌を扱う時には，狭い胸腔頂部の操作であることがその一つの特徴である．しかも，肺門部で肺が固定されていると肺の可動性がほとんど得られないので，操作は一層行いにくい．

　ここでは，手順に関する考察をしておこう．SSTの手術では，実は3つの手順方法がある（図13）．
　①胸壁の処理→肺門処理→葉間処理（a→c）
　②肺門処理→葉間処理→胸壁の処理（c→a）
　③腫瘍と肺門の間での肺実質の切断→上葉切除→腫瘍-胸壁切除（b→c→a）

　この手術では，肺の末梢と肺門の2カ所が固定されていることが特徴であるから，そのどちらかを先に解放することが望ましい．胸壁の処理がやさしそうならば，まず胸壁から腫瘍ごと肺を落として，その後でゆっくり上葉切除をやればよい（手順①）．ただし，この手順は胸壁の切除に手間取らなさそうな場合のみ可能である．逆に，肺門と葉間がそれほど苦労なく処理できるのであれば，肺門における上葉切除をまず完結してしまうのがよい（手順②）．肺門において肺血管気管支が切離できれば，上葉全体をいかようにも跳ね上げることができるので，胸壁浸潤部の視野は一気に改善する．この手順では，肺門操作がスムーズにいくことが重要で，肺門リンパ節腫大などがある場合には，肺門の視野を前後に展開することが難しいから，あまり勧められない．手順③は，腫瘍が肺の末梢に偏在することが条件であるが，肺門と腫瘍の中点で，肺実質をステープラーで横断する．これで上葉は肺門側と胸壁側に分断されたので，視野もそれぞれによくなり，操作もその部分に集中できる．欠点として，肺の標本が分断されてしまうことは我慢できても，胸壁の大循環経由で腫瘍へ血液がどんどん流れ込んで，胸壁側の肺が河豚提灯のようにパンパンになる現象がときにみられるということである（全例ではないが）．こうなると，かえって胸壁側の処理が厄介になるので考え物ではある．私は状況によってこれらを使い分けている．

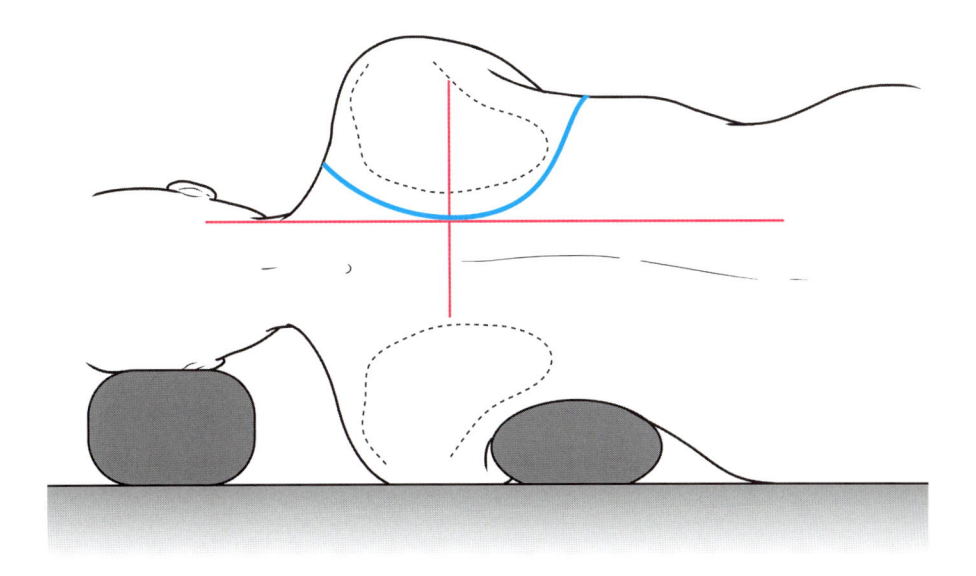

4. 後方浸潤を主体とするSSTの切除術 | 361

(a) 大Cの字開胸の皮切。開胸基本線を頭側へ延長する

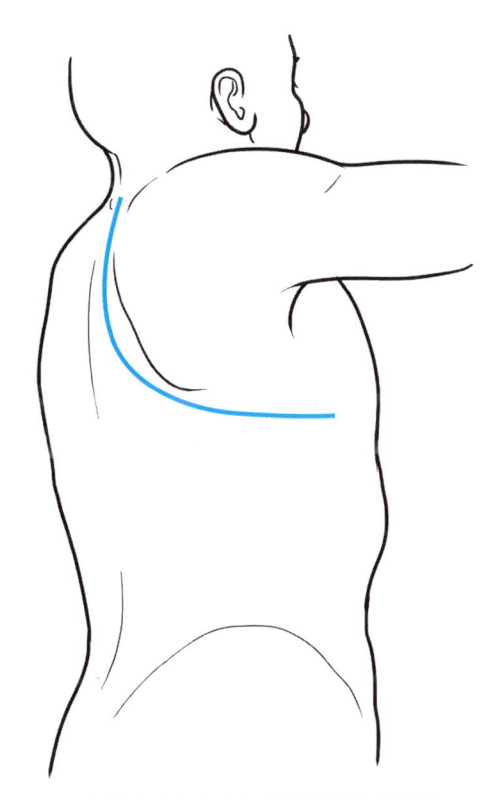

(b) 横からみた大Cの字開胸の皮切線

図10 大Cの字開胸

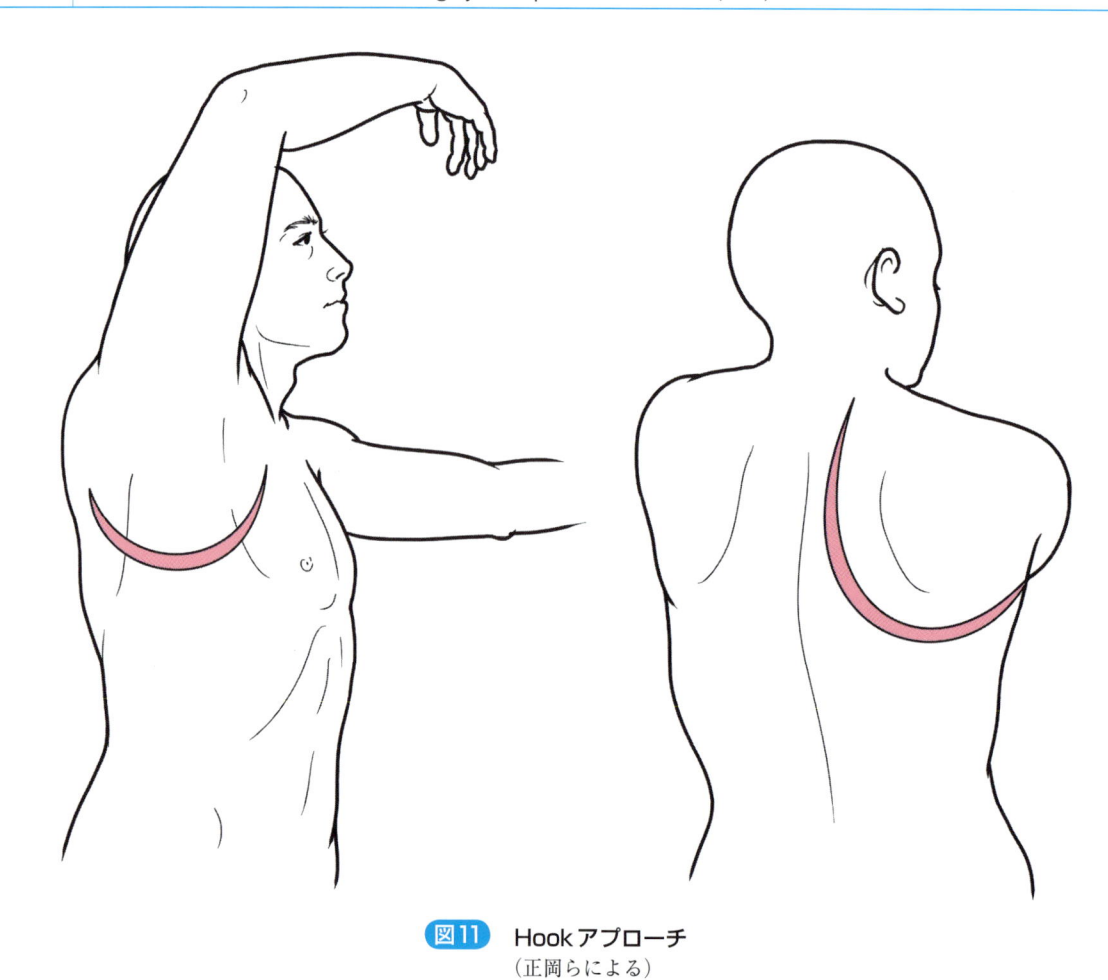

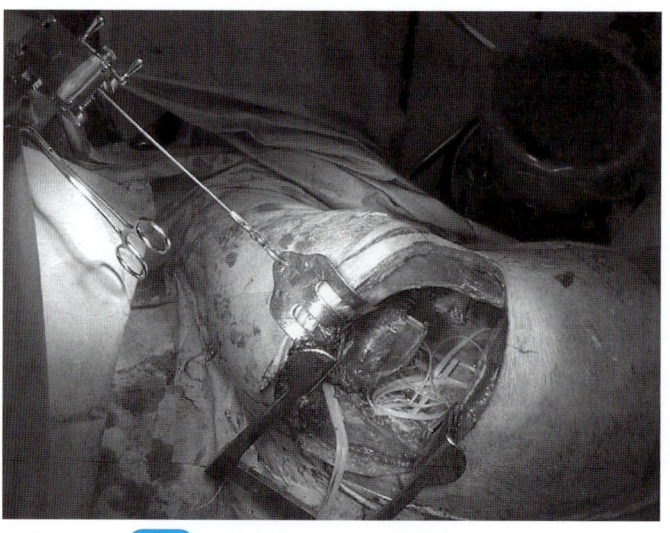

図11 Hookアプローチ
（正岡らによる）

図12 SST切除における吊り上げ鈎
助手一人分の働きをしてくれる。

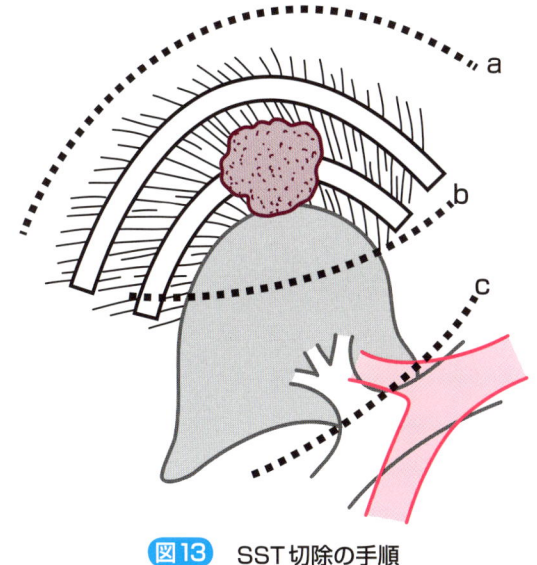

a, 胸壁切除
b, 肺実質の離断
c, 肺門の処理

図13 SST切除の手順

C 手術手技の実際

1 開胸

SSTに対する外科切除においても，まず通常の後方小開胸で始め，胸腔内から腫瘍の進展範囲，胸壁への固定の程度，非切除因子の有無などを十分評価してから，側方開胸基本線に乗って後方頭側への創の延長を行うべきである 図14 。

2 胸壁の切除

ここでは，第1～第3肋骨後方への浸潤がある場合を想定して解説する。この場合の開胸位置は第4肋間開胸となる。

大まかな手順として，まず肺門と葉間の処理を型のごとく行い，上葉肺実質が肺から切り離された状態とする。肺門を自由に展開できない点，やりにくい面もあるが，肺葉切除術の項で解説した私の手順は，SSTの状況でもそのまま応用が可能である。肺門が分断されると，上葉を跳ね上げることができるので，胸壁浸潤部の観察がとても容易になり，ここで再び胸壁切除範囲の評価と切断想定ラインの策定をしておくとよい。ここからいよいよ胸壁浸潤部の切除に入る。

浸潤のない部分の胸壁部の処理は，他臓器合併切除術の項ですでに詳しく解説してあるので，その部分（331頁）を参照していただきたい。

SSTの切除では，特に肋骨後方部の切除が技術的に難しい課題である。場合によっては整形外科の技術的援助を行ってもらう必要がある。

3 肋骨後方，椎体の処理

この例では，第1～第4肋骨と肋間の前方処理は通常の胸壁切除術と同じ手技である。第4肋骨の後方も同様に処理できる。第1肋骨から第3肋間の後方の処理が課題となる。

まず，椎体付近での肋骨切除のパターンについて解説する。図15 に示すように，これには5パターンがある。

A) 通常の肋骨部での切断
B) 肋横関節から肋骨頭を起こし，すべての肋骨を切除するもの
C) 肋骨頭を含めた全肋骨の切除に加えて，椎体の横突起を切断するもの
D) 肋骨頭を含めた全肋骨の切除に加えて，椎体の部分切除を伴うもの
E) 肋骨頭を含めた全肋骨の切除に加えて，椎体を椎弓切除によって切除するもの

私はA～Cまでの経験があるが，D，Eについては経験がない。私見では，通常根治の期待できる胸壁椎体切除術はせいぜいCまでであり，椎

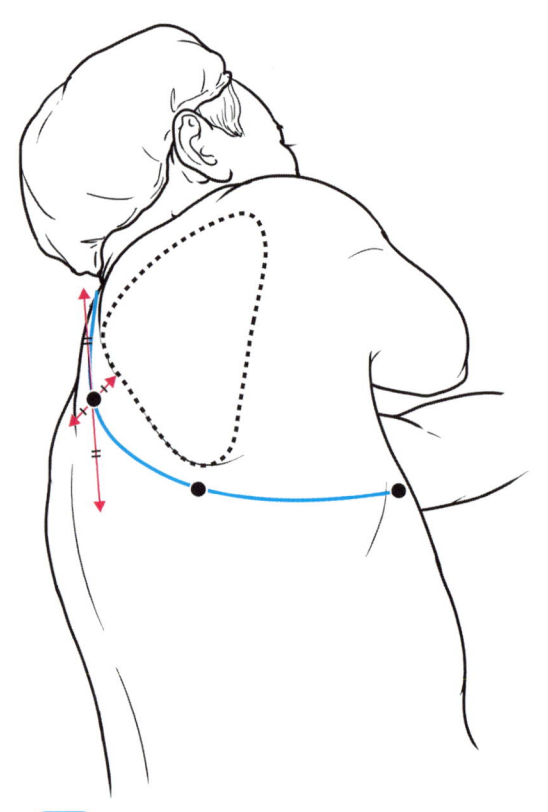

図14 開胸基本線を延長した"大Cの字開胸"

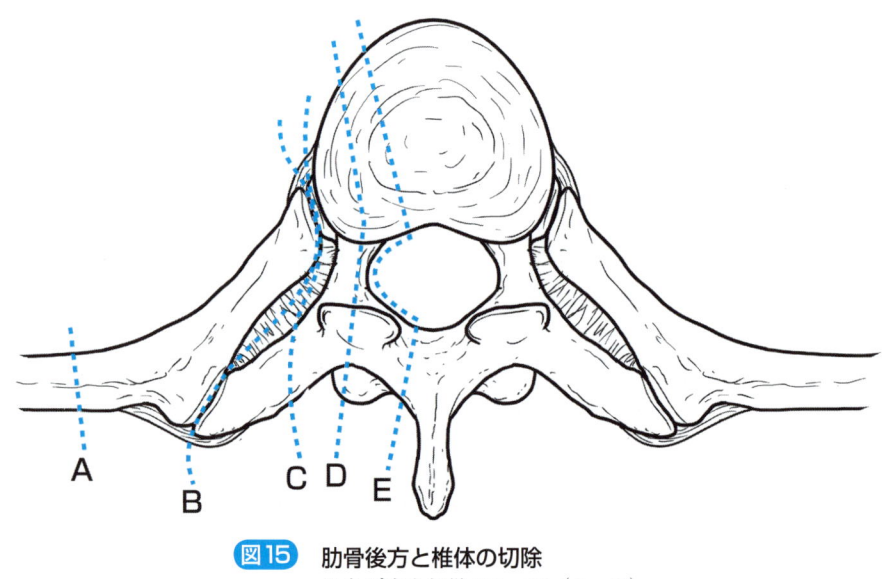

図15 肋骨後方と椎体の切除
さまざまな切除のレベル（A～E）。

体そのものの合併切除は技術的に行えても根治はあまり期待できない。かつての同僚である近藤先生は，このあたりに果敢に挑戦したが，彼がこの点について，あるセミナーに寄せたコメントを引用する。「先ほど淺村先生もおっしゃったように，椎体への浸潤が骨膜ぐらいまでならいいと思うのですが，椎体の骨髄まで入ってくるようになると，たとえlaminectomyをして椎体半切除をしても（2, 3例はそこまでやった経験がありますが），やはりすべて断端再発というか局所再発しております。ですから，椎体自体の切除については，整形外科の先生，それも専門のエキスパートの助けがいると思いますし，そういった手術の適応は慎重に検討されるべきものではないかと思います」。

ほとんどの症例では，Bまでの技術で対応ができると思われるので，Bの肋骨頭を起こす技術について解説をしておく。

肋横関節にアクセスするためには，これを覆っている脊柱起立筋を十分後方背側へ圧排する必要がある。術者は，患者の背側から操作を行ったほうが視野がよい。肋骨と脊柱起立筋とその筋膜との間を電気メスで切開し，それらの生理的癒着を解消する。この間隙に大筋鉤を差し入れて背側へ牽引すると，肋骨の外側面が横突起と関節を作って接しているのがみえてくる。筋鉤を引く第2助手は術者と同じ患者の背側にいるので，術者の邪魔をしないように中腰で耐える。助手とはそういうものである。

肋横関節を外す場合は，この関節面に入る必要があり，まず触診で肋骨と横突起が作る部分をよく確認する（誰にでもすぐわかる）。電気メスで関節面に少し入って取っかかりを付けておくとよい（図16-a）。この後，整形外科用の丸ノミあるいは平ノミを用いる。図のようにノミの先端部を肋横関節面の取っかかりに当てて固定し，ハンマーを打ち込む（図16-b）。ここからがノミの使い方のコツであるが，ハンマーでまず数発を打ち込んで真っすぐに先端部を進め，その後に肋骨を横突起から浮かすように梃子の原理を用いてハンマーを前方に向かって打つ（図16-c）。そうすると肋骨全体がグラグラしてくるはずである（図16-d）。この操作を繰り返すが，術野で術者が肋横関節に

アクセスする角度が，はじめは垂直に近いものが次第に角度が寝てきて水平に近くなってくることを自覚しておかなければならない（図15を眺めてみるとよい）。ノミの方向が悪いと，そのまま横突起を横断してしまうことになる。肋骨頭先端までノミが入れば，ノミの操作を終了する。

第3肋間の処理は，ぐらぐらになった第3肋骨を牽引し，この下縁から切除の終わっている第4肋骨の上縁にケリー鉗子を通す。これで第3肋間組織が拾えたはずであるから，この両側をしっかりと結紮して切断する（図17）。第2肋間組織の処理はまだ行わない。第2肋骨についても，肋横関節から肋骨頭全体を外す。この操作はすでに述べた通りで，ノミの使い方も同様である。ただ，第2肋骨になると，肋骨の形状が第3肋骨以下とかなり変わってくることを認識しなければならない。上位2肋骨は，その形状が寝てきて編み笠状になってくるのである（図18）。このことは，第1，第2肋骨を扱う時には肝に銘じておきたい。肋骨の前方で肋骨剪刀を使用する際このことは重要であり，第3肋骨以上の肋骨では，図のように剪刀を逆さにもち，剪刀先の弯曲を肋骨に合わせて用いることがコツである（図19）。

第2肋骨の骨頭が椎体から外れてグラグラになると，第2肋間の処理ができる。胸壁の前方中側と外側後方から交互に視野を観察して，肋間組織をコッヘルやケリー鉗子で把持する。切断後の結紮はできれば貫通結紮でしっかりしたものにしたい。ただ，これら肋間動静脈の処理は，胸腔内で前方からあらかじめ行っておいても構わない。私は，2-0 Proleneを用いて，しっかりとこれらの結紮を行ってから，後方の操作に入ることも多い。しかし，肋間の処理に関しては，このように一つずつ行うことが必ずしも有利ではなく，すべての肋骨を横突起から外すことを先行させたほうがよい場合も少なくない。すなわち，第3，第2，第1肋骨の肋横関節面の処理を先に，すべて済ませてしまうということである。関節面がすべてうまく外れてくれると，何ともいえない無抵抗感を感じることができるが，肋間が処理されていない場合には，それでも完全にグラグラにはならない。ただ，肋横関節が3カ所にわたって外れたこ

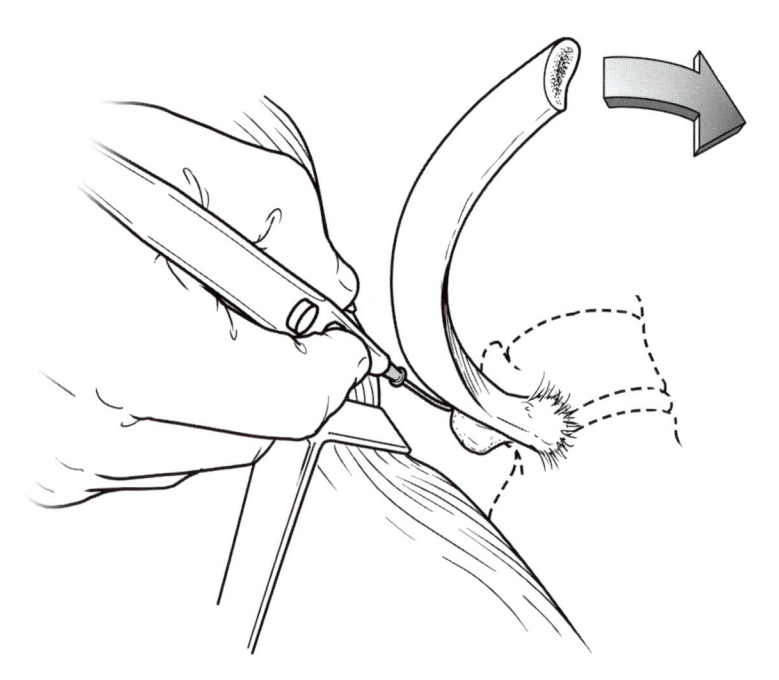

(a）肋横関節面への取っかかりを電気メスで付ける

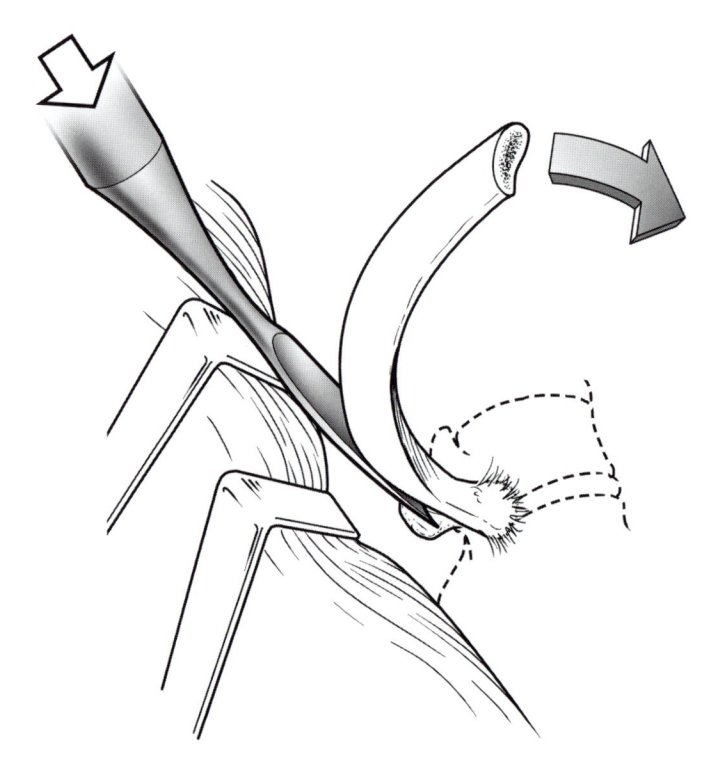

(b）平ノミか丸ノミを関節面へ打ち込む

図16 横突起から肋骨頭を浮かせる技術

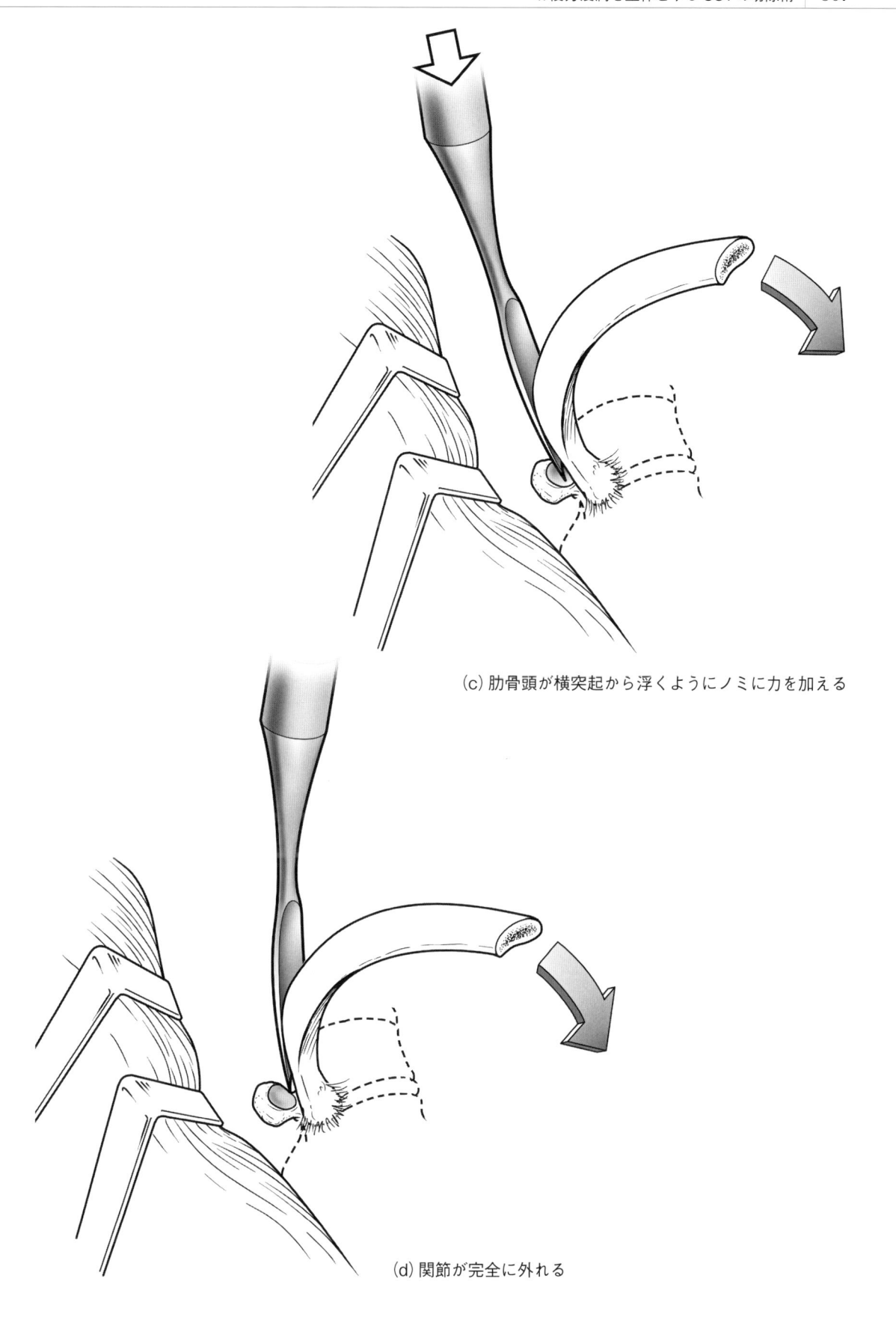

(c) 肋骨頭が横突起から浮くようにノミに力を加える

(d) 関節が完全に外れる

Ⅱ-10. 肺尖部胸壁浸潤癌の切除術 Surgery for superior sulcus tumor（SST）

図17 第3肋間動静脈の切離

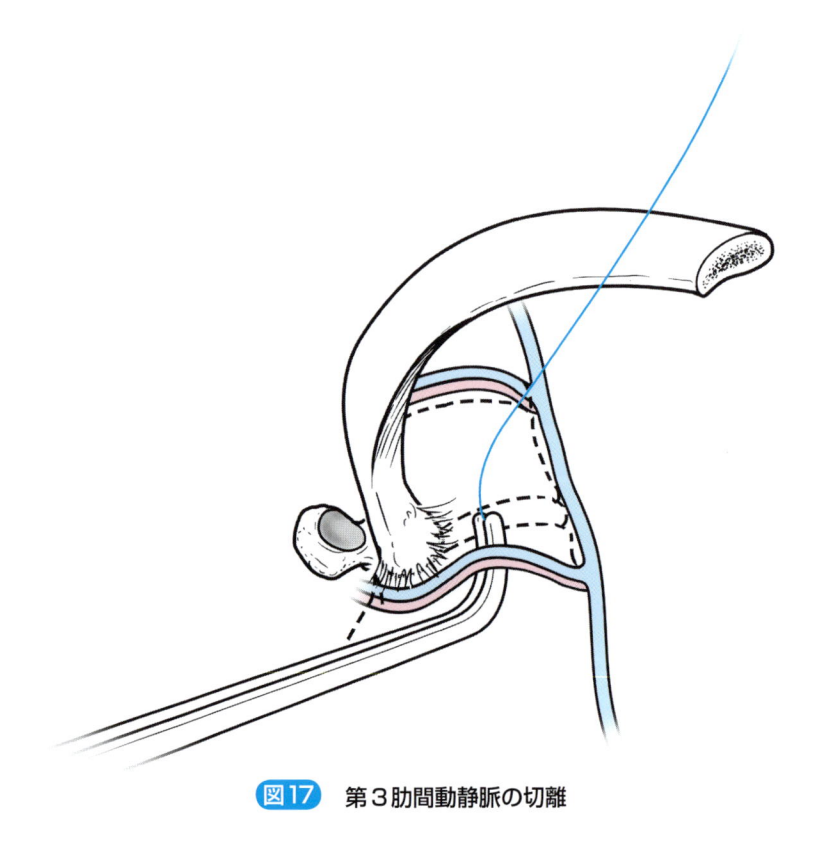

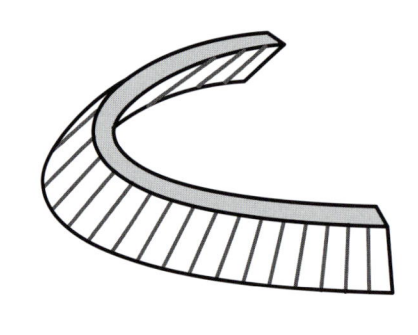

(a) 編み笠状の形状（第1，第2肋骨）

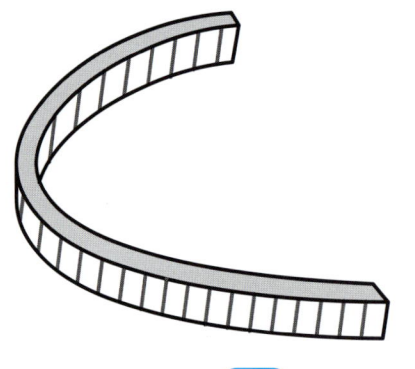

(b) 棒状の形状（第3肋骨以下）

図18 第1，第2肋骨の形状

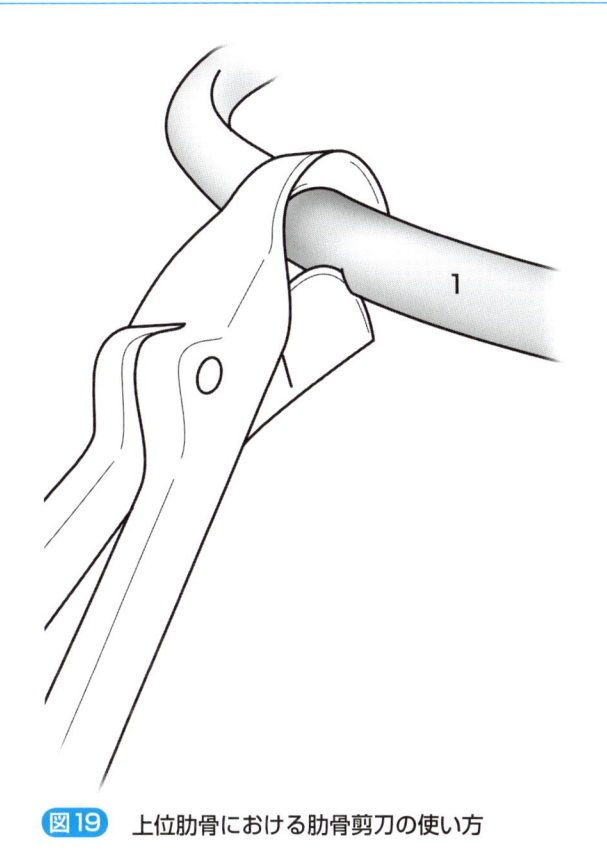

とで，わかりにくい肋間組織を胸腔の中と外の関係で把握しやすくなる．このようになってから，第3肋間，第2肋間，第1肋間の順に確実に結紮しながら切離することができる．特に後方に大きな腫瘍が陣取っている状況では，このように肋横関節の処理を先行させ，肋間組織の処理を後で一括するほうがよいと思う．

4 第1肋骨の処理

第1肋骨の処理は，視野が最も悪いことに加えて，重要な大血管と神経がこれと接しながら通過するという意味において，慎重さが必要とされる．まず，第1肋骨とこれに付着する筋肉，血管，神経との解剖学的位置関係を確認しておこう（図20, 21）．重要なことは，第1肋骨に付着する前斜角筋，中斜角筋との位置関係であり，腕頭静脈は前斜角筋の前方にあり，鎖骨下動脈と腕神経叢は同じレベルで，中斜角筋と前斜角筋の間隙に位置している．まとめると，静脈と動脈が胸郭外へ出るレベルは，前斜角筋を挟んで前後に振り分けられているということである．

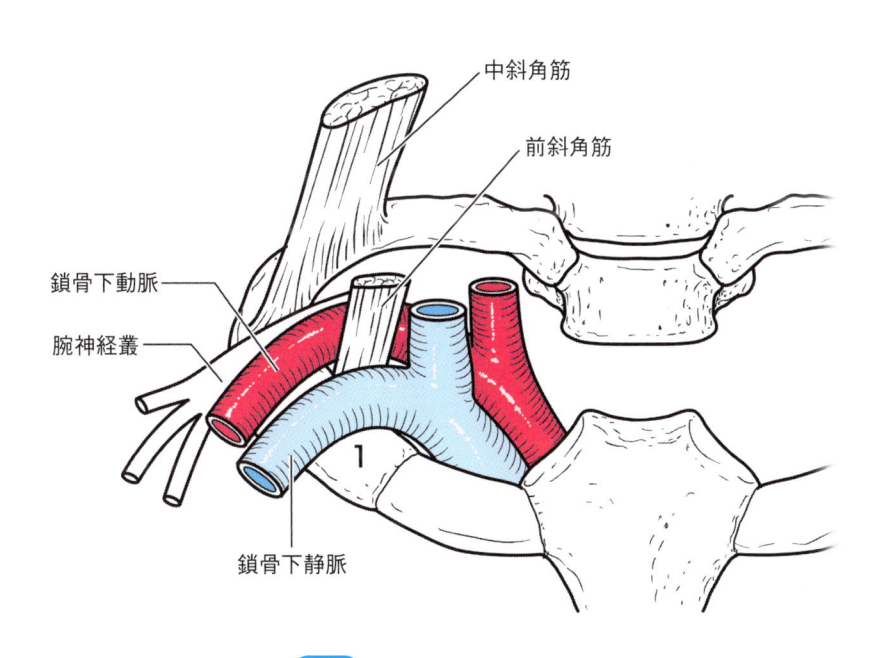

図19　上位肋骨における肋骨剪刀の使い方

図20　第1肋骨付近の解剖

Ⅱ-10. 肺尖部胸壁浸潤癌の切除術 Surgery for superior sulcus tumor（SST）

（a）右　側

最上肋間動脈　前斜角筋　鎖骨下動脈　内胸動脈

（b）左　側

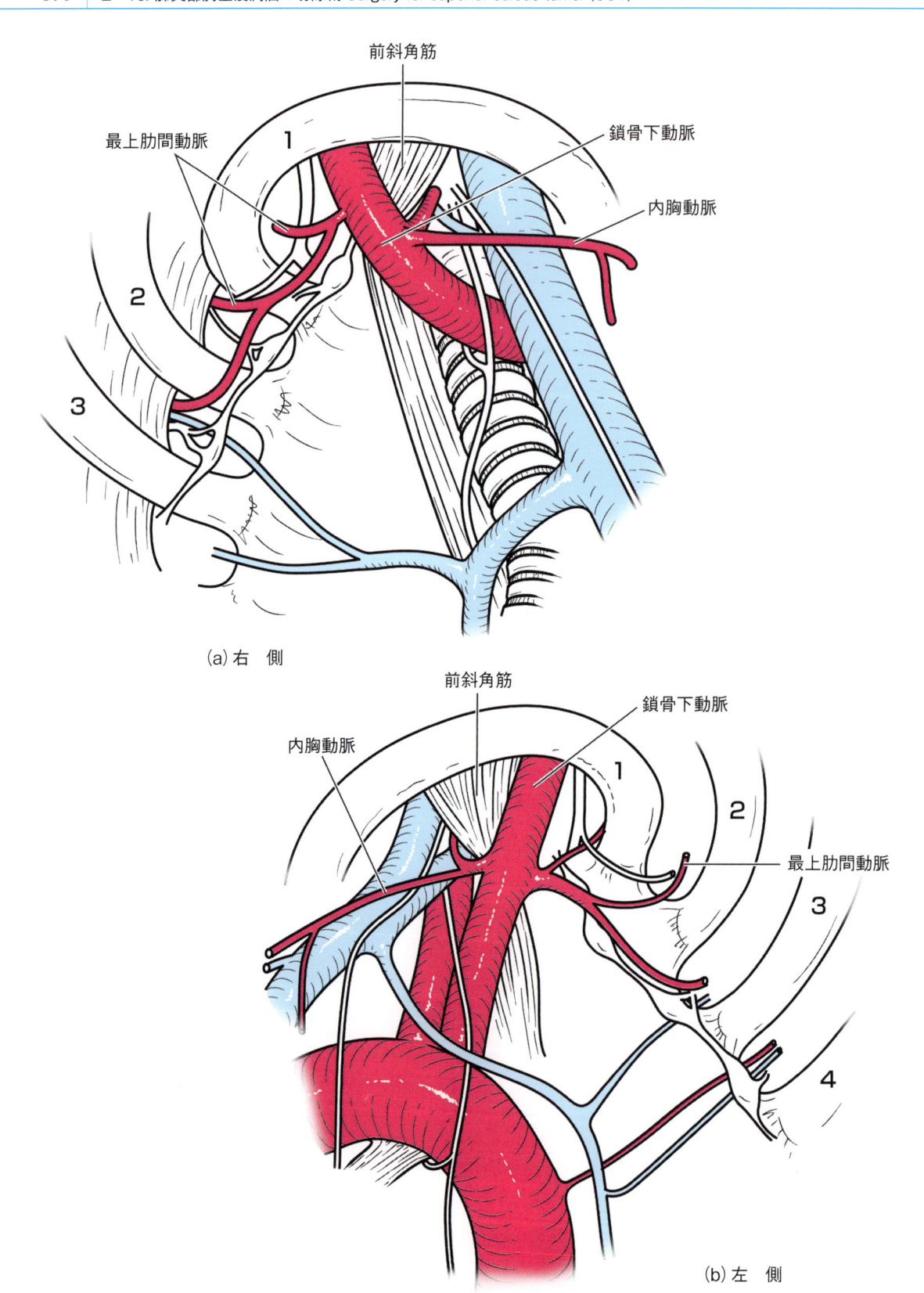

内胸動脈　前斜角筋　鎖骨下動脈　最上肋間動脈

図21 胸腔内からみた胸膜頂部の解剖

中斜角筋　　　　　　　　　　　　　　　前斜角筋
　　　　　　　　　　　　　　　　　　　　腕頭静脈

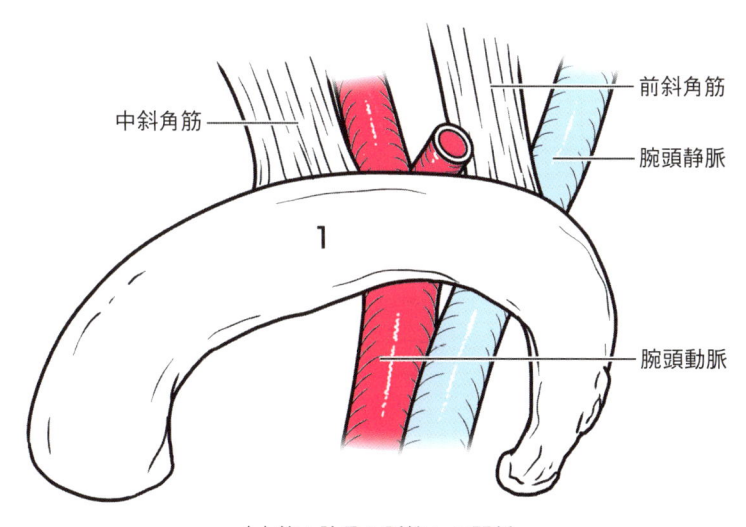

　　　　　　　　　　　　　　　　　　　　腕頭動脈

(a) 第1肋骨と脈管との関係

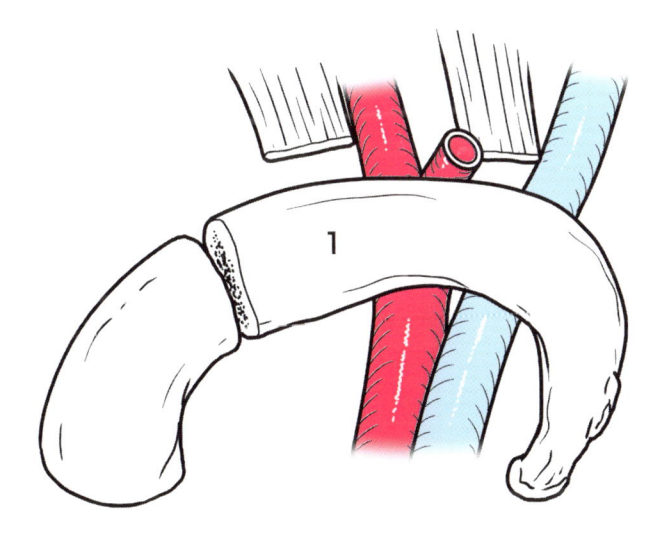

(b) まず安全な中央部で切離

図22　第1肋骨の切除（安全な中央突破）

　第1肋骨の切除にあたっては，結核などに対する胸郭成形術では安全性を重視すると，図22に示すように血管系の関与が少ない第1肋骨の中央で切離をまず行ってから，血管の位置を確認しつつ肋骨の内側の剝離を前後に行い，追加する方法もとるべき選択肢である。しかし腫瘍に対する場合には，そうもしていられない。
　第1肋骨の切除にあたっては，まず胸壁外でこれに付着する斜角筋を切離して，その最奥で胸壁外に出てくる鎖骨下動脈，腕神経叢，腕頭静脈を確認してテーピングする。第1肋骨の切断にあたっては，胸壁の内外で重要血管の位置と走行を確認することが必須である。第1肋骨はすでに述べたように編み笠状になっていて，その上縁というか内側縁を指でなぞりながらその辺縁を確かめておく。電気メスのブレードを弯曲させて，第1肋骨内側縁に当て，少しずつこれに付着する最上肋間筋を切り離していく。この時，示指を第1肋骨内側に滑り込ませ，血管の位置，肋間筋の切れ具合を触診しながら作業を進める（図23）。指1本安

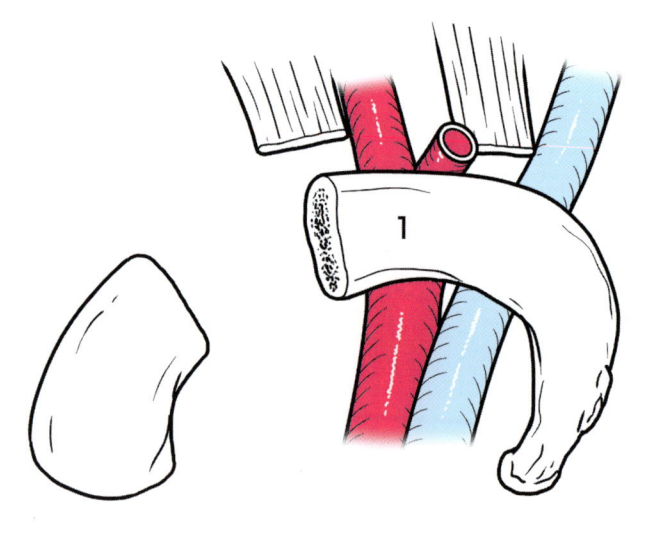

372　Ⅱ-10. 肺尖部胸壁浸潤癌の切除術 Surgery for superior sulcus tumor (SST)

(c) これを分節状にする

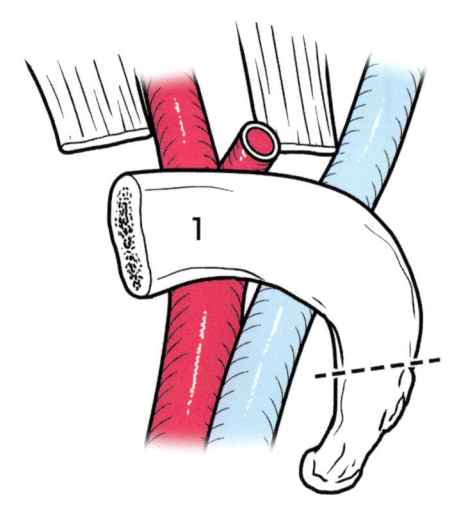

(d) 少しずつ前方へ切除を進める

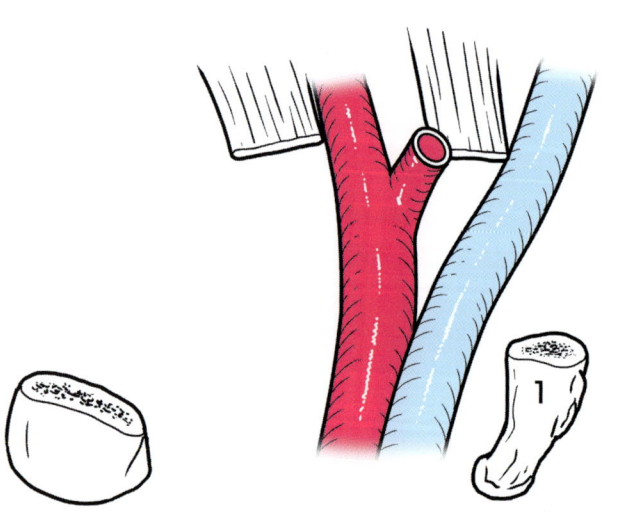

(e) 安全に血管を避けつつ前方の切除を完遂

図23 第1肋骨の触診

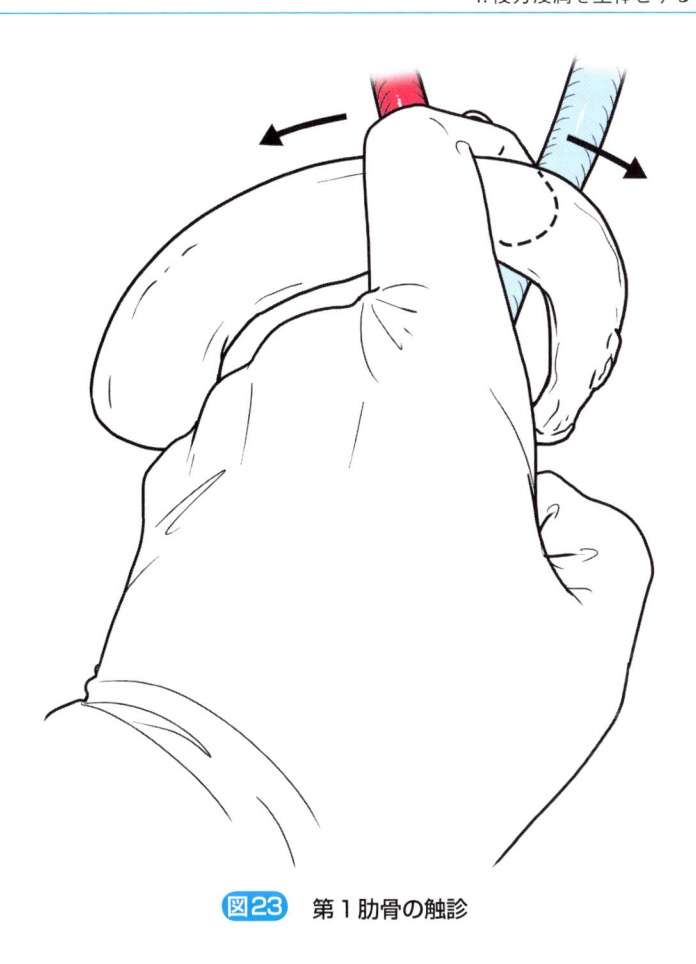

全に第1肋骨の内側に入れられればしめたもので，これを足がかりにしながら，最上肋間筋の切り離しを進めればよい。これで，血管群を傷つけることなく，第1肋骨をフリーにできたはずである。第1肋骨については，もうそれ以上胸壁手術が頭側に伸びることはないので，肋骨の切断は分節状にする必要はない（その余裕もない）。まず前方で第1肋骨を切離し，最後に椎体側の肋骨後方部が切断できれば，これで胸壁部分が完全に切除されて，上葉切除術が完結する。

第1肋骨が切除されると，同一視野の下に，上大静脈から腕頭静脈にかけて連続的に観察でき，また鎖骨下動脈と並行に腕神経叢の各神経が右上肢の方向に向かって走行することが確認できるであろう。

5. 前方浸潤を主体とするSSTの切除術

A 皮切とアプローチ

　主として，前方において胸壁を浸潤する肺尖部胸壁浸潤癌はアプローチが難しい。このための方法として発表されている方法には，Dartvelleのanterior trancervical approach，パリのGrunenwaldのtransmaniburial osteomuscular sparing approach図24，それからMemorial Sloan-Ketteringがんセンターのグループから出たKorstのhemi-clamshell approachなどがある図25。

　これらの方法について，「腫瘍が前のほうにあるから皮切を前方においているのだ」と簡単に考えておられる読者も多いのではなかろうか？　実はそのように簡単ではない。単に前からというのならば，胸骨正中切開に鎖骨上の襟上切開を加えれば済むはずである。しかし，このアプローチでうまくいくだろうか？

　実際には，これではまったくうまくいかない（その理由がわかる方は，おそらくこの項を読む必要はもうあるまい）。前方浸潤癌の難しいところは，右鎖骨下動脈を含めて，これよりも前方にある腕頭静脈（あるいはその分岐部である静脈角）に浸潤が及んでいることである。このあたりをしっかりと視野に捉えたいところであるが，これらは，胸骨と鎖骨（胸鎖関節）付近のちょうど真裏あたりにあって図26，鎖骨の上で襟状の切開を置いたところで，少しも視野は展開しないのである。要は，前方からのアプローチとはすなわち"鎖骨

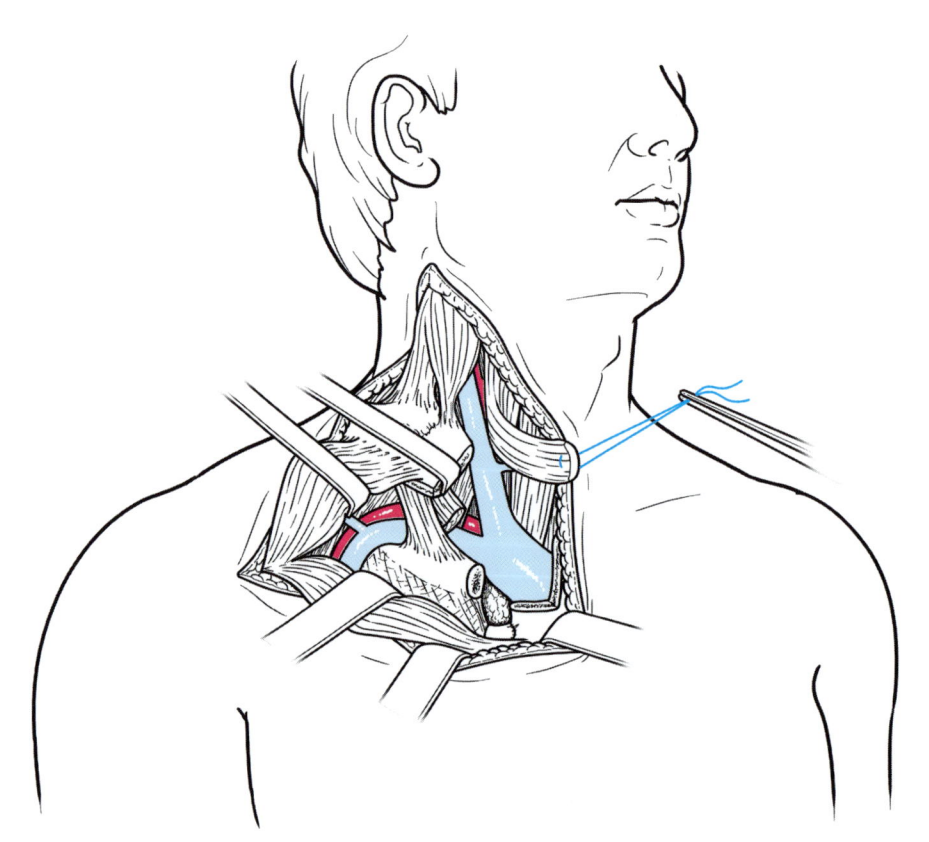

図24 Grunenwaldによるtransmaniburial osteomuscular sparing approach原法
（胸鎖乳突筋は鎖骨から切り離さない）

図25 Korstのhemi-clamshell approach

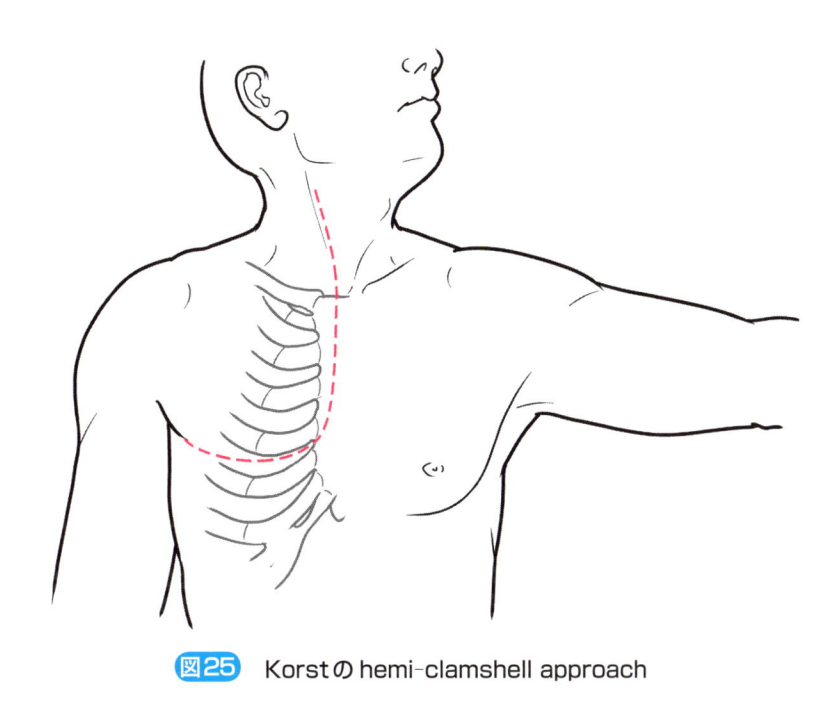

下のスペースを開く"アプローチでなければならず，そのためには，胸鎖関節付近の骨性胸郭を一時的にせよ永久的にせよ，畳み込んでこの真下の構造物を直視下に捉える必要があるわけである。

Grunenwald（日本びいきのフランスの外科医で私の友人でもある）の transmaniburial osteomuscular sparing approach は，頸部から鎖骨上にかけて逆L字型の切開を置いて，胸郭入口部にアプローチする方法である。胸骨柄の部分で胸鎖関節を破壊しないように切離してこれを挙上し，鎖骨下動脈を始めとする胸郭入口部の複雑な構造物を露出して切除を行えるようにする。このようにして鎖骨下スペースを開いたのである（図27）。Dartvelleの皮切もこれとよく似ているが，この場合，鎖骨の内側半分を切除して，鎖骨下動脈，鎖骨下静脈，腕神経叢などについては良好な視野が確保できるようにしている。Memorialの hemi-clamshell incisionあるいは，Ruskaのmodified himi-clamshell incisionなども提唱されている。後者では，第1肋骨を前方で切断して胸骨正中切開を加えることで，胸鎖関節部の骨性胸郭を外後方へ展開できるようにしている。私自身は，次に述べるように，基本的にはGrunenwaldの方法が

よいと思う。

手術前の準備として欠かせないものを一つ挙げておこう。腫瘍の進展から，術中に腕頭動脈のクランプが予想される場合の準備である。この場合必然的に，右総頸動脈がクランプされるので，脳血流が低下する。Willis動脈輪における左右のcommunicationが問題である（図28）。クランプ時に対側からの血流がない場合は直ちに脳虚血と脳梗塞を発症するからである。したがって，術前の準備として，患側頸動脈の圧迫試験（画像的にcross circulationを確認する）を脳神経外科に依頼しなければならない。交叉血流がなければ，腕頭動脈のクランプはできない。

B 切除法の実際

私自身は，前方肺尖部胸壁へのアプローチは，Grunenwaldの方法に準拠するのがよいと思う（皮切は少し変えているが）。重ねていうが，これは単なる前方アプローチではなく，胸鎖関節の裏にある腕頭静脈（鎖骨下静脈と静脈角），腕頭動脈と腕神経叢を直視下に捉える手術方法である。

肺尖部胸壁浸潤癌で，第1肋骨と鎖骨下静脈，

(a) 正面から。鎖骨下動静脈と静脈角は胸骨，胸鎖関節の裏にある

(b) 側面から。図の破線のところで胸鎖乳突筋を切離しても，良好な視野は得られない

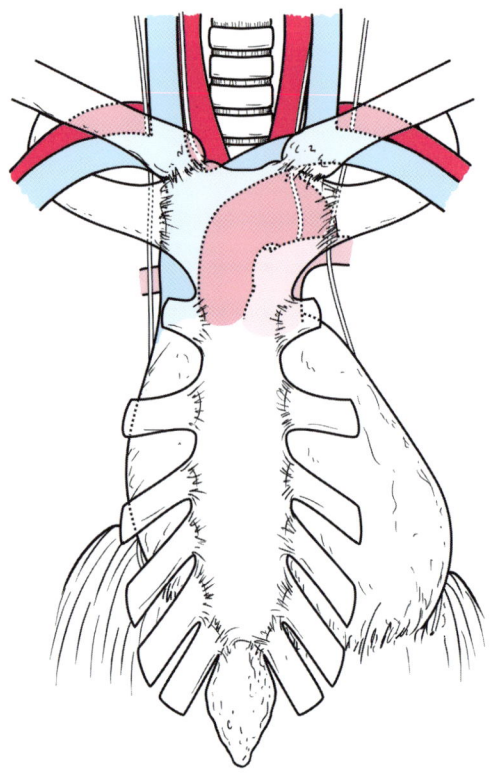

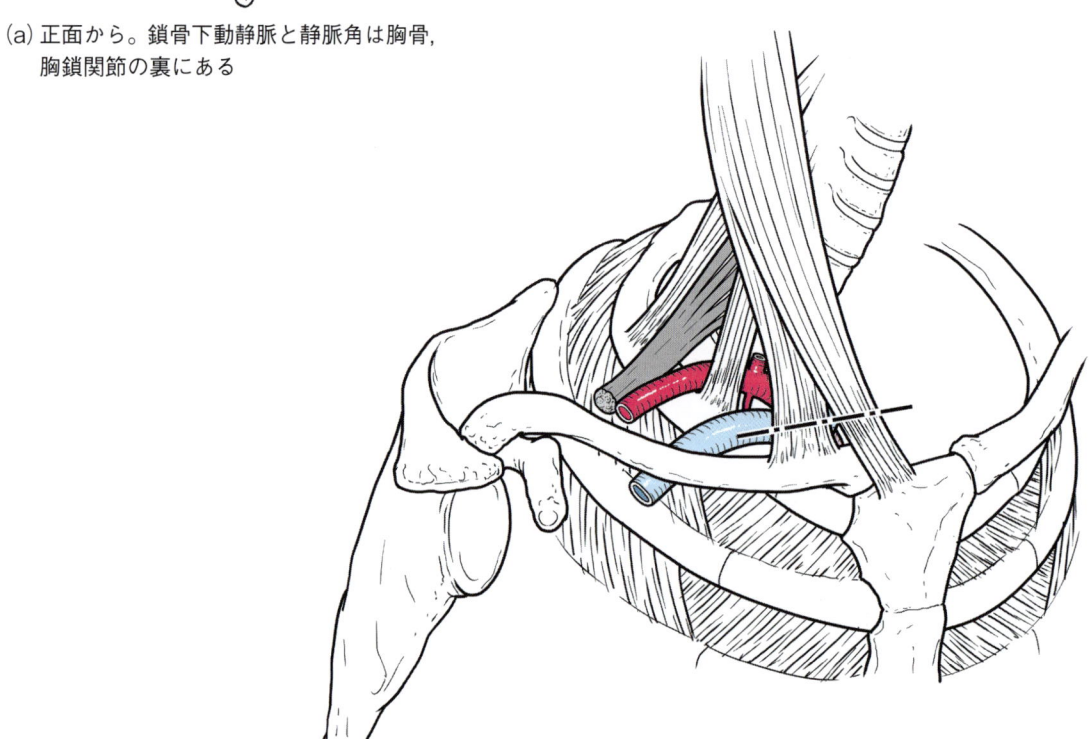

図26 胸骨・鎖骨と視野の展開

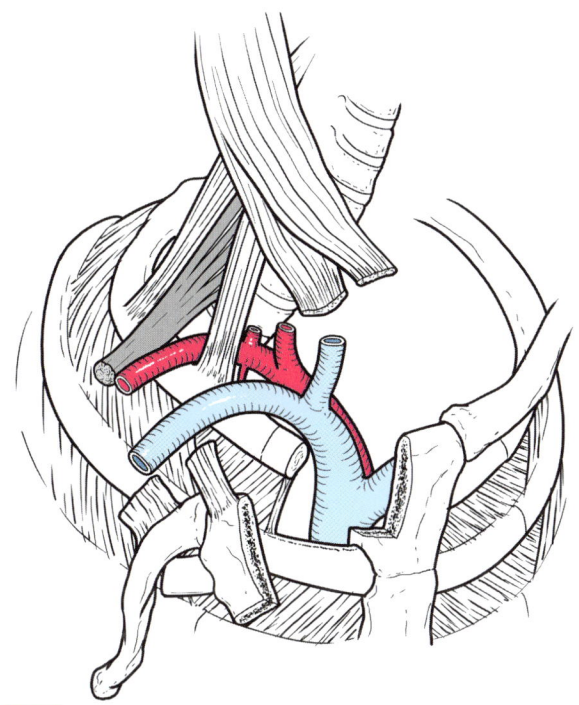

5. 前方浸潤を主体とする SST の切除術　377

図27　Grunenwald の方法で鎖骨下腔を開放したところ
ここでは変法として鎖骨に付着する胸鎖乳突筋を切離している。

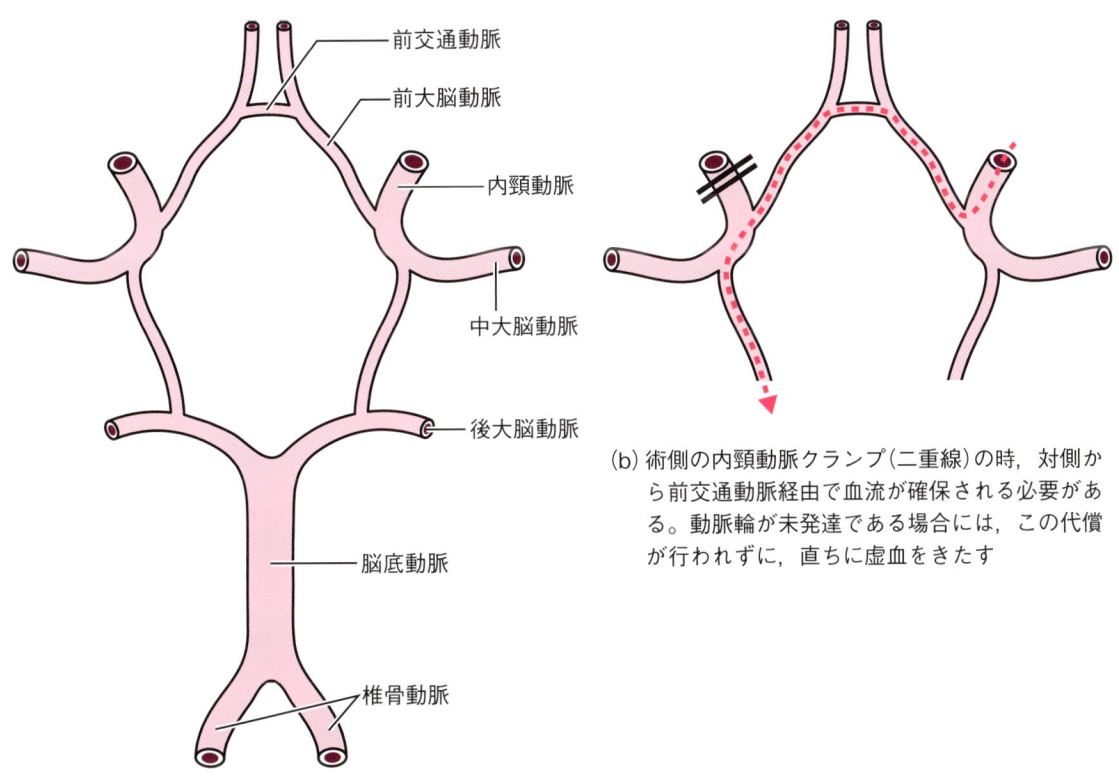

- 前交通動脈
- 前大脳動脈
- 内頸動脈
- 中大脳動脈
- 後大脳動脈
- 脳底動脈
- 椎骨動脈

(a) Willis 動脈輪の解剖

(b) 術側の内頸動脈クランプ（二重線）の時，対側から前交通動脈経由で血流が確保される必要がある。動脈輪が未発達である場合には，この代償が行われずに，直ちに虚血をきたす

図28　Willis 動脈輪と術側のクランプ試験の原理

鎖骨下動脈に浸潤が疑われる場合を想定して手順を紹介する。

1 皮膚切開と胸鎖関節への到達

私の皮膚切開は，①胸骨上窩から下方に伸びる正中切開，②鎖骨上の襟上切開（Grunenwaldは胸鎖乳突筋の後縁に沿って頭側へ伸ばしている），③第3あるいは第4肋間開胸のための水平創からなるものである。図29の頸部創については，オリジナルのように頭側へ伸ばしたほうが総合的な視野がよいかもしれないが，鎖骨上筋の切離を考えると，もう少し低い位置のほうがよさそうでもある（術者の好みかもしれない）。皮切については順次拡大していけばよい。頸部では広頸筋は切離する。皮膚および皮下脂肪織はコッヘル鉗子で把持し，この層をめくるように大胸筋の層を露出させる 図30。大胸筋も胸骨，肋骨付着部の内側から外側に向かって剥離を行い，最終的には前胸壁の骨性胸郭全体が露出できるようにしなければならない。

さて，いよいよ，胸鎖関節の移動に入る。Grunenwaldは，胸鎖関節部のみを外す方法をとっているが，肺門操作やリンパ節郭清の行いやすさなどから，私は第3あるいは第4肋間開胸を追加するので，まず胸骨正中（部分）切開を第3肋間まで行う。次に，鎖骨の固定を解除する。このためには胸鎖乳突筋の胸骨部と鎖骨部は付着部において切離し，頭側に跳ね上げられるようにする。

GrunenwaldやDartvelleの方法では，鎖骨に付着する胸鎖乳突筋はそのまま切離することなく手技が完遂されている。その場合，胸骨から切り離された鎖骨パートは上方へ跳ね上げることによって鎖骨下腔の視野が展開されることになっている。すなわち，鎖骨下腔の展開は，鎖骨パートがかなり頭側へ持ち上がることが必要であって，その条件として，皮切は腕側と頭側へ十分伸びていなければならない。これが不十分であると，鎖骨パートの持ち上がりが悪くて，鎖骨下腔はよくみえない。いずれにせよ，鎖骨下腔は，鎖骨の下方（尾側）にしか展開されない。

そこで，私はここで述べるように，鎖骨に付着する胸鎖乳突筋を鎖骨付着部で切離する変法を用

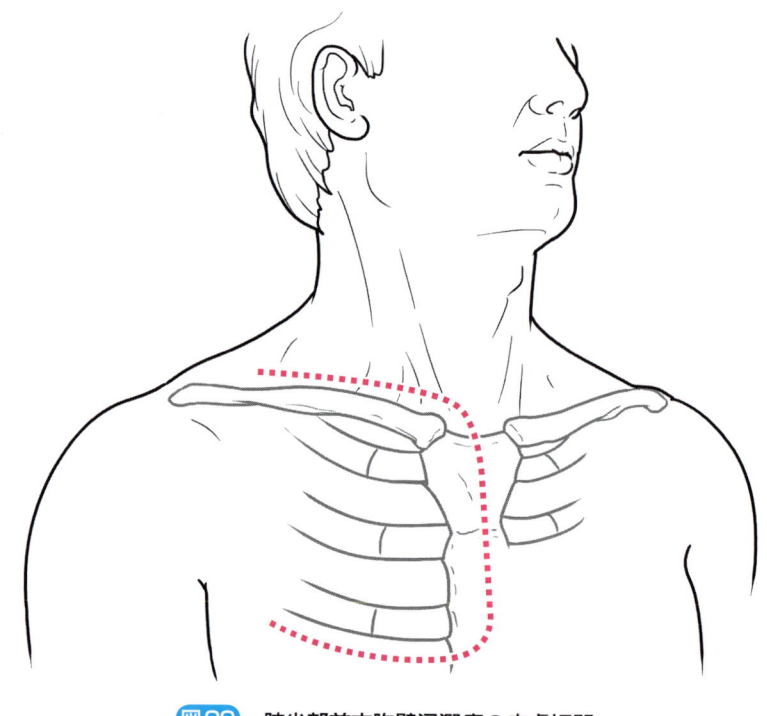

図29 肺尖部前方胸壁浸潤癌の皮膚切開

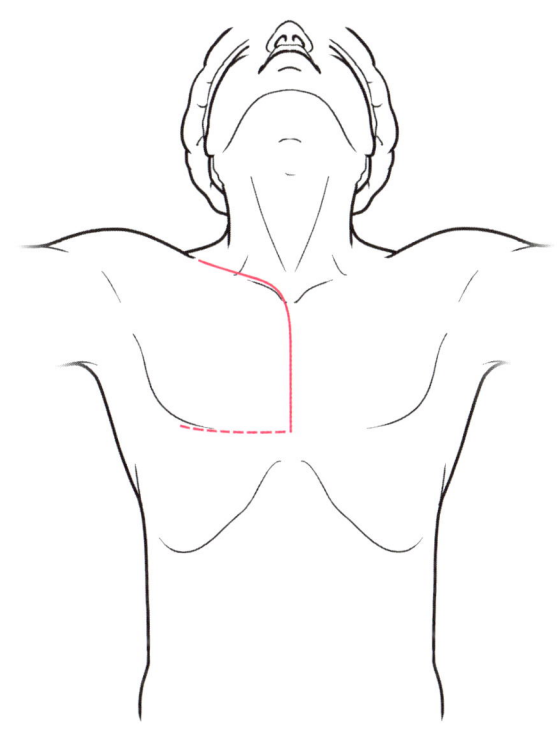

(a) はじめは実線部分の切開のみで開始し，破線部分を追加する

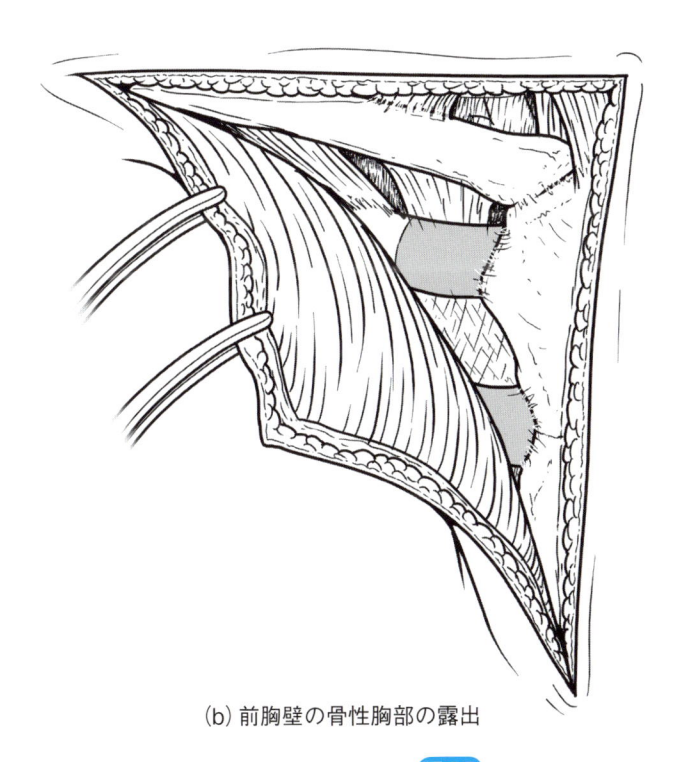

(b) 前胸壁の骨性胸部の露出

図30 骨性胸郭の露出

いている．利点として，鎖骨パートを頭側にも尾側にも動かすことができるので，鎖骨下腔の視野は大変良好となる．鎖骨パートを自由に動かせることがその大きな利点である．欠点として，胸鎖乳突筋を鎖骨に縫合することができないことである．しかし，前胸壁を切除の対象とするこの術式においては，閉胸にあたって，切離された胸鎖乳突筋の断端は，大胸筋と縫合することで修復した胸鎖関節付近を覆うことができるのも事実である．胸鎖関節の表層を筋肉が覆うことは，感染防御の観点からも望ましいことである．術後の機能として，頸部の前屈力は低下するが，片側であることから重大な機能障害を与えることはなさそうである．

胸鎖関節については，第1肋間で胸骨を右半横断し（このためには線鋸を使用する），第1肋間に入る．第2肋骨の上縁で1～2cm程度外側へ肋間筋を外し，この過程で内胸動脈を二重結紮して切離する．第1肋間組織を結紮して切断した後，第1肋骨にアクセスする．ここまでの操作で，胸鎖関節と第1肋間が外れているので，二爪鉤をこれらにかけて胸壁から持ち上げるように牽引する．

鎖骨，第1肋骨の裏へ示指を入れてなるべく鈍的に剥離をしておく．ここが難しいところであるが，第1肋骨の上縁と鎖骨の狭い間隙に入らなければならない．第1肋骨の上縁（あまり正中に近いと鎖骨が邪魔になってやりにくい）で肋間筋を剥離し，第1肋骨を切断できるだけの幅を確保する．第1肋骨の切断は，肋骨剪刀でも線鋸でも，どちらでも構わない．第1肋骨は切断しなければ鎖骨下腔は開かない．第1肋骨が切断できれば，鎖骨-胸鎖関節（胸骨）-第1肋骨からなる複合体はようやく外側へ動くようになる（図31，32）．ただ，鎖骨には依然鎖骨上筋などの筋が付着しているので，複合体の動きやすさをみながらこれを適宜リリースする必要がある．

2 腫瘍胸壁浸潤部の切除と肺門処理

ここからは，腫瘍によって浸潤された前胸壁（骨性胸郭）の切除を念頭に置いた展開となる．この章で取り上げている切除手技は，主として上位肋骨の前方での浸潤を主体とするものであるから，大胸筋を骨性胸郭から剥がして得られる視野（図30）において，腫瘍の進展範囲を予測する必

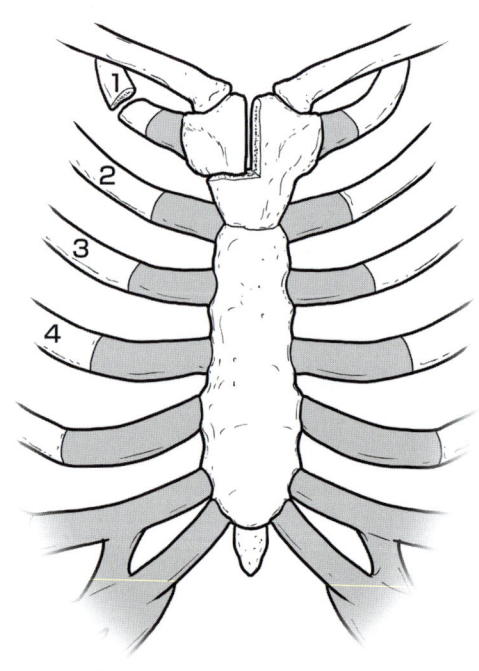

図31 鎖骨-第1肋骨複合体の授動

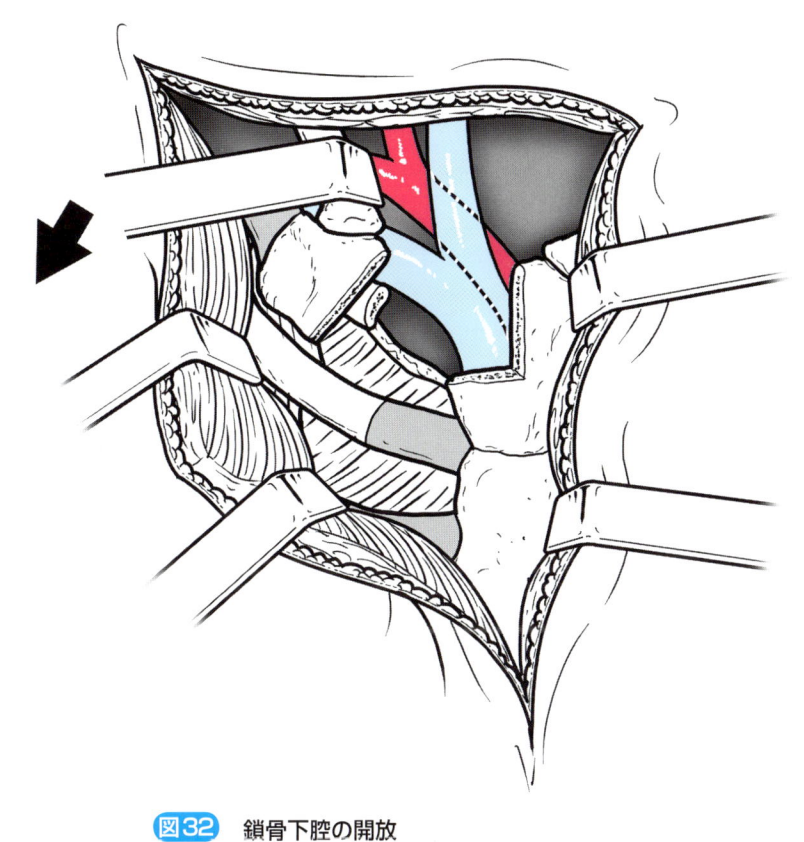

図32 鎖骨下腔の開放
これで静脈角を直下にみることができる。

要がある。図33-aは，胸鎖関節（胸骨-鎖骨複合体）が外された視野であり，これが出発点である。

上葉切除術を行う必要性（すなわち，上葉の肺門部処理を行うか否か）によって，多少手順が異なる。上葉切除術が必要な場合には，図33-a, cのように，第3あるいは第4肋間開胸が必要であり，胸骨正中切開を追加して下方へ延長し，改めて胸骨を半分横断して肋間へ出て，第3(4)開胸を行う。当然，内胸動静脈の結紮と切離も必要である。肋間開胸を置いてから，肺門処理に移り，その後に胸壁の切除を開胸肋間から頭側に向かって広げる手順がよい。

図33-bは，肋間開胸を追加しない場合の胸壁の切除と再建を示している。これは，腫瘍自身が小さくて浸潤範囲も狭く，かつ低肺機能，高齢などを理由に上葉切除術を行わずに済ませる（肺実質は楔状切除術）場合で，基本的に肺門操作が必要とされない場合である。その時には当該浸潤範囲のみをくり抜くように切除するため，胸骨正中切開を尾側に伸ばす必要はない。

図33-dは，腫瘍の進展範囲が胸鎖関節そのものを含むか，胸鎖関節の近傍にまで浸潤が及び，胸鎖関節を含めた切除が必要とされる場合である。当初外されている鎖骨-胸骨複合体を含めて鎖骨の末梢でこれらも切除することになる。

図33-aの場合を除くと，切除範囲の決定は，術野の展開とともに順次決定されていくので臨機応変に対応するが，再建後の胸壁の形態を常に念頭に置いておきたい。

全体の切除の可能性がみえてきたならば，上葉切除術が必要な場合には，肺門処理に移ることが賢明である。ここでもう一度作戦を練り直す。図13の説明にもう一度戻りたい。この段階では，腫瘍によって上葉は胸壁に固定されている状態であるから，肺門処理を行うにあたって，図13のbの部分，すなわち健常肺実質で肺を切

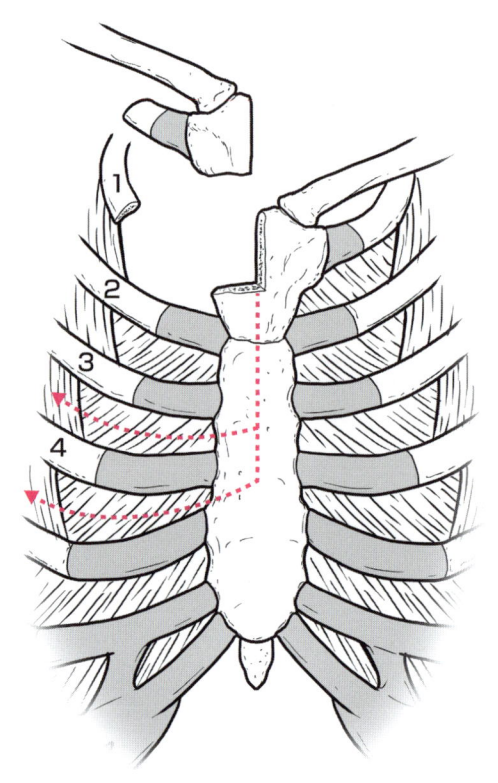

382　Ⅱ-10. 肺尖部胸壁浸潤癌の切除術 Surgery for superior sulcus tumor (SST)

(a) 胸鎖関節が外された視野

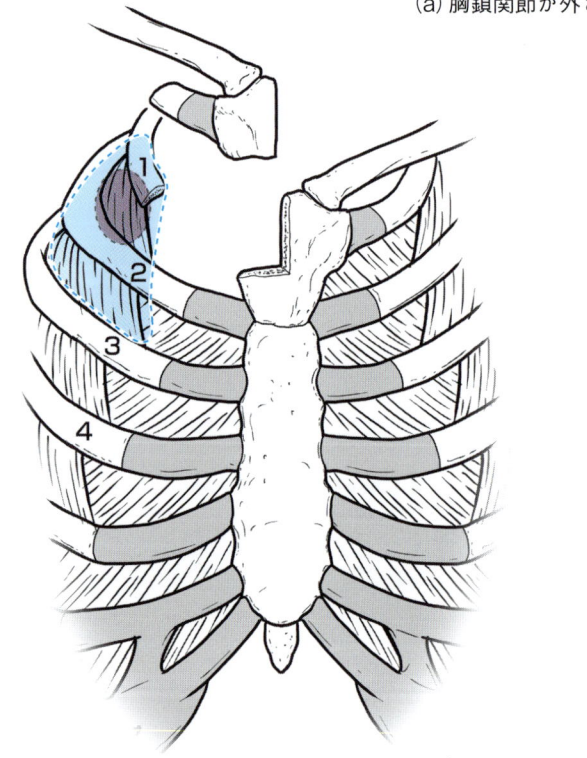

(b-①) 小範囲の切除（肺門操作のない場合，青部分は切除範囲）

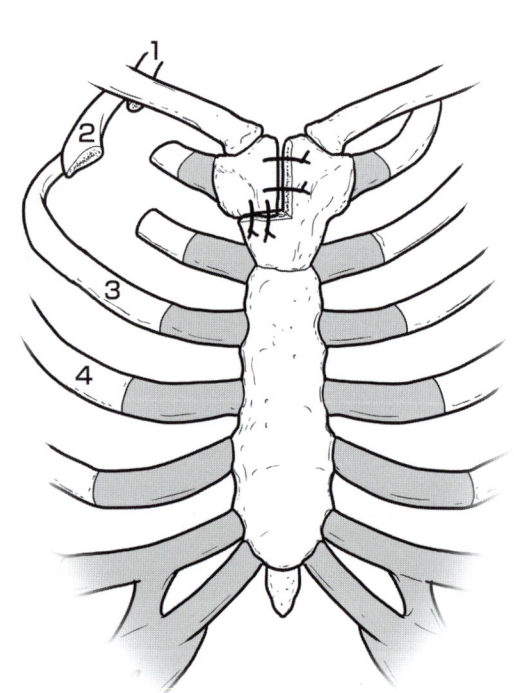

(b-②) 小範囲の切除（再建）

図33　前方胸壁切除の範囲と再建

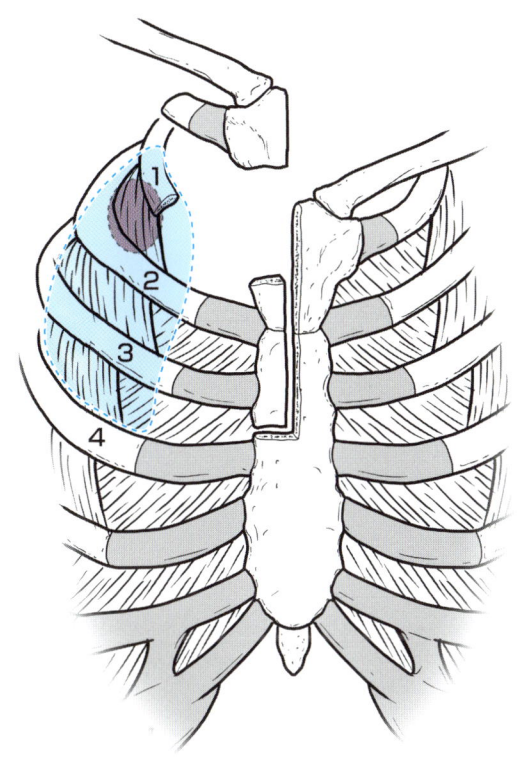

5. 前方浸潤を主体とするSSTの切除術

(c-①) 広範囲の切除（第3肋間開胸で肺門操作を行う場合，青部分は切除範囲）

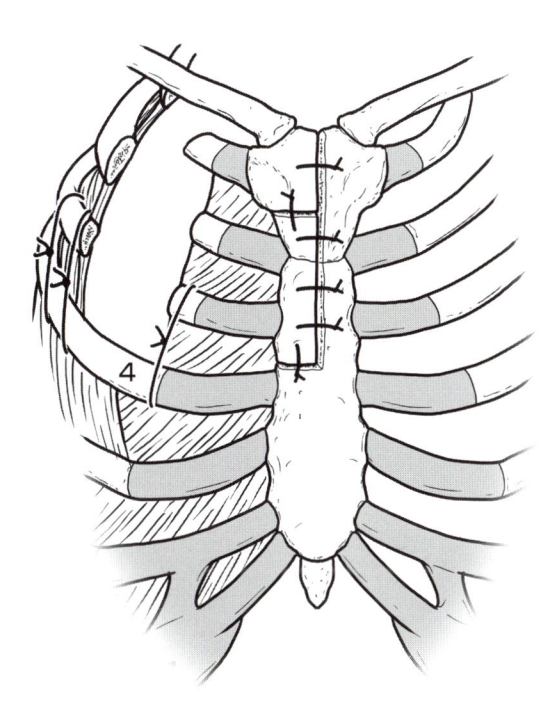

(c-②) 広範囲の切除（再建）

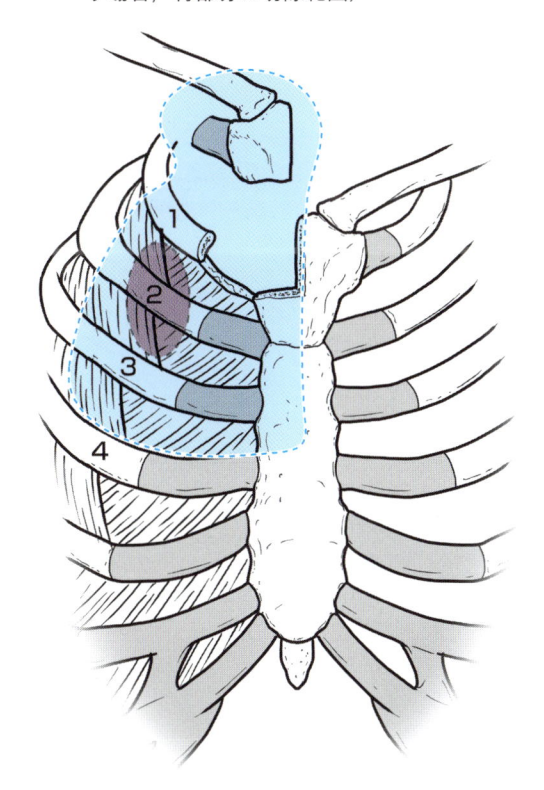

(d-①) 広範囲の切除（胸鎖関節近傍に浸潤が及ぶ場合，青部分は切除範囲）

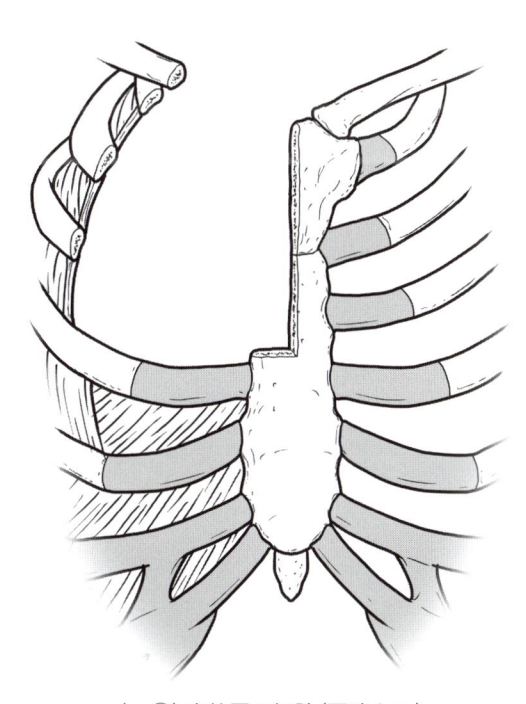

(d-②) 広範囲の切除（再建なし）

384 　Ⅱ−10. 肺尖部胸壁浸潤癌の切除術 Surgery for superior sulcus tumor（SST）

―上肺静脈

図34 前方からの肺門の処理（第3肋間開胸）

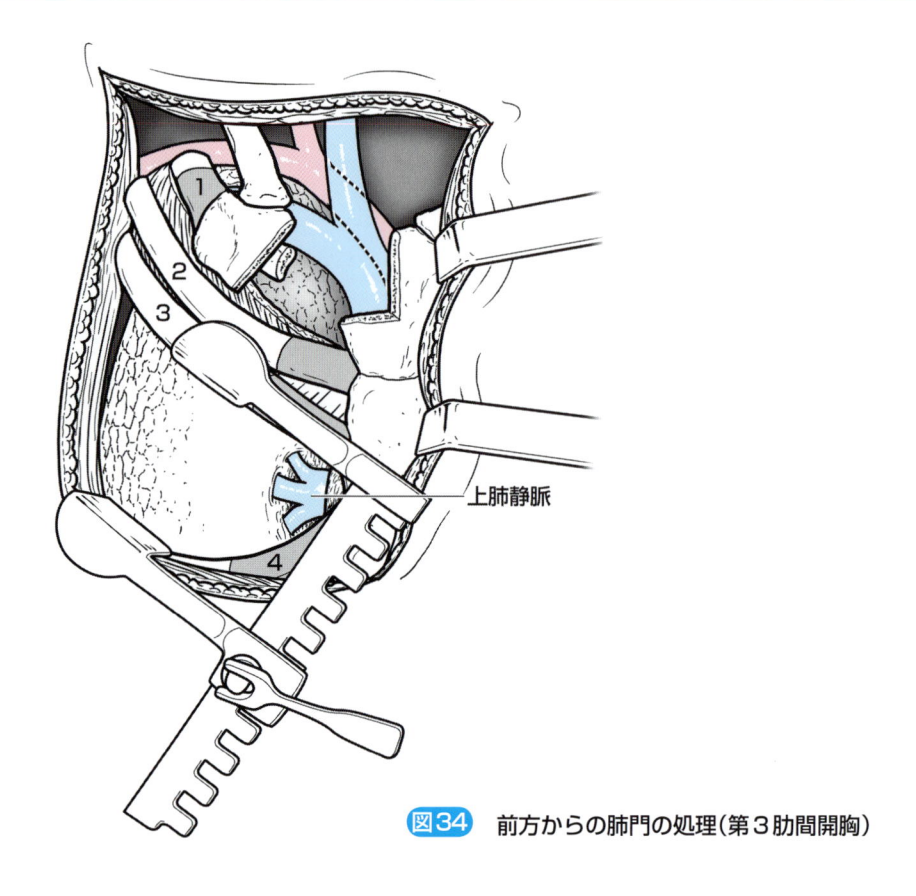

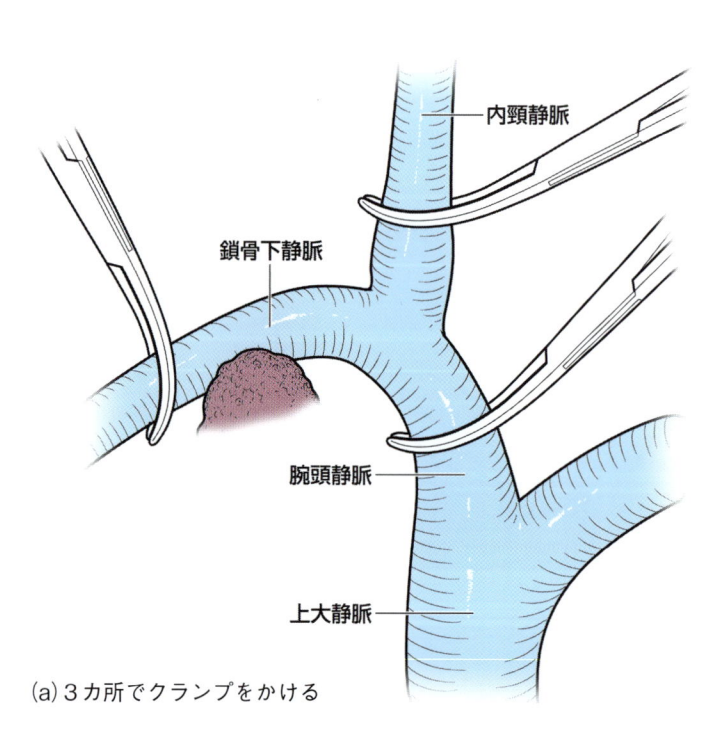

―内頸静脈
―鎖骨下静脈
―腕頭静脈
―上大静脈

（a）3カ所でクランプをかける

図35 鎖骨下静脈浸潤部の処理

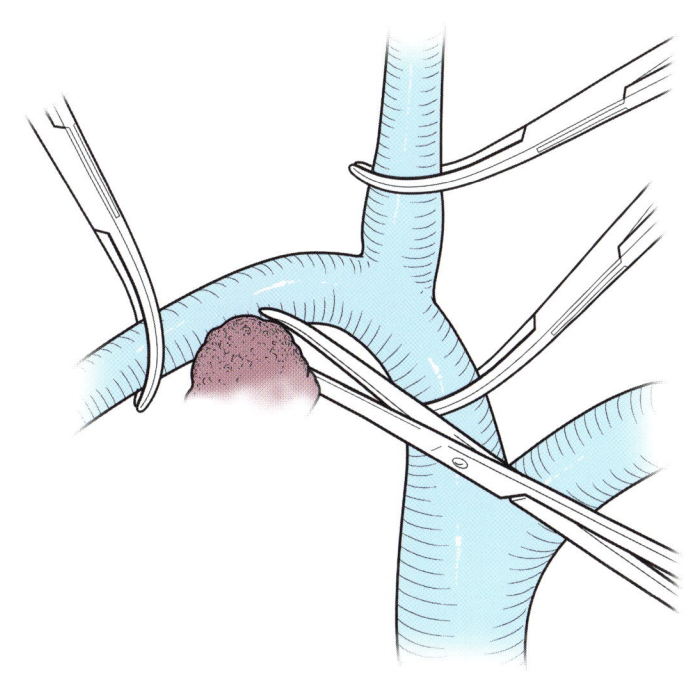

(b) 浸潤部を鋭的に剝離あるいは切離

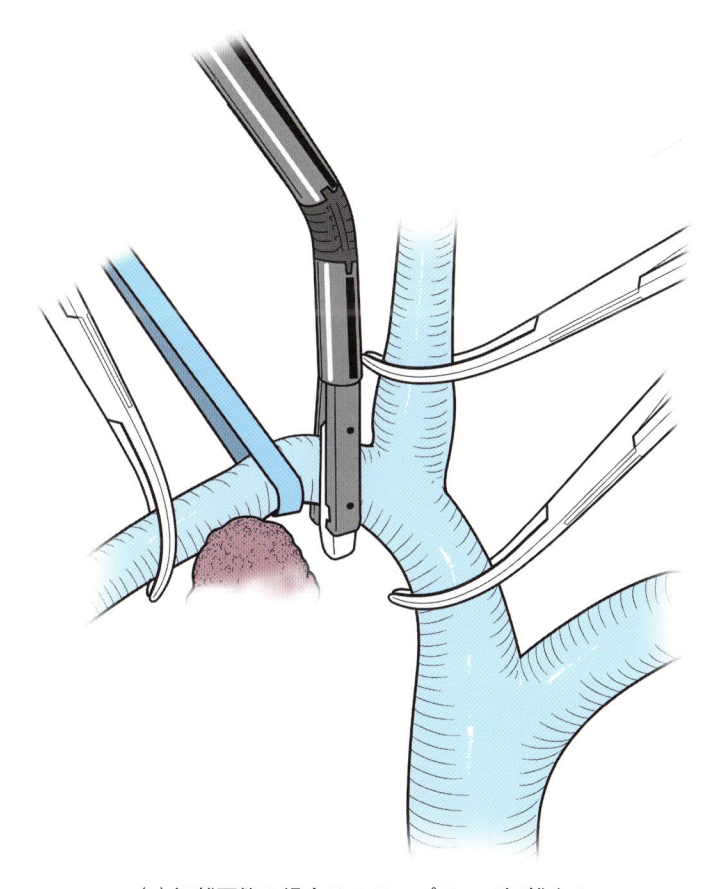

(c) 切離不能の場合はステープラーで切離する

離・離断した後に肺門処理をするか，そのまま胸壁が固定されたままで肺門処理(c)を行うか，ということである．これはケースバイケースであり，やりやすいほうを選択すればよい．肺門処理だけについていえば，bで肺が離断されているほうが視野の展開は当然良好であるが，en-blockの切除ができないなどの不利な点もある．

まず肺門処理を行う場合には，図34のように第3肋間に開胸器をかけて前方からの肺門の視野を確保する．前方からの操作であるが，上肺静脈，上肺動脈幹，の順に切離し，上行A2動脈は，葉間あるいは前方のいずれかから切離する．上中葉間，上下葉間を切離できれば，前方からの肺門処理が終了する．図13のbの部位(363頁)で正常肺実質が切離されている場合には，肺門側の肺は摘出が可能であり，これでかなり胸腔内の視野がよくなる．bで切離していない場合でも，上葉を跳ね上げる操作ができるようになるので固定されたままではみることのできなかった裏側を観察できるようになり，腫瘍の胸壁への浸潤範囲などをより正確に把握することができるようになる．

通常の胸壁切除と同様に，開胸肋間から切除範囲の肋間を，一つずつ処理をして胸壁の切除を進めるが，基本的にはこの場合も手技は同様である(胸壁合併切除の項，331頁参照)．できれば腫瘍から2cmくらいの距離を確保したいところである．浸潤範囲が胸鎖関節近傍に及んでいる場合には，図33-dのように，胸鎖関節を含めて切除範囲とし，この場合は骨性胸郭の再建は行わない．

鎖骨下動静脈への腫瘍の浸潤がなければ，これで腫瘍と上葉の切除が終了する．鎖骨下静脈への浸潤がある場合は，次にこれらの浸潤部位への作業にとりかかる．もちろん，胸壁切除と鎖骨下血管群浸潤部の処理は，どちらを先に行ったほうがよいという原則があるわけではないので，状況に応じて順序を変更するのは当然である．ただ一般論としては，大循環系(しかも主要血管)の血流遮断と再建を行うのであるから，少しでも良好な視野で作業を行ったほうがよい．その意味では以下の鎖骨下血管群の処理は，最終ステップとしたほうがよい場合が多かろう．

3 鎖骨下血管群の処理

本症例では，鎖骨下静脈と鎖骨下動脈(したがって，これと並行する腕神経叢の一部)にも浸潤があることを前提としている．

まず鎖骨下静脈への浸潤であるが，これについては静脈角の末梢部付近で中枢側のクランプを置き腫瘍の末梢側でもう一度クランプを置くことで血流を遮断し，腫瘍の剝離を開始する(図35-a, b)．浸潤が静脈壁にしっかり及んでいる場合は鎖骨下静脈の切離を決意する(図35-c)．静脈については，結紮切離を行っても大きな影響はないものと考えてよい．

問題は鎖骨下動脈への浸潤であり，比較的視野のよい前方からのアプローチであってもかなり難度の高い手術となる．動脈へ前方からアクセスする場合には，当然その前方にある前斜角筋は切離しなければならない．知識として，鎖骨下動脈の分枝を確認しておいたほうがよい(図36)．総頸動脈と分岐した後の鎖骨下動脈からの分枝は，椎骨動脈，内胸動脈，甲状頸動脈幹(下甲状腺動脈，肩甲上動脈，頸横動脈)などである．浸潤の状況によって，これらの分断が必要である．この中で，椎骨動脈の扱いは大変難しい．実は，この動脈には何度か大変苦労させられている．理由はこの動脈の走行経路にある．椎骨動脈は，まず鎖骨下動脈から真後ろへ向かって分岐するのでその起始部が確認しにくいのである．教科書的に記載すると，椎骨動脈は鎖骨下動脈から分岐した後，C6のレベルで椎体の横突孔へ入る．椎骨動脈の末梢は，したがって，それほど距離がなく骨の中に消え失せる．しかもこの動脈の血流量は凄まじく，ひとたび出血した場合，ビュッという異様な音を立てて多量の出血がみられる(先に挙げた3つのパターンの胸壁浸潤癌のうち，近藤先生と行った第3例でこのような出血があり，二人ともえらく苦労した)．肺尖部の腫瘍が鎖骨下動脈に迫っている場合，技術的に難しいのは，鎖骨下動脈の裏から分枝する椎骨動脈が確認できないことによる．この動脈が切離可能であるか否かについては，先に述べたcross circulationの状況による．Willis動脈輪における4本の血管に相互血流があれば，椎骨動脈の片側の切離は許容されるであろ

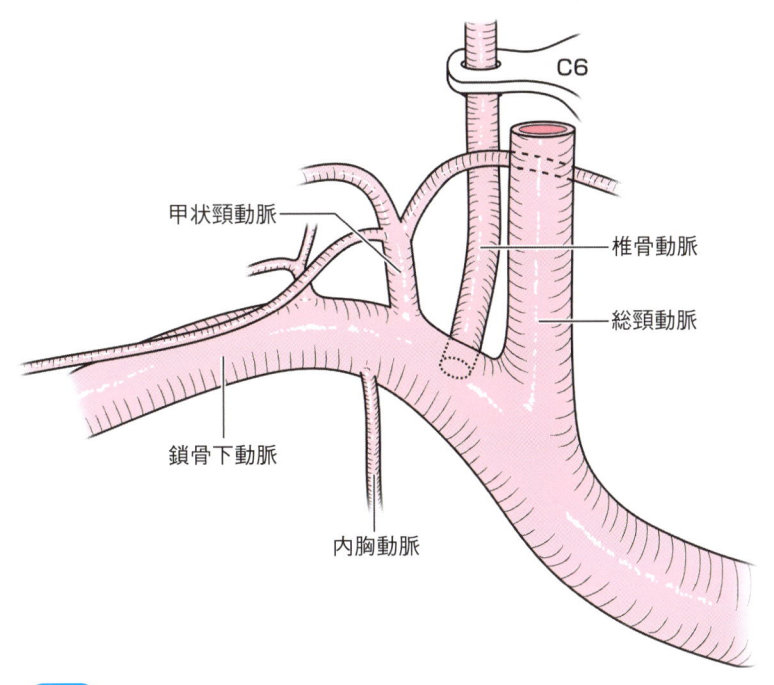

図36 鎖骨下動脈とその分岐
前方からみると鎖骨下静脈から椎骨動脈への分岐部は裏になる。

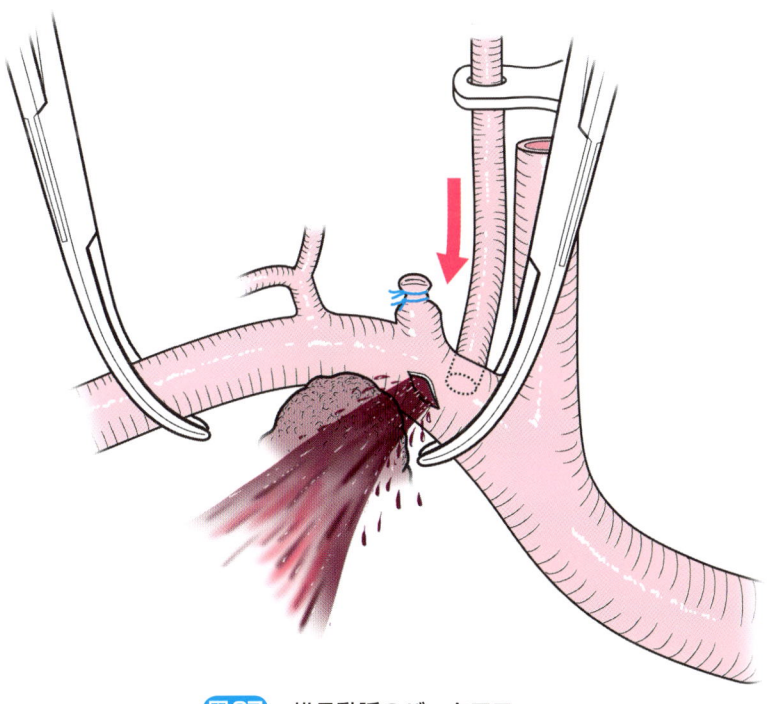

図37 椎骨動脈のバックフロー

388　Ⅱ-10. 肺尖部胸壁浸潤癌の切除術 Surgery for superior sulcus tumor（SST）

(a)

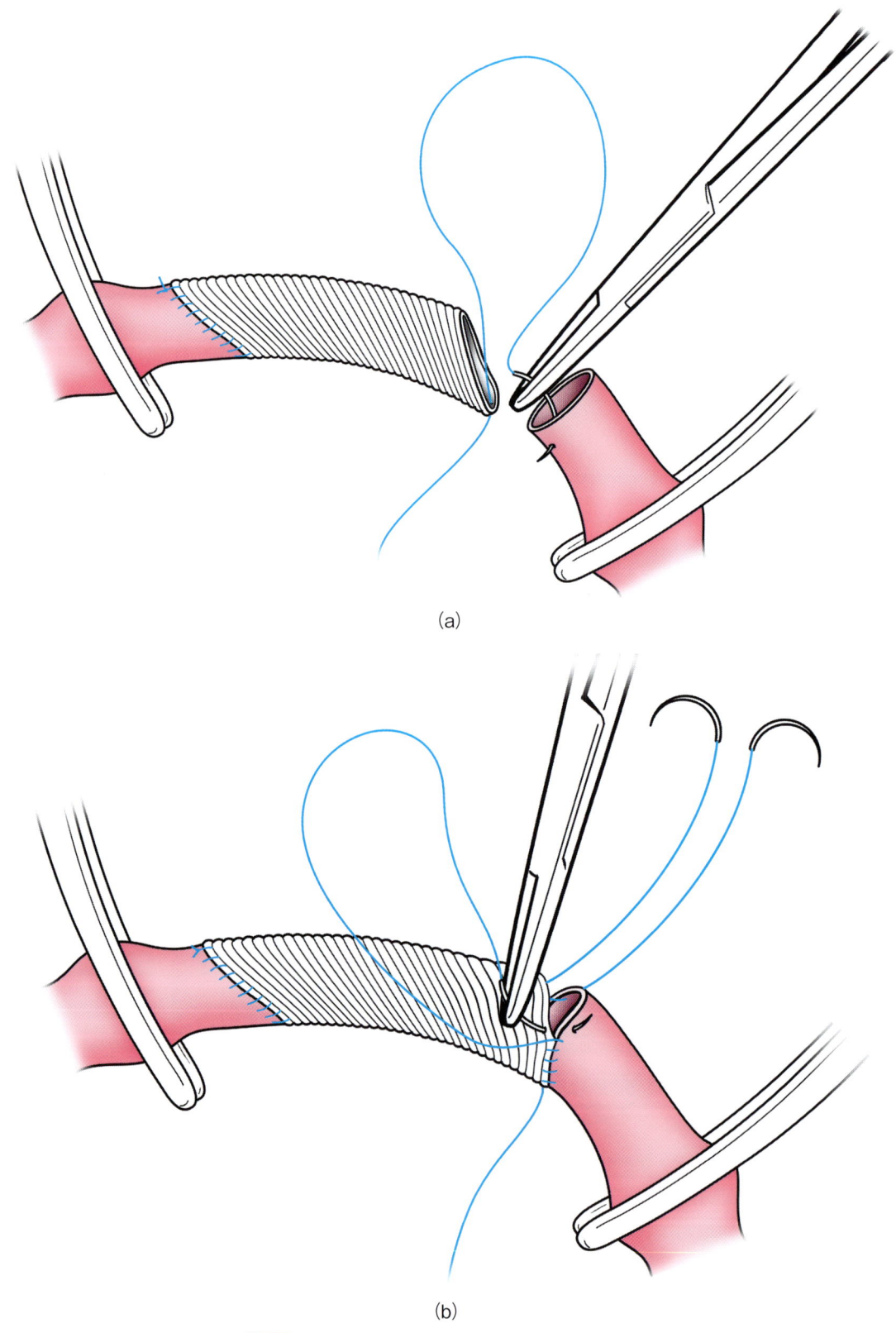

(b)

図38　鎖骨下動脈の再建（血管グラフトの間置）

うし，癌の浸潤があれば切断もやむを得ないところである．ひとたび出血をさせてしまうと，特に末梢側の視野がとりにくいので，止血は容易ではない．そこでどうすべきかというと，やはり中枢側と末梢側のクランプを行ってからの操作を心がける以外にない．ただ，これについても重要なコメントを追加すると，鎖骨下動脈の中枢と末梢両側をクランプできたとしても，例えば椎骨動脈からのバックフローが極めて大きく，壁に損傷がある場合の血流のコントロールは困難である．クランプさえできれば大丈夫と思ったら大間違いである（図37）．

鎖骨下動脈に浸潤があった場合，まず中枢と末梢のクランプによる血流遮断をする．そして，丹念にその分岐を結紮切断する．椎骨動脈についてはより注意深く処理をする．鎖骨下動脈については2～3cmまでの切除であれば，そのまま直接吻合ができるであろうが，これ以上長い部分の欠損については人工血管の間置が必要である（図38）．人工血管については，基本的には径8mmのヘパリンコーティングしたものがよかろう．末梢側から5-0 Proleneによって縫合する．中枢側の結紮が済んだ後，空気抜きを十分行ってからクランプを解除する．私の吻合手順は，肺動脈と同様であるから，関連する項（318頁）を参照されたい．

鎖骨下動静脈から腫瘍がリリースされれば，後は胸壁の後方部分（第1肋骨と第1肋間）を切断することで切除が完了する．

4 閉　胸

閉胸するにあたっては，まず胸骨にワイヤーをかけるが，図のように胸鎖関節複合体と胸骨柄は2カ所で固定する（図39）．胸骨正中部は2～3カ所で固定する．ワイヤーがかかった後で，第3（4）肋間を層々に閉鎖する．この後で，すべてのワイヤーを締めて胸骨を完全に固定する．大胸筋は骨性胸郭の上に戻すが，2-0 Vicrylを用いて肋間筋（肋骨）に縫着する．さらに，胸鎖乳突筋を鎖骨から切り離している場合には，大胸筋断端とこれを吻合することで，多少なりとも欠損部をこれで覆

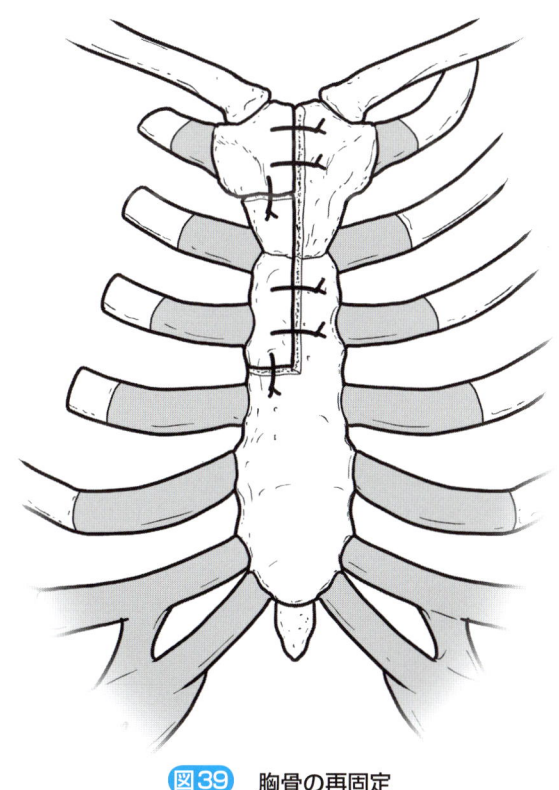

図39　胸骨の再固定

うことができる．皮膚および皮下組織は2層に閉める．前胸壁の切除では，皮膚からの垂直距離が短く，感染は致命的になり得るので，丁寧に閉創したい．

【参考文献】

1) Pancoast HK. Superior pulmonary sulcus tumor. **JAMA** 1932；99：1391-6.
2) Masaoka A, Ito Y, Yasumitsu T. Anterior approach for tumor of the superior sulcus. **J Thorac Cardiovasc Surg** 1979；78：413-5.
3) Dartevelle PG, Chapelier AR, Macchiarini P, et al. Anterior transcervical-thoracic approach for radical resection of lung tumors invading the thoracic inlet. **J Thorac Cardiovasc Surg** 1993；105：1025-34.
4) Grunenwald D, Spaggiari L. Transmanubrial osteomuscular sparing approach for apical chest tumors. **Ann Thorac Surg** 1997；63：563-6.
5) Rusch VW, Giroux DJ, Kraut MJ, et al. Induction chemoradiation and surgical resection for non-small cell lung carcinomas of the superior sulcus：Initial results of SWOG trial 9416 (Intergroup trial 0160). **J Thorac Cardiovasc Surg** 2001；121：472-83.
6) Grunenwald DH, André F, Le Péchoux C, et al. Benefit of surgery after chemoradiotherapy in stage IIIB (T4 ande/or N3) non-small cell lung cancer. **J Thorac Cardiovasc Surg** 2001；122：796-802.
7) Grunenwald DH. Radical en bloc resection for lung cancer invading the spine. **J Thorac Cardiovasc Surg** 2002；123：271-9.
8) Kunitoh H, Kato H, Tsuboi M, et al. phase II trial of preoperative chemoradiotherapy followed by surgical resection in patients with superior sulcus non-small-cell lung cancers：report of Japan Clinical Oncology Group trial 9806. **J Clin Oncol** 2008；26：644-9.

II-11. 胸膜肺全摘術
Pleuropneumonectomy

A 胸膜肺全摘術の基本的な考え方

　現在，胸膜肺全摘術は，悪性胸膜中皮腫 malignant pleural mesothelioma（MPM）に対する根治手術以外にはほとんど適応が見当たらない。かつては肺癌の胸膜播種などについても試みられたようだが，ほとんど予後の改善には結びつかず，現在ではまったく忘れ去られた適応である。もっとも，MPM に対してもこの術式で完治する症例は極めて限られており，果たしてこの大きな手術がどれほどの貢献をしているのか，いささか疑問は感じざるを得ないであろう。それでも，この術式以外に有効な治療法がない以上，現在なお，呼吸器外科医はこの術式をレパートリーの一つとしてもっていなければならない。

　国立がんセンターという東京の中心部の立地からか，肺癌に比較すると MPM の症例は驚くほど少ない。やはり海軍工廠や造船場などの産業的背景がないと，この疾患の患者は集まりにくい。それで，よけい馴染みのない術式ということになる。

　胸膜肺全摘術には，どうも良い思い出が少なく，どの症例も苦労をさせられた記憶のほうが多い。おそらく，呼吸器外科の手術の中では，最も合併症率，死亡率が高い手術であると思う。

　この術式については，まだまだ私なりの改良が必要であると感じているのだが，いかんせん症例があまりなく，経験を思うように増やすことができない。私の限られた経験に基づいて，この術式を解説する。適応は MPM であることが前提である。

B 胸膜肺全摘術の特性

　もともと，呼吸機能の約半分を担う片側の肺すべてに加えて，全胸膜，横隔膜筋層，心膜を切除するのが胸膜肺全摘術である。病変の発生母地が臓側壁側胸膜である以上，構造的に考えてこれらをすべて切除せざるを得ないのは仕方がないが，術後にさまざまなトラブルが発生しやすいことは当然といえよう。

1）治癒切除の概念

　一般に，悪性腫瘍の手術では，外科切除それ自体が純粋な局所治療であるから，surgical margin を陰性にすることは至上命題となる。肺癌の根治術で，気管支断端が腫瘍陽性である時には，気管支の切り足しを前提とした術式の変更が行われるのが通例である。それでは，胸膜肺全摘術の surgical margin は陰性になっているのであろうか？　結論からいえば，明らかに「ノー」である。特に壁側胸膜の切除断端では，極めて広範囲にわたって腫瘍そのものが直接肋間筋に接していて，通常の意味では，腫瘍が切除断端に露出した状態である。これは，surgical margin（強）陽性である。そのような意味において，胸膜肺全摘術では通常の腫瘍外科の概念とは異なるコンセプトで外科治療が行われていることを認識しておきたい。

2）胸膜切除後の病態

　また，広汎に切除される胸膜についても考えておきたい。胸膜は一見何の変哲もない薄い膜でしかないが，胸腔の水分保持と管理について重要な役割を果たしている。胸腔内には生理的状態でも胸水が少量あって，これが肺と胸壁の間の摩擦，摩耗を防いでいることはあまりに有名である。胸膜は胸水の保持，分泌，再吸収の機能をすべて行っている。この胸膜をすべて取り除いているのだから，術側の胸腔に貯留する浸出液は，まったく無秩序に放置されることになる。まず術直後，胸腔（腔は残っている）の保水機能が喪失する（図1）。その結果，胸水は胸壁などの周囲組織に浸み出していき，皮下組織にまでこれが浸潤する。そのため，尾側の胸壁に浮腫が生じ，開胸創

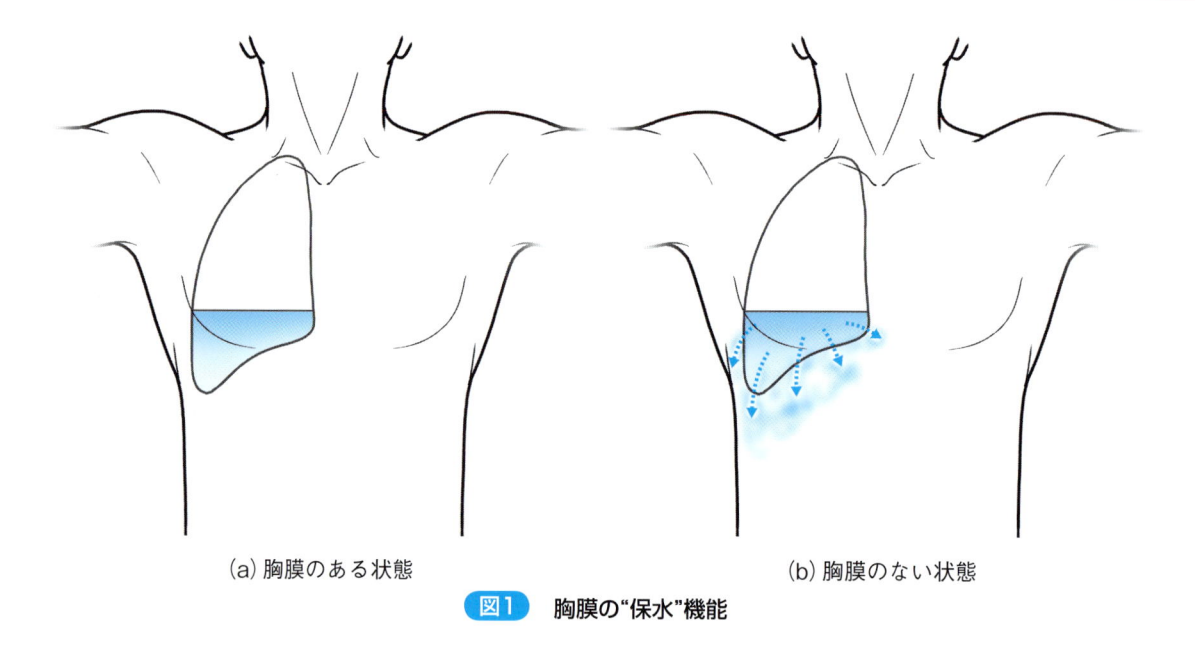

(a) 胸膜のある状態　　　　　　　　　　　(b) 胸膜のない状態

図1 胸膜の"保水"機能

の創傷治癒を遅らせる結果となる。再生した線維性結合組織が次第に胸腔の内面に張っていくが，これが生成される2カ月くらいまでは胸水に起因したトラブルが発生しやすい。胸膜肺全摘術後に胸壁局所再発があり，再切除を行ったことがあるが，その時の所見では，再生した線維性結合組織が約1cmほどの厚みをもっていた。これが胸膜の代わりとして機能していたものと思われる。

3）横隔膜の再建

切除された横隔膜の再建についても検討が必要だろう。片側の横隔膜の筋層がすべて取り除かれるのでその機能は廃絶するが，同時に同側の肺もすべて切除されており，機能的な観点から（再建してもそれが横隔膜のように筋組織として機能することもないから）横隔膜を再建する意義はないとみてよかろう。しかし，2つの観点から横隔膜の再建を行ったほうがよいのではないかと思われる。

一つは，術後の放射線治療を考えた場合である。胸膜肺全摘術後に放射線治療を行うべきであるということに関しては，エビデンスもあまりないし，暗中模索の感が否めないが，例えばMDアンダーソンがんセンターのようにIMRT（強度変調放射線治療）によって成果を上げている施設もある。この場合，腹腔臓器が胸腔内に挙上して入り込むことは，例えば右側の場合，肝障害を，左側の場合，腸管の障害を引き起こす。したがって，術後の放射線治療を考慮する際には，腹腔内臓器の挙上を防ぐことが必要である。もう一つの理由は，横隔膜筋層の欠如による腹腔内臓器のヘルニアと，それに起因する問題がある。肝臓がある右側では，腸管の挙上はそれほど深刻な問題ではないが，左側では，胃，小腸，大腸などの胸腔へのヘルニアが起こり得る。ひどい場合には胸腔全体にまで腸管が挙上してしまい，程度の差はあれ，通過障害を引き起こす。このような理由からは，特に左側に関しては横隔膜の再建が望ましい。横隔膜を再建する場合には，胸壁再建で用いられるのと同じ厚さ1mmのゴアテックスシートが用いられる。

4）胸膜肺全摘術における皮膚切開（図2）

胸膜肺全摘術で用いられる皮切創は，後側方開胸基本線であり，これを前方に延長して，肋骨弓を越え季肋部に至る大S字状の切開が一般的である。あるいは，開胸創を延長せずに，別の尾側の開胸創を第9肋間付近に置く"二の字型開胸"も行われる。要は，横隔膜筋層の剝離を可能にする視野を得るためにどうするかということである。一長一短があるが，各切開創の特徴は次の通りである。

図2-a "大Ｓ字状"季肋下切開

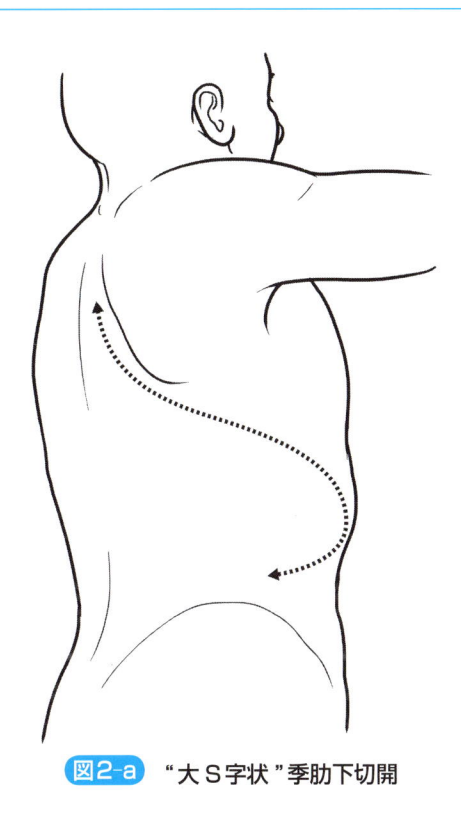

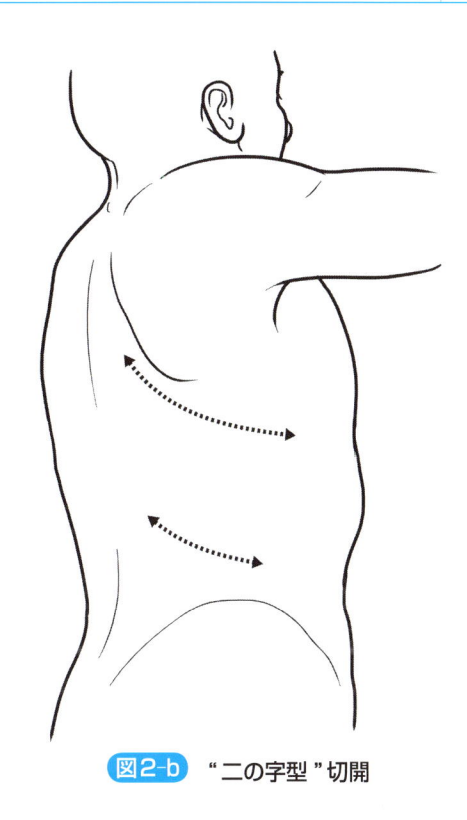

図2-b "二の字型"切開

大Ｓ字状切開創（図2-a）：肋骨弓が外れるため，前方からの横隔膜の視野が極めて良好になるのが利点である．視野はこの切開法のほうがよい．欠点として，肋骨弓を切断することで術後の疼痛が大きく，季肋下にまわる創の弯曲部で創傷治癒が悪い．

二の字型切開創（図2-b）：利点は，肋骨弓を切断せずに済むこと，長大な切開創とはならないので，創傷治癒はそれほど問題にならずに，感染の機会も少ないことである．欠点としては，視野の問題がある．肋骨の走行は，後方が高く前方が低いが，横隔膜は前方が高くて後方が低くなる．したがって，肋骨の走行に合わせた尾側の開胸創から後方の横隔膜付着部へのアクセスは当然不利である．

このようなことから，私は大Ｓ字状開胸創を用いている．

C 右胸膜肺全摘術の手術手順

右胸膜肺全摘術においては，まず切除可能性の評価を行い，その後に次第に戦線を拡大する．はじめから大Ｓ字状開胸創を作る必要はない．

通常よりも，やや大きめ程度の開胸創を作り，ここで切除可能性を十分に吟味する．切除可能性とは，一言でいえば，MPMの肋間筋浸潤の有無である．肋間筋への浸潤はすなわち，胸膜外層での腫瘍の剥離が不可能であることを示しているから，その場合には切除を断念せざるを得ない．

胸膜外層での剥離が可能であることがわかってから，まず頭側へ皮切を延長し，頭側の胸膜を肺尖部からすべて剥離して縦隔側に至り，肺門へ到達する．これが第1段階であろう．肺門の処理はこの段階で行ってもよい．次に尾側に向かって剥離を行い，横隔膜まで到達する．ここで創を第6肋間で肋骨弓をわたり季肋下まで延長する．視野をよくした後に，縦隔側で心膜とともに胸膜を剥き上げ，前後から横隔膜筋層も切離する．脈管や気管支の処理は通常の肺全摘術と変わるところはない．最後に，心膜と横隔膜を再建するのが手術の大きな流れである．

1 通常開胸創での切除の可能性の評価と頭側の胸膜外剥離

やや大きめの第5肋間開胸を通常通り行う。肋間からの剥離操作が必要であるから，肋間は広く使いたいので，第6肋骨は後方で切断する。第6肋骨の上縁で，注意深く肋間筋を切開していくと，白色長のMPMが視認できる 図3-a 。肋間筋をペアンで把持して持ち上げ，腫瘍と肋間筋の間の層に入り込む。腫瘍を下方に抑えていく感じである。第6肋骨においても，肋骨と腫瘍の間を少しずつこじ開けるように剥離をして，少なくとも小開胸器をはめ込めるだけのスペースを確保する。成毛コットンの小で始め，剥離が進んできたら大コットンで作業を進める 図3-b 。さらに剥離が進んだら，二爪鉤などで肋骨を持ち上げながら次第に手指がこの層に入れられるようにする。最終的には胸膜外層は用手的に剥離を進める 図3-c 。ここまでで切除の可能性が判断できるだろう。

切除可能なMPMでは，腫瘍は"パリパリ"という感じの物理音を出しながら肋間筋から面白いように剥がれていく。剥がれた後をみてみると，腫瘍は胸腔内へ落ち，肋間筋がそのまま露出している。多少のoozing程度の出血が筋肉の表面にあるのみである。指で筋肉内側の表面をなぞっても平滑である。ところが，MPMが肋間筋の中に浸潤する場合には，胸膜外層に指はスムーズに進められない。引っかかりがあって，その部分をよくみると，白い腫瘍が粒々となっているのが確認することができる。このような状態が続く場合には，切除は断念せざるを得ない。胸膜外層を越えて腫瘍が広がっているからである。この手刀剥離は，肋間筋浸潤を確実に触知できることと，剥離ができていく場合は何といっても早い。この速度は魅力である。

パリパリと音を立てながら剥がれていく場合には，肺尖部に向かって胸膜外層の剥離を続ける 図4 。この場合は，開胸創をしっかり広げたほうがよく，前方の開胸創は皮切を前腋窩線まで延長して，前鋸筋も切離したほうがよい。頭側へ

(a)

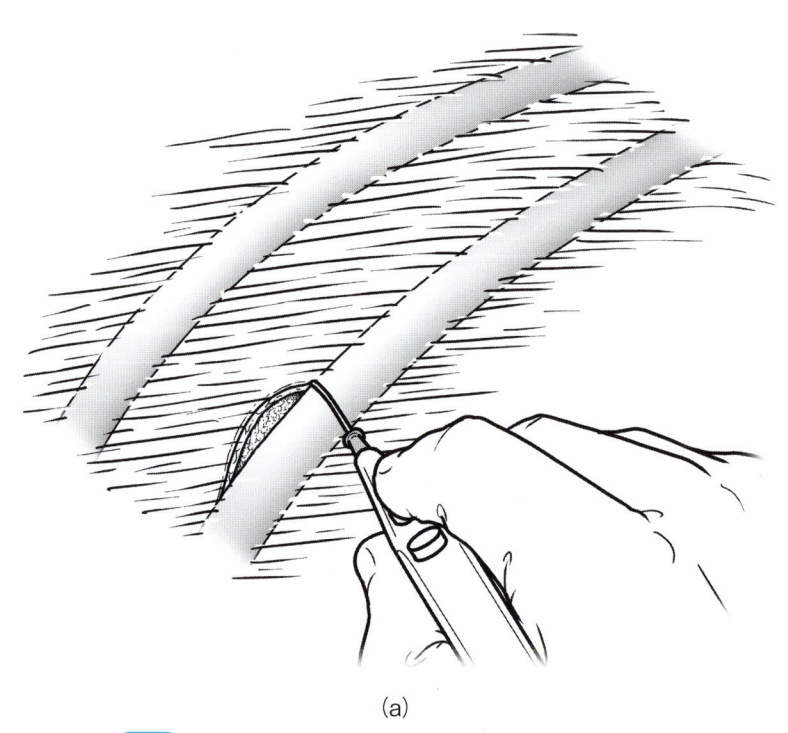

図3 胸膜（腫瘍）外の用手的剥離
肋間筋を切開すると直下に白色の腫瘍が現れる。

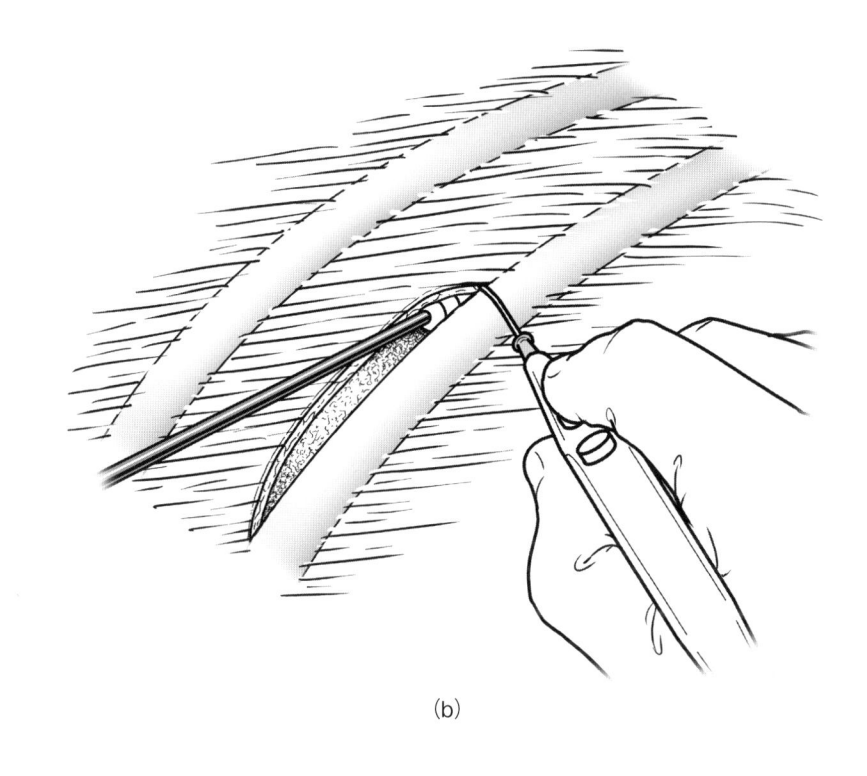

Ⅱ−11. 胸膜肺全摘術 Pleuropneumonectomy 395

(b)

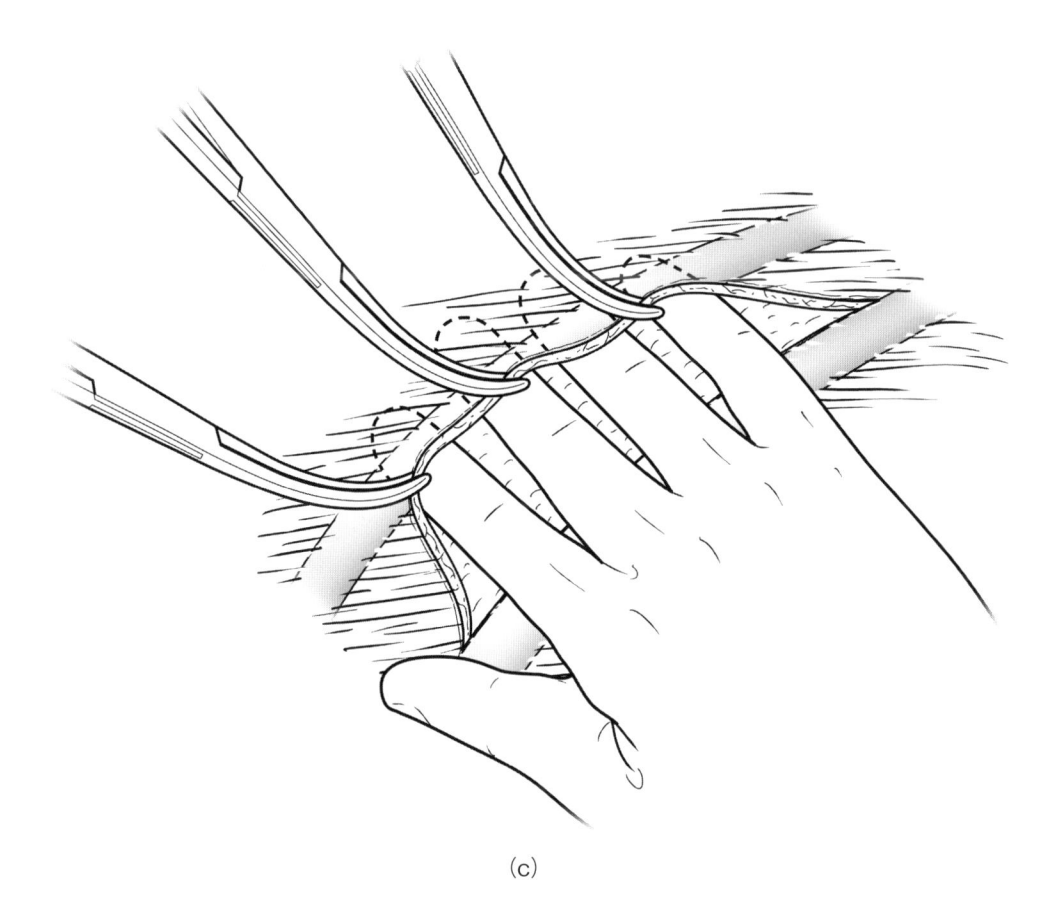

(c)

図4 肺尖部に向かって用手剝離

図5 季肋下切開の追加

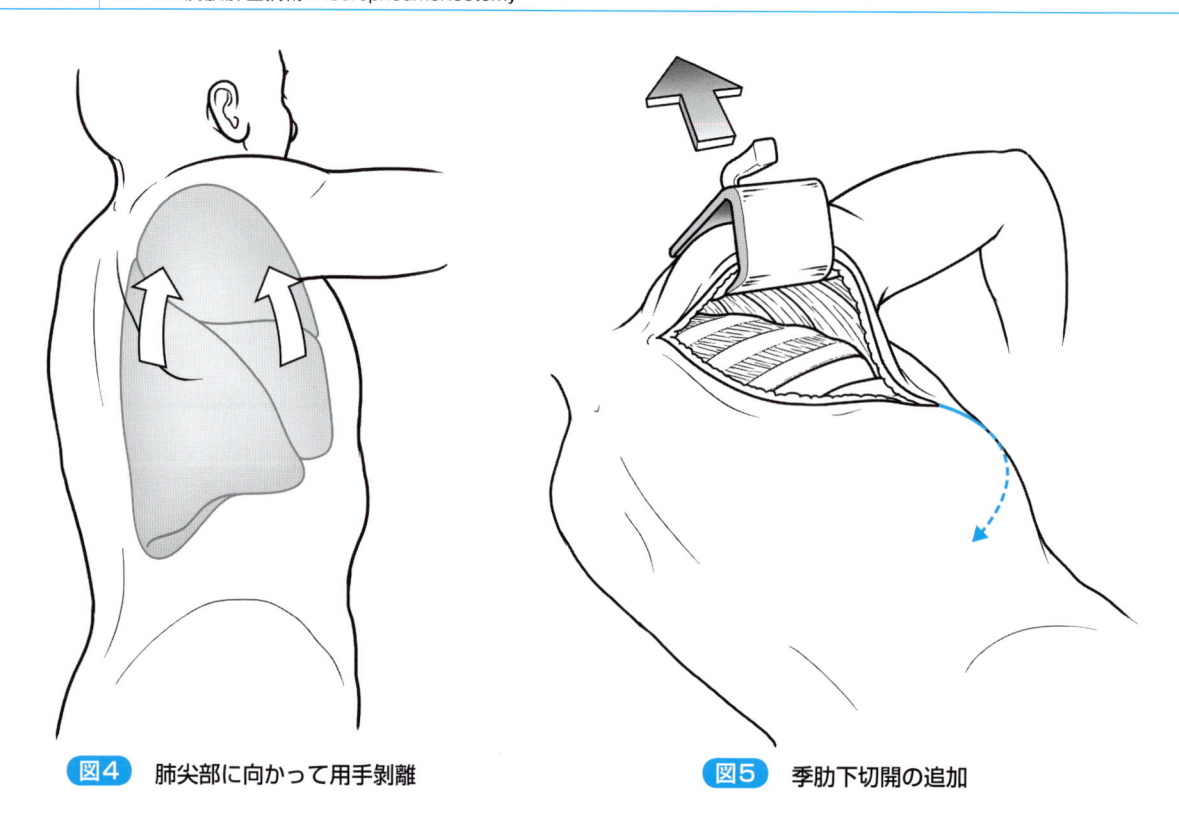

の延長はパンコースト腫瘍の場合ほどは必要がないが，僧帽筋と菱形筋の下方部分は切開して広く上げるべきである．そして，後方ばかりでなく，開胸創より頭側の側方，前方においても同様に胸膜外層の剝離を行い肺尖に向かう．肺尖部付近まで到達したら，用手剝離を少し慎重に進め，縦隔側に入る前に止血を行っておいたほうがよい．頭側の胸膜外剝離では，肋間動静脈，奇静脈系，内胸動静脈を損傷しやすい（特に奇静脈）．腫瘍のすぐ裏にこれらがあることを認識しておく必要がある．

肺尖部までくると，腫瘍（胸膜）を左手で押さえながら，成毛コットン（大）で慎重に剝離を行ったほうがよい．肺尖部から縦隔胸膜にかけての剝離には手刀はあまり勧められない．

2 縦隔側の胸膜外剝離

縦隔面においては，肺尖部より肺門に向かって胸膜外の剝離を行う．特に，上大静脈に接する部分では，慎重に剝離を行って血管を損傷しないように注意することが必要である．ここでも，上大静脈への浸潤があるようであれば，切除は断念したほうがよいだろう．上縦隔では，奇静脈を越えて肺門に到達しておきたい．右主肺動脈，上肺静脈をテーピングする．

3 尾側の胸膜外剝離，季肋下切開の追加

開胸創の尾側においても胸膜外剝離を進め，横隔膜まで到達する．ここまで到達できれば，大抵切除は可能であるから，この時点で季肋下切開を加えてよい（図5）．第5肋間の創をそのまま延長して肋骨弓を越え，緩やかなカーブを描いて季肋下に達し，肋骨弓と並行に10〜15cm程度の皮切を置く（図6）．この時の注意点は，反転カーブをあまり急にしないこと（急にすると，この皮膚フラップの血流が悪くなって創がつかない），正中を越えて左に回ってはいけないということである．そのため，私は麻酔導入後の仰臥位の時に正中位にマジックでマーキングをしている（側臥位になった後では，真の正中位がわからなくなるため）．肋骨弓は，第6肋骨の直上で切断し，第5肋間の部分の肋軟骨は切除する．季肋下では，腹

図6　季肋下切開の注意点

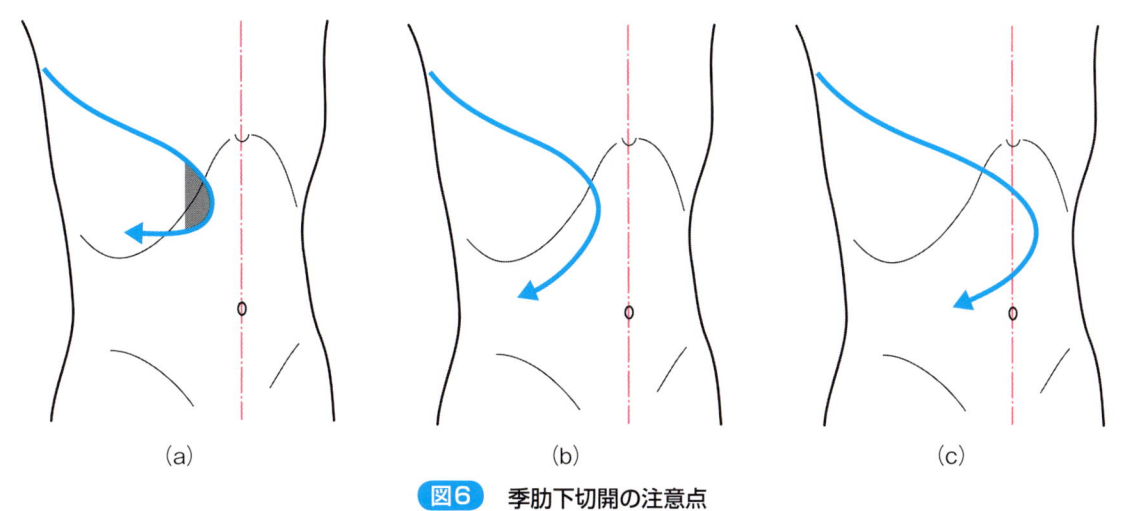

カーブを急峻にすると，カーブ内側の血行が悪くなる(a)。適切なカーブ(b)となるよう，左側へ張り出さない注意も必要である(c)。

直筋前鞘，内外腹斜筋を切離すると，肋骨弓はぐっと可動性が増すはずである。

4　肺門の処理

肺門処理をどの時点で行うかについては，決まったものはないが，胸膜外剥離が肺門回りにほぼ終了したこの時点で，主肺動脈，上肺静脈は切離してしまったほうがよいだろう。下肺静脈についても，開胸創尾側の胸膜外剥離が，後方で横隔膜に到着する途中で型のごとく切離してよいと思われる。というのも，胸膜肺全摘術においては，肺門尾側で心膜も縦隔胸膜とともに合併切除されるので，心膜腔へずれかの時点で入らなければならないが，最もオリエンテーションがつきやすいのは上肺静脈を切離した後で，この後方付近から進入するのが一番操作がしやすいように思う。

前方の胸膜外剥離が縦隔に及び，心膜に到達したら，心膜を切開して心膜腔内に到達し，心膜を前方で切開してこれを挙上しながら横隔膜付近まで切開線を延長する。

このあたりの解剖はわかりにくいが，すでに切断した肋骨弓を挙上すると横隔膜と心膜の接合部（心横隔膜角）がわかるであろう。結局この部分が心膜を切断する切断縁になり，横隔膜の筋層切除の限界となる部位でもある（図7）。

5　横隔膜筋層の切除

横隔膜については，実は，われわれはそれほど馴染みがない。特に横隔膜を支配する血管と神経の概念図をお示しする（図8）。

横隔膜の頭側から，横隔膜に入る血管は，心膜横隔膜動静脈 pericardiophrenic AV（横隔神経に沿って下降する内胸動静脈の分枝）と，上横隔動静脈 superior phrenic AV がある。心横隔膜動脈は血流量も一般には乏しく，横隔膜筋層切除の操作中に知らない間に切断していることが多いのに比較して（心膜脂肪織の採取の時に経験していてわかっている通りである），上横隔動脈は，下行大動脈からの直接分枝として胸膜肺全摘術においても確実な処理が必要である。横隔膜の血管，神経の配置図は，術前によくみておきたい。ただ，症例によって相当の解剖学的なバリエーションがあるものと思ってよい。

横隔膜筋層の切除は，肋骨弓の裏あたりの前方部分から始めて，後側方へ向かうのがよい。当然のこととして，横隔膜は側方において肋骨（胸壁）に付着するので，横隔膜筋層の剥離は胸壁から筋層を切離して外す操作が必要である。横隔膜筋層の切除については，横隔膜筋層を摘出側に付けて，腹膜を落としていく層で行われなければならない。

前方から胸壁付着部を切離した後，横隔膜筋層

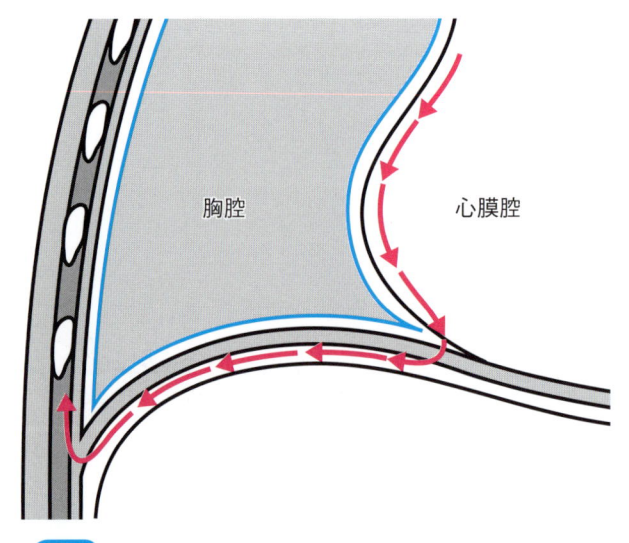

図7 胸腔側からみた横隔膜—心膜接合部付近の剥離

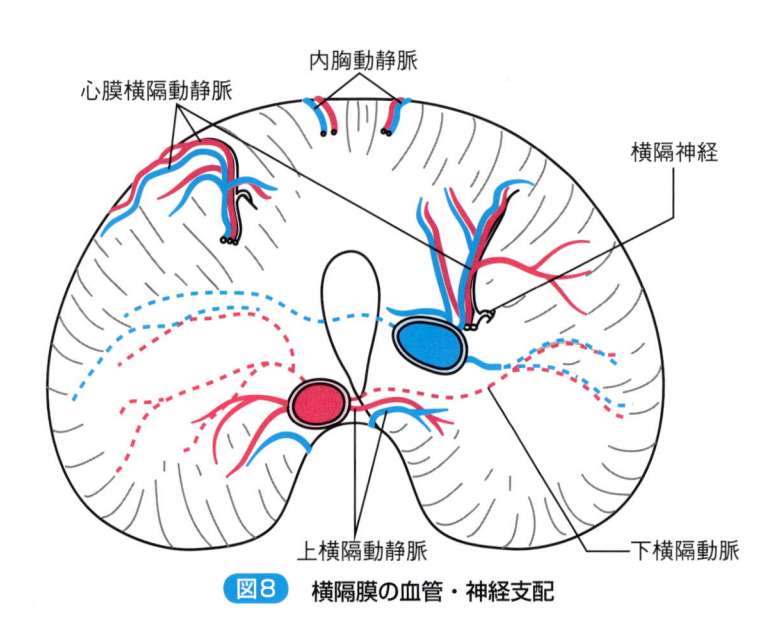

図8 横隔膜の血管・神経支配

をアリス鉗子で把持し上方へ挙上する．はじめは，成毛コットン（大）で腹膜を抑え込んでこの層を進んでいくが（図9），ある程度のところからは，ガーゼを腹膜に押しつけて横隔膜筋層から剥がしていく感じである．横隔膜後方の最背部のあたりの操作は深くて難しいが，この部位の視野が得やすいのがS字状切開である．縦隔側で，心膜の切離部と横隔膜の切離部が合うことによって心膜と横隔膜の切除が終了する．

6 主気管支の切断

主気管支の切断は，肺全摘術の場合と何ら変わるところがない．私は，胸膜肺全摘術においてもまったく同じ方法を用いているので，肺全摘術の項（177頁）を参照していただきたい．主気管支の切断によって胸膜肺全摘術が完了する．

7 心膜と横隔膜の再建

まず心膜を再建する．右胸腔に面する心膜組織がほとんど欠損しているので，心膜の再建は必須である．心膜には0.1mmのゴアテックスシート

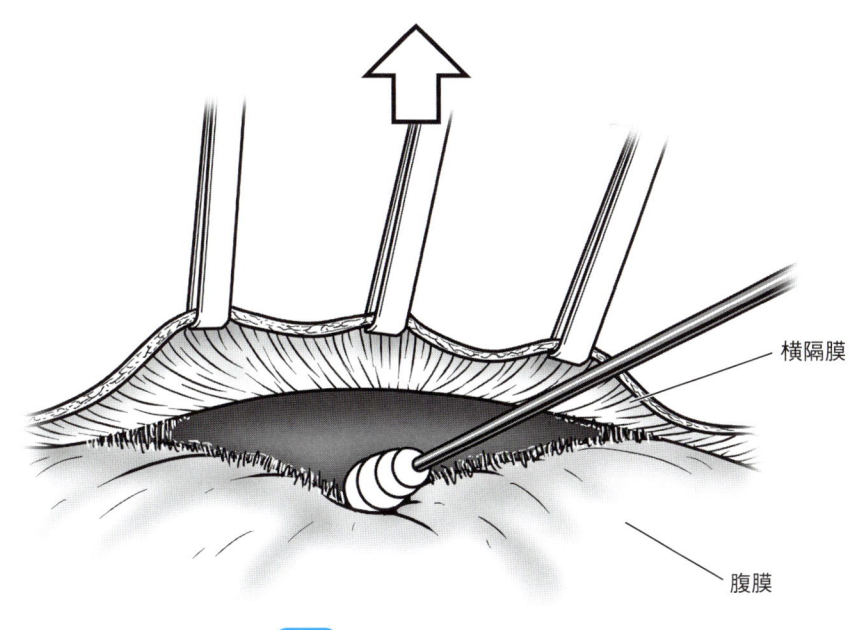

図9 横隔膜と腹膜間の剥離

を用いる。4-0 Proleneで連続縫合または結節縫合で，切除心膜の辺縁にしっかりと固定する。心臓の動きを阻害しないような余裕が必要である。

　問題は横隔膜の再建である。1mm厚のゴアテックスシートを用いるが，実は，胸壁への固定がやりにくい。どこかの文献で，横隔膜筋層の胸壁付着部を少し長めに残してここへゴアテックスシートを縫着するという方法が紹介されていたが，実際これは無理な方法である。まず，胸壁に少々付着している横隔膜組織は脆弱で，強い張力でゴアテックスシートを縫い付けると，すぐに裂けてしまうのである。あまり弱い張力のゴアテックスシートは，内臓の挙上を阻止するバリアとはなり得ない。結局，ゴアテックスシートはしっかりと肋骨に縫着せざるを得ず，これは通常の胸壁再建術（331頁参照）と同じである。ゴアテックスシートを縫着する肋骨は第7～第8肋骨になるのではないかと思う。

　私の方法は，1-0 Prolene両端針を用いて肋骨の上下から糸を通す方法である（図10）。コツを述べる。何度かやってわかったのだが，例えば，胸腔の内側から（図10-a）のように針を回して肋骨の上下に糸を通そうとすると，これはえらく厄介で，なかなか思うように針が回転してくれないのである。それではどうするか？　助手はまず開胸創を大筋鉤で思いっきり牽引して第7肋骨の外面が胸壁外でみえるようにする。胸腔内からまず（図10-b）のようにゴアテックスシートを貫通した糸を第7肋間筋の内側から胸壁外に向かって糸を出す。この運針はこれで終わりである。次に，もう片方の糸を，同じようにゴアテックスシートを貫通させた後，第7肋骨の上縁（第6肋間）で胸腔内から胸腔外へ刺出する。結紮は胸腔外で行い（図10-c），胸腔内からのゴアテックスシートの固定が完成する。この方法のよい点は，運針が直線的で，器用に肋骨をくるりと回る必要がないことである。この結節縫合を側方の胸壁全体にわたって行う。縦隔側においては心横隔膜角にある，心膜-0.1mmゴアテックスシート縫合部（横隔膜切離断端でもある）に，2-0 Proleneを用いて結節縫合で固定していく。以上の操作は，最後に一括結紮を行うのではなく，むしろ順次結紮を行ってゴアテックスシートの張り具合をみながら縫合の位置を変えていくほうがよいと思う。

8　ドレーンの挿入

　胸膜肺全摘術では，術後の局所に発生する浸出液をどのように処理するのかが重要である。ま

(a) 内側から針を回すことは不可

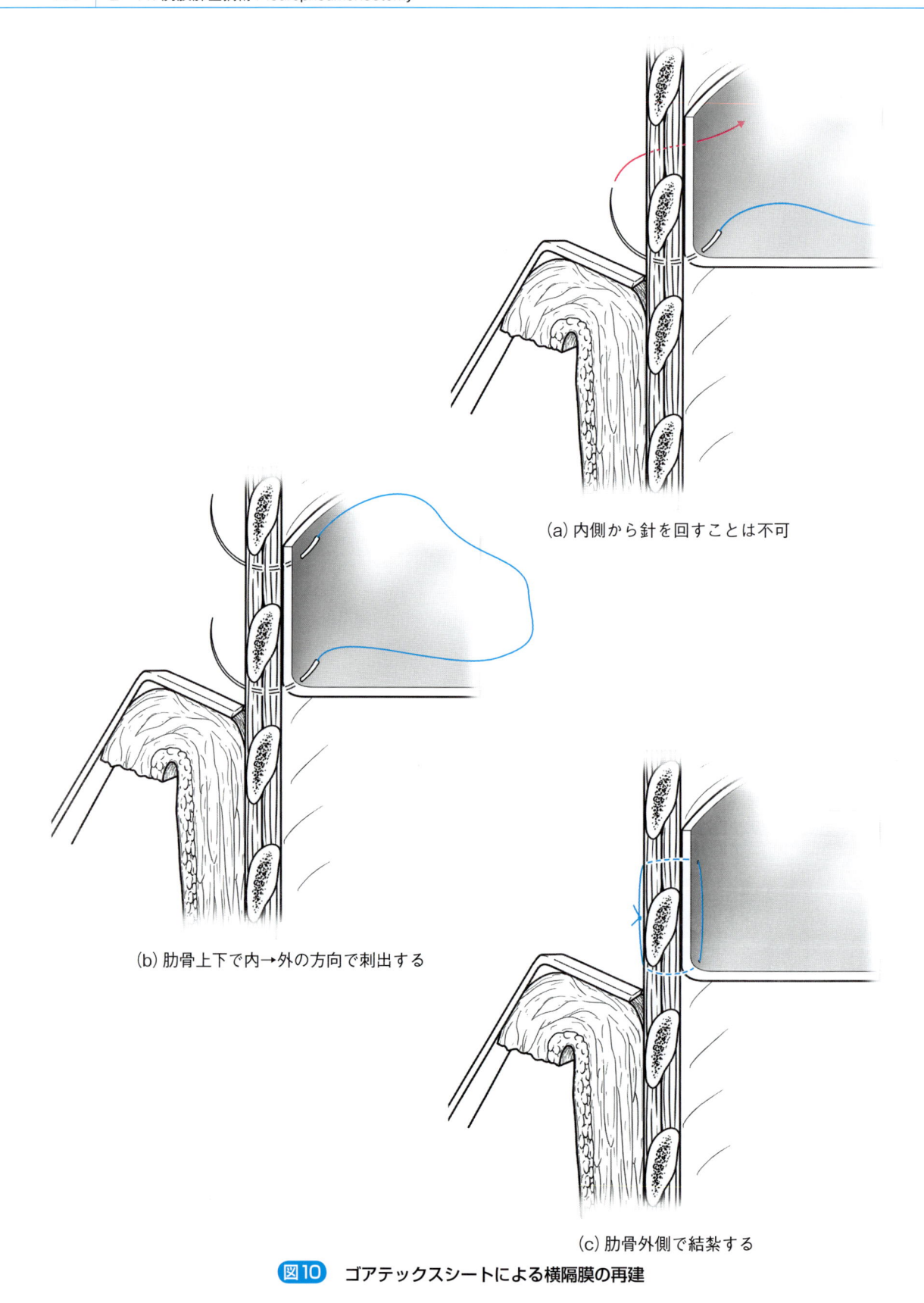

(b) 肋骨上下で内→外の方向で刺出する

(c) 肋骨外側で結紮する

図10 ゴアテックスシートによる横隔膜の再建

Ⅱ-11. 胸膜肺全摘術 Pleuropneumonectomy

(a)

(b)

(c)

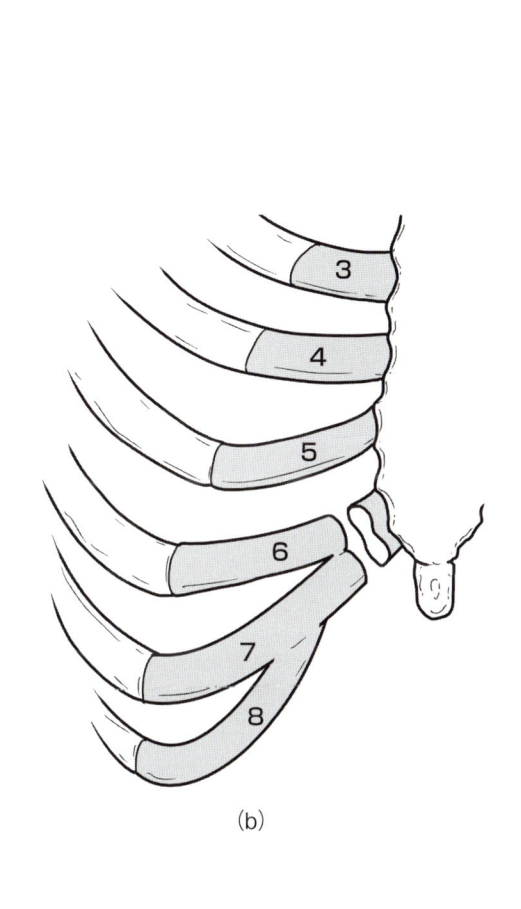

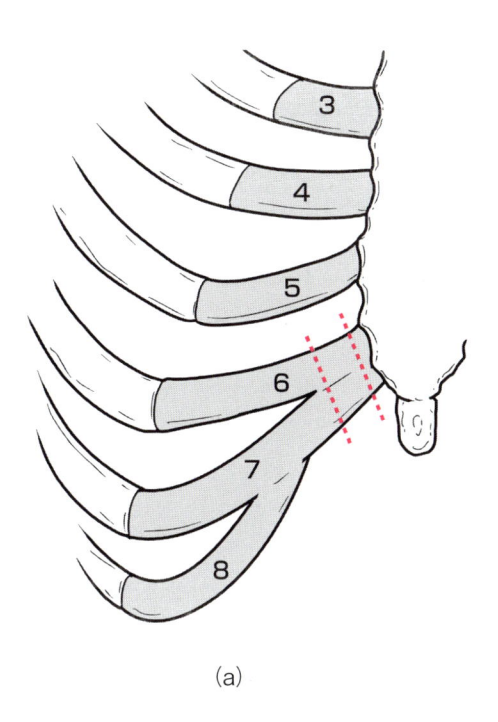

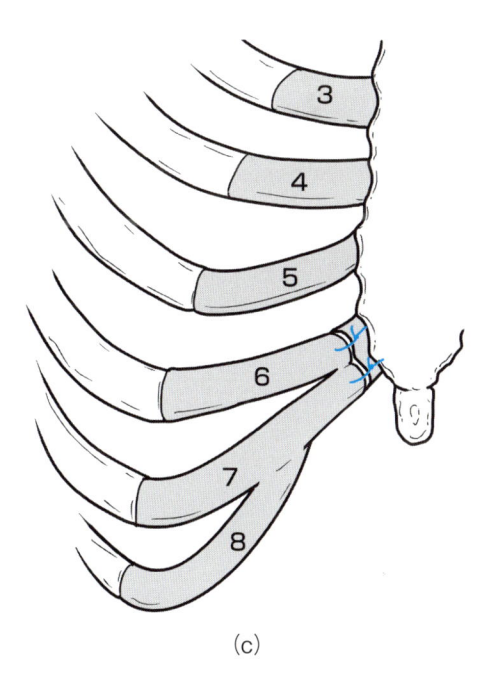

図11 季肋部の再建

ず，胸腔内には通常の全摘術と同じように28Frのドレーンを挿入することは当然であるが，特に，季肋下切開創の筋層（外腹斜筋の上）には，柔らかいJ-Vacドレーン（ジョンソン・エンド・ジョンソン社製）などを留置するのがよい．これは，胸腔から浸み出してくる胸水の貯留を防ぐためである．

9 閉胸に関するコメント

閉胸は基本的には，切離した筋層を層々に閉めていけばよいだけなので特別な配慮が必要がない．ただ，肋骨弓の閉め方だけ一言触れておこう．

第5肋間の肋骨弓は，開胸時に切断されているが，第6，第7肋骨をつなぐ肋骨弓については図11-aのように肋間部分を切除したほうがよい．この部位が残っていると，前方で肋間開胸層が寄らないからである．

図11-bのように肋骨弓を分節上に切除して，肋骨弓を寄せるのだが，1～2本の金属製ワイヤーでこれらを固定したほうがよい図11-c．これで，肋間開胸層は前方においても，ギャップを作らずに閉鎖することができるのである．

【参考文献】

1) Rusch VW, Piantadosi S, Holmes EC. The role of extrapleural pneumonectomy in malignant pleural mesothelioma. A Lung Cancer Study Group trial. **J Thorac Cardiovasc Surg** 1991;102:1-9.
2) Sugarbaker DJ, Jaklitsch MT, Bueno R, et al. Prevention, early detection, and management of complications after 328 consecutive extrapleural pneumonectomies. **J Thorac Cardiovasc Surg** 2004;128:138-46.

II-12. 呼吸器外科で必須とされる小手術
Minor procedures

1. 縦隔鏡検査

A 縦隔鏡の目的

　縦隔鏡は，呼吸器外科医が習得しておかなければならない侵襲性検査法の一つである。目的は，気管周囲にある縦隔リンパ節，腫瘍の生検である。英語では，cervical mediastinoscopyと呼ばれる。現在縦隔鏡は，先端にCCDカメラが内蔵されているタイプのビデオ縦隔鏡が使用されることが多く，検査中術者も助手もビデオモニターをみて，お互いに確認し合いながら手技を進めることができる。

　最近，縦隔鏡を治療目的に使用する革新的な方法も現れており，胸腔鏡手術との併用でより小さな侵襲での手術を模索する動きもみられるが，依然このような治療的胸腔鏡は一般的ではなく，診断的胸腔鏡が主たる用途である。

　通常の縦隔鏡で安全に生検が行える範囲は，気管の両側（#2～#4リンパ節）と気管分岐部リンパ節の一部（#7）である 図1 。これ以外の部位については，かなりリスクの高い生検と認識しなければならない。#5，#6リンパ節（ボタロ靱帯と大動脈傍リンパ節）は，extended mediastinoscopyと呼ばれる方法で到達が可能であるとされている。頭側から頸動脈の前方に出て，血管前でこれらの領域に到達するのであるが，私は行ったことがないし，出血や反回神経麻痺などの危険性は無視できないほど高いと思われる。もし，どうしてもこれらのリンパ節からの生検が必要であれば，胸腔鏡下に行うか，Chamberlain手技によったほうが確実性は高いと考える。これより末梢にある肺門リンパ節や下縦隔のリンパ節は無理に生検すべきではない。縦隔鏡 mediastinoscopyとは，縦隔を検索，観察する道具であることを忘れてはならない。

　「縦隔鏡では葉間の#11sリンパ節まで通常生検が可能である」と学会等で発言されている先生がいる。実際，生検可能な症例はあるのかもしれない。しかし，右肺門の解剖をよく思い出してみるとよいが，ちょうど気管分岐部から右主気管支の前方を肺動脈が走行していて，右上幹動脈を分岐した後，中間肺動脈幹が中間気管支の前側方を下降している。縦隔鏡下に#11sリンパ節の生検をするということは，この肺動脈と気管支の間隙に入って上葉気管支の尾側にへばりついているリンパ節に到達することを意味する。硬性鏡である縦隔鏡を肺動脈の裏側へ入れていくことは相当な勇気がいることである。したがって私見では，縦隔鏡で#11sリンパ節は"生検できる"のではなく"生検すべきでない"のである。この部位は，現在ではEBUS（気管支腔内超音波診断法）のよい適応であると思う。実際に，この先生が縦隔鏡をやったことがないのを私たちは知っているだけに，誠に無責任・不見識な発言だと思う。

　私が，ニューヨークのSloan-Ketteringがんセンターに滞在していた時にみた縦隔鏡時の出血は，極めて重要な体験となった。結論からいうと，私と仲のよいこの外科医は，気管の下部前面を横走する右主肺動脈の後面を生検してしまったのである。もう少し丁寧にこの白色調の構造物を確認していればよかったのであろうが，これをリンパ節と誤認して生検鉗子でつまんでしまったのである。主肺動脈の後面に開いた穴であり，その出血は実におびただしいものであった。滝のように出血するとはこのことであろう。まず，患者の頭を上げ，ガーゼをできるだけ詰め込んでパッキ

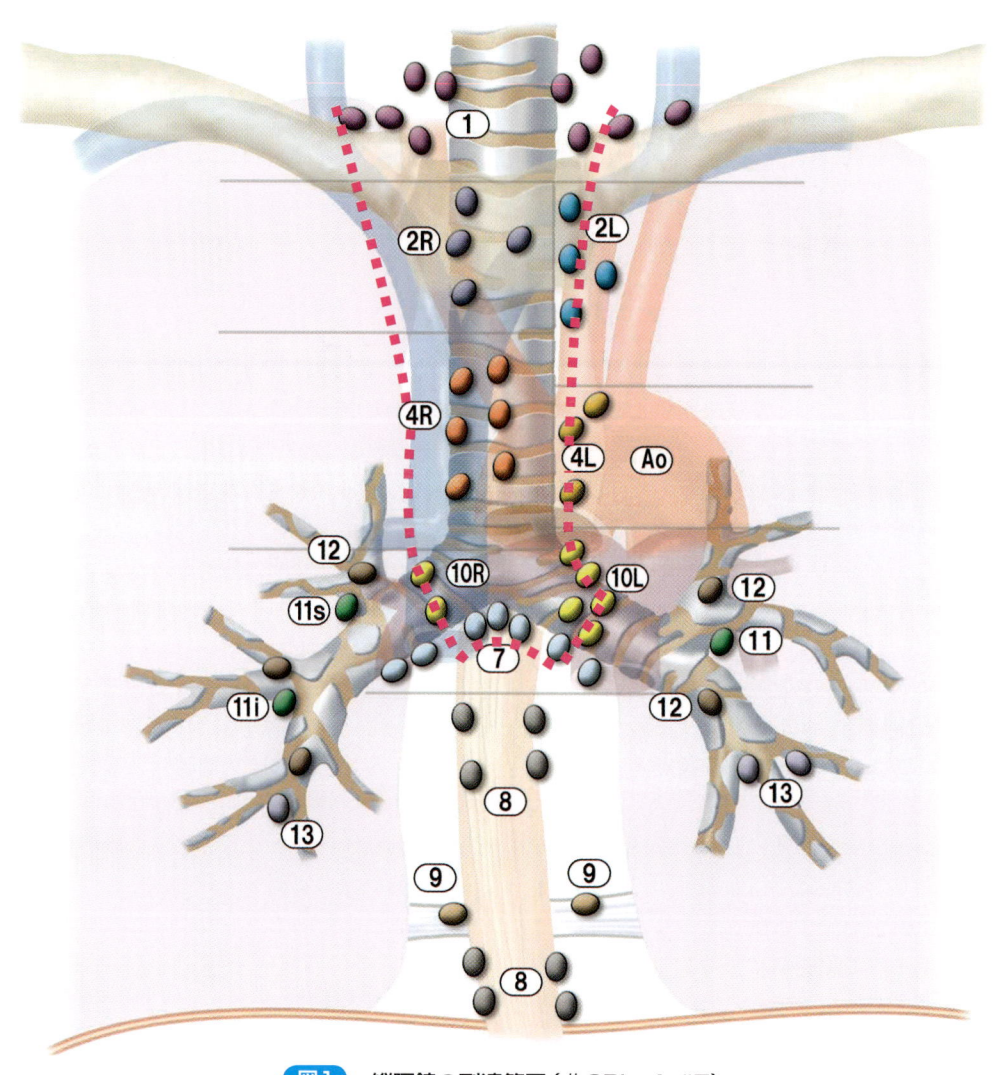

図1 縦隔鏡の到達範囲（#2RL~4, #7）

ングが行われた。15分程度待った後（その間に輸血の準備などがなされた），パッキングを除去すると依然滝のような出血であり，ここで再びパッキングがなされた。このままでの自然止血が無理であると判断した彼らは，循環動態が悪化しない程度にパッキングをしたまま頸部の創を閉鎖した。「どうするのかなぁ」とみていると，右側方開胸を選択して右胸腔に入った。もともとこの症例では右上葉に肺癌があり，止血と肺癌の切除を一挙にやってしまおうと考えたようである。この場合，胸骨正中切開のほうがよいと考える人もいるかもしれないが，右開胸が正解であったと思う。

縦隔鏡によって右肺動脈にできた穴は後面にあって，胸骨正中切開でアプローチした場合には真裏に位置している。これを正面から修復しないといけないからである。確かに中枢側のクランプは，右開胸よりも胸骨正中切開のほうがやりやすいかもしれないが，末梢側（中間肺動脈幹）のクランプと穴の補修閉鎖は正面からはやりにくい。それで，右開胸となったようである。幸い開胸時にはパッキングで肺動脈からのアクティブな出血は止まっていて，上葉切除を慎重に行い，パッキングを外し，この中枢をクランプした後，直接縫合によって穴は閉鎖された。このリカバリーは知って

図2 縦隔鏡のセットアップ

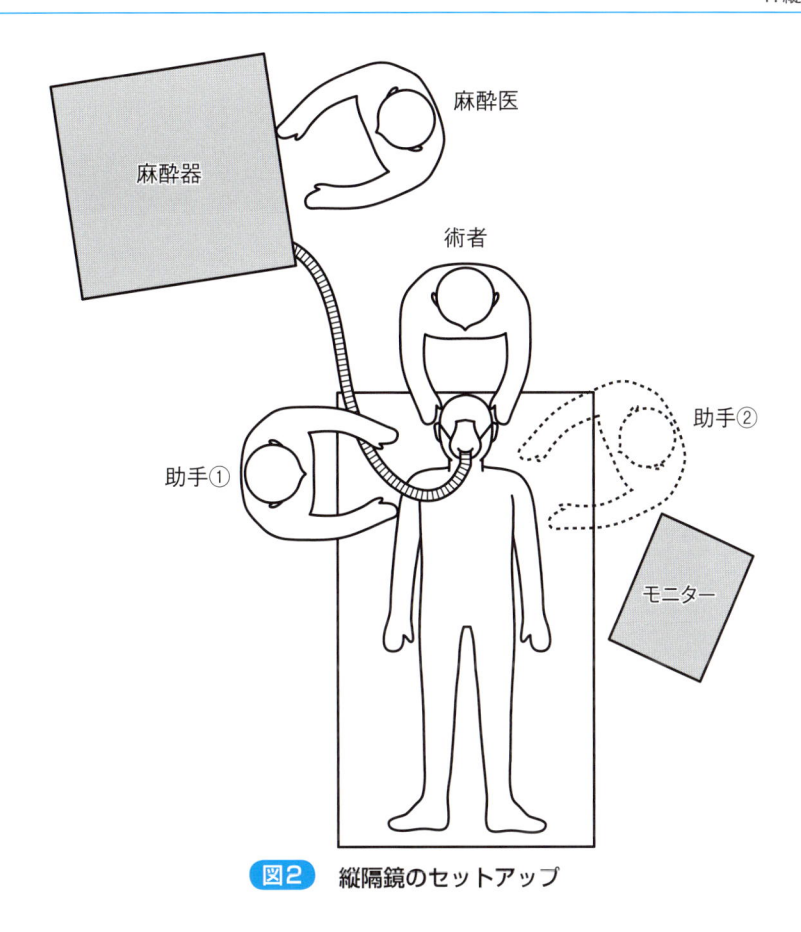

おいて損はないと思って紹介した。

縦隔鏡はアメリカにおいては日帰りのday surgeryであるけれども，ひとたび出血があった場合はこのように重篤な事態に至ることを忘れてはならない(#11sを生検しにいって出血した場合は，合併症の範疇を超えたものといわれてしまうだろう)。このような手技を学会で推奨する神経は尋常ではない。

B 麻酔と体位

縦隔鏡の麻酔はまったく通常の全身麻酔でよく，特殊な挿管は一切不要である。ただし，患者の頭側に術者が立つので，導入後は麻酔器を移動してもらう必要があり，長い延長管だけは必要であろう（図2）。

肩の下に枕を横向きに置いて頸部を十分伸展させる体位を取り，両手は体に付けて中に入れる（図3）。そのほうが助手が動きやすい。消毒は左右の側胸部と臍上までの広い範囲で行ったほうがよい。

C 手術手順

1 皮切の作成と気管への到達

胸骨上縁から約1横指の高さで，水平方向に1.5cm程度の皮切を置く（図4）。広頸筋を切離した後，正中位を頭尾側方向に切開して，前頸筋群を左右にスプリットして気管壁に到達する。この部位は甲状腺峡部よりも尾側に位置しているはずである。気管壁をよく観察すると，気管固有鞘と呼ばれる結合組織の被膜を確認することができるはずである（時々わかりにくいケースもあるが）。縦隔鏡という硬性鏡はこの鞘内で動かす。気管固有鞘は水平方向に切開してその尾側縁をコッヘル鉗子でつまんで引っ張ると，気管と気管固有鞘の間に間隙ができる（図5）。まず左手でコッヘル鉗子を挙上して，気管の壁に沿って固有鞘の中に

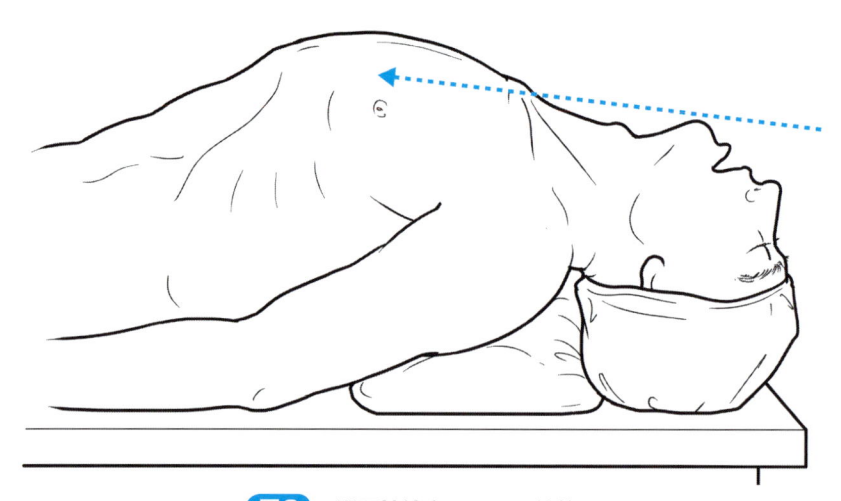

図3 縦隔鏡検査における体位
矢印は術者(縦隔鏡)の目線を示す。

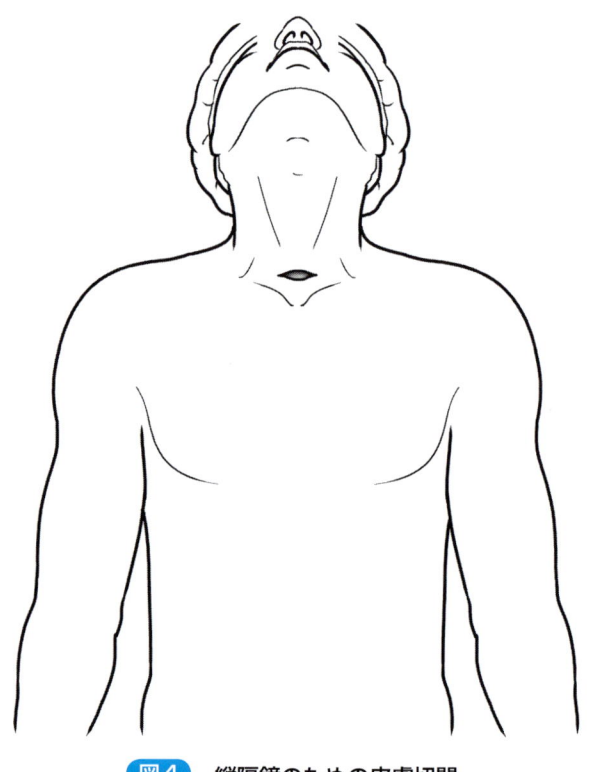

図4 縦隔鏡のための皮膚切開

示指を入れていく(それほど抵抗はないはずである)**図6**。示指の腹側に気管軟骨の凹凸を感じながらほぼ正中で指を進め，ある程度進んだら気管の左右側方も剥離しておく。この時，腕頭静脈の拍動，目標とする腫大したリンパ節の位置を触診で確認しておきたい。

2 縦隔鏡下の生検

ここで気管固有鞘の中に縦隔鏡を挿入する。左手に縦隔鏡をもち，右手で吸引凝固装置をもっ

1. 縦隔鏡検査 | 407

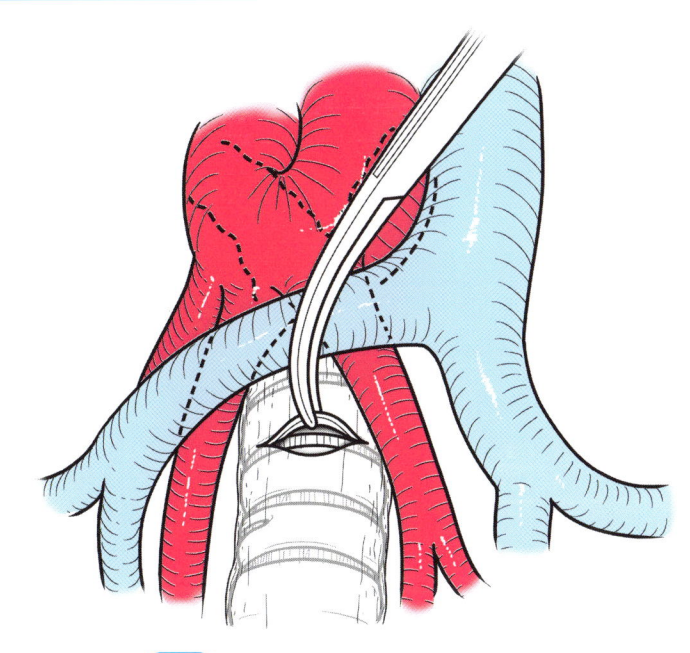

図5 気管固有鞘を切開して鞘内に入る

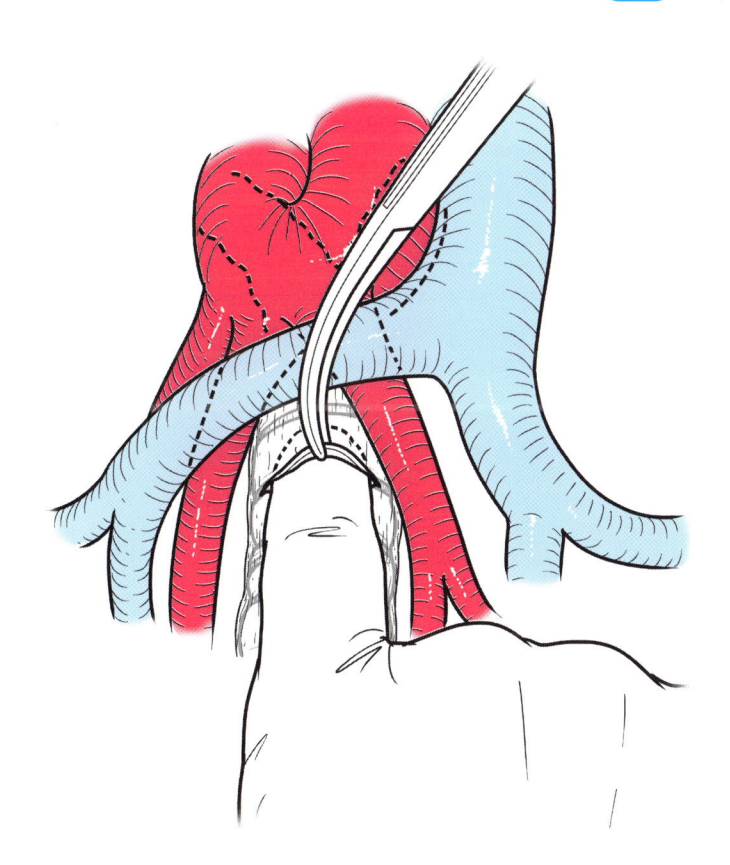

図6 固有鞘内に示指を挿入する
コッヘル鉗子で気管鞘の結合組織を把持して示指を挿入する。

図7 縦隔鏡の挿入

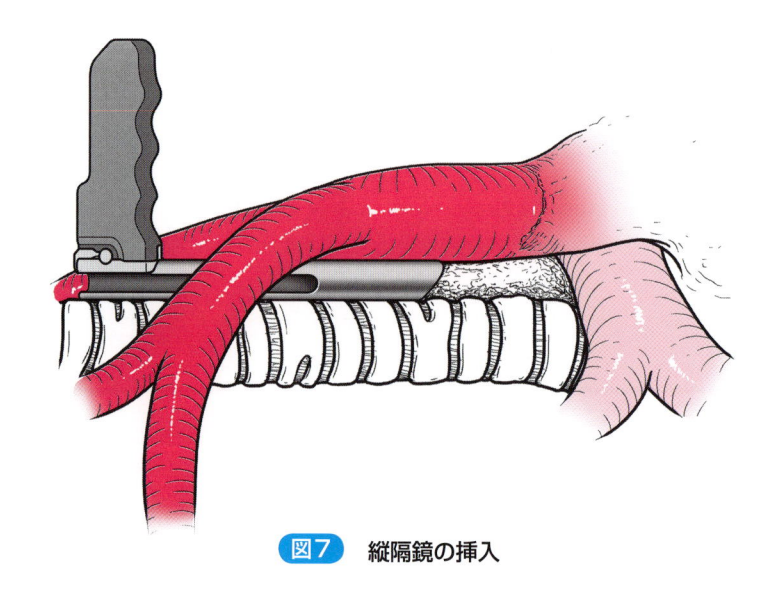

(a) 気管鞘内で疎な結合組織を分けながら進行する。右肺動脈の確認

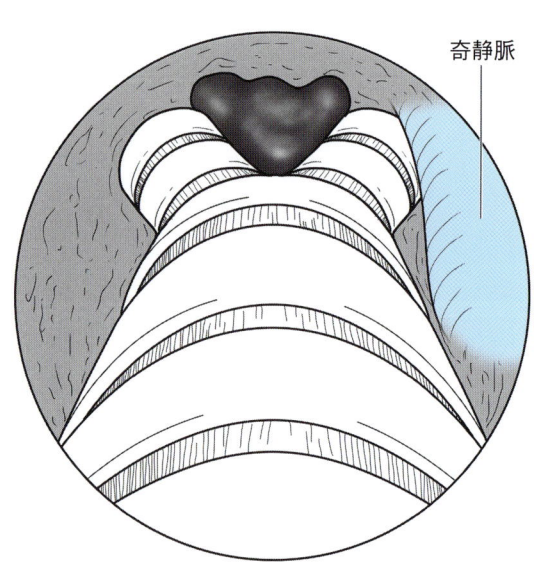

(b) 気管分岐部付近の視野。#7リンパ節と奇静脈の確認

図8 分岐部付近の視野

て，少しずつ奥へ入れていく（図7）。正しい創に入っていると気管周囲から気管鞘に立ち上がる結合組織や，気管周囲の栄養血管がみえる。これらは丁寧に電気凝固をしながら奥へと進み，気管分岐部に到達する。ここまでに確認したい構造物は，まず右肺動脈である。縦隔鏡のモニター画像では，天井側（前方）に白色調の拍動性の構造物として確認できる（図8-a）。気管分岐部の直上では，右側で奇静脈を確認しておきたい（図8-b）。また左側では，大動脈弓のしっかりとした出っぱりがわかるはずである（図8-a）。

縦隔鏡を進めるにあたって，適度な電気凝固で止血を行っていくが，左側では反回神経麻痺の心配があるので，なるべく慎重に剥離を進め，凝固はしないようにしたい。吸引器の先端を用いて結合組織を払い，縦隔の構造を明らかにしていく。

目標とする腫大したリンパ節については，リンパ節の被膜を傷つけない範囲で，リンパ節に付着する結合組織を鈍的に除去する．目標とするリンパ節が確実に視認できても，まず穿刺針を目標に刺入して，血液の逆流がないことを確認したい．縦隔鏡の生検は，基本的にパンチバイオプシーであり，いくつかある生検鉗子の中から選択して使用する．はじめは，被膜を破ってリンパ節に食いつく必要があるので，大きなブレードのものは避け小さくバイトする．リンパ節の構造がはっきり確認できたら，少し大きめの生検鉗子で白色の腫瘍部分を特に狙って，しっかりと検体量を確保する．当然，リンパ節の生検部位からは出血があるから，凝固吸引管で適宜止血する．

生検が完了したら，凝固吸引器で丁寧に止血するが，完全を期す必要はない．ガーゼを3〜5枚程度パッキングして10分程度待機する．ガーゼを除去して血液が上がってこなければ問題はない．

【参考文献】

1) Pearson FG, DeLarue NC, Ilves R, et al. Significance of positive superior mediastinal nodes identified at mediastinoscopy in patients with resectable cancer of the lung. **J Thorac Cardiovasc Surg** 1982；83：1-11.
2) De Leyn P, Vansteenkiste J, Cuypers P, et al. Role of cervical mediastinoscopy in staging of non-small cell lung cancer without enlarged mediastinal lymph nodes on CT scan. **Eur J Cardio-thorac Surg** 1997；12：706-12.

2. 心囊ドレナージ術

A 心囊ドレナージの考え方

　簡単にいえば，癌性心囊水の貯留によって心不全をきたした状態が心タンポナーデである 図1 。この病態は，心囊水の貯留で心囊内圧が上がり，静脈還流が低下し，心臓の動きが抑えられるために心拍出量が両室ともに低下し，左右心不全となっているものである。したがって，患者は臥位になると静脈還流が増えるので循環不全の状態が一時的に悪化し，つらくなる。それで起座位になるという状態となる。これを解決する方法は，心囊水の心膜腔外への誘導しかない。

　現在選択できる心囊ドレナージ術としては，①エコーガイド下の穿刺ドレナージ，②局所麻酔下に行われる剣状突起下アプローチによる直視下ドレナージ，③全身麻酔下に行われる胸腔鏡下心膜開窓術の三者であろう 図2 。

　このうち，エコーガイド下の穿刺術が安全に行える状況では，そちらを優先したほうがよい。安全に行える状況とは，全身状態が安定しており，心囊水が中等度以上貯留していて心膜から心外膜心筋まで距離がある場合である。また近年，胸腔鏡下に左胸腔から心囊開窓術を行う手技も報告されているが，心タンポナーデで状態の悪い患者に全身麻酔をかけること自体リスクを伴うので，思ったほどこの適応は多くない。結局，局所麻酔下の剣状突起下アプローチによる心囊ドレナージ術が行われることが多いと思われる。この方法は，局所麻酔下で行うことができ，直視下に心囊を視認できるため信頼度が高い。しかし，局所麻酔下で心囊を切開するという手技の性格上，よくその解剖・病態を理解していなければ大きな事故にもつながりかねないものである。特に，心囊水が比較的多くないのにもかかわらず臨床症状が強い場合や再ドレナージの場合は，この方法が必須である。

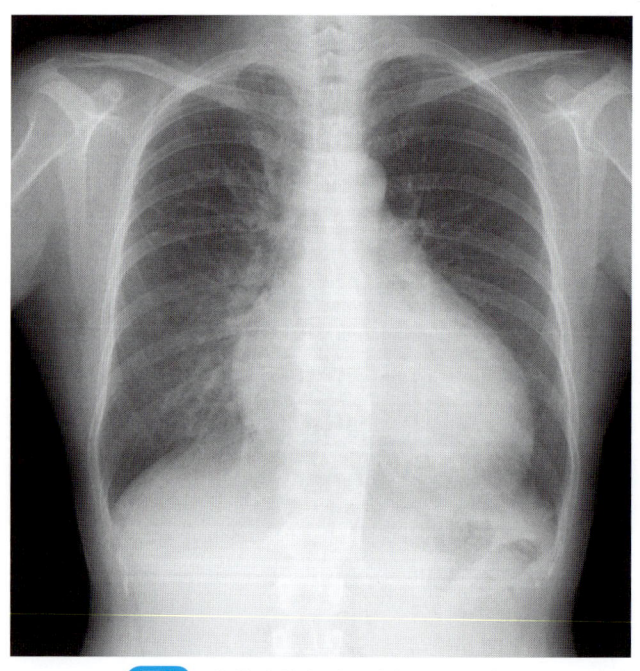

図1　心囊水貯留時の胸部X線写真
著明な心陰影の拡大がある。

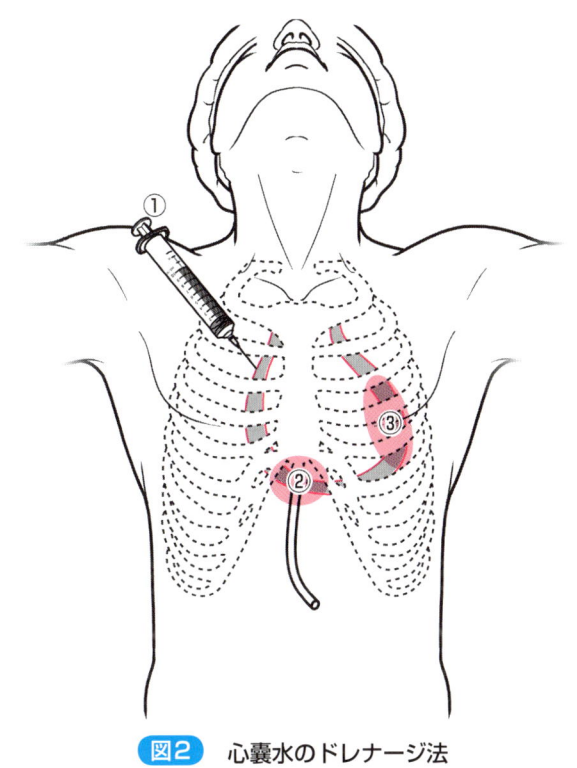

図2 心嚢水のドレナージ法
①エコー下穿刺，②剣状突起下心嚢切開術，③胸腔鏡下心嚢開窓術

B 剣状突起下の解剖：心嚢との関係

　剣状突起から心嚢に至るルートの解剖は，ぜひ理解していなければならない。まず理解すべき大原則は，心嚢は横隔膜の上にあるという医学生でも知っている事実がある。すなわち，横隔膜の上へ出られなければ，心嚢に到達できないということである。そこで 図3 は，剣状突起，腹直筋前鞘，心嚢，横隔膜，腹膜の関係を，私なりの理解で描いたものである。実際の手技では剣状突起を切除するのであるが，なぜそうする必要があるのだろうか？

　図にみるように，実は剣状突起の前面には腹直筋前鞘が付着するのに対して，横隔膜は剣状突起，胸骨の後面に付着する。だから，剣状突起を切除するということは，腹直筋前鞘が開き，同時に横隔膜の上へ出たことになるのがおわかりであろう 図4 。この関係がわからないと，不必要に腹膜腔を開けたり，横隔膜の下を進んだりすることになる。要は，剣状突起を切除することが，横隔膜の下から横隔膜の上へ出ることになるという理屈を知っておくべきなのである。横隔膜の上に出れば，そこにある脂肪織や結合組織を分ければ緊満した心嚢が現れるということである 図5 。

C 剣状突起下アプローチによる心嚢ドレナージ術の手技

1 体位

　体位は，通常の仰臥位でよい。両手は直角に出しておいたほうがよいだろう（点滴，血圧測定などのため）。すでに述べたように，状態の悪い患者では仰臥位ができないので，その場合は45度くらいまでの頭高位が必要なことがあるが，やむを得ないだろう。贅沢はいえない。

2 皮切

　図6 のように，剣状突起先端部を中心に頭尾側方向に10cmにわたって浸潤麻酔を行う。腹直筋前鞘を切開して剣状突起を操作するので，こ

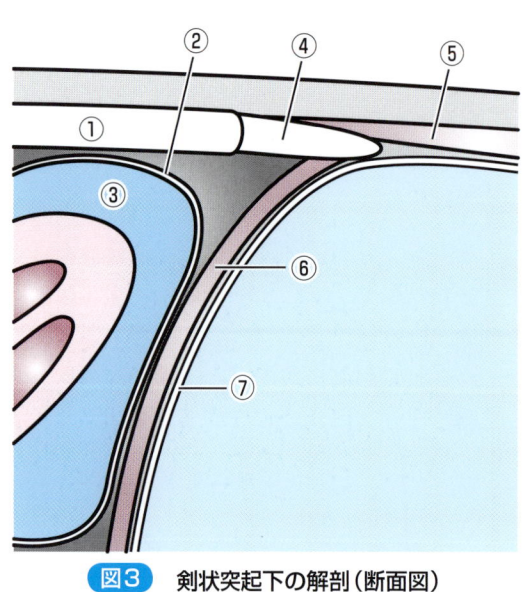

図3 剣状突起下の解剖（断面図）
①胸骨，②心囊，③心囊水，④剣状突起，⑤腹直筋前鞘，⑥横隔膜，⑦腹膜

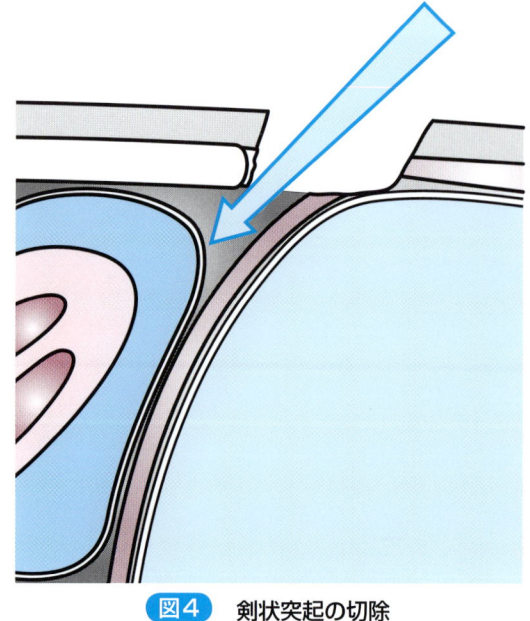

図4 剣状突起の切除
これによって心囊へ至るルートができる。この操作により，横隔膜上へ出たことになる。

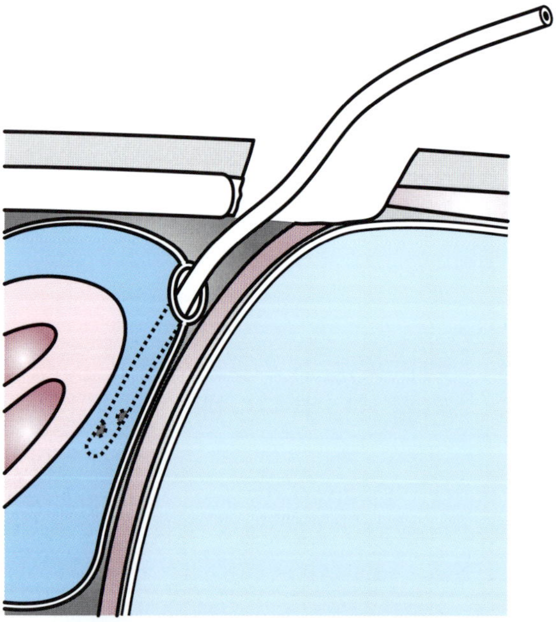

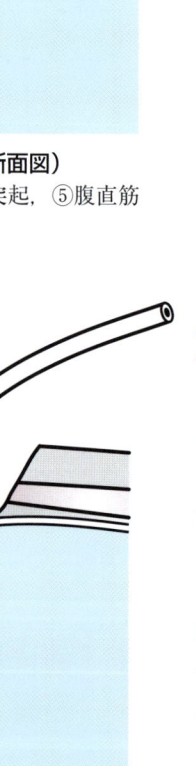

図5 心囊ドレナージの完成概念図

3 剣状突起の切除

まず腹直筋前鞘に到達する。これは剣状突起の前面に付着するので，先端部よりやや尾側でこれを切開する。そして，腹直筋前鞘の剣状突起，胸骨付着部を電気メスで外して剣状突起全体が十分に現れるようにする。右手の示指を剣状突起の裏に這わせるようにして（胸骨正中切開を行う時と同様の操作）鈍的な剥離をしておく。ここでもう一度，剣状突起に浸潤麻酔を追加しておいたほうがよい。リュウエルを用いて剣状突起を少しずつピースバイピースで削っていく（図7）。目標は剣状突起全体の除去である。

4 心囊への到達

剣状突起が除去されたことで，解剖学的には横隔膜上へ上がったことになる。しかし，この時点で心囊がすぐにみえることはまずない。自在鉤にガーゼを巻いて少し角度を付けてやり，これで腹直筋腹壁を押し下げて胸骨下の空間を確保する。そこには，心囊周囲の脂肪組織がみえるはずであるから，やや左頭側に向かって電気メスと成毛コットンを使って少しずつ剥離を行う。方向は胸骨

れらにも経皮的に十分麻酔を浸潤させたほうがよい。実際の皮切は6〜7cmあれば十分で，ちょうど剣状突起上3cm下3cmという具合に切開を置けばよい。

図6 心嚢ドレナージのための皮切

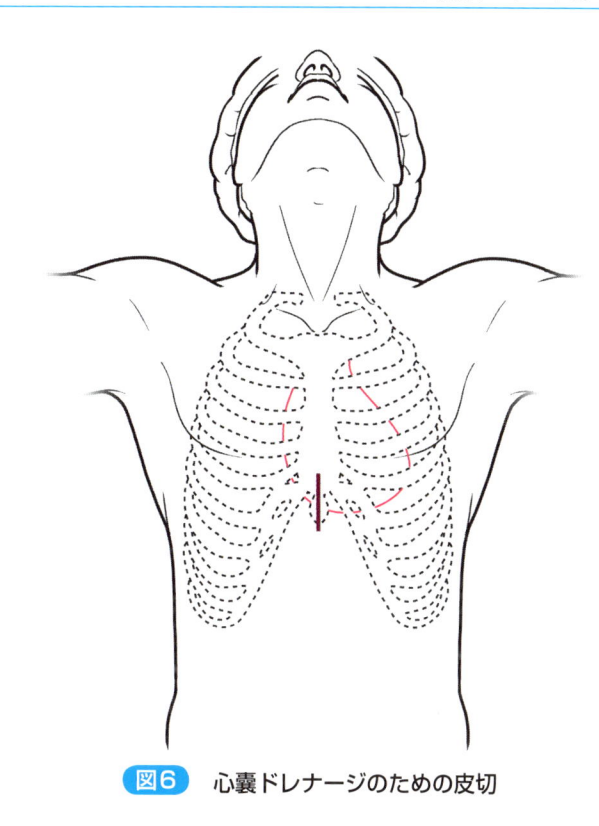

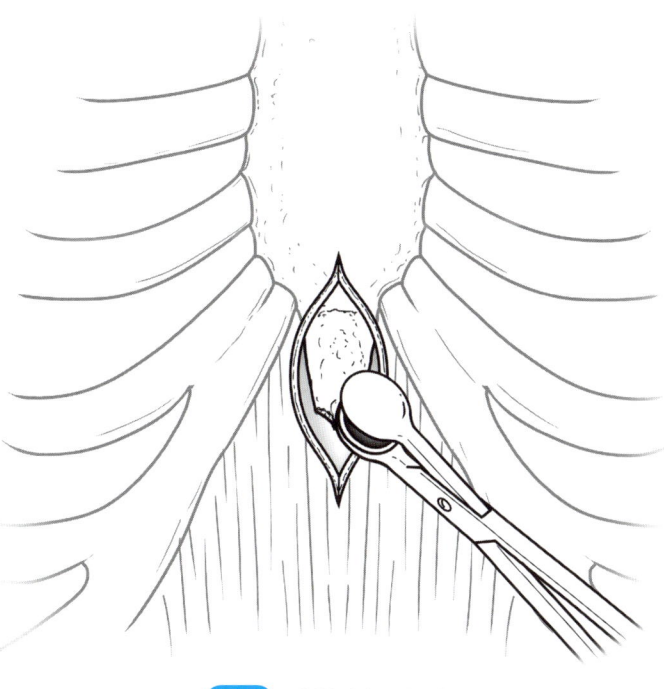

図7 剣状突起の切除

図8 心嚢へ到達

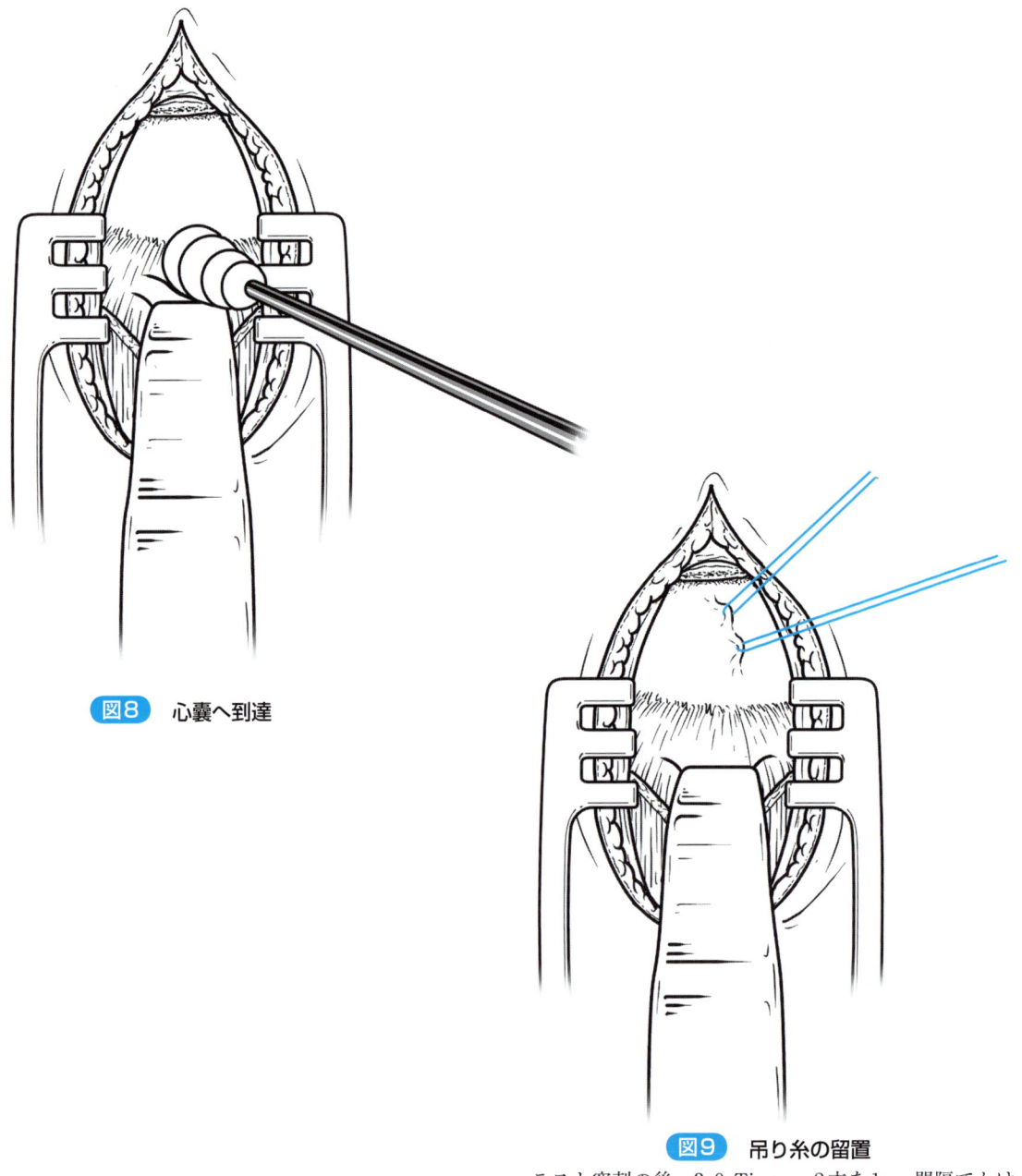

図9 吊り糸の留置
テスト穿刺の後,3-0 Ti・cron 2本を1cm間隔でかけて stay suture とする。

に平行に進む(後方に向かってはならない)。心嚢液の性状によるが,血性の場合は心嚢は緊満していても白色ではなく,暗赤色を呈することに注意が必要である。心嚢(と思われる組織)に到達したならば,成毛コットンで鈍的に心嚢表面を広い範囲にわたって露出させる **図8**。

5 心嚢穿刺とドレナージ

確かに心膜腔であることを確認するために,23G針でテストパンクチャーを行う。この際,決

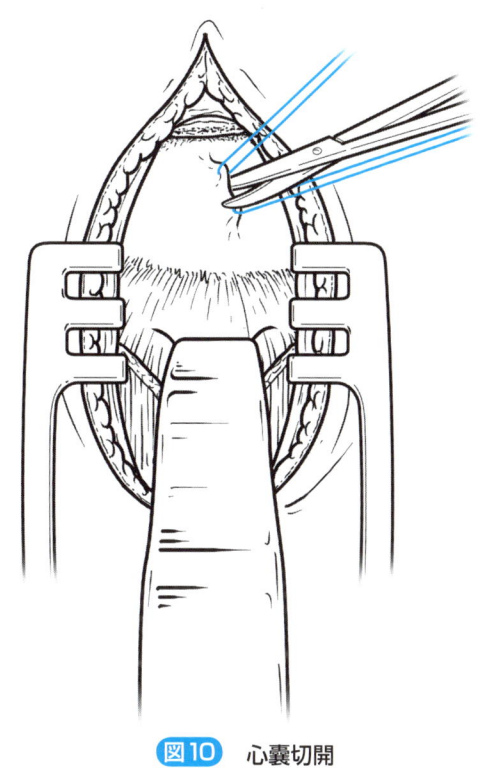

図10 心嚢切開

2本の糸の間で，メッツェンバウム剪刀を用いて心嚢を切開する。

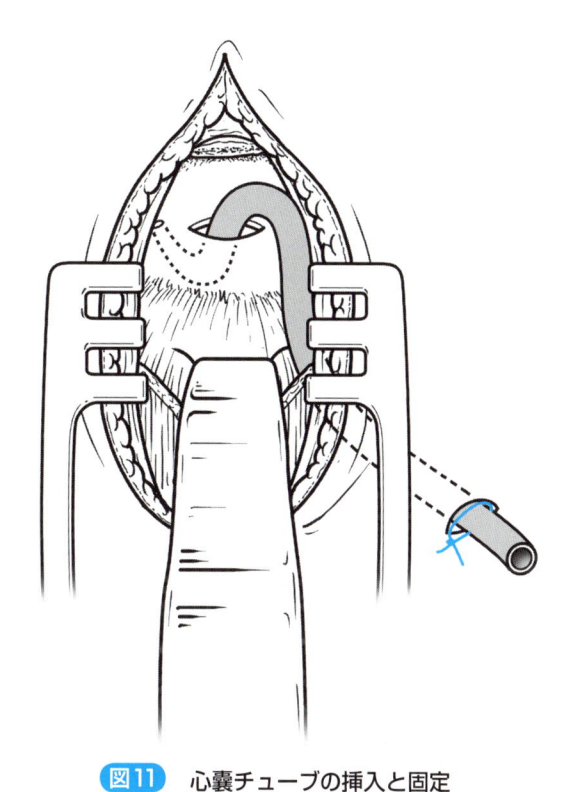

図11 心嚢チューブの挿入と固定

チューブは心嚢の後面（斜洞）へ置くようにする。

して針を深く刺入してはならない。無抵抗に心嚢液が吸引できればよい。ここから心嚢切開に移るが，まず，3-0 Ti・cronを約1cmの距離をおいて2本平行にかける（図9）。端をモスキート鉗子で把持して，牽引に使う。吸引器を準備しておいて，この2針の間をメッツェンバウム剪刀で少しずつ切開し（図10），最終的には1cm長の切開とする（万一，心嚢内に癒着があり右室切開にならないよう注意が必要）。うまくいけば大量の心嚢水の流出がみられるであろう。吸引器でこれを十分ドレナージする。特に仰臥位では，斜洞（左室の裏側）にも吸引器を差し入れて，心嚢腔後方の貯留液も十分吸引する。

6 チューブの挿入と閉創

私は，柔らかい16Frのチューブを挿入することにしている。挿入方向は後方で，斜洞に先端を進め，心基部の手前に置くようにしている。Ti・cronはひとまずここで除去する。チューブは手術創と別に皮膚切開をして引き抜き，皮膚に固定する（図11）。チューブは抜去することになるから，心嚢に固定してはならない。層々に閉創して手術を終える。チューブは吸引目的のために15cmH$_2$O程度の陰圧をかけておくとよい。

参考文献

1) Santos GH, Frater RW. The subxiphoid approach in the treatment of pericardial effusion. **Ann Thorac Surg** 1977；23：467-70.
2) Konttinen MP, Salo JA. Subxiphoid approach to the pericardium. **Scand J Thor Cardiovasc Surg** 1988；22：247-50.

3. 胸膜癒着術（タルク撒布術）

悪性胸水のコントロールは，患者のQOLと直結する重要な臨床的課題である．胸水貯留の原因となる疾患も，初発肺癌，再発肺癌ばかりではなく，乳癌，卵巣癌などの他臓器癌の転移においても経験される．

胸水コントロールの方法として，胸腔鏡下の胸膜癒着術はすでに定着している術式で，施行する機会も多い．他科からの依頼が多い手技である．

A 胸膜癒着術の適応

胸膜癒着術によってコントロールの期待される胸水貯留については，いくつかの条件が満たされることが必要である．どのようなものでも胸膜癒着術の適応になるものではない．もともと胸膜癒着術の発想は，臓側，壁側胸膜に癒着剤によって炎症を起こさせ，その結果として両者の人為的な癒着を図るということである．これによって，胸水の貯留する胸膜腔が閉鎖される．したがって，臓側，壁側胸膜が機械的に癒着できる状況になれば，これらの操作がまったく意味をなさないのは当然である．このためには，いきなり胸膜癒着術を行うのではなく，まず胸水をチューブドレナージすべきである．これによって胸水の性状（ごく稀だが，遅発性の乳糜胸や炎症性の胸水貯留もあり得る），悪性細胞の有無などが検索できるが，重要なことは胸水ドレナージ後の肺の再膨張を確認することである．胸膜がすでに肥厚して引きつれている場合には，胸水が抜けても容易に肺は膨張せず，大きなスペースが遺残する．このような症例に胸膜癒着術を行っても，まず効果は期待できない．胸膜癒着術の適応からは除外したほうがよいだろう．ある程度の肺実質の再膨張があり，臓側，壁側胸膜が接する状況で初めて癒着が期待できる．この点を見極めたうえで，胸膜癒着術を施行すべきである．

あらかじめ胸水のドレナージを行っておいたほうがよいもう一つの理由は，再膨張性肺水腫の予防ということである．胸水貯留によって虚脱していた肺が急に再膨張すると，静水圧バランスの急激な変化によって肺水腫が発生することはよく知られている．このために病棟での胸水のドレナージは段階的に行っているはずである（胸膜ショックの防止のためもある）．2,000 mlの胸水をいきなり全部ドレナージするレジデントはさすがにいないだろう．

ところが，いきなり胸膜癒着術を施行する場合には，胸腔鏡下に一気に胸水をドレナージし，癒着剤を散布するという一連の操作を短時間内に行うことになる．私は，全身麻酔中であれば肺胞レベルでは陽圧で換気が行われているので，胸水を一気にドレナージしても再膨張性の肺水腫は起こらないだろうと考えていた．ところが実際には，全身麻酔中であっても肺水腫が発生することを2度も経験した．抜管の頃，「水様の痰がジャバジャバ出てきます」と麻酔医にいわれて慌てた．この場合の措置は，決して抜管せず，一昼夜レスピレーターに乗せて陽圧換気を行い，メチルプレドニゾロン1gを1～2回投与して肺胞毛細管レベルの膜の安定化を図ることである．急激に状態は改善する．このように，いきなり胸膜癒着術を行うことは，適応の点からも再膨張性肺水腫の予防の点からも勧められない．

これ以外の因子として，生命予後が少なくとも数カ月は見込めること，全身状態が麻酔に十分耐えられるだけ良好であることは当然である．

B 癒着剤について

胸膜癒着術に用いられる癒着剤として，タルク，抗癌剤（ブレオマイシン，エトポシド，マイトマイシンC，シスプラチンなど），抗生物質（テトラサイクリン），免疫賦活薬（ピシバニール）などが知られているが，胸腔鏡下の胸膜癒着術では，タルクの撒布が最も一般的である．その理由は，癒着効果が大きいことと，安価なことであろう．また実際に文献上は，癒着剤としてはタルクがよく，チューブドレナージのみよりも癒着剤を

用いたほうがコントロールに優れていることが報告されている。

タルク(Talc)は，日本語では"滑石"と訳され，化学的には，$Mg_3Si_4O_{10}(OH)_2$，すなわち水酸化マグネシウムとケイ酸塩からなる鉱物質である。子供の頃，道路に落書きをしていた"ろう石"のことである。この粉末が，胸腔鏡下に5〜10g散布されている。タルクとは何かと患者に聞かれてまったく答えられずに恥をかいたレジデントがいるが，これくらいは知っておいて患者には対応すべきである。

C 胸膜癒着術の実際

胸腔鏡下のタルク撒布は，1ポートの胸腔鏡手技として行われるべきである。タルクの撒布にあたって，国立がんセンターでは自作の撒布器を用意している。透明の小さなプラスチックケースに，マンシェットとチューブを取り付け，チューブの先端には成毛コットンの外套を連結している。ケースの中に5gの滅菌タルクを入れて使用に供する(図1)。

① CTで読影した胸膜腔に小切開を置いてトロカーを挿入する。胸腔ドレーンは抜去して閉鎖する。同じ切開創を使うべきではない。胸腔鏡を挿入して胸腔内をよく観察する。胸膜播種の診断を確定したい場合には生検を行う。両側換気を麻酔科に依頼し，肺の拡張が得られることを改めて確認する。

② ここでトロカーを引き抜いて胸腔鏡の上へ引き上げる。胸腔鏡挿入部の脇から，撒布器の先端を胸腔内へ送り込む(図2)。このように，一つの切開孔から胸腔鏡と撒布器の両方を挿入する。この状態で，胸腔に満遍なく広い範囲にタルクパウダーを撒布する。胸腔鏡で観察しながら，肺の後方など陰に隠れるような部分にも撒布器の先端を誘導してタルクパウダーを散布する。

③ 改めて，28Frの胸腔ドレーンを挿入して手術を終了する。これをクランプしておく必要はない。

④ 術後は，15cmH_2O以上の陰圧で管理し，肺

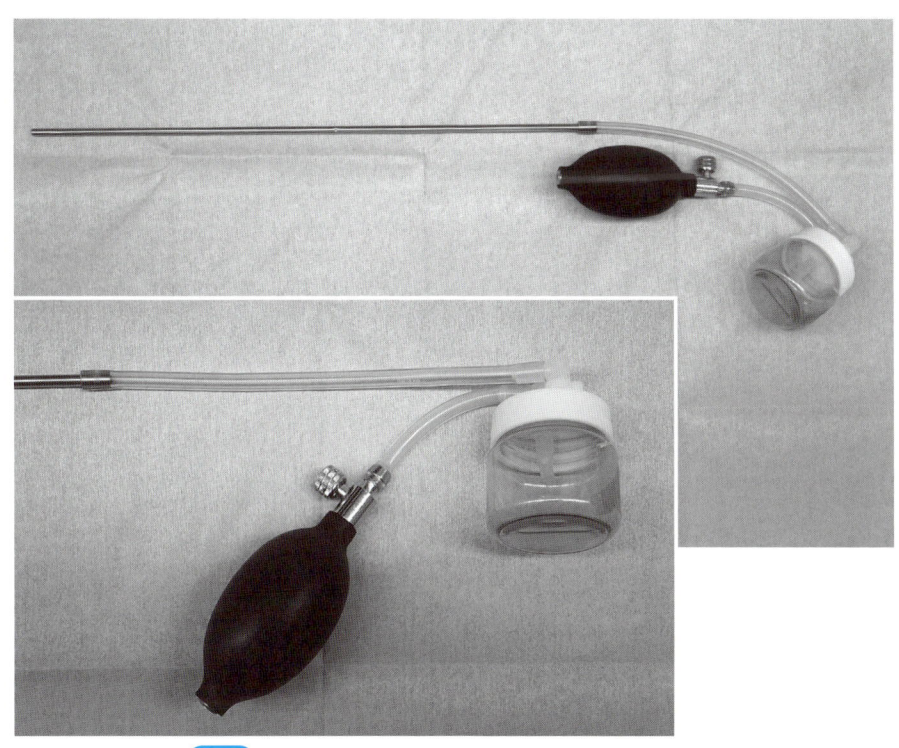

図1 国立がんセンターで使っているタルク撒布器

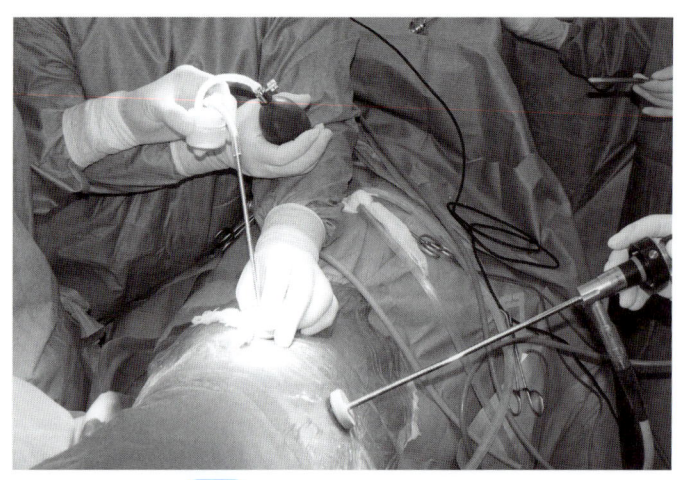

図2 胸腔鏡下のタルク撒布

の膨張を促す。これが結果的に胸膜の癒着も促すことになる。排液量が1日量として300mlをきれば、ドレーンは抜去が可能となる。

【参考文献】

1) Kennedy L, Sahn SA. Talc pleurodesis for the treatment of pneumothorax and pleural effusion. **Chest** 1994;106:1215-22.
2) Gasparri R, Leo F, Veronesi G, et al. Video-assisted management of malignant pleural effusion in breast carcinoma. **Cancer** 2006;106:271-6.

II-13. 合併症に対するリカバリー手術 Surgery for complications

1. 膿胸に対する開窓術

A 開窓術の考え方

　開窓術は，急性期か慢性期か，有瘻性か無瘻性かを問わず，膿胸の管理においては欠かすことのできない手技である．適切にこの手技がなされて，膿胸のコントロールができれば，膿胸に起因する多くの重篤な合併症を回避できる．例えば，術後の気管支断端瘻があって膿胸が進行しつつある状態では，一刻も早く開窓術を考慮すべきである．膿胸腔の細菌がプロテアーゼを産生し始めると，気管支断端付近の肺動脈壁などが直接これらによって融解を始め，最終的には致死的な大出血をきたしたり，気管支肺動脈瘻を発生して，大喀血の原因となるのである．また有瘻性の場合，気管支断端瘻を経由して膿を含んだ汚染胸水を健常肺に吸い込んで，致死的な肺炎を併発する．血痰は，これら致死的合併症のsequenceの前兆であって，早急な対応が必要であることを強く示唆している．

　「気管支断端瘻が発生して膿胸の状態である」という報告がレジデントからいくと，「それは内瘻化されて汚染膿が経気道的に喀出されてしまえば治ることが多いから，そのまま経過をみるように」と必ず答える先生を私は知っている．何とか事態を楽観的に考えたい気持ちはわかるが，これはやはり間違いで，事態を悪化させるだけであった．実際，この先生の起こした気管支断端瘻の症例では，極端に治癒率が低かった事実がこのような考え方の誤りを証明しているように思う．こと生死に関することだから，このような認識は早々に改められるべきであった．

　開窓術は素晴らしい先人の知恵である．この術式を適当な時期にきちんと行うことで，国立がんセンター中央病院の気管支瘻-膿胸による合併症死亡率は著しく低下したのである．実は，私がレジデントの頃に執筆した気管支瘻に関する報告（Asamura H, et al. Bronchopleural fistulas associated with lung cancer operations. Univariate and multivariate analysis of risk factors, management, and outcome. **J Thorac Cardiovasc Surg** 1992; 104: 1456-64.）においては，気管支瘻を起こした患者の国立がんセンターにおける死亡率は65.7%にも達していた．私がこの論文を書こうと思った動機は，これはいくら何でもおかしい，何がおかしいのか，どうすればよいのか，と考えたためである．当時の国立がんセンターにおける急性有瘻性膿胸の管理が残念ながら拙劣であったことがわかる．当時のスタッフは，有瘻性膿胸についての正しい認識と対処法が身についていなかったのだといわざるを得ない．ちょうど私がレジデントの頃，当時の指導医であった呉屋先生は，「あんなに長くICUに患者を置いといて」という冷ややかな非難をよそに，極めて重篤な気管支瘻，膿胸の患者を開窓術と粘り強い呼吸管理で見事に回復させた．これは当時，急性気管支瘻膿胸の患者がほとんど予後不良の転機しかとらないという国立がんセンターの状況とは対照的であり，私に強いやる気を起こさせてくれた．私はこの症例を邦文の症例報告として残している（淺村尚生，呉屋朝幸，近藤晴彦，他．術前BAI，気管支形成術後に発生した気管支瘻の治療経験．**気管支学** 1990; 12: 294-9.）ので参照されたい．

　左上葉切除術を行った私の患者が，術後に肺瘻と膿胸を併発したことがある．この患者にはひど

い慢性肺気腫があって，もともと肺瘻が術後に続いていた。通常，肺瘻が膿胸に移行することはほとんどないが（肺胞レベルには膿胸の起因菌となる細菌がいないため），この患者では炎症反応が顕著となって汚い痰も喀出するようになり，何といってもドレーン排液が混濁してきて，膿胸であると考えざるを得なかったのである。運悪く，この患者の膿胸は，私の夏期休暇に発覚したために，後事を託していた当時の若手スタッフが指導医とともに開窓術を行うこととなった。この症例の場合，肺瘻があるから閉鎖回路での胸腔内洗浄はできないのだから，開窓術が唯一の解決方法であった。それは合理的な判断であると思う。私が休暇明けに病棟へ出てその患者さんの開窓部を診察してみると，初回の開胸創に沿って確かに再開胸がなされ，結果として開窓がされているのだが，これから解説するような創縁の形成などがまったく施されておらず，あえていえば開胸を途中で止めただけとでもいうべき状態になっていた。創に覆い被さる皮膚，皮下組織，筋肉を鑷子で持ち上げないと，もちろん内部はみえなかった。私がびっくりしてその理由を尋ねると，彼は上級医から「結核療養所でもこのような開窓術を何例も行ったことがあるが，大体こんなもんでいいんだよ」と術中にいわれ，それ以上，処置の仕様がなかったのだという。私が，即日下記のような創縁の処置と形成を行ったのはいうまでもないが，私はこの"開胸しただけの開窓術"をみて，これを指導した先生には開窓術の経験がまったくなかったことを確信した。

　このような状態であったから，当時の国立がんセンターで，時機を逸せず開窓術を行うことはほとんどなされておらず，いきなり過大な胸郭成形術を行って呼吸不全を起こしたり，積極的なドレナージをせずに時機を逸していたことがわかった。そこにあったのは，当時の"気管支瘻で膿胸になったら助からない"という悪しき固定観念と諦念であったのかもしれない。現在，劇的にこの状況は改善されており，特殊な肺炎合併例を除くと，気管支瘻で死亡に至る状況は稀である。開窓術は，およそ呼吸器外科に携わる外科医が必ず習得しておかなければならない重要な手技である。

それほど経験を積む機会はないと思うが，下記の方法を一度読んでおけば，いざという時には絶対困らないはずである。

B 開窓術に至る手順と注意点

① 典型的な気管支断端瘻と膿胸の発生は，患者の訴え〔突然発症する大量の痰（実際痰ではなく胸水であるが，患者は痰という），突然増えた咳，発熱，場合によっては呼吸困難〕，胸部X線写真での液面低下 図1 ，フリーエアの増加，肺の虚脱，肺実質の浸潤像の発生，さらに炎症反応（白血球の増加，CRPの上昇）などで気づかれることが多い。

② 一方，無瘻性の膿胸では，理由のない炎症反応の遷延，胸部X線写真での胸水の増加（個々が有瘻性と異なる点）が兆候である。

①であれ②であれ，まず直ちに胸部CTを撮影して，詳細に読影をすることが必要である。その際のチェック項目は，

 i) 膿胸腔が存在するか，するのであればその範囲は？ 肋間でどこからどこに存在するのか？

 ii) いくつかの腔が存在する場合，それらは連結しているのか？

 iii) 膿胸腔と気管支断端部，肺動脈断端部などとの位置関係はどうか？ これらは腔に露出しているのか？

 iv) 肺実質に吸い込みの所見はあるか，あるとすればどの範囲か？

を把握する。そして，まず直ちに胸腔鏡ドレーンを挿入する。この際，無瘻性と判断される場合は（フリーエアが存在しない場合）は，直ちに開窓術には移行せず，クローズで洗浄が行われることになるので，なるべくダブルルーメンのチューブ（最低でも24Fr以上のしっかりしたもの）を挿入する。挿入中は患者の健側を下にせざるを得ないが，極力短時間で挿入を済ますか，できるならば座位で挿入を行うべきである。

　ドレーンが入って陰圧をかければ，排液の性状やエアリークの有無が確認される。ただ，注意すべきは，この時点でエアリークが確認されないか

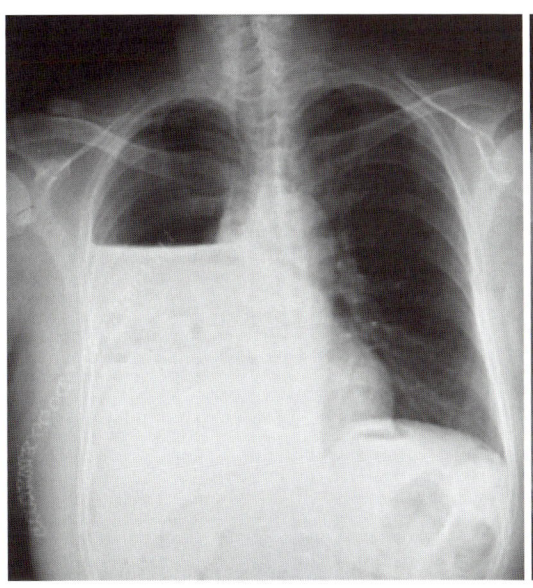

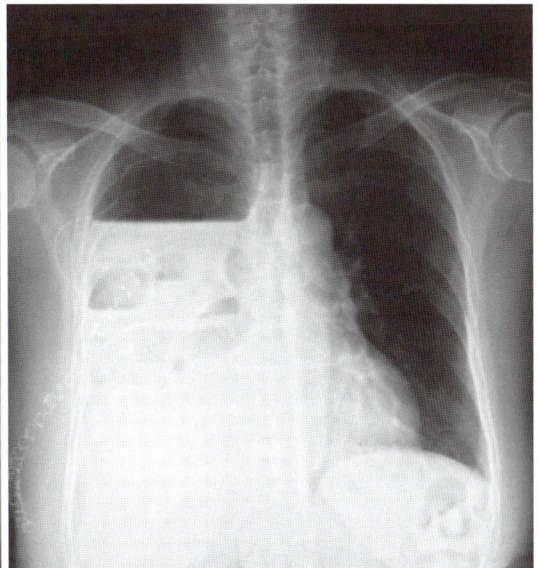

図1 気管支断端瘻でみられる液面（ニボー）の低下

らといって，無瘻性であると簡単に判断しないことである．ドレーン挿入後2～3日後にエアリークがはっきりすることはよくあるからである．

重要な点は患者の体位である．一貫して患側を下に，健側を上にした体位が必要である．これは有瘻性の場合，極めて大きな意味をもつ．膿胸腔に貯留した汚染胸水を対側肺に吸い込んだ場合は，極めて重篤な状態になる．このことは，看護師などにしっかり徹底させなければならない重要な事項である．

C どのような時に開窓を決意するか

開窓術は，特に2つの状況で考え方が異なる．

1) 無瘻性膿胸か有瘻性膿胸か？

まず，無瘻性であれば，ダブルルーメンドレーンを用いた持続的洗浄でほとんどの症例において解決をみることができる．当初の洗浄量は，私は2,400～4,800 mlと大量である．2週目以降はこれを漸減し（もちろん炎症反応の正常化を指標とする），2～3週間で抜管までこぎ着ける．無瘻性膿胸の多くはこれで大丈夫であるが，2～3週を過ぎても一向に腔の清潔化が図られなければ，この時点で開窓術を行うべきであろう．

有瘻性膿胸では，基本的には膿胸は悪化するばかりであるし，なんといっても洗浄ができない．よって，開窓術を直ちに行ったほうがよいのである（内瘻化して治ることはない！）．早ければ早いほうがよい，という認識で再手術を申し込む．その前に，気管支鏡検査を行い，断端の様子（瘻があるか？，粘膜の色調は？，阻血はあるか？　など）は確認すべきである．ただ，この場合，気管支鏡で所見がみつからなかったからといって，気管支断端瘻はやはり否定することはできないのである．数日を経てはっきりしてくることがよくある．有瘻性膿胸は，開窓を急ぐべき状況と認識してほしい．

2) 肺葉切除術後か肺全摘術後か？

その患者に行われている手術についても，危機感に多少の違いがある．全摘術では，ドレーンの挿入でかなり胸腔を空にすることができることと，気管支断端瘻があっても，肺動脈断端，肺静脈断端は遠くて，致死的な血管気管支瘻を形成する可能性は少ない．したがって，全摘症例では，十分な胸水のドレナージを行ってから，翌日に開窓術を行ってもそれほど問題はないであろう．

しかし，肺葉切除術後，例えば右下葉切除術後の有瘻性膿胸はどうであろう？　もちろん炎症反応の程度にもよるが，この場合は直ちに開窓術を行ったほうがよいと考えている．理由は，肺葉切

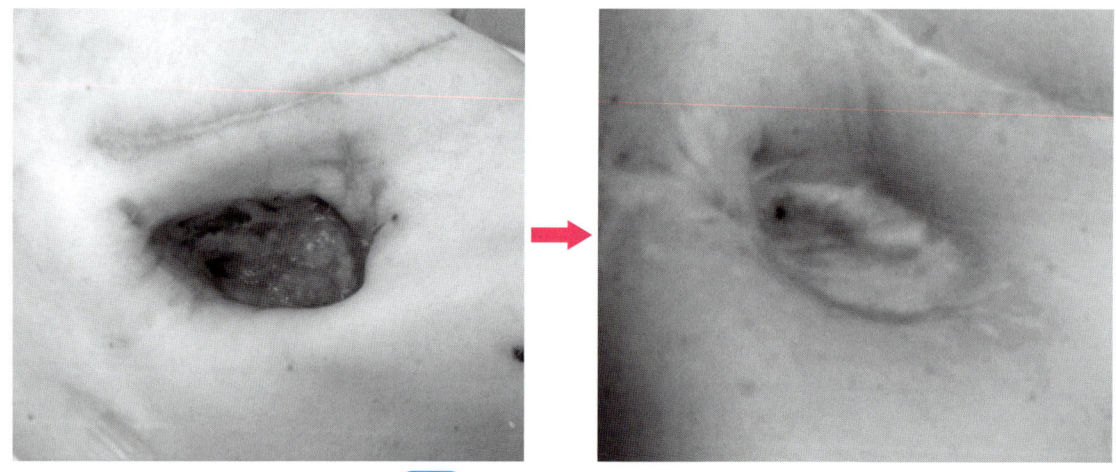

図2 "自然閉鎖"した開窓部

除術の場合のほうが，気管支断端付近に肺動脈が近接して残っている．したがって，気管支肺動脈瘻を作りやすく，同側の上葉，中葉を無傷で救わなければならないからである．開窓が遅れれば，気管支断端からの汚染胸水が上中葉に流れ込む可能性が高くなり，これは体位に気を付けたとしても防げる程度には限界がある．特に患者に血痰の兆候がある場合は，危険な兆候であるから，直ちに開窓術を準備すべきであろう．

3）「膿胸が落ち着くと開窓部は自然閉鎖する」

経験のない人は，そんなことはあるわけないと思うだろう．私もそうだった．しかし，右下葉切除術後の急性有瘻性膿胸などの場合，順調に感染が落ち着くと，訳がわからないうちに洞穴が狭く小さくなるのである．この過程で，膿胸腔の内面や創縁は良好なピンク色の肉芽組織で覆われるようになる．おそらく，横隔膜が挙上し肺が健常化して拡張することで，スペースが狭小化するのである．そして，最終的には肉芽組織で覆われた凹みとして治癒する（図2）．凹みの中心部も上皮化が進んで正常の皮膚が覆ってしまう．この驚くべき現象は，膿胸を根気よく治療した経験のない人にはわからない（それで知らない人もいるから「そんなことは起きない」というのである）．スペースが狭小化しやすく自然治癒するのは，両下葉切除後であることが多い．前壁の開窓部（これ自体が少ないが）や，全摘術後の開窓部はなかなか自然閉鎖は難しい．場合によっては胸郭成形術との併用で閉鎖にもっていく必要がある．以前，腹直筋でこれを閉鎖したことがあるが，形成外科の手助けがいる手術となる（Asamura H, Goya T, Kondo H, et al. Closure of fenestra in Clagett procedure: Use of rectus abdominis musculocutaneous

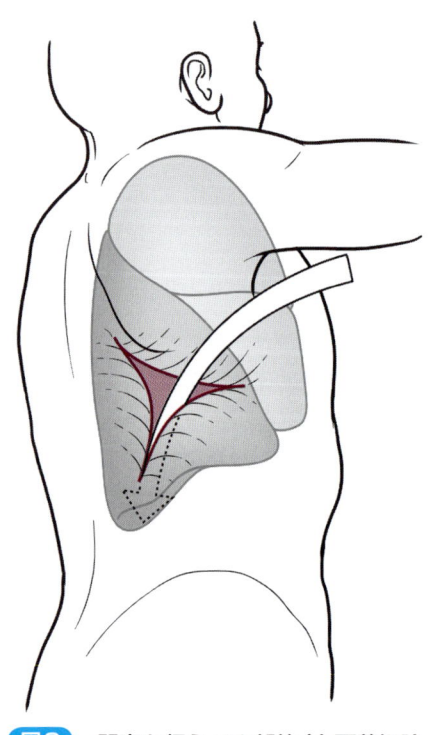

図3 開窓を行うべき部位（右下葉切除術後の膿胸腔の場合）

(a) T字型　　　　　　　　　　　　(b) H字型

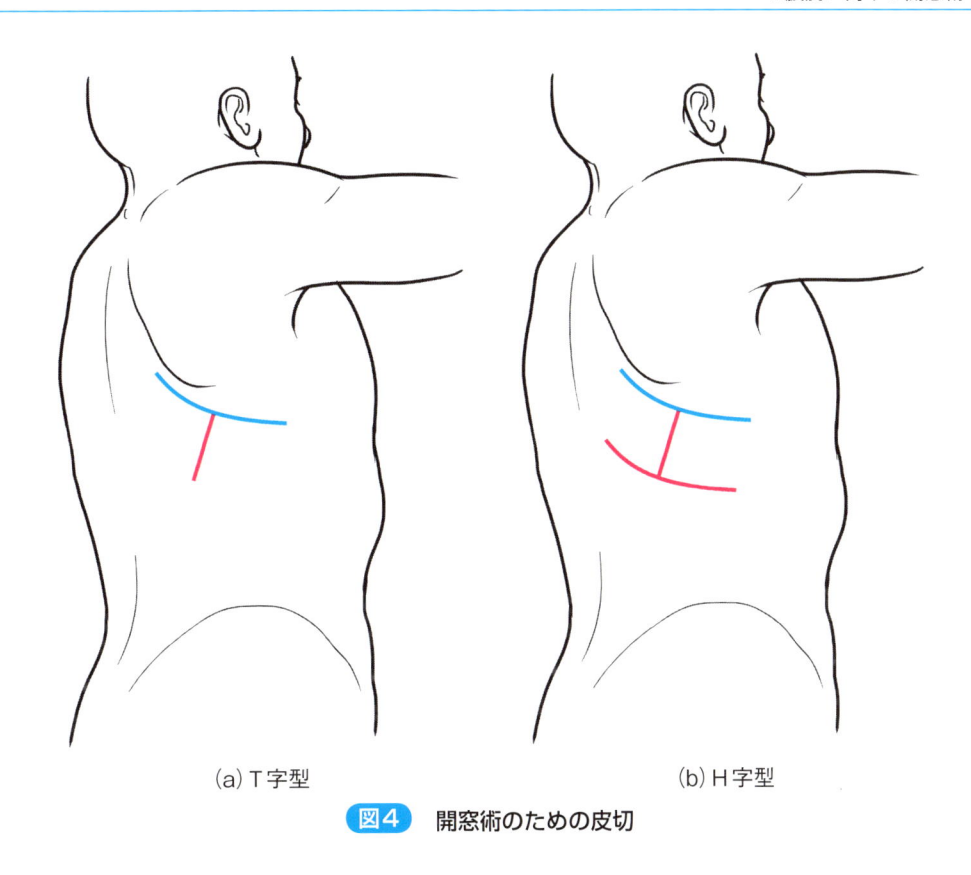

図4 開窓術のための皮切

flap. **Ann Thorac Surg** 1992;54:147-9.)。

D | 開窓術の外科的な側面

　開窓術において最も優先すべき事項は，"膿胸腔の直上で開窓する"という原則である（図3）。そのため，膿胸腔の解剖学的な広がりを術前のCTで正確に把握する必要がある。同僚であった近藤先生は，このような場合，持ち前の論理的な解析力で，極めて正確に膿胸腔の位置と皮切の計画についての助言をくれた。初回の皮切線をなるべく利用して新たな切開創は作らないほうがよい（戦線不拡大の方針）。通常，初回の切開創の一部を利用して，TあるいはHの字切開を作る（図4-a）。まず，初回の皮切に沿って8〜10cm程度の切開を置き，ここからこれに直行するように2〜3肋間分切り下げてT字とする。窓が小さすぎるようであれば，さらに切開を加えてHの字とするが，これは出来上がりを途中で評価しながら行うことになる（図4-b）。そして，以降の包交を容易にするために，丁寧な創縁の形成が必要である。開胸しただけの開窓術は治りも悪いし，何といっても包交ができない（経験しなければそのやりやすさ，やりにくさはわからない）。

E | 手術手順

1 皮切の作成と膿胸腔への到達

　まず，胸壁筋を丁寧に層々に切開して骨性胸郭に到達する（図5）。良い場所で（良い場所とは，のちのちのドレナージのために膿胸腔の中心部に容易に入れる部位である）膿胸腔に入るためには，あらかじめCT画像を念入りに読影して，適当な肋間部位を決定しておかなければならない。その肋間は前回の開胸肋間かもしれないし，それとは異なっているかもしれない。いずれにせよ，適切な肋間の肋骨直上で肋間筋を切開して，慎重に膿胸腔に入る。判断が正しければ無抵抗に膿胸腔に入ることができる。肺が癒着している場合は，開胸部位に誤りがあるのかもしれないので，

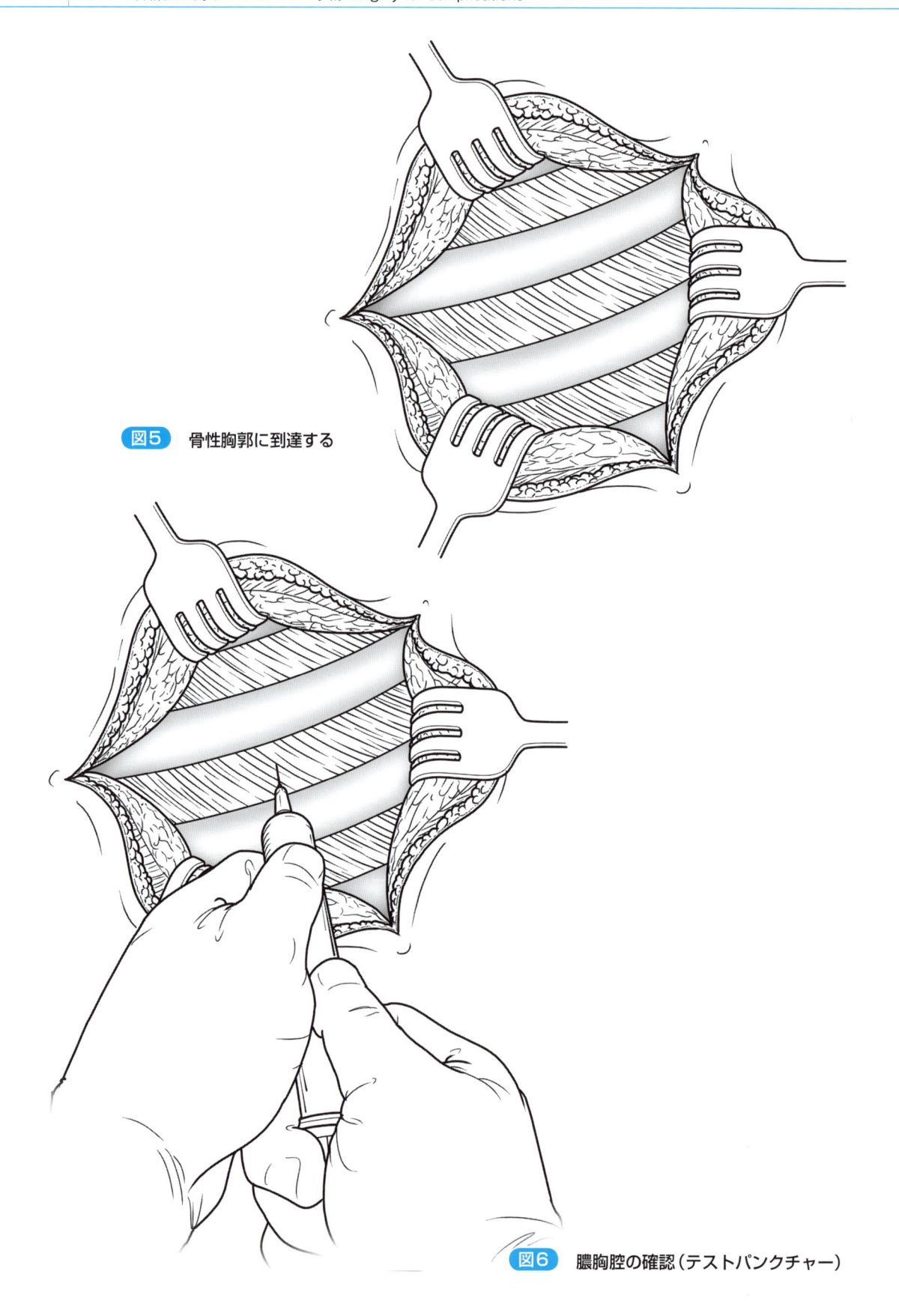

図5 骨性胸郭に到達する

図6 膿胸腔の確認（テストパンクチャー）

テストパンクチャーを行って無抵抗に膿胸腔に入れる部位を改めて探したほうがよい 図6 。第1肋間以上予測と違うことはあまりないはずである。

2 胸壁の切除

　開窓術とは，胸壁を2～3肋骨分肋間筋とともに切除して骨性胸郭に欠損を作り，その断端に皮膚，皮下組織を縫着して窓を作成するものである。これは，包交のたびに窓の断端にガーゼが引っかかったりすることのないようにするためと，窓が時間とともに瘢痕化してあまりに小さくならないようにするためでもある。骨性胸郭を切除するにあたっては，このような点から，"皮膚を縫着できるような工夫"が必要となる。そのためには，窓の上縁にも下縁にも，肋間筋を残すように胸壁を切除することである。窓の上縁（頭側）においては，肋骨直上で開胸してその上の肋間筋は温存する。窓の下縁においては，肋骨の下縁で開胸を行い，肋骨下の肋間筋を温存する 図7 。切除肋骨の長さは，膿胸腔の大きさによるが，通常8

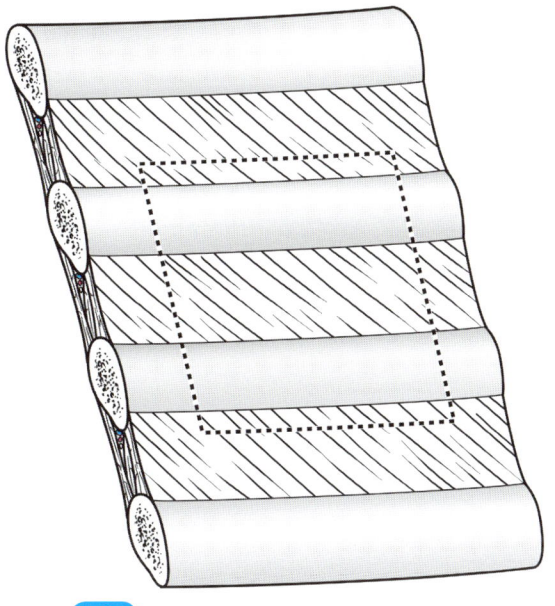

図7 胸壁の切除法
頭尾側で肋間筋を残すことがコツ。

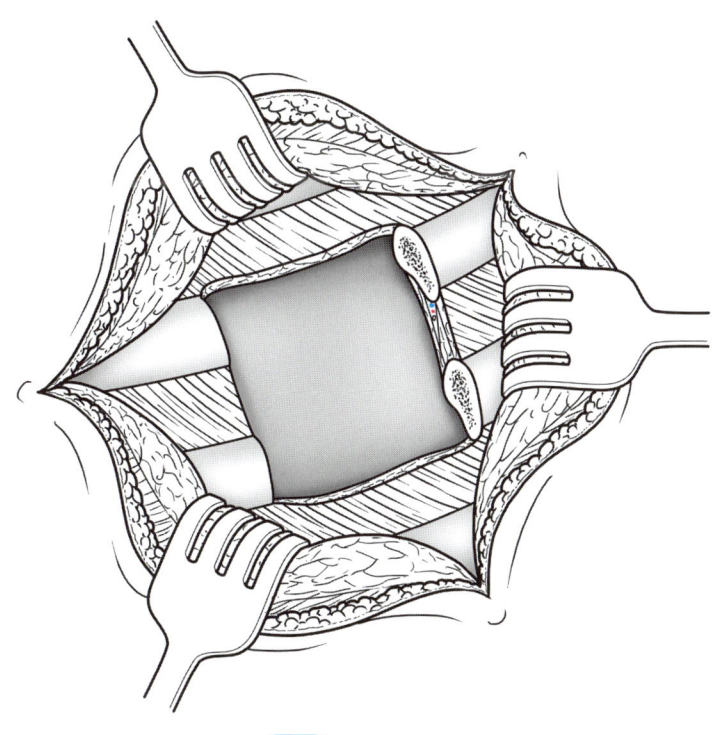

図8 窓の作成

(a)

(b)

(c)

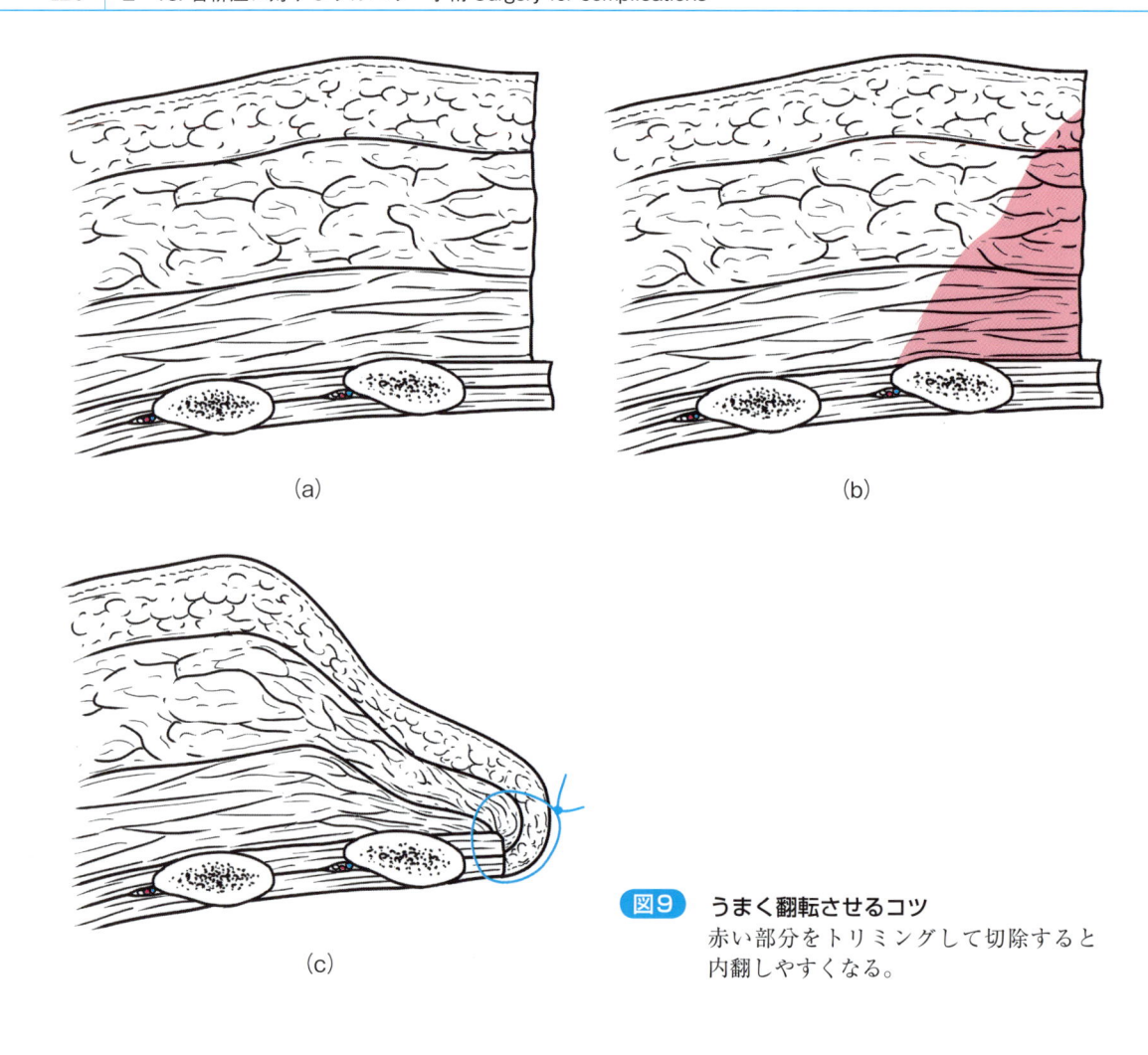

図9 うまく翻転させるコツ
赤い部分をトリミングして切除すると内翻しやすくなる。

〜10 cm 程度であろう。将来，創が小さくなって瘢痕化すること（いつ開窓部を閉鎖するかは別にして）を考えて心もち大きめにしておいたほうがよい（図8）。出来上がった窓から胸腔鏡の内部をよく観察する。瘻の位置，周囲との位置関係，胸壁の汚染の程度などである。そして，よくよく慎重に汚染された胸水を吸い取り，壊死に陥った組織や感染性のフィブリン塊を除去する。しかし，これらはいずれ今後の包交で次第に除去されるから，絶対に無理矢理行ってはいけないし，意味もない。断端については，原則として再縫合閉鎖を行ってもほとんど無意味である。気管支断端瘻の場合，気管支組織は炎症で脆弱化しており，縫合できても2日もすれば再哆開する。また，付近の肺動脈を損傷しかねないので，そっとしておいたほうがよいというのが一般的な認識である。

重ねていうが，胸腔内をきれいにしようとしてガーゼなどで，特に縦隔側を強くこすったりしては絶対にいけない。破綻寸前の肺動脈を傷つけ収拾のつかない大出血を起こすからである。

3 窓の作成

胸壁切除が終了した時点で，窓の上縁でも下縁でも肋間筋が温存されている（図8）。これが次の操作をやりやすくする。まず，窓の上縁から始めるが，やるべきことは，皮膚および皮膚組織を直接胸膜と肋間筋に縫着して，窓の縁で皮膚を内翻させることである（図9）。このためには，大きな針の付いた0 Proleneが大変役立つ。このためにあるのかと思える糸である。針が大きくて胸壁を貫通することができるうえに，モノフィラメント糸であることから感染腔にも使いやすいので

1.膿胸に対する開窓術 | 427

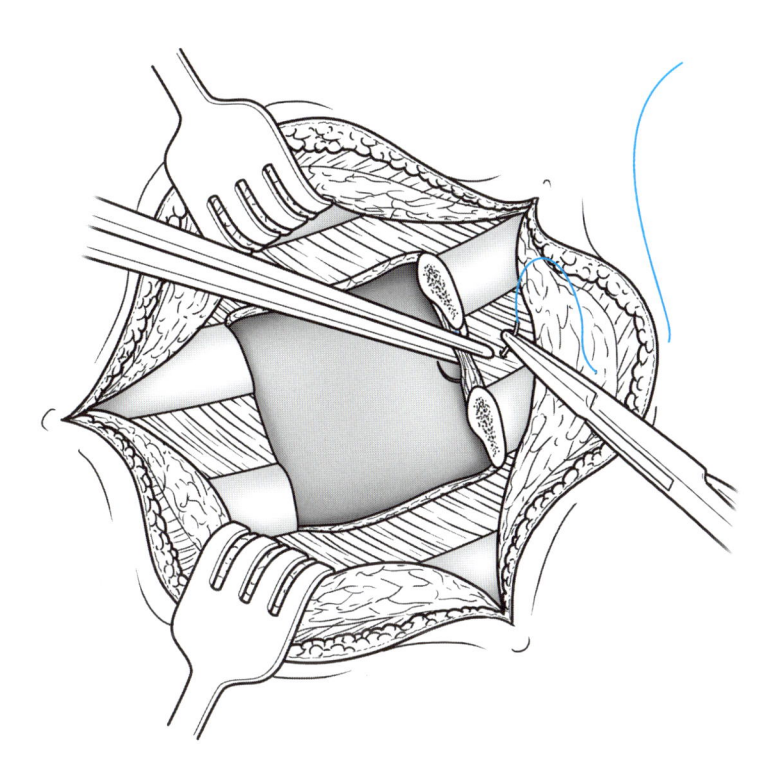

図10 0 Proleneで大きく胸壁（皮膚と肋間筋）を縫合する

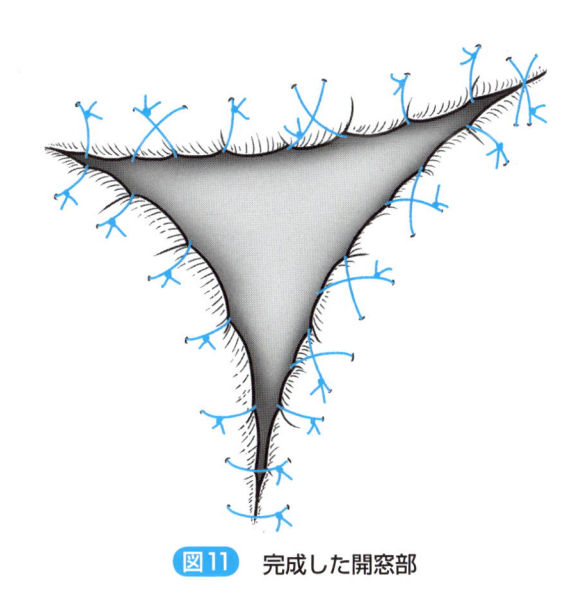

図11 完成した開窓部

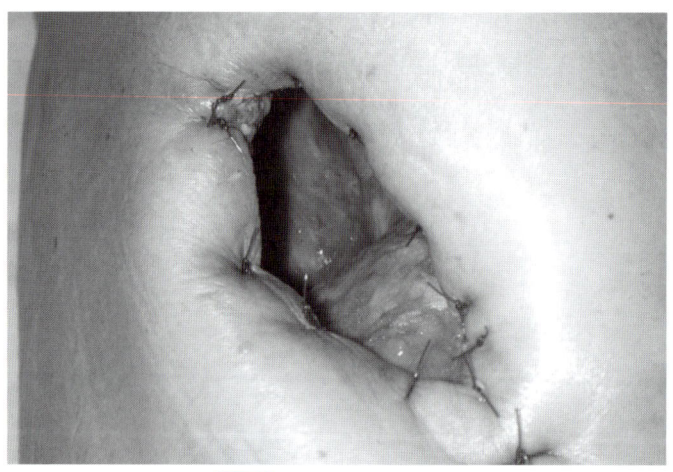

図12 完成した開窓部

ある．5〜6針糸をかけてから，しっかりと結紮を行って内翻されるようにする．肋間筋を残したのはこの操作を簡単にするためで，肋間筋が残っていないと，皮膚を縫着する適当な組織がなくて肋骨にかけざるを得なく，うまい窓縁が作りにくい．ここがコツといえるだろう．同様の操作を，窓の下縁でも左右においても行う．左右では，肋間筋にかけることができる（図10）．最後に，皮膚側の創縁の処置をする（図11）．皮膚が開いて下の筋肉組織が大きく露出するようであれば，皮膚組織を寄せていき，全体の形を整える．腔にはガーゼを緩めに充填して手術を終了する（図12）．

【参考文献】

1) Clagett OT, Geraci JE. A procedure for the management of postpneumonectomy empyema. **J Thorac Cardioavasc Surg** 1963;45:141-5.
2) Shamji FM, Ginsberg RJ, Cooper JD, et al. Open window thoracostomy in the management of postpneumonectomy empyema with or without bronchopleural fistula. **J Thorac Cardiovasc Surg** 1983;86:818-22.
3) Galvin IF, Gibbons JR, Maghout MH. Bronchopleural fistula. A novel type of window thoracostomy. **J Thorac Cardiovasc Surg** 1988;96:433-5.

2. 胸郭成形術

　私はもっぱら肺癌の診療を主としてきたので，胸郭成形術の経験は幸いそれほど多くない。しかし呼吸器外科医としては，この術式の原理と方法は知っておくべきであろう。

　体のどこであれ，感染性の炎症を抑える基本は，①感染スペースの開放ドレナージ，②感染起因菌の除去，③感染スペースの閉鎖，であることは，外科医であればよく知っている。急性であれ慢性であれ，炎症が胸腔内に波及してコントロールが困難となった状態がすなわち膿胸であり，これに対する対応もこの原則に則ったものとなる。

　①感染スペースの開放ドレナージとは，すなわち開窓術であり，別の項でその方法は詳しく解説した（419頁参照）。開窓術の項でも述べたが，かなり多くの患者では，開窓部を閉鎖したり胸郭成形術を行わなくとも治癒がみられるのだが，これは肺が拡張し，縦隔が偏位し，横隔膜が挙上することで，自然と感染スペースが閉鎖された結果であり，この場合，上記の③の段階は自然に完遂されたということである。

　しかし，もともと胸腔は左右12本ずつの肋骨で囲まれた鳥籠状の構造をしており，肺を保護するために容易なことでは容積が小さくならない。肺の拡張などだけでは，ひとたび形成された膿胸腔を自然に埋めることができるとは限らない。このような場合には，肋骨を切除することによって，胸壁の内腔側への虚脱を図り，腔を埋める処置がとられる。これが胸郭成形術である。

　胸郭成形術は，thoracoplastyと英文表記されるが，日本語は形成術でなく，成形術が用いられている。全肋骨を切除するのか，部分肋骨を切除するのか，何本程度の切除をするのかによって，一口に胸郭成形術といっても，閉鎖しようとする膿胸腔の大きさや残肺の状態によって，その規模はさまざまである。

A　胸郭成形術後の病態

　胸郭成形術が必要となる病状には，大抵好ましいものはないであろう。もともと呼吸運動とは，胸郭成形術で切除される肋骨と胸壁筋の左右にわたる協調運動であるから，これを広範囲にとることで，感染のコントロール以外によい結果が得られるはずがない。これは，極力回避すべき手術である。

　ここで，私が術後膿胸に対して胸郭成形術を行った症例を紹介する。腺癌に対して左下葉切除術を行ったが，術後乳糜胸を発症した。通常左の乳糜漏の発生部位は大動脈弓上縁のあたりが多いが，この患者ではどういうわけか食道脇の肺門後方と，肺門前方の縦隔組織からの乳糜漏が著明であった。これらを3-0 Ti・cronでZ縫合して結紮していったのであるが，これが同時に重要な気管支動脈の血流を止めてしまったらしく，気管支瘻と膿胸を発症することになった。セオリー通りに開窓術を施行し，膿胸腔の清浄化を図った。しかし，左上葉切除術後の膿胸腔は大きく前方にあるために，横隔膜が挙上して肺が拡張しても膿胸腔の閉鎖と完全な清浄化はなかなか達成できないことが多く，本症例もそうであった。やむを得ず，開窓術後2カ月して胸郭成形術を行った。肋骨は6本の切除をしたが，炎症も終息し治癒した。

　術後の胸部X線写真が図1である。次第に脊柱の弯曲が進行するのがわかる。この患者の場合，全摘術ではなかったことから，日常の生活に不自由はないものの，体動時の息切れと胸壁の漠然とした圧迫感が残った。術後11年を経過して肺癌の再発はなく，元気に外来に通ってこられているが，患者の診察をするたびに胸郭成形術の影響の大きさを強く認識させられる。

　胸郭成形術後の胸郭変形の進行については，知っておくべきであろう。もともと肋骨の間は肋間筋が介在し，肋骨同士が強い張力で固定されていたわけであるが，胸郭成形術によって肋骨が切除されると，胸郭の片側のみにおいてこれらの張力がなくなる。そのため，相対的に健側の肋骨間の張力が増して，脊柱は健側に傾いて倒れていく。本来は，逆であって欲しいのだが，健側に向かっ

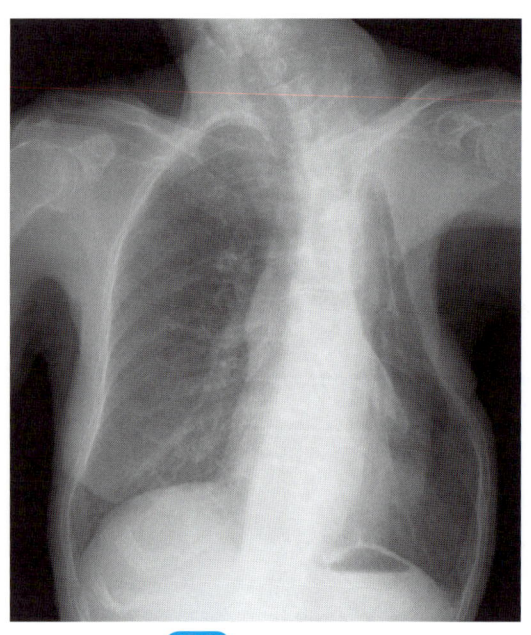

図1 術後の写真
脊椎は健側へ傾いて肺機能を悪化させる。

て脊柱は倒れるので，健常肺の拘束性変化が大きくなり，全体として呼吸機能の劣化が進むことになる。痩せた人では頸部で脊柱の横突起が触れるほど飛び出してくるのがわかる。このように，胸郭成形術後の脊柱変形は患者の呼吸機能にとって極めて不利である。極力回避すべき術式である理由である。

B 胸郭成形術のタイミング

　膿胸に対して開窓術を行っている場合には，胸郭成形術を決して急いではならない。状況にもよるが，すでに何度も述べたように，2～3カ月で膿胸腔が消失して皮膚の開創部も閉鎖され上皮化されることも稀ではない。確かに，膿胸腔が頭側前方に残る場合は，自然治癒が得られにくい傾向があるのに対して，横隔膜上の後方の膿胸腔は比較的閉鎖されやすい（もっとも，気管支瘻と膿胸は葉切除術では下葉切除術後が多く，上葉切除術後は稀であるが）。もちろん，全摘後の膿胸に対して開窓術が行われた場合には，完全な膿胸腔（全胸腔）の自然閉鎖は不可能である。

　膿胸腔の閉鎖，すなわち胸郭成形術を考慮する場合として，

① 膿胸腔が残り，それ以上の膿胸腔の狭小化が期待できないこと
② 膿胸腔における感染が持続していること
③ 胸郭成形術後に，悪性腫瘍の予後も含めて，一定以上の生命予後の期待ができ，呼吸機能がある程度良好であること（将来の胸郭変形に対応ができるという意味）

が挙げられるであろう。胸郭成形術によって得られる患者のメリットは，開窓術の包交から解放されること，感染が完全にコントロールされることなどであるが，一方すでに述べたような長期的な胸郭変形に伴う呼吸機能の劣化という悪い側面をも考慮する必要がある。術後合併症としての膿胸に対して行われる胸郭成形術は，さまざまな要因を考慮して施行を決定すべきであろう。そのような理由で，私の外来には，開窓術をしたまま胸郭成形術をすることなく通院されている患者が実際数人いる。

　私の経験では，膿胸腔は開窓術後，少なくとも6カ月以上にわたって縮小し続ける。全摘術後の大きな膿胸腔でも，6カ月経過すると半分以下の容積に減少する。少なくとも，6カ月以内の胸郭成形術は，感染のコントロールが開窓術のみでは手に負えない場合を除くと行うべきではないであろう。特に全摘術後は，もともと原疾患も進行肺癌などのことが多いので，原疾患の生命予後も考慮しながら，9～10カ月後に行うのがよいと思う。

C 胸郭成形術の手術手技

　すでに開窓術が行われている場合が多いと思われる。また，この開窓創自身も，初回手術時の開胸創に沿うものが多いと思われる。この創に従って比較的大きな皮切を置く。

　胸郭成形術とはすなわち，複数肋骨切除術である。丁寧に肋骨を切除し，肋間筋を残し，胸壁の筋組織が胸腔に十分落ち込めるようにしてあげる必要がある。このためには，胸郭成形術では，閉鎖しようと思う膿胸腔を覆う肋骨を前後にわたって大きく切除することが重要である。中途半端な肋骨切除をすると，遺残する肋骨の下にポケット

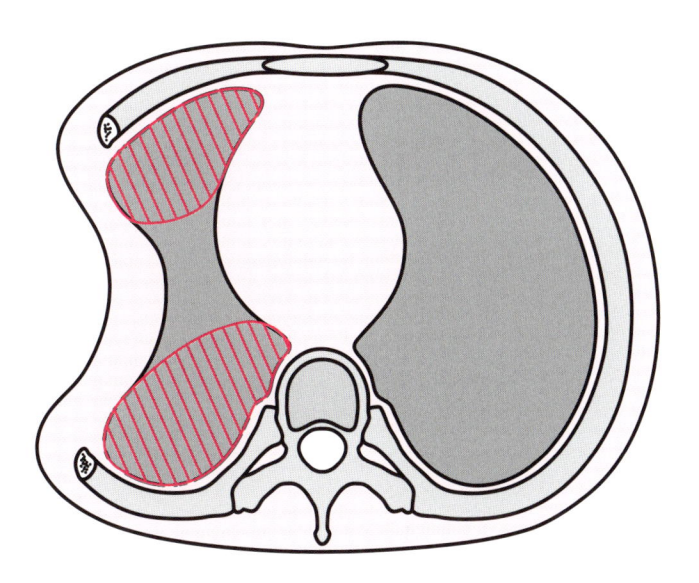

図2 不完全な肋骨切除のために遺残するスペース(赤斜線部)
十分な長さの肋骨切除を心がける。

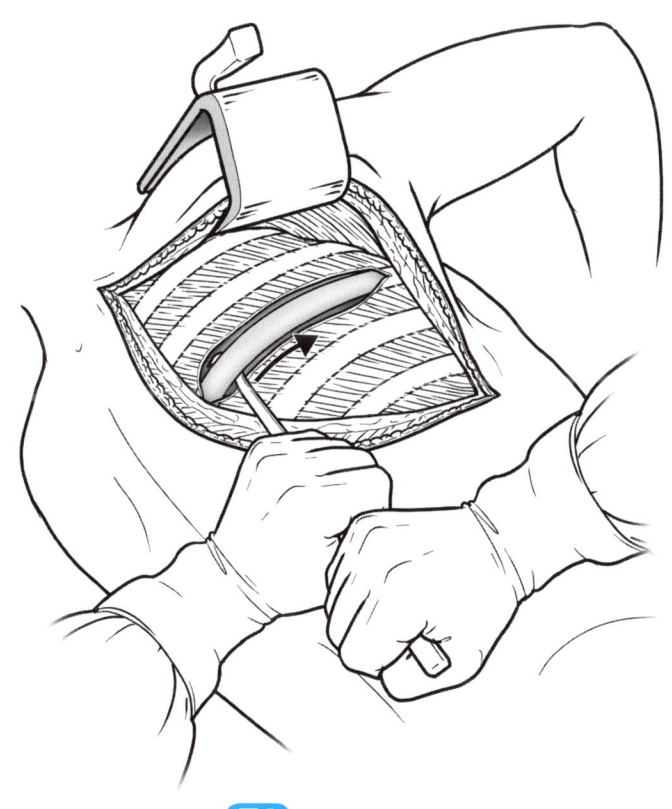

図3 肋骨の切除

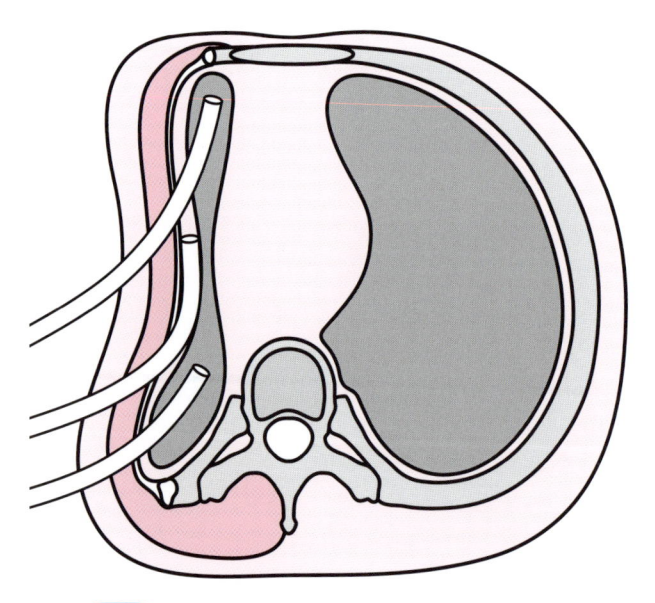

図4 胸郭成形術におけるドレーンの留置

ができて十分な効果が得られない（図2）。

開胸時と同様の操作で，胸壁筋（広背筋）を切離して骨性胸郭に到達する。主として電気メスを用いて肋骨から肋間筋を剥離し，ラスパトリウムで肋骨床の剥離を行って，前後で肋骨を切断する（図3）。肋骨の切断部位は後方では，横突起に近く，前方では肋軟骨の移行部付近と思っておいたほうがよい。切除が必要となる肋骨の本数はケースバイケースとなる。

胸郭成形術では，閉創にあたってのドレーンの留置が重要である。胸腔の陰圧を強くすることで膿胸腔の閉鎖を促進させるからである。胸腔ドレーンは，28Frの太さのものを用い，胸腔内に2本（前後，あるいは全摘術後の場合は頭側と尾側）を置き，さらに肋間筋と広背筋の間に1本，最低でも計3本を留置する。すべての創は層々に一期的に閉鎖する。これは術後の胸腔内陰圧を確保するうえで必須である（図4）。

ドレーンには強い陰圧（$20cmH_2O$以上）で持続吸引をかけ，腔の縮小化に努める。場合によっては，術後砂嚢を前胸壁に置いて，胸壁の圧迫を軽くかけることも考慮する。術後の呼吸状態には十分気を配り，呼吸不全の兆候がないかどうかを観察する。

【参考文献】

1) Grégoire R, Deslauriers J, Beaulieu M, et al. Thoracoplasty: its forgotten role in the management of nontuberculous postpneumonectomy empyema. **Can J Surg** 1987；30：343-5.
2) Peppas G, Molnar TF, Jeyasingham K, et al. Thoracoplasty in the context of current surgical practice. **Ann Thorac Surg** 1993；56：903-9.

3. 乳糜胸に対する胸管結紮術

A 術後乳糜胸の考え方

　術後の乳糜胸は，外科的な処置が必要となる合併症の一つである．乳糜胸とは基本的に，乳糜の輸送ルートである胸管あるいはその分枝を損傷することによって，消化管で吸収された乳糜が胸腔に漏出する状態である．漏出する乳糜が多量であれば，外科的に漏出点を閉鎖しなければならない．

1）脂肪の吸収

　胸管は脂肪吸収の重要なルートである．小腸で吸収された脂肪のうち，カイロミクロンとなったものが能動輸送によって漿膜側の膜を通過してリンパ管（乳糜管）に入り，乳液状の乳糜 chyle となる．これが胸管系を通じて運ばれ，最終的には静脈角で大循環と合流する．

2）胸管系の解剖　図1

　胸管 thoracic duct は，脊柱管の前面を奇静脈と下行大動脈の間に挟まれて上行する．胸部の下方では右に偏しているが，第4胸椎のあたりで左に偏し，最終的には静脈角（鎖骨下静脈と内頸静脈

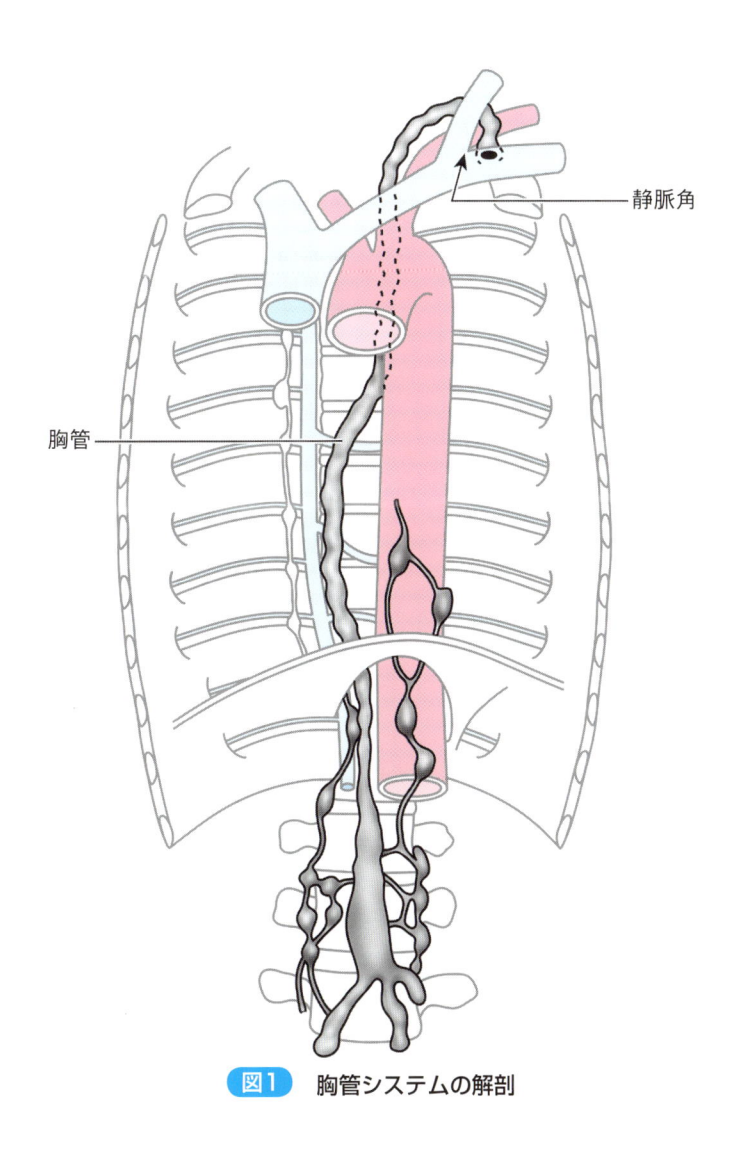

図1　胸管システムの解剖

の合流部）に左側方より合流する。注意すべきこととして，胸管系は，単一の管のみによって構成されるものではなくて，左右の肋間組織や後縦隔からの集合管を受けていること，左ばかりでなく右の静脈角付近でも静脈系と合流している点である。これらは，ある意味でネットワークであり，その分岐の仕様，連絡の密度などには相当の個体差があるのではないかと考えられる。

3）乳糜漏の好発部位

肺癌手術において行われるリンパ節郭清では，必然的にこれらのネットワークを破壊するので，一定の頻度で術後の乳糜漏を避けることはできない。実際の肺癌手術で乳糜漏の発生しやすい部位は次の通りである 図2 。

　右側：上縦隔の下端付近の気管前面，気管分岐
　　　　部下の食道付近
　左側：大動脈上縁の鎖骨下動脈，頸動脈の根部
　　　　付近，気管分岐部

この部位のリンパ節郭清にあたっては，郭清断端を結紮するなどの配慮が望まれる。特に右の上縦隔の下端付近，すなわち肺動脈の上縁においてはリンパ節流が左右で交通する部位であり，私はいつも，断端の脂肪組織を直角鉗子で把持した後エンドループをかけて絞扼している。

それでは，乳糜胸に対してどのような過程で状況判断を行い，どのような処置を講ずるべきであろうか？

4）乳糜胸の状況判断の過程

外科的修復を要する乳糜胸では，術後12時間で500ml以上の排液を認めることが多い。術直後には，経口摂取をしていないから，術翌日朝の時点では排液の性状は濁りもなく漿液性である。したがって，この時点で乳糜胸であるかの判定はできない。しかし，癒着剥離などを行った場合，術中出血のあった場合を除いて，半日で500mlを超える排液量をみた場合は，乳糜胸の発生を念頭に置いたほうがよい。

ここでは，経過観察を継続し予定通りの常食を摂取させる。乳糜胸の場合には，食後1時間もすれば胸水が白濁し，乳糜胸が発生していることが知れる。ここからの対応が重要である。ここで慌てて脂肪摂取制限や禁食にしてはならない。私はこのまま常食による通常の摂食を術後1日続けさせる。すなわち，第1病日の昼食・夕食を何らの制限なく摂らせ，第2病日の朝まで観察を継続する。そして，第2病日朝までの排液量と性状を観察する。その時点で，下記のような決断をする。

① この時点で乳糜の排液量が500mlを超えていれば，第2病日に再開胸を決意する。
② 排液量が300ml以下であれば，保存的に経過観察できると判断して，低脂肪食とする。
③ 排液量が300〜500mlであった場合は，なお常食による経過観察を継続し，第3病日以降の排液量を観察する。減少傾向がみられなければ再開胸を決意する。

もちろんこの決断の前提は，常食がきちんと摂れていることが前提である。ここでみてわかる通り，私の決断は早い。経験的に1日の排液量が500mlを超えるものが自然に終息する可能性は少なく，経過観察をしても時間の無駄に終わるからである。重要なことは，乳糜胸に気づいた時点で摂食制限をいかなる形でも行わないことである。条件反射のように，乳糜胸をみたら"禁食にする"，あるいは"脂肪制限食にする"というのはいかにもまずい。これでは，実際の乳糜の漏出量を正確に把握できなくなるからである。これらの摂食制限で，たとえ改善傾向がみられても，実際に乳糜が終息しているのかはわからない。この状態で大丈夫だと思ってドレーンを抜去し退院した後，常食を食べ始めたら呼吸困難（乳糜の胸腔内貯留）で再来院ということになるはずである。この方針では，手術の決断が早く，いたずらに入院期間が延長することはないはずである。また，再開胸が遅れた場合は，胸腔内の癒着によって漏出部位の確認に手間取ることを覚悟しなければならない。決断を急ぐもう一つの理由がこれである。

B 準備と方針

乳糜胸の再手術では準備が必要である。術中に乳糜漏の責任部位を特定する必要があるためである。私は，再手術の1〜2時間前に牛乳を100〜

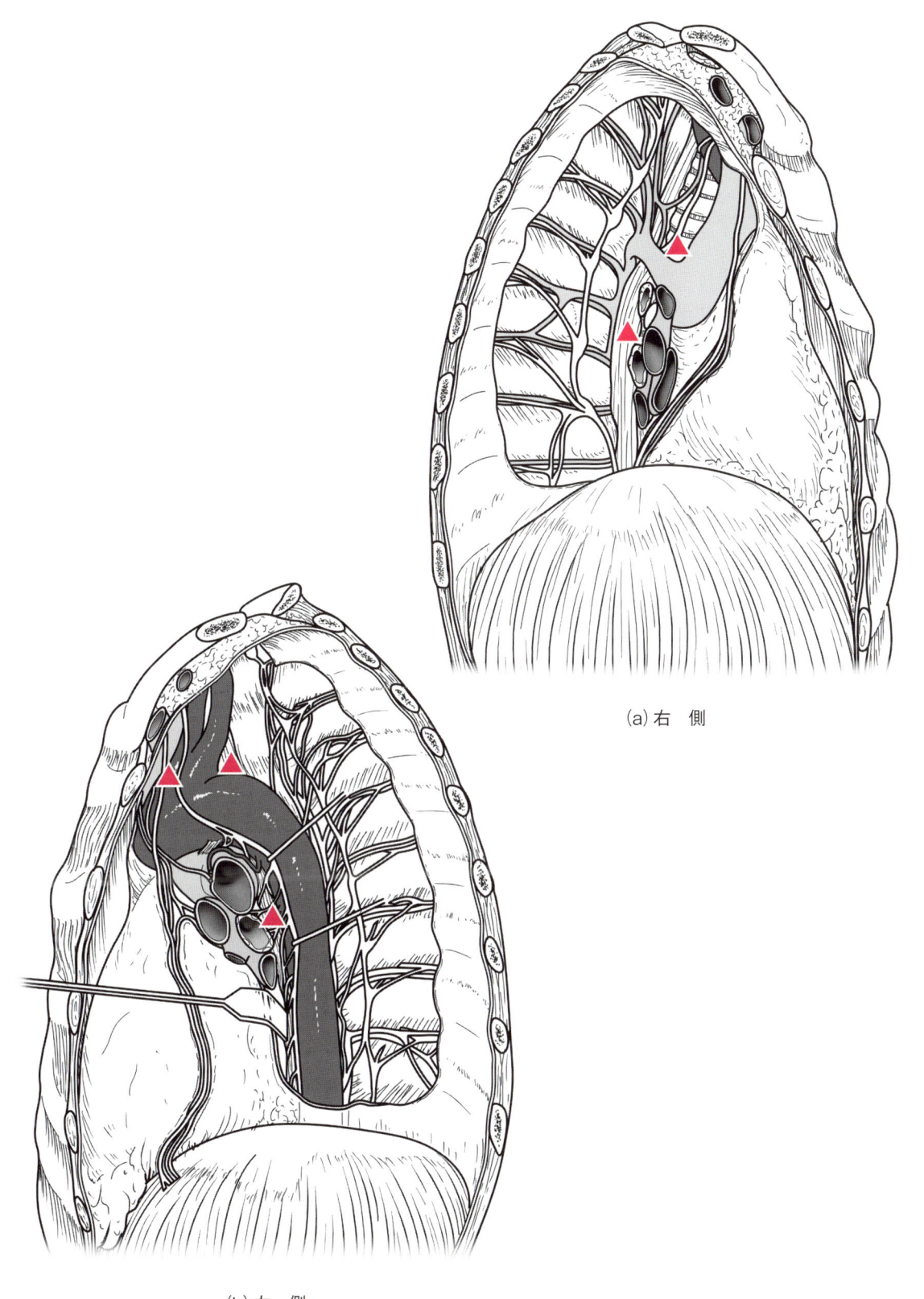

3. 乳糜胸に対する胸管結紮術 | 435

(a) 右側

(b) 左側

図2　乳糜漏の好発部位（▲印）

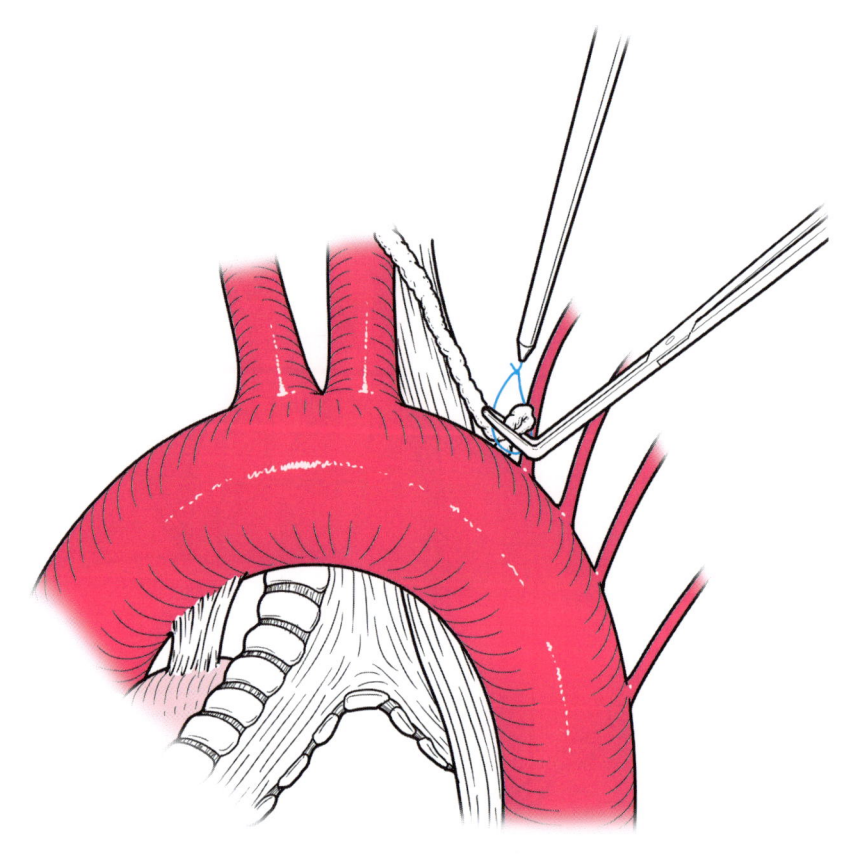

図3 乳糜漏の部位を直接結紮する

200 ml飲ませるか，胃管が入っていれば直接注入する。乳脂肪のきちんと入ったアイスクリームを1カップ食べさせてもよい。麻酔導入時に逆流を生じさせない量であればよいと思う。

　乳糜胸に対する修復術は，乳糜漏出部の直接的な縫合閉鎖と，胸管結紮の2つからなる。胸管結紮を行うか否かは，漏出部の確認と閉鎖が完全にできているか，この後に乳糜の漏出がないかどうかにかかっている。通常は前者のみで十分であるが，漏出部の確認が取れなかった場合には，胸管結紮は行うべきである。

C 手術手順

1 乳糜漏出部の確認と修復

　前回の開胸創から再開胸する。この時点(術後第2病日)ではまだ線維性癒着がほとんどない状況のはずである。開胸してすぐに洗浄などは行わず，手つかずの状態で胸腔内を観察し，白濁した乳糜液が貯留する部位を確認する。この段階で漏出部が特定できればよいが，わからないようであれば，一度胸腔内の洗浄を行ってから，好発部位を中心に一つひとつの部位を確認しなければならない。ガーゼで可能性のある部位を拭き取ってじっと観察すると，典型的な症例では白濁した乳糜液が勢いよく噴出するのが確認できる。この部位を直角鉗子で把持して結紮する(図3)。リンパ管が確認できる症例では，その両側を確実に結紮する。リンパ管はネットワークになっていることが多いから，結紮は必ず頭尾側の両者を含むべきである。結紮後，最低20〜30分程度そのままにして胸腔内を観察し，乳糜の漏出が完全に停止したことを確認する。

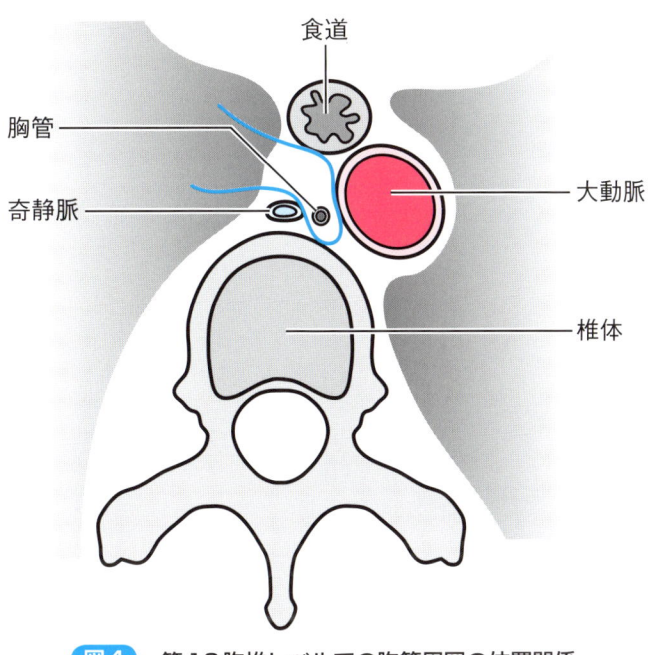

3. 乳糜胸に対する胸管結紮術 | **437**

食道
胸管
奇静脈
大動脈
椎体

図4 第10胸椎レベルでの胸管周囲の位置関係

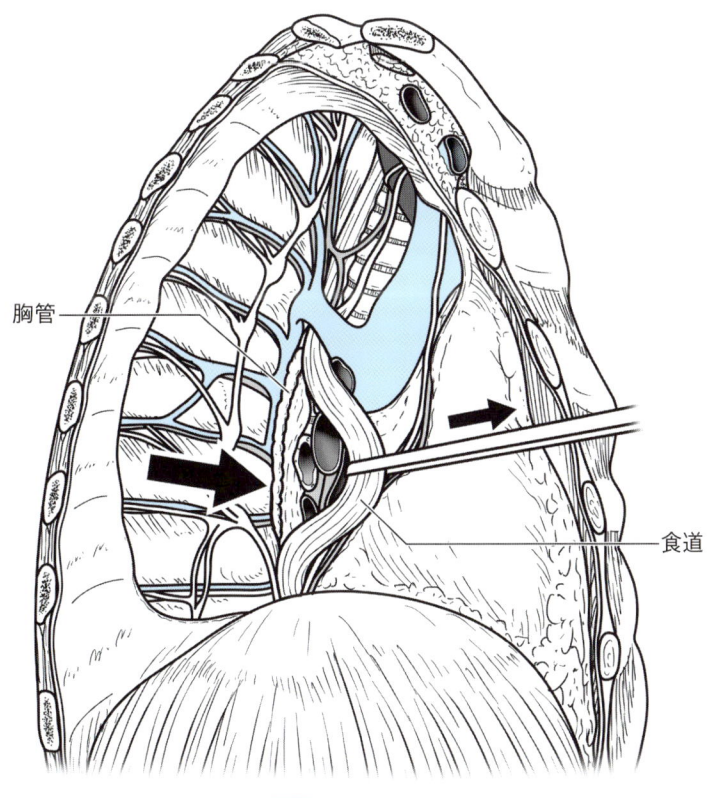

胸管
食道

図5 胸管の同定
食道の後面から入り，食道をまわるように視野を展開し，胸管を露出させる。

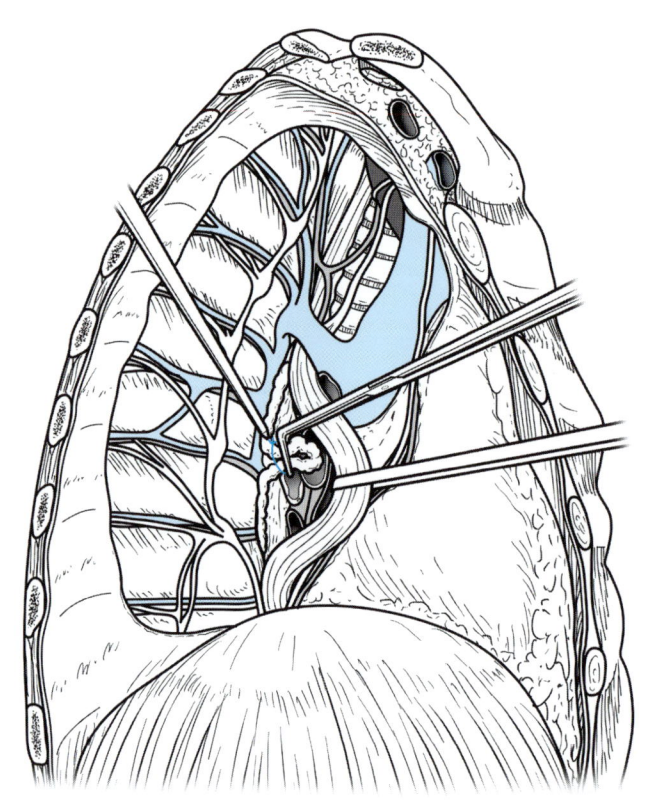

図6 胸管を確実に結紮

2 胸管結紮

　乳糜漏の制御が完全とはいえない場合には，胸管結紮をあわせて行うべきであろう．胸管結紮のためには，下縦隔において胸管を求める．下肺静脈付近の高さがやりやすい．あまり尾側の横隔膜上付近では，開胸創からの距離が遠くなるので操作が難しくなる．下縦隔においては，胸管は椎体の右方へ偏位しているから 図4 ，まず食道後面付近で縦隔胸膜を切開し，食道と椎体の間に入るが，迷走神経はテーピングしておくほうがよい．この層で，食道をまわるように視野を展開していくと，白色のしっかりした組織である胸管を食道壁に沿って捉えることができる 図5 ．こちらから剥離していく感覚では，かなり深い部分となる．これを直角鉗子で把持して結紮するか，エンドループで二重に処理する 図6 ．稀に対側の迷走神経と誤認するので確認が必要である．

　結紮が終了したら，改めて縦隔全体にわたって乳糜の漏出がないかを確認して作業に移る．これでもなお，乳糜の漏出が持続する場合は，胸管が複数本存在しているかもしれないので，改めて食道を全周性に検索し，副胸管とでもいえるべきものがみつかったらこれも結紮しておく．

　胸管結紮の術後は，脂肪制限食にして経過を観察する．術後合併症として，乳糜胸の発生は生命に直結するものではないが，状況判断のいかんによっていたずらに入院期間を延長することになるので，合理的な治療方針を堅持することが何をおいても重要である．

【参考文献】

1) Valentine VG, Raffin TA. The management of chylothorax. **Chest** 1992 ; 102 : 586-91.
2) Kutlu CA, Sayar A, Olgac G, et al. Chylothorax : a complication following lung resection in patients with NSCLC - chylothorax following ling resection. **Thorac Cardiovasc Surg** 2003 ; 51 : 342-5.

4. 胸骨正中切開後の胸骨接合部の哆開

　胸骨正中切開は，一部の肺癌や縦隔腫瘍の手術においては必須のアプローチ方法であり，正中線上の切開であることから，術後疼痛も比較的小さい。しかし欠点として，胸骨という呼吸メカニクスにおいて重要な役割を果たす大きな骨を分断しなければならないこと，ひとたび創感染が起きると治癒に難渋することが挙げられる。

　例えば，国立がんセンターでは，直径5cmを超える胸腺腫に対しては胸骨正中切開による胸腺全摘術を基本的な術式としているが，糖尿病を合併するような症例ではどちらかの前方開胸を選択するようにしている。創感染後の重症化は，胸骨正中切開創のほうが甚大であると思うからである。

　私がレジデントの頃，呉屋先生と受け持った症例で胸骨正中切開創の術後感染で大変難渋したことを現在でも記憶している。この患者の腫瘍は，成熟奇形腫 mature cystic teratoma であった。成熟奇形腫の組織の中には膵臓組織が含まれていたと思われ，膵外分泌腺から分泌される消化酵素（術中に腫瘍の被膜が破れて消化酵素が術野に散布されたようである）が，術後感染創における組織破壊を助長したようである。このため，胸骨が骨髄炎を起こし，デブリードマンをしても次々と骨組織が壊死を起こして際限がなかったのである。ひとたび胸骨が感染を起こすと，その後の対応には極めて苦労する。それで，この項を重要なものとして取り上げたのである。

　無菌性の場合とは，すなわち単なるワイヤーによる力学的骨切断の場合である。高齢者の胸骨正中切開術後に起こり得る合併症として考えるべきもので，高齢者において胸骨正中切開そのものの適応を考えるべき理由の一つである。無菌性の接合部哆開の時には，皮膚創そのものには問題がないから，なかなかその兆候は捉えにくいが，胸部X線写真をみていると，ワイヤーのリングが変形，偏位するのでそれとわかる。

　一方，感染が胸骨に波及して接合部が哆開する場合には，すでに創と皮下組織に炎症性の変化があるはずで，このような場合には，注意深く創を観察して胸骨に炎症が及んでいないかを観察すべきである。もちろん，感染性の胸骨接合部の哆開のほうがその後の管理に難渋する。胸骨正中切開創の感染は，通常と同様に創の哆開と膿性dischargeによって気付かれるであろう。問題は，

　① 胸骨に影響が及んでいるか
　② 胸骨下のスペースに影響が及んでいるか
　③ 胸腔に影響が及んでいるか

という3つのレベルでの感染の程度であろう。皮膚と皮下組織に感染がとどまるものについては通常の創感染と変わりがなく，ドレナージと洗浄後に再縫合することで完全に治癒する。しかし，感染がこのレベルを超えて胸骨に波及すると，胸骨切断部の哆開と胸骨下の縦隔へさらに感染が広がり，その後の対応はまったく違ったものになる。

A 胸骨接合部哆開の原因

　感染性であれ無菌性であれ，胸骨正中切開の術後において胸骨接合部が哆開する原因と病態は，理解しておく必要があるだろう。高齢者で骨密度が低下しているような場合や感染がある場合には（後者の場合は，おそらく感染菌の産生する蛋白分解酵素などによって），胸骨を接合したワイヤーの張力によって胸骨が切断されることが起こり得る。先に，"感染性であれ無菌性であれ"と書いたのは，両者の場合を想定してのことである。

B 胸骨接合部の哆開時のメカニズム

　われわれは，胸骨接合部の哆開時に起きることをよく知っておくべきである。まず，胸骨接合部哆開のプロセスを考えてみよう。通常，胸骨正中切開後の胸骨接合には，ステンレスワイヤーが用いられていることが多い。私は，安価であり，錐がセットで中に入っている，という理由で"松田ワイヤー（松田医科工業社製）"を利用している。胸骨バンドなどが売り出されているが，高価であるからなかなか実際には使いにくいであろう。私

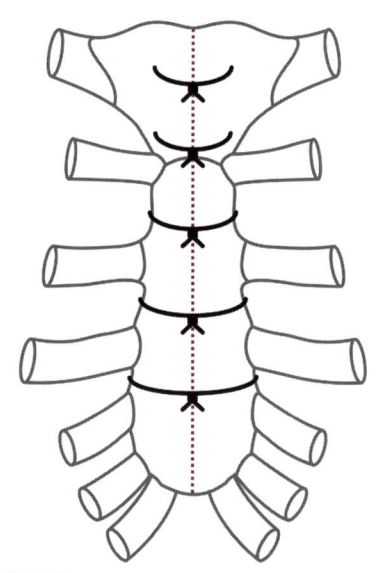

図1 胸骨の固定法（松田ワイヤー）

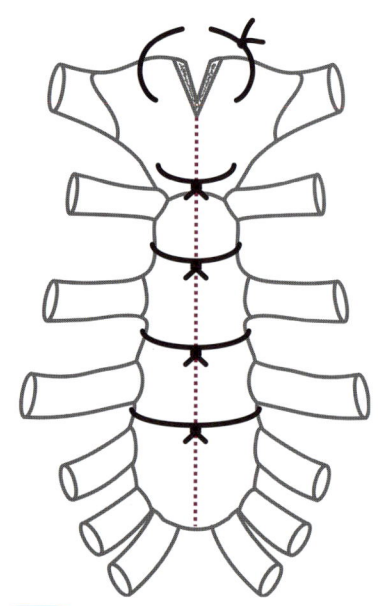

図2 1本のワイヤーが外れた場合

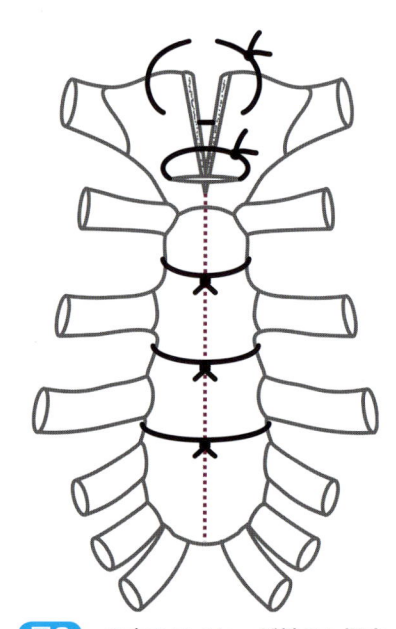

図3 2本のワイヤーが外れた場合

の松田ワイヤーのかけ方は，上2本を胸骨柄に錐で穴を開けて通し，下3本を胸骨外側をまわすようにして穴を開けずに通し，締め込むという方法である（図1）。これら5つのワイヤーの1つで胸骨の切断が起きると，それで事が終わる場合と，次々に他の部位へ切断が波及する場合があるということを理解すべきである。5つのワイヤーで胸骨の接合力を保持しているのだから，1つの部位で破綻が起きると，その時点では，残る4つのワイヤーで胸骨の全接合力を支えなければならない（図2）。当然，1つのワイヤーにかかる力は5％増加する。これによって2番目のワイヤーに同様なことが起きると，残る3つのワイヤーにかかる力は13％増加する（図3）。こうなると状況は悪循環に陥り，一層の胸骨切断が進んでしまい，全胸骨の動揺が始まる。このような変化は胸部X線写真でも明らかであり，感染がある場合には，皮下で呼吸のたびに擦れ合って動いている胸骨を認めることができるであろう。

次に，呼吸の病態を考えてみよう。肋骨は今さら説明するまでもないが，前方では胸骨に，後方では脊椎横突起に接合している。前者では軟骨（肋軟骨）として接合するのに対して，後者では関節面（肋横関節）を形成する。肋骨はこの2点で支えられて挙上，下降することによって胸郭の容積を変え，胸腔内の陰圧を調整している（図4）。これがすなわち呼吸運動の本態である。このような状況において，前方の胸骨が哆開して固定が外れるとどのようなことが起きるであろうか？基本的には，胸骨の固定がなくなると，上述した肋骨の運動ができなくなるので，胸郭の容積変化が困

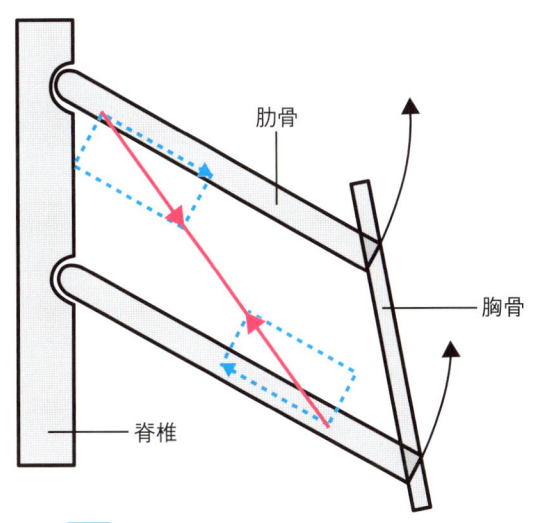

図4 肋骨を固定する椎体と胸骨の関係
（胸郭運動のメカニクス）

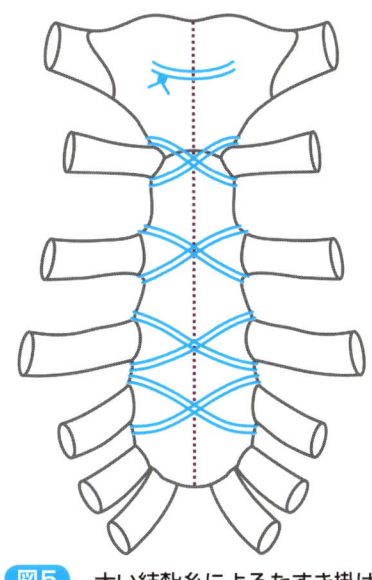

図5 太い結紮糸によるたすき掛け

難となり，深い有効な呼吸は著しく阻害されるであろう．その結果，呼吸不全に陥る場合が当然想定される．すべての症例でそうならないのは，呼吸運動が肋骨の運動のみによるのではないこと，胸壁筋，横隔膜の筋力や肺そのものの状態に個人差があることなどの複合的な要因があるからである．胸骨接合部の哆開は，呼吸そのものに直結する重大な病態であることを認識しておかなければならない．

それでは，胸骨哆開に伴って呼吸不全が発生した場合にどのような対応をとることになろうか？結論からいうと，人工呼吸器による呼吸管理以外に方法がない（これを flail chest の時と同様に，"内固定"と呼ぶのか否かについては私はよく知らない）．この呼吸不全の病態そのものが，換気力学の破綻によるものであることから，胸骨固定状態の応急の回復以外には換気補助以外にこれを解決できないのである．感染性の哆開では，多くの場合直ちに再固定することが困難であるから，感染性の胸骨接合部の哆開で呼吸不全を発症した場合には，一般に管理は大変である．

胸骨接合部の哆開が明らかになった時点では，全身麻酔下での処置を考慮しなければならない．すなわち，その目的と手順は感染の有無によって異なる．

① 感染がない場合は，胸骨接合部の再固定で一期的
② 感染がある場合は，まずドレナージとデブリードマンを行い，感染がコントロールできてから，胸骨接合部の再固定と皮膚皮下組織の再縫合を行うので，二期的以上

ということになろう．

C 胸骨正中切開創感染の管理

まず感染がない場合での胸骨の再固定方法について述べる．この場合は，胸骨本体に穴を開けての再固定や，ワイヤーなどの金属を用いることは得策ではないであろう．代わりに，Vicrylなどの糸を用いて，2肋間ずつたすき掛けに肋間を寄せるよう胸骨外側縁から糸をかける．2ないし3本ずつかける必要があろう（図5）．胸骨柄だけは外側縁から糸を回すことが難しいので，新たに1～2カ所に錐で穴を開け，ここに2本以上の糸を通して締め込むほかないであろう（糸であるから，さすがにワイヤーほど大きな力が集中しないので骨切断の可能性は低い）．非感染性であれば，このようにして胸骨を固定した後，一期的に閉鎖して構わない．胸骨再接合のポイントは"太い結紮糸によるたすき掛け"である．

D 感染性の胸骨接合部の哆開の管理

1 ドレナージとデブリードマン（第1回の再手術）

　感染性の場合には，縦隔炎が周囲に波及しないように速やかな縦隔洞の解放が必要である．第1回の処置は全身麻酔下で行われるべきである．前回の胸骨正中切開創に沿って再開創する．おそらく胸骨はいくつかの部位ですでに切断されて動揺しているものと思われる．カッターでワイヤーを切断してすべてきれいに取り去る．そのうえで改めて，胸骨後面の縦隔における炎症の波及程度を観察する．心膜を術中に開けているか，胸腔内に炎症が波及しているかは，観察すべきポイントの一つであろう．肺が縦隔側に癒着していて胸腔と交通がない場合はラッキーであり，この手術でその癒着を大事に温存しながら，大量の生理食塩水で洗浄とデブリードマンを行い 図6，ひとまず第1回の手術を終了する．問題は，全身麻酔から覚醒した後の呼吸状態であろう．麻酔の覚醒に伴って呼吸状態が不安定（多くは頻呼吸）となり，炭酸ガス濃度が上昇するようであれば，肺胞低換気による呼吸不全状態であると判断する．ある程度の覚醒が得られても呼吸状態が安定しなければ，その時点で人工呼吸器による呼吸管理を考えなければならない．その後，数日以内に呼吸状態が安定して抜管が可能となるか，これを維持しなければならないかはケースバイケースであろう．

2 胸骨断端の再接合（第2回の再手術）

　第2回目の手術を施行する目安は，局所の感染がコントロールされて創周囲に良好な肉芽の形成がみられてからである．感染のコントロールが不良であるのに胸骨の再接合を行ってもまったく意味がなく，良好な結果は得られない．この手術の目的は，胸骨の切離断端を寄せることにある．非感染性の場合と同様に，というか感染性であればなお一層，すでに胸骨は切断されるほど感染で脆弱となっており，ワイヤーによる再接合は不可能である．ここでは，1 Prolene を胸骨の外側から数本ずつ通して胸骨断端同士を寄せることを目指す 図7．幸いこの針は大きく両端針であることから，胸骨の外縁を確認しながら糸をかけていくことができる．このようなモノフィラメント糸を使用する理由は，感染性の術野における使用であることも考えている．1肋間当たり少なくとも

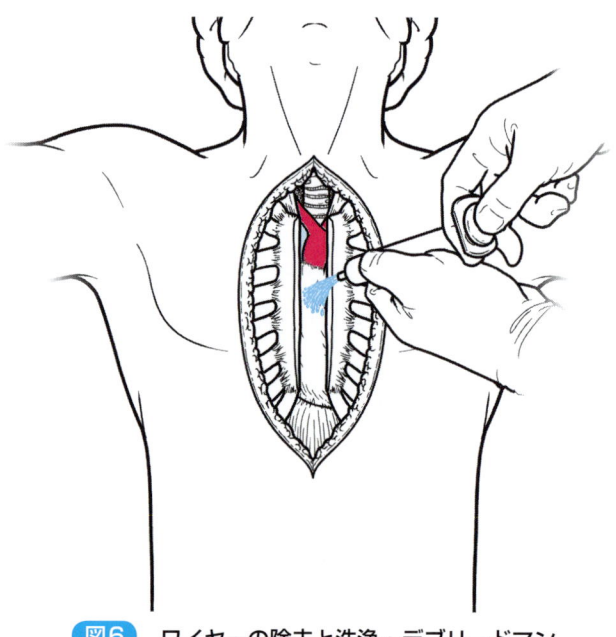

図6　ワイヤーの除去と洗浄・デブリードマン

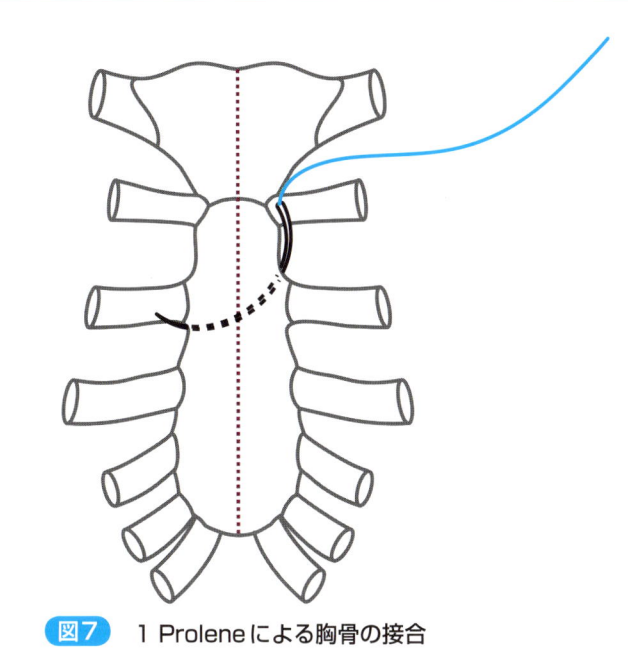

図7 1 Proleneによる胸骨の接合

図8 閉　創

3本程度をかける必要があることと，胸骨外縁に迫っている肺実質を損傷しないような注意が必要である。実は，これがかなり難しい。できれば胸骨の後面にある肺を十分剝離して糸をかけていきたいのであるが，大切な癒着を剝離することは，感染を左胸腔に広げる可能性があるので，なるべく癒着剝離はするべきでなく，するとしても最低限にとどめるべきである。ここで重要なことは，"胸骨断端同士が極力寄って近づいている状態を作る"ということであり，実際には，初回のワイヤーによる締め込みほどのぴたっとした骨の接合は得られなくても構わない，ということである。整形外科の先生に聞いたのであるが，骨は何とか寄っていれば時間はかかっても接合するチャ

ンスがあるが，物理的に1cmも離れてしまっているとなかなか接合は困難であるという．骨の断端同士が距離的に近いことが極めて重要なのである．

3 閉創（第3回の手術）

Proleneによる骨の接合は何といっても弱い．再手術直後は，呼吸に伴って骨が上下にずれるがごとき運動がみられて不安になる．しかし，これをじっと我慢して包交を継続すると，不思議なことに胸骨周囲にも肉芽組織が増生し，最終的には胸骨の接合部が次第に不明確にさえなってくる（もちろんこれは栄養状態がよく感染のコントロールが良好な場合である）．すなわち，次第に胸骨断端の呼吸性動揺が落ち着く．おそらく，このためには少なくとも3週間程度を要するものと思われる．ここまでくれば，最終的な閉創が可能となる．念のため，ペンローズドレーンを置いて完全に縫合するのがよい 図8 。

【参考文献】
1) Johnson JA, Gall WE, Gundersen AE, et al. Delayed primary closure after sternal wound infection. **Ann Thorac Surg** 1989；47：270-3.

5. 術後出血に対する再開胸止血術

　術後出血は，胸腔内のどのような手術であれ，100％回避することは不可能である。「こんな手術で？」と思うような状況でも術後出血は起こり得る。私が経験した最も些細なものは，転移性肺腫瘍に対する楔状切除術後のものであった。単なる小開胸での楔状切除術であったから，おそらくその所要時間は40分程度であった。術後数時間を経てドレーン排液量が血性となり増量するので再開胸してみると，楔状に切除された肺実質のステープリングされた切除断端の一番奥から，出血がだらだらとみられるというものであった。どのような手術でも油断はできない。

　術後出血の基本的な治療は，適時適切に行われる止血と輸血がその基本である。出血という病態については，その他の部位や状況と何ら変わることがない。そして，再開胸止血術については，手術書で取り上げるべきテクニックはほとんどない。出血源はさまざまであるが，要はその部位を結紮するなり，電気メスで焼灼すればそれで済むからである。しかし，術後出血の状況をどのように評価すべきか，さらにどのような状況で再開胸を決断すべきか，という点は大変重要である。再開胸止血術は，特殊な場合を除けば極めて単純な手技に過ぎないが，そこに到達する考え方が重要なのである。特に，深夜一人で患者を前にしている時は判断に迷うことも多かろうし，私自身もそうであった。実際，術後出血に対する対応は，タイミングを誤ると患者を死に至らしめることさえあるのに対して，適時に止血が行われれば，ほとんど後遺症を残さずに，入院期間を延長させずに，退院が可能となる合併症である。私の考え方をぜひ参考にして，自分なりのしっかりとした考え方をもっていただきたいと思う。

A 術後出血における出血量の評価「ドレーン排液量と同量の血腫が胸腔内に存在すると思え」

　術後出血が疑われる状況で，このまま経過をみてよいものか，再開胸止血術を決断すべきか，という点は本当にいつも苦慮するところである。成書や論文には，いくつかの判断基準が示されているが，実は重要なことは現状の把握をどのようにするかということなのである。現在の出血量をどれくらいと認識するかによって対応が異なるのは当然である。開胸手術の特徴として，胸腔という閉鎖フリースペースがかなり大きいので，ドレーンが挿入されていても血液やその凝血塊は容易に

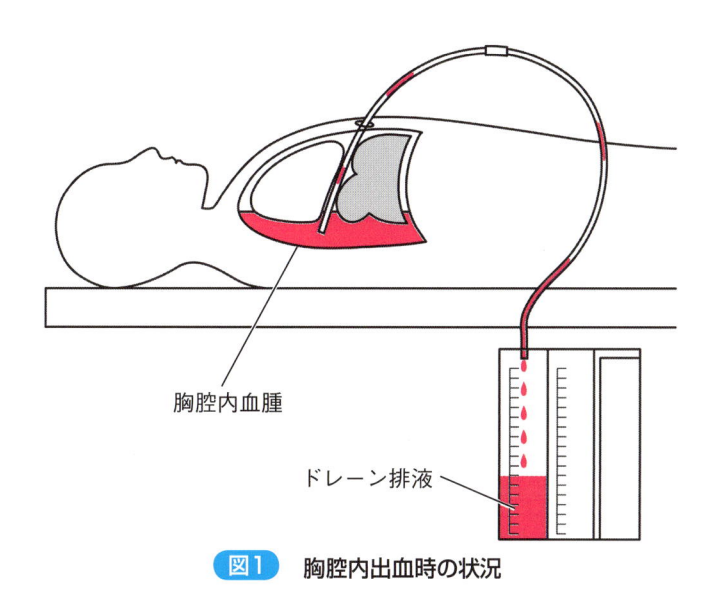

図1 胸腔内出血時の状況

排出されないということを銘記する必要がある（図1）。最近は，手術の低侵襲化が進んで挿入されるドレーンが細くなる傾向が強いが，大量の出血が術後に起きた場合は，まず凝血塊はほとんど胸腔に遺残する。

それでは実際，術後出血における出血量は，どのように評価したらよいのであろうか？ このことは，止血術の決断のみならず，輸血量の決定にも重要な意味をもつので，出血量をなるべく正確に把握することが必要なのである。

最も重要なことは，開胸術後の場合，

　　出血量＝ドレーン排液量

ではないということである。正確には，

　　出血量＝ドレーン排液量＋胸腔内血腫量（−術後組織排液量）

となる。術後の正常範囲での組織排液量は，広義には体液喪失の一部に含まれる。ここで，われわれが把握できる実際量はドレーン排液量のみであって，後のパラメーターはすべて推定値となる。結局，出血量の把握においては，胸腔内血腫量の推定値をどのように考えるかによって結果が左右される。胸腔内血腫量の推定にあたっては，"出た分以上が中にたまっていると思ったほうがよい"というのが，古来言い伝えられている経験則である。先般スペインからきた研修生に聞いてみたが，同じようなことを教えられているという。もちろん，胸部X線写真などで血腫量をある程度予測することはできるけれども，多いか少ないか程度の判断しかできず，何 ml くらいというところまでの予測は厳しいであろう。この経験則が本当に正しいのかを国立がんセンターの症例でみてみよう。

B｜再開胸止血術におけるドレーン排液量と胸腔内血腫量の関係

国立がんセンターにおいて，2004年から2008年までの間に再開胸止血術が施行された症例は，2,166例中16例である。術後出血による再開胸率は0.7％程度であったということである。図2は，再開胸症例におけるドレーン排液量と胸腔内血腫量の対応を示すものである。ドレーン排液量は，315 ml から1,525 ml に分布し，平均700 ml であった。一方，胸腔内の血腫量は78 ml から2,769 ml に分布し，平均918 ml であった。図3は，再開胸症例におけるドレーン排液量(x)と胸腔内血腫量(y)の個々の症例の対応関係を示すものである。

まず，症例ごとに x と y を比較すると（図2），10例(63％)の症例において y＞x，すなわちドレーン排液量よりも胸腔内血腫量のほうが多いことがわかる。ところが，それらの相関係数は r＝0.30

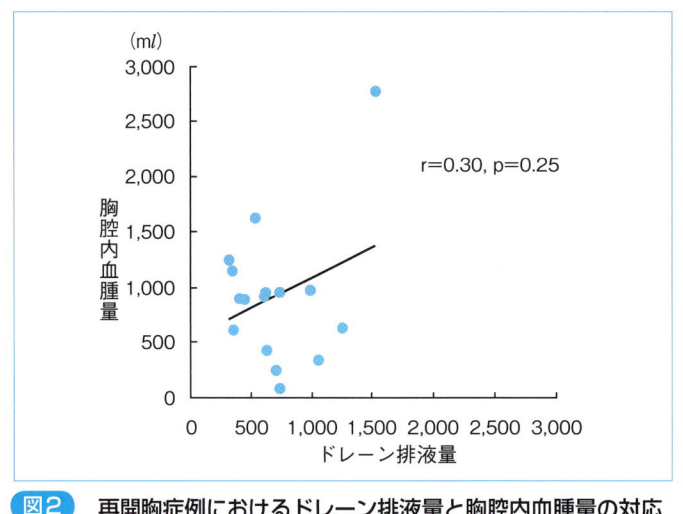

図2 再開胸症例におけるドレーン排液量と胸腔内血腫量の対応
（国立がんセンター中央病院）

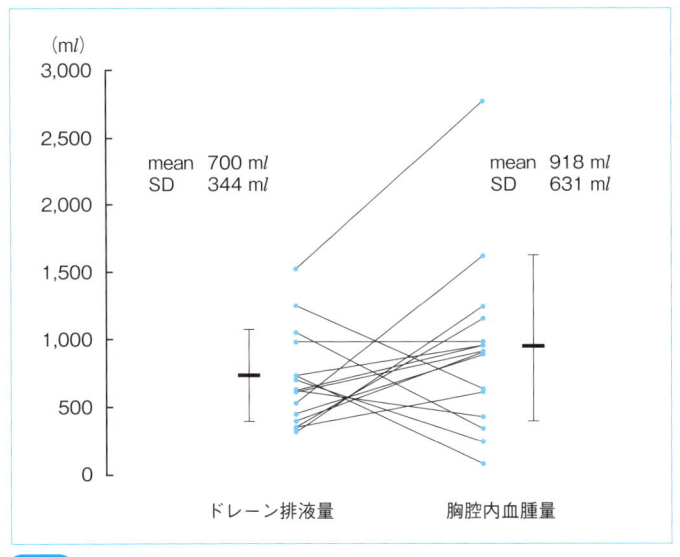

図3 再開胸症例におけるドレーン排液量(x)と胸腔内血腫量(y)の関係

(国立がんセンター中央病院)

であり，相関関係はp = 0.25で有意ではなかった。

これらのことを総合すると，63％の患者で胸腔内血腫量のほうがドレーン排液量よりも多かったことから，「出た分以上が中に貯まっていると思ったほうがよい」という格言はまず正しいと思ってよいということである。その一方で，両者に相関関係がなかったということは，一例一例をみた場合には，たとえドレーン排液量が少なくとも予想以上に大量の血腫が胸腔内に貯留している場合があるということである。これら一連の結果の中には，今でも記憶に残っている症例が含まれている。それは，ブレークドレーンを用いた楔状切除術を施行したもので，ドレーン排液量がわずか362mlであったのに対して，胸腔内血腫量は1,360mlであった。実に胸腔内血腫量はドレーン排液量の4倍であり，このドレーンが凝血性の血腫に対しては有効なインフォメーションを与えていないことがよくわかる。私は，基本的に胸腔ドレーンとしてブレークドレーンを用いる合理的なメリットを挙げることができない。医学的にみても価格的にみても，その使用を推奨することはできない。

この検討結果として，もう一つ重要なものは出血源である。表1に示すように，術後再開胸

表1 術後再開胸止血例の出血源

	患者数	％
気管支動脈	5	31.3
胸壁（胸膜癒着剝離後）	2	12.5
上縦隔	2	12.5
肋間動脈	1	6.2
ステープルライン	1	6.2
び漫性	2	12.5
不明	3	18.8
計	16	100

(国立がんセンター中央病院，n = 16)

になるケースでは，気管支動脈からと思われる出血が一番多い。気管支動脈は，肺切除術においては，結紮されることもあるけれども，簡単な電気メスによる焼灼で済まされていることも少なくない。このような部位で，術後凝固部位が崩落して出血が始まるものと考えられる。気管支周囲の剝離にあたっては気管支動脈の処理に万全を期したいものである。

また，これら16例の再開胸止血術施行症例の術後経過については，死亡例は1例もない。適時，適切に対応がなされれば，術後出血で患者を失うことはないのである。

C 再開胸止血術の決断に至る考え方

成書や論文には，いくつかの止血のための再開胸の判断基準が示されているが，一つとして同じものはない．一般的には，再開胸止血術の施行を決定するための画一的な基準は存在しないと認識すべきである．そもそも，患者の受けた手術内容，胸腔内の状況，年齢など患者の身体的・医学的状況などが多種多様であることを考えれば，このことは容易に理解されるところであろう．今まで述べたその時点での出血総量の推定値を基盤に，以下に示した点を考慮して総合的に判断する（表2）．

まず，同じ量の出血であっても，年齢が異なれば出血が身体に与える影響は大きく異なるが，同時に，同じ年齢の患者でも出血量によってその重大性は異なるということである．そのような意味で，ドレーン排液量のみについて，例えば1時間あたり300 ml 以上などの数値を挙げることは難しいのである．

したがって，ごくごく一般的な原則的なことを述べると，下記のごとくなるであろう．

① ドレーン排液量については，血性で時間ごと250 ml 以上が3～4時間以上持続する場合，あるいは，血性で時間ごと500 ml 以上が1時間でも認められた場合は再開胸したほうがよい．
② 血圧の低下や頻脈などのバイタルサインの変化，Hb 値の低下，胸部X線写真で血腫の存在と肺実質の圧迫による虚脱の進行，高齢者などのハイリスク症例といった要因はそれだけで決定的ではないが，①の要件にこれらが加われば決定的な要因となり得るし，①の要件を満たさない場合でもこれらが加わった場合は，早めの再開胸を決断するべきである．

先に述べた国立がんセンターにおける再開胸止血術施行例で，再開胸前のドレーン排液量を時間ごとに計算してみたが，時間当たりの出血量は決して多くはなく，平均79 ml であり，結局総合判断で早めに再開胸に踏み切っていることがわかった．重要なことは，決して時間当たりのドレーン

表2 再開胸止血術における総合的判断

① ドレーンからの排液の量，性状，スピード
② 血圧，脈拍数，尿量，自覚症状，他覚所見などの身体的状況
③ 胸部X線写真所見
④ ヘモグロビン値，血液ガス所見などの検査所見
⑤ 年齢，併存疾患の有無といった患者の身体的・医学的背景

排液量に拘泥してはならないということである．"怪しいと思ったら再開胸する"ことが原則である．

D 再開胸止血術の手術手技

再開胸止血術において，手術手技といえるほどのものはない．初回の開胸創に従って丁寧に再開胸を行う．再開胸はほとんどが術後24時間以内であろうから，通常癒着はみられないはずである．

まず，大きな血腫を用手的に除去するのだが，その前に十分血腫の分布状況，ドレーンの位置を観察する落ち着きが欲しい．一般に，出血部の周囲に血腫が多く付着する場合が多いから，出血源の発見に役立つので，主たる血腫の局在は重要である．また，自分が初回に入れたドレーンの先端部がどこにあって，どの程度効いていたのかを確認する．胸腔内に大量に血腫が残留している場合には，なぜそうなったのか（そもそもドレーンが効かなかったのか，血腫が固形化していたのか，など）をみるとよい．次回のための，よい参考資料となるであろう．

出血源を探しながら，注意深く血腫を除去する．典型的な（動脈性出血など）場合には，この時点で出血部位は判明するであろう．さらに，生理食塩水で胸腔内を洗浄し，改めて出血源を確認する．出血源によって対応は異なるが，基本的には出血源の結紮あるいは電気焼灼による止血を確実に行うことである．そのような意味で，なるべく確実な結紮を心がけたい．

注意すべきことは，①複数の出血源があることがある，②すでに止血されてしまっていることがある，ということである．どのように捜しても出血源が不明な場合には（そのようなことは当然あ

り得る），最低でも30分以上開胸器を緩めた状態で観察をすることが必要である。私は，その時点でまず評価を行い，血液の貯留がないことが確認できたら，さらにもう30分の開胸観察を行った後に閉胸をするようにしている。もちろん不安感は抱きながらであるが。①，②の状況ともに十分な観察後に閉胸することが求められる。

胸腔内血腫が回収されたならば，ドレーン排液量と合算して総出血量が判明するので，必要とされる輸血量が決定できるはずである。再開胸術後6～12時間以内にそれらが補われることを念頭に置いて輸血，輸液量を再決定する。もちろんこれらも，患者の状態によってケースバイケースの対応が必要である。

再開胸止血術に関する原則を再度強調しておこう。

① ドレーン排液量と同等以上の血腫が胸腔内にあると予測せよ。
② ドレーン排液量と身体状況，検査値，胸部X線写真との間にギャップがあり，何か怪しいと思ったら再開胸せよ。

II-14. 再手術 Re-operations

今までに刊行された手術書をみてみると，再手術について言及しているものはほとんどない。再手術の状況はケースバイケースであり，もともと定型化することが難しいためであろう。しかし，私のように長い間，多数の肺癌患者を扱っていると，二次癌の発生が思っている以上に多く，どうしても再手術が必要な場合が予想以上に出てくるのである。

図1-a, bに示す症例は，2010年に右残肺全摘術を行った症例である。58歳の時に右上葉切除術を受けた。組織型は中分化型腺癌で，pT1N0M0の完全切除であった。6年が経過し，いったん私のフォローを離れたが，結局初回手術から9年後に再び同側の異常陰影を近医で指摘されて再来院された。CTでわかるように径2.5cm大の腫瘍が残下葉に発生しており，しかも腫瘍の位置は肺門に近い。外科切除をしようにも，縮小切除で済ますことは無理であり，残肺の全摘術は避けられない。それでは，SBRT（stereotactic body radiation therapy）やRFA（radiofrequency ablation）が行えるかといえば，肺門に近いためこれらの適応は厳しい。正直困った。困った内容を患者に話し，結局，右残肺全摘術を行ったのである。2回目の切除とはいえ，女性で67歳であったことが不幸中の幸いであった。しかし，実際の手術にはえらく難渋した。右上葉切除術後であるから，中間肺動脈幹，上幹動脈幹の断端から主肺動脈にかかる部分が右主気管支に強固に癒着していて，右主肺動脈の確保がなかなかできなかったからである。予想通りとはいえ，久しぶりに怖い思いをした。

つい先日，他院で区域切除術を受けた患者が局所断端再発をしたとのことで来院された。右下葉のS6にある肺癌に対して"根治的な区域切除術"を受けたらしいが，断端再発をきたしたということである（なぜ区域切除術が行われたのかはよくわからなかった）。その病院でえらく簡単に「もう一度手術します。残った下葉を取ります」といわれたので，大丈夫だろうかと疑問に思ったらし

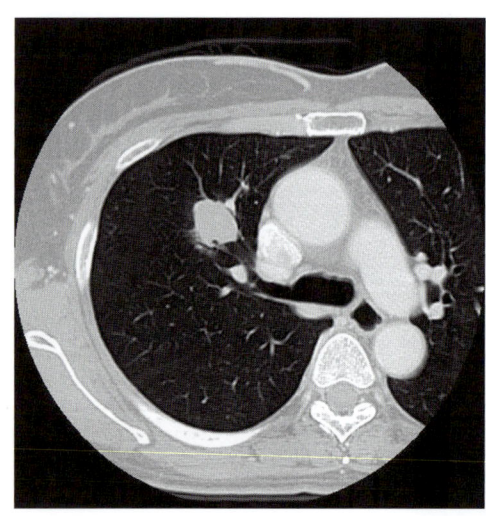

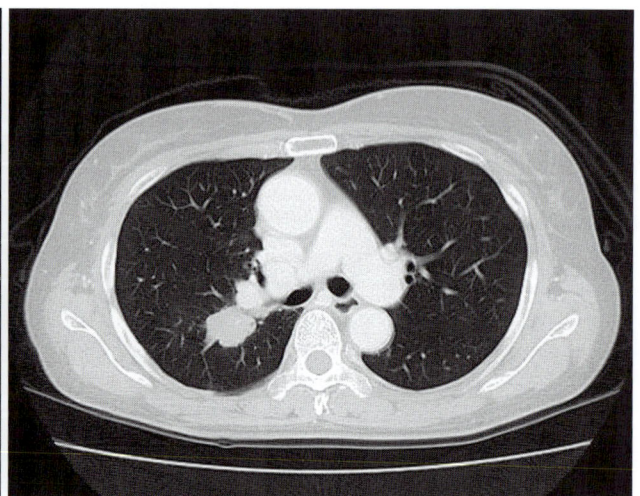

(a) 右上葉の腺癌 (b) 6年後に発生した右下葉の腺癌

図1 初発肺癌と二次癌

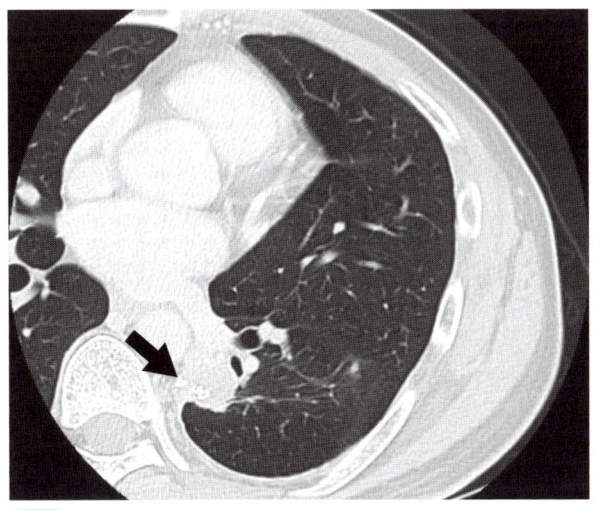

図2 局所再発癌のCT像
左S6区域切除術後の局所再発。断端のステープルが腫瘍と一体化していて，断端再発であることがわかる（➡）。

い。それほど大変な手術ということは聞いていなかったようであるが，正直私は驚いた。S6区域切除術後の下葉切除術はうまくいってラッキーだと思うからである。全摘になる可能性は十分ある。そもそも，前医の再手術に関する認識がその程度であったということであるが，これは重大な問題で，本書でも再手術の章を設けようと思った理由でもある。図2の症例も，左S6区域切除術後の再発例である。一般にこれらの再発例の手術は大変難しい。

この章においては，初回手術として，区域切除術以上の解剖学的肺切除術が施行された場合の再手術について考察したいと思う。

A 再手術の特性

再手術患者は当然のことながら，初回手術患者に比べて条件が悪い。

① 初回手術ですでに肺機能が低下している（肺葉切除術の場合，最低でも20％以上肺活量は低下している）
② 初回手術よりも，患者は高齢化している。極端な例では10歳以上年をとっている
③ 同側の場合，初回手術の癒着の影響が極めて大きい。初回手術でリンパ節郭清を伴う

表1 二次癌に対する再手術を考えるうえで考慮すべき要因

1. 患者の年齢，身体的状態，肺の状態（COPDの合併）併存疾患の有無など
2. 肺癌の状態
   - 組織型
   - 腫瘍径
   - 病期
3. 肺癌の位置
   - 同側か対側か
   - 肺門に近いか末梢か
4. 手術以外のモダリティが使えるか
   - SBRT
   - RFA

肺葉切除術以上の根治術がなされている場合には，まず肺門にアクセスすることはできない
④ 左右ともに全摘術になることが多い（右上下葉切除術は基本的に困難である）

という点が問題である。このような点から，原発性肺癌である二次癌については，術式の選択に難渋することが多い。治療方針を考えるうえでは，いくつかの要因を考慮する必要があろう。表1にこれらを示す。これらを総合的に勘案する。

二次癌の局在が対側肺である場合は，身体的状

況が許せば，まだまだ治療法選択の幅は広く，肺葉切除術以上の根治術がほぼ問題なく行える状況である．一方，二次癌の局在が同側肺である場合は，一般に治療法の選択はかなり限られる．ここでは，腫瘍の局在と治療法が不可分の関係にあることを押さえておきたい．腫瘍の局在が末梢であれば，外科切除においても楔状切除術などの，比較的小範囲の切除で対処することができるし，しかもこれらは，SBRT，RFAのいずれもが適応となり得る．ところが，肺門近く，特に比較的大きな肺動脈や気管支と隣接する腫瘍については，外科的にも残肺の肺葉以上の切除が必要となる．実質的には残肺全摘術を意味することが多い．同時に，狭い範囲に照射量が集中するSBRT，周囲に熱凝固の影響が及ぶRFAはともに致命的な血管損傷や気管支損傷の可能性があるので，適応とはなりにくい．要するに，外科切除と非外科的治療法は，腫瘍の局在に関してまったく補完し合ってはいないということである．結局，肺門近くに発生した二次癌については，機能が許せば残肺全摘術を，機能が許さない場合は，治療法は通常の放射線治療くらいしかないのが現状であろう．

B 再手術の外科的側面

　外科的な手技上の観点から，同側の再手術について考えてみよう．肺癌の標準根治手術が行われている場合には，肺門，縦隔のリンパ節は，所定通り郭清されており，肺門において肺動脈と気管支は少なくとも強固に癒着していて，この間を剝離することは通常できないと考えるべきである．また，中葉切除術が行われている場合には，上下葉間が強固に癒着していて，葉間から肺動脈に到達することも通常は困難である．私が総論で紹介した血管鞘内の剝離方法はまったく役に立たない．大体初回手術でこれが使われてしまっているから，血管鞘を剝離できないのである．
　このように，解剖学的な根治術後の再手術とは，通常の方法では肺門に到達できず，肺門での気管支血管系の同定が困難な状況と考えるべきものである．したがって，肺門構造は基本的に一塊であり，末梢病変に対する楔状切除術以外では全

摘術を選択せざるを得ないことがほとんどである．そして，これをも遂行することは極めて困難である．
　このような状態で，肺切除術を完遂するためには，"手の着いていない場所，sanctuary heaven"を求めるしかない．それが心囊内である．どうせ全摘術をするのであるから，血管を遮断する位置は問われない．したがって，再手術の残肺全摘術では，心囊内血管処理が必要となることが多い．心囊内血管処理の知識と方法論は不可欠である．これについては，章を改めて解説がしてあるから，これを参照されたい（95頁参照）．心囊内血管処理の技術なしに残肺全摘術は絶対に行ってはならない．

C 初回手術の術式が及ぼす影響

　初回手術が上葉切除術であった場合と，下葉切除術であった場合は，残肺全摘術を行うにしても，術式の難易度がかなり異なることも認識しておくべきである．結論からいえば，上葉切除術後の残肺全摘術は，特に左側においては，よほどのことがない限り行うべきではない手術である．呼吸器外科の手術の中でも，最も難度の高い手術と認識されるべきである．
　初回手術が上葉切除術であると，どのような肺門部の癒着が起こるのかをじっくりと考えてみればよい．
　左側では，肺動脈は上葉への分枝が切断された状態で，大動脈弓の下縁に癒着する．左上葉切除術後において，A3からA6に至る距離は，肺動脈が上葉気管支後方を旋回していた分，長い．この部分が大動脈弓に直接癒着している状態が，左上葉切除術後の状態である（図3）．肺動脈に，もはや線維性結合組織である血管鞘はない．このような状況で，この肺動脈を大動脈弓から剝離することは事実上不可能なのである．剝離層が肺動脈に寄っても大動脈に寄っても大きな出血をきたす．
　右側の状況はこれより少しよい．右肺動脈は，左肺動脈に比較すると，気管前方を通過して肺門に現れるまで距離があるし，この部分は初回手術でも手が付いていないはずである．したがって，肺動脈はこの中枢部分では補足ができるはずであ

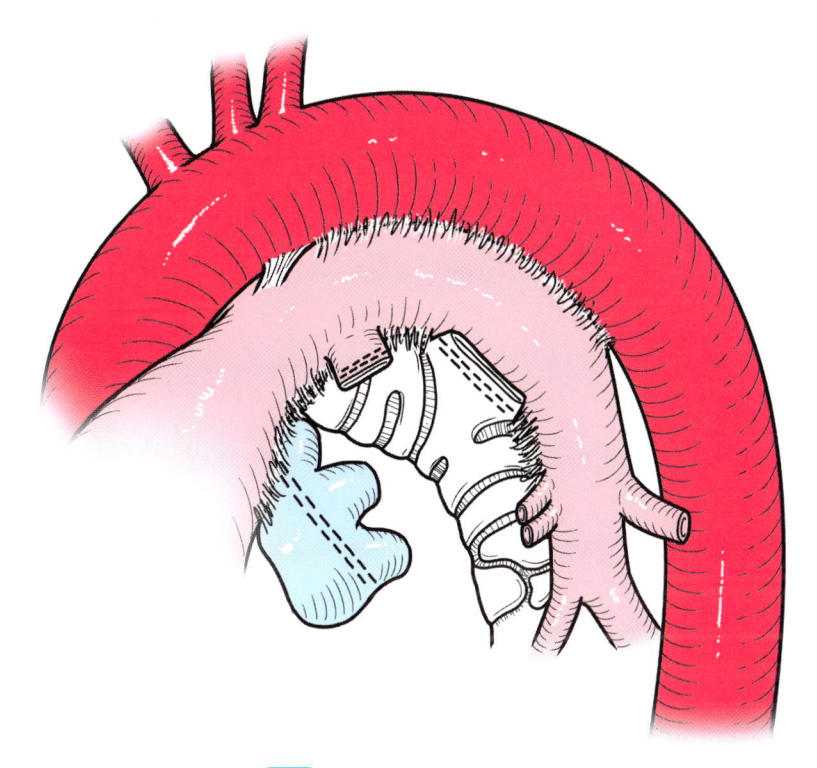

図3 左上葉切除術後の癒着

る。しかし，上幹動脈の切離断端付近から中間肺動脈幹にかけての部分は右主気管支へ強く癒着しているはずであるから，この部分の癒着をどう処理するのかが問題となる（図4）。

それに対して，下葉切除術後では，左右いずれであれ，全摘術の主たる操作部位である主気管支，主肺動脈周囲の剥離操作は比較的軽微のはずである。気管分岐部リンパ節の郭清が行われているから，主気管支の補足には多少の我慢が必要であるが，丁寧に取り組めば必ず達成することができるはずである。

上葉切除術後の残肺全摘術は，よほどの覚悟が必要である。各論では，もう少し詳しくその対処法を紹介する。

D 再手術の各論

1）右上葉切除術後の残肺全摘術

右上葉切除術後の残肺全摘術は，左ほど困難ではない。幸い，右主肺動脈が長くこれを遮断して切断する余裕があるからである。しかしその一

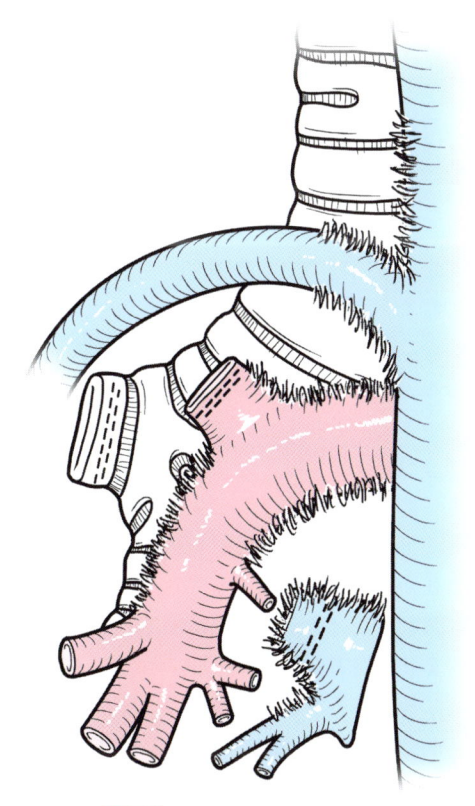

図4 右上葉切除術後の癒着

方，主肺動脈と中間肺動脈幹などの肺門構造は左と異なり，気管支の前方を下降する（左では後方へ回旋する）．肺動脈と気管支の間には多くの場合リンパ節が介在するが，これらを摘出したために，術後には気管支と肺動脈との間に硬い癒着が発生する．右残肺全摘術においては，この部分をどのように処理するかが一番のポイントであろう．

1 開胸と術野の展開

肺門に対して前方から十分アクセスできるように，前回の（後側方小開胸であれ何であれ）開胸創を乳頭直下付近まで延長する．とにかく，大きな開胸創をあらかじめ準備する必要があるので，後方の肋骨は開胸肋間を挟んで上下で切断する．再手術で，開胸創をケチっては絶対にいけない．おそらく癒着は程度の差こそあれしっかりとあるので，根気強く癒着剝離を進める．

2 肺靱帯と下肺静脈の準備

癒着剝離が進んだら，通常の下葉切除術と同様に，肺靱帯の切離と下肺静脈のテーピングを行う．この時点では，まだ全摘術が確実に行えるかどうかわからないので下肺静脈の切離は保留する．肺門構造の操作に入る前に，癒着剝離は肺門よりも頭側，上縦隔においても十分に行っておく．

3 心囊内血管処理

ここから，問題の上肺静脈，肺動脈本幹付近の操作に移る．心膜外操作で完遂できるか，心囊内に入るかは，まさに癒着の状況にかかっている．肺動脈本幹が長いこと，大動脈など血管系への癒着がないことが右側の救いである．まず，心膜外で上肺静脈を確保することに努める．しかしこの部分は，前回の上葉切除術で操作が加わっていることと，上肺静脈の裏側に中間肺動脈幹が迫っていることから，癒着が強そうであれば，心囊内の処理に移行したほうがよい．横隔神経のすぐ後方で心囊を頭尾側方向に切開を加えると，上肺静脈を直ちに視認することができる．上肺静脈を巡る心囊の折れ返りは心囊内血管処理の項（95頁）を参照してほしいが，下肺静脈との間，上大静脈との間の間膜組織を破壊して貫通しなければならない．テーピングができたところまでで操作をひとまずおく．

心囊が切開されている場合は，右肺動脈主幹への操作を連続して行うのがよい．ここで，注意しておくと，この部位では厳密には右肺動脈主幹はすでに心囊の外にあるということである．右肺動脈本幹は，左右の分岐後，心囊腔を横に走りながら斜めに抜け出していくので，上大静脈付近に到達したところでは，もうそのほとんどが心囊の外にある．だから，右肺動脈を心囊内で捉えることは厳密にはできない．正確には，心囊の向こう側（裏側）で肺動脈を捉えるという表現が正しい．胸骨正中切開経由で気管に到達するところでも，右肺動脈本幹が心囊の裏にある点が解説されているから，再読して欲しい（96頁参照）．心囊から右肺動脈に到達するためには，心囊の外の裏側へ出ることが必要なのである．心囊内でも心囊外でも上肺静脈の確保が済んだら，肺動脈本幹を初回の手術で手の付いていない近位部で確保するためには，3つの方法が考えられる 図5．すなわち，

① （正攻法）肺動脈本幹に辿り着き，周囲との癒着を剝がしながら中枢に向かって剝離を進める

② 心囊内から，心囊の後壁を切開して心囊の裏に出て，そこで肺動脈本幹を捉える．あえて，末梢の肺動脈にはアクセスしない

③ 上大静脈と上行大動脈の間付近で心囊内へ入り（この間には間膜がなく，横洞の出口付近になる），ここから心囊の裏側に出て肺動脈本幹を補足する

である．①の方法は，これが可能であれば一番よいが，癒着が軽度である場合のみだけに適応できるだろう．すでに述べたように，主肺動脈の末梢と中間肺動脈幹は固定されているから，無理は禁物である．②の方法は一番確実である．心囊内は，前回の手術の癒着が及んでいないから，心囊腔経由でこの裏へ出れば，末梢側の癒着を剝離しなくとも中枢側へ到達できる効率的な方法である．ただ，この場合でも，右肺門の前方にはある程度到達ができていなければならない．癒着がかなりひどい場合には，③の方法を取るのがよい．この場合，右肺動脈への到達は，②よりもさらに

Ⅱ-14. 再手術 Re-operations

上肺静脈
右肺動脈

(a) アプローチ法の選択
　①心囊外
　②心囊内で上大静脈の右方
　③心囊内で大動脈と上大静脈の間

上行大動脈

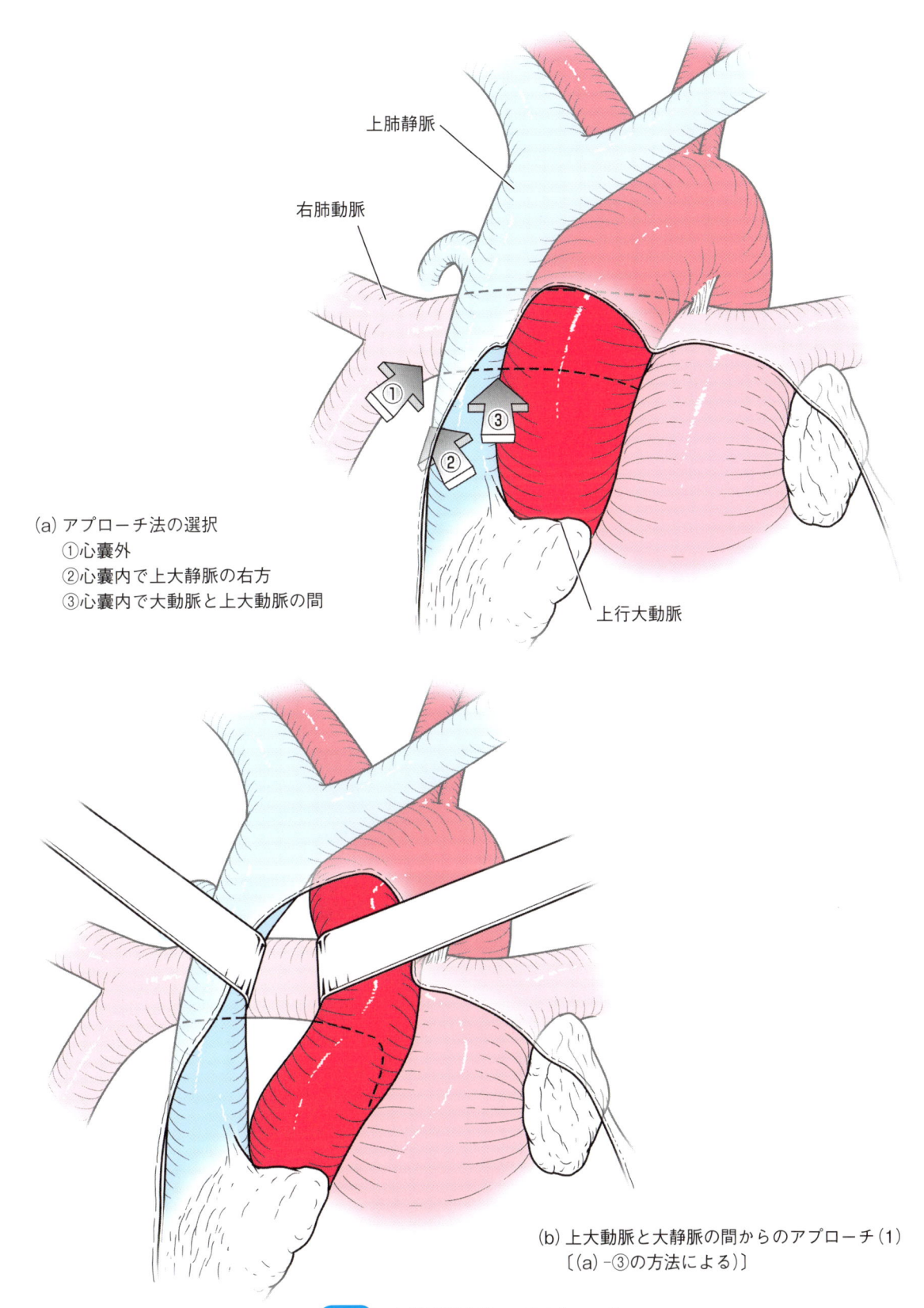

(b) 上大動脈と大静脈の間からのアプローチ(1)
〔(a)-③の方法による〕

図5　右肺動脈本幹へのアプローチ

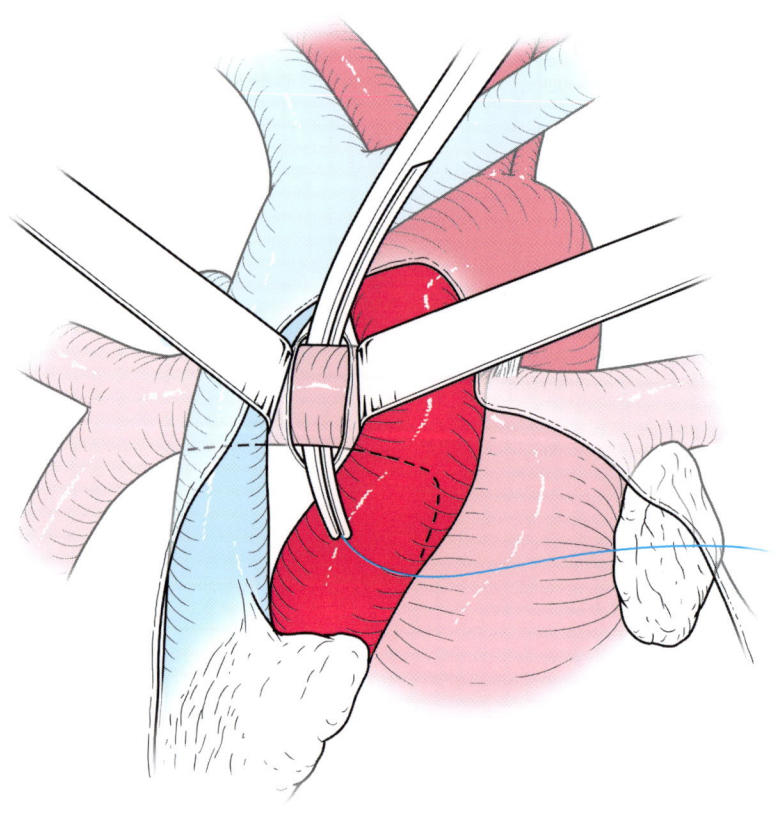

(c) 上大静脈と大動脈の間からのアプローチ(2)

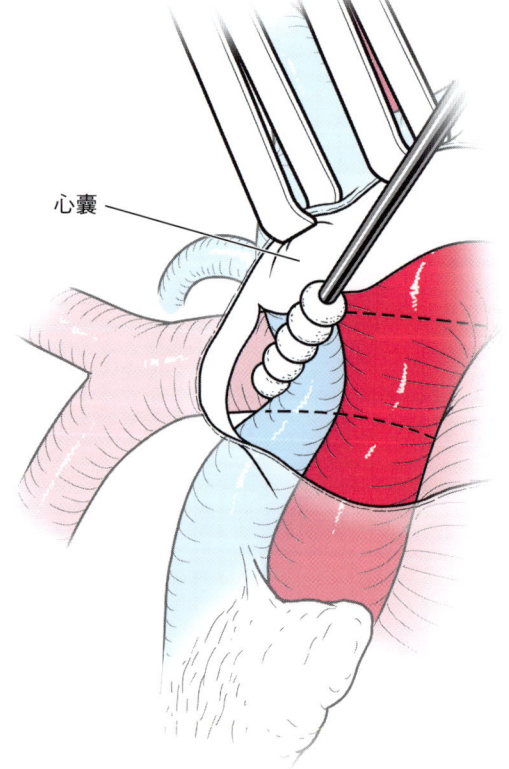

心嚢

(d) 上大静脈右側からの心嚢内アプローチ
〔(a)-②の方法による〕

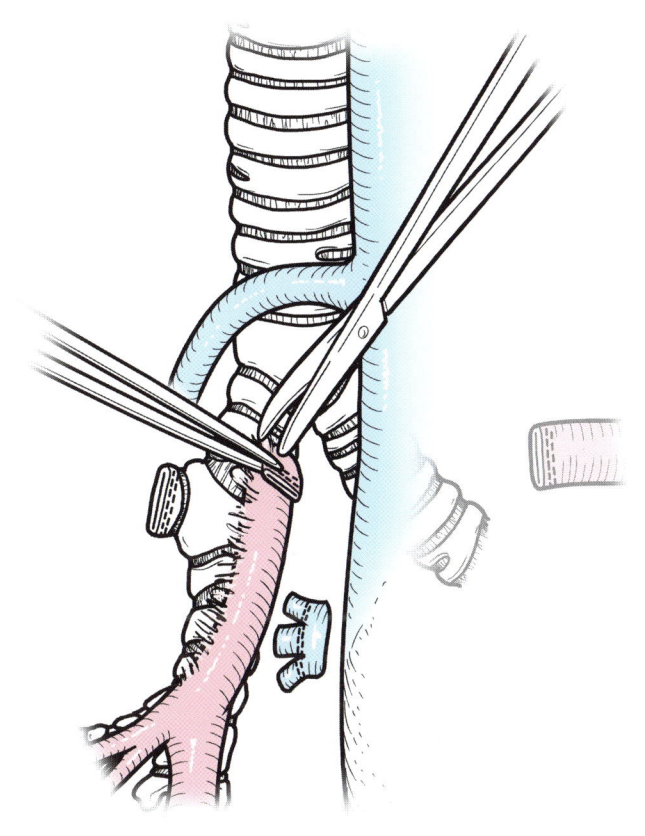

図6 気管支壁から肺動脈の剥離
気管支壁の保護を優先する。

中枢側である．上大静脈の末梢側になるか（②の方法）中枢側になるか（③の方法）の違いになる．ほとんどの症例では，②までの方法で右肺動脈主幹に到達ができるはずである．右肺動脈主幹のテーピングができたら，特に中枢側に剥離を進め，十分剥離距離を稼いでおくことが必要である．右肺動脈主幹の確保ができたら，この時点でまず全摘術完遂の見込みが立ったと考えてよい．中枢のテーピングが完成するまでは，絶対に肺動脈末梢側の剥離操作に手を付けるべきでない．万一の出血にまったく対応ができなくなる．

4 肺血管系の切離

どのような順序でも構わないが，肺の3血管をステープラーで切離する．これらについては，全摘術の項（177頁）を参照されたい．肺動脈本幹については，必ず中枢をクランプした後ステープラーをファイアするように心がけたい．

これで，ようやく最も癒着が強く，剥離に難渋する主肺動脈-中間肺動脈幹と気管支との剥離が行える．すでに肺動脈中枢は切離されているから，むしろ気管支を傷つけることのないように，気管支壁から肺動脈を剥離する（図6）．

5 気管支の切断

右主気管支は比較的短いが，上葉切除術後には心嚢に強く癒着している場合がある．これについては，丁寧に剥離を行う以外に方法はない．気管分岐部付近の癒着については，初回の手術で気管分岐部リンパ節を郭清したか否かによって，主気管支の確保の難易度は異なるであろう．主気管支を最終的に確保することができれば，主気管支の切断と被覆は通常の肺全摘術と変わるところはない．主気管支の断端は心膜脂肪織で被覆したほうがよい．

全摘術後，心嚢の欠損部はその大きさに従っ

て，直接縫合閉鎖するか，ゴアテックスシートでパッチを作成して閉鎖する。

2）左上葉切除術後の残肺全摘術

すでに述べたように，左上葉切除術後の残肺全摘術は極力やるべきではない手術である。できる限り，他のモダリティの利用などを模索したほうがよい。しかし，やる以上は十分患者にその危険性（術中の出血死を含めて）を理解してもらわなければならない。

本術式が危険である理由は，これもすでに述べたように，肺動脈の本幹が大動脈弓下縁に強く癒着していることに起因する。まずこれを前提に作戦を立てるべきである。

1 開胸と術野の展開

肺門に対して前方から十分アクセスできるように，前回の（後側方小開胸であれ何であれ）開胸創を乳頭直下付近まで延長する。右と同様である。後方の肋骨は，開胸肋間を挟んで上下で切断する。再手術で，おそらく癒着は程度の差こそあれしっかりとあるので，根気強く癒着剥離を進める。

2 肺靱帯と下肺静脈の準備

癒着剥離が進んだら，通常の下葉切除術と同様に，肺靱帯の切離と下肺静脈のテーピングを行う。この時点では，まだ全摘術が確実に行えるかどうかわからないので，下肺静脈の切離は保留する。この後，肺門前方を危険のない範囲で（すなわち，肺動脈本幹付近にはあまり近づかない範囲で）癒着剥離を行う。肺門よりも頭側，上縦隔においても同様である。

3 心囊内血管処理

ここから，問題の肺動脈本幹付近の操作に移る。心膜外での肺動脈本幹近位部付近の癒着の状況は，おそらく症例によってまちまちであろう。比較的簡単にボタロ靱帯に到達できる場合もあれば，肺動脈自体がまったく確認できない場合もあると思われる。

心囊内での血管の処理方法は，心囊内血管処理の項においてすでに詳しく解説してある（99頁）。私が"PA elongation法"として解説した手技であ

るが，これこそここに述べる再手術において最も必要とされるテクニックである。ゴールは，肺動脈本幹の確実な確保である。その詳細については，PA elongation法（99頁）を参照していただきたい。この章では，まずボタロ靱帯を切離した後，心囊内で肺動脈を確保する手順が解説してあるが，再手術においては，まず心囊内での肺動脈の確保を優先したほうがよいと思われる。肺動脈本幹が安全にテーピングされ，クランプとステープリングのための距離が確保されれば，この手技の目標は達成されたと考えてよいし，肺全摘術完遂の可能性がかなり高くなったと考えてよいと思う。

上肺静脈の確保は，心囊内でも心囊外でもよい。心膜外での癒着と腫瘍の状況で判断すればよい。いずれにせよ，上肺静脈の確保ができた時点で，切除が可能になったと判断する。気管支が要因で残肺全摘術が行えない状況は，まずないであろう。

4 肺血管系の切離

どのような順序でも構わないが，肺の3血管をステープラーで切離する。これらについては，全摘術の項（177頁）を参照されたい。肺動脈本幹については，必ず中枢をクランプした後ファイアするように心がけたい。また，心囊内での肺動脈の切離については，ボタロ靱帯の切離は行っておいたほうがよい。この部分で肺動脈が強く固定されていると，ファイアしたとたんに肺動脈壁に大きな緊張がかかり，裂傷の原因となるからである。

2本の血管が切離できれば，ようやく余裕が少し出るが，ここからが一番大変である。肺動脈を癒着している大動脈弓から剥離しなければならないからである 図7。すでに肺動脈は中枢が切離されているから，大動脈側を損傷しないように作業を進める。肺動脈については損傷もやむなしというスタンスで大胆に作業を進める。肺動脈と大動脈の間に，残念ながら層を見出せない場合は，大動脈と肺動脈幹の分離は基本的に不可能であると判断する 図7-a。この対応は，出血を覚悟で（あるいは末梢のどこかで肺動脈を結紮ないしはクランプした後），肺動脈壁を切開し，肺動脈の内腔に入る 図7-b。そして，肺動脈壁の一部は大動脈弓に付着させたまま（すなわち肺動脈

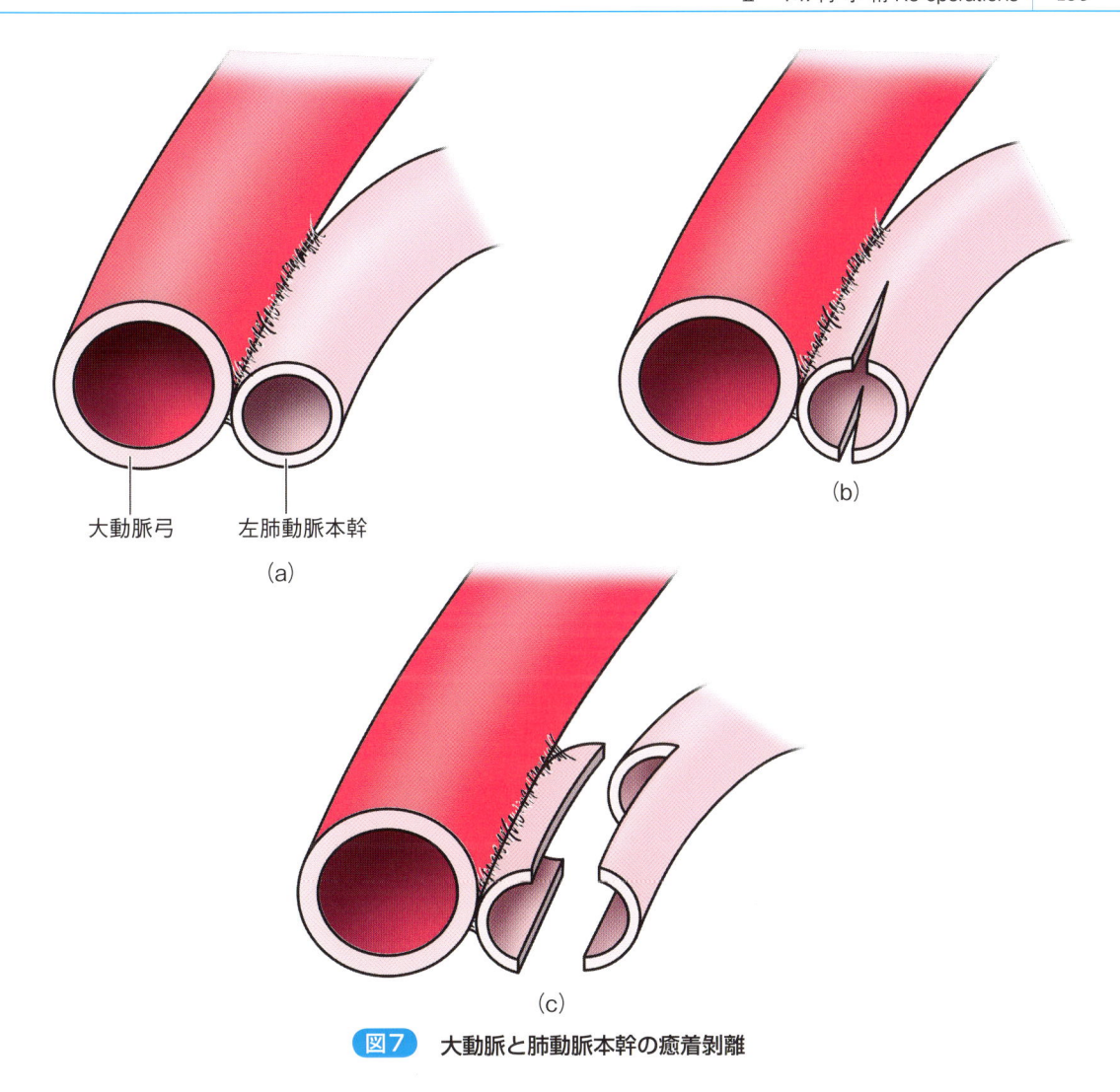

図7 大動脈と肺動脈本幹の癒着剥離

(a) 大動脈弓　左肺動脈本幹
(b)
(c)

壁を大動脈弓に残して），末梢に向かって剥離を行う（図7-c）。可能な場所で肺動脈を切断し，末梢は2-0 Proleneなどで Z 縫合して閉鎖する。この間，ある程度の出血が予想されるが，主たる肺循環の血管は切断されており，コントロール可能な範囲であると思われる。

5 気管支の切断

上葉切除術後の主気管支は，心囊に強く癒着している場合がある。これについては丁寧に剥離を行う以外に方法はない。気管分岐部付近の癒着については，初回の手術で気管分岐部リンパ節を郭清したか否かによって，主気管支の確保の難易度は異なるであろう。

心囊との癒着を解消することで，主気管支を最終的に確保することができる。主気管支の切断と被覆は，通常の肺全摘術と変わるところはない。

全摘術後，心囊の欠損部はその大きさに従って，直接縫合閉鎖するか，ゴアテックスシートでパッチを作成して閉鎖する。

【参考文献】

1) Fujimoto T, Zaboura G, Fechner S, et al. Completion pneumonectomy: current indications, complications, and results. **J Thorac Cardiovasc Surg** 2001;121:484-90.
2) Chataigner O, Fadel E, Yildizeli B, et al. Factors affecting early and long-term outcomes after completion pneumonectomy. **Eur J Cardiothorac Surg** 2008;33:837-43.

索　引

■ あ
- アラインメント不良 328
- 悪性胸水 416
- 圧迫止血 60

■ い
- 一括結紮 269

■ う
- 右楔状スリーブ上葉切除術 284

■ え
- エアリーク 66, 110
- エンドステープラー 76
- エンドループ 64, 66, 74, 89
- 液面低下 421

■ お
- 折れ返り（心膜） 96
- 横隔膜 397, 411
- 横洞 97
- 横突起 363

■ か
- カートリッジ 75
- 下甲状腺動脈 307
- 回帰動脈 120
- 開胸基本線 19
- 開胸法 17
- 開窓術 420
- 解剖学的切除術 200
- 拡大切除術 329
- 肩枕 35
- 合併症 419
- 完全鏡視下手術 37
- 嵌頓 342
- 簡便型区域切除術 210, 224
- 簡便型区域切除術変法 210
- 含気虚脱ライン 218

■ き
- 気管固有鞘 405
- 気管支形成術 266
  - 左スリーブ上葉切除術 288
  - 左スリーブ肺全摘術 305
  - 右楔状スリーブ上葉切除術 284
  - 右スリーブ上葉切除術 274
  - 右スリーブ肺全摘術 295
- 気管支血管瘻 273
- 気管支断端 44
- 気管支断端瘻 419
- 気管支動脈 307
- 気管支軟骨 43
- 気管支肺動脈瘻 419
- 気管管状切除 307
- 気管分岐部リンパ節 258
- 気腫性肺 66
- 季肋下切開 21
- 器械結紮 89
- 胸郭運動のメカニクス 441
- 胸郭成形術 422, 429
- 胸管 433
- 胸管結紮術 433
- 胸腔外手術 86
- 胸腔鏡下楔状切除術 201
- 胸腔鏡下心膜開窓術 410
- 胸腔鏡下肺葉切除術 38, 60
- 胸腔鏡手術 37, 39, 87
- 胸腔ドレーン 82
- 胸腔ドレーン（目的, 入れ方） 82
- 胸腔内圧 85
- 胸腔内血腫量 446
- 胸腔内手術 86
- 胸骨正中切開創感染 441
- 胸骨接合部の哆開 439
- 胸鎖関節 381
- 胸壁合併切除術 331
- 胸壁再建 337
- 胸膜 391
- 胸膜外剝離 114, 394
- 胸膜肺全摘術 21, 391
- 胸膜癒着 109
- 胸膜癒着術 416

■ く
- クランプ 101
- クリップ 74
- 区域切除術もどき 210

■ け
- 系統的リンパ節郭清 242
- 経皮的心肺補助装置 345
- 頸部気管 307
- 血管鉗子類 75
- 血管形成術 312
- 血管鞘 52, 452

血管損傷	95
結核性胸膜炎	109
肩甲骨	30, 332
剣状突起	411
剣状突起下アプローチ	410

こ

ゴアテックスシート	108, 317, 337, 342, 399
古典的区域切除術	210, 235
広背筋	22, 30
後側方開胸基本線	19, 360
後側方小開胸法	22

さ

サージタイ	89
サンプリング	242
左房合併切除術	345
鎖骨下静脈	375, 386
鎖骨下動脈	375, 386
鎖骨-胸鎖関節(胸骨)-第1肋骨	380
鎖骨-第1肋骨複合体	380
再開胸止血術	445
再手術	450
再膨張性肺水腫	416
残肺全摘術	216

し

持針器	88
斜洞	97
手術器具	70
腫瘍塞栓	345
修復・補修(肺実質, 臓側胸膜損傷)	63
縦隔型肺動脈	241
縦隔気管	307
縦隔鏡	403
縦隔のシフト	84
縮小切除術	200
出血	60, 61, 96, 111
出血量	39
術後出血	445
術後疼痛	39
術野挿管	296
順次結紮	269
順次縫合	303
順次縫合結紮	281
小開胸法	28
小児用開胸器	73
漿膜性心膜	95
上横隔動静脈	397
上行動脈	120
上肺動脈幹	127
上葉気管支	124
静脈還流	85
心横隔膜動脈	397
心外膜	95
心脱転	342
心タンポナーデ	410
心嚢	411
心嚢切開	98
心嚢ドレナージ術	410
心嚢内血管処理	95, 454
心膜合併切除術	342
心膜腔	342
心膜脂肪織	51, 273
真皮縫合	36
診療報酬	40

す

ステーション	246
ステープラー	75
ステープリング	59

せ

脊柱の弯曲	429
鑷子類	71
剪刀	71
線維性心膜	95
穿刺ドレナージ(エコーガイド下)	410
選択的縦隔郭清	250
選択的リンパ節郭清	242
選択的リンパ節生検	242
全層縫合	268
全摘術	84
前斜角筋	369
前方開胸法	25

そ

ゾーン	246
早期癌	215
早期肺癌	200
創傷治癒	44, 266

た

タココンブ	67
タルク	417
タルク撒布術	416
体位	17, 30
大Cの字開胸	360
大S字状切開創	393
第1肋骨	369
端々吻合(肺動脈-肺動脈)	318
端々吻合(腕頭静脈-人工血管)	321

ち

中間気管支幹	176
中斜角筋	369
長軸回転法	88
腸腰背筋膜	25

つ
吊り上げ鉤	75, 360
椎弓切除	363
椎骨動脈	386

て
デクランプ	328
デブリードマン	442
低侵襲開胸手術用小型開胸器	72, 74
低侵襲手術	37
転移性肺腫瘍	200

と
トンネル	122, 144
ドベイキー型の血管鉗子	74
ドレーン排液量	446
ドレーン留置期間	39
洞	96

な
成毛コットン	74
成毛マップ	244
軟骨輪	307

に
1/2法	281, 303, 311
ニボーの低下	421
二次癌	451
二の字開胸法	112
二の字型切開創	393
乳糜胸	84, 433

ね
粘膜下縫合	268

の
膿胸	109, 419

は
ハンマー	365
バイクハンドル法	88
パッチ	108
パッチ閉鎖法	312
パンコースト腫瘍	75
馬蹄型軟骨	140, 179
肺外気管支	43
肺楔状切除術	200
肺区域切除術	207
S3区域切除術	235
S6区域切除術	217
簡便型区域切除術	228
古典的区域切除術	235
左舌区域切除術	228
左上区域切除術	224
肺実質	63
肺静脈	52
肺全摘術	177
左肺全摘術	190
右肺全摘術	179
肺動脈	52
肺内気管支	43
肺部分切除術	200
肺門・縦隔リンパ節郭清術	242
肺葉下切除術	200
肺葉切除術	117
左下葉切除術	165
左上葉切除術	151
右下葉切除術	140
右上中葉切除術	172
右上葉切除術	120
右中下葉切除術	174
右中葉切除術	131
排液量	84
抜管	83, 85

ひ
非解剖学的切除術	200, 209
左下葉切除術	165
左上区域切除術	224
左上葉切除術	151
左スリーブ上葉切除術	288
左スリーブ肺全摘術	305
左舌区域切除術	228
左肺全摘術	190
被覆	48, 283
微小浸潤癌	215
平ノミ	75, 365

ふ
フィンガーフラクチャー法	209
ブレークドレーン	447
腹直筋前鞘	411, 412
腹膜	411
吻合部被覆	273
分葉不全	171, 231

へ
ペンローズドレーン	156
閉胸	35

ほ
ボタロ靱帯	97, 107, 261
匍匐前進法	65, 163, 171, 231

ま
丸ノミ	75, 365

み
ミスアラインメント	79
ミスファイア	80
右下葉切除術	140
右上中葉切除術	172
右スリーブ上葉切除術	274

う

右スリーブ肺全摘術	295
右上葉切除術	120
右中下葉切除術	174
右中葉切除術	131
右肺全摘術	179

む

無瘻性膿胸	421

ゆ

癒着	95, 452
癒着剤	416
癒着剝離術	109
有瘻性膿胸	419, 421

り

リンパ節マップ	244

れ

レベル	246
連続縫合	312

わ

腕神経叢	369

欧文索引

ACOSOG	242
anatomic resection	209
ascending A2	120
ATSマップ	244
biopsy	242
Broncho-Cath	296
bronchoplastic procedures	266
Cahan	117, 242
CALGB	207
cardiac torsion	342
cervical mediastinoscopy	403
Chamberlain手技	403
Cohn's pore	212
completion pneumonectomy	216
cross circulation	375
Dartvelle	374
Dermabond	36
EBUS	403
extended mediastinoscopy	403
GGO	37, 215
GGO-BAC腫瘍	200
Ginsberg	117
Graham	117
ground glass opacity	37
Grunenwald	374
hemi-clamshell approach	374
HFJ	214, 219
hook incision	330
Horner症候群	351
IASLCマップ	183, 244
JCOG	207
limited resection	200
lobe-specific systematic node dissection	243, 250
Lung Cancer Study Group	117
minimally invasive open surgery approach (MIOS)	19, 41
muscle sparing thoracotomy	21
non-anatomic resection	209
oblique sinus	97
Overholt方向	46
PA elongation法	99, 458
Pancoast tumor	351
partial lung resection	200
Paulson	358
PCPS	345
petcutaneous cardioplumonaly support	345
pleuropneumonectomy	391
pneumonectomy	177
PTFEグラフト	321
radical lobectomy	117, 242
radical pneumonectomy	117
RB針	283
recurrent A2	120
RFA	450
S3区域切除術	235
S6区域切除術	217
sampling	242
SBRT	450
segmentectomy	207
selected lymph node biopsy	242
SST	351
sublobar resection	200
superior sulcus tumor	351
Sweet方向	46
systematic nodal dissection	242
TA型ステープラー	79
thoracic duct	433
transmaniburial osteomuscular sparing approach	374
transverse sinus	97
(wide) wedge resection	200
Willis動脈輪	375
zone	246

略 歴

淺村 尚生（あさむら ひさお）

1957年	大阪市に生まれる
1983年	慶應義塾大学医学部卒業，外科学教室入局
1986年	国立がんセンターレジデント がん専門修練医
1992年	国立がんセンター中央病院 呼吸器外科医員
1997年	Mayo Clinic, Memorial Sloan-Kettering Cancer Center 留学
1999年	同医長
2006年	ソウル大学胸部外科客員教授
2007年	杏林大学医学部外科客員教授
2010年	国立がんセンターの独立行政法人化に伴い，国立がん研究センター中央病院 呼吸器腫瘍科呼吸器外科長
2012年	国立がん研究センター中央病院 副院長（診療担当）
2014年	慶應義塾大学医学部 外科学（呼吸器）教授 現在に至る

世界肺癌学会（IASLC）Board Director, Associate Editor（JTO），TNM病期分類委員会 Chair-elect, 日本肺癌学会常任理事，UICC（国際対癌連合）TNM委員会日本代表委員などを務める。

淺村・呼吸器外科手術

2011年6月20日　第1版第1刷発行
2021年5月30日　　　　　第5刷発行

著　者	淺村　尚生
発行者	福村　直樹
発行所	金原出版株式会社

〒113-0034　東京都文京区湯島2-31-14
電話　編集 03(3811)7162
　　　営業 03(3811)7184
FAX　03(3813)0288
振替　00120-4-151494
http://www.kanehara-shuppan.co.jp/

イラスト：MEDICA 川本　満
装丁：永田デザイン事務所

ⓒ 淺村尚生, 2011
検印省略
Printed in Japan
ISBN 978-4-307-20288-6
印刷・製本：真興社

JCOPY ＜出版者著作権管理機構 委託出版物＞
本書の無断複製は著作権法上での例外を除き禁じられています．複製される場合は，そのつど事前に，出版者著作権管理機構（電話 03-5244-5088, FAX 03-5244-5089, e-mail：info@jcopy.or.jp）の許諾を得てください．

小社は捺印または貼付紙をもって定価を変更致しません．
乱丁，落丁のものはお買い上げ書店または小社にてお取り替え致します．

2017・12

がんの病期を記載・分類するための国際標準、7年ぶりの改訂版!!

TNM悪性腫瘍の分類
(第8版)日本語版

編集 James D. Brierley, Mary K. Gospodarowicz, Christian Wittekind
UICC日本委員会 TNM委員会 訳

今回の改訂では、p16陽性中咽頭癌、胸腺癌、膵神経内分泌腫瘍、脊椎・骨盤肉腫、頭頸部の軟部肉腫、胸部・腹部臓器および後腹膜の軟部肉腫について、新分類を追加。また、中低所得国におけるがん調査のための病期情報の収集を容易にするため、結腸および直腸、乳腺、子宮頸部、前立腺についてのエッセンシャルTNMと、小児腫瘍の簡易病期分類の節を新たに掲載。
がん診療やがん登録に必携の一冊!

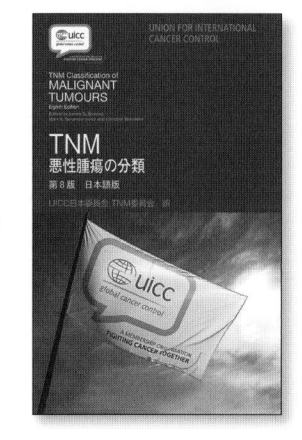

主な内容 ■頭頸部腫瘍 ■消化器系腫瘍 ■肺・胸膜・胸腺腫瘍
■骨・軟部腫瘍 ■皮膚腫瘍 ■乳腺腫瘍 ■婦人科腫瘍 ■泌尿器系腫瘍 ■副腎皮質
■眼部腫瘍 ■ホジキンリンパ腫 ■非ホジキンリンパ腫 ■エッセンシャルTNM ■小児腫瘍

読者対象 がん診療に携わる医師(内科医、外科医、放射線科医、病理医)、
がん専門看護師、がん登録士

◆A5判変型 272頁 5図 ◆定価(本体4,200円+税) ISBN978-4-307-00480-0

2015・6

「TNM悪性腫瘍の分類(第7版)」に準拠したアトラスの日本語版!!

TNMアトラス
【第6版】日本語版

UICC日本委員会 TNM委員会 訳

「TNM悪性腫瘍の分類(第7版)」に準拠し作成されたUICC TNM Atlasの日本語版。500点以上のフルカラーイラストで、癌の進展の解剖学的部位をわかりやすく図解。言葉の表現だけではわかりにくい部分も、イラスト化することで一目瞭然となり、読者の理解を大きく助けます。日々の臨床場面において、より実用的にTNM分類を適用していくために、癌にかかわるすべての医師、看護師、がん登録士に必携の一冊。

主な内容 ■頭頸部腫瘍 ■消化器系腫瘍 ■肺・胸膜腫瘍 ■骨・軟部腫瘍
■皮膚腫瘍 ■乳腺腫瘍 ■婦人科腫瘍 ■泌尿器系腫瘍

読者対象 内科医、外科医、放射線科医、病理医、がん登録士、がん専門看護師

◆B5判 400頁 原色500図 ◆定価(本体10,000円+税) ISBN978-4-307-00476-3

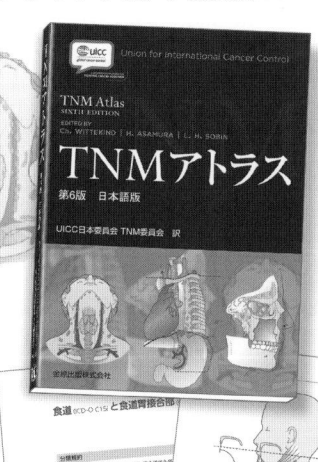

金原出版 〒113-0034 東京都文京区湯島2-31-14 TEL03-3811-7184(営業部直通) FAX03-3813-0288
本の詳細、ご注文等はこちらから ▶ http://www.kanehara-shuppan.co.jp/